U0370525

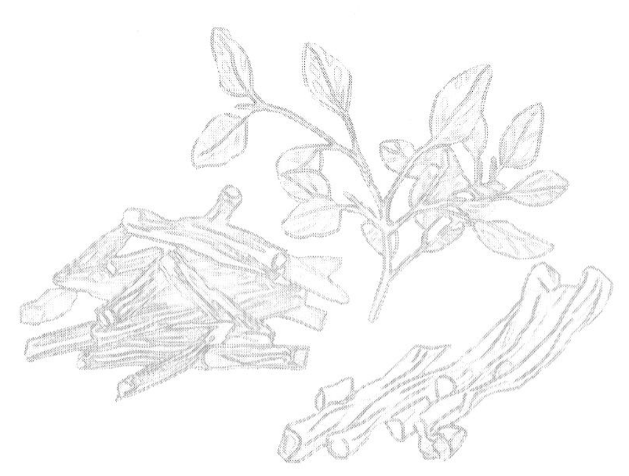

国家科学技术学术著作出版基金资助出版

中西医结合防治传染病策略与应用技术

ZHONGXIYI JIEHE FANGZHI CHUANRANBING CELÜE YU YINGYONG JISHU

主　编◎吕文亮　李　昊　高清华

副主编◎黄超群　孙玉洁　徐　婧　周姝含　段妍君　孙易娜
杨瑞华　刘　德　曾江琴　肖　骁　田梦源　张思依

编　委（按姓氏笔画排序）

王　淼　王　腾　毛宁锋　卢必超　田　淼　田梦源
史瑞雯　吕文亮　刘　德　刘之义　刘玲玲　刘海根
闫海琳　孙玉洁　孙易娜　李　昊　杨瑞华　肖　骁
张　青　张思依　张容祥　张涵灵　张新悦　武自伟
周　峰　周姝含　赵　政　胡剑峰　段妍君　徐　婧
徐子萱　徐晓惠　高清华　黄爱华　黄超群　彭　方
蒋心怡　曾江琴

華中科技大學出版社
http://press.hust.edu.cn
中国·武汉

内容简介

本书由国家科学技术学术著作出版基金资助出版。

本书共四十四章，第一章总论介绍传染病的中、西医基本认识，第二章至第四十四章为传染病临床研究内容，每一章都针对一个病种介绍了传染病相关文献、中医辨治思路、中西医结合诊断、治疗思路等。本书旨在强化中西医结合对传染病的防治，展示中西医防治新发传染病的成果应用。

本书既可以作为广大医务工作者应用中西医结合技术防治传染病的参考书，也可以作为中医学、中西医结合各专业硕士及博士研究生教学用书，还可以作为中医从业者的研修参考书。

图书在版编目(CIP)数据

中西医结合防治传染病策略与应用技术/吕文亮，李昊，高清华主编. —武汉：华中科技大学出版社，2024.4
ISBN 978-7-5772-0795-7

Ⅰ. ①中… Ⅱ. ①吕… ②李… ③高… Ⅲ. ①中西医结合-传染病防治 Ⅳ. ①R51

中国国家版本馆 CIP 数据核字(2024)第 086337 号

中西医结合防治传染病策略与应用技术　　吕文亮　李　昊　高清华　主编
Zhongxiyi Jiehe Fangzhi Chuanranbing Celüe yu Yingyong Jishu

总 策 划：车　巍
策划编辑：周　琳
责任编辑：毛晶晶
装帧设计：原色设计
责任校对：刘　竣
责任监印：周治超
出版发行：华中科技大学出版社(中国·武汉)　电话：(027)81321913
武汉市东湖新技术开发区华工科技园　邮编：430223
录　　排：华中科技大学惠友文印中心
印　　刷：湖北新华印务有限公司
开　　本：880mm×1230mm　1/16
印　　张：37.25
字　　数：953 千字
版　　次：2024 年 4 月第 1 版第 1 次印刷
定　　价：198.00 元

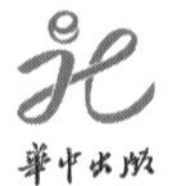

前　言

健康是人民美好生活的基础，人民群众的健康是广大卫生健康工作者的奋斗目标。千百年来，传染病一直是危害中华民族乃至世界人民健康的重要因素。中医药防治传染病有悠久的历史，在中华民族的繁衍生息中起到了重要作用。20 世纪 50 年代中期，中医药防治急性传染病的理论和治疗得到重视，一些传染病(如乙脑、猩红热、流行性出血热)的中西医结合防治技术被归纳总结，中医药防治急性传染病的理论经验也在温病学教学中得以传播，并穿插于中医内外妇儿等临床课程教学中，但该理论经验的广度、深度都有所欠缺。20 世纪 70 年代以后，由于抗菌药物的广泛应用，部分传染病得到有效控制，中医药防治急性传染病的优势被逐渐弱化。2003 年春季，“非典”疫情暴发，给世人敲响了警钟，即急性传染病仍然是人类生命和健康的主要威胁之一。自新型冠状病毒感染疫情发生以来，广大医务工作者携手进行疫情防控。新型冠状病毒感染疫情促进了人们对医学教育、研究以及服务范式变革的思考。总结疫情防控的中国医学实践包括中西医结合抗击疫情的医学实践是时代之需。我们通过总结抗击新型冠状病毒感染疫情的经验(包括临床救治经验)及相关科研进展等发现，新型冠状病毒感染患者采用中西医结合治疗取得了肯定的效果。中医、中西医结合在与新型冠状病毒感染抗争过程中取得的良好疗效，说明中医药治疗急性传染病的优势显著，并亟待进一步挖掘和持续发展。大多数传染病可用中医理论单独或结合西医理论进行防治，展现了中医学应用的广阔前景，也给中西医结合防治传染病提出了更高的要求。

随着现代科学技术在医学领域的广泛应用，医学正在进入新的发展时代。在中医药防治传染病的理论指导下，将医学及相关学科领域先进的技术方法加以有机整合，使之成为更适合人体健康和疾病诊疗的中西医结合策略和技术，必将在新时代发挥特点，突出优势。

因此，在这种情况下编写一本中西医结合防治传染病的图书十分必要。本书的编写旨在强化中西医结合对传染病的防治，展示中西医防治新发传染病的成果应用。本书将中医温病、疫病理论与临床实践相结合，将中医与西医结合，将辨证与辨病相结合。

《中西医结合防治传染病策略与应用技术》由华中科技大学出版社组织湖北中医药大学的专家编写而成，历时三年。本书共四十四章，第一章总论介绍传染病的中、西医基本认识；第二章至第四十四章为传染病临床研究内容，每一章都针对一个病种介绍了传染病相关文献、中医辨治思路、中西医结合诊断、治疗思路等。因此，本书可作为广大医务工作者应用中西医结合技术防治传染病的参考书。另外，根据教育部中医学专业、中西医结合专业研究生培养方案，结合国家卫生健康委员会、国家中医药管理局的行业要求和研究生今后从事临床工作的需要，本书旨在提高研究生传染病临床诊疗水平，重点培养研究生对传染病的辨治思维，提高研究生运用传染病理论指导临床应用的能力和开阔他们的视野。本书在编写过程中，在保持传染病理论完整性的基础上，深化教学内容，一是强调传染病经典理论，突出温病经典著作内容，以加强对传染病防治思维的解读；二是强化传染病理论临床运用，重点是了解疫病学对感染性疾病(尤其是新发传染病)的认识和辨治进展，并倡导用疫病学理论指导治疗传染病，并拓展对传染病的临床辨治思维；三是强化中西医结合策略和技术的应用。

鉴于此，本书也适用于中医学、中西医结合各专业硕士及博士研究生教学，还可以作为中医从业者的研修参考书。因为本学科领域知识更新很快，本书难免有缺憾，希望读者在使用过程中提出宝贵意见，以便于我们在修订中进一步改进。

本书中引文，因来源资料年代久远，已无从查对最原始的版本，在编写过程中，编者和编辑对引文中少量明显错误之处，按现在的出版规范做了修改。

本书中方剂组成尽量与原方保持一致，但需关注国家重点保护野生药材的应用，此类药物在临床应用中应灵活处理，不可照搬照抄原方。

编者

2024 年 1 月

第一章 总论

自新型冠状病毒感染疫情发生以来，广大医务工作者携手进行疫情防控。随着现代科学技术在医学领域的广泛应用，医学正在进入新的发展时代。在中医药防治传染病的理论指导下，将医学及相关学科领域先进的技术方法加以有机整合，使之成为更适合人体健康和疾病诊疗的中西医结合的策略和技术，必将在新时代发挥特点，突出优势。

历史上，中医药在防治传染病方面卓有成效。《中医药大辞典》提到，“瘟”同于“疫”，“疫”为一切疫病的总称，指具有强烈传染性和流行性的一类疾病。回顾中华民族几千年文明史，可以发现人类同传染病的斗争从没有停止过，在一次次与疫病的抗争中总结积累了丰富的实践经验，形成了中医学认识和防治疫病的理论体系。

早在殷商甲骨文中就有卜问商王是否传染上“疫”和能否医治的卜辞，这说明在三千多年前的商代，中医对疫病能传染已有了朴素认识。《礼记·月令》中亦有孟春“行秋令，则其民大疫”，季春“行夏令，则民多疾疫”的记载。

先秦时期的医学经典《黄帝内经》已明确指出，“疫”和“疠”是极易传染、病状也多相似的疾病。《黄帝内经·素问·刺法论》云：“五疫之至，皆相染易，无问大小，病状相似。”《黄帝内经·素问·六元正气大论》又提到，“其病温疠大行，远近咸苦”“疠大至，民善暴死”，对疫病的传染特性和致命危害进行了描述。

东汉中后期，中原地区疫情频发，张仲景在《伤寒杂病论》序中说：“余宗族素多，向余二百，建安纪年以来，犹未十稔，其死亡者，三分有二，伤寒十居其七。”以致呈现“家家有僵尸之痛，室室有号泣之哀”的悲惨状况。面对疫病流行的悲惨状况，张仲景勤求古训，博采众方，对建安疫病证治进行理论总结，著成《伤寒杂病论》。《伤寒杂病论》是我国历史上第一部记载传染病、流行病治疗的专著。

葛洪在《肘后备急方》中说：“伤寒、时行、温疫，三名同一种耳……其年岁中有疠气兼挟鬼毒相注，名为温病。”他首次将“疠气”作为传染病的病因和相互传染的基础，开后代温病学之先河。在疫病治疗上，葛洪创造性地提出用青蒿治疗疟疾，为后人战胜疟疾指明了方向。

南北朝时期，温热疫流行，陈延之率先提出了“伤寒与天行温疫为异气”的看法，在《小品方》中阐述了伤寒与时行温疫的区别。

隋代医家巢元方的《诸病源候论》是我国第一部病因病机证候学专著，其中提出的“乖戾之气”是关于传染病病因的新探索。该书还对疫病传染的致病因子进行了探索，使当时已了解到的传染病的病因接近于现代传染病的病因——细菌及其他病原体的感染。

唐代医家孙思邈的《千金方》和王焘的《外台秘要》中均载有多首治瘟、辟瘟方剂，《千金方》还记载了饮用屠苏酒防疫的方法。

金元时期著名医家李东垣在《内外伤辨惑论》记载了公元1232年间疫病的流行情况，李东垣创制补中益气汤进行治疗，用益气升阳法治疗烈性传染病，为后世树立了甘温除热法治疗疫病的典范。

元代罗天益在《卫生宝鉴》中，按邪热在上、中、下三焦及“气分”“血分”不同，分别制方用药，对后世中医传染病学辨证体系的形成有着一定的影响。元代末年医家王安道从概念、发病机制和治疗原则上将温病与伤寒区分开来，并主张温病应以清里热为主，解表兼之。从此，温病便开始从伤寒学说体系中分离出来，为温病学体系奠定了基础。

明末医家吴又可，亲自参与了崇祯辛巳年间疫病的救治，撰写了我国温病学第一部专论疫病的著作——《温疫论》。《温疫论》为中医学发展史上的重要里程碑，对后世温病学的发展起到了积极的推动作用。吴又可的成就有三：一是创立了新的病因学，提出了“杂气”说，相关内容与现代传染病的病原体特征基本相符；二是创立了新的病机学说，他认为邪自口鼻而入，侵入膜原；三是创立了新的治疗方法，即疏利透达膜原法，创立了达原饮，提出“客邪贵乎早逐”的观点。他在病原体、传染途径等方面都有卓越的见解。

清代余师愚在吴又可《温疫论》的基础上著有《疫疹一得》，他认为疫疹的病因是疠气，指出“一人得病，传染一家，轻者十生八九，重者十存一二，合境之内，大率如斯”。并根据暑热疫的病证特点，创立“清瘟败毒饮”一方，为疫病的辨证论治开拓了新的方向。王孟英在《随息居重订霍乱论》中指出，霍乱有时疫与非时疫的不同，有寒热之别，病性、病因、病机各不相同，并创立了适合湿热病中焦证的辛开苦降方，如连朴饮、黄芩定乱汤、蚕矢汤、甘露消毒丹等。王孟英还针对霍乱急症提出一系列急救措施。清代医家杨栗山著有《伤寒温疫条辨》一书，认为温病的病机是“邪热内攻，凡见表证，皆里证郁结，浮越于外也。虽有表证，实无表邪”。他创立了以升降散为总方的15个治疗疫病的方剂。清代著名温病学家叶天士的《温热论》、薛生白的《湿热条辨》、吴鞠通的《温病条辨》等诸多温病学著作中的“温热病”“湿热病”等，都包含了多种急性传染病。叶天士创立了卫气营血辨证方法，吴鞠通创立了三焦辨证方法，这些理论和方法对于现代治疗各种急性传染病有重要的指导价值。

中医预防疫病不依靠疫苗，但我国是世界上最早发明接种术，以预防天花的国家。即将天花患者的疱浆挑取出来，阴干后吹到健康人鼻孔中，健康人接种后就不再患天花。到明清时期，已有以种痘为业的专职痘医和几十种痘科专著，清代政府还设立种痘局，种痘局可被认为是世界上最早的免疫机构。

在历代治疗疫病的过程中，涌现出大量治疗疫病的医家，他们在继承中医学基本理论的基础上，结合当时疫病的特点，不断创新，取得了显著效果，为后世传染病的治疗奠定了基础。张仲景解表散寒，李东垣补中益气，吴又可燥湿解毒，余师愚两清气血，王孟英清热除湿，杨栗山升清降浊，各医家治疗疫病的经验经过凝练，上升为新的理论，以学术专著的形成为标志，丰富了中医药治疗传染病的学术内容。疫病不同，病因不同，治法亦不同。在中医理论指导下，分析疫病的病因、病机，确立相应的治法，审因论治，这是中医治疗疫病最宝贵的经验。

一、中医病因学

病因，即导致疾病发生的原因。中医学古代文献无“传染病”一词。在《黄帝内经》中，人们已认识到某些温病具有传染性。温病在中医古籍中多被称为“疫”“瘟疫”“温疫”等，属于

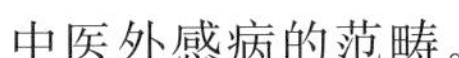

中医外感病的范畴。

传染病之所以有别于内伤杂病，在于其致病主因。中医学认为传染病属于外因所致的外感病，六淫邪气、疫疠之气、虫毒病邪等是其主要病因，其发病与传染性强、正气亏虚有关。

（一）六淫致病

六淫学说是根据四时不同的气候变化，联系季节性外感病的临床特点，而对病因做出的理论概括，它具有人与自然相适应的整体观念和辨证求因的特点。六淫为外感病因之一。当自然界气候异常变化，或人体抗病能力下降时，风、寒、暑、湿、燥、火则成为六淫邪气而伤害人体，导致外感病的发生。古有“天行时疫”“气行非时”等论述，可见疫病的发生与自然气候密切相关。古代医家在长期实践中发现，传染病的发生有其独特的规律，六淫病邪是导致传染病的重要外因。

1. 风邪 凡致病且具有善动不居、轻扬开泄等特点的外邪，称为风邪。风邪为病，以春季为多见，但终岁常在，四季皆有。

（1）风为阳邪，轻扬开泄，易袭阳位：风邪具有轻扬、发散、透泄、向上、向外的特性，故为阳邪，易犯上窍。风性开泄，易使腠理不固而汗出、恶风。故《黄帝内经·素问·太阴阳明论》说：“伤于风者，上先受之。”风邪致病者可有头痛、咽痒咳嗽、面目水肿等症状。

（2）风性善行而数变：风性善动不居，游移不定，故风、寒、湿三气杂至而引起痹证。若风邪偏盛，可见游走性关节疼痛，痛无定处。同时风邪致病变幻无常，发病迅速。如因风邪而发的荨麻疹表现为皮肤风团，时隐时现，瘙痒时作，发无定处，此起彼伏等。

（3）风性主动：风邪致病具有动摇不定的特征。如感受外风而面部肌肉颤动，或口眼㖞斜，为风中经络；因金刃外伤，复受风毒之邪而出现四肢抽搐、角弓反张等症状，为破伤风。故《黄帝内经·素问·阴阳应象大论》说：“风胜则动。”

（4）风为百病之长：一是指风邪常兼其他邪气合而伤人，为外邪致病的先导。凡寒、湿、暑、燥、热诸邪，常依附于风而侵犯人体，从而形成外感风寒、风湿、风热、风燥等证。二是指风邪袭人致病最多。古人甚至将风邪作为外感致病因素的总称。《黄帝内经·素问·风论》曰：“风者，百病之长也。”

2. 寒邪 凡致病且具有寒冷、凝结、收引等特点的外邪，称为寒邪。寒邪常见于冬季，当水冰地坼之时，伤于寒者为多。寒邪亦可见于其他季节。气温骤降、贪凉露宿、空调过冷、恣食生冷等，亦常为感受寒邪的重要原因。寒客肌表，郁遏卫阳者，称为“伤寒”；寒邪直中于里，伤及脏腑阳气者，称为“中寒”。

（1）寒为阴邪，易伤阳气：寒为阴气盛的表现，故寒邪也称为阴邪。寒邪伤人后，机体的阳气奋起抵抗。但若寒邪过盛，则阳气不仅不足以驱除寒邪，反为寒邪所伤，即“阴胜则阳病”。因此，感受寒邪，最易损伤人体阳气。如外寒侵袭肌表，卫阳被遏，可见恶寒发热，无汗，鼻塞喷嚏等症；寒邪直中脾胃，脾阳受损，可见脘腹冷痛，呕吐泄泻等症；寒邪直中少阴，损伤心肾阳气，则可见恶寒蜷卧，手足厥冷，下痢清谷，小便清长，精神萎靡，脉微细等症。

（2）寒性凝滞主痛：寒邪伤人，易使气血津液凝结、经脉阻滞，经脉气血运行不畅，甚或凝结阻滞不通，不通则痛。《黄帝内经·素问·痹论》说：“痛者，寒气多也，有寒故痛也。”故疼痛是寒邪致病的重要临床表现。

（3）寒性收引：《黄帝内经·素问·举痛论》说：“寒则气收。”寒邪侵袭人体，可使气机收敛，腠理、经络、筋脉收缩而挛急。如寒邪伤及肌表，卫阳郁遏不得宣泄，毛窍腠理闭塞，可见恶寒，无汗等；寒客血脉，则气血凝滞，血脉挛缩，可见头身疼痛，脉紧；寒客经络关节，则挛急作痛，屈伸不利，或冷厥不仁等。

3. 暑邪　凡致病且具有炎热、升散、兼湿特性的外邪，称为暑邪，多发病于夏至之后、立秋以前。故《黄帝内经·素问·热论》说："先夏至日者为病温，后夏至日者为病暑。"

（1）暑为阳邪，其性炎热：暑为盛夏火热之气所化，火热属阳，故暑邪为阳邪。暑邪伤人多表现为一系列阳热症状，如高热、心烦、面赤、脉洪大等。

（2）暑性升散，易扰心神，伤津耗气：暑邪侵犯人体，易上扰心神，或侵犯头目，亦可致腠理开泄而多汗。汗出过多，不仅伤津，而且耗气，故临床除口渴喜饮、尿赤短少等津液不足症状外，常见气短、乏力，甚则气津耗伤太过，清窍失养而突然昏倒、不省人事。

（3）暑多挟湿：暑季气候炎热，且常多雨而潮湿，热蒸湿动，水气弥漫，故暑邪致病，多挟湿邪为患。其临床表现除发热、烦渴等暑热症状外，常兼见身热不扬，汗出不畅，四肢困重，倦怠乏力，胸闷呕恶，大便溏泄不爽等湿滞症状。

4. 湿邪　凡致病且具有重浊、黏滞、趋下特性的外邪，称为湿邪。湿邪为病，长夏居多，但四季均可发生。湿邪伤人所致的病证，称为外湿病证。外湿病证多由气候潮湿、涉水淋雨、居处潮湿、水中作业时感受湿邪所致。

（1）湿为阴邪，阴邪侵人，机体阳气与之抗争，故湿邪侵袭，易伤阳气。清代叶天士在《温热论》中说："湿胜则阳微。"脾主运化水液，性喜燥而恶湿，故外感湿邪，常易困脾，致脾阳不振，运化无权，从而使水湿内生、停聚，发为泄泻、水肿、痰饮等。

（2）湿性重浊：湿邪致病，常出现以沉重感及附着难移为特征的临床表现，如头身困重、四肢酸楚沉重等。湿邪外袭肌表，困遏清阳，清阳不升，则头重如裹，如《黄帝内经·素问·生气通天论》所说"因于湿，首如裹"。如湿浊在上，则面垢、眵多；湿浊下注，则小便混浊或滞涩不利、妇女白带过多；湿滞大肠，则大便溏泄、下痢脓血；湿邪浸淫肌肤，则可见湿疹浸淫流水等。

（3）湿性黏滞：湿邪致病，其黏腻停滞的特性主要表现在两个方面。一是症状的黏滞性。如湿热痢疾者的大便排泄不爽，淋证者的小便滞涩不畅，以及汗出而黏、口黏和舌苔厚滑黏腻等。二是病程的缠绵性。湿邪为病，起病隐缓，病程较长，反复发作，或缠绵难愈。

（4）湿性趋下，易袭阴位：湿邪类水属阴而有趋下之势，故湿邪为病，多伤及人体下部。如水肿、湿疹、脚气等病，以下肢较为多见。

5. 燥邪　凡致病且具有干燥、收敛等特性的外邪，称为燥邪。燥为秋季的主气，燥气太过，伤人致病，则为燥邪。燥邪伤人，多自口鼻而入，首犯肺卫，发为外燥病证。外燥有温燥、凉燥之别：初秋，尚有夏末之余热，久晴无雨，秋阳以暴，燥与热合，侵犯人体，发为温燥；深秋，近冬之寒气与燥相合，侵犯人体，则发为凉燥。

（1）燥性干涩，易伤津液：《黄帝内经·素问·阴阳应象大论》说："燥胜则干。"燥邪为干涩之病邪，侵犯人体，最易损伤津液，出现各种干燥、涩滞的症状，如口鼻干燥，咽干口渴，皮肤干涩，甚则皲裂，毛发不荣，小便短少，大便干结等。

（2）燥易伤肺：肺为娇脏，喜润而恶燥。燥邪多从口鼻而入，故最易损伤肺津，从而影响肺气之宣降，甚或燥伤肺络，出现干咳少痰，或痰黏难咳，或痰中带血，甚则喘息胸痛等。由于肺与大肠相表里，肺津耗伤，大肠失润，传导失司，可出现大便干涩不畅等症。

6. 火(热)邪　凡致病且具有炎热升腾等特性的外邪，称为火(热)邪。火热旺于夏季，但并不像暑那样具有明显的季节性，也不受季节气候的限制，故火热之气太过，伤人致病，一年四季均可发生。火与热异名同类，本质皆为阳盛，都是外感六淫邪气，所致之病也基本相同。

(1) 火热为阳邪，其性炎上：阳邪伤人，致人体阳气偏亢，"阳胜则热"，故发为实热性病证，临床多见高热，烦渴，汗出，脉洪数等症。火性炎上，火热之邪易侵害人体上部，故火热病证多发生在人体上部，尤以头面部为多见。如目赤肿痛，咽喉肿痛，口舌生疮糜烂，口苦咽干，牙龈肿痛，头痛眩晕，耳内肿痛或流脓等。

(2) 火热易扰神：《黄帝内经·素问·至真要大论》云："诸热瞀瘛，皆属于火。""诸躁狂越，皆属于火。"火热与心相通应，故火热之邪入于营血，尤易影响心神，轻者心神不宁而心烦、失眠；重者可扰乱心神，出现狂躁不安，或神昏、谵语等症。

(3) 火热易伤津耗气：火热之邪伤人，热淫于内，迫津外泄，气随津泄而致津亏气耗，且消灼煎熬津液，耗伤人体的阴液。故常伴有口渴喜冷饮，咽干舌燥，小便短赤，大便秘结等津伤阴亏的征象。阳热太盛，大量伤津耗气，临床可兼见体倦乏力、少气懒言等气虚症状，重则可致全身津气脱失的虚脱证。

(4) 火热易生风动血："生风"，指火热之邪侵犯人体，燔灼津液，劫伤肝阴，致筋脉失养失润，引起"热极生风"的病证。临床表现为高热神昏，四肢抽搐，两目上视，角弓反张等。"动血"，指火热之邪入于血脉，迫血妄行。火热之邪侵犯血脉，轻则加速血行而脉数，甚则灼伤脉络，迫血妄行，引起各种出血证，如吐血，衄血，便血，尿血，皮肤发斑，妇女月经过多，崩漏等。

(5) 火邪易致疮痈：火邪入于血分，可聚于局部，腐蚀血肉，发为痈肿疮疡。

以上为六淫的致病特点，但六淫本身不具有传染性，其与传染病的流行和发病有密切关系，是传染病暴发流行的重要外因。其中风寒之邪最易导致流行性感冒(简称流感)暴发，如冬春之交的各型禽流感病毒、人流感病毒导致的流感等。暑热之邪鸱张，易致流行性乙型脑炎(简称乙脑)、登革热等疫病暴发流行；暑湿之邪亢盛，易致手足口病、霍乱等疫病的发生。燥邪当令，可致白喉等疫病的暴发流行。

(二) 疠气致病

中医学认为传染病的病原是一种看不到的物质，即"疠气"。在中医文献中，疠气又被称为"疫毒""疫气""异气""戾气""毒气""乖戾之气"等。明代吴又可在《温疫论》中提出："夫温疫之为病，非风、非寒、非暑、非湿，乃天地间别有一种异气所感。"他指出疠气是有别于六淫的一类外感病邪。疠气是一类具有强烈传染性和致病性的外感病邪的统称。疫病的发生与流行，是感受"天地之疠气"，并非单纯气候异常所致，气候反常为疠气生存、繁殖、传播的条件，而不是主要原因。当自然环境急剧变化时，疠气易于产生和流行，其伤人则发为疫病。若疫邪盛，感人深，则触之即发病；若正气盛，邪不易入，或中之浅者，邪不胜正，未能顿发，需待其他原因致正气被伤，邪气始能亢盛而发病。在未发以前，就是疫病的潜伏期。疫病可通过多种形式传播，如空气传播、饮食传播、皮肤接触传播、蚊虫叮咬传播等。疫疠之气具有传染性强、易于流行的特点，故疠气致病多发病急骤，病情凶险，且传染性极强，易于大规模流行。从古代各医家的记载中可以看出，疠气种类繁多，所致病种甚多，不同疫疠侵袭人体可导致不同的疾病，如流感、流行性腮腺炎、猩红热、霍乱、鼠疫、病毒性肝炎、流行性脑脊髓膜炎(简称流脑)、艾滋病、SARS、甲型流感、中东呼吸综合征等。

疠气致病可以散发，亦可流行，影响疠气产生的因素很多，主要有以下几种。

1. 气候因素 自然气候的反常变化，非其时而有其气，如久旱、酷热、洪涝、湿雾瘴气等，均可滋生疠气而导致疫病的发生。如霍乱等病的大流行与此类因素有关。

2. 环境因素 环境卫生不良，如水源、空气污染等，均可滋生疠气。食物污染、饮食不当也可引起疫病发生。如疫毒痢、疫黄等病，即是疠气随饮食入里而发病。地震等地质灾害也易引起疠气的流行。

3. 预防措施不当 疠气具有强烈的传染性，触之者皆可发病。若预防隔离不好，也往往造成疫病发生或流行。故《松峰说疫》云："凡有疫之家，不得以衣服、饮食、器皿送于无疫之家，而无疫之家亦不得受有疫之家之衣服、饮食、器皿。"

4. 社会因素 社会因素对疫病的发生和流行有一定的影响。若战乱，或社会动荡不安，或工作环境恶劣，或生活极度贫困等，易致疫病发生和流行。若国家安定，且注意卫生防疫工作，采取一系列积极有效的防疫和治疗措施，疫病即能得到有效的控制。

从历代医家的论述中可以看出，疠气致病的特点如下：一是其行暴戾，致病力强，往往不分老幼，触之即病；二是传染性强，易于流行；三是感染途径多从口鼻而入，既有"天受"，也有"传染"。疠气可通过空气、食物、接触等多种途径在人群中传播。因此，有无疠气接触史是诊断疫病的重要依据。四是一气一病，症状相似。不同疠气致病，具有一定的选择特异性，从而在不同的脏腑产生相应的病证。疠气种类不同，所致之病亦各异。

（三）虫毒致病

中医学对传染病亦有急性、慢性之分。传染病在病程长短方面是不同的。短则数日或数十日，长则数月或数年。

《诸病源候论·蛊注候》云："注者住也，言其病连滞停住，死又注易傍人也。蛊是聚蛇虫之类……其食五脏尽则死。有缓有急，急者仓卒，十数日之间便死；缓者延引岁月。"《外台秘要·传尸方四首》云："传尸病，亦名痎疟，遁疰，骨蒸，伏连，殗殜，此病多因临尸哭泣，尸气入腹，连绵或五年、三年。"《诸病源候论》云："风癞者……不治，二十年后便成大患，宜急治之。"疠风即癞病、癞风，又名麻风，属于慢性传染病，故凡传染之后，要过数年方才显露。病程相对较长的传染病，即慢性传染病，其临床表现总的特点是变化多端。这种特征在多数慢性传染病中表现非常明显，如蛊注、传尸病、劳瘵（又称痨瘵）、癞风、疥癣、杨梅疮等。《严氏济生方·劳瘵论治》曰："夫劳瘵一证，为人之大患……曰传尸……其变则有二十二种，或三十六种，或九十九种。又有所谓五尸者……其名不同，传变尤不一……大抵五脏所传，皆令人憎寒发热，其证状各异。"《血证论·痨瘵》云："痨瘵之证……变生诸般怪证。"《仁斋直指方论·癞风》云："癞风，即经所载疠风也。癞之名非一，证状多端。"《诸病源候论·疥候》云："疥者……并皆有虫……按九虫论云，蛲虫多所，变化多端，或作瘑、疥、痔、瘘，无所不为。"中医古籍中将这些临床多样性表现总归为"毒与虫并行""虫蚀五脏"。

古人提出了病因"虫"，以描述慢性传染病的传染性强、病程长、症状变化多端的临床特征，来体现慢性传染病的三个致病特点。虫的内容比较广泛，不同疾病就有不一样的虫。在中医学对慢性传染病的描述中，常用时间"久"来形容虫致病病程长的特点，如《太平圣惠方》云："夫久癣者，为诸癣有虫。"《冯氏锦囊秘录·方脉疠风合参》提出："感受此杀物之气，变而成湿，久而成热，气浊血污，历传脏腑，生虫溃肌，流行为害……大风症者所因不一……皆由内伤形体，不知避忌，外感风湿毒气，入于皮毛血脉肌肉筋骨之间，当时失于驱散，停积既久，以至营卫不内联外熏蒸，内则生虫，外则生疮，脏腑经络皆受患矣。"因此，湿、热、风、毒等邪作用于人体，久则可以生虫。《世医得效方·观尸虫色知病浅深法》论述了虫和毒邪共同致病的特点：凡明医者，先须知毒气与虫并行，攻人脏腑。说明虫和毒共同作用于五脏，从而使病情更为复杂。由此也可以看出，对于邪气风毒、湿毒、热毒而言，其致病作用是相对短暂的，久则可以转化为虫，虫致病作用是长久的，因而临床表现变化多端。

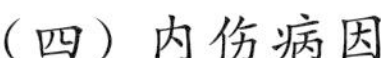

(四) 内伤病因

内伤病因是指由于人的情志、饮食、劳逸等异常，导致气血津液失调、脏腑功能失常的致病因素。内伤病因在邪气来源、侵入途径、致病特点等方面均与外感病因有明显差异，主要包括七情内伤、饮食失宜、劳逸适度等。在传染病中，饮食劳倦和内伤基础亦较重要。

1. 饮食劳倦 饮食是人赖以生存和维持健康的基本条件，是人体生命活动所需精微物质的重要来源。饮食劳倦对于传染病的发病和复发有显著影响。《黄帝内经·素问》记载："病热少愈，食肉则复，多食则遗。"此为饮食对于传染病预后影响的较早论述。张仲景在《伤寒论》中有"辨阴阳易差(瘥)后劳复"篇，专门论述了饮食劳倦导致传染病反复发作的治疗。金元四大家之一李东垣，对于饮食劳倦基础上的疫病有丰富的治疗经验。李东垣的行医生涯，经历了战乱、围困、饥饿、疫病的频繁发生，其《脾胃论》《内外伤辨惑论》都是这方面的专著。战乱导致的颠沛流离、精神紧张、劳役过度、饮食不调、寒温失所、卫生条件差，会严重消耗元气，导致机体抗病力下降，一旦有疫毒出现，极易出现暴发流行。李东垣针对此类疫病，较少用辛凉散风药及苦寒清热泻火药，而是以甘温药为主。

2. 内伤基础 内伤基础是指人体长期存在的慢性疾病。慢性疾病的存在缓慢耗散人的精气，进一步累及脏真。存在内伤基础的个体，对于传染病易感性更高，同时，因内伤基础的存在，传染病的临床症状出现非典型性与复杂性，在疾病发生发展过程中明显带有原基础内伤的特点。

综上所述，传染病的发生基本上着眼于正、邪两方面，外因是邪盛，内因是正虚，其中外因为重要因素，"邪"乃六淫、疫疠之气、虫毒之邪等，正虚即个体体质、基础疾病等。正气存内，邪不可干，只有在正虚邪盛之时，传染病才得以暴发流行。

二、中医发病学

(一) 传播途径

关于疠气传播途径，吴又可说："邪之所着，有天受，有传染。"所谓"天受"，是指空气传播；"传染"则专指与患者接触而感染。有关疠气侵入门户，吴又可说，邪"从口鼻而入"，并指出"诸窍乃人身之户牖也，邪自窍而入"。所有体窍，都可能是感邪的门户。他还提出"某气专入某脏腑、某经络，专发为某病"，已认识到疠气致病有特异性部位。叶天士、薛生白、吴鞠通、王孟英等医家，不但认识到麻疹等呼吸道传染病是由呼吸之间，外邪因而乘之引起，而且发现霍乱、痢疾等肠道传染病，是由饮用了不洁之水，食用了不洁或腐败食物而导致；皮肤传染病是通过接触，感染"虫毒""风邪"而导致。

中医古籍中有疾病传染的多种方式的相关叙述。疾病传染方式主要有世代相传、乳养传染、一户之内传染、邻居之间或访视传染、乡村传染(地域传染)等。其中，一户之内传染不仅可以发生于有血缘关系的人之间，也可发生于无血缘关系的人，如与患者共同居住或者侍奉之人。

1. 世代相传 如隋代《诸病源候论》曰："人有染疫疠之气致死，其余殃不息，流注子孙亲族，得病证状，与死者相似，故名为殃注。"宋代《圣济总录》曰："三尸为祟，则害于子孙，传注不绝。"又曰："疾中难疗者，莫过于癞，次是劳瘦，一染之后，子孙相传。"明代《医学纲目·传尸劳热》曰："传尸蛊瘵之症，父子兄弟互相传染，甚者绝户。"上述著作中描述的殃注、癞、劳瘦、传尸蛊瘵等可世代相传。

2. 乳养传染 隋代《诸病源候论》曰："人有血气不和，腋下有如野狐之气，谓之狐臭。而此气能染易著于人。小儿多是乳养之人先有此病，染著小儿。"又曰："疥疮，多生手足指间……其疮里有细虫，甚难见。小儿多因乳养之人病疥，而染著小儿也。"清代《幼科心法要诀·无辜疳》曰："无辜疳传有二因，鸟羽污衣着儿身，或缘乳母病传染。"《证治准绳·幼科·杨梅疮》曰："杨梅疮起于近代，多淫夫御不洁之妇，传染而致者，其在小儿，得之乳抱传染者轻，得之父母遗体者重。"上述著作中的狐臭、疥疮、无辜疳、杨梅疮等多经乳养方式传染给小儿。

3. 一户之内传染 一户之内不仅可以是有血缘关系的人，也包括无血缘关系的人。隋代《诸病源候论》曰："人有阴阳不调和，血气虚弱，与患注人共同居处，或看侍扶接，而注气流移，染易得上，与病者相似，故名生注。"唐代《银海精微》指出，天行赤眼者，谓天地流行毒气，能传染于人；一人害眼传于一家，不论大小皆传一遍，是谓天行赤眼。肿痛沙涩难开，或五日而愈，此一候之气，其病安矣。金元时期《伤寒直格·伤寒传染论》曰："夫伤寒传染之由者，因闻大汗秽毒，以致神狂气乱，邪热暴甚于内，作发于外而为病也……多染亲属，忧戚侍奉之人。"明代《医学正传·劳极》曰："其侍奉亲密之人，或同气连枝之属，熏陶日久，受其恶气，多遭传染，名曰传尸……初起于一人不谨，而后传注数十百人，甚而至于灭族灭门者。"《疡医大全》提到，每见婆有脚气，其媳亦然；母有脚气，其女亦然；姊有脚气，其妹亦然；妯有脚气，其娌亦然。

上述著作中的生注、天行赤眼、伤寒、传尸、脚气等多在一户之内进行传染。

4. 邻居之间或访视传染 关于邻居之间传染，唐代《千金翼方》曰："若患劳，家递相染。"宋代《妇人大全良方·妇人滞下方论第十》曰："又有一方，一郡之内，上下传染，疾状相似。或只有一家，长幼皆然；或上下邻里间相传染……是毒疫痢也。"明代《古今医统大全·痘疹二证表里不同》曰："疹证之发，多在天行疠气传染之时，沿门比屋相传，轻重相等。"关于访视传染，隋代《诸病源候论·死注候》曰："人有病注死者，人至其家，染病与死者相似，遂至于死，复易傍人，故谓之死注。"明代《奇效良方·头痛头风大头风门(附论)》曰："大头天行，亲戚不相访问，虑其传染之故。"《疡医大全》指出，凡患脚气，亲戚妇女探视，偶坐病患床沿，即可传染而成。

5. 乡村传染(地域传染) 宋代《史载之方》提到，疫毒痢者，毒气所传，一坊一境，家家户户，更相染易，无有不病。明代《证治准绳·幼科·溯源》曰："痘疹之发，显是天行时气，厘市村落，互相传染。"清代《幼科指南·瘟疫门》曰："天地流行厉气，而成瘟疫之病，不论老小强弱，沿门合境皆同。"《杂症会心录·肿腮》曰："肿腮一症，是疫病非伤寒也……一人病，众人亦病。一村病，村村皆病。气相感召，传染于人。"

（二）感邪途径

1. 口鼻传染 传尸病、疰病、伤寒、温疫、鼠疫等通过感其气息的传染途径在古籍中早有记载，如唐代《外台秘要·传尸方四首》曰："传尸病……此病多因临尸哭泣。尸气入腹。"明代《解围元薮·风癞论》指出，他人之毒，传之此人曰疰，因其秽恶之气触感而成也。若人血气虚，脾胃弱，偶遇恶疾之人，闻其污气，或对语言，而病患口内之毒气，冲于无病患之口鼻，直入五内，则发为病。又如恶疾人登厕之后，而虚弱人或空腹人随相继而圊，则病患泄下秽毒之气未散冲上，从无病人口鼻，直入于脏腑。《伤寒直格·伤寒传染论》曰："夫伤寒传染之由者，因闻大汗秽毒，以致神狂气乱，邪热暴甚于内，作发于外而为病也。"《景岳全书·病宜速治(三十二)》曰："凡伤寒之病……若待入里，必致延久。一人不愈，而亲属之切近者，日

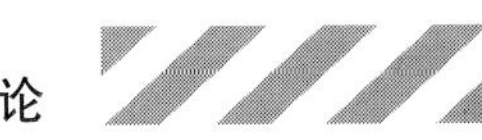

就其气，气从鼻入，必将传染。”明代《温疫论·原病》曰：“此气之来，无论老少强弱，触之者即病。邪自口鼻而入。”《重订温热经解·凡例》曰：“如冬令无雪，民病瘟疫，其气由地下发生，鼠先受病，即名鼠疫。其气由口鼻入脾胃，故传染。”

2. 饮食传染 时气病、疟、痢等疾病可通过饮食传染。宋代《太平圣惠方·治时气令不相染易诸方》曰：“时气相染易着，即须回避。将息饭食之间，不得传吃。”《儿科要略·疟痢概说》曰：“又疟之为病，可藉饮食物及蚊虫为传染，痢之为病，可藉饮食物及粪便为传染。”

3. 男女性传染 伤寒、疠风、杨梅疮、便痈等可通过男女性传染。宋代《圣济总录·伤寒阴阳易》提到，凡伤寒大病之后，气血未复，若房事太早，不特令病人劳复，因尔染易，男病传女，女病传男，犹转易然，故名曰阴阳易。明代《奇效良方·疠风门(附论)》曰：“疠风……然亦有传染者，原其所因，皆夫妇不知禁忌。”《秘传大麻疯方·回生录治疯法》曰：“或睡卧患者床褥，或与患人交合传染。”明代《本草蒙筌·丹砂》曰：“近见世之淫夫淫妇，多生恶疮。始起阴股，不数日间，延及遍体，状似杨梅，因名曰杨梅疮，甚者传染。”清代《外科大成·便痈》曰，“便痈”，由“阴器不洁、淫火传染所致”。

4. 体液传染 清代《文堂集验方·大麻疯》曰：“麻疯之症大抵得之传染……唾涕传染。”

5. 血液传染 《温病正宗·温病解释之正误》曰：“鼠疫，亦有由皮肤刺伤，或死鼠之蚤咬伤而传染者，则皮肤既伤，乃疫毒与伤处血液相接之故，仍非疫邪之能由皮肤入也。”

6. 衣物接触传染 宋代《走马急疳真方·治法》曰：“凡治下疳之法，须审内发外染二种。内发者，自父母禀体所遗，根柢甚深。外染者，衣服不洁，传染而得，病尚肤浅。”清代《杂病广要·骨蒸》曰：“然而气虚腹馁，最不可入痨瘵者之门吊丧问疾，衣服器用中，皆能乘虚而染触。”清代《外科心法要诀·大麻风》曰：“大麻风……一因传染，或遇生麻风之人，或父母、夫妻、家人递相传染，或在外不谨，或粪坑、房室、床铺、衣被不洁。”

上述传播途径及感邪途径皆为中医古籍中对传染病传播及感染途径的描述，与后世西医学传染病的传播方式大同小异，即呼吸道传播、消化道传播、接触传播、性传播、母婴传播等。

（三）发病条件

疠气并非无条件侵犯人体。《黄帝内经·灵枢·百病始生》曰：“盖无虚，故邪不能独伤人。此必因虚邪之风，与其身形，两虚相得，乃客其形。”这就说明，只有当人体正气不足以抗邪外出，或邪气侵袭人体的力量超越正气时，才有可能发病。疫邪致病，与自然界中的其他六淫之邪一样，如果人体正气充盛，即使存在导致疫病的邪气，正能胜邪，则正气必将御邪于外，邪气就难以入侵，也就不会导致疫病的发生。吴又可继承《黄帝内经》的这一观点并加以进一步阐述。他在《温疫论》中说，“此气之来，无论老少强弱，触之者即病”“本气充满，邪不易入；本气适逢亏欠，呼吸之间，外邪因而乘之”“若其年气来盛厉，不论强弱，正气稍衰者，触之即病，则又不拘于此矣”。他也强调了发病以正气盛衰起决定作用，同时还注意到疠气强弱的影响因素。

疫疠之气暴盛而突发，即使正气充盛者也易发病；正气虚弱者较正气充盛者更易感染，正气虚弱者多存在内伤基础，内伤基础的实质为气、血、津、液的受损及脏真的慢性损伤。内伤基础可以是现代医学明确诊断的慢性疾病，如糖尿病、慢性肾病、慢性肺部疾病等，或是现代医学无法明确诊断，而从中医角度看存在异常的状态，如湿热内盛、阴虚燥热等。存在内伤基础者，罹患传染病时，在症状方面具有明显的非典型性与复杂性。

疠气侵入人体，是否感而即发，当视感邪深浅和正邪相争的趋势而定。吴又可认为疫疠的发生，需有疠气病因，相应的传播途径和侵入门户，以及易感受病邪的机体。三者俱全，疾病得以发生。吴又可还提到，疠气“多见于兵荒之岁，间岁亦有之，但不甚耳”“在岁运有多寡，在方隅有厚薄，在四时有盛衰”“或发于城市，或发于村落，他处安然无有”。说明传染病的流行还与社会状况、居住地区及时令季节关系密切。

因此，传染病的发生与正气盛衰、疫疠之气强弱、感邪机体、社会状况、居住地区及时令季节密切相关。

（四）中医病机

传染病根据其潜伏期的长短、病程的长短、发病的缓急等可分为急性传染病和慢性传染病。急性传染病如流感、急性细菌性痢疾、急性阿米巴痢疾、流行性乙型脑炎等，慢性传染病如慢性乙型肝炎、慢性血吸虫病、艾滋病、结核病等。无论是急性传染病还是慢性传染病，其病机都离不开正气与邪气。中医对传染病的病机和发病有独特的认识。从正气和邪气两个方面认识传染病的病机，能够做到执简驭繁，便于指导临床诊疗。因此传染病的核心病机可归纳为“疫疠之气暴盛而突发”和“正气虚于一时”。

急性传染病和慢性传染病均具有“疫疠之气暴盛而突发”“正气虚于一时”的特点，这一病机在急性传染病中表现得更为突出。而慢性传染病患者的正气被不断耗伤，邪气逐渐积聚，当正邪交争达到平衡状态，则进入疾病稳定期。一旦失衡，邪气过盛或正气虚弱则疾病进展加剧，正气强盛或邪气祛除则疾病向愈。

根据其核心病机，正气与邪气的盛衰，传染病病机可分为以下四种。

1. 正盛邪实　正盛邪实，主要反映出“实”的病机，即邪气亢盛，正气充足，尚未虚衰，邪正之间剧烈抗争。正盛邪实是以邪气盛为矛盾主要方面的一种病理反应，即“邪气盛则实”。由于邪气的致病毒力和机体正气的抗病能力都比较强盛，邪正交争十分剧烈，故其临床表现多为一系列有余的证候。在外感六淫之邪致病的초期和中期多见实证。实证是由邪气盛导致的一系列有余之证，其临床表现极多，如《黄帝内经·素问·玉机真脏论》指出“五实”之证候，即“脉盛，皮热，腹胀，前后不通，闷瞀”。壮热、狂躁、声高气粗、腹痛拒按、二便不通、脉实有力等，均属于“邪气盛则实”的表现。

2. 正虚邪实　主要是正气不足，机体的脏腑、经络等组织器官及其生理功能减退、抗御致病邪气的能力低下，邪正之间剧烈抗争的现象不显现，而导致一系列正气虚衰的病理变化。正虚邪实是以正气虚为矛盾主要方面的一种病理反应，即“精气夺则虚”。由于正气不足，精、气、血、津液被损耗，故其临床表现多为一系列衰退和不足的证候。多见于素体虚弱者或疾病后期，或因大病、久病而精气不足，或因大汗、吐利、大出血等耗伤机体的正气，或因致病邪气的久留而伤正等。这些均可导致正气虚衰而成虚证。现在一般认为，神疲乏力、形容憔悴、神思恍惚、心悸气短、自汗盗汗、二便失禁、脉微弱无力，以及五心烦热、畏寒肢冷等症，均属于“精气夺则虚”所致的临床表现。同时，在临床中，由于虚久不复，气、血、津液等运行迟缓和代谢异常，以致形成食积，痰、水湿、瘀血等滞留于体内，即因虚致实。多见于某些传染病的恢复阶段。

3. 虚实错杂　传染病的发生是一个复杂的过程，由于体质、治疗、护理等诸多因素的影响，机体不仅可以出现实证、虚证，而且往往虚实错杂。凡虚证中夹有实证，或实证中夹有虚证，以致虚实并见者，都是虚实错杂证，如表虚里实、表实里虚、上虚下实、上实下虚等。虚实错杂的证候，由于虚实互见，因此在治疗上应攻补兼施，同时还要分清虚实的主次，而用药则

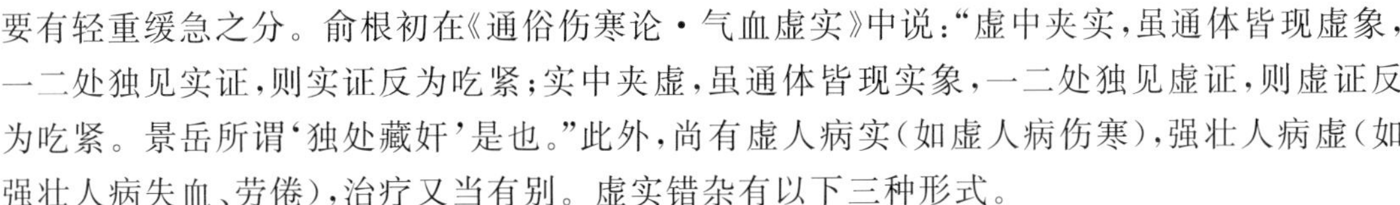

要有轻重缓急之分。俞根初在《通俗伤寒论·气血虚实》中说："虚中夹实，虽通体皆现虚象，一二处独见实证，则实证反为吃紧；实中夹虚，虽通体皆现实象，一二处独见虚证，则虚证反为吃紧。景岳所谓'独处藏奸'是也。"此外，尚有虚人病实（如虚人病伤寒），强壮人病虚（如强壮人病失血、劳倦），治疗又当有别。虚实错杂有以下三种形式。

（1）虚实夹杂：多见于实证深重、拖延日久、正气大伤、余邪未尽的患者；亦可见于素体大虚、复感邪气的患者。其特点以正虚为主，实邪为次。如春温病的肾阴亏损证，出现于病的晚期，是邪热劫烁肝肾之阴而呈现邪少虚多的证候。症见低热不退，口干，舌质干绛，此时治疗当以滋阴补液、扶正为主，兼清余邪。

（2）实证夹虚：多见于实证发展过程中正气受损的患者，亦可见于原本体虚而复感外邪的患者。其特点是以邪实为主，正虚为次。如外感伤寒，或经发汗，或经吐、下之后，心下痞硬，噫气不除，此乃胃有痰湿、浊邪而胃气受损的实证夹虚之证。

（3）虚实并重：多见于以下两种情况：一是原为严重的实证，迁延日久，正气大伤，而实邪未减者；二是素体正气虚弱，又感受较重邪气者。其特点是正虚与邪实均十分明显，病情较为严重。

4. 正邪失衡　《温疫论》曰："盖温疫之来……伏而未发者，不知不觉。"机体在感受疫邪后，部分人并未立即发病，而是感而后发，以新型冠状病毒感染为例，无症状感染者有病无症，其病机可从以下几方面分析。

（1）感邪较轻，正气充足，驱邪外出，可无症状，如新型冠状病毒病原学检查阳性者可无症状。

（2）吴又可曰："正气不胜者……感邪虽重，反无胀满痞塞之证……以正气愈损，邪气愈伏也。"正气不足，疫邪内潜，遏伏膜原，暂不发病，伺时而发。

（3）疫邪虽轻，但正气亦不支，正邪抗争乏力而无明显症状，但邪离膜原，内传上焦焦膜，如一部分新型冠状病毒病原学检查阳性，且胸部影像学表现为肺外带或胸膜下多发磨玻璃影者属于此类。此类病例可能会出现病情加重而成为重型或危重型，早期需重点关注和干预。

（4）疾病恢复期，正气已虚，疫邪衰弱，正虚而弱邪留恋，常见于确诊病例治愈后出院时。新型冠状病毒核酸转阴后复阳或核酸"常阳"，影像学有或无肺部遗留病灶者属于此类。

（5）新型冠状病毒一方面受环境因素影响，感染后多具有"湿"性特点；另一方面，膜原是疫毒潜伏之地，发病具有潜伏性，且疫伏膜原总以"湿"为主要病理特点。湿邪黏腻特性及膜原特殊功能可能是新型冠状病毒袭人后出现无症状感染者的影响因素。

（五）发病类型

中医对于传染病的发病有猝发、伏发、复发等的认识。不同的发病类型，在治疗方面也会有所差异。

1. 猝发　又称顿发，即感而即发、急暴突然之意。疫毒致病发病暴急，来势凶猛，病情危笃，常相"染易"，以致迅速扩散，广为流行。某些疠气，其性毒烈，致病力强，善"染易"而暴发，危害尤大，故又称暴发。猝发者初起皆有恶寒、身痛等表证，在清解疫毒时需要时刻关注表邪是否解除。

2. 伏发　即伏而后发，指病邪进入人体后，不立即发病而潜伏于内，经过一段时间，或在一定诱因作用下才发病。如破伤风、狂犬病等，均经过一段潜伏期才发病。在伏而未发期间，人体无明显不适症状，但邪气内伏会不断耗伤人体正气。一旦发病，则正气已虚，邪气炽盛，邪由内而达外。伏发者发病时表证不明显，即使有恶寒等不适症状，不适程度也较猝发者为轻，其治疗应以清透伏邪为主，使伏邪得以透解，气机得以宣畅，则恶寒等不适症状会随之解除。新型冠状病毒无症状感染者虽然无任何临床症状，但其呼吸道标本的病原学检查结果呈阳性，具有传染性，故亦属伏发范畴。

3. 复发 传染病在恢复过程中，因为某些诱因的存在，邪气复张，正不胜邪，导致再次发病。这些诱因归纳起来主要有以下几个方面。

（1）复感新邪：疾病进入静止期，余邪势衰，正亦薄弱，复感新邪势必助邪伤正，使病变再度活跃。这种重感致复多发生于热病新瘥之后，所谓“瘥后伏热未尽，复感新邪，其病复作”（《重订通俗伤寒论》）。因此，强调病后调护，慎避风邪，防寒保暖，对防止复发有着重要的意义。

（2）食复：疾病初愈，因饮食因素而致复发。在疾病发展过程中，由于病邪的损害或药物的影响，脾胃已伤；“少愈”之际，受纳、腐熟、运化功能犹未复健，若多食强食，或不注意饮食宜忌，或不注意饮食卫生，可致脾胃再伤。余邪得宿食、酒毒、“发物”等之助而复作，以致复发。例如，胃脘痛、痢疾、痔疾、淋证等新瘥之后，每可因过食生冷，或食醇酒辛辣炙煿之物而诱发。又如，进食鱼虾、海鲜等可致瘾疹及哮病复发。

（3）劳复：凡病初愈，切忌操劳，宜安卧守静，以养其气。疾病初愈，若形神过劳，或早犯房事而致复病，称为劳复。

（4）药复：病后滥施补剂，或药物调理运用失当，而致复发。疾病新瘥，为使正气来复，或继清余邪，可辅以药物调理。但应遵循扶正宜平补、勿助邪，祛邪宜缓攻、勿伤正的原则，尤其应注意勿滥施补剂，若急于求成，迭进补剂，反会导致虚不受补，或壅正助邪而引起疾病复发，或因药害而滋生新病。

三、中医辨证

西医学对传染病主要是从发病症状、流行病学资料、实验室诊断等方面综合辨别，而中医学对传染病的诊断仍从望闻问切四诊出发，认为外感病常有“急、热、变”等发病特点，即起病急，多有发热、病情变化快等特点，因此，一切诊法应重视症状和体征的动态变化，以判断病邪消长，诊察了解疾病发生发展，为疾病的诊断提供依据。卫气营血和三焦辨证是中医传染病的辨证方法，为临床分析传染病发病过程、病理变化、证候类型、发展规律提供指导。

（一）卫气营血辨证

1. 卫分证 属表证，见于传染病初期。

主要证候：发热，微恶寒，无汗或少汗，咳嗽，头痛，口微渴，舌边尖红，苔薄白，脉浮数等。

卫分证是温邪初袭卫表，邪正交争于卫分所致。肺合皮毛，主一身之表。“温邪上受，首先犯肺”。其病机变化，一是温邪对人体的作用，即卫受邪郁，肌肤失于温养，而见恶寒。邪留肌表，卫气受阻，郁而不伸，腠理开阖失职，则无汗或少汗；温邪袭表，阳热上扰清窍而头痛。肺经郁热，清肃失司，则咳嗽；温邪伤津，则口渴。二是正气的抗邪反应，即正气抗邪，邪正相争而发热，虽然温邪抑郁卫阳而恶寒，但因温邪属阳热之邪，故恶寒较轻而短暂。卫分证一般尚未引起内脏器官的实质性损害和功能的严重障碍，病情较轻。

2. 气分证 邪入气分后，因病位不同，而证候类型不一，在主证中常伴多种兼证，具体病机不一，但均不外于“气”的病变。当温邪入里，使人体阳气偏胜，或影响某一脏器的气机活动，未见营血病变时，均属气分证。

主要证候：壮热，不恶寒反恶热，汗多，渴喜凉饮，尿黄，舌质红，苔黄干燥，脉数有力等。

气分证表邪内传，热邪在里，其病理变化涉及肺、胃、肠、胆等，证候类型较复杂，有肺热证、胃热证、肠腑燥实证、胆热证等。肺热证可见于肺炎、肺脓疡的某一阶段；胃热证为气分证典型证候，常见于伤寒、流行性乙型脑炎的高热阶段；肠腑燥实证常继发于胃热证，可见于败血症的某一阶段；胆热证可见于疟疾、急性血吸虫病的某些阶段等。气分证的病变，比卫分证深重，内脏机能和代谢的变化较显著，有程度不同的实质性损害。但大多正气未虚，机体抗病能力较强，代偿反应尚属旺盛，若治疗得当，一般可逆，是疾病转向好转或恶化的阶段，应努力促使病情好转。

3. 营分证 多由气分证传变，也可由表邪乘虚内陷而成。有两个主要证候类型：热灼营阴证和热闭心包证。前者可见于传染病的极期阶段，后者多见于各型脑炎、脑膜炎及败血症等病极期伴中毒性脑病者。

主要证候：身热夜甚，口干，反不甚渴饮，心烦不寐，时有谵语，斑疹隐隐，舌质绛，脉细数等。

营分病变的形成原因：一是气分邪热失于清泄，或湿热病邪化躁化火传入营分；二是肺卫之邪乘虚内陷营分；三是伏邪自营分化热而出。此外，温邪亦可不经卫分、气分而直接深入营分。营分受热，则血液受劫，可见身热夜甚，脉细而数。营热蒸腾，则口干不甚渴饮，舌质绛。营阴受热，循经而上，扰及心神，可见神志异常。营分证病变，较气分证重，一些重要脏器，尤其是中枢神经系统，组织损伤较重，机能紊乱剧烈，而热邪深入更炽盛，营阴耗损，机能失灵，正气已现不支之势。温邪初入营分，如治疗及时，措施适当，尚可透热转气，化险为夷。否则深入血分，预后更差。

4. 血分证 动血、动风、营热不能外透，势必深入动血、动风。血分证常继发于营分证或与营分证同时出现。多见于传染病的严重阶段。

主要证候：壮热，躁扰不安，神昏谵妄；甚或狂乱、吐血、衄血、便血、尿血，斑疹密布，舌色深绛，脉细数等。

血分病变的形成原因：一是营分邪热未及时透转气分，营热羁留，进而转入血分；二是卫分或气分邪热未解，而越期传入血分；三是血分伏热自发。血分证的病机变化始于“血热”，一是血分热毒过盛，血络损伤，经血沸腾，离经妄行，上下内外泛溢，形成多部位多窍道急性出血，如呕血、咯血、鼻衄、便血、尿血、阴道出血、斑疹或肌衄等。二是血热炽盛，血被煎熬而成瘀，故可见紫色斑疹，舌色深绛等。三是瘀热内阻，上扰心神，故可见严重神志异常。热入血分，证情危急，一些重要脏器（如心、脑、肝、肾等）实质损伤，机能及代谢紊乱更重。常可因阴血耗伤太过，导致正气大衰。血分证证型复杂多变，需掌握虚实两大类型，动风、动血两种趋势。

传染病的发展过程，就是卫气营血证候的传变过程。叶天士在《温热论》中说：“卫之后，方言气，营之后，方言血。”概括地指出了卫气营血的浅深层次。传染病一般从卫分开始，依次传入气分、营分、血分。若按卫气营血的顺序传变，则为顺传；若邪入卫分后，不经气分，而直接深入营分、血分，则为逆传。

传染病的传变，因病邪类别的差异，体质的强弱及反应性的不同，又有不少特殊情况。有的病多在卫分，不一定传到气分、营分、血分，如流感；有的病到气分多停止发展，如疟疾；有的病不见卫分证，仅见气分证、营分证，如流行性乙型脑炎、流行性脑脊髓膜炎；还有的病卫分证未罢，又兼见气分证，而成“卫气同病”；或气分证尚在，同时出现营分证或血分证，称

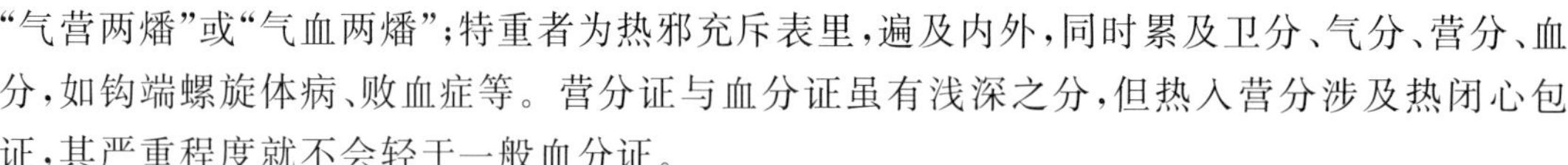

"气营两燔"或"气血两燔";特重者为热邪充斥表里,遍及内外,同时累及卫分、气分、营分、血分,如钩端螺旋体病、败血症等。营分证与血分证虽有浅深之分,但热入营分涉及热闭心包证,其严重程度就不会轻于一般血分证。

(二)三焦辨证

吴鞠通首创三焦辨证,三焦辨证为温热病的辨证方法。该法把疫病划分为三个不同部位、互有联系的病程阶段,即上焦病证、中焦病证、下焦病证,体现由上及下、由浅及深的发展变化规律。上焦病证主要包括手太阴肺和手厥阴心包的病变,手太阴肺经证多为温病的初起阶段,病情轻浅;手厥阴心包经证为肺经温热邪气内陷心包之证。中焦病证主要包括足阳明胃、足太阴脾及手阳明大肠的病变,足阳明胃主燥,易从燥化,多为里热燥实证;足太阴脾主湿,易从湿化,多为湿温病证。中焦病证多为温病的中期阶段,病情较重。下焦病证主要包括足少阴肾和足厥阴肝的病变,属温病的末期阶段,多表现为肝肾阴虚之证,病情深重。

一般传染病初起,多在上焦手太阴肺,故有"凡病温者,始于上焦,在手太阴"之说。上焦不解,则多传入中焦足阳明胃、手阳明大肠和足太阴脾。中焦不解,终必传入下焦足少阴肾和足厥阴肝,此为"顺传"。若属"逆传",则是由上焦手太阴肺传入上焦手厥阴心包。故又有"温邪上受,首先犯肺,逆传心包"之说。但也有传染病初起,从中焦开始者,如暑温(含流行性乙型脑炎、钩端螺旋体病等)病初即发自中焦阳明;湿温(含伤寒、副伤寒、钩端螺旋体病等)初起又多以足太阴脾为病变重心等。且在传变过程中,上、中、下三焦证候之间,也不是截然可分的。有上焦病证未罢而见中焦病证者,也有中焦病证未罢而见下焦病证者。

卫气营血辨证偏重分期,多用于温热类疫病,主要反映了邪热入侵人体后,卫气营血方面的病机变化,体现了表里的浅深层次。三焦辨证多用于辨析湿热类疫病,反映了传染病过程中脏腑的病机变化,由上而下地体现了传染病的发展阶段。卫气营血辨证与三焦辨证在运用上互为补充,如三焦辨证的上焦心包证、中焦脾证、下焦肝肾证,补充了卫气营血辨证的内容;而卫气营血辨证中的营分证、血分证,则补充了三焦辨证的内容。例如,湿热类疫病虽多用三焦辨证,但其主要留恋气分,会出现湿遏热伏之重症,即湿遏气分而热伏营血,湿邪阻滞邪热不能外透,可致气营(血)同病。因此,对于传染病的诊断,可将二者相结合,灵活运用。

(三)六经辨证

六经辨证出自汉代张仲景的《伤寒论》,是在《黄帝内经·素问·热论》六经分证的基础上,进一步发展起来的。六经辨证就是根据人体抵抗力的强弱,病势的进退、缓急等,对外感疾病演变过程中出现的证候进行分析,综合为太阳、阳明、少阳、太阴、少阴、厥阴六经病证,以此来归纳证候特点、病变部位、寒热趋向与邪正盛衰,而作为诊断、治疗的依据。凡是抵抗力强盛、病势亢奋的,为三阳证;抗病力减弱、病势虚衰的,为三阴证。因此,六经辨证是外感疾病的一种辨证论治的方法和准则。

1. 太阳病证 太阳主表,为诸经的藩篱,外邪侵袭,大多从此而入,正气奋起抗邪,首先表现出太阳病证候。但太阳病有经证和腑证之分。太阳统摄营卫而经脉循行于项,太阳之腑就是膀胱。因此邪犯体表所出现的表证,即太阳经证。由于患者的体质有强弱,感受风寒之邪有轻重,因此太阳经证又分中风和伤寒两类。若邪在经脉不解,传入膀胱,则成太阳腑证。

2. 阳明病证 阳明病是太阳病未愈、病邪逐渐亢盛入里所致。其见于外感病发展过程

中,阳气亢旺、邪从热化最盛的阶段。其性质属里热实证。阳明病的病机,总的来说是“胃家实”。“胃家”泛指肠胃,“实”指邪盛。其主要表现为身热、汗自出、不恶寒反恶热。根据肠中有无燥屎内结而分经证与腑证两大类型。

3. 少阳病证 少阳病是病邪已离太阳之表,而又未入阳明之里,处于表里之间的半表半里证。可由他经传来,也可从本经发病。本证的临床表现,以寒热往来、口苦、咽干、目眩为特征。

4. 太阴病证 太阴病是外感病后期,由阳转阴,正气开始衰退的初期阶段。多由寒邪直犯中焦,或因三阳病失治误治而致,病理变化多表现为虚寒证。症见身不热,口不渴,腹满而吐,食不下,时腹自痛,喜温喜按,下痢,舌苔白腻,脉迟缓。脾土虚寒,气机不利,则腹部满闷;寒邪阻滞,则腹痛阵发;寒湿内停,故食不下或痢;下焦气化未伤,津液犹能上承,所以口多不渴。寒湿之邪弥漫太阴,故舌苔白腻,脉沉缓而弱。

5. 少阴病证 少阴病为伤寒六经病变发展过程中最为危重的阶段,是全身性虚寒证。少阴包括心、肾二脏,为人身之根本,心肾机能衰减,则为少阴之病。它的主要症状为脉微细,但欲寐。阳气衰微,营血不足,因此脉微细;精神极度衰惫,则出现似睡非睡、昏沉迷糊的“但欲寐”状态。由于少阴属心、肾,统水火二气,因此临床上又有寒化证和热化证之分。

6. 厥阴病证 厥阴病属于寒热错杂证,见于伤寒的后期阶段。厥阴包括肝与心包两脏,主要是肝。由于厥阴是三阴之尽,又是阴尽阳生之脏,故病情演变的极端,不是极寒就是极热,而阴极则阳生,阳极则阴生。本证的临床表现以消渴、气上冲心、心中疼热、吐蛔为特征。因厥阴为阴之尽,其特点是阴阳各趋其极,阳并于上则上热,阴并于下则下寒,故表现为上热下寒。

以新型冠状病毒感染为例,病变初起,可见发热(或发热不明显)、恶风寒、干咳、乏力、鼻塞流涕、舌苔厚等症,此属病初邪犯太阳。太阳不解,风寒入里化热,尤其素有内热者,内外相招,湿毒迅速化热,深入阳明或少阳。邪入阳明则热势亢盛,充斥内外,亦可出现邪热糟粕互结,阻于肠道,腑气不通。或太阳表邪未尽,迅速化热,形成太阳阳明同病。邪热闭肺,充斥阳明,可见咳喘加剧、壮热神昏、恶热汗出、口渴、痰黄苔腻等症。若素有胃肠湿热,外邪内干,则可见发热、腹痛、腹泻等;若素有肝胆实热,湿热内结,枢机不利,则可见少阳病证。若见呼吸困难,动辄气喘或需要机械通气等闭证,以及神昏、汗出肢冷等脱证,按六经辨证属厥、少二阴之病证。此类病证患者常见于年老、久病体虚及上述几型失治、误治或感疫太重,正气大伤者。

(四) 气血津液辨证

气血津液辨证,是运用气血津液和脏腑的有关理论,根据疾病的不同临床表现,探讨气血津液的病理变化规律和病理改变具体状况的一种辨证方法。气血津液是脏腑功能活动的物质基础,它们的生成及运行有赖于脏腑的功能活动,因此,当脏腑功能失常时,会引起气血津液的病变,而气血津液的病变也会导致脏腑功能失常。

1. 气病辨证 根据气的生理功能、病理变化,分析辨认其所反映的不同证候,用以指导临床,诊断病证。临床常见气虚证、气陷证、气滑证和气逆证。

2. 血病辨证 根据血的生理功能、病理变化,分析辨认其所反映的不同证候,用以指导临床,诊断病证。临床常见血虚证、血瘀证、血寒证和血热证。

3. 气血同病辨证 气属阳,血属阴;气运血,血守气;气为血帅,血为气母。气、血具有相互依存、相互为用的密切关系。当气、血病变时,两者互相影响,出现气血同病证候。临床常见气滞血瘀、气虚血瘀、气血两虚、气虚失血和气随血脱等证。

4. 津液病辨证 津液病辨证，是根据津液的生理功能、病理变化，分析辨认其所反映的各种证候，用以指导临床，做出诊断。一般可概括为津液不足和水液停聚两方面。

例如，新型冠状病毒感染病变在肺，子病及母，则脾气亏损。肺受损则一身之气不足，脾受损无力运化气血，加之病邪郁久化热，灼伤营血，故气血皆虚。脾气不升影响胃之降浊，胃气上逆导致恶心、呕吐发生，故产生气逆。邪热熏蒸加上燥邪侵袭，导致津液亏损。故本病可能存在着气虚证、气血两虚证、气逆证、津液亏虚证。气虚证以肺脾气虚为主，临床症状有乏力、咳嗽、胸闷憋气、纳呆、大便黏腻不爽等。气血两虚证主要见于疾病久缠后的恢复期，可有气短、乏力、心悸、低热或不热、舌干少津、脉虚细而无力等症状。气逆主要指胃气上逆，气逆证可有恶心、呕吐等症状。津液亏虚证的临床表现为干咳无痰、口干、大便不畅等。

气血津液辨证有助于依证选药，针对气血津液各自存在的问题，进行精准施治。

四、临床特点

（一）一般临床表现

传染病的发展过程具有一定的规律性。每一种传染病从病原体侵入人体到发病、痊愈，大致都可分为以下几期。

1. 潜伏期 从病原体侵入人体起，至出现首发症状的时间。不同传染病的潜伏期长短各异，短至数小时，长至数月乃至数年。同一种传染病，各患者的潜伏期长短也不尽相同。通常细菌感染所致者潜伏期短于蠕虫感染所致者。

2. 前驱期 潜伏期末至发病期前，出现某些临床表现的一段短暂时间。在某一传染病的特殊症状出现之前，可出现一些与其他传染病共有的一般性症状，如乏力、头痛、微热、皮疹、食欲不振等，一般持续1～2天。某些传染病在此期即有很大的传染性，如麻疹等。

3. 发病期 在急性传染病前驱期后，机体可逐渐出现某种传染病所特有的症状和体征，如典型的热型、具有特征性的皮疹、黄疸、肝脾大和脑膜刺激征等。此期病情由轻变重达到高峰，然后逐渐缓解。本期又可分为上升期、极期和缓解期。此期容易发生各种并发症，传染性极强。

4. 恢复期 病原体完全或基本被消灭，机体免疫力提高，病变被修复，临床症状陆续消失的时期。在此期间，患者体温下降至正常，症状基本消失，体力、食欲逐渐恢复。但极少数患者由于治疗不彻底，还有复发或演变为慢性病原携带者的可能，多数患者痊愈。

（二）特殊临床表现

1. 发热与热型 发热是人体对感染的一种全身反应，也是许多传染病共有的表现，但各种传染病常有其独特的热型，可帮助疾病鉴别。

(1) 稽留热：多为高热，体温常在40 ℃上下，昼夜体温波动幅度较小，一般下午体温较上午偏高，24 h内体温波动范围不超过1 ℃，高热一般持续数日或数周不退。多见于伤寒极期、流行性斑疹伤寒、大叶性肺炎、恙虫病等。

(2) 弛张热：又称败血症热型，体温一般在39 ℃以上，波动幅度较大，24 h内体温相差超过1 ℃，体温最低点高于正常水平。常见于伤寒缓解期、肾综合征出血热、败血症、化脓性炎症等。

(3) 间歇热：体温可达39 ℃以上，体温呈骤升状态，持续数小时后体温可降至基本正常

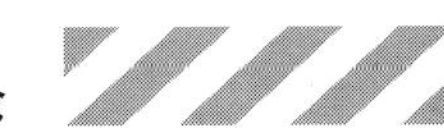

水平，数小时或数天后又反复发作，24 h 内体温波动于高热与正常体温之间。常见于疟疾、败血症、急性肾盂肾炎等。

(4) 波状热：体温呈逐渐上升趋势，在数天内达高峰，以后又逐渐下降至低热或正常水平，经一段时间的间歇期后再次逐渐上升，如此反复持续数月之久，体温曲线呈波浪状。多见于布鲁氏菌病。

(5) 双峰热：其热型多不规则，体温在第 3～5 天降至正常，但数天后再次升高，体温呈上升、下降，再上升、下降状态，形成双峰型，每次升降相差 1 ℃左右，见于脊髓灰质炎、黑热病。

(6) 不规则热：发热时体温波动范围不规则，体温曲线无一定规律的热型。体温多在 38 ℃左右波动，可见于流感、败血症、肺结核、支原体肺炎、胸膜炎等。

2. 皮疹　皮疹为传染病特征之一。不同传染病有不同的疹形，包括斑疹、丘疹、斑丘疹、红斑疹、瘀点、疱疹、脓疱疹、荨麻疹等。在各种传染病中，皮疹出现的日期、部位、顺序、数目等不完全相同。

(1) 皮疹种类：①斑疹：呈点片状，其不高起、不下凹，触之不碍手，为皮肤颜色的改变。②丘疹：高出皮肤而无空腔的界限性隆起，小如针头，大如黄豆，触之碍手。③斑丘疹：斑疹的中央有一丘疹，大小形态不一，多为充血疹，压之褪色，可互相融合。常见于麻疹、风疹、幼儿急疹、湿疹等。玫瑰疹多见于幼儿期，见于幼儿期者称幼儿急疹，皮肤色鲜红似玫瑰，压之褪色，松开时复现，属斑丘疹的一种，散在分布，数量不多，多见于胸腹部，多发于春秋季节，见于伤寒。④红斑疹：广泛的成片的红斑，其中可见密集而形似突起的点状充血性红疹，压之褪色，见于猩红热。⑤出血疹(瘀点、瘀斑)：散在性点状或片状出血，直径小于 2 mm 的皮下出血称为瘀点，直径在 5 mm 以上的称为瘀斑，皮肤稍隆起，呈青紫色，压之不褪色，常见于流行性脑脊髓膜炎、肾综合征出血热、流行性出血热、过敏性紫癜等。⑥黏膜疹：黏膜上的充血性或出血性斑点，如麻疹黏膜斑是出现在口腔两颊黏膜上的针头大小的灰白色小点，见于麻疹前驱期。⑦疱疹或脓疱疹：表面隆起，疹内含浆液为疱疹，内含脓液则称为脓疱疹，见于水痘、天花、带状疱疹、单纯疱疹等。⑧荨麻疹：又称风疹，大小不一，形态各异，为不规则或片块状的瘙痒性皮疹，发病快，消失快，伴有剧烈瘙痒，愈后不留痕迹，多见于寄生虫病、血清病、食物药物过敏者，如急性血吸虫病、蠕虫蚴移行症、丝虫病等。

(2) 出疹时间：多数传染病发病后出疹时间有一定规律性。如水痘和风疹于病程第 1 天出疹，第 1 天可见症状，潜伏期为 2～3 周；猩红热于病程第 2 天出疹，潜伏期一般为 2～3 天，天花于病程第 3 天出疹，潜伏期一般为 1～2 周；麻疹于病程第 4 天出疹，潜伏期一般为 1～2 周；斑疹伤寒于病程第 5 天出疹，潜伏期一般为 2～3 周；伤寒于病程第 6 天出疹，潜伏期一般为 2～3 周。虽有例外情况，但基本上是按上述时间规律出疹。

(3) 出疹顺序：各种传染病出疹顺序不同。如麻疹自耳后发际开始出疹，渐及前额、面部、颈部，然后自上而下蔓延至胸部、腹部、背部及四肢，最后到达手掌和足底；幼儿急疹的皮疹则初起于躯干，很快波及全身；水痘的皮疹先见于躯干、头部，逐步延及面部，最后达四肢。

(4) 皮疹分布：皮疹的分布特点对某些传染病的诊断与鉴别有重要价值。如水痘的皮疹多集中于躯干，较少见于四肢，呈向心性分布；天花的皮疹多集中于四肢，较少见于躯干，呈离心性分布；伤寒的玫瑰疹多见于胸部和上腹部，呈不规则分布。

3. 中毒症状　病原体及其毒素进入血液循环乃至扩散全身，可引起四种形式的中毒症状。①毒血症：病原体在局部繁殖，所产生的内毒素与外毒素进入血液循环，使全身出现中毒症状。②菌血症:病原菌在感染部位生长繁殖,不断入血只短暂停留,并不出现明显临床症状。病毒侵入血液循环者称病毒血症。③败血症:病原体在局部生长繁殖,不断侵入血液循环并继续繁殖,产生毒素,引起全身出现明显中毒症状及组织器官明显损伤的临床症状。④脓毒血症:病原体由血流扩散,到达某一个或几个组织器官内繁殖,使之受损,形成迁徙性化脓性病灶。

4. 临床类型 为了帮助诊断,判断病情变化及传染病转归等,传染病可分为各种临床类型。根据起病缓急及病程长短,分为急性、亚急性和慢性;按病情轻重,分为轻型、普通型、重型及暴发型;按病情特点,分为典型与非典型,非典型包括顿挫型与逍遥型,顿挫型是指症状出现后,短时间内得到缓解或立即消失,逍遥型则症状不明显,但病变仍在进行,突然出现并发症而使病情加重。

五、传染病的特征

(一) 基本特征

传染病的基本特征即传染病所特有的征象,也是传染病与其他疾病的主要区别,主要有以下几个特征。

1. 有特异性病原体 每一种传染病都是由特异的病原体感染引起的。病原体是指能引起疾病的微生物与寄生虫,其中包括病毒、真菌、细菌、立克次体、支原体、衣原体等,而病毒和细菌引起的感染最为常见。例如,克-雅病、库鲁病及变异性克-雅病的病原体为朊病毒,朊病毒是一种变异的蛋白质,其缺乏核酸结构。霍乱的病原体为霍乱弧菌,疟疾的病原体为疟原虫。病原体的发现有利于传染病的防治。因此,特异性病原体检查对传染病的确诊及防治具有重要意义。

2. 有传染性 传染性指宿主排出病原体,并通过一定的途径传给另一个宿主。传染病都具有一定的传染性,这是区分传染病与其他感染性疾病的主要途径。传染病患者排出病原体并具有传染性的特定时期称为传染期。不同传染病的传染期各不相同。传染病可以由动物传染给人类,在人群中也可互相传播,但在不同的病程阶段,每种传染病的传染性强弱也不同。大多数传染病在潜伏期末即有传染性,在发病早期和极期传染性最强,恢复期传染性逐渐减弱。了解各种传染病的传染期是确定传染病患者隔离期限的重要依据。如鼠疫、霍乱传染性强,被称为烈性传染病。

3. 有流行病学特征 传染病的流行须具有传染源、传播途径和易感人群这三个基本特征。而流行病学特征主要体现在流行性、季节性和地方性上。

(1) 流行性:在一定条件下,传染病在人群中蔓延传播的特性。其主要是根据流行的数量来判定的。传染病按流行强度和广度分为以下几种。

①散发性发病:某种传染病发病率在某一地区处于一般或历年同期以来发病水平。

②流行:某种传染病在某地区的发病率显著高于一般或历年同期以来发病水平。

③大流行:某种传染病在短时间内蔓延迅速,波及范围广泛,甚至超出国界、洲界,超过了一般的流行强度。

④暴发流行:某种传染病在一个较小的范围短时间内(数天内)突然出现大批同类病例。

(2) 季节性:发病与季节有关。由于受温度、湿度、雨水等环境因素的影响,一些传染病在特定的季节发病率高。例如,冬春季多见呼吸道传染病,而夏秋季多见肠道传染病。

(3) 地方性:发病与地域有关。不同的地理条件、气候、生活习惯,以及社会因素等,导

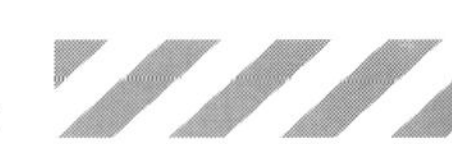

致一些传染病常局限于一定地区内发生，称为地方性传染病。例如，血吸虫病易见于适合钉螺繁殖的水网地区，布鲁氏菌病易见于牧区等。以野生动物为主要传染源的疾病称为自然疫源性传染病，也属于地方性传染病，存在这种疾病的地区称为自然疫源地。

4. 感染后免疫性　免疫力正常的机体在显性或者隐性感染某种病原体后，产生针对这种病原体或者其产物（如毒素）的特异性免疫力，称为主动免疫。若通过母体或者注射获得抗体则称为被动免疫。综上，在传染病痊愈后，机体可产生不同程度的针对该病原体及其产物的特异性免疫力。由于免疫强度以及免疫持续时间不同，传染病痊愈后也可出现下列现象。

（1）再感染：一种传染病痊愈以后，机体经过一段时间免疫力逐渐消失，再度发生感染的现象。见于流感、细菌性痢疾等。

（2）重复感染：疾病尚在进展过程中，传染病尚未痊愈，机体再度感染同一种病原体的现象。多见于寄生虫病，如血吸虫病、肺吸虫病、丝虫病、钩虫病等。

（3）复发：传染病进入恢复期或者初愈时，病原体在体内再次活跃，再次出现临床症状。常见于伤寒、疟疾等。

（4）再燃：传染病已进入缓解后期，机体体温尚未降至正常水平而再度上升，症状重新出现。常见于伤寒、疟疾等。

（二）流行过程

传染病不只在个体中发生，也会在人群中发生，形成一个群体现象。传染病在人群中发生、发展和转归的过程，称为流行过程。确切地说，流行过程是病原体从已感染者体内排出，通过一定的传播途径，侵入易感人群从而形成新的传染，并不断发生、发展直至终止的过程。传染病的流行过程必须具备三个基本条件（环节）：传染源、传播途径和易感人群。这三个环节须同时存在，若其中一个环节缺失，新的传染就不会发生，也不会形成流行。只要切断流行的任何一个环节，就能终止传染病传播。流行过程的形成还受到社会因素和自然因素的影响。

（1）传染源：有病原体生存、繁殖并能将病原体排出体外的人和动物。也就是患传染病的患者、病原携带者（排菌者）或称带菌（虫）者、被感染的动物。每种传染病的传染源可能不同。有时患者是重要传染源，有时带菌（虫）者是重要传染源。

①患者：在多数传染病中，患者是重要的传染源，但处于不同时期的患者，具有不同的传染性。在临床症状期（即发病期），患者排出病原体的数量最多，其传染性也最强。

②病原携带者：在部分传染病（如猩红热、白喉、脊髓灰质炎、流行性脑脊髓膜炎、痢疾、伤寒等）中成为重要的传染源。这些病原携带者包括病后病原携带者和健康病原携带者。病后病原携带者又称恢复期病原携带者。一般在病后 3 个月内仍排菌者，称暂时病原携带者，超出 3 个月者称慢性病原携带者，个别带菌者甚至能持续排菌多年，如伤寒带菌者。病原携带者在促成流行中的重要性不可忽视。

③被感染的动物：以动物为传染源的传染病，称为动物源性传染病。其中以啮齿类动物最为常见，其次是家畜、家禽。有些传染病的动物传染源本身发病，如狂犬病、鼠疫、布鲁氏菌病等；有些传染病的动物传染源不发病，表现为带菌（虫）者，如恙虫病、地方性斑疹伤寒、流行性乙型脑炎等。以野生动物为传染源的传染病，称为自然疫源性传染病，如钩端螺旋体病、鼠疫、森林脑炎、流行性出血热等。这些传染病的动物传染源的分布和活动受地理、气候等自然因素的影响较大，且存在于一定地区，并具有较严格的季节性。动物源性传染病患

者，一般来说，传染性不强，因通常不互相传染，即人感染后不再传染给其他人，所以作为传染源的意义不大。

(2) 传播途径：传染源排出病原体后，通过某种方式再侵袭其他易感者的途径。能对病原体起传播作用的一切因素，称传播因素。每一种传染病的传播途径不一定相同，同一种传染病在各个具体病例中的传播途径也可以不同，同一种传染病可以有一种以上的传播途径。传播途径主要有空气传播、水传播、食物传播、接触传播、虫媒传播、土壤传播等。

①空气传播：包括飞沫、飞沫核、尘埃的传播。所有的呼吸道传染病，如麻疹、猩红热、白喉、百日咳、流行性脑脊髓膜炎、流感等，都可以通过空气飞沫传播。患者讲话、咳嗽、打喷嚏时，可从鼻咽部等喷出大量含有病原体的黏液飞沫，该黏液飞沫浮悬于空气中，被易感者吸入，即可造成传染。当飞沫变干成为飞沫核后，大的落地，小的能在空气中飘浮，凡在外界具有较强生存力的病原体，能通过飞沫核使易感者受到感染。落地变干的飞沫核或患者的分泌物直接落地变干后，可与尘埃混合在一起飞扬于空气中，使易感者吸入后发生感染，如肺结核等。

②水传播：受到病原体污染的水源，未经消毒饮用，可引起传染病流行。流行范围的大小与水源类型、污染程度、饮水量的多少、病原体在水中存活时间的长短等因素有关。不少肠道传染病，如霍乱、伤寒、痢疾、病毒性肝炎等，都可以经水传播。有些传染病是通过机体与废水接触而传播的，如钩端螺旋体病、血吸虫病等，因为在生产劳动或生活活动时与含有病原体的疫水接触，病原体钻入皮肤或黏膜而造成感染。

③食物传播：所有肠道传染病以及个别呼吸道传染病，如结核病、白喉等，可以通过污染的食物而造成传播。食物传播疾病的传染性强弱程度与病原体的特性、食物的性质、食物污染的程度、食用的方式和人们的卫生习惯等有密切的关系。有些病原体(如沙门菌属)污染了食物(特别是肉类、蛋类等)，可在适宜湿度下大量繁殖，若在共食的情况下，可以造成突然发生的集体感染。蔬菜被粪便污染后，可传播肠道传染病和寄生虫病，如伤寒、痢疾、蛔虫病等。进食含有寄生虫幼虫的动物肉类，则可感染多种寄生虫病，如华支睾吸虫病、肺吸虫病、绦虫病、旋毛虫病等。患结核病的牛可以通过其乳品将结核病传播给人，造成以肠结核为主的结核病；被白喉棒状杆菌污染的食品亦可传播白喉。

④接触传播：有直接接触和间接接触两种传播途径。间接接触在肠道传染病中尤为多见。易感者与被肠道传染病患者及病原携带者的手污染的各种物品接触可造成病原体传播。直接接触是指传染源与易感者不经过任何外界因素而直接接触所造成的传播；狂犬病、天花及皮肤化脓性疾病如脓疱疮等，都可以因直接接触而传染。

⑤虫媒传播：虫媒是指节肢动物，包括昆虫纲的蚊、蝇、蚤、虱等，蛛形纲的蜱、螨(恙虫)等，前者的成虫有三对足，后者的成虫有四对足。这些节肢动物媒介可以通过叮咬吸血传播某些传染病，如疟疾、流行性乙型脑炎、黑热病、森林脑炎、恙虫病等。人与人之间如无虫媒存在，并不互相传染。虫媒传播的传染病，根据节肢动物的生活习性，有严格的季节性，有些传染病还与患者的职业和地区有关，如森林脑炎。虫媒将病原体机械携带在体表或体内以传播传染病(如肠道传染病)，但所携带的病原体一般存活时间短。有些病原体在虫媒体内，不仅能生长繁衍，甚至可经卵传给后代，如蜱体内的森林脑炎病毒，蚊体内的流行性乙型脑炎病毒，螨体内的恙虫病立克次体等，但节肢动物不是病原体发育繁殖的良好场所，且受到外界环境的影响，虽能起到传染源的作用，但不能算作传染源，而通常被称为媒介，主要起传播作用。

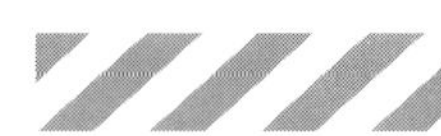

⑥土壤传播：有些肠道寄生虫卵，如蛔虫卵、钩虫卵、类圆线虫卵等，必须在土壤中发育至一定阶段成为感染期蚴，经口或幼虫钻入皮肤才能引起感染。有些细菌（如破伤风梭菌、炭疽芽胞杆菌等）的芽胞可长期存在于土壤中，与土壤接触可以成为这些传染病的传播途径。

（3）易感人群：对某种传染病缺乏特异性免疫力而容易被感染的人群。新生人口增加、易感者集中或进入疫区，部队的新兵入伍等，易引起传染病流行。病后获得免疫力、人群隐性感染、人工免疫，均使人群易感性降低，使传染病不易流行或终止其流行。

六、传染病的预防

预防指在疾病发生之前就采取一定的措施以防止疾病的发生。古代医家强调未病先防，早在两千多年前就提出“治未病”，奠定了中医关于疾病预防的思想基础。《黄帝内经·素问·四气调神大论》说：“不治已病治未病。”又说：“夫病已成而后药之，乱已成而后治之，譬犹渴而穿井，斗而铸锥，不亦晚乎？”“治未病”即未病先防，既病防变，瘥后防复，对预防疫病的发生、控制病情发展、减少并发症、降低复发率能起到积极作用。

（一）未病先防

在传染病流行期间，中医学主张加强对易感人群的预防，主要体现在两个方面。一是对个体而言，应重视在未病之时予以防治；二是对群体而言，应加强对未病之人的预防。张仲景在《金匮要略·脏腑经络先后病》中说：“若人能养慎，不令邪风干忤经络……病则无由入其腠理。”提出了保持良好的生活习惯对人们预防传染病有极重要的作用。明代张介宾说，古人的预防之道，由于治于未形，所以用力少而成功多。具体阐述了未病先防，是防止疾病传染的最积极而有效的措施。中医学预防传染病的方法多种多样，主要通过精神调摄、锻炼身体、饮食起居适度、避免过度劳累，并采用适当药物预防等方面的措施，以增强自身的体质，提高正气，增强对传染病的抵抗能力。

1. 避邪气 “虚邪贼风，避之有时”，疫疠之气无法驱除，应当避免邪气侵害。首先，生活起居，当与四时相适应。《黄帝内经·素问·四气调神大论》云：“故阴阳四时者，万物之终始也，死生之本也，逆者则灾害生，从之则苛疾不起。”故应顺应四时，饮食有常，起居有节，适当安排作息时间，以使形与神俱。再者，注意环境、饮食和个人卫生，洒扫门庭，勤刷勤洗，乃为驱毒辟邪之道。保持环境干净整洁，不食用腐败及不洁食物，以防疫毒侵袭。同时还要做到勤洗衣被，勤洗手洗澡，前往人流量大的地方要佩戴口罩，定期消毒房间，亦可佩戴香囊，用药物燃烧所产生的烟雾熏有病原体之处（常用烟熏药物有艾叶、雄黄、贯众、野菊花等）。

2. 扶助正气 “正气存内，邪不可干”，提升自身正气是预防传染病的重要方法。

（1）顺应自然：自然界四时气候和昼夜晨昏等变化，必然影响人体，使之发生相应的生理和病理反应。只有顺应自然变化而摄生，才能保障健康，避免邪气侵害，减少疾病发生。《黄帝内经·素问·上古天真论》提出“法于阴阳”“和于术数”的顺时养生原则。适应自然界气候的变化，避免寒冷、炎暑、雨露等因素对人体正气的影响，如《黄帝内经·素问·移精变气论》说：“失四时之从，逆寒暑之宜，贼风数至，虚邪朝夕，内至五脏骨髓，外伤空窍肌肤，所以小病必甚，大病必死。”《黄帝内经·素问·四气调神大论》则根据气候变化提出顺应四时气候的调摄方法，慎防邪气侵犯。《黄帝内经·素问·移精变气论》所谓“动作以避寒，阴居以避暑”即是采用不同方法适应自然变化的生动例子。

（2）调畅情志：人的精神情志活动与机体的生理、病因有着密切关系。突然、强烈或持续的精神刺激，不仅可以直接伤及脏腑，引起气机紊乱、气血阴阳失调而发病，还可使正气内虚，抗病能力下降，机体容易感受病邪而诱发疾病。因此，调养精神对于增强抗病能力非常重要。正如《黄帝内经·素问·上古天真论》说："恬淡虚无，真气从之，精神内守，病安从来?"《黄帝内经·素问·生气通天论》说："清静则肉腠闭拒，虽有大风苛毒，弗之能害。"

(3) 饮食有节：饮食要有节制，养成良好的饮食习惯，提倡定时定量，不可过饥过饱，以免损伤胃肠功能。注意不可过食肥甘厚味，否则易于化生内热，甚至引起痈疽疮毒等。克服饮食偏嗜，保持食性的寒温适中，不可过食辛温燥热、生冷寒凉之物。并注意搭配饮食种类和保持合理膳食结构，平衡膳食，提倡全面合理营养的食养观念。此外，要注意饮食卫生，防止"病从口入"。

(4) 起居有常：生活起居要有一定的规律。中医学重视起居作息的规律性，要求人们顺应四时和昼夜变化，安排适宜的作息时间，以达到增进健康和预防疾病的目的。还要注意劳逸适度，弛张结合。人需要一定的体力劳动，使气血流畅，促进身体健康。若劳逸失度，则有损健康，过劳则耗伤气血，过逸又可致气血阻滞，均可引起疾病的发生。《黄帝内经·素问·上古天真论》曰："饮食有节，起居有常，不妄作劳，故能形与神俱，而尽终其天年，度百岁乃去。"

(5) 锻炼身体：我国很早就倡导健身运动与防病治病相结合。战国、秦汉之际，健身运动越来越受到人们的重视，各种健身术相继产生。《庄子》把健身术称为"导引"，并介绍了一些基本的练习方法。《黄帝内经·素问·异法方宜论》曾以"导引按跷"防治疾病。长沙马王堆汉墓出土的文物中，即有《却谷食气篇》和《导引图》，它们是迄今所见到的最早的导引文献和图解，其图像与现代保健操相比，有不少相似之处。《金匮要略》云："四肢才觉重滞，即导引、吐纳、针灸、膏摩，勿令九窍闭塞。"华佗在前人导引理论和实践的基础上创"五禽戏"，用以健身防病，取得了显著效果。"太极拳""八段锦""五禽戏""气功""导引按摩"等传统强身方法，通过调养形体，促进身体气血流畅，进而加强人体御邪能力，减少疾病的发生。根据个体条件选择适宜的运动方式，锻炼筋骨，增强正气以抗邪，在疫病来袭之时降低发病率。注意要劳逸结合，运动不可过度，以防汗出过多而耗伤正气。

(6) 中医中药预防：在新型冠状病毒感染疫情初期，多位中医临床专家提出了各自的中医中药预防方案。国家《新型冠状病毒肺炎诊疗方案(试行第六版)》提出，各地可根据病情、当地气候特点以及不同体质等情况，参照推荐的方案进行辨证论治。对于处在医学观察期的患者推荐中成药干预。尚未被疫邪侵袭的易感人群可应用中药辟瘟囊，通过佩戴香囊起到"芳香辟秽、化浊解毒"的预防作用。此外通过艾灸足三里、神阙、气海、关元等穴位可起到温阳散寒除湿、调理脾胃的作用，同时可以提高机体的免疫功能。

(二) 既病防变

既病防变，指在疾病发生之后，早期诊断，早期治疗，见微知著，防微杜渐，以防止疾病的发展和传变。

1. 早期诊治 在疾病发生、发展过程中，由于邪正斗争和消长，疾病多会出现由浅入深，由轻到重，由单纯到复杂的发展变化。外感病初期，邪未深入，脏腑气血未伤，正气未衰，病情轻浅，自然治之较易，故诊治越早，疗效越好。即使内伤杂病，包括许多重病难病，也越早诊治效果越好，否则容易延误病情，甚至丧失治疗良机，酿成大患。如《黄帝内经·素问·阴阳应象大论》说："故邪风之至，疾如风雨，故善治者治皮毛，其次治肌肤，其次治筋脉，其次治六腑，其次治五脏。治五脏者，半死半生也。"另外，某些疾病处于亚临床阶段，常有一些细微征兆，医者必须善于发现疾病苗头，做到早期正确的诊断，进行及时、有效和彻底的治疗。

《医学心悟》谓："见微知著，弥患于未萌，是为上工。"

2. 防止传变　防止传变，指认识和掌握传染病发生、发展规律及其传变途径，早期诊断，并采取及时、有效的防治措施，从而制止疾病的发展或恶化。

(1) 阻截病传途径：根据疾病各自的传变规律，及时采取适当的防治措施，截断其传变途径，是阻断病情发展或恶化的有效方法。对于已感染疾病者，应早期发现，早期诊治，防止病情由浅入深，阻断病邪深入营血分。

如新型冠状病毒感染无症状感染者从核酸检测阳性至出现临床症状是一个渐进的过程。无症状感染者体内检测到的病毒载量与轻型确诊患者相似，并且其病毒载量在症状出现数天后达到峰值。在无症状感染期间，新型冠状病毒在机体内繁殖，病毒载量不断变化，机体免疫力与病毒载量维持着高度平衡状态，所以感染者未显现出任何症状，处于"攻守"平衡阶段。无症状感染者为正气渐弱，邪毒渐进，正邪相当状态，此阶段虽未表现出明显症状，但新型冠状病毒为疫毒之邪，侵入人体，最易损耗本元之气。应抓住"正虚邪实"这一基本状态，予以攻补兼施、扶正祛毒之法，恢复人体正气功能则邪自去，以达扭转病情恶化、促进身体康复转阴之功。

(2) 先安未受邪之地：人体"五脏相通，移皆有次，五脏有病，则多传其所胜"，因此，在临床诊治疾病时，不但要对病位之所进行诊治，而且应该根据疾病发展传变规律，对尚未受邪而可能即将被传及之处，事先给予调养、扶正充实以安抚，则可以阻止病变传至该处，达到防止其传变、中断其发展的目的。

如新型冠状病毒感染由轻转中及危，一日三变，传变迅速，既要根据病情随证治之，又要既病防变，药先于病，截断病势。由于本病卫气营血几个阶段发展很快，所以早期诊断，早期治疗，先证用药，先安未受邪之地十分重要。若等到病情危重时，再行救治，药力难以达到病所，则难以取得疗效。

（三）瘥后防复

疾病的发生即人体在邪正斗争作用下出现的阴阳失衡状态，而治疗目的就是调整阴阳的偏盛偏衰，通过扶弱抑强、补虚泻实、温寒清热、升降沉浮来调理气血、疏通经络、调和脏腑、顾护正气，以期达到阴阳平衡。患者初愈，阴阳刚刚达到新的平衡，大多仍为正虚邪恋，机体处于不稳定状态，生理功能尚未完全恢复，这就要求在病愈或病情稳定之后，有针对性地进行康复，促使脏腑经络功能尽快恢复正常，以达到邪尽病愈，扶助正气，消除宿根，避免诱因，防其复发之目的。如《黄帝内经·素问·热论》在论述热病的护理与饮食禁忌时指出："病热少愈，食肉则复，多食则遗，此其禁也。"热病初愈，但还有余热未尽、蕴藏在内，脾胃虚弱、胃气未复的状况，若食肉或多食，则会伤及脾胃，助长热邪而复发疾病。传染病的愈后亦是如此，要注意饮食调护和禁忌，加强脏腑功能恢复，亦可根据个人具体情况选择中国传统功法进行锻炼，以提高抗病能力，促进健康恢复。此外，当调畅情志，避免恐慌，调整消极情绪，保持良好的心态，积极对待疾病。

（吕文亮　闫海琳　徐　婧　高清华　肖　骁）

参考文献

[1]　张秀辉. 现代中医传染病学[M]. 天津：天津科学技术出版社，1999.

[2] 曹武奎,袁桂玉,范玉强,等.中西医结合实用传染病学[M].天津:天津科学技术出版社,2008.
[3] 郭会军,杨建宇,刘志斌.中西医结合传染病学[M].北京:中医古籍出版社,2014.
[4] 邓鑫.中西医结合传染病学[M].长沙:湖南科学技术出版社,2017.
[5] 杨绍基,任红.传染病学[M].7版.北京:人民卫生出版社,2010.
[6] 李灿东,方朝义.中医诊断学[M].5版.北京:中国中医药出版社,2021.
[7] 谷晓红,马健.温病学[M].5版.北京:中国中医药出版社,2021.
[8] 郑洪新,杨柱.中医基础理论[M].5版.北京:中国中医药出版社,2021.
[9] 吕文亮.基于新型冠状病毒肺炎防治的温疫病临床思维创新[J].中医文献杂志,2020,38(2):1-4.
[10] 李玉明,王进忠,覃小兰,等.基于"邪伏膜原"理论探讨新型冠状病毒肺炎无症状感染者的发病机制与辨证论治思路[J].中华危重病急救医学,2020,32(10):1160-1164.
[11] 周丹妮,吴霖光缙,齐凤军,等.基于"治未病"理论探讨新型冠状病毒无症状感染者的防治策略[J].湖北中医药大学学报,2020,22(6):43-47.
[12] 张闯,张夏梦,夏雨果,等.基于"未病先防,既病防变,瘥后防复"理论探讨疫病的中医防治[J].西部中医药,2021,34(9):1-4.
[13] 张喜奎,朱为坤.六经辨治新型冠状病毒肺炎探析[J].福建中医药,2020,51(1):4-5.
[14] 赵婷婷,赵耀东,蒋梅霞,等.新型冠状病毒肺炎中医辨证归类[J].实用中医内科杂志,2020,34(12):29-32.

第二章

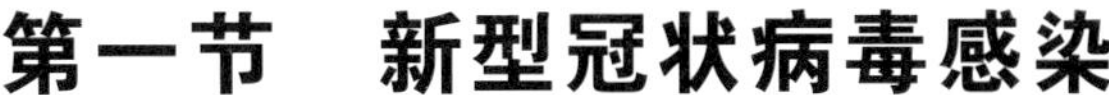

新型冠状病毒感染与传染性非典型肺炎

第一节 新型冠状病毒感染

一、概述

新型冠状病毒感染是由新型冠状病毒(简称新冠病毒)引起的,以经呼吸道飞沫和密切接触传播为主的急性呼吸道传染病。其以发热、咳嗽、乏力、咽痛等为主要临床表现,严重时可出现急性呼吸窘迫综合征。中医古籍中并无“新型冠状病毒感染”这一病名,根据大部分患者初期身热不扬、咳嗽、乏力、纳差、舌苔厚腻的主要症状,且有明显传染性等特征,本病归属于中医学“疫病”范畴,主要病因为湿热疫毒。对于新型冠状病毒感染,我国多采取中西医结合治疗,轻型、普通型以中医治疗为主,重型、危重型以中西医结合治疗为主。

二、流行病学

(一)传染源

传染源主要是新型冠状病毒感染者,其在潜伏期即有传染性,发病后3日内传染性最强。

(二)传播途径

经呼吸道飞沫和密切接触传播是主要的传播途径。接触被病毒污染的物品也可造成感染。在相对封闭的环境中长时间暴露于高浓度气溶胶情况下存在经气溶胶传播的可能。由于在粪便、尿液中可分离到新型冠状病毒,应注意该病毒对环境的污染。

(三)易感人群

人群普遍易感,感染后或接种新型冠状病毒疫苗后可获得一定的免疫力,但持续时间尚不明确。

三、中医病因病机

对于新型冠状病毒感染的病因，归纳文献资料，目前主要存在四种观点，即寒湿疫论、湿热疫论、温热(夹秽)疫论以及寒温并存论。但湿毒为主因致病、病位以肺为主的观点基本统一，故本病又可称为湿毒疫。湿毒疫是以湿毒为典型特点的疫病，湿为土之气，容纳万物，多夹风、寒、热诸邪，初起致病隐匿、相对温和，热化、燥化后病势传变迅速，多生变证，病势缠绵难愈。本病病因总不离湿毒致病，湿热疫毒闭肺、困脾是其基本病机，湿毒贯穿始终，随着疾病进展及个体禀赋差异、地区气候变化，可出现热化、燥化、酿毒和寒化。因此，新型冠状病毒感染是湿毒疫邪从口鼻、肌肤侵袭人体所致，病证虽变化多端，但病机总不离感受“湿热疫疠”之气，在此基础上，六气蕴蓄、兼夹、转化，病位在肺、脾，延及心、肾。

根据新型冠状病毒感染的发病表现，其基本病机演变如下。湿毒疫疠之气，从口鼻而入，侵袭肺卫，肺失宣肃，故而发热、咳嗽；客于膜原，滞于胃肠，则运化失司，气机郁滞，故见腹胀、纳差、呕吐、便溏，甚者腹泻；疫毒留滞体内，化热壅肺犯胃，阻滞气机，易导致肺气郁闭，见喘促不能平息，纳呆、恶心、呕吐；甚则逆传心包，见神志昏蒙或神昏谵语；若疫毒稽留不去，邪胜正衰，暴伤正气，见大汗淋漓、四肢厥冷等阴阳离决之危象；若及时治疗得当，湿、热、毒、瘀渐去，然气阴已伤，可见低热、少气懒言、疲乏、口干、纳差、便溏等。本病初起以湿热疫毒郁肺证为主，如在气候寒冷季节发生，寒邪可作为诱因，兼见寒湿证，亦可在北方地区出现燥邪诱因，兼见燥象；若兼风邪，病程演变较快，初期发热恶风证候则多见；若病情发展，湿、热、毒、瘀夹杂而致病情加重，以标实为主；若邪毒稽留不去，邪胜正衰，病性为本虚标实；恢复期因邪毒耗散气阴，湿热疫毒余邪留恋肺、脾、肝经，则以正虚邪恋为主。年老或正虚体弱或素体肺胃伏热者，易疫毒内陷，传变迅速，发为变证、坏证，出现危候(图 2-1)。

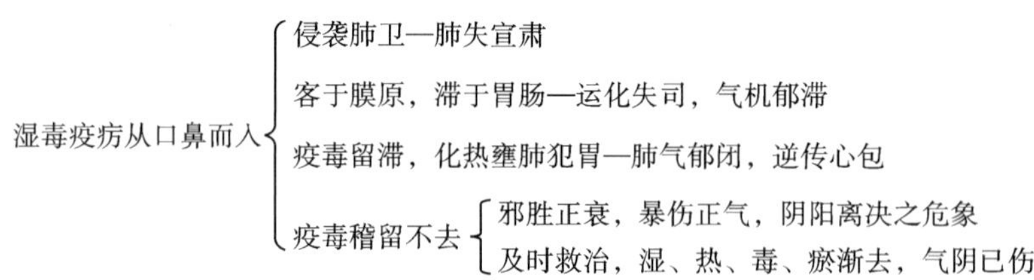

图 2-1　新型冠状病毒感染病因病机示意图

四、发病机制与病理

（一）肺脏

肺脏呈不同程度的实变。实变区主要呈现弥漫性肺泡损伤和出现渗出性肺泡炎。不同肺脏区域病变不同，复杂多样，新旧交错。肺泡腔内见浆液、纤维蛋白性渗出物及透明膜形成；渗出细胞主要为单核吞噬细胞，可见多核巨细胞。Ⅱ型肺泡上皮细胞增生，部分细胞脱落。Ⅱ型肺泡上皮细胞和巨噬细胞内偶见包涵体。肺泡隔可见充血、水肿，单核细胞和淋巴细胞浸润。少数肺泡过度充气、肺泡隔断裂或囊腔形成。肺内各级支气管黏膜上皮部分脱落，腔内可见渗出物和黏液。小支气管和细支气管易见黏液栓形成。可见肺血管炎、血栓(混合血栓、透明血栓)形成和血栓栓塞。肺组织易见灶性出血，可见出血性梗死、细菌和(或)真菌感染。病程较长的病例，可见肺泡腔渗出物机化(肺肉质变)和肺间质纤维化。电镜下支气管黏膜上皮细胞和Ⅱ型肺泡上皮细胞胞质内可见冠状病毒颗粒。免疫组化染色显

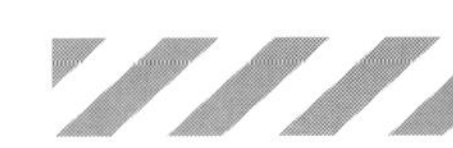

示部分支气管黏膜上皮细胞、肺泡上皮细胞和巨噬细胞新型冠状病毒抗原免疫染色和核酸检测呈阳性。

（二）脾脏、肺门淋巴结和骨髓

脾脏缩小。白髓萎缩，淋巴细胞数量减少、部分细胞坏死；红髓充血、灶性出血，脾脏内巨噬细胞增生并可见吞噬现象；可见脾脏贫血性梗死。淋巴结内淋巴细胞数量较少，可见坏死。免疫组化染色显示脾脏和淋巴结内 $CD4^+$ T 淋巴细胞和 $CD8^+$ T 淋巴细胞均减少。淋巴结组织新型冠状病毒核酸检测呈阳性，巨噬细胞新型冠状病毒抗原免疫染色呈阳性。骨髓造血细胞增生或数量减少，粒红比增高；偶见噬血现象。

（三）心脏和血管

部分心肌细胞可见变性、坏死，间质充血、水肿，可见少数单核细胞、淋巴细胞和（或）中性粒细胞浸润。偶见心肌新型冠状病毒核酸检测呈阳性。全身主要部位小血管可见内皮细胞脱落、内膜或全层炎症；可见血管内混合血栓形成、血栓栓塞及相应部位梗死。主要脏器微血管可见透明血栓形成。

（四）肝脏和胆囊

肝细胞变性、灶性坏死伴中性粒细胞浸润；肝血窦充血，汇管区见淋巴细胞和单核细胞浸润，微血栓形成。胆囊高度充盈。肝脏和胆囊新型冠状病毒核酸检测可呈阳性。

（五）肾脏

肾小球毛细血管充血，偶见节段性纤维素样坏死；球囊腔内见蛋白性渗出物。近端小管上皮细胞变性，部分坏死、脱落，远端小管易见管型。肾间质充血，可见微血栓形成。偶见肾组织新型冠状病毒核酸检测呈阳性。

（六）其他器官

脑组织充血、水肿，部分神经细胞变性、缺血性改变和脱失，偶见噬节现象；可见血管周围间隙单核细胞和淋巴细胞浸润。肾上腺见灶性坏死。食管、胃和肠黏膜上皮不同程度变性、坏死、脱落，固有层和黏膜下单核细胞、淋巴细胞浸润。肾上腺可见皮质细胞变性，灶性出血和坏死。睾丸见不同程度的生精细胞数量减少，睾丸支持细胞（Sertoli 细胞）和睾丸间质细胞（Leydig 细胞）变性。鼻咽、胃肠黏膜及睾丸和唾液腺等可检测到新型冠状病毒。

五、临床表现

潜伏期 1～14 日，多为 3～7 日。

以发热、干咳、乏力为主要表现。部分患者以嗅觉、味觉减退或丧失等为首发症状，少数患者伴有鼻塞、流涕、咽痛、结膜炎、肌痛和腹泻等症状。重症患者多在发病 1 周后出现呼吸困难和（或）低氧血症，严重者可快速进展为急性呼吸窘迫综合征、脓毒症休克、难以纠正的代谢性酸中毒、凝血功能障碍及多器官功能衰竭等。极少数患者还可有中枢神经系统受累及肢端缺血性坏死等表现。值得注意的是重型、危重型患者病程中可为中低热，甚至无明显发热。轻型患者可表现为低热、轻微乏力、嗅觉及味觉障碍等，无肺炎表现。少数患者在感染新型冠状病毒后可无明显临床症状。多数患者预后良好，少数患者病情危重，多见于老年人、有慢性基础疾病者、晚期妊娠和围生期女性、肥胖人群。

儿童病例症状相对较轻，部分儿童病例症状可不典型，表现为呕吐、腹泻等消化道症状或仅表现为反应差、呼吸急促。极少数儿童可有多系统炎症综合征(MIS-C),出现类似于川崎病或不典型川崎病表现,还可出现中毒性休克综合征或巨噬细胞活化综合征等表现,多发生于恢复期。主要临床表现为发热伴皮疹、非化脓性结膜炎、黏膜炎症、低血压或休克、凝血功能障碍、急性消化道症状等。一旦发生,病情可在短期内急剧恶化。

六、实验室及其他检查

(一)一般检查

发病早期外周血白细胞计数正常或减少,可见淋巴细胞计数减少,部分患者可出现转氨酶、乳酸脱氢酶、肌酶、肌红蛋白、肌钙蛋白和铁蛋白增高。多数患者C反应蛋白(CRP)和血沉升高,降钙素原正常。重型、危重型患者可见D-二聚体升高、外周血淋巴细胞进行性减少,炎症因子水平升高。

(二)病原学及血清学检查

1. 核酸检测 可采用核酸扩增方法检测呼吸道标本(如鼻咽拭子、痰液、气管抽取物标本)或其他标本中的新型冠状病毒核酸。荧光定量PCR是目前最常用的新型冠状病毒核酸检测方法。

2. 抗原检测 采用胶体金法和免疫荧光试验检测呼吸道标本中的病毒抗原,检测速度快,其敏感性与感染者病毒载量呈正相关,病毒抗原检测阳性支持诊断,但阴性不能排除诊断。

3. 病毒培养分离 可从呼吸道标本、粪便标本等中分离、培养获得新型冠状病毒。

4. 血清学检查 新型冠状病毒特异性IgM抗体、IgG抗体阳性,发病1周内阳性率均较低。恢复期IgG抗体水平较急性期升高4倍或4倍以上有回顾性诊断意义。

(三)胸部影像学检查

早期呈现多发小斑片影及间质改变,以肺外带明显。进而发展为双肺多发磨玻璃影、浸润影,严重者可出现肺实变,胸腔积液少见。发生MIS-C时,心功能不全患者可见心影增大和肺水肿。

七、诊断与鉴别诊断

(一)诊断原则

根据流行病学史、临床表现、实验室检查等综合分析,做出诊断。新型冠状病毒核酸检测阳性为确诊的首要标准。

(二)诊断标准

(1)具有新型冠状病毒感染的相关临床表现。

(2)具有以下一种或以上病原学、血清学检查结果。①新型冠状病毒核酸检测阳性。②新型冠状病毒抗原检测阳性。③新型冠状病毒分离、培养阳性。④恢复期新型冠状病毒特异性IgG抗体水平较急性期升高4倍或4倍以上。

(三)鉴别诊断

新型冠状病毒感染轻型表现需与其他病毒引起的上呼吸道感染相鉴别。新型冠状病毒引起的肺炎需与流感病毒、腺病毒、呼吸道合胞病毒等引起的已知病毒性肺炎,以及肺炎支

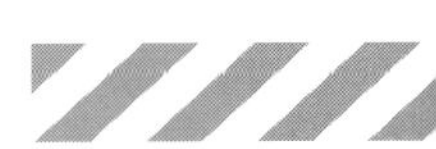

原体感染相鉴别，尤其是对疑似病例要尽可能采用快速抗原检测和多重 PCR 核酸检测等方法，对常见呼吸道病原体进行检测。还要与非感染性疾病，如血管炎、皮肌炎和机化性肺炎等相鉴别。

（四）临床分型

1. 轻型 临床症状轻微，影像学检查未见肺炎表现。

2. 普通型 具有发热、呼吸道症状等，影像学检查可见肺炎表现。

3. 重型 成人符合下列任何一条：①出现气促，呼吸频率（RR）≥30 次/分；②静息状态下，指氧饱和度≤93%；③动脉血氧分压（PaO_2）/吸氧浓度（FiO_2）≤300 mmHg（1 mmHg≈0.133 kPa）。高海拔（海拔超过 1000 m）地区应根据以下公式对 PaO_2/FiO_2 进行校正：PaO_2/FiO_2×[760/大气压（mmHg）]。④临床症状进行性加重，肺部影像学检查显示 24～48 h 病灶明显进展 50%以上者。儿童符合下列任何一条：①持续高热超过 3 日；②出现气促（<2 月龄，RR≥60 次/分；2～12 月龄，RR≥50 次/分；>1～5 岁，RR≥40 次/分；>5 岁，RR≥30 次/分），排除发热和哭闹的影响；③静息状态下，指氧饱和度≤93%；④出现辅助呼吸（鼻翼扇动、三凹征），发绀，间歇性呼吸暂停；⑤出现嗜睡、惊厥；⑥拒食或喂养困难，有脱水征。

4. 危重型 符合以下情况之一者：①出现呼吸衰竭，且需要机械通气；②出现休克；③合并其他器官功能衰竭需 ICU 监护治疗。

（五）重型、危重型临床预警指标

1. 成人 ①外周血淋巴细胞计数进行性下降；②外周血炎症因子（如 IL-6、C 反应蛋白）进行性上升；③乳酸进行性升高；④肺内病变在短期内迅速进展。

2. 儿童 ①呼吸频率增快；②精神反应差、嗜睡；③乳酸进行性升高；④影像学检查显示双侧或多肺叶浸润、胸腔积液或短期内病变快速进展；⑤有基础疾病（先天性心脏病、支气管肺发育不良、呼吸道畸形、异常血红蛋白、重度营养不良等），有免疫缺陷或免疫功能低下（长期使用免疫抑制剂），新生儿。

3. 中医预警指标 ①轻型患者舌质、舌苔异常改变；②神志症状；③进行性胸闷、憋气。

八、治疗

（一）西医治疗

（1）卧床休息，加强支持治疗，保证充分能量摄入；注意水、电解质平衡，维持内环境稳定；密切监测生命体征等。

（2）根据病情监测血常规、尿常规、C 反应蛋白（CRP）、生化指标（转氨酶、心肌酶、肾功能等）、凝血功能、动脉血气、胸部影像学表现等。有条件者可行细胞因子检测。

（3）根据病情给予规范有效的氧疗措施，包括经鼻导管、面罩吸氧和经鼻高流量氧疗。

（4）抗菌药物治疗：避免盲目或不恰当使用抗菌药物，尤其是联合使用广谱抗菌药物。

（5）抗病毒治疗。

①PF-07321332/利托那韦片。适用人群为发病 5 日以内的轻型和普通型且伴有进展为重型高风险因素的成人和青少年（12～17 岁，体重≥40 kg）。用法：300 mg PF-07321332 与 100 mg 利托那韦同时使用，每 12 h 一次，连续服用 5 日。使用前应详细阅读说明书，不得与哌替啶等高度依赖 CYP3A 进行清除且血浆浓度升高会导致严重和（或）危及生命的不良反

应的药物联用。

②静脉滴注COVID-19人免疫球蛋白。可在病程早期用于有重症高危因素、病毒载量较高、病情进展较快的患者。使用剂量为轻型100 mg/kg，普通型200 mg/kg，重型400 mg/kg，静脉输注，根据患者病情改善情况，可隔日再次输注，总次数不超过5次。

③康复者恢复期血浆。适用于病情进展较快、重型和危重型患者。用法用量参考《新冠肺炎康复者恢复期血浆临床治疗方案(试行第二版)》。

④单克隆抗体：安巴韦单抗/罗米司韦单抗注射液。

(6) 免疫治疗。

①糖皮质激素：对于氧合指标进行性恶化、影像学进展迅速、机体炎症反应过度激活的患者，酌情短期内(一般建议3～5日，不超过10日)使用糖皮质激素，建议使用地塞米松(每日5 mg)或甲泼尼龙(每日40 mg)，避免长时间、大剂量使用糖皮质激素，以减少副作用。

②白细胞介素6(IL-6)抑制剂：托珠单抗。对于重型、危重型且实验室检测IL-6水平升高者可试用。用法：首次剂量4～8 mg/kg，推荐剂量400 mg，生理盐水稀释至100 mL，输注时间超过1 h；首次用药疗效不佳者，可在首剂应用12 h后追加应用1次(剂量同前)，累计给药次数最多为2次，单次最大剂量不超过800 mg。注意过敏反应，有结核分枝杆菌感染等活动性感染者禁用。

(7) 抗凝治疗：用于具有重症高危因素、病情进展较快的普通型、重型和危重型患者，无禁忌证情况下可给予治疗剂量的低分子肝素或普通肝素。发生血栓栓塞事件时，按照相应指南进行治疗。

(8) 俯卧位治疗：具有重症高危因素、病情进展较快的普通型、重型和危重型患者，应当给予规范的俯卧位治疗，建议每日治疗时间不少于12 h。

(9) 心理干预：患者常存在紧张焦虑情绪，应当加强心理疏导，必要时辅以药物治疗。

(10) 重型、危重型病例的治疗。

①治疗原则：在上述治疗的基础上，积极防治并发症，治疗基础疾病，预防继发感染，及时进行器官功能支持。

②呼吸支持：a. 鼻导管或面罩吸氧。PaO_2/FiO_2小于300 mmHg的重型患者均应立即给予氧疗。接受鼻导管或面罩吸氧后，短时间(1～2 h)内密切观察，若呼吸窘迫和(或)低氧血症无改善，应使用经鼻高流量氧疗(HFNC)或无创通气(NIV)。b. HFNC或NIV。应给予PaO_2/FiO_2小于200 mmHg者HFNC或NIV。接受HFNC或NIV的患者，无禁忌证的情况下，建议同时实施俯卧位通气，即清醒俯卧位通气，俯卧位治疗时间应大于12 h。部分患者使用HFNC或NIV治疗的失败风险高，需要密切观察患者的症状和体征。若短时间(1～2 h)治疗后病情无改善，特别是接受俯卧位治疗后，低氧血症仍无改善，或呼吸频率、潮气量过大或吸气努力过强等，往往提示HFNC或NIV效果不佳，应及时进行有创机械通气治疗。c. 有创机械通气。一般情况下，PaO_2/FiO_2小于150 mmHg时，应考虑行气管插管，实施有创机械通气。但鉴于新型冠状病毒感染重型患者低氧血症的临床表现不典型，不应单纯把PaO_2/FiO_2是否达标作为气管插管和有创机械通气的指征，而应结合患者的临床表现和器官功能情况实时进行评估。值得注意的是，延误气管插管，带来的危害可能更大。早期恰当的有创机械通气治疗是危重型患者重要的治疗手段。实施肺保护性机械通气策略。对于中重度急性呼吸窘迫综合征患者，或有创机械通气FiO_2高于50%的患者，可采用肺复张治疗，并根据肺复张的反应性，决定是否反复实施肺复张手法。部分新型冠状病毒感染患

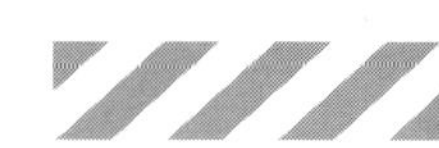

者肺可复张性较差，应避免过高的呼气末正压（PEEP）导致气压伤。d. 气道管理。加强气道湿化，建议采用主动加热湿化器，有条件者使用环路加热导丝以保证湿化效果；建议使用密闭式吸痰，必要时用气管镜吸痰；积极进行气道廓清治疗，如振动排痰、高频胸廓振荡、体位引流等；在氧合及血流动力学稳定的情况下，尽早开展被动及主动活动，促进痰液引流及肺康复。e. 体外膜肺氧合（ECMO）。ECMO 启动时机：在最优的机械通气条件下（$FiO_2 \geq 80\%$，潮气量为 6 mL/kg（理想体重），PEEP≥5 cmH_2O，且无禁忌证），且保护性通气和俯卧位通气效果不佳，并符合以下表现之一时，应尽早考虑评估实施 ECMO。$PaO_2/FiO_2 < 50$ mmHg 超过 3 h；$PaO_2/FiO_2 < 80$ mmHg 超过 6 h；动脉血 pH<7.25 且 $PaCO_2 > 60$ mmHg 超过 6 h，且呼吸频率>35 次/分；呼吸频率>35 次/分时，动脉血 pH<7.2 且平台压>30 cmH_2O；合并心源性休克或者心搏骤停。

符合 ECMO 指征，且无禁忌证的危重型患者，应尽早启动 ECMO 治疗，避免延误时机而导致患者预后不良。ECMO 模式选择：仅需呼吸支持时选用静脉-静脉方式 ECMO（VV-ECMO），这是最为常用的方式；需呼吸和循环同时支持则选用静脉-动脉方式 ECMO（VA-ECMO）；VA-ECMO 出现头臂部缺氧时可采用静脉-动脉-静脉方式 ECMO（VAV-ECMO）。实施 ECMO 后，严格实施肺保护性通气策略。推荐初始设置：潮气量<6 mL/kg（理想体重），平台压≤25 cmH_2O，驱动压<15 cmH_2O，PEEP 5～15 cmH_2O，呼吸频率 4～10 次/分，$FiO_2 < 50\%$。对于氧合功能难以维持或吸气努力强、双肺重力依赖区实变明显，或需积极行气道分泌物引流的患者，可联合俯卧位通气。

儿童心肺代偿能力较成人弱，对缺氧更为敏感，需要应用比成人更积极的氧疗和通气支持策略，指征应适当放宽；不推荐常规应用肺复张治疗。

③循环支持：危重型患者可合并休克，应在充分液体复苏的基础上，合理使用血管活性药物，密切监测患者血压、心率和尿量的变化，以及乳酸和碱剩余情况。必要时进行血流动力学监测，指导输液和血管活性药物使用，改善组织灌注。

④抗凝治疗：重型或危重型患者合并血栓栓塞风险较高。对无抗凝禁忌证，同时 D-二聚体明显增高者，建议预防性使用抗凝药物。发生血栓栓塞事件时，按照相应指南进行抗凝治疗。

⑤急性肾损伤和肾替代治疗：危重型患者可合并急性肾损伤，应积极寻找病因，如低灌注和药物等因素。在积极纠正病因的同时，注意维持水、电解质和酸碱平衡。连续性肾脏替代治疗（CRRT）的指征如下：a. 高钾血症；b. 严重酸中毒；c. 利尿剂无效的肺水肿或水负荷过重。

⑥血液净化治疗：血液净化系统包括血浆置换、吸附、灌流、血液/血浆滤过等，能清除炎症因子，阻断细胞因子风暴，从而减轻炎症反应对机体的损伤，可用于重型、危重型患者细胞因子风暴早中期的救治。

⑦儿童多系统炎症综合征：治疗原则是多学科合作，尽早抗炎，纠正休克和凝血功能障碍，给予脏器功能支持，必要时行抗感染治疗。有典型或不典型川崎病表现者，与川崎病经典治疗方案相似，以静脉注射免疫球蛋白（IVIg）、糖皮质激素及口服阿司匹林等治疗为主。

⑧其他治疗措施：可使用肠道微生态调节剂，维持肠道微生态平衡，预防继发细菌感染；儿童重型、危重型病例可酌情考虑使用 IVIg。

妊娠合并新型冠状病毒感染重型或危重型患者应积极终止妊娠，剖宫产为首选。患者常存在焦虑、恐惧情绪，应当加强心理疏导，必要时辅以药物治疗。

（二）中医治疗

本病为机体感受湿热疫毒之邪所致，基本病机为湿热疫毒郁阻肺气，治当以“逐邪”为第一要义，应在把握本病证治规律基础上，重视湿邪的祛除，透表散邪，芳香化浊辟秽，调理肺脾气机，给邪毒出路，将分消湿热疫毒贯穿治疗始终。主以分消湿热疫毒、宣肺化湿、宣畅气机，把住早期、进展期治疗，以降低危重症发生率、死亡率。康复调治中仍要祛邪重扶正，益气养阴健脾，同时应用祛湿解毒法清除余邪，佐用化瘀通络药物，协助恢复肺脾之气机。

1. 临床治疗期（确诊病例）

（1）轻型。

①寒湿郁肺证。

临床表现：发热，乏力，周身酸痛，咳嗽，咳痰，胸紧憋气，纳呆，恶心，呕吐，大便黏腻不爽。舌质淡胖，有齿痕或淡红，苔白厚腐腻或白腻，脉濡或滑。

代表方：清肺排毒汤。

基础方剂：麻黄 9 g，炙甘草 6 g，苦杏仁 9 g，生石膏(先煎) 15～30 g，桂枝 9 g，泽泻 9 g，猪苓 9 g，白术 9 g，茯苓 15 g，柴胡 16 g，黄芩 6 g，姜半夏 9 g，生姜 9 g，紫菀 9 g，款冬花 9 g，射干 9 g，细辛 6 g，山药 12 g，枳实 6 g，陈皮 6 g，广藿香 9 g。

服法：传统中药饮片，水煎服。1 剂/日，早、晚各 1 次（饭后 40 min），温服，3 剂一个疗程。

如有条件，每次服完药可加服大米汤半碗，舌干津液亏虚者可多服至一碗（注：如患者不发热，则生石膏的用量要小，发热或壮热者可加大生石膏用量）。若症状好转而未痊愈，则服用第二个疗程，若患者有特殊情况或其他基础疾病，第二个疗程可以根据实际情况修改处方，症状消失则停药。

②湿热蕴肺证。

临床表现：低热或不发热，微恶寒，乏力，头身困重，肌肉酸痛，干咳痰少，咽痛，口干不欲多饮，或伴有胸闷脘痞，无汗或汗出不畅，或见呕恶纳呆，便溏或大便黏滞不爽。舌淡红，苔白厚腻或薄黄，脉滑数或濡。

推荐处方：槟榔 10 g，草果 10 g，厚朴 10 g，知母 10 g，黄芩 10 g，柴胡 10 g，赤芍 10 g，连翘 15 g，青蒿(后下) 10 g，苍术 10 g，大青叶 10 g，生甘草 5 g。

服法：1 剂/日，水煎 400 mL，分 2 次服用，早、晚各 1 次。

（2）普通型：湿毒郁肺证。

临床表现：发热，咳嗽痰少，或有黄痰，憋闷气促，腹胀，便秘不畅。舌质暗红，舌体胖，苔黄腻或黄燥，脉滑数或弦滑。

代表方：宣肺败毒汤。

基础方剂：生麻黄 6 g，苦杏仁 15 g，生石膏 30 g，生薏苡仁 30 g，苍术 10 g，广藿香 15 g，青蒿 12 g，虎杖 20 g，马鞭草 30 g，干芦根 30 g，葶苈子 15 g，化橘红 15 g，生甘草 10 g。

服法：1 剂/日，水煎 400 mL，分 2 次服用，早、晚各 1 次。

（3）重型。

①疫毒闭肺证。

临床表现：发热面红，咳嗽，痰黄黏少，或痰中带血，喘憋气促，疲乏倦怠，口干苦黏，恶心不食，大便不畅，小便短赤。舌红，苔黄腻，脉滑数。

代表方：化湿败毒方。

基础方剂：生麻黄 6 g，苦杏仁 9 g，生石膏 15 g，甘草 3 g，广藿香(后下) 10 g，厚朴 10 g，苍

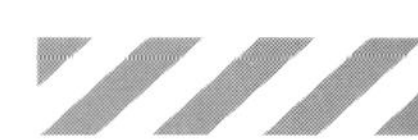

术 15 g,草果 10 g,法半夏 9 g,茯苓 15 g,生大黄(后下) 5 g,生黄芪 10 g,葶苈子 10 g,赤芍 10 g。

服法:1～2 剂/日,水煎服,每次 100～200 mL,2～4 次/日,口服或鼻饲。

②气营两燔证。

临床表现:大热烦渴,喘憋气促,谵语神昏,视物错瞀,或发斑疹,或吐血、衄血,或四肢抽搐。舌绛少苔或无苔,脉沉细数,或浮大而数。

推荐处方:生石膏(先煎) 30～60 g,知母 30 g,生地黄 30～60 g,水牛角(先煎) 30 g,赤芍 30 g,玄参 30 g,连翘 15 g,牡丹皮 15 g,黄连 6 g,淡竹叶 12 g,葶苈子 15 g,生甘草 6 g。

服法:1 剂/日,水煎服,先煎生石膏、水牛角,后下诸药,每次 100～200 mL,2～4 次/日,口服或鼻饲。

推荐中成药:喜炎平注射液、血必净注射液、热毒宁注射液、痰热清注射液、醒脑静注射液。功效相近的药物根据个体情况可选择一种,也可根据临床症状联合使用两种。中药注射剂可与中药汤剂联合使用。

新型冠状病毒感染重型的中医病机复杂,涉及毒、湿、寒、热、燥、瘀、虚等多个因素。王永炎医疗团队在分析新型冠状病毒感染发展规律和总结临床经验的基础上,选定解毒化湿、清热平喘为核心治法,拟定化湿败毒方适时辨证施治,同时联合中药注射剂,发挥中医扶正祛邪和多靶点治疗的特点,有效缓解病情,最终达到治愈的目的。

(4) 危重型:内闭外脱证。

临床表现:呼吸困难、动辄气喘或需要机械通气,伴神昏,烦躁,汗出肢冷,舌质紫暗,苔厚腻或燥,脉浮大无根。

推荐处方:人参 15 g、黑顺片(附子)(先煎) 10 g、山茱萸 15 g,送服苏合香丸或安宫牛黄丸。

出现机械通气伴腹胀便秘或大便不畅者,可用生大黄 5～10 g。出现人机不同步情况,在镇静和使用肌松剂的情况下,可用生大黄 5～10 g 和芒硝 5～10 g。

推荐中成药:血必净注射液、热毒宁注射液、痰热清注射液、醒脑静注射液、参附注射液、生脉注射液、参麦注射液。功效相近的药物根据个体情况可选择一种,也可根据临床症状联合使用两种。中药注射剂可与中药汤剂联合使用。

注:重型和危重型中药注射剂推荐用法如下。

中药注射剂的使用遵照药品说明书从小剂量开始、逐步辨证调整的原则,推荐用法如下。

病毒感染或合并轻度细菌感染:0.9%氯化钠注射液 250 mL 加喜炎平注射液 100 mg,2 次/日;或 0.9%氯化钠注射液 250 mL 加热毒宁注射液 20 mL,或 0.9%氯化钠注射液 250 mL 加痰热清注射液 40 mL,2 次/日。

高热伴意识障碍:0.9%氯化钠注射液 250 mL 加醒脑静注射液 20 mL,2 次/日。

全身炎症反应综合征和(或)多器官功能衰竭:0.9%氯化钠注射液 250 mL 加血必净注射液 100 mL,2 次/日。

免疫抑制:葡萄糖注射液 250 mL 加参麦注射液 100 mL 或生脉注射液 20～60 mL,2 次/日。

2. 恢复期

(1) 肺脾气虚证。

临床表现:气短,倦怠乏力,纳差呕恶,痞满,大便无力,便溏不爽。舌淡胖,苔白腻。

代表方:参苓白术散加减。

推荐处方：法半夏 9 g，陈皮 10 g，党参 15 g，炙黄芪 30 g，炒白术 10 g，茯苓 15 g，广藿香 10 g，砂仁（后下）6 g，甘草 6 g。

服法：1 剂/日，水煎 400 mL，分 2 次服用，早、晚各 1 次。

（2）气阴两虚证。

临床表现：乏力，气短，口干，口渴，心悸，汗多，纳差，低热或不热，干咳少痰。舌干少津，脉细或虚无力。

代表方：沙参麦冬汤合薛氏五叶芦根汤加减。

推荐处方：南、北沙参各 10 g，麦冬 15 g，西洋参 6 g，五味子 6 g，生石膏 15 g，淡竹叶 10 g，桑叶 10 g，芦根 15 g，丹参 15 g，生甘草 6 g。

服法：1 剂/日，水煎 400 mL，分 2 次服用，早、晚各 1 次。

（三）中西医结合治疗

对于本病的治疗，中医药可应用于全过程，全面发挥作用，采用"辨病为主，病证结合，专病专方"的治疗原则，总有效率可达 90%。临床轻型、普通型以中医药治疗为主，重型、危重型采用中西医结合治疗原则。

九、预防与调护

针对传染源、传播途径、易感人群三个环节，采取综合性防治措施，做到早预防、早发现、早隔离、早治疗。新型冠状病毒感染中医药预防养护方案是"未病先防、已病防变、病愈防复"。

根据患者病情，明确护理重点并做好基础护理。对于重型患者，密切观察生命体征和意识状态，重点监测血氧饱和度。对于危重型患者，24 h 持续心电监测，每小时测量患者的心率、呼吸频率、血压、血氧饱和度，每 4 h 测量并记录体温。合理、正确使用静脉通路，并保持各类管路通畅，妥善固定。卧床患者定时变更体位，预防压力性损伤。按护理规范做好无创机械通气、有创机械通气、人工气道、俯卧位通气、镇静镇痛、体外膜肺氧合诊疗的护理。特别注意患者口腔护理和液体出入量管理，有创机械通气患者防止误吸。清醒患者及时评估心理状况，做好心理护理。

（一）未病先防

1. 生活调摄 顺应气候变化，及时调整衣被，避免受风寒。保持生活和工作环境整洁卫生，居处要空气流通、阳光充足、温度适宜。少出门、不聚会、不聚餐，出门戴口罩（最好是医用口罩），外出后、饭前便后规范洗手。饮食清淡、规律、营养、多果蔬，不过食辛辣之品，戒烟限酒，勤喝水。劳逸结合，不熬夜。保持心情愉悦。加强体育锻炼，传统保健强身方法如太极拳、五禽戏、八段锦等量力而动。

（1）保证充足睡眠：保证每日 7～8 h 充足睡眠，在午夜 12:00 左右让身体进入睡眠状态。良好的睡眠不仅有利于恢复体力，还能有效提升人体的免疫力，增强抗病能力，大大降低病原体侵袭的概率。

（2）养成睡前温水泡足的习惯：取艾叶 30 g 或花椒 20～30 g（足部皮肤有破损者慎用），煎水后加温水适量泡足 15～30 min，以额头微微出汗为度。单纯温水泡足，长期坚持，既有利于睡眠，又能改善足部微循环，提升免疫力。

（3）勤洗澡：确保隔日或外出后热水冲浴。一方面对可能携带的病原体进行有效清洗，

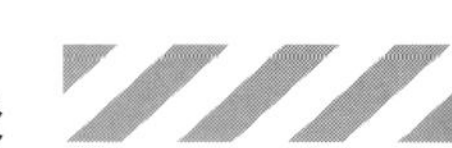

另一方面可促进身体血液循环，提升抗病能力，应重点淋浴自颈椎大椎穴至尾椎一段，此分区为太阳经、督脉经所在，可有效刺激、提升经脉活力。

2. 调摄情志　应克服恐惧心理，保持乐观心态。当七情刺激太过，会影响人体阴阳平衡，导致人体抵抗力下降，易发生多种疾病。新型冠状病毒感染流行期间，更应注意精神调养，排除不必要的恐慌与不良心态，要坚信此病可防可控，减少恐惧、担忧、焦虑，保持乐观，才能提高抗病能力。

3. 中医药预防　调整人体脏腑气血阴阳的偏盛或偏衰，使得人体阴阳达到平衡状态，正气存内，邪不可干。结合当地气候特点及个人体质特点，及时祛除风、寒、湿、热等诸邪，防疫毒挟六淫之邪而致病，用药需寒温适宜。

（二）内服中药方

（1）平素乏力，汗出多，易于感冒者。

治法：健脾益气固表。

处方：炙黄芪 15 g，白术 20 g，防风 10 g，茯苓 20 g，金银花 10 g，生甘草 5 g，太子参 10 g。

用法：1 剂/日，水煎 400 mL，分 2 次服用，早、晚各 1 次。

（2）平素恶风身重，易感冒，以头疼身痛为主症者。

治法：祛风固表，散寒除湿。

处方：黄芪 15 g，白术 20 g，防风 10 g，茯苓 10 g，川芎 10 g，枳壳 10 g，羌活 10 g，桔梗 10 g，荆芥 10 g，金银花 10 g，生甘草 5 g。

用法：1 剂/日，水煎 400 mL，分 2 次服用，早、晚各 1 次。

（3）平素时有腹胀，大便不爽或黏腻者。

治法：固表化湿，理气和中。

处方：炒白术 15 g，防风 10 g，广藿香（后下） 10 g，苍术 10 g，茯苓 10 g，陈皮 10 g，厚朴 10 g，神曲 10 g，紫苏梗 10 g，黄芪 15 g。

用法：1 剂/日，水煎 400 mL，分 2 次服用，早、晚各 1 次。

（4）平素时有口干苦，易咽痛者。

治法：理气固表，清热解毒。

处方：防风 10 g，金银花 10 g，连翘 10 g，黄芩 10 g，佛手 10 g，佩兰 10 g，生甘草 5 g，黄芪 15 g，白术 15 g，牛蒡子 15 g。

用法：1 剂/日，水煎 400 mL，分 2 次服用，早、晚各 1 次。

（三）中成药

（1）平素湿气较重体质，苔厚者。

藿香正气软胶囊（或水）：剂量按说明书减半，连续服用一周。

（2）平素易上火，苔偏黄者。

金叶败毒胶囊：剂量按说明书减半，连续服用一周。

（3）出现咽痛口干不适者。

连花清瘟胶囊、金花清感颗粒可以使用，也可适量含服健民咽喉片。

（四）药膳方

处方：白茅根 15 g，茯苓 10 g，陈皮 10 g，白扁豆 20 g，山药 20 g，黄芪 15 g，太子参 10 g。

治法:固表和中,化浊解毒。

用法:瘦肉适量炖汤,1剂/日,水煎400 mL,分2次服用。

(五)中药茶饮方

(1)肺气虚,易于感冒者。

治法:宣肺补气、化湿。

处方:生黄芪10 g,沙参10 g,桔梗10 g,生甘草10 g,连翘10 g,苍术10 g。

用法:1剂/日,煎汤代茶饮。

(2)脾胃虚,湿气重者。

治法:芳香化浊,运脾除湿。

处方:紫苏叶6 g,广藿香叶6 g,陈皮9 g,草果6 g,生姜片3～6片。

用法:1剂/日,煎汤代茶饮。

(六)外用香囊方

处方:苍术20 g,川芎15 g,白芷15 g,艾叶20 g,广藿香15 g,佩兰15 g,薄荷5 g,檀香10 g。

治法:利用中药的芳香之气,起到芳香辟秽、化浊醒脾、通经活络、宁神开窍等作用。

用法:上药打粉后用棉布袋缝制佩戴。

(七)穴位保健预防

取穴:足三里、气海、关元、上巨虚、地机等。

方法:艾灸、按摩、穴位贴敷等,可每日艾灸足三里、上巨虚、地机等穴位,以温阳散寒、除湿健脾和胃;每次每个穴位艾灸2～3 min,增强人体的正气以达到防病祛疾的目的。

(八)室内熏蒸

保持住所环境清洁和通风,每日开门窗数次,每次最好半个小时,保持室内空气新鲜。有条件时,要做好室内空气消毒。熏蒸处方:艾叶20 g,苍术20 g,石菖蒲20 g,佩兰20 g。加水1000 mL,泡10 min,紧火煮30 min,浓缩药液200 mL。此方有芳香辟秽之功效,可将熏蒸方药液加入洗净的家用空气加湿器中通电熏蒸,或者在锅中持续蒸煮挥发,每日1次,适用于20 m^2房间。

(九)康复期调护

(1)应尽早对患者肺功能康复进行干预,进行呼吸功能锻炼;适当进行如太极拳、八段锦、体育运动等锻炼以恢复体能。

①呼吸功能锻炼:包括调整呼吸节奏(吸呼比为1∶2)、腹式呼吸训练、缩唇呼吸训练等。还可根据患者体力情况进行卧位、坐位及站立位的颈屈伸、扩胸、转身、旋腰、侧屈、蹲起、抬腿、开腿、踝泵等系列呼吸康复操运动。

②太极拳:推荐1次/日,每次以3～50 min为宜。

③八段锦:练习时间10～15 min,建议1～2次/日,按照个人体质状况,以能承受为宜。

④体育运动:可进行踏步、慢走、快走、慢跑、游泳等运动,每次20～30 min,每周3～5次。使用沙袋、哑铃、弹力带或瓶装水等进行渐进抗阻训练,每组15～20个动作,每日1～2组,每周3～5日。

以上各活动,从低强度开始,循序渐进,以运动后第2日不出现疲劳的运动强度为宜,对

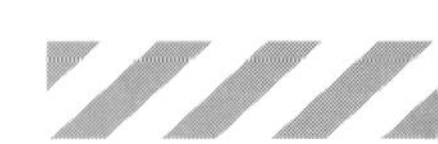

于容易疲劳的患者可采取间歇运动形式进行，注意劳逸结合。

(2) 可根据实际情况，继续服用恢复期中药方剂，或服用预防方药。

(3) 可进行药膳治疗，推荐中药材：山药、陈皮、黄芪、茯苓、白扁豆、党参、太子参、薏苡仁、百合、薄盖灵芝等。

(4) 中医适宜技术：可选用大椎、肺俞、足三里等穴位艾灸，还可对太渊、膻中、中府、肺俞等穴位进行按摩，或推拿手太阴肺经、手阳明大肠经、足阳明胃经等经络，配合针刺、耳穴压豆、刮痧、拔罐等。

附一

国家重点专项"应对新冠肺炎中药方剂的真实世界临床研究"课题组，对在湖北省定点医院及武汉地区数家方舱医院接受治疗的新型冠状病毒肺炎（2022 年 12 月 26 日已更名为新型冠状病毒感染）患者相关数据进行整理分析，取得了可喜的成果。

国家重点专项"应对新冠肺炎中药方剂的真实世界临床研究"课题组，对湖北省定点医院防治新型冠状病毒肺炎（简称新冠肺炎）2132 例临床资料进行分析，纳入新冠肺炎患者性别、年龄、流行病学、吸烟史、基础疾病、首发症状、实验室数据等信息，对比分析相关因素。结果：①2132 例新冠肺炎病例分型以普通型为主，47.8%患者有密切接触史。重型组年龄大于普通型组，有基础疾病组年龄大于无基础疾病组，且男性多（$p<0.05$）。②普通型组和重型组的吸烟者数量、吸烟者重症率与不吸烟者比较，差异均无统计学意义。③合并的基础疾病主要为高血压病、糖尿病、冠状动脉粥样硬化性心脏病、慢性肾病、慢性胃肠道疾病等，以咳嗽、乏力、发热为主要症状。无基础疾病组体温高于有基础疾病组（$p<0.05$），有基础疾病组咳痰、憋闷或喘促占比高于无基础疾病组（$p<0.05$）。④有基础疾病组直接胆红素、血尿素氮、血肌酐、血糖、血沉、降钙素增高比例高于无基础疾病组（$p<0.05$）。结论：年龄大、合并基础疾病可能是病情加重危险因素，合并基础疾病者易演变为危重型，应重视基础疾病的诊治，尤其是心血管疾病。吸烟因素对疾病病情从轻到重进展无显著影响。重视未发热、以咳嗽为首发症状的患者，加强呼吸频率监测。

课题组对 2020 年 2 月 10 日至 2 月 25 日湖北省中医院收治的 67 例新冠肺炎患者的临床基本信息、中医症候特征、血常规、C 反应蛋白、白细胞介素-6、降钙素原、T 淋巴细胞亚群、血生化、凝血功能、N 端脑钠肽、心肌酶谱、胸部 CT 表现等进行分析，并分为糖尿病组和非糖尿病组进行比较。结果：67 例新冠肺炎患者中 2 型糖尿病患者 11 例，占比 16.42%。糖尿病组患者咳嗽、发热、咽痛、大便溏、肌痛、气短、纳差、心慌、呼吸困难、大便干结、口干、口苦、头痛症状比例均高于非糖尿病组患者，发热以低热、中热为主，咳嗽以黄痰或无痰为主，口干喜饮多见，舌象多见舌质暗红，舌苔白腻或黄腻。糖尿病组患者淋巴细胞绝对值、血尿素氮、血肌酐较非糖尿病组显著降低（$p<0.05$），而 D-二聚体显著升高（$p<0.05$）。糖尿病组患者行胸部 CT 检查显示病灶具有多样性、多灶性。结论：2 型糖尿病合并新冠肺炎病机核心为虚、湿、热、瘀、痰，主要病位在肺与脾。

国家重点专项"应对新冠肺炎中药方剂的真实世界临床研究"课题组，收集 2020 年 2 月 5 日至 3 月 10 日在武汉地区 5 家方舱医院接受治疗的新冠肺炎患者 295 例，按照治疗方法的不同分为清肺排毒汤组和联合用药组。清肺排毒汤组 199 例仅给予清肺排毒汤治疗，联合用药组 96 例给予清肺排毒汤联合抗病毒药等治疗，比较两组患者的重型/危重型转化率、平均住院时间、平均核酸转阴时间、临床症状改善情况及肺部 CT 影像学改善情况。结果显示两组患者治疗后重型/危重型转化率均为0。联合用药组的平均住院时间(16日)、平均核酸转阴时间(10日)较清肺排毒汤组长(分别为9日、5日)($p<0.05$),联合用药组治疗后的平均咳痰症状消失时间(6日)较清肺排毒汤组(2日)长($p=0.046$)。两组患者发热、咳嗽、咽痛、乏力、头痛、腹泻、憋闷等症状消失时间未见统计学差异。清肺排毒汤组在胸部CT影像学改善方面优于联合用药组($p<0.05$)。结论:清肺排毒汤的使用能改善新冠肺炎轻型、普通型患者症状,改善患者肺部CT影像学表现。且对于轻型、普通型患者,单纯服用清肺排毒汤较联合用药进行治疗,在平均住院时间、平均核酸转阴时间、咳痰症状改善、肺部CT影像学改善等方面具有一定优势。

国家重点专项"应对新冠肺炎中药方剂的真实世界临床研究"课题组收集2020年2月5日至3月10日武汉地区8家方舱医院中,采用中医药治疗或中西医结合治疗的新冠肺炎轻型、普通型患者749例,分析重型/危重型转化率、住院(在舱)天数、核酸转阴天数、用药天数、临床症状改善情况及肺部CT影像学改善情况,并对中医组与中西医组的疗效进行比较。结果:中医组与中西医组重型/危重型转化率均为0;中西医组住院(在舱)天数、核酸转阴天数、用药天数较中医组长;中西医组咳痰、咽痛、肌肉酸痛消失时间较中医组长;中医组肺部CT影像学改善情况优于中西医组($p<0.05$)。结论:中医药能减少新冠肺炎轻型、普通型患者住院(在舱)天数、核酸转阴天数、用药天数、部分主要症状消失时间,有效改善肺部CT影像学表现。

课题组选取黄石市中医医院2020年1月25日至2月10日收治入院、符合新冠肺炎普通型诊断标准的50例患者,回顾性分析中西医结合治疗新冠肺炎普通型患者的临床效果。根据治疗方法的不同,分为治疗组(新型冠状病毒方联合常规西医治疗)28例、对照组(常规西医治疗)22例,比较两组发热持续时间、主要症状(发热、乏力、干咳)消失率、次要症状(鼻塞、流涕、咽痛、胸闷、恶心、呕吐、纳差、腹泻)消失率。结果:发热持续时间两组比较,差异无统计学意义($p>0.05$);与对照组比较,治疗组发热、干咳、胸闷、纳差等症状消失率显著高于对照组,差异有统计学意义($p<0.05$);其他症状以及病情加重情况比较,差异无统计学意义($p>0.05$),但治疗组与对照组比较重型转化率有下降趋势。结论:中西医结合治疗能够明显改善新冠肺炎患者发热、干咳、胸闷、纳差等临床症状,且能够降低患者重型转化率。

国家重点专项"应对新冠肺炎中药方剂的真实世界临床研究"课题组回顾湖北省武汉市、鄂州市、黄冈市、黄石市共计8家定点医院2020年1月2日至3月14日入院确诊的605例新冠肺炎重型、危重型患者的临床资料,比较分析不同药物治疗手段的有效性。主要结果:中西医结合治疗组治愈率(64.4%)与中药组、西药组差异有统计学意义($p<0.05$)。西药组治愈率(47.6%)低于中西医结合治疗组,平均核酸转阴时间(2.0日)较西药组及中西医结合治疗组短,差异有统计学意义($p<0.05$)。通过logistic回归校正三组基线水平,以治愈为治疗结局评价指标,校正后显示中西医结合治疗组较中药组、西药组疗效佳。结论:中西医结合治疗新冠肺炎重型、危重型患者疗效确切,可有效提高治愈率、降低死亡率、缩短退热时间,有助于核酸转阴及缩短核酸转阴时间,并对淋巴细胞减少及转氨酶升高起到一定改善作用。

课题组通过收集武汉市中西医结合医院444例新冠肺炎重型患者的中药处方,参照《中华人民共和国药典》对中药名称进行标准化,并提取药物的药味、药性、归经信息,结果显示使用频次较高的中药分别为茯苓、黄芪、广藿香、苦杏仁、白术、半夏、甘草、厚朴、麻黄、桂枝。药味以甘味、苦味和辛味居多,药性主要为寒性和温性,中药最多归为肺经,其次是胃经和脾

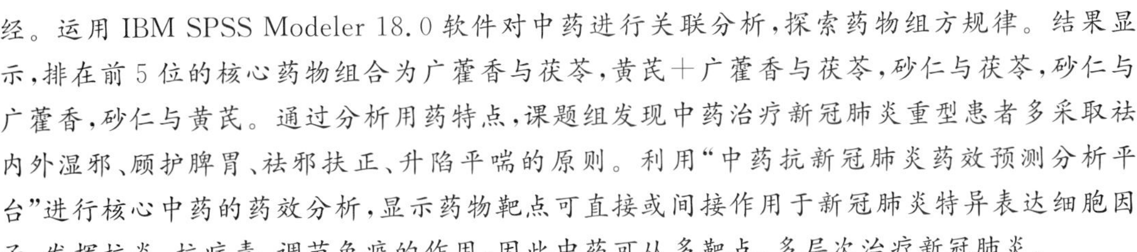

经。运用 IBM SPSS Modeler 18.0 软件对中药进行关联分析，探索药物组方规律。结果显示，排在前 5 位的核心药物组合为广藿香与茯苓，黄芪＋广藿香与茯苓，砂仁与茯苓，砂仁与广藿香，砂仁与黄芪。通过分析用药特点，课题组发现中药治疗新冠肺炎重型患者多采取祛内外湿邪、顾护脾胃、祛邪扶正、升陷平喘的原则。利用“中药抗新冠肺炎药效预测分析平台”进行核心中药的药效分析，显示药物靶点可直接或间接作用于新冠肺炎特异表达细胞因子，发挥抗炎、抗病毒、调节免疫的作用，因此中药可从多靶点、多层次治疗新冠肺炎。

孙勤国医疗团队收集武汉市第三医院 2 个院区 2020 年 1 月 27 日至 3 月 1 日收治的 103 例（有完整治疗经过）的新冠肺炎重型、危重型患者病历资料，包括出院、好转转出、死亡病例。根据当时的治疗方案，分为对照组和中西医结合治疗组，对中西医结合治疗（常规治疗＋中药）组 51 例患者和对照组（常规治疗）52 例患者的基本信息、实验室检查、肺部吸收情况、住院天数、转归等进行比较分析。结果：中西医结合治疗组患者 51 例，年龄（61.57±1.84）岁，男性患者 28 例；对照组患者 52 例，年龄（66.46±2.29）岁，男性患者 24 例，中西医结合治疗组患者在接受治疗后淋巴细胞绝对值明显升高，中西医结合治疗组患者的 C 反应蛋白（CRP）水平在治疗后有一定程度降低，并且与对照组治疗后相比明显降低（$p<0.001$）。对照组患者在治疗前后白蛋白含量未见增高且有下降趋势，中西医结合治疗组患者在接受治疗后白蛋白含量升高，且明显高于对照组治疗后的白蛋白含量，差异显著（$p<0.01$），中西医结合治疗组患者在接受治疗后肺部吸收好转病例数明显多于对照组（$p<0.05$）。中西医结合治疗组患者的死亡率低于对照组，治愈率高于对照组，中西医结合治疗新冠肺炎重型患者，能有效减轻炎症反应，改善预后，从而提高疗效。结论：中西医结合治疗新冠肺炎重型患者效果确切，中药可有效减轻炎症反应，改善预后，对新冠肺炎的临床治疗有一定的指导意义。

广州中医药大学第一附属医院采用随机、常规对照临床研究设计方法，纳入两次核酸检测为阴性的新冠肺炎患者 96 例，评价新冠康复颗粒应用于武汉、荆州地区新冠肺炎出院患者躯体及心理康复的有效性、安全性。96 例患者被随机分配到治疗组和对照组，各 48 例。对照组予以常规休息、教育及心理疏导；治疗组在对照组的基础上口服新冠康复颗粒，1 次/日，1 包/次，两组疗程均为 14 日。对新冠肺炎患者中医证候总分及中医证候总有效率进行分析。结果显示，治疗组实际入组 48 例，对照组实际入组 47 例，1 例退出。与常规休息康复方法比较，经新冠康复颗粒治疗能够显著缩短新冠肺炎出院患者气短、倦怠乏力、纳差、口干口渴、咳嗽、胸闷、汗多等中医证候的持续时间（$p<0.01$）；显著降低中医证候总分（$p<0.01$）。在疗效评价方面，治疗 7 日后，新冠康复颗粒治疗组有效率高于对照组（$p<0.05$），治疗 14 日后，两组有效率无显著差异（$p>0.05$），说明新冠康复颗粒能够促进新冠肺炎患者的康复，使其能尽早回到正常生活状态。

附二　新冠肺炎康复期中医药防治技术方案

（一）内服法

1. 处方推荐

(1) 肺脾气虚，痰湿内阻。

临床表现：咳嗽，咳痰清稀，气短，神疲乏力，头昏蒙，腹胀，纳呆，便溏，舌淡，苔白滑，脉弱或弦细。

治法：健脾益肺，祛湿化痰。

方药：六君子汤加减(人参、黄芪、炒白术、茯苓、陈皮、清半夏、桔梗、紫苏梗、炙甘草等)。

自汗者加麻黄根、浮小麦、煅牡蛎固涩止汗；纳差明显者加焦三仙、鸡内金健胃消食；头昏蒙者加佩兰、菊花。中成药可以选用香砂六君丸、参苓白术丸、潞党参口服液、橘红胶囊等。

(2) 肺胃阴伤，津液亏损。

临床表现：干咳，少痰，口燥咽干，胃脘嘈杂或痞胀不舒，大便偏干，舌红，苔少，脉细数。

治法：养阴润肺，益胃生津。

方药：沙参麦冬汤加减(北沙参、麦冬、玉竹、芦根、桑叶、桑白皮、川贝母、紫菀、炙甘草等)。

潮热者加银柴胡、功劳叶以清虚热；便秘者加玄参、生地黄、火麻仁润肠通便；痰中带血者加白芍、紫珠草、仙鹤草、白茅根、藕节炭清热止血。中成药可以选用沙参麦冬丸等。

(3) 气阴两伤，湿热余邪未尽。

临床表现：低热，咳嗽，有痰，胸闷气短，心悸，烦热多汗，口干喜饮，乏力失眠，舌红，苔少，脉虚数或细数。

治法：益气养阴，清热祛邪。

方药：新冠康复颗粒(广藿香叶、枇杷叶、连翘、冬瓜仁、芦根、浙贝母、法半夏、丹参、太子参、川芎)。

2. 使用方法　以上处方水煎服，14 日为一个疗程。

(二) 外治法

1. 穴位贴敷法　作为中医外治法的穴位贴敷法，将药物的药理作用、腧穴的机械刺激、经络的传导功能有机结合，可极大提高临床疗效。温肺通贴是湖北中医药大学疫病研究所研制的外用制剂，具有宽胸理气、化痰平喘、温通阳气等功效，在临床使用中，有效改善了康复期患者胸闷、气短、乏力等症状，因此推荐该药物用于新冠肺炎康复期患者的全面康复治疗，具体如下。

(1) 敷贴药物。温肺通贴：炒芥子 100 g，白芷 200 g，细辛 200 g，炒甘遂 100 g，延胡索 100 g，麻黄 50 g，冰片 5 g，樟脑 5 g，广藿香 25 g，佩兰 25 g(生姜、蜂蜜适量赋形)。

(2) 敷贴时间。每次 4 h，每日使用 1 次，贴 3 次为一个疗程。

(3) 敷贴穴位(大椎、肺俞、膻中、关元、足三里)。

(4) 贴敷方法。用 75%酒精对局部皮肤常规消毒，将贴敷膏药制作成直径约 1 cm、厚度约 2 mm 的药饼，贴敷于穴位上，并用无菌自粘伤口贴固定。贴敷后背穴位时嘱患者双手抱胸以保持背部平坦，确保药物贴敷牢固。

2. 艾灸疗法　此法可调整五脏六腑及全身气血，扶助人体阳气，提高机体抵御新型冠状病毒的能力。目前任督灸、热敏灸等治疗手法在改善新冠肺炎出院患者的长期症状及生活质量方面取得了肯定的疗效，起到了愈后防复的作用。值得一提的是，通过建立移动网络非接触式医患互动诊疗平台，远程指导新冠肺炎患者辨证使用艾灸贴敷治疗，能明显减轻患者咳嗽、乏力等症状，还能对患者心理状态起到调节作用。

3. 针灸疗法　针灸疗法专业性较强，供专业医务人员参考，不推荐个人居家养护使用，建议寻求专业医务人员进行操作治疗。依据《新型冠状病毒肺炎针灸干预的指导意见(第二版)》，针灸疗法应以补养为主，兼顾除邪。

外治法还包括耳穴压豆法、推拿疗法、足浴熏洗等。同时可以配合功能训练，包括呼吸

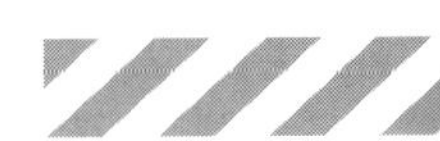

功能训练、躯体功能训练，以及心理治疗（情志疗法）和中医传统功法训练等。

（三）适用人群

1. 界定　根据《新型冠状病毒肺炎诊疗方案（试行第九版）》及专家建议，当新型冠状病毒感染者满足以下标准中任意一条且其他症状明显好转时，即已进入恢复期。

（1）连续两次核酸检测阴性，Ct 值均在 35 及以上。

（2）连续 3 日开展抗原检测结果均为阴性。

（3）居家隔离满 7 日时，未使用退热药情况下，发热症状消退超过 24 h。

2. 中医症状

（1）新型冠状病毒感染后处于恢复期的人群，常见症状有咳嗽、乏力、胸闷、气短、心慌、低热、易出汗、全身酸痛、焦虑抑郁、失眠、大便性状改变、脱发等。

（2）有基础疾病的新型冠状病毒感染康复后人群的中医症状：高血压患者的乏力疲倦、恶风恶寒发生率高于非高血压患者，糖尿病患者的味觉障碍发生率高于非糖尿病患者，冠心病患者的食欲不振发生率显著高于非冠心病患者，高血脂患者的乏力疲倦、味觉障碍发生率显著高于非高血脂患者，慢性肺病患者恶风恶寒发生率显著高于非慢性肺病患者。中医学认为阴虚阳亢、气虚血瘀为高血压的重要证型，部分高血压患者素体气虚、阴虚，糖尿病、高血脂、慢性肺病患者亦多有气阴两虚，感染新型冠状病毒疫邪更易耗气伤阴，气虚不荣四肢则乏力疲倦，卫气虚不荣腠理而易恶风恶寒，脾胃气虚则胃气不荣于舌而易出现味觉障碍。由此可见，基础疾病对于新型冠状病毒感染康复期症状有一定影响，对有基础疾病的康复人群进行更加全面、密切的随访应是今后医疗工作的重点之一。

（四）疗效评价

1. 临床症状

（1）中医症状评分。参考“中医药治疗新型冠状病毒肺炎疗效评价量表”，结合恢复期患者的特点设计中医症状评分量表。主证（咳嗽、气短、乏力、胸闷）按无、轻、中、重分别计 0、2、4、6 分，次证（头痛、肢体酸痛、咽干/痛、汗出、纳差、心悸、嗅觉减退、味觉减退）按无、轻、中、重分别计 0、1、2、3 分，总分 0～48 分。

（2）SGRQ 评分。采用 SGRQ 评分评估新型冠状病毒感染恢复期患者的生活质量，由症状、活动、影响三部分评分组成，总分 0～100 分。

2. 医学影像学　肺部 CT 评分。通过计数胸部 CT 上每个肺叶的炎症浸润范围以定量评估患者的肺部损伤情况，炎症浸润面积按 0%、1%～25%、26%～50%、51%～75%、76%～100%分别计 0、1、2、3、4 分，总分 0～20 分。

3. 实验室检查指标　心电图、血常规、尿常规、大便常规、肝肾功能及不良反应发生率等。

4. 疗效判定标准　参照《中医病证诊断疗效标准》制订，根据治疗前后中医症状评分进行评定。①治愈，临床症状消失或基本消失，疗效指数≥95%；②显效，临床症状明显改善，70%≤疗效指数<95%；③有效，临床症状好转，30%≤疗效指数<70%；④无效，临床症状无明显改善，疗效指数<30%。

疗效指数=（治疗前症状总评分－治疗后症状总评分）/治疗前症状总评分×100%。总有效率=（治愈+显效+有效）例数/总例数×100%，愈显率=（治愈+显效）例数/总例数×100%。

吕文亮教授课题组在总结前期武汉地区中医药救治新冠肺炎系列成果的基础上，形成新冠肺炎患者“感染发病—预后康复”全周期医疗数据档案，进一步开展基于“既病防变”理念指导下的新冠肺炎康复期患者中医药防治方案研究。通过对中医疫病理论的整理及新冠肺炎恢复期患者证候学，中药内服制剂、中医外治技术临床疗效和作用机制等的研究，经专家论证，最终形成了以中医药及其治疗技术为支撑的新冠肺炎预后防治一体化方案。

本方案简要概述了中医对新冠肺炎的病因病机、发生发展的认识，介绍了新冠肺炎临床研究进展状况，归纳了国内有关科研团队对新冠肺炎康复期相关研究的观点。综合以上资料，团队编写了《新冠肺炎恢复期中医药综合干预方案》，方案包含内服法及外治法。在内服法中，根据基础病机推荐了相关方剂，对于新冠肺炎康复期患者中湿热余邪未尽、正气耗损、脾胃之气未复者，主要推荐新冠康复颗粒。在外治法中，首推穴位贴敷法，因其简易且安全有效，方案明确给出了敷贴的药物、时间和穴位，此外，艾灸、针灸、耳穴压豆、推拿、足浴熏洗、刮痧与拔罐等亦可作为新冠肺炎康复期的辅助疗法。方案兼顾了功能训练、心理疗法、中医传统功法训练等，以期为新冠肺炎康复期患者提供全面、翔实的中医药综合干预方案。

课题组收集2022年12月至2023年12月湖北省各地新型冠状病毒奥密克戎变异株感染患者2546例的临床资料，将这些患者作为研究对象，采用描述性统计分析、因子分析等方法，分析本次新型冠状病毒感染患者在康复期的优势症状、主要病位病性以及患者基础疾病与康复期症状的相关性。

结果：出现频次较高的中医临床症状有咳嗽、乏力疲倦、食欲不振、咳痰（白痰）、恶风恶寒、味觉障碍等。因子分析结果显示，新型冠状病毒感染患者康复期后遗症的病位主要在肺、脾，病性主要为虚实夹杂，包括气虚、阴虚等病理因素。卡方分析结果显示，高血压患者的乏力疲倦、恶风恶寒发生率显著高于非高血压患者（$p<0.05$），糖尿病患者的味觉障碍发生率显著高于非糖尿病患者（$p<0.05$），冠心病患者的食欲不振发生率显著高于非冠心病患者（$p<0.05$），高血脂患者的乏力疲倦、味觉障碍发生率显著高于非高血脂患者（$p<0.05$），慢性肺病患者的恶风恶寒发生率显著高于非慢性肺病患者（$p<0.05$）。

结论：湖北省本轮新型冠状病毒奥密克戎变异株感染患者康复期的中医临床症状多与肺、胃相关，病性以气虚、阴虚、湿阻为主，需进一步研究中医证型与治法，以指导康复期的诊疗策略制订及预后判断。患者的基础疾病可能对康复期状况及预后有一定影响，康复期的治疗方案应结合患者的基础疾病情况综合处理，并加强长期随访。此治疗方案的制订也可为新型冠状病毒再感染防护策略的制订提供参考。

参考文献

[1] 国家卫生健康委员会，国家中医药管理局. 新型冠状病毒肺炎诊疗方案（试行第八版）[J]. 传染病信息，2020，33(4)：289-296.

[2] 刘清泉，夏文广，安长青，等. 中西医结合治疗新型冠状病毒肺炎作用的思考[J]. 中医杂志，2020，61(6)：463-464.

[3] 孙易娜，吕文亮，李昊，等. 清肺排毒汤治疗轻型/普通型新型冠状病毒肺炎295例多中心临床研究[J]. 中医杂志，2021，62(7)：599-603.

[4] 秦泠曦，吕文亮，杨旻，等. 605例湖北地区重型、危重型新型冠状病毒肺炎患者的临床特点、药物治疗与预后的多中心回顾性队列研究[J]. 中华中医药学刊，2021，39(3)：89-95.

[5] 黄超群，吕文亮，李昊，等. 基于湖北省定点医院2132例临床资料分析2019冠状病毒

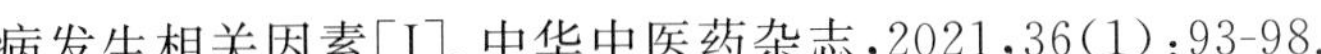

病发生相关因素[J]. 中华中医药杂志，2021，36(1)：93-98.

[6] 吕文亮. 从文献的角度看其对新冠疫情防治的贡献[J]. 中医文献杂志，2020，38(4)：4.

[7] 吕文亮. 基于中医治未病理念的新冠肺炎中医药预防养护原则与思路[J]. 时珍国医国药，2020，31(3)：706-707.

[8] 李昊，吕文亮，孙易娜，等. 2019 冠状病毒病 749 例患者中医药治疗的真实世界临床研究[J]. 中华中医药杂志，2020，35(6)：3194-3198.

[9] 吕文亮. 基于新型冠状病毒肺炎防治的温疫病临床思维创新[J]. 中医文献杂志，2020，38(2)：1-4.

[10] 吕文亮. 基于《湖北省新型冠状病毒肺炎中医药防治指引（试行）》的解读[J]. 世界中医药，2020，15(2)：125-128.

第二节　传染性非典型肺炎

一、概述

传染性非典型肺炎，也称严重急性呼吸综合征（severe acute respiratory syndrome，SARS），是由 SARS 冠状病毒（SARS-CoV）引起的一种具有明显传染性，可累及多个脏器和系统的特殊肺炎。临床上以发热、乏力、头痛、肌肉关节酸痛等全身症状，以及干咳、胸闷、呼吸困难等呼吸道症状为主要表现，部分病例可有腹泻等消化道症状。胸部 X 线检查可见肺部炎性浸润影，实验室检查结果显示外周血白细胞计数正常或降低。抗菌药物治疗无效是其重要特征。重症病例表现为明显的呼吸困难，并可迅速发展成为急性呼吸窘迫综合征（acute respiratory distress syndrome，ARDS）。传染性非典型肺炎符合《黄帝内经 · 素问 · 刺法论》中"五疫之至，皆相染易，无问大小，病状相似"的论述，属于中医学"温疫""热病"的范畴。邓铁涛将其称为"春温病伏湿之证"，张伯礼将其称为"肺痹疫"。

二、流行病学

（一）传染源

SARS 患者是最主要的传染源，极少数患者在刚出现症状时即具有传染性。一般情况下传染性随病程发展而逐渐增强，在发病的第 2 周最具传染性。通常认为症状明显的患者传染性较强，特别是持续高热、频繁咳嗽、出现 ARDS 时传染性较强。退热后传染性迅速下降，尚未发现潜伏期患者及治愈出院者有传染他人的证据。并非所有患者都有同等传播效力，有的患者可造成多人甚至几十人感染（即超级传播现象），有的患者却未传播一人。老年人以及具有中枢神经系统疾病、心血管疾病、肝脏疾病、肾脏疾病、慢性阻塞性肺疾病、糖尿病、肿瘤等基础疾病的患者，不但较其他人更易感染 SARS-CoV，而且感染后更容易成为超级传播者。造成超级传播的机制还不清楚，但肯定与所接触的人群对该病缺乏起码的认识以及防护不当有关。其中有一些超级传播者由于症状不典型而难以识别，当二代病例发生后才被回顾诊断。影响超级传播的其他因素还包括患者同易感者的接触程度和频次、个人免疫功能及个人防护情况等。超级传播者的病原体是否具有特殊的生物学特征尚不清楚。

SARS-CoV 感染以显性感染为主，存在症状不典型的轻型患者，并可能有隐性感染者，但较少见。尚未发现隐性感染者具有传染性。一般认为，症状不典型的轻型患者不是重要的传染源。

（二）传播途径

近距离呼吸道飞沫传播，即通过与患者近距离接触，吸入患者咳出的含有病毒颗粒的飞沫，是 SARS 经空气传播的主要方式，经空气传播是 SARS 最重要的传播途径。气溶胶传播是经空气传播的另一种方式，被高度怀疑为严重流行疫区的医院和个别社区暴发的传播途径之一，其流行病学意义在于，易感者在未与 SARS 患者见面的情况下，有可能因为吸入了悬浮在空气中含有 SARS-CoV 的气溶胶而发生感染。通过手接触传播是另一种重要的传播途径，是通过易感者的手直接或间接接触了患者的分泌物、排泄物以及其他被污染的物品，病原体经口、鼻、眼黏膜侵入机体而实现传播。目前尚不能排除经肠道传播的可能性，尚无经过血液途径、性途径和垂直途径传播的流行病学证据，但在预防中这些方面均不可掉以轻心。影响传播的因素很多，其中密切接触是最主要的影响因素，包括治疗或护理、探视患者，与患者共同生活，直接接触患者的呼吸道分泌物或体液等。在医院抢救和护理危重患者，为患者吸痰、做气管插管以及做咽拭子取样时，很容易发生医院内传播，应格外警惕。医院病房环境通风不良、患者病情危重、医务人员或探访人员个人防护不当，可使感染危险性增加。另外，飞机、电梯等相对密闭、不通风的环境都是可能发生传播的场所。改善通风条件，保持良好的个人卫生习惯，采取相应的防护措施，会使传播的可能性大大降低。尚无证据表明苍蝇、蚊、蟑螂等昆虫可以传播 SARS-CoV。

（三）易感人群

一般认为人群普遍易感，儿童感染率较低，原因尚不清楚。在 SARS 症状期，患者的密切接触者是患 SARS 的高危人群。医务人员和患者家属与亲友在治疗、护理、陪护、探望患者时，同患者近距离接触次数多，接触时间长，如果防护措施不力，很容易感染 SARS-CoV。

三、中医病因病机

SARS 的主要病因是热毒夹湿，主要病位在肺，亦可累及其他脏腑。其基本病机为热毒壅肺，痰湿瘀阻，肺气郁闭，气阴亏虚（图 2-2）。

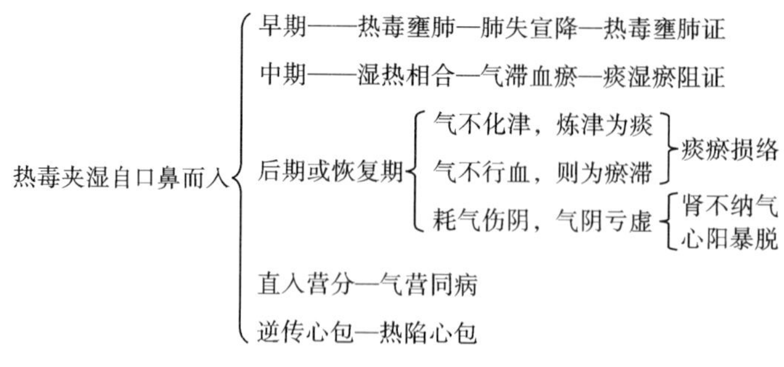

图 2-2　SARS 病因病机示意图

（一）热毒壅肺证

疾病之初，热毒之邪自口鼻而入，首先犯于肺卫，热毒壅肺，肺失宣降，湿阻气机，肺卫失宣，正邪交争，发为热毒壅肺证。

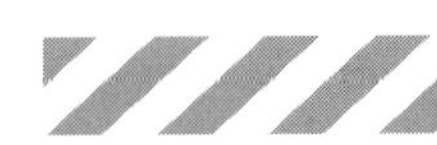

（二）痰湿瘀阻证

疾病中期，疾病进展，肺为华盖，热为阳邪，邪热伤肺，湿邪入里，湿热相合，如油入面，热炽湿阻，气滞血瘀，故发为痰湿瘀阻证。

（三）气阴亏虚证

疾病后期或恢复期，气不化津，则炼津为痰，气不行血，则为瘀滞，痰瘀损络，或热毒之邪耗气伤阴，发为气阴亏虚证。气阴亏虚贯穿于疾病的整个病程之中，早期为肺气不足，随病程进展，则气病及血、肺病及肾、肾不纳气，严重者心阳暴脱，恢复期多见气阴亏虚证。

此外，热毒直入营分，可出现营分证或气营同病，部分患者可见邪入心包，此为逆传，发为热陷心包证。

四、发病机制及病理

（一）发病机制

SARS是一种由SARS-CoV感染引起的传染病，人们对其发病机制尚不清楚，所得到的一些线索主要来自SARS死亡病例的尸体解剖资料、超微结构研究、核酸水平的SARS-CoV检测和SARS患者的临床资料。人们对SARS的认识的许多方面仍属推测，不可避免地还会受到治疗措施的影响。SARS-CoV由呼吸道进入人体，在呼吸道黏膜上皮内复制，进一步引起病毒血症。被病毒侵染的细胞包括气管支气管上皮细胞、肺泡上皮细胞、肺血管内皮细胞、巨噬细胞、肠道上皮细胞、肾远曲小管上皮细胞和淋巴细胞。肺泡上皮细胞和肺血管内皮细胞受损可影响呼吸膜血气屏障的完整性，同时伴有炎症性充血，引起浆液和纤维蛋白原的大量渗出，渗出的纤维蛋白原凝集成纤维素，进而与坏死的肺泡上皮碎屑共同形成透明膜。

机体对SARS-CoV感染的反应可表现为肺间质内巨噬细胞和淋巴细胞渗出，激活的巨噬细胞和淋巴细胞可释放细胞因子和自由基，进一步增加肺泡毛细血管的通透性和诱发成纤维细胞增生。受损的肺泡上皮细胞脱落到肺泡腔内可形成脱屑性肺泡炎，且肺泡腔内含有大量的巨噬细胞，增生脱落的肺泡上皮细胞和巨噬细胞可形成巨细胞。就巨细胞表型来说，这些巨细胞主要为肺泡上皮细胞源性（AE1/AE3阳性），少数为巨噬细胞源性（CD68阳性）。巨细胞的形成可能与SARS-CoV侵染有关。因为体外试验证明，SARS-CoV感染可使Vero细胞融合形成合体细胞。肺脏的以上改变符合弥漫性肺泡损伤（diffuse alveolar damage，DAD）的渗出期变化。病变严重或恢复不良的患者随后出现DAD的增殖期和纤维化期的变化，增生的细胞包括肌纤维母细胞和成纤维细胞，并产生Ⅰ型和Ⅲ型胶原纤维。肠道上皮细胞和肾远曲小管上皮细胞被SARS-CoV侵染，一方面可解释部分患者的消化道症状，另一方面对人们了解疾病的传播途径有一定意义。DAD和弥漫性肺实变致血氧饱和度下降，以及血管内皮细胞损伤等因素引起弥散性血管内凝血，常造成患者多器官功能衰竭而导致患者死亡。SARS患者末梢血淋巴细胞减少，特别是$CD4^{+}$ T淋巴细胞数减少，而且有证据表明SARS-CoV直接感染淋巴细胞，可能与SARS-CoV的细胞毒作用以及诱导细胞凋亡作用有关。虽然SARS患者的体液免疫反应似乎正常，但从SARS患者恢复期血清有明显治疗作用的角度看，SARS-CoV感染也会不同程度地影响患者的体液免疫反应。SARS-CoV影响细胞免疫和体液免疫反应在SARS的发生、发展过程中起一定作用，至少意味着细胞免疫和体液免疫受损的患者预后较差。

（二）病理改变

SARS活检和尸检的材料有限，故人们对其病理改变的认识还很局限。基于目前的尸检资料和少量支气管活检材料，SARS主要累及肺和免疫器官（如脾和淋巴结），其他脏器（如心、肝、肾、肾上腺等）也可出现不同程度的损害。

1. 肺 一般明显膨隆、肿大，重量增加。除继发感染者外，胸膜一般尚较光滑，呈暗红色或暗灰褐色。胸腔可无或有少量积液。肺组织切面以均匀实变者居多，可累及全肺各叶，似大叶性肺炎的肝样变期，色红褐或暗紫。继发感染者可有大小不等的脓肿形成。肺血管内可见血栓形成，部分病例可出现局部区域的肺梗死。部分病例可见肺门淋巴结肿大。

光镜观察：肺的病变通常比较弥漫，几乎累及所有肺叶。主要表现为DAD。依据病变时期的不同，可有如下表现。病程10天左右的病例主要有肺水肿、纤维素渗出、透明膜形成、肺泡腔内巨噬细胞积聚和增生的Ⅱ型肺泡上皮细胞脱落到肺泡内所形成的脱屑性肺炎及灶性肺出血等病变。这不仅在尸检标本中可见，在经纤维支气管镜肺活检材料中也可见到。部分增生的肺泡上皮相互融合，呈合体状多核巨细胞。在增生的肺泡上皮细胞及渗出的单核细胞胞质内可见病毒包涵体。随着病变进展，在病程超过3周的病例常可见到肺泡内渗出物机化、透明膜机化和肺泡间隔的成纤维细胞增生。最终引起肺泡闭塞和萎缩，导致全肺实变。仅部分病例出现明显的纤维增生，导致肺纤维化甚至硬化。肺内小血管常可见到纤维素性微血栓。以上病变在不同的患者中可有很大差异，即使在同一患者的肺内也可见到不同时期的病变。部分病例，尤其是长期治疗的患者，常可见到散在的小叶性肺炎甚至大面积真菌感染，其中以曲霉菌感染最为常见。继发感染可累及胸膜，造成胸腔积液、胸膜粘连，甚至胸膜腔闭塞。

电镜观察：肺泡上皮明显肿胀，线粒体及内质网明显空泡变性。肺泡上皮细胞增生，尤以Ⅱ型肺泡上皮细胞增生明显。增生的Ⅱ型肺泡上皮细胞胞质板层小体减少，粗面内质网及滑面内质网均大量增生、扩张，扩张的内质网池内有电子密度增高的蛋白分泌物，部分扩张的内质网内可见群集的、大小一致的病毒颗粒。这些病毒颗粒表面有细小的花冠状微粒，病毒颗粒直径为60～120 nm。间质血管内皮细胞肿胀、空泡变性。

2. 免疫器官的病变

（1）脾：部分SARS患者的脾可肿大，部分SARS患者可见脾缩小。部分病例标本切面可见脾泥。显微镜下脾小体不清，脾白髓萎缩，淋巴细胞稀疏，数量减少；红髓充血，出血、坏死明显，组织细胞增多。

（2）淋巴结（腹腔淋巴结及肺门淋巴结）：部分病例可见淋巴结肿大。镜下几乎所有检查的淋巴结淋巴滤泡均有不同程度的萎缩或消失，淋巴细胞分布稀疏，数量减少。血管及淋巴窦明显扩张充血，窦组织细胞明显增生。部分病例可见出血及坏死。

3. 其他器官的改变

（1）心：SARS患者心脏肥大比较常见，一般表现为左、右心均匀性增厚。心肌间质水肿较明显，间质可有散在淋巴细胞及单核细胞浸润。部分病例可见到心肌细胞空泡变性、灶性心肌炎改变或心肌小灶性坏死。严重的继发感染（如真菌感染）也可累及心脏。

（2）肝：多数病例可见到肝细胞轻度水样变性、灶性脂肪变性和肝细胞索解离。小叶内Kupffer细胞明显增生。汇管区有少量淋巴细胞浸润。部分病例可见到明显的中央静脉周围肝细胞坏死。

（3）肾：大部分病例可见肾小球明显充血，肾小管上皮细胞变性。部分病例肾小球毛细

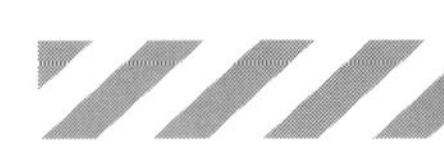

血管内可见广泛的纤维素性血栓，部分病例可见髓质内小灶状坏死及淋巴细胞和单核细胞浸润。肾间质血管扩张充血。部分病例可见到因继发感染所致的小化脓灶，偶见血管炎。

(4) 肾上腺：部分病例可见肾上腺皮髓质灶性出血、坏死，淋巴细胞浸润，皮质束状带细胞空泡变性和(或)类脂含量降低。

(5) 脑：脑组织可见不同程度的水肿，部分病例脑内可见到散在的神经细胞缺血性改变，严重者甚至可见脑组织坏死。部分神经纤维可出现脱髓鞘改变。

(6) 骨髓：多数患者造血组织中粒系及巨核系细胞数量相对减少，部分病例红系细胞呈小灶状增生。

(7) 胃肠道：胃、小肠和结肠各段黏膜下淋巴组织减少，淋巴细胞稀疏，间质水肿。部分病例胃可见表浅的糜烂或溃疡。

(8) 胰腺：间质血管充血，部分病例间质有轻度纤维组织增生和淋巴细胞浸润。外分泌腺泡萎缩，酶原颗粒减少，部分胰岛细胞变性。

(9) 胆囊：未见明显病变。

(10) 睾丸：部分病例生精细胞变性，生精现象减少。可见间质血管扩张、出血。

(11) 前列腺、子宫、卵巢及输卵管：未见明显病变。

除此之外，部分病例在肺、心、肝、肾、脑、肾上腺、横纹肌等可见到以小静脉为主的小血管炎病变，表现为血管壁及血管周围水肿、血管内皮细胞肿胀和凋亡、血管壁纤维素样坏死、血管壁内及血管周围单核细胞和淋巴细胞浸润。

五、临床表现

(一) 潜伏期

SARS 的潜伏期通常在 2 周之内，一般为 2～10 天。

(二) 临床症状

急性起病，自发病之日起，2～3 周病情都可处于进展状态。主要有以下三类症状。

(1) 发热及相关症状：常以发热为首发和主要症状，体温一般高于 38 ℃，常呈持续性高热，可伴有畏寒、肌肉酸痛、关节酸痛、头痛、乏力。在早期，使用退热药可能有效；进入进展期，则通常难以用退热药控制高热。使用糖皮质激素可对热型造成干扰。

(2) 呼吸系统症状：可有咳嗽，多为干咳，少痰，少部分患者出现咽痛。可有胸闷，严重者渐出现呼吸加速、气促，甚至呼吸窘迫。常无上呼吸道卡他症状。呼吸困难和低氧血症多见于发病 6 天以后。

(3) 其他症状：部分患者出现腹泻、恶心、呕吐等消化道症状。

(三) 体征

SARS 患者的肺部体征常不明显，部分患者可闻及少许湿啰音，或有肺实变体征。偶有局部叩诊浊音、呼吸音减低等少量胸腔积液的体征。

(四) 临床分期

1. 早期　一般为病初的 1～7 天。起病急，以发热为首发症状，体温一般在 38 ℃以上，半数以上的患者伴有头痛、关节肌肉酸痛、乏力等症状，部分患者可有干咳、胸痛、腹泻等症状。少有上呼吸道卡他症状，肺部体征多不明显，部分患者可闻及少许湿啰音。在胸部 X 线片上，肺部阴影在发病第 2 天即可出现，平均在第 4 天出现，95%以上的患者在病程 7 天内出现阳性改变。

2. 进展期 多发生在病程的第8～14天，个别患者进展期可更长。在此期，发热及感染中毒症状持续存在，肺部病变进行性加重，表现为胸闷、气促、呼吸困难，尤其在活动后明显。胸部X线片示肺部阴影发展迅速，且常为多叶病变。少数患者(10%～15%)出现ARDS而危及生命。

3. 恢复期 进展期过后，患者体温逐渐下降，临床症状缓解，肺部病变开始吸收，多数患者经2周左右的恢复，可达到出院标准，肺部阴影的吸收则需要较长的时间。少数重症患者可能在相当长的时间内遗留限制性通气功能障碍和存在肺弥散功能下降，但大多在出院后2～3个月逐渐恢复。

六、实验室及其他检查

(一) 外周血象

白细胞计数一般正常或降低；常有淋巴细胞计数降低[若淋巴细胞计数低于$0.9\times10^9/L$，对SARS诊断的提示意义较大；若淋巴细胞计数为$(0.9\sim1.2)\times10^9/L$，则SARS诊断可疑]。部分患者血小板减少。

(二) T淋巴细胞亚群计数

常于发病早期即见$CD4^+$、$CD8^+$ T淋巴细胞计数降低，二者比值正常或减小。

(三) 胸部影像学检查

病变初期肺部出现不同程度的片状、斑片状磨玻璃影，少数为肺实变影。阴影常为多发和(或)双侧改变，并于发病过程中呈进展趋势，部分病例进展迅速，短期内融合成大片状阴影。当肺部病变处于早期阶段，阴影小或淡薄，或其位置与心影和(或)大血管影重合时，胸部X线片可能难以发现。故如果早期胸部X线片显示阴性，尚需每1～2天动态复查。若有条件，可安排胸部CT检查，以帮助发现早期轻微病变或与心影和(或)大血管影重合的病变。必须定期进行胸部X线复查，以观察肺部病变的动态变化情况。

(四) 特异性病原学检查

1. SARS-CoV血清特异性抗体检测 发病10天后采用免疫荧光试验(IFA)，在患者血清内可以检测到SARS-CoV的特异性抗体[若采用酶联免疫吸附试验(ELISA)，则在发病21天后可以检测到]。从进展期至恢复期抗体阳转或抗体滴度呈4倍或4倍以上升高，具有病原学诊断意义。首份血清标本需尽早采集。

2. SARS-CoV RNA检测 准确的SARS-CoV RNA检测具有早期诊断意义。采用RT-PCR方法，在排除污染及技术问题的情况下，从呼吸道分泌物、血液或粪便等标本中检出SARS-CoV RNA，尤其是多次、多种标本和多种试剂盒检测SARS-CoV RNA呈阳性，对病原学诊断有重要的支持意义。

七、诊断与鉴别诊断

诊断标准参照卫生部(现更名为国家卫生健康委员会)发布的《传染性非典型肺炎临床诊断标准(试行)》，以及中华医学会、中华中医药学会发布的《传染性非典型肺炎(SARS)诊疗方案》。

结合流行病学史、临床症状和体征、一般实验室检查、肺部X线影像学改变，配合SARS

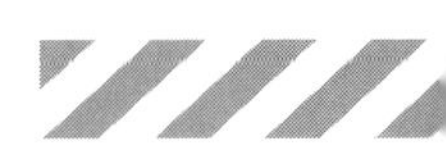

病原学检查阳性，排除其他表现类似的疾病，可以做出 SARS 的诊断。具有临床症状和出现肺部 X 线影像学改变，是诊断 SARS 的基本条件。流行病学方面有明确支持证据和能够排除其他疾病，是能够做出临床诊断的最重要的依据。对于未能追及前向性流行病学依据者，需注意动态追访后向性流行病学依据。对病情演变（症状、氧合状况、肺部 X 线影像）、抗菌治疗效果和 SARS 病原学指标进行动态观察，对诊断具有重要意义。应合理、迅速安排初步治疗和有关检查，争取尽快明确诊断。

（一）接触史

（1）与发病者有密切接触史，或属于受传染的群体发病者之一，或有明确传染他人的证据。

（2）发病前 2 周内曾到过或居住于报告有 SARS 患者并出现继发感染疫情的区域。

（二）症状与体征

起病急，以发热为首发症状，体温一般在 38 ℃以上，偶有畏寒；可伴有头痛、关节酸痛、肌肉酸痛、乏力、腹泻；常无上呼吸道卡他症状；可有咳嗽，多为干咳，少痰，偶有血丝痰；可有胸闷，严重者可出现呼吸加速，气促，或有明显呼吸窘迫。肺部体征不明显，部分患者可闻及少许湿啰音，或有肺实变体征。

注意：有少数患者不以发热为首发症状，尤其是有近期手术史或有基础疾病的患者。

（三）实验室检查

1. 血常规　外周血白细胞计数一般不升高，可降低；常有淋巴细胞计数降低。

2. 胸部 X 线检查　肺部有不同程度的片状、斑片状浸润性阴影或呈网状改变，部分患者病情进展迅速，呈大片状阴影；常为多叶或双侧改变，阴影吸收消散较慢；肺部阴影与症状体征可不一致。若检查结果为阴性，应在 1 天后予以复查。

（四）临床诊断

对于有 SARS 流行病学依据，有症状，有肺部 X 线影像学改变，并能排除其他疾病诊断者，可以做出 SARS 临床诊断。在临床诊断的基础上，若分泌物 SARS-CoV RNA 检测阳性，或血清 SARS-CoV 抗体阳转，或抗体滴度呈 4 倍或 4 倍以上增高，则可做出确定诊断。

疑似病例：对于缺乏明确流行病学依据，但具备 SARS 其他支持证据者，可以作为疑似病例，需进一步进行流行病学追访，并安排病原学检查以求印证。对于有流行病学依据，有临床症状，但尚无肺部 X 线影像学改变者，也应作为疑似病例。对此类病例，需动态复查胸部 X 线片或胸部 CT，一旦出现肺部病变，在排除其他疾病的前提下，可以做出临床诊断。

医学隔离观察病例：对于近 2 周内有与 SARS 患者或疑似 SARS 患者接触史，但无临床表现者，应自脱离接触之日计，进行医学隔离观察 2 周。

符合医学观察标准的患者，如条件允许，应在指定地点接受隔离观察；也可允许患者在家中隔离观察。在家中隔离观察时应注意通风，避免与家人密切接触，并由疾病控制部门进行医学观察，每天测体温。观察中的患者病情符合疑似或临床诊断标准时要立即由专门的交通工具转往集中收治 SARS 患者和疑似 SARS 患者的医院进行隔离治疗。

（五）鉴别诊断

SARS 的诊断主要为临床诊断，在相当程度上属于排除性诊断。在做出 SARS 诊断前，需要排除能够引起类似临床表现的其他疾病，如普通感冒、流行性感冒（流感）、一般细菌性肺炎、军团菌肺炎、支原体肺炎、衣原体肺炎、真菌性肺炎、艾滋病合并肺部感染、一般病毒性肺炎等。其他需要鉴别的疾病还包括肺结核、流行性出血热、肺部肿瘤、非感染性间质性肺疾病、肺水肿、肺不张、肺栓塞、肺血管炎、肺嗜酸性粒细胞浸润症等。对于有与 SARS 类似临床症状的病例，若规范地进行抗菌治疗后无明显效果，则可排除细菌或支原体、衣原体性肺部感染。

新型冠状病毒感染与 SARS 是由冠状病毒引起的两种不同的传染病。SARS 与新型冠状病毒感染分别由 SARS 冠状病毒（SARS-CoV）与新型冠状病毒引起，人群对 SARS-CoV 和新型冠状病毒普遍易感。新型冠状病毒感染者潜伏期为 1～14 天，一般以 3～7 天居多，而 SARS 的平均潜伏期为 4～6 天，两者均以发热、乏力和干咳为主要临床表现。新型冠状病毒感染的影像学表现以肺部磨玻璃影和实变为主要特征，双肺有多发病灶，单发少见，病灶的密度不均，与 SARS 的影像学表现类似。

影像学检查是病毒性肺炎诊断的重要组成部分，也是指导治疗的重要参考依据。新型冠状病毒感染的确诊主要依赖于实时荧光定量 PCR 的核酸检测，病毒基因测序和血清特异性 IgM/IgG 抗体检测则较为少用，然而核酸检测虽然简易方便、特异性强，但敏感性差，不少患者甚至需多次反复检测才能确诊，部分患者临床症状较轻，但影像学检查已可见肺炎表现，甚至肺部影像学改变早于临床症状的出现。因此，影像学检查作为新型冠状病毒感染的早期筛查和诊断手段必不可少，肺部影像学检查对于 SARS 的早期发现、鉴别诊断和指导治疗同样具有重要意义，两者的不同之处在于胸部 X 线检查和胸部 CT 是 SARS 的主要检查方法，而新型冠状病毒感染的筛查和诊断首选高分辨率 CT，原因在于胸部 X 线检查的漏诊率高，早期新型冠状病毒感染者的胸部 X 线片多无异常改变或表现为肺纹理增粗、肺野局限性斑片状影，较难被识别，仅出现严重病变时才表现出双肺弥漫性多发实变。SARS 和新型冠状病毒感染的基本影像学特征均为肺磨玻璃影和肺实变影像，但不同阶段的影像学表现有一定差异，基于病理表现和临床进程的变化，SARS 根据影像学表现可分为早期、进展期和恢复期，而新型冠状病毒感染根据影像学表现分为早期、进展期、重症期和恢复期。SARS 早期从出现临床症状到胸部影像异常的时间一般仅需 2～3 天，胸部 X 线检查和 CT 表现为肺内小片状或类圆形的磨玻璃影，密度不高，少数为肺实变影，以单发病灶多见，累及肺段者较为少见，病变多分布在双下肺和外侧带。早期新型冠状病毒感染的轻型患者临床症状轻微，可无肺炎影像学表现，此期典型的胸部 CT 表现为肺磨玻璃影多见，内可见细网格状肺纹理，如“铺路石征”，或可见范围小且较为局限的实变病灶，双肺多发病灶较为常见，呈散在局限性分布，一般不累及整个肺段，病变分布同样以双下肺和外侧带多见。

SARS 的胸部影像学改变多在发病后 3～7 天呈进行性加重，至 2～3 周时进入危重阶段，其影像学特征如下。①片状磨玻璃影发展为大片状，或呈弥漫性病变；病变以磨玻璃影为主，或合并实变。②病变从单个肺野扩散到多个肺野，单侧肺发展到双侧肺。③大多数病变分布在双肺下叶，以肺野内、外带混合分布为主，很少出现肺野中心性分布。④肺部病变发展迅速，可出现“白肺”表现，提示进入急性呼吸窘迫综合征（ARDS）阶段。⑤病情容易出现反复，导致肺部病变波动变化明显，如部分患者的影像学表现提示病变已经明显或完全吸收，短期内又可发生病变再次加重或出现新的病灶。新型冠状病毒感染的胸部 CT 表现如下。①磨玻璃影密度增高，病灶融合并扩大；病变以实变为主，内部可见支气管充气征。②病变范围广泛，累及双肺的多个肺叶。③病变呈双肺非对称性分布，以肺中、外带分布多见。

④极少数伴纵隔及肺门淋巴结增大。⑤肺部病变进展迅速，短期内复查形态变化大，需警惕出现“白肺”征象，若出现“白肺”征象，则提示发生 ARDS。

SARS 的恢复期多见于发病 2 周后，影像学特征表现为病灶逐渐缩小，密度减低，甚至消失；部分患者可见肺纤维化的后遗症，重症患者较为多见，且纤维化吸收需要更长时间。新型冠状病毒感染的恢复期大多见于肺炎后的 1～2 周，影像学特征表现为病变范围缩小，密度减低，实变病灶逐渐消失，病变可被完全吸收或形成机化病灶，部分患者残留条索影，值得注意的是部分恢复期患者可再次出现病灶范围增大，或发生新的病变。

从 SARS-CoV 引起的病变来看，SARS-CoV 的靶器官主要为肺和免疫系统，早期（发病 11 天之前）最常伴有急性弥漫性肺泡损伤。晚期表现为弥漫性肺泡损伤，以及急性纤维性和组织性肺炎。此外，胞质内病毒包涵体也见于肺泡上皮细胞、巨噬细胞和（或）多核巨细胞，部分患者的淋巴结、脾发生出血坏死和明显萎缩，肝、肾、心肌等有散在灶性坏死，肾上腺发生出血坏死等。SARS-CoV 在机体内大量复制，容易损伤肺泡上皮细胞和肺血管内皮细胞，破坏呼吸膜血气屏障的完整性，引起炎症性充血，导致浆膜和纤维蛋白原的大量渗出，其中渗出的纤维蛋白原凝集成纤维素，与坏死的肺泡上皮碎屑共同形成肺透明膜。机体对 SARS-CoV 感染的反应表现为肺间质巨噬细胞和淋巴细胞激活，释放出细胞因子和自由基，进一步增加毛细血管的通透性和诱发纤维细胞的增生，上述肺部改变为弥漫性肺泡损伤渗出期的表现，而病情较重或恢复不良的患者可进一步出现弥漫性肺实变，引起弥散性血管内凝血，常造成多器官功能衰竭，甚至导致患者死亡。

2020 年 2 月 28 日世界首例新型冠状病毒感染逝者遗体解剖报告结果提示，患者肺部损伤明显，气管腔内见白色泡沫状黏液，右肺支气管腔内见胶冻状黏液附着，切面可见大量黏稠的分泌物从肺切面溢出，并可见纤维条索。这些结果提示新型冠状病毒感染主要引起以深部气道和肺泡损伤为特征的炎症反应。另外，报告显示新型冠状病毒感染纤维化及实变没有 SARS 导致的病变严重，而渗出反应较 SARS 明显，并且在较深的气道里，黏稠的肺部分泌物会导致气道阻塞。新型冠状病毒感染与 SARS 之间有很多的相似之处，流行病学结果显示新型冠状病毒感染的传染性比 SARS 更强，但其致死率低于 SARS，两者的病理改变有所不同。新型冠状病毒感染主要呈现不同程度的实变，肺泡腔内可见浆液、纤维蛋白性渗出液及透明膜形成，同样符合弥漫性肺泡损伤的改变。Ⅱ型肺泡上皮细胞显著增生，内可见包涵体，肺泡间隔血管充血、水肿，可见透明血栓形成。肺组织灶性出血、坏死，可出现出血性梗死，部分肺泡腔可见渗出物机化和肺间质纤维增生，值得重视的是肺泡腔内可见黏液及黏液栓形成，电镜下的表现为支气管黏膜上皮和Ⅱ型肺泡上皮细胞胞质内可见新型冠状病毒颗粒。

（六）重症 SARS 的诊断标准

具备以下三项中的任何一项，均可以诊断为重症 SARS。

1. 呼吸困难　成人休息状态下呼吸频率≥30 次/分，且伴有下列情况之一。

（1）多叶病变或病灶总面积在正位胸部 X 线片上占双肺总面积的 1/3 以上。

（2）病情进展，48 h 内病灶总面积增大超过 50%且在正位胸部 X 线片上占双肺总面积的 1/4 以上。

2. 出现明显的低氧血症　氧合指数低于 300 mmHg（1 mmHg≈0.133 kPa）。

3. MODS　从出现休克或多器官功能障碍综合征（MODS）者中甄别出 SARS 危重患者并及时加以干预治疗，对控制病情是至关重要的。

八、治疗

（一）西医治疗

1. 一般治疗与病情监测 卧床休息，注意维持水、电解质平衡，避免用力和剧烈咳嗽。密切观察病情变化（不少患者在发病后的2～3周可能处于进展期）。一般早期给予持续鼻导管吸氧（吸氧流量一般为1～3 L/min），根据病情需要，每天定时或持续监测脉搏血氧饱和度（SpO_2）。定期复查血常规、尿常规、血电解质、肝肾功能、心肌酶谱、T淋巴细胞亚群（有条件时）和胸部X线片等。

2. 对症治疗

（1）发热（体温>38.5 ℃）或全身酸痛明显者，可使用解热镇痛药。高热者给予冰敷、酒精擦浴、盖降温毯等物理降温措施。儿童禁用水杨酸类解热镇痛药。

（2）咳嗽、咳痰者可给予镇咳、祛痰药。

（3）有心、肝、肾等器官功能损害者，应采取相应治疗。

（4）腹泻患者应注意补液及纠正水、电解质失衡。

3. 糖皮质激素的使用 应用糖皮质激素的目的在于抑制异常的免疫病理反应，减轻全身炎症反应，从而改善机体的一般状况，减轻肺的渗出、损伤，防止或减轻后期的肺纤维化。应用指征如下：①有严重的中毒症状，持续高热不退，经对症治疗3天以上，最高体温仍超过39 ℃。②胸部X线片显示多发或大片阴影，进展迅速，48 h之内病灶总面积增大超过50%且在正位胸部X线片上占双肺总面积的1/4以上。③达到急性肺损伤或ARDS的诊断标准。具备以上指征之一即可应用成人推荐剂量（相当于甲泼尼龙每天80～320 mg），静脉给药。具体剂量可根据病情及个体差异进行调整。当临床表现改善或胸部X线片显示肺内阴影有所吸收时，逐渐减量停用：一般每3～5天减量1/3，通常静脉给药1～2周可改为口服泼尼松或泼尼松龙，一般不超过4周，不宜使用过大剂量或过长疗程，应同时应用制酸剂和胃黏膜保护剂，还应警惕继发感染，包括细菌和（或）真菌感染，也要注意潜在的结核病灶感染扩散。

4. 抗病毒治疗 目前尚未发现针对SARS-CoV的特异性药物。临床回顾性分析资料显示，利巴韦林等常用抗病毒药对SARS没有明显治疗效果。可试用蛋白酶抑制剂类药物洛匹那韦及利托那韦等。

5. 免疫治疗 胸腺肽、干扰素、静脉用丙种球蛋白等非特异性免疫增强剂对SARS的疗效尚未肯定，不推荐常规使用。SARS恢复期血清的临床疗效尚未被证实，对诊断明确的高危患者，可在严密观察下试用。

6. 抗菌药物的使用 抗菌药物的应用目的主要为两个：一是用于对疑似患者的试验性治疗，以帮助鉴别诊断；二是用于治疗和控制继发细菌、真菌感染。

鉴于SARS常与社区获得性肺炎（CAP）相混淆，而后者常见病原体为肺炎链球菌、支原体、流感嗜血杆菌等，在诊断不清时可选用喹诺酮类或β-内酰胺类联合大环内酯类药物试验性治疗。继发感染的病原体包括革兰阴性杆菌、耐药革兰阳性球菌、真菌及结核分枝杆菌，应有针对性地选用适当的抗菌药物。

7. 心理治疗 对疑似病例，应合理安排收住条件，减轻患者的心理压力；对确诊病例，应加强关心与解释，引导患者加深对本病的自限性和可治愈的认识。

8. 重症SARS的治疗原则 尽管多数SARS患者的病情可以自然缓解，但大约有30%

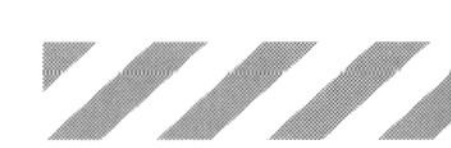

的病例属于重症病例，其中部分可能进展至急性肺损伤或 ARDS，甚至死亡。因此对重症患者必须严密动态观察，加强监护，及时给予呼吸支持，合理使用糖皮质激素，加强营养支持和器官功能保护，注意水、电解质和酸碱平衡，预防和治疗继发感染，及时处理合并症。

(1) 监护与一般治疗：一般治疗及病情监测与非重症患者基本相同，但对于重症患者，还应加强对生命体征、出入液量、心电图及血糖的监测。当血糖高于正常水平时，可应用胰岛素将其控制在正常范围，这可能有助于减少并发症。

(2) 呼吸支持治疗：对于重症 SARS 患者，应经常监测 SpO_2 的变化。活动后 SpO_2 下降是呼吸衰竭的早期表现，应该给予及时处理。

(3) 糖皮质激素的应用：对于重症且达到急性肺损伤标准的病例，应该及时、规律地使用糖皮质激素，以减少肺的渗出、减轻肺的损伤和后期的肺纤维化，并改善肺的氧合功能。目前多数医院使用的成人剂量相当于每天使用甲泼尼龙 80～320 mg，具体可根据病情及个体差异来调整。少数危重患者可考虑短期(3～5 天)甲泼尼龙冲击疗法(每天 500 mg)。待病情缓解和(或)胸部 X 线片显示病灶有吸收后逐渐减量停用，一般可选择每 3～5 天减量 1/3。

(4) 临床营养支持：由于大部分重症患者存在营养不良，因此早期应鼓励患者进食易消化的食物。当病情恶化不能正常进食时，应及时给予临床营养支持，采用肠内营养与肠外营养相结合的途径，给予非蛋白热量 105～126 kJ(25～30 kcal)/(kg·d)，适当增加脂肪的比例，以减轻肺的负荷。中/长链混合脂肪乳剂对肝功能及免疫功能的影响小。蛋白质的入量为 1.0～1.5 g/(kg·d)，蛋白质补充过多对肝肾功能可能有不利影响。要补充水溶性和脂溶性维生素。尽量保持血浆白蛋白在正常水平。

虽然 SARS 的病原体已经基本明确，但发病机制仍不清楚，目前尚缺少针对病因的治疗。基于上述认识，临床上应以对症支持治疗和针对并发症的治疗为主。在目前疗效尚不明确的情况下，应尽量避免多种药物(如抗菌药物、抗病毒药、免疫调节剂、糖皮质激素等)长期、大剂量地联合应用。

(二) 中医治疗

中医药治疗 SARS 的原则是早治疗、重祛邪、早扶正、防传变。依据发病不同时期的不同特点，SARS 可分为早期、中期和后期(或恢复期)，五种不同的证型，进行辨证论治。

1. 证型与分期

(1) 疫毒犯肺证：多见于早期。

临床表现：以发热为主，或恶寒，咳嗽少痰，头痛，周身酸痛，气短乏力。舌边尖红，苔薄白或薄黄而腻，脉数或滑数。

证候分析：温疫热毒之邪夹湿，自口鼻或皮毛而侵入，首先犯肺袭卫，致卫气闭郁，肺失宣降，出现发热甚或高热，恶寒甚或寒战，咳嗽。湿遏热阻，经脉不利而出现周身酸痛，气短乏力。

辨证要点：发热重恶寒轻，周身酸痛、气短乏力，舌边尖红，苔薄白或薄黄，脉数。

治法：宣化疫毒，透邪外达。

代表方：升降散(《伤寒温疫条辨》)合三仁汤(《温病条辨》)加减。

方药：苦杏仁、滑石、通草、厚朴、白僵蚕、蝉蜕、姜黄、生大黄、豆蔻、淡竹叶、薏苡仁、半夏。

热势较高者，加石膏清热泻火，退热除烦；反复发热者，可加广藿香、佩兰、白薇、前胡、青蒿、大豆卷等清热利湿，解毒退热；伴有斑疹者，可加葛根、升麻、牡丹皮、赤芍等辛凉解肌，解毒透疹。

(2) 疫毒壅肺证：多见于中期，多在发病后 7～14 天。

临床表现：发热、午后尤甚，汗出不畅，胸闷脘痞，口干饮水不多，干咳或呛咳，或伴有咽痛，口苦或口中黏腻，苔黄腻，脉滑数。

证候分析：热毒兼湿阻中焦脾胃，故发热午后尤甚，汗出不畅；中焦为气机升降的枢纽，气机失调，故胸闷脘痞；内有湿热，无口干而不欲饮水，或饮水不多口中黏腻；湿热酿毒，上攻咽喉，故咽痛，舌脉均为湿热蕴毒之象。

辨证要点：发热不恶寒，汗出不畅，胸闷脘痞，苔黄腻，脉滑数。

治法：清热解毒，理气化湿。

代表方：甘露消毒丹(《医效秘传》)加减。

方药：滑石、黄芩、茵陈、石菖蒲、川贝母、木通、广藿香、连翘、豆蔻、薄荷、射干。

咽喉溃烂者，可加五味消毒饮，加强清热解毒之效；有邪入膜原之势者，加达原饮以疏利透达膜原湿浊；热邪入营分，烦躁不安、舌绛口干者，加生地黄、赤芍、牡丹皮，以清营汤清营解毒；气短、乏力、口干重者，加西洋参益气养阴；恶心呕吐者，加制半夏降逆止呕；便秘者，加全瓜蒌、生大黄泻热通便；脘腹胀满、便溏不爽者，加焦槟榔、木香行气导滞。

(3) 肺闭喘憋证：多见于中期及重症 SARS 患者。

临床表现：高热不退或开始减退；呼吸困难，憋气胸闷，喘息气促；或有干咳，少痰，或痰中带血；气短，疲乏无力。口唇紫暗，舌红或暗红，苔黄腻，脉滑。

证候分析：邪热壅肺，肺失宣降，故高热喘憋；热邪伤阴耗气，故干咳少痰、气短乏力；邪热入络，耗血动血，故痰中带血；高热开始减退及口唇紫暗、舌红或暗红均为热邪入里、耗气伤阴之象，SARS 为温热夹湿病邪，故苔黄腻，脉滑。

辨证要点：发热始退，喘促憋闷，痰少唇暗，苔黄，脉滑。

治法：清热泻肺，祛瘀化浊，佐以扶正。

代表方：葶苈大枣泻肺汤(《金匮要略》)和桑白皮汤(《圣济总录》)加减。

方药：葶苈子、桑白皮、黄芩、郁金、全瓜蒌、蚕沙、萆薢、丹参、败酱草、西洋参。

气短、疲乏、喘重者，加山茱萸益肾固脱；脘腹胀满、纳差者，加厚朴、麦芽行气消食；口唇发绀者，加三七、益母草行气活血化瘀。

(4) 内闭外脱证：见于重症 SARS 患者。

临床表现：呼吸窘迫，憋气喘促，呼多吸少；语声低微，躁扰不安，甚则神昏，汗出肢冷。口唇紫暗，舌暗红，苔黄腻，脉沉细欲绝。

证候分析：邪热内闭，肺失宣降，故喘气憋闷；湿邪耗气，热邪伤阴，故语声低微，汗出肢冷；热入心包，故躁扰不安，甚则神昏；舌暗红，苔黄腻，脉沉细欲绝均为热邪内闭、内闭外脱之象。

辨证要点：憋气喘促，语声低微，心烦躁扰，舌暗红，苔黄，脉沉细欲绝。

治法：益气敛阴，回阳固脱，化浊开闭。

代表方：参附汤(《圣济总录》)加减。

方药：红参、炮附子、山茱萸、麦冬、郁金、三七等。

神昏者，以上方送服安宫牛黄丸，清热解毒，开窍醒神；冷汗淋漓者，加煅龙牡敛汗救阴；肢冷者，加桂枝、干姜回阳救逆；喉间痰鸣者，加用猴枣散清肺化痰，开喉利咽。

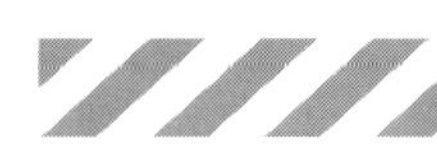

(5) 气阴亏虚、痰瘀阻络证：多见于后期。

临床表现：胸闷，气短，神疲乏力，动则气喘；或见咳嗽；自觉发热或低热，自汗，焦虑不安，失眠，纳差，口干咽燥。舌红少津，苔黄或腻，脉象多见沉细无力。

证候分析：疾病后期，热邪入里，耗气伤津，故气短，神疲乏力，动则气喘，自汗；气虚发热，多为低热；邪热扰神，故焦虑不安；热邪炼液为痰，故咳嗽；湿阻气机，困阻脾胃，故纳差；后期阴伤气耗，故口干咽燥，舌红少津，脉象多见沉细无力。若湿热邪气留存，可见黄腻苔，但舌质偏干少津。

辨证要点：胸闷气短，神疲乏力，低热自汗，口燥咽干。舌红少津，苔黄或腻，脉沉细无力。

治法：益气养阴，化痰通络。

代表方：沙参麦冬汤（《温病条辨》）加减。

方药：党参、沙参、麦冬、生地黄、赤芍、紫菀、浙贝母、麦芽。

气短气喘较重、舌质暗者，加三七、五味子、山茱萸，行气化瘀，纳气平喘；自觉发热或心中烦热、舌暗者，加青蒿、栀子、牡丹皮，清心除烦；大便偏溏者，加茯苓、白术，健脾化湿；焦虑不安者，加醋柴胡、香附，疏肝解郁；失眠者，加炒酸枣仁、远志，养心安神；黄疸者，加茵陈、车前子、虎杖，清热利胆退黄。

2. 中成药的应用　应当辨证使用中成药，可与中药汤剂联合应用。

(1) 退热类：适用于早期、进展期发热者，可选用瓜霜退热灵胶囊、新雪颗粒、小柴胡片（或颗粒）、柴银口服液等。

(2) 清热解毒类：适用于早期、进展期的疫毒犯肺证、疫毒壅肺证、肺闭喘憋证患者。注射剂可选用清开灵注射液、鱼腥草注射液、双黄连粉针剂、复方苦参注射液等。口服剂可选用清开灵口服液（或胶囊）、清热解毒口服液（或颗粒）、双黄连口服液、金莲清热颗粒、苦甘颗粒、葛根芩连微丸、梅花点舌丹、紫金锭等。

(3) 活血化瘀、祛湿化痰类：适用于进展期和重症 SARS 的肺闭喘憋证患者。注射剂可选用丹参注射液、香丹注射液、川芎嗪注射液、灯盏细辛注射液等。口服剂可选用血府逐瘀口服液（或颗粒）、复方丹参滴丸、藿香正气口服液（或胶囊）、猴枣散等。

(4) 扶正类：适用于各期有正气亏虚者。注射剂可选用生脉注射液、参麦注射液、参附注射液、黄芪注射液等。口服剂可选用生脉饮、百令胶囊、金水宝胶囊、宁心宝胶囊、诺迪康胶囊、六味地黄丸、补中益气丸等。

（三）中西医结合治疗

本病以中西医结合治疗为主。中医治疗全程、全方位参与，有助于控制疾病发展，防止或减少危重症发生，减少后遗症和并发症。

九、预防和调护

SARS 被列入《中华人民共和国传染病防治法》法定传染病进行管理，是需要重点防治的重大传染病之一。要针对传染源、传播途径、易感人群三个环节，采取以管理传染源、预防控制医院内传播为主的综合性防治措施。努力做到“早发现、早报告、早隔离、早治疗”（“四早”），特别是在 SARS 流行的情况下，要采取措施，确保“四早”措施落实到位。强调就地隔离、就地治疗，避免远距离传播。

(1) 严格隔离、控制传染源，对确诊病例要严格隔离，对疑似病例要进行生活隔离，密切观察,定时测体温。

(2) 切断传播途径,定期对周围环境、医疗及生活用品等进行消毒。

(3) 保护易感人群。SRAS 的易感人群主要分为三类:婴幼儿、老年人、医务工作者。在流行期间,婴幼儿和老年人这两类易感人群要尽量不去人员流动性大或密闭的场所,居住环境应注意通风。医务工作者需注意消毒和隔离,穿隔离衣,戴防护面罩。

(4) 患者的饮食要遵循清淡、易消化、高纤维素、高蛋白质的原则。

(5) 必要时可以预防性使用中药(如板蓝根、红景天、贯众、防风)。

就 SARS 患者个体而言,恢复期随诊有助于了解患者生理功能障碍和心理障碍的发生情况与严重程度,有助于制订针对性强的处理和干预措施,最大限度地减轻对患者生理和心理的不利影响。更为重要的是,开展 SARS 患者恢复期的随诊工作,有助于更加全面地认识 SARS,其结果对于预测以后 SARS 的流行规模、制订合理的防治措施、了解 SARS-CoV 感染后机体的自我修复规律具有重要的意义。在之前我国对 SARS 的治疗过程中,普遍大量应用了多种药物,如糖皮质激素、抗病毒药物、抗菌药物、免疫调节剂等,因此,随诊过程中应注意区分某些异常是来自 SARS 本身,还是来自治疗药物。

(徐晓惠 徐 婧 吕文亮 李 昊 刘 德)

参考文献

[1] 中华医学会,中华中医药学会.传染性非典型肺炎(SARS)诊疗方案[J].中华医学杂志,2003,83(19):1731-1752.

[2] 张伯礼.中医对非典的认识和治疗[J].天津科技,2003,30(3):12.

[3] 张伯礼,张军平.中西医结合治疗 SARS 若干问题探讨[J].天津中医药,2003,20(4):8-11.

[4] 张伯礼.SARS 的中医病机与辨证治疗[J].疑难病杂志,2003,2(4):193-195.

[5] 钟南山.严重急性呼吸综合征的诊治[J].中国实用内科杂志,2003,23(12):709-711.

[6] 钟南山.SARS 预防与治疗研究[J].医学研究通讯,2003,32(12):2-3.

[7] 曾庆思,陈苓,胡文清,等.急性传染性非典型肺炎的影像表现[J].广东医学,2003,24(z1):52-54.

[8] 李泳枝,何欢,陈清.新型冠状病毒肺炎研究进展[J].热带医学杂志,2020,20(5):581-586.

[9] 曾光.传染性非典型肺炎流行特点及其科学防治[J].国际医药卫生导报,2003(11):32-34.

[10] 王彤彤,周学健,唐琴,等.新型冠状病毒肺炎与传染性非典型肺炎的流行病学特征分析[J].中国热带医学,2020,20(11):1108-1111.

[11] 中华医学会放射学分会传染病学组,中国医师协会放射医师分会感染影像专委会,中国研究型医院学会感染与炎症放射学分会,等.新型冠状病毒感染的肺炎影像学诊断指南(2020 第一版)[J].医学新知,2020,30(1):22-34.

[12] 中华医学会,中华中医药学会.传染性非典型肺炎(SARS)诊疗方案(续)[J].现代实用医学,2004,16(3):172-183.

[13] 杨涛,于晓娜,贺星星,等.新型冠状病毒肺炎早期临床表现及肺部影像学分析[J].中

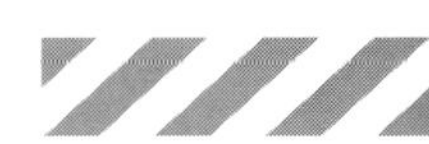

华急诊医学杂志,2020,29(3):341-345.

[14] 曾庆思,陈苓,胡文清,等.传染性非典型肺炎的影像表现[J].中华结核和呼吸杂志,2003,26(6):347-349.

[15] 史河水,韩小雨,樊艳青,等.新型冠状病毒(2019-nCoV)感染的肺炎临床特征及影像学表现[J].临床放射学杂志,2020,39(1):8-11.

第三章 艾滋病

一、概述

艾滋病是获得性免疫缺陷综合征(acquired immunodeficiency syndrome,AIDS)的简称,是由人类免疫缺陷病毒(human immunodeficiency virus,HIV)引起的致命性慢性传染病。本病主要通过性接触、血液及母婴传播,病毒主要侵犯和破坏辅助性T淋巴细胞($CD4^+$ T淋巴细胞),损伤机体细胞免疫功能,后期并发各种严重的机会性感染和肿瘤,具有传播迅速、发病缓慢、病死率高的特点。

二、流行病学

流行现状:据联合国艾滋病规划署(UNAIDS)调查报告,截至2020年底,全球存活艾滋病患者3770万例,当年新发HIV感染者150万例。联合国大会于2021年6月8日表决通过的"到2030年结束艾滋病流行"的政治宣言承诺:将预防作为优先事项,确保到2025年,有效的艾滋病综合预防方案涵盖95%的有感染风险者;承诺2030年前实现"三个95%"目标,即95%的HIV感染者能得到确诊,95%的确诊者能获得抗反转录病毒治疗(ART),以及95%的接受治疗者体内病毒得到抑制;承诺2025年之前消除HIV母婴传播;承诺到2025年,将每年新增HIV感染病例控制在37万例以下,将每年与艾滋病相关的死亡病例控制在25万例以下,并消除与HIV相关的一切形式的污名化与歧视,实现到2030年结束艾滋病流行的目标。

传染源:本病的传染源主要为患者和无症状病毒携带者(典型)。血液、精子、子宫和阴道分泌物为病毒主要分布处,此外,唾液、眼泪、乳汁、胸腔积液、腹腔积液和脑脊液亦含病毒,均具有传染性。

传播途径:①性接触传播途径(包括不安全的同性、异性和双性性接触):本病的主要传播途径。②注射途径:本病约33%的传播与静脉注射毒品有关。③母婴传播途径:发生率约为25%。④其他途径:将病毒携带者的器官进行移植、人工授精等。⑤医务人员院内感染:如被HIV污染的针头刺伤或HIV通过破损皮肤引起感染等(感染率<1%)。

易感人群:人群普遍易感,但与个人的卫生习惯及社会因素影响等有关。

高危人群:包括男男性行为者、非固定性伴侣者、静脉注射药物成瘾者、患血液系统疾病及多次输血者。

发病人群主要是50岁以下青壮年。青年学生中艾滋病病例逐年增多,50岁及以上老年

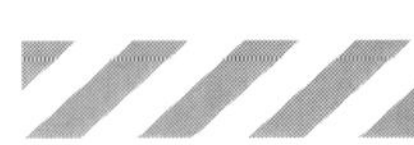

病例增加较快。

三、中医病因病机

根据艾滋病临床表现及相关中医古籍内容，艾滋病隶属于中医学中“疫病”“虚劳”“伏气温病”等范畴，多由疫毒侵袭、耗伤正气，日久全身气血阴阳失调、脏腑功能受损而发病。

艾滋病作为一种慢性进行性疾病，从 HIV 感染开始到艾滋病的晚期可历经多个阶段，主要分为三期。

（一）急性感染期

HIV 侵入人体，机体卫外系统奋起抵抗，此时病机或为邪毒犯表，郁于腠理，卫表失和，症见头痛、发热、乏力、咽痛、全身不适等；或为邪毒侵肺，症见壮热、咳嗽、咳痰、头身疼痛等；或卫外宣畅失司，邪毒郁于肌表，则见颈部、腋窝及枕部淋巴结肿大，或急性多发性神经炎，皮疹，肝脾大等，持续 1～2 周自行缓解。总之，此期正邪相搏，但正暂能胜邪。在感染初期 HIV 大量复制，$CD4^+$ T 淋巴细胞急骤减少，随后 HIV 复制被相对抑制，$CD4^+$ T 淋巴细胞计数仍能恢复至 500 个/μL 或更高。从 HIV 侵入人体到机体出现抗-HIV 抗体的这段时间称为窗口期，为 2～12 周。

（二）潜伏期

在急性感染期之后，人体进入长时间的无症状期，即潜伏期；部分人感染 HIV 后跨过急性感染期直接进入潜伏期。这一时期的感染者虽然称“无症状”，但只是指尚未出现与艾滋病直接相关的症状，并非绝对没有任何症状。此期，正邪相当，正邪斗争进入相持阶段，但正气逐渐被损耗，阴阳、气血、津液及脏腑功能日渐失调。临床表现为面色少华，容易感冒，乏力倦怠，失眠多梦，焦虑恐惧，情绪不佳，头晕目眩，或低热盗汗、五心烦热、口干，淋巴结肿大等，机体抵抗力逐渐降低。感染 HIV 后的潜伏期为 8～10 年，在机体感染 HIV 6 个月时，机体内的 HIV 载量维持在较低水平，$CD4^+$ T 淋巴细胞计数则以平均每年减少 30～50 个/μL 的速度逐步下降。

（三）发病期

HIV 在人体内不断复制繁殖，持续破坏人体免疫功能。随着病情的进展，机体的免疫功能呈现低下或缺陷状态，艾滋病相关症状逐渐显现。此期正气损耗，正不胜邪，各种病邪乘虚而入，导致正气更虚，则气血、津液及脏腑功能皆不足；或因虚留痰，因虚致瘀，痰瘀互结，耗伤正气。机体容易出现各种机会性感染。常表现为持续发热、咳嗽、头痛、腹泻、乏力、消瘦、鹅口疮、皮疹皮炎、淋巴结肿大，并发肺孢子菌肺炎（PCP）、肿瘤、结核病等。至晚期，正气极度衰退，气虚阳损，血虚阴损，阴损及阳，阳损及阴，阴阳俱衰，表现为虚羸消瘦、倦怠乏力、萎黄神疲、喘促息微等，终致阴阳离决，生命消亡。发病期 $CD4^+$ T 淋巴细胞计数在 200～500 个/μL 或更低(图 3-1)。

四、发病机制及病理

（一）发病机制

HIV 主要侵犯人体的免疫系统，包括 $CD4^+$ T 淋巴细胞、单核吞噬细胞和树突状细胞等，主要表现为 $CD4^+$ T 淋巴细胞数量不断减少，最终导致人体细胞免疫功能缺陷，继而引发各种机会性感染及肿瘤。此外，HIV 感染也会导致心血管疾病、骨病、肾病和肝功能不全等

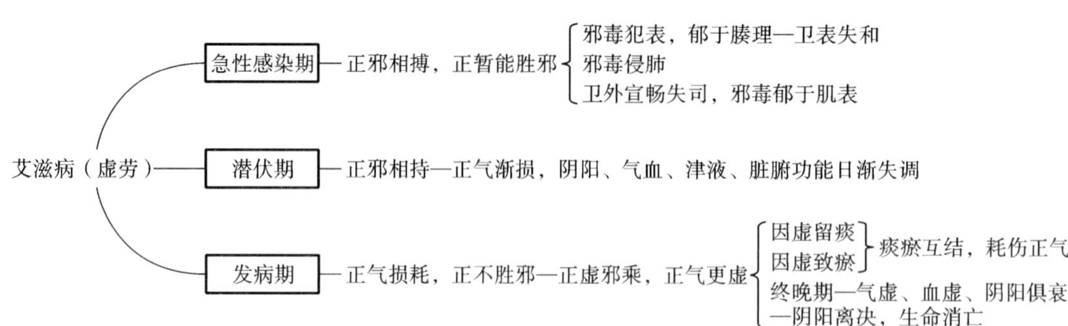

图 3-1 艾滋病病因病机示意图

的发病风险增加。

HIV 进入人体后，在 24～48 h 到达局部淋巴结，5～10 天在外周血中可以检测到病毒成分，继而产生病毒血症，导致急性感染，以 $CD4^+$ T 淋巴细胞计数短期内一过性迅速减少为特点。大多数感染者未经特殊治疗，$CD4^+$ T 淋巴细胞计数可自行恢复至正常水平或接近正常水平。由于机体免疫系统不能完全清除病毒，机体形成慢性感染，病程分为无症状感染期和有症状感染期。无症状感染期持续时间变化较大（数月至数十年不等），平均约 8 年，表现为 $CD4^+$ T 淋巴细胞数量持续缓慢减少（多为 800～350 个/μL）；进入有症状感染期后 $CD4^+$ T 淋巴细胞再次快速减少，多数感染者 $CD4^+$ T 淋巴细胞计数在 350 个/μL 以下，部分晚期患者甚至降至 200 个/μL 以下，并快速减少。HIV 感染导致 $CD4^+$ T 淋巴细胞计数下降的主要原因如下：①病毒感染引起 $CD4^+$ T 淋巴细胞凋亡或焦亡；②病毒复制所造成的直接杀伤作用，包括病毒出芽时引起细胞膜完整性的改变等；③病毒复制所造成的间接杀伤作用，包括炎症因子的释放或免疫系统的杀伤作用；④病毒感染导致胸腺组织的萎缩和胸腺细胞的死亡等。HIV 感染引起的免疫异常除了 $CD4^+$ T 淋巴细胞计数减少外，还包括 $CD4^+$ T 淋巴细胞、B 淋巴细胞、单核吞噬细胞、自然杀伤（NK）细胞和树突状细胞的功能障碍和异常免疫激活。

HIV 感染的临床转归主要有典型进展、快速进展和长期缓慢进展 3 种方式。病毒、宿主免疫和遗传背景等是影响 HIV 感染临床转归的主要因素。值得强调的是，我国男男性行为感染 HIV 者病情进展较快，感染后多数在 4～5 年进展到发病期。

固有免疫和适应性免疫应答是人体对抗 HIV 感染的方式。HIV 从黏膜侵入机体，并进行增殖，这是 HIV 通过性接触传播的重要途径。女性宫颈、阴道和男性包皮上皮组织中有大量的朗格汉斯细胞，它们表达能识别 HIV 的细胞表面受体 CD4、CCR5 和不同模式识别受体。朗格汉斯细胞通过模式识别受体捕获 HIV 并将 HIV 传递给 T 淋巴细胞，发挥“特洛伊木马”的作用。HIV 也能通过破损的黏膜组织进入人体，随即局部固有免疫细胞，如单核吞噬细胞、树突状细胞、NK 细胞和 γδT 细胞等进行识别、内吞并杀伤处理后将病毒抗原提呈给适应性免疫系统，此后 2～12 周，人体即产生针对 HIV 蛋白的各种特异性抗体，其中（广谱）中和抗体和 Fcγ 受体介导的非中和抑制性抗体在控制病毒复制方面具有重要作用。特异性细胞免疫主要有 HIV 特异性 $CD4^+$ T 淋巴细胞免疫反应和特异性细胞毒性 T 淋巴细胞（CTL）免疫反应。

绝大多数患者经高效抗反转录病毒治疗（HAART）后，HIV 感染所引起的异常免疫改变能恢复至正常或接近正常水平，即免疫功能重建，包括 $CD4^+$ T 淋巴细胞数量和免疫功能

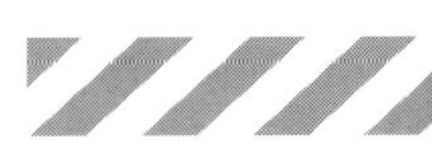

的恢复。然而，有10%～40%的艾滋病患者即使能够长期维持病毒处于抑制状态，仍不能完全实现免疫重建，这些患者被称为免疫重建不良者或免疫无应答者。与达到完全免疫重建的患者相比，免疫重建不良患者艾滋病相关疾病和非艾滋病相关疾病的发病率和病死率更高。

（二）病理

艾滋病的病理特点是组织炎症反应少，机会性感染病原体多。病变主要发生在淋巴结和胸腺等免疫器官。淋巴结病变可以为反应性病变，如滤泡增生性淋巴结肿；也可以是肿瘤性病变，如卡波西肉瘤及非霍奇金淋巴瘤、伯基特淋巴瘤等。胸腺可萎缩、发生退行性变或炎性病变。患者中枢神经系统有神经胶质细胞灶性坏死、血管周围炎及脱髓鞘等。

五、临床表现

从初始感染HIV到终末期呈现出多个不同阶段，临床表现为各种与HIV相关的症状和体征。根据感染后临床表现，HIV感染的全过程可分为急性感染期、潜伏期和发病期；但因为影响HIV感染临床转归的主要因素有病毒、宿主免疫和遗传背景等，所以在临床上可表现为典型进展、快速进展和长期缓慢进展3种转归，相应的临床表现也不同。

（一）急性感染期

一般发生在机体初次感染HIV后6个月内。部分感染者出现HIV病毒血症和免疫系统急性损伤所产生的临床表现。大多数患者临床症状轻微，持续1～3周缓解。临床表现以发热最为常见，可伴有咽痛、盗汗、恶心、呕吐、腹泻、皮疹、关节疼痛、淋巴结肿大及神经系统症状。

此期在血液中可检出HIV RNA和p24抗原，而HIV抗体则在感染后2周左右出现。$CD4^+$ T淋巴细胞计数一过性减少，$CD4^+$ T淋巴细胞计数与$CD8^+$ T淋巴细胞计数比值亦可倒置。部分患者伴有白细胞和血小板轻度减少或肝功能异常。快速进展者在此期可能出现严重感染或者中枢神经系统症状、体征。

（二）潜伏期

机体可从急性感染期进入此期，或无明显的急性感染期症状而直接进入此期。此期持续时间一般为4～8年。此期持续时间长短与感染病毒的数量和型别、感染途径、机体免疫状况、营养条件及生活习惯等因素有关。在潜伏期，由于HIV在感染者体内不断复制，免疫系统受损，$CD4^+$ T淋巴细胞计数逐渐下降。机体可出现淋巴结肿大等症状或体征，但一般不易引起重视。

（三）发病期

此期为感染HIV后的最终阶段。患者$CD4^+$ T淋巴细胞计数多低于200个/μL，血浆病毒载量明显升高。此期主要临床表现为HIV相关症状、体征，以及各种机会性感染和肿瘤。

HIV感染后相关症状及体征：主要表现为持续1个月以上的发热、盗汗、腹泻，体重减轻10%以上。部分患者表现为精神神经症状，如记忆力减退、精神淡漠、性格改变、头痛、癫痫及痴呆等。另外，患者还可出现持续性全身性淋巴结肿大，特点如下：①除腹股沟以外有两个或两个以上部位的淋巴结肿大；②淋巴结直径≥1 cm，无压痛，无粘连；③持续3个月以上。

六、实验室及其他检查

艾滋病的实验室检测主要包括 HIV-1/2 抗体检测、$CD4^+$ T 淋巴细胞计数检测、HIV 核酸定性和定量检测、HIV 耐药检测等。HIV-1/2 抗体检测是诊断 HIV 感染的金标准，HIV 核酸定性和定量检测也用于 HIV 感染的诊断。HIV-1/2 抗体检测包括筛查试验和补充试验。HIV 补充试验包括抗体补充试验（抗体确证试验）和核酸补充试验（核酸定性和定量检测）。HIV 核酸定量（病毒载量）和 $CD4^+$ T 淋巴细胞计数是判断疾病进展、临床用药、疗效和预后的两项重要指标；HIV 耐药检测可为 HAART 方案的选择和更换提供指导。

（一）HIV-1/2 抗体检测

HIV-1/2 抗体检测包括筛查试验和补充试验。筛查试验方法包括酶联免疫吸附试验（ELISA）、化学发光或免疫荧光试验、快速试验（如斑点 ELISA、胶体硒免疫层析试验等）、简单试验（如明胶颗粒凝集试验）等。补充试验方法包括抗体确证试验（如免疫印迹法、条带/线性免疫试验和快速试验等）和核酸补充试验（核酸定性和定量检测）。

筛查试验：未感染 HIV 的个体筛查试验呈阴性反应，可出具 HIV-1/2 抗体阴性报告；需要注意的是，处于窗口期的 HIV 感染者筛查试验也可呈阴性反应。若呈阳性反应，用原有试剂双份（快速试验）/双孔（化学发光试验或 ELISA）或两种试剂进行重复检测，如均呈阴性反应，则报告为 HIV 抗体阴性；如一阴一阳或均呈阳性反应，需进行补充试验。

补充试验：抗体确证试验无 HIV 特异性条带产生，报告 HIV-1/2 抗体阴性；出现条带但不满足诊断条件的报告不确定，可进行核酸补充试验或 2 周后随访，根据核酸补充试验或随访结果进行判断。补充试验 HIV-1/2 抗体阳性者，出具 HIV-1/2 抗体阳性确证报告。

（二）$CD4^+$ T 淋巴细胞计数检测

$CD4^+$ T 淋巴细胞是 HIV 感染最主要的靶细胞。人体感染 HIV 后，出现 $CD4^+$ T 淋巴细胞进行性减少，$CD4^+$ T 淋巴细胞计数与 $CD8^+$ T 淋巴细胞计数比值倒置，细胞免疫功能受损。

目前常用的 $CD4^+$ T 淋巴细胞亚群检测方法为流式细胞术，该法可以直接获得 $CD4^+$ T 淋巴细胞计数绝对值，或通过白细胞分类计数换算为 $CD4^+$ T 淋巴细胞绝对数。

$CD4^+$ T 淋巴细胞计数检测的临床意义：了解机体免疫状态和病程进展、确定疾病分期、判断治疗效果和 HIV 感染者的临床并发症。

$CD4^+$ T 淋巴细胞检测频率：临床医生根据患者的具体情况决定。

一般建议：在治疗前进行 1 次检测，启动治疗 3 个月后进行 1 次检测，治疗后两年以内每 3～6 个月检测 1 次（如果基线 $CD4^+$ T 淋巴细胞计数小于 300 个/μL，建议每 3 个月检测 1 次；如果基线 $CD4^+$ T 淋巴细胞计数大于 300 个/μL，建议每 6 个月检测 1 次）。治疗两年后，对于 HAART 后体内病毒被充分抑制，$CD4^+$ T 淋巴细胞计数在 300～500 个/μL 的患者，建议每 12 个月检测 1 次；$CD4^+$ T 淋巴细胞计数在 500 个/μL 以上的患者可选择性进行 $CD4^+$ T 淋巴细胞计数检测。当出现 HAART 启动延迟、因 HAART 失败而更换药物方案、治疗过程中重复检测病毒载量在 200 copies/mL 以上的情况时，建议每 3～6 个月检测 1 次。对于发生病毒学突破、出现艾滋病相关临床症状等患者，需定期进行 $CD4^+$ T 淋巴细胞计数检测。

$CD4^+$ T 淋巴细胞计数与 $CD8^+$ T 淋巴细胞计数比值倒置可在长期 HAART 后出现不同程度的改善，与患者起始治疗的时机和基础 $CD4^+$ T 淋巴细胞计数密切相关，其变化提示

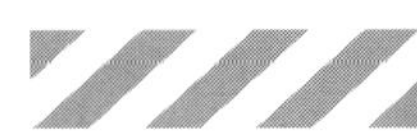

患者的治疗效果和免疫炎症状态。

（三）HIV 核酸定性和定量检测

机体感染 HIV 以后，病毒在体内快速复制，血浆中可检测出病毒 RNA（病毒载量），一般用每毫升血浆中 HIV RNA 的拷贝数来表示。病毒载量检测结果低于检测下限，表示本次试验没有检测出病毒载量，见于未感染 HIV 的个体、HAART 成功的患者或自身可有效抑制病毒复制的部分 HIV 感染者。病毒载量检测结果高于检测下限，表示本次试验检测出病毒载量，可结合流行病学史、临床症状及 HIV 抗体初筛结果做出判断。

测定病毒载量的常用方法有反转录 PCR（RT-PCR）、核酸序列扩增法（NASBA）和实时荧光定量 PCR 技术。病毒载量测定可用于预测疾病进程、评估治疗效果、指导治疗方案调整，也可作为 HIV 感染诊断的补充试验，用于急性感染期/窗口期诊断、晚期患者诊断、HIV 感染诊断（包括小于 18 月龄的婴幼儿 HIV 感染诊断）等。

核酸定性和定量检测方法：在 HAART 前应进行 1 次检测，如果未启动 HAART，建议定期检测。初始治疗后，建议在治疗后 4 周左右进行第 1 次检测，然后每 3 个月检测 1 次直到病毒复制完全被抑制。治疗后两年以内，建议每 3～4 个月检测 1 次。治疗两年以后，如果病毒复制被稳定抑制，则每 6 个月检测 1 次。若因 HAART 失败而调整治疗方案，建议第 1 次检测在调整方案后的第 4 周进行，然后每 3 个月检测 1 次直到病毒复制得到抑制。若因为药物毒性或简化药物方案而对患者更换 ART 方案，应在调整方案后第 4 周进行检测，以确认病毒复制得到抑制。如果治疗过程中病毒载量大于 200 copies/mL，建议每 3 个月检测 1 次。但若出现艾滋病相关临床症状或使用糖皮质激素、抗肿瘤化疗药物，则建议每 3 个月检测 1 次病毒载量。

（四）HIV 耐药检测

HIV 耐药检测结果可为艾滋病治疗方案的制订和调整提供重要参考。

机体出现 HIV 耐药，表示该感染者体内病毒可能耐药，需要结合临床情况，充分考虑 HIV 感染者的依从性，综合评判机体对药物的耐受性及药物的代谢吸收情况等。如需改变病毒治疗方案，需在有经验的医生指导下进行。HIV 耐药结果阴性，表示该份样品未检出耐药性，但不能确定该感染者不存在耐药情况。

耐药检测方法包括基因型和表型耐药检测，目前国内外以基因型耐药检测为主。

以下情况进行 HIV 基因型耐药检测：①进行 HAART 前（如条件允许）；②HAART 后病毒载量下降不理想或抗病毒治疗失败需要改变治疗方案时。对于抗病毒治疗失败者，耐药检测应在未停用抗病毒药物时进行，如已停药，需在停药 4 周内进行基因型耐药检测。

七、诊断及鉴别诊断

依据诊断标准和处理原则，HIV 感染可分为急性 HIV 感染、无症状 HIV 感染和艾滋病（AIDS）三期，其中急性 HIV 感染者、无症状 HIV 感染者统称为 HIV 感染者，发病期的患者称为艾滋病患者。

（一）诊断原则

需结合流行病学史（包括不安全性生活史、静脉注射毒品史、输入未经 HIV 抗体检测的血液或血液制品史、HIV 抗体阳性者所生子女或职业暴露史等），参照临床表现和实验室检查结果等进行综合分析，并慎重做出诊断。

成人、青少年及18月龄以上儿童，符合下列一项者即可诊断：①HIV抗体筛查试验阳性和HIV抗体补充试验阳性（抗体确证试验阳性或核酸定性检测阳性或核酸定量大于5000 copies/mL）。②有流行病学史或艾滋病相关临床表现，两次HIV核酸检测结果均为阳性。③HIV分离试验结果为阳性。

18月龄及以下儿童，符合下列一项者即可诊断：①为HIV感染母亲所生和HIV分离试验结果为阳性。②为HIV感染母亲所生和两次HIV核酸检测结果均为阳性（第二次检测需在出生4周后进行）。③有医源性暴露史，HIV分离试验结果为阳性或两次HIV核酸检测结果均为阳性。

（二）诊断标准

1. 急性感染期的诊断标准　即Ⅰ期，15岁（含15岁）以上的HIV感染者，符合下列一项即可诊断：①3～6个月内有流行病学史和（或）有急性HIV感染综合征和（或）有持续性全身性淋巴结炎；②HIV抗体筛查试验无反应，两次核酸检测结果均为阳性；③一年内出现HIV血清抗体阳转。15岁以下儿童HIV感染者Ⅰ期的诊断需根据$CD4^+$ T淋巴细胞计数和相关临床表现来进行。

2. 潜伏期的诊断标准　即Ⅱ期，15岁（含15岁）以上的HIV感染者，符合下列一项即可诊断：①$CD4^+$ T淋巴细胞计数为200～500个/μL；②无症状或符合潜伏期相关临床表现。15岁以下儿童HIV感染者Ⅱ期的诊断需根据$CD4^+$ T淋巴细胞计数和相关临床表现来进行。

3. 发病期的诊断标准　即Ⅲ期，15岁（含15岁）以上者，HIV感染加下述各项中的任何一项，即可确诊为发病期或者HIV感染，而$CD4^+$ T淋巴细胞计数小于200个/μL，也可诊断为发病期。

(1) 不明原因的持续不规则发热（38 ℃以上），超过1个月。

(2) 腹泻（大便次数多于3次/天），超过1个月。

(3) 6个月之内体重下降10%以上。

(4) 反复发作的口腔真菌感染。

(5) 反复发作的单纯疱疹病毒感染或带状疱疹病毒感染。

(6) 肺孢子菌肺炎（PCP）。

(7) 反复发生的细菌性肺炎。

(8) 活动性结核或非结核分枝杆菌病。

(9) 深部真菌感染。

(10) 中枢神经系统占位性病变。

(11) 中青年人出现痴呆。

(12) 活动性巨细胞病毒感染。

(13) 弓形虫脑病。

(14) 马尔尼菲篮状菌病。

(15) 反复发生的败血症。

(16) 皮肤黏膜或内脏的卡波西肉瘤、淋巴瘤。

15岁以下儿童，符合下列一项者即可诊断：HIV感染和$CD4^+$ T淋巴细胞百分比<25%（12月龄以下），或$CD4^+$ T淋巴细胞百分比<20%（12～36月龄），或$CD4^+$ T淋巴细胞百分比<15%（37～<60月龄），或$CD4^+$ T淋巴细胞计数<200个/μL（5～14岁）；HIV感染，并伴

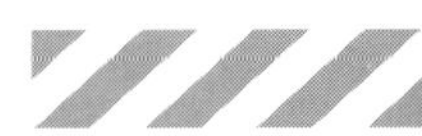

有至少一种儿童艾滋病指征性疾病。

（三）鉴别诊断

1. 原发性 $CD4^+$ T 淋巴细胞减少症(ICL)　少数 ICL 可并发严重机会性感染，与艾滋病相似，但无 HIV 感染流行病学资料，HIV-1 和 HIV-2 病原学检查阴性，可与艾滋病区别。

2. 继发性 $CD4^+$ T 淋巴细胞减少　多见于肿瘤及自身免疫病患者行化学或免疫抑制治疗后，根据病史常可区别。

八、治疗

中西医结合治疗艾滋病具有重大意义。西医抗病毒治疗在抑制病毒方面具有明显优势，中医药在改善患者症状、提高免疫力方面有确切效果，中西医结合可以做到优势互补。"病证结合"是目前中医临床诊疗常用的一种方法。对 HIV 感染者，通过现代医学手段明确诊断以辨病，中医辨证以分型，在实际临床实践活动中，突出了中医学"同病异治""异病同治"的特点。

（一）中医治疗

治疗的主要目标是提高免疫功能，控制机会性感染，改善生活质量，使患者带毒生存。由于 HIV 感染后可发生各种机会性感染，各期进行辨证分型论治如下。

1. 急性感染期(发病 2 周以内)

(1) 气虚风寒证。

临床表现：恶寒重，发热，头痛汗出，乏力身困，舌淡，苔薄白，脉浮缓无力。

治法：益气解表。

代表方：败毒散加减。

方药：党参 15 g，茯苓 15 g，陈皮 12 g，紫苏叶 12 g，葛根 15 g，防风 9 g，前胡 12 g，桔梗 15 g，甘草 9 g。

风寒症状明显者，可用荆防败毒散加强辛温解表作用。

(2) 阴虚风热证。

临床表现：发热，微恶寒，头胀痛，鼻塞干咳，舌红，苔少，脉细数。

治法：滋阴解表。

代表方：葳蕤汤加减。

方药：玉竹 15 g，葱白 10 g，白薇 15 g，薄荷 6 g，淡豆豉 15 g，桔梗 15 g，连翘 15 g，生甘草 9 g，芦根 15 g。

风热症状明显者，可用银翘散加减。

2. 潜伏期

(1) 肝经郁热证。

临床表现：烦躁焦虑，胸闷胁痛，失眠多梦，妇女月经不调、乳房胀痛，苔薄白或黄，脉弦数。

治法：疏肝清热。

代表方：丹栀逍遥散加减。

方药：牡丹皮 15 g，栀子 12 g，柴胡 12 g，白术 15 g，茯苓 15 g，当归 15 g，白芍 15 g，薄荷 3 g，生甘草 10 g。

偏于肝郁气滞者，可用柴胡疏肝散加减。

（2）痰热内扰证。

临床表现：易于心烦急躁，口苦吞酸，呕恶嗳气，失眠，目眩头晕，苔黄腻，脉滑数。

治法：化痰清热，理气和中。

代表方：温胆汤加减。

方药：半夏 10 g，陈皮 15 g，茯苓 15 g，竹茹 10 g，枳实 8 g，甘草 8 g。

兼肝气郁结者，加柴胡 10 g，香附 10 g。

（3）气血亏虚证。

临床表现：面色苍白，头晕乏力，自汗，易感冒，食少纳呆，舌淡红，苔薄白，脉细弱。

治法：益气养血。

代表方：十全大补汤或八珍汤加减。

方药：黄芪 30 g，党参 15 g，白术 15 g，当归 10 g，丹参 15 g，茯苓 15 g，龙眼肉 15 g，灵芝 20 g，炙甘草 10 g。

气虚明显者，加人参 10 g；血虚明显者，加熟地黄 10 g；兼见不寐者，加酸枣仁 20 g，五味子 10 g。

3. 发病期

（1）热毒内蕴，痰热壅肺。

临床表现：咳嗽，喘息，胸胁痛，痰多色黄，疱疹，口疮，舌红，苔黄，脉弦数。

治法：清肝泻火，肃肺化痰。

代表方：龙胆泻肝汤合清金化痰汤加减。

方药：黄芩 10 g，龙胆草 15 g，柴胡 12 g，泽泻 10 g，栀子 12 g，全瓜蒌 20 g，陈皮 15 g，茯苓 15 g，苦杏仁 15 g，桔梗 15 g，生甘草 9 g。

咳痰黄稠者，加芦根、冬瓜仁、前胡、鱼腥草等；兼皮肤瘙痒及疱疹者，加地肤子、白鲜皮、土茯苓、苦参、滑石等；兼口疮者，加半夏、生姜、黄连、细辛等。

皮肤疱疹者，可用冰硼散、锡类散、湿毒膏外涂患处。上呼吸道感染、肺炎（包括 PCP）初中期等艾滋病机会性感染者可参考此型论治。

（2）气阴两虚，肺胃不足。

临床表现：干咳少痰，痰黏难咳出，低热盗汗，乏力心悸，心烦失眠，口干，舌红，苔少，脉细数或缓。

治法：补肺益肾。

代表方：沙参麦冬汤合六味地黄丸加减。

方药：沙参 15 g，麦冬 15 g，玉竹 15 g，桑叶 15 g，桔梗 15 g，熟地黄 15 g，山药 15 g，茯苓 15 g，百合 15 g，五味子 15 g，生甘草 9 g。

发生呼吸系统机会性感染（包括 PCP）的艾滋病后期可参考此型论治。

（3）气虚血瘀，邪毒壅滞。

临床表现：倦怠乏力，胸闷气短，面色不华，自汗，易感冒，躯体或四肢有固定肿块伴疼痛，肌肤甲错，舌质淡或紫暗，苔薄白，脉虚弦或涩。

治法：益气化瘀。

代表方：六君子汤合膈下逐瘀汤加减。

方药：党参 15 g，当归 15 g，桃仁 12 g，红花 12 g，川芎 15 g，柴胡 12 g，白术 15 g，陈皮 15

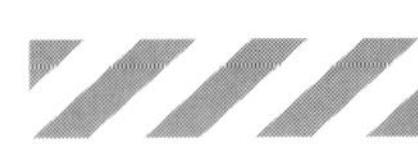

g，枳壳 12 g，生甘草 9 g。

艾滋病伴发周围神经炎、带状疱疹后遗症、脂溢性皮炎等，可参考此型论治。

(4) 肝经风火，湿毒蕴结。

临床表现：疱疹，口疮，不易愈合；皮肤瘙痒或糜烂、溃疡或小水疱、疼痛、灼热，或发于面部、躯干，或发于口角、二阴；口苦，心烦易怒，舌红，苔黄腻，脉滑数。

治法：清肝泻火，利湿解毒。

代表方：龙胆泻肝汤加减。

方药：龙胆草 10 g，黄芩 10 g，栀子 10 g，泽泻 10 g，车前子 15 g，当归 10 g，生地黄 10 g，柴胡 10 g，生甘草 10 g，白鲜皮 10 g，地肤子 10 g。

艾滋病伴发带状疱疹、单纯性疱疹、脓疱疮、脂溢性皮炎、药疹等，可参考此型论治。

(5) 气郁痰阻，瘀血内停。

临床表现：瘰病肿块，郁郁寡欢，病情常随情绪而变化，善太息，按之不痛或轻痛，胸胁胀满，可见梅核气，或大便不爽，妇女可见月经不调，或痛经，或兼血块。舌淡红，苔薄白，脉弦。

治法：利气化痰，解毒散结。

代表方：消瘰丸合逍遥丸加减。

方药：海藻 10 g，昆布 10 g，牡蛎 10 g，玄参 10 g，半夏 10 g，陈皮 15 g，连翘 10 g，贝母 10 g，川芎 10 g，茯苓 12 g，桔梗 10 g，当归 10 g，柴胡 10 g，白术 15 g，芍药 8 g。

艾滋病伴发卡波西肉瘤，或淋巴瘤紫色丘疹和结节，或颈部淋巴结结核等，可参考此型论治。

(6) 脾肾亏虚，湿邪阻滞。

临床表现：乏力，消瘦，纳差，腹泻，便溏，面色萎黄，腰膝酸软，语怯声哑，夜尿增多，喘息气短，舌淡，苔灰或无苔，脉沉细无力。

治法：补益脾肾。

代表方：参苓白术散合补天大造丸加减。

方药：党参 15 g，白术 15 g，茯苓 15 g，砂仁(后下) 10 g，薏苡仁 10 g，山药 15 g，山茱萸 15 g，当归 15 g，陈皮 15 g，泽泻 9 g，炙甘草 9 g。

五更泄者，加补骨脂、菟丝子、肉豆蔻等；小便频数者，加益智仁、乌药等。

艾滋病患者出现以消化道症状为主的各种并发症时，可参考此型论治。

(7) 元气虚衰，肾阴亏损。

临床表现：消瘦脱形，乏力身摇，水谷难入，四肢厥逆，神志似清似迷，冷汗淋漓，或喘脱息高；耳鸣重听，齿摇发脱，排尿困难，鸡鸣泄泻，下痢清谷，或洞泄不止；或口腔舌面布满腐糜；或面色苍白，疲惫腰酸，两耳不聪，小便频数，夜尿增多，甚至失禁；女子月经不行，带下清稀，或子宫脱垂；口干咽燥，声音嘶哑。苔灰或黑，或舌光剥无苔，脉沉，或虚大无力，或脉微欲绝。

治法：大补元气，滋阴补肾。

代表方：补天大造丸加减。

方药：人参 15 g，白术 15 g，当归 12 g，熟地黄 12 g，山药 30 g，泽泻 10 g，茯苓 15 g，枸杞子 20 g，山茱萸 15 g，菟丝子 10 g，鹿角胶 10 g，龟板胶 10 g。

艾滋病晚期恶病质，可参考此型酌情治疗。

（二）西医治疗

常采用高效抗反转录病毒治疗（highly active anti-retroviral therapy，HAART）。

1. 治疗目标 最大限度地抑制病毒复制，使病毒载量降低至检测下限并减少病毒变异；重建或者改善免疫功能；减少异常免疫激活；减少 HIV 的传播，预防母婴传播；降低 HIV 感染者的发病率和病死率，减少非艾滋病相关疾病的发病率和病死率，使患者获得正常的期望寿命，提高生活质量。

2. 国内现有抗反转录病毒药物介绍 目前国际上共有 6 大类 30 多种药物（包括复合制剂），分别为核苷类反转录酶抑制剂（nucleoside reverse transcriptase inhibitor，NRTI）、非核苷类反转录酶抑制剂（non-nucleoside reverse transcriptase inhibitor，NNRTI）、蛋白酶抑制剂（protease inhibitor，PI）、整合酶抑制剂（integrase inhibitor，INSTI）、膜融合抑制剂（fusion inhibitor，FI）及 CCR5 抑制剂。国内的抗反转录病毒药物有 NRTI、NNRTI、PI、INSTI 和 FI 这 5 大类（包含复合制剂）。

HAART 选用药物和组成方案需注意以下几点：①注意成人剂量和儿童/婴幼儿剂量的区别。②常见药物不良反应有头痛、恶心、呕吐、腹泻。毒副作用可能包括骨髓抑制、肝肾损害，糖、脂肪代谢异常。应注意监测，避免产生严重后果。③注意药物配伍的禁忌和相互作用。

各类药物的特点如下。

（1）NRTI：选择性抑制 HIV 反转录酶，掺入正在延长的 DNA 链中，抑制 HIV 复制。常用下列几种。

叠氮胸苷（azidothymidine，AZT），又名齐多夫定（zidovudine，ZDV）。成人每次 300 mg，2 次/日。儿童 160 mg/m^2，3 次/日（新生儿或婴幼儿 2 mg/kg，4 次/日）。注意该药不能与司他夫定（d4T）合用。

拉米夫定（lamivudine，LAM）：又名 3TC，用量为每次 150 mg，2 次/日。儿童 4 mg/kg，2 次/日（新生儿 2 mg/kg，2 次/日）。LAM 与 AZT 合用有协同作用。

阿巴卡韦（abacavir，ABC）：成人每日 300 mg，2 次/日。儿童：8 mg/kg，2 次/日，新生儿或婴幼儿不建议用本药；最大剂量为 300 mg，2 次/日。HLA-B*5701 阳性者，不推荐使用本药。

替诺福韦（TDF）：成人每次 300 mg，1 次/日，与食物同服。

恩曲他滨（FTC）：成人每次 200 mg，1 次/日，可与食物同服。

双汰芝（combivir）（AZT＋3TC）：1 片/次，2 次/日。

三协唯（trizivir）（AZT＋3TC＋ABC）：1 片/次，2 次/日。

特鲁瓦达（truvada）（FTC＋TDF）：每日口服 1 次，每次 1 片，随食物或单独服用均可。

（2）NNRTI：主要作用于 HIV 反转录酶特定位点使其失去活性。

奈韦拉平（nevirapine，NVP）：成人每次 200 mg，2 次/日。8 岁以下者，4 mg/kg，2 次/日；8 岁及以上者，7 mg/kg，2 次/日。奈韦拉平有导入期，在开始治疗的最初 14 日，需先从治疗量的一半开始使用（每日 1 次），如果无严重的不良反应，才可以增加到足量（每日 2 次）。

依非韦伦（efavirenz，EFV）：成人每次 600 mg，1 次/日。儿童：体重为 15～<25 kg，每次 200～300 mg，1 次/日；体重为 25～40 kg，每次 300～400 mg，1 次/日；体重在 40 kg 以上，每次 600 mg，1 次/日，睡前服用。

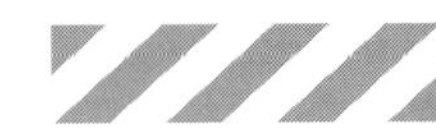

依曲韦林(etravirine,ETV):每次200 mg,2次/日,饭后服用。

利匹韦林(rilpivirine,RPV):每次25 mg,1次/日,随进餐服用。

(3) PI:抑制蛋白酶,即阻断HIV复制和成熟过程中必需的蛋白质合成。

利托那韦(ritonavir,RTV):成人用量如下。2周内由每次300 mg,2次/日逐渐递增到每次600 mg,2次/日。

克力芝(kaletra)[本品为洛匹那韦(lopinavir,LPV)与RTV的复合制剂,含LPV 200 mg、RTV 50 mg]:成人2片/次,2次/日。

替拉那韦(tipranavir,TPV):成人每次500 mg,2次/日。同时服用RTV 200 mg,2次/日,与食物同时服用可提高血药浓度。

阿扎那韦(atazanavir,ATV):每日400 mg,1次/日。与食物同时服用可增加生物利用度。避免与抑酸剂同时服用。

达芦那韦(darunavir,DRV):成人每次600 mg,2次/日,同时服用RTV 100 mg,2次/日。与食物同时服用可提高血药浓度。

(4) INSTI:拉替拉韦(raltegravir,RAV),每次400 mg,2次/日。

3. 成人及青少年抗病毒治疗时机与方案

(1) 成人及青少年开始抗反转录病毒治疗的时机:一旦确诊HIV感染,无论$CD4^+$ T淋巴细胞水平高低,均建议立即开始治疗。出现下列情况者需加快启动治疗:妊娠、诊断为艾滋病、急性机会性感染、$CD4^+$ T淋巴细胞计数<200个/μL、HIV相关肾脏疾病、急性感染期、合并活动性HBV或HCV感染。在开始HAART前,一定要取得患者的同意和配合,使患者保持良好的服药依从性;有条件的患者可考虑快速启动治疗或确诊当天启动治疗。若患者存在严重的机会性感染和处于既往慢性疾病急性发作期,应参考前述发生机会性感染时采取的措施控制病情,待病情稳定后开始治疗。启动HAART后,需终身治疗。

(2) 成人及青少年初始HAART方案:初治患者推荐方案为2种NRTI类骨干药物联合第三类药物进行治疗。第三类药物可以为NNRTI或者增强型PI(含RTV或考比司他)或者INSTI;有条件的患者可以选用复方单片制剂(STR)(表3-1)。

表3-1 成人及青少年初治患者抗病毒治疗方案

推荐方案	
2NRTI	第三类药物
TDF+3TC(FTC)	+NNRTI:EFV[a]、RPV[b]
TAF/FTC	或+PI:LPV/r
	或+INSTI:DTG、RAL
复方单片制剂	
TAF/FTC/BIC	
TAF/FTC/EVG/c	
ABC[c]/3TC/DTG	
DOR/3TC/TDF	
1NRTI+1INSTI	
DTG/3TC[d],或DTG+3TC[d]	

续表

替代方案	
2NRTI	第三类药物
AZT(ABC)+3TC	+NNRTI:EFV 或 NVP[e] 或 RPV 或 DOR 或艾诺韦林 或+PI:LPV/r、DRV/c 或+INSTI:DTG、RAL
	+NNRTI:艾诺韦林
	+NNRTI:EFV
TDF+3TC(FTC)	
TDF+阿兹夫定[f]	

注:TDF,替诺福韦;3TC,拉米夫定;FTC,恩曲他滨;TAF,丙酚替诺福韦;EFV,依非韦伦;RPV,利匹韦林;LPV/r,洛匹那韦/利托那韦;DRV/c,达芦那韦/考比司他;DTG,多替拉韦;RAL,拉替拉韦;BIC,比克替拉韦;EVG/c,艾维雷韦/考比司他;ABC,阿巴卡韦;DOR,多拉韦林;AZT,齐多夫定;NVP,奈韦拉平;NRTI,核苷类反转录酶抑制剂;NNRTI,非核苷类反转录酶抑制剂;PI,蛋白酶抑制剂;INSTI,整合酶抑制剂。[a]EFV 不推荐用于病毒载量>5×10^5 copies/mL 的患者;[b]RPV 仅用于病毒载量<10^5 copies/mL 和 $CD4^+$ T 淋巴细胞计数>200 个/μL 的患者;[c]ABC 用于 HLA-B*5701 阴性者;[d]DTG+3TC 和 DTG/3TC 用于 HBsAg 阴性、病毒载量<5×10^5 copies/mL 的患者;[e]NVP 对于基线 $CD4^+$ T 淋巴细胞计数>250 个/μL 的患者要尽量避免使用含 NVP 的治疗方案,合并 HCV 感染的患者避免使用含 NVP 的治疗方案;[f]国产药,附条件批准上市药物,可与 NRTI 及 NNRTI 联用,治疗高病毒载量(不低于 10^5 copies/mL)的成年患者。

4. 特殊人群抗病毒治疗

(1) 儿童:HIV 感染儿童应尽早开始 HAART,如果没有及时进行 HAART,艾滋病相关病死率在出生后第 1 年达到 20%~30%,第 2 年可以超过 50%。

HIV 感染儿童抗病毒治疗时机与方案:儿童一旦确诊 HIV 感染,无论 $CD4^+$ T 淋巴细胞水平高低,均建议立即开始 HAART。如某种原因不能启动 HAART,则需要密切观察患者的病毒学、免疫学和临床状况,建议每 3~4 个月监测 1 次。

儿童患者初治推荐方案为 2 种 NRTI 类骨干药物联合第三类药物治疗。第三类药物可以为 INSTI 或 NNRTI 或者增强型 PI(含 RTV 或考比司他)(表 3-2)。

表 3-2 儿童抗病毒治疗方案

年 龄	推荐方案	备选方案	说 明
<3 岁	ABC(或 AZT)+3TC+LPV/r(或 DTG)	ABC(或 AZT)+3TC+NVP(或 RAL)	①由于年龄非常小的婴幼儿体内药物代谢很快,且其免疫系统功能尚未发育完全,体内病毒载量很高,因此婴幼儿患者需要强有力的治疗方案 ②曾暴露于 NNRTI 类药物的婴幼儿选择 LPV/r ③TDF 不能用于该年龄段儿童
3~10 岁	ABC+3TC+EFV(或 DTG)	AZT(或 TDF)+3TC+NVP(或 EFV,或 LPV/r,或 RAL)	美国已批准 TDF 用于 3 岁以上儿童
>10 岁	TDF(或 ABC)+3TC+EFV(或 DTG)	AZT+3TC+NVP(或 EFV,或 LPV/r,或 RAL)	

注:ABC,阿巴卡韦;AZT,齐多夫定;3TC,拉米夫定;LPV/r,洛匹那韦/利托那韦;DTG,多替拉韦;EFV,依非韦伦;NVP,奈韦拉平;RAL,拉替拉韦;TDF,替诺福韦;NNRTI,非核苷类反转录酶抑制剂。

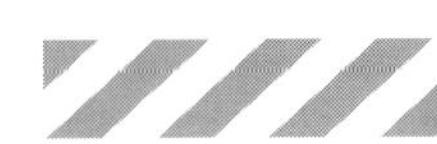

HIV感染儿童的抗病毒治疗效果监测：病毒载量是衡量HAART效果的首要检测指标，治疗6个月后，每年或怀疑治疗失败时检测；$CD4^+$ T淋巴细胞计数可作为监测HAART效果的另一项有益的指标，每3～6个月检测1次，但其本身不能用于确定治疗成功或失败；临床监测是儿童抗病毒治疗效果监测的必要部分，每次随访都应进行身高、体重、生长发育及服药依从性监测。

儿童初治失败的处理：初治NNRTI方案失败，换用多替拉韦(DTG)或含激动剂的PI＋2NRTI[含激动剂的PI首选洛匹那韦/利托那韦(LPV/r)]；初治LPV/r方案失败，一般不是HIV对LPV/r耐药导致，可以改善服药依从性，3个月后复查病毒载量。如果病毒复制仍未控制，则换用DTG＋2NRTI，DTG不可及时，则换成拉替拉韦(RAL)＋2NRTI；如果DTG和RAL均不可及，3岁以下儿童则维持原方案并进行依从性指导，3岁以上儿童可改用NNTRI＋2NRTI，NNTRI首选依非韦伦(EFV)；治疗失败后NRTI的替换：阿巴卡韦(ABC)或替诺福韦(TDF)更换为齐多夫定(AZT)，AZT更换为TDF或ABC。

(2) 妊娠女性：医生应给绝经前感染HIV的女性提供计划生育和避孕方面的咨询，以减少意外妊娠的风险和传播给胎儿的可能性。所有考虑妊娠的HIV感染者均应接受HAART，只有HIV RNA在检测限度内被最大限度抑制后才可考虑妊娠。在孕28周之前开始采用HAART，可以将围生期HIV的传播率从30%降低到0.1%～0.5%。

所有感染HIV的妊娠女性，不论其$CD4^+$ T淋巴细胞计数多少或临床分期如何，均应尽早终身接受HAART。

首选方案：TDF/FTC(或TDF＋3TC，或ABC/3TC，或ABC＋3TC)＋RAL或DTG。

在使用ABC前应检测HLA-B* 5701，ABC只能用于HLA-B* 5701阴性者，使用时应密切观察患者是否出现超敏反应。在肌酐清除率小于60 mL/min时应避免使用TDF；对于合并乙型肝炎的患者，应使用含有TDF＋3TC或FTC的方案。LPV/r临床用药经验多，但消化道反应可能比较明显，妊娠女性临床使用RAL的经验相对较少，但疗效显著，可快速降低病毒载量。

替代方案：TDF/FTC(或TDF＋3TC，或ABC/3TC，或ABC＋3TC，或AZT/3TC，或AZT＋3TC，或TAF/FTC)＋EFV(或RPV，或LPV/r)。

EFV可应用于妊娠各个阶段。LPV/r临床用药经验多，但消化道反应可能比较明显，且有增加早产和低体重儿的风险。TAF/FTC作为备选方案，可以用于妊娠14周以后。HIV感染母亲所生婴儿应在出生后尽早(6 h内)预防性服用抗病毒药物，具体服药方案根据暴露风险确定。普通暴露风险儿童：对于母亲已接受HAART，依从性较好，且达到长期病毒学抑制者，可给予4周AZT或NVP进行预防，如选择母乳喂养，应首选NVP。高暴露风险儿童：对于孕期应用ART没有达到长期病毒学抑制、治疗不满12周或产时发现HIV感染的孕产妇所生婴儿，应使用三联药物AZT＋3TC＋NVP(或LPV/r)至出生后6周。出生后2周内使用AZT＋3TC＋NVP，出生2周后至6周使用AZT＋3TC＋LPV/r。有条件的情况下，从出生到出生后6周可以使用AZT＋3TC＋RAL。

(3) 哺乳期女性：母乳喂养具有传播HIV的风险，感染HIV的母亲应尽可能避免母乳喂养。如果坚持母乳喂养，则整个哺乳期都应继续进行HAART。治疗方案与妊娠期间抗病毒方案一致，且新生儿在6月龄之后应立即停止母乳喂养。

(4) 合并结核分枝杆菌感染者：对于艾滋病合并结核分枝杆菌感染者，推荐的一线抗病毒治疗方案是TDF(AZT)＋3TC(FTC)＋EFV，也可选择含INSTI的HAART方案，正在接受 DTG 或 RAL 治疗的艾滋病合并结核分枝杆菌感染患者，如果合并使用利福平，则需要增加 DTG 的剂量（每次 50 mg，2 次/日）；使用 RAL 联合利福平的，可考虑增加 RAL 剂量（每次 800 mg，2 次/日）或维持原剂量（每次 400 mg，2 次/日）。利福布汀对肝酶的诱导作用较弱，使用 DTG 或 RAL 治疗的艾滋病合并结核分枝杆菌感染患者可以考虑使用利福布汀替代利福平，无须调整剂量。如果患者使用利福布汀抗结核治疗，也可选择含 PI 的 HAART 方案。

（5）静脉药物依赖者：美沙酮维持静脉药物依赖者开始进行 HAART 的时机与普通患者相同，但应注意，毒品成瘾性会影响患者的服药依从性，故在开始抗病毒治疗前应充分向患者说明依从性对治疗成功的重要性，并尽量采用简单的治疗方案、固定剂量联合方案，有条件者可考虑首选含 RAL 或 DTG 的 HAART 方案。持续监督药物分发可有效提高依从性。另外，应注意抗病毒药物与美沙酮之间的相互作用。

（6）合并 HBV 感染者：治疗和检测如下。不论 $CD4^+$ T 淋巴细胞水平如何，只要无暂缓抗 HIV 治疗的指征，均建议尽早启动 HAART。

HIV/HBV 合并感染者应同时治疗两种病毒感染，包括应用两种抗 HBV 活性的药物，HAART 方案中 NRTI 推荐选用 TDF 或丙酚替诺福韦（TAF）+3TC 或 FTC（其中 TDF+FTC 及 TAF+FTC 有合剂剂型）。治疗过程中需对 HBV 相关指标，如 HBV DNA、肝生化、肝脏影像学等进行监测。对于 HIV/HBV 合并感染者，不建议选择仅含 1 种有抗 HBV 活性的核苷类药物（TDF、3TC、恩替卡韦、替比夫定、阿德福韦）的方案治疗乙型肝炎，以避免诱导 HIV 对 NRTI 产生耐药性。

需要注意：①肾功能不全患者：a. 如肌酐清除率小于 60 mL/min，不能选择 TDF 或应调整 TDF 剂量。b. 肌酐清除率小于 50 mL/min 而大于 30 mL/min 时，可考虑选择包含 TAF+FTC（或 3TC）的方案。TAF 尚未批准应用于估算的肾小球滤过率（eGFR）<30 mL/(min·1.73 m^2)患者。c. 不能使用 TDF/TAF 时，在 HAART 方案的基础上应加用恩替卡韦。②妊娠期女性：若 HIV/HBV 合并感染者为妊娠期女性，建议使用包含 3TC（FTC）+TDF 的用药方案，TAF 尚未批准用于妊娠期女性。

（7）合并 HCV 感染者：HIV/HCV 合并感染者的 HAART 方案可参考单纯 HIV 感染者，但需注意以下几点。HAART 药物宜选择肝脏毒性较小的药物。有条件者可首选含有 INSTI[RAL 或 DTG 或艾维雷韦/考比司他（EVG/c）]的 HAART 方案。合并 HCV 感染者均建议采用抗 HCV 治疗。如确已开始抗 HIV 治疗，在抗 HIV 治疗的基础上需要抗 HCV 治疗，药物选择方面需考虑两种治疗方案药物毒副作用的累加以及药物代谢的相互影响。建议根据抗 HCV 治疗药物更换无药物相互作用的 HAART 方案，可考虑短期更换 INSTI（RAL 或 DTG 或 EVG/c）。$CD4^+$ T 淋巴细胞计数<200 个/μL 时推荐先启动 HAART，待免疫功能得到一定程度恢复后再适时开始抗 HCV 治疗；如因为各种原因暂时不能进行抗 HCV 治疗，也需要尽早启动 HAART。

抗 HCV 治疗方案和疗程与单纯 HCV 感染者治疗方案相同，总体治疗效果相当。推荐使用直接抗病毒药物（direct antiviral drug，DAA）方案，应根据选择 DAA 的不同，注意与 HAART 药物间的相互作用。EFV 和 LPV/r 因与一些 DAA 存在药物相互作用，应用 DAA 前需详细评估药物间的相互作用对 DAA 治疗的影响。如 DAA 需与 HAART 药物同时使用，建议查询相关药物间的相互作用以合理选择用药。需要注意：HIV/HBV/HCV 三重感染患者，在进行 DAA 治疗过程中有诱发 HBV 活动进而导致肝衰竭的风险，故三重感

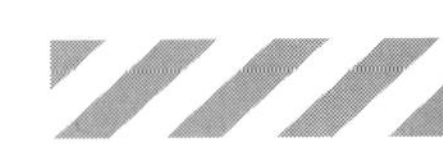

染患者必须在包含抗 HBV 活性的 HAART 方案治疗效果稳定后再开始进行丙型肝炎的 DAA 治疗。HCV/HIV 合并感染者应用 DAA 治疗前应常规进行 HBV 标志物筛查。

5. 抗病毒治疗监测　在抗病毒治疗过程中要定期进行临床评估和实验室检测，以评价治疗效果，及时发现抗病毒药物的不良反应，以及病毒是否产生耐药性等，必要时更换药物以保证抗病毒治疗成功。

(1) 疗效评估：HAART 的有效性主要通过病毒学指标、免疫学指标和临床症状三方面进行评估，其中病毒学指标为最重要的指标。

①病毒学指标：大多数患者抗病毒治疗后血浆病毒载量 4 周内下降 1 个 log 以上，在治疗后的 3～6 个月病毒载量应达到检测不到的水平。

②免疫学指标：在 HAART 后 1 年 $CD4^+$ T 淋巴细胞计数与治疗前相比增加了 30%或增长 100 个/μL，提示治疗有效。

③临床症状：反映抗病毒治疗效果的最敏感的指标是体重增加，对于儿童可观察身高、营养及发育改善情况。机会性感染的发病率和艾滋病的病死率可以明显降低。在开始 HAART 后最初的 3 个月出现的机会性感染应与免疫重建炎性反应综合征(IRIS)相鉴别。

(2) 病毒耐药性检测：病毒耐药是导致抗病毒治疗失败的主要原因之一，对抗病毒疗效不佳或失败者可行耐药检测。

①药物不良反应观察：抗病毒药物的不良反应及耐受性影响患者的服药依从性，进而影响抗病毒治疗的成败，因此适时监测并及时处理药物的不良反应对于提高治疗效果至关重要。

②药物浓度检测：特殊人群(如儿童、妊娠女性及肾功能不全患者等)用药在条件允许情况下可进行治疗药物监测(TDM)。

6. 换药标准和治疗失败患者的抗病毒治疗　病毒学失败的定义：在持续进行 HAART 的患者中，开始治疗(启动或调整)48 周后血浆 HIV RNA 持续在 200 copies/mL 以上。病毒学反弹：在达到病毒学完全抑制后又出现 HIV RNA 不低于 200 copies/mL 的情况。

出现病毒学失败时应首先评估患者的治疗依从性、药物-药物或药物-食物相互作用；治疗依从性是治疗成败的决定因素。

治疗失败患者选择方案的原则是更换至少 2 种(最好 3 种)具有抗病毒活性的药物(可以是之前使用的药物种类中具有抗病毒活性的药物)；任何治疗方案都应包括至少一种具有完全抗病毒活性的增强 PI，加用一种未曾使用过的药物(如 INSTI、FI)。

7. 药物相互作用　常见抗病毒药物因为其药物代谢途径、毒副作用等特点，与很多其他种类药物产生药物相互作用。临床中要密切关注患者联合用药情况，并参考相关指南或药物说明书及时调整药物方案或调整药物剂量。

8. HIV 感染的全程管理　抗病毒治疗的出现和应用将艾滋病变为一种可以治疗但目前尚难以彻底治愈的慢性疾病。HAART 导致 HIV 相关机会性感染和相关性肿瘤大大减少，随着艾滋病患者生存期的延长，各种非艾滋病定义性疾病(non-AIDS-defining disease，NAD)如代谢综合征、心脑血管疾病、慢性肝肾疾病与骨骼疾病以及非艾滋病定义性肿瘤的发病率呈上升趋势，这些疾病已经成为后 HAART 时代影响 HIV 感染者生活质量和预后的主要因素。HAART 所带来的疾病谱变化也改变着 HIV 感染者的诊治和关怀模式。HIV 感染的全程管理是在 HIV 感染者确诊后，多学科合作团队为其提供的一种全程综合诊治和服务关怀管理模式。

全程管理的关注环节主要包括：①HIV 感染的预防和早期诊断；②机会性感染的诊治和预防；③个体化抗病毒治疗的启动和随访，服药的依从性教育和监督；④NAD 的筛查与处理；⑤社会心理综合关怀。全程管理的诊治模式是一种以感染科医生主导的多学科诊疗模式。

（三）中西医结合治疗

1. 促进免疫重建，改善免疫功能 唐草片（老鹳草、瓜蒌皮、金银花等）、益艾康胶囊（人参、黄芪、白术等）、扶正方（黄芪、党参、白术、茯苓等）/祛邪方（陈皮、砂仁、桃仁等）、扶正抗毒丸（黄精、白术、黄芪等）、培元胶囊（鹿茸、黄芪、灵芝）、复方芪术汤（黄芪、白术、丹参等）、复元解毒汤（黄芩、黄芪、生地黄等）、扶正抗艾胶囊（冬虫夏草、红景天、黄芪等）、参灵扶正胶囊（党参、黄芪、白术、绞股蓝等）等中药联合 HAART 能改善患者免疫功能，保持 $CD4^+$ T 淋巴细胞计数稳定或延缓下降速度，远期疗效较好。对免疫功能重建不完全者艾灸命门、肾俞（双侧）、足三里（双侧）、膻中、神阙、关元联合 HAART，可明显改善 $CD4^+$ T 淋巴细胞计数和免疫重建有效率。

2. 降低机会性感染发病率 健脾祛湿颗粒加西医基础治疗对于艾滋病相关慢性腹泻患者的有效率高于纯西药治疗（易蒙停胶囊＋西医基础治疗）。外用糠酸莫米松乳膏联合中医辨证治疗艾滋病相关瘙痒性丘疹性皮疹患者，在皮损面积积分和皮损瘙痒程度积分改善方面皆明显优于纯西药治疗（外用糠酸莫米松乳膏＋氯雷他定片、维生素 C）。对于艾滋病肺部感染患者，在西医治疗基础上加用清肺培元微丸（人参、黄芩、瓜蒌皮、地龙等），临床总有效率高于纯西药治疗。对于艾滋病相关口腔念珠菌病患者，予制霉菌素混悬液漱口加消糜颗粒（清半夏、黄芩、黄连等），有效率高于纯西药治疗。

3. 减少 HAART 后不良反应 HAART 加艾复康胶囊（热毒蕴结证）或艾可清胶囊（脾肾阳虚证）治疗艾滋病患者，HAART 后不良反应总发生率降低，且肝毒性发生率、肾毒性发生率、疲乏发生率、精神异常发生率均降低。降脂颗粒联合 HAART 可有效治疗 HAART 后脂代谢异常患者。扶正排毒方（黄芪、鹿角胶、白花蛇舌草等）联合 HAART 可有效治疗 HAART 后神经系统病变。陈黄汤（黄芪、陈皮、丹参等）可有效治疗 HAART 继发高乳酸血症的艾滋病患者。化肝煎合茵陈蒿汤（炒栀子、茵陈、炒黄芪等）可有效治疗 HAART 后肝损伤患者。

4. 降低耐药率 HAART 加艾复康胶囊（热毒蕴结证）或艾可清胶囊（脾肾阳虚证）治疗 72 周后的艾滋病患者的 HIV 耐药发生率明显低于纯西药治疗。

目前，中西医结合治疗艾滋病主要存在以下几个问题：①中药和西药服用时间不明确（先中药后西药、先西药后中药、中西药同时服用）；临床病例如何选择；目前尚无安全有效的预防艾滋病的疫苗，中西医协同治疗能否预防艾滋病并不确定；中医分期治疗欠规范与辨证分型比较混乱。②抗 HIV 作用不明显；作用靶点宽泛，如调节免疫（抑制活化、增强不足）、脏器保护、改善症状、提高生活质量等。③基础研究包括药物作用机制研究和药物筛选研究薄弱，与临床脱节，亟待深入。④中药新药研发力度不够，药物种类少，不能满足临床需求。

今后应围绕以下几个方面进行研究工作：①继续扩大中西医协同治疗；②探索中西医协同治疗艾滋病的时机、范围、疗程等；③加强中药与西药之间相互作用、药物筛选的基础研究；④加快中药新药研发，进行规范严格的临床前试验和新药临床试验，保证有效性和安全性。

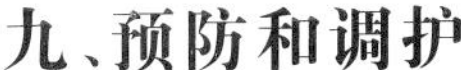

九、预防和调护

（一）预防

为高危人群提供预防 HIV 感染的咨询服务，包括安全性行为指导；不吸毒，不共用针具；推行无偿献血，对献血人群进行 HIV 筛查；加强医院管理，严格执行消毒制度，控制医院交叉感染；预防职业暴露与感染；控制母婴传播；对艾滋病患者的配偶和性伴侣、与艾滋病患者共用注射器的静脉药物依赖者，以及艾滋病患者所生的子女，进行医学检查和 HIV 检测，为其提供包括核酸检测在内的咨询服务。

（二）调护

1. 饮食宜忌 饮食宜少食多餐，进易消化食物；咳嗽痰多者，少食甜腻；皮肤疮疹者，忌食蟹虾；咽喉干燥者，忌食辣椒、大蒜等辛辣之品。

2. 提高免疫力 对症治疗，药食同补。①咳嗽、气喘：紫苏子粳米粥（紫苏子、粳米、生姜、陈皮、白果、大枣），芡实山药粥（芡实、山药、薏苡仁、白萝卜、核桃仁）。②痰核、瘰疬：紫菜豆腐海蜇汤（紫菜、豆腐、海蜇、生姜）。③呕吐、胃痛：参苓橘姜粥（党参、橘皮、茯苓、生姜、粳米）。④腹痛、腹泻：莲子马齿苋汤（莲子、马齿苋、猪瘦肉、大蒜）。⑤口疮：洋参莲子羹（西洋参、莲子、绿豆、冰糖）。⑥皮疹：当归赤豆羹（当归、赤小豆、薏苡仁、扁豆、马齿苋、防风）。⑦自汗、盗汗：黄芪浮小麦等（黄芪、浮小麦、薏苡仁、绿豆、黑豆）。

3. 心理疏导 在与 HIV 感染者/艾滋病患者交往过程中，做到热情、耐心、细致、不歧视，帮助其解除焦虑、紧张、抑郁等情绪，减轻其心理负担，帮助其建立战胜疾病的决心。定期传授艾滋病防治相关知识，积极调动其配合治疗的主观能动性，提高其依从性。

4. 人文关怀 为 HIV 感染者/艾滋病患提供心理健康筛查，健康生活指导（如戒烟），生育指导，疫苗接种指导，HIV 相关的神经认知功能障碍的筛查，旅行健康指导，舒缓医疗服务等。

5. 常见临床症状的护理

（1）发热：发热是 HIV 感染者的主要症状。HIV 感染者发热时，房间内应保持安静，开窗换气，保持空气流通，温度和湿度适宜，按时监测体温，鼓励适量饮水，结合药物治疗与物理降温（温水擦浴）。汗出较多时用干毛巾擦拭后更换衣被，避免受凉，保持皮肤清洁、干燥。症状严重者应卧床休息，对消瘦者骨骼突出部给予按摩翻身，预防并发症的发生。谢绝患有感冒或其他传染病的亲友探访。

（2）腹泻：当 HIV 感染者出现腹泻时，要注意观察大便量，大便颜色、性状、气味，排便次数。对于腹泻频繁的感染者，为了减少胃肠蠕动及体力消耗，应安排他们在安静、舒适、离卫生间近的房间，保证充分休息。注意保持肛门及其周围皮肤清洁和干燥，手纸要柔软，擦拭动作要轻，以减轻机械刺激。饮食要注意卫生，多摄入清淡易消化的食物，食物不可过凉，以免加重腹泻程度。不吃生、冷、辛、辣等刺激性食物。鼓励多饮水，定时测体重，防止脱水。大米粥、苹果汁等对止泻有一定作用，而奶制品应限制食用。

（3）皮肤瘙痒：皮肤瘙痒是 HIV 感染者最常见的问题，可以发生在感染 HIV 的任何时期。皮肤瘙痒时，千万不要用指甲搔抓。如果皮肤被抓破，很容易发生感染。平常要把指甲剪短，避免抓破皮肤，否则可能造成更严重的皮肤损伤，甚至全身症状。可以把手放平，用手掌轻轻拍打瘙痒部位，代替搔抓。注意皮肤清洁，每天清洗皮肤，皮肤干燥时，可涂抹凡士林、甘油等；严重瘙痒时，可以涂抹炉甘石洗剂等止痒；不要乱用含有激素的药膏，否则可能加重真菌感染。如果发生皮肤化脓、脓疱疹、带状疱疹或皮肤上出现褐色或紫色的斑块等，一定要到医院让医生诊治。

（徐　婧　田梦源）

参考文献

[1] 中华医学会感染病学分会艾滋病丙型肝炎学组，中国疾病预防控制中心. 中国艾滋病诊疗指南（2021年版）[J]. 中国艾滋病性病，2021，27(11)：1182-1201.

[2] 谢世平，郭会军，王健. 艾滋病中医诊疗指南（2013版）[J]. 中医学报，2014，29(5)：617-620.

[3] 李兰娟，任红. 传染病学[M]. 9版. 北京：人民卫生出版社，2018.

[4] 王健，梁碧颜. 中西医结合治疗艾滋病现状与展望[J]. 辽宁中医杂志，2022，49(3)：214-217.

[5] 高国建，赵玉凤，刘颖，等. 中医药防治艾滋病临床疗效与评价方法研究现状[J]. 中华中医药杂志，2023，38(10)：4814-4818.

[6] 朱梅. 艾滋病感染者的生活调护[J]. 中国医药指南，2007(S1)：160-161.

[7] 张洪岐，马冲，刘颖. 中医药防治艾滋病研究述评[J]. 中国中医基础医学杂志，2022，28(12)：2071-2074.

第四章 病毒性肝炎

一、概述

病毒性肝炎(viral hepatitis)是由多种肝炎病毒引起的一组感染性疾病,主要表现为肝脏炎症和坏死。

按病原学分类,目前有甲型肝炎(hepatitis A)、乙型肝炎(hepatitis B)、丙型肝炎(hepatitis C)、丁型肝炎(hepatitis D)及戊型肝炎(hepatitis E),分别由甲型肝炎病毒(hepatitis A virus,HAV)、乙型肝炎病毒(hepatitis B virus,HBV)、丙型肝炎病毒(hepatitis C virus,HCV)、丁型肝炎病毒(hepatitis D virus,HDV)及戊型肝炎病毒(hepatitis E virus,HEV)感染所致。甲型肝炎及戊型肝炎通过消化道传播,主要表现为急性肝炎,可见乏力、食欲不振、肝大、肝功能异常。在某些情况下部分患者会出现黄疸,无症状感染者也常见。乙型肝炎、丙型肝炎、丁型肝炎主要通过输血等胃肠外途径传播,多为慢性感染,少数可发展为肝硬化、重型肝炎(肝衰竭)或肝细胞癌。

中医学并无"病毒性肝炎"这一病名。根据病毒性肝炎常见的纳差、乏力、黄疸、胁痛、腹胀、腹腔积液等临床表现,其应归属于"黄疸""瘟黄""急黄""胁痛""肝郁""肝着""积聚"等范畴。

关于黄疸病名和主要症状的记载,最早见于春秋战国时期,如《黄帝内经·素问·平人气象论》中说:"溺黄赤、安卧者,黄疸……目黄者曰黄疸。"《黄帝内经·灵枢·论疾诊尺》云:"身痛面色微黄,齿垢黄,爪甲上黄,黄疸也。"《黄帝内经·素问·六元正纪大论》中说:"溽暑湿热相薄,争于左之上,民病黄瘅(疸)而为胕肿。"隋代巢元方所著《诸病源候论》以及《圣济总录·黄疸门》中记载有黄疸的危重证候"急黄"。清代沈金鳌《杂病源流犀烛》中有"天行疫疠,以致发黄者,俗谓之瘟黄,杀人最急"的记载。对胁痛的论述可见于《黄帝内经·素问·藏气法时论》"肝病者,两胁下痛引少腹,令人善怒",《黄帝内经·灵枢·五邪》"邪在肝,则两胁中痛",《黄帝内经·素问·刺热》"肝热病者,小便先黄……胁满痛,手足躁,不得安卧"。《黄帝内经·灵枢·水胀》中说:"鼓胀何如……腹胀,身皆大,大与肤胀等也,色苍黄,腹筋起,此其候也。"《金匮要略·水气病脉证并治》中说:"肝水者,其腹大,不能自转侧,胁下腹痛,时时津液微生,小便续通。"此两句为肝病致鼓胀的记载。对病因的论述可见于《金匮要略·黄疸病脉证并治》"黄家所得,从湿得之"。提出黄疸主要与湿邪相关。对治法的论述见于《伤寒论》"伤寒七八日,身黄如橘子色,小便不利,腹微满者,茵陈蒿汤主之"。以茵陈蒿汤治疗黄疸。《景岳全书·黄疸》则认为"阳黄证,多以脾湿不流,郁热所致,必须清火邪,利小

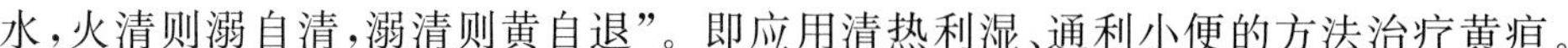

水，火清则溺自清，溺清则黄自退”。即应用清热利湿、通利小便的方法治疗黄疸。

（一）甲型肝炎

甲型肝炎（简称甲肝），是由甲型肝炎病毒（简称甲肝病毒，HAV）感染导致的肝脏疾病。该病毒的主要传播方式是未感染或未接种疫苗者摄入被感染者粪便污染的食物或水。该病与不安全的水或食物、卫生条件差、不良个人卫生习惯等密切相关。甲型肝炎的症状因严重程度不同而异，包括发热不适、食欲不振、腹泻、恶心、腹部不适、尿色深和黄疸（皮肤和巩膜黄染）。成人往往比儿童更常出现疾病的症状和体征，而在老年人中，疾病会更严重，病死率更高。被感染的6岁以下儿童常无明显症状，仅约10%的人会出现黄疸。在年龄较大的儿童和成人中，HAV感染的症状往往更严重，70%以上的病例会出现黄疸。甲型肝炎的复发率较高，且发病急骤，康复也较快。与乙型肝炎和丙型肝炎不同，甲型肝炎一般不会进展为慢性肝病，且病死率较低，但可能会发展为急性肝衰竭等重型肝炎。世界卫生组织统计，2016年全世界有7134人死于甲型肝炎（占病毒性肝炎死亡人数的0.5%）。

HAV属微小RNA病毒科嗜肝RNA病毒属。无包膜，直径为27～32 nm，为二十面体对称颗粒，表面有32个亚单位结构（称为壳粒）。在电子显微镜下，可见实心和空心颗粒。实心颗粒为完整的HAV，有传染性；空心颗粒为未成熟的不含RNA的颗粒，具有抗原性，但无传染性。

目前认为HAV至少可以分为7个基因型，人类HAV基因型有Ⅰ、Ⅱ、Ⅲ、Ⅶ型。基因型亚型之间有大约7.5%的碱基差异。HAV的抗原性比较稳定，只有一种血清型。IgM型抗体在感染后早期产生，是近期感染的标志，一般持续8～12周，少数可持续6个月左右。IgG型抗体是既往感染或免疫接种的标志，可长期存在。

HAV对外界有很强的抵抗力，在−70～−20 ℃可生存多年，且仍具有传染性，可在−80 ℃的甘油中长期保存。对有机溶剂比较耐受，在4 ℃左右置于20%乙醚中24 h仍稳定。耐酸、耐碱，尤其在酸性环境下具有超高稳定性。在常温下可存活1周，在25 ℃的干粪中可存活30天，在贝类、淡水、海水、土壤中可存活数月。60 ℃加热30 min或100 ℃加热1 min可被完全灭活。对甲醛、氯等消毒剂及紫外线敏感。

（二）乙型肝炎

乙型肝炎（简称乙肝）是由乙型肝炎病毒（HBV）感染引起的肝脏疾病，主要经输血、注射和母婴途径传播。

乙肝往往会导致慢性感染，最终发展为肝硬化和肝癌，是严重危害人类健康的重要传染病。HBV属于嗜肝DNA病毒科，是一种有包膜的DNA病毒。其基因组长度约为3.2 kb，为部分双链环状DNA。其基因组编码HBsAg、HBcAg、HBeAg、病毒聚合酶和HBxAg蛋白。HBV颗粒以三种形式存在于感染血清中。①小球形颗粒，直径约22 nm。②管形颗粒，直径约22 nm，长度为100～1000 nm。这两种颗粒均由与病毒外膜相同的脂蛋白（即乙肝表面抗原（HBsAg））组成。因此，它们也被称为外膜颗粒，不含核酸，无传染性。③大球形颗粒，又称Dane颗粒，是HBV完整病毒体。电镜下为圆形双壳颗粒，直径约42 nm，外膜（脂蛋白包膜，HBsAg）厚7 nm。用去污剂剥离外膜以暴露核心，具有直径28 nm的二十面体对称结构，其核壳由厚约2 nm的核蛋白（HBcAg）构成。

HBV核酸是部分双链环状DNA，长链（负链）含有约3200个核苷酸。长度是固定的，缺口处为DNAP，短链（正链）的长度是可变的。长链包含4个开放阅读框，可以编码所有病

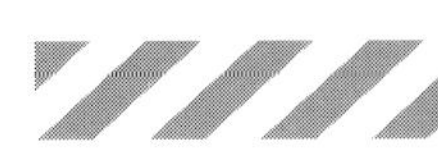

毒物质，分别是 S、C、P 及 X 区。S 区包括 pre-S1、pre-S2 和 S 基因，分别编码产生 pre-S1、pre-S2 和 S 三种抗原；C 区包括 pre-C 和 C 基因，分别编码产生 e 抗原（HBeAg）和核心抗原（HBcAg）；P 基因编码参与 HBV 复制；X 基因的产物是 x 抗原（HBxAg）。当 HBV 复制时，HBV DNA 被修复成共价闭合环状 DNA（covalently closed circular DNA，cccDNA），cccDNA 可作为 HBV 转录和复制的模型。

在 HBV 复制过程中，病毒 DNA 会进入宿主细胞的细胞核，在 DNA 聚合酶的作用下，两条链的缺口被填满，形成超螺旋 cccDNA 分子。cccDNA 是 HBV 前基因复制的原始模板。虽然 cccDNA 含量很少，每个肝细胞内只有 5～50 个拷贝，但它的存在对病毒复制和感染状态的建立非常重要。

HBV 的抵抗力强，65 ℃煮沸 10 min 或在高压蒸汽下 10 h 可被灭活。环氧乙烷、戊二醛、过氧乙酸和碘伏对 HBV 也有很好的灭活作用。

（三）丙型肝炎

丙型肝炎（简称丙肝）是由丙型肝炎病毒（HCV）感染引起的肝脏疾病。

HCV 感染可引起急性或慢性肝炎，其严重程度可从持续几周的轻微疾病到严重的终身疾病不等，许多慢性感染者会发展为肝硬化或肝癌。HCV 是一种血液传播病毒，最常见的感染途径是接触少量血液。注射毒品、输血，以及可能导致血液接触的性行为，都可能引起感染。世界卫生组织统计，2016 年，约有 39.9 万人死于丙肝，主要是由于发生肝硬化和肝细胞癌（原发性肝癌）。

HCV 属于黄病毒科肝炎病毒属，其基因组是由约 9.6×10^3 个核苷酸组成的单股正链 RNA。HCV 为球形颗粒，直径为 50～60 nm，最外层为有包膜的糖蛋白，内层为核衣壳。病毒基因组被核衣壳包裹，形成直径为 30～35 nm 的核心颗粒，被包膜包裹形成完整的 HCV 颗粒。

HCV 对有机溶剂（如氯仿和乙醚）敏感。100 ℃煮沸 5 min，60 ℃下 10 h，37 ℃下 1∶1000 甲醛处理 6 h，20%次氯酸处理，紫外线照射皆可使 HCV 灭活。血液制品中的 HCV 可在 80 ℃下干热处理 72 h 或添加变性剂而被灭活。

（四）丁型肝炎

丁型肝炎（简称丁肝）是由丁型肝炎病毒（HDV）感染引起的一种急慢性肝脏疾病。这种病毒依靠 HBV 进行自我复制。HDV 感染仅与 HBV 感染或重复感染同时发生。

HDV 是具有缺陷的 RNA 病毒。其为直径约 36 nm 的颗粒，呈球形。外壳是嗜肝 DNA 病毒表面抗原，在人类中，它是 HBsAg。其内含有 HDV 抗原（HDVAg）和一个 1.9 kb 的 RNA（HDV RNA），即 HDV 基因组。HDV 基因组是共价闭合的环状单链 RNA。

（五）戊型肝炎

戊型肝炎（简称戊肝）是一种由戊型肝炎病毒（HEV）感染引起的肝脏疾病。它至少有 4 个分型，即基因 1 型、2 型、3 型和 4 型。基因 1 型和 2 型仅见于人类。基因 3 型和 4 型在猪、野猪和鹿等若干动物中传播，但不会使这些动物发病，偶尔造成人类感染。HEV 通过感染者的粪便排出，经肠道进入人体。饮用受污染的饮用水是其主要传播途径。HEV 感染通常是自限性的，可以在 2～6 周自愈。偶尔会发展为重型肝炎（肝衰竭），这可能为部分患者的死亡原因。世界卫生组织估计，2015 年，大约 4.4 万人死于戊肝（占病毒性肝炎死亡人数的 3.3%）。

HEV属于黄病毒科，为RNA病毒。它是一种二十面体对称球形颗粒，直径为32～34 nm，无包膜。基因组为线性单股正链RNA，长度约7200 bp。HEV对高盐、氯化铯和氯仿敏感，但在碱性环境中稳定。

二、流行病学

（一）甲型肝炎

1. 传染源 甲型肝炎无病毒携带状态，传染源为急性期患者和隐性感染者。后者的数量远远多于前者。甲型肝炎的传染性在潜伏期后期和黄疸发作前几天最强，在黄疸发作后2周，传染性较前明显减弱。

2. 传播途径 主要通过消化道传播，主要途径为粪-口途径。被病毒携带者粪便污染的食物或水被未感染的人摄入而造成感染。在家庭环境中，如果感染者为家人准备食物，病毒可能会通过脏手进行传播。水源性甲型肝炎暴发是常见的，并往往与已经污染的水有关。人与人之间的意外接触不会传播病毒，但与感染者的身体密切接触（如口-肛性行为）可能会引起感染。

3. 易感人群 抗-HAV阴性的人通常容易感染HAV。6个月以下的婴儿不易感，因其受到来自母亲的抗-HAV的保护；6个月以后，如果不接种HAV疫苗，婴儿就会因抗-HAV逐渐消失而变得易感。由于早期隐性感染，成人通常会产生HAV中和抗体并获得持久免疫力。秋季和冬季发病率较高。HAV感染的危险因素：缺乏安全用水；卫生条件差；与感染者同住；使用新型毒品；与急性甲型肝炎患者有性行为；男男性行为；未接种疫苗者前往高流行地区等。

4. 地理分布 在地理分布区域上，HAV感染地区可分为低感染率、中等感染率或高感染率地区。

（1）低感染率地区：在卫生条件和卫生习惯良好的高收入国家，感染率较低。在高危人群中，如男男性行为者、注射吸毒者、前往高流行地区冶游的人可能发生本病。

（2）中等感染率地区：在卫生条件不足的中等收入国家和地区，儿童往往不会在早期被感染，因此成年后不具免疫力。经济和卫生状况改善可能使更多的成人因未感染过病毒而不具有免疫力。较大年龄人群的易感性可能导致发病率上升，在相应地区可能会出现大规模疫情。

（3）高感染率地区：在卫生条件差和卫生习惯差的中低收入国家，感染非常普遍，大多数儿童（90%）在10岁之前就会患甲型肝炎，大多数感染HAV的儿童没有任何症状。

（二）乙型肝炎

1. 传染源 传染源包括HBV DNA复制的急慢性患者和无症状的慢性HBV携带者。

2. 传播途径 主要通过血液途径、日常密切接触、母婴传播和性接触等途径传播。除了输血和血液制品外，HBV还可通过针刺伤、文身、穿刺以及接触感染者的血液、唾液、阴道分泌物和精液等传播。HBV可能通过性接触传播，尤其是在未接种疫苗的男男性行为者和有多个性伴侣或与性工作者有接触的异性恋者中。在高流行地区，HBV感染最常见的传播方式是分娩时的母婴传播（围生期传播）或家庭内传播（通过接触感染者的体液而传播），特别是已感染的幼儿传染给未感染的幼儿。被母亲感染的婴儿和在5岁之前被感染的幼儿发展为慢性感染是很常见的。母婴传播在HBV载量高的妇女所生的孩子中更为常见。在没

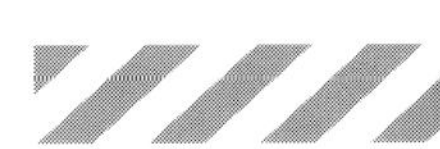

有任何预防措施干预的情况下，HBeAg 阳性的母亲（通常病毒载量较高）发生母婴传播的风险为 70%～90%。

3. 易感人群　人群普遍易感，但不同年龄的人获得持久免疫力的概率不同。

4. 地理分布　HBV 感染在世界范围内普遍流行，但不同地区 HBV 感染率差异很大。世界卫生组织报告，全球约有 2.57 亿慢性 HBV 感染者，其中非洲和西太平洋地区的感染者占比为 68%。2015 年，全球约有 88.7 万人死于 HBV 感染相关疾病，其中肝硬化和原发性肝细胞癌（HCC）死亡人数分别占 52% 和 38%。东南亚和西太平洋地区一般人群中患病率分别为 2%（3900 万例）和 6.2%（1.15 亿例）。HBV 感染在亚洲的流行程度不同，亚洲大部分地区为中高流行区，少数为低流行区。

（三）丙型肝炎

1. 传染源　主要为急、慢性丙型肝炎患者及慢性 HCV 携带者。

2. 传播途径　HCV 主要通过血液途径传播，主要包括：①通过输血和血液制品传播，包括单采血浆回输血细胞等。②通过受损的皮肤和黏膜传播，包括使用非一次性注射器和针头，使用未经严格消毒的牙科器械、内窥镜，行侵入性手术和针灸等。通过血液传播的潜在途径包括共用剃须刀、共用牙刷、文身和穿耳洞等。目前新发感染的主要传播方式包括静脉吸毒共用注射器和不安全注射。③通过性接触传播。与 HCV 感染者发生性关系者、有多个性伴侣者感染 HCV 的风险更高。同时，患有其他性病的患者，尤其是感染人类免疫缺陷病毒（human immunodeficiency virus，HIV）的人，发生 HCV 感染的风险更高。

3. 易感人群　无免疫力者对 HCV 通常易感。丙型肝炎可发生于任何年龄。儿童和青少年的 HCV 感染率普遍较低。男性 HCV 感染率高于女性。HCV 感染在 16 岁以上的人群中更为常见。HCV 感染者康复后，血清抗体水平低，免疫保护能力弱，存在再次感染 HCV 的可能。

（四）丁型肝炎

1. 传染源　主要是急、慢性丁型肝炎患者及 HDV 携带者。

2. 传播途径　HDV 的传播方式与 HBV 相同。输血和血液制品是传播 HDV 的重要方式之一。其他传播途径包括注射及针灸传播、日常生活密切接触传播、围生期传播等。在我国，HDV 的传播方式主要是日常生活密切接触传播。

3. 易感人群　HDV 感染分为两种：①HDV、HBV 同时感染，感染对象为既往未感染 HBV 的各类人群。此类患者病情较轻，病毒易于清除。对于未感染 HBV 的人群，接种乙型肝炎疫苗可安全、有效地预防 HDV 感染。②HDV、HBV 双重感染，感染对象为感染 HBV 的各种人群，包括 HBV 携带者和乙型肝炎患者。这些患者携带 HBsAg，一旦感染 HDV，极有利于 HDV 的复制，因此这类人更容易感染 HDV，感染后容易发展为重型肝炎。

（五）戊型肝炎

1. 传染源　基因 1 型和 2 型戊型肝炎的传染源是现有患者和亚临床感染者，基因 3 型和 4 型戊型肝炎的主要传染源是患者和受感染的猪。

2. 传播途径　主要通过消化道传播。感染 HEV 的人和猪可以从粪便中排出 HEV，污染水源、食物和周围环境。由水污染引起的流行最为常见，主要发生在雨季或洪水过后。部分可能与食用被 HEV 污染的食物有关。HEV 也可以垂直传播，但不太可能通过输血（或血液制品）传播。

3. 易感人群 人群对 HEV 普遍易感，其中青壮年发病率高，儿童和老年人发病率低。一般亚临床感染随年龄增长而减少，临床感染随年龄增长而增加。

三、中医病因病机

中医学认为本病主因外感湿热疫毒，或饮食失节，或体虚劳倦，或情志不畅等所致，主要致病因素有湿、热、瘀、毒等，病变的脏腑主要在脾胃、肝胆，也可累及肾、心。

外感湿热疫毒：初起邪犯肌表，卫表失和，腠理闭塞，可见发热恶寒，肢体疼痛。若邪犯少阳，正邪相争，则出现口苦、咽干、寒热往来。若邪气内犯，困阻肝脾，胃失和降，脾失健运，则见腹胀、脘痞、纳呆、恶心、呕吐、便溏等；肝失疏泄，故胁痛、胸闷、嗳气。湿热熏蒸，胆汁外泄，泛溢肌肤，则发为黄疸。若机体感受湿热疫毒后，蕴毒化火伤阴，伤及营血，内陷心肝，则形成急黄重症。

饮食失节：食入不洁之物，或嗜酒无度，或过食甘肥辛辣，致使体内积湿酿热，损伤脾胃、肝胆。若湿热困遏脾胃，可见纳差、腹胀、脘痞、纳呆、恶心、呕吐、便溏等症；若湿热壅于肝胆，则见胁痛、口苦、黄疸等。

体虚劳倦：正气存内，邪不可干。若先天禀赋不足，素体亏虚，或劳累过度，或病后体虚，或正气亏损，使得机体卫外功能不固，湿热疫毒乘虚而入。感邪之后，如正气尚充，与邪相争，驱邪外出，则病逐渐好转；若机体正气亏虚，无力或难以驱邪外出，湿热疫毒停滞机体，留恋不去，则机体气血运行不畅，病情容易慢性化。

急性肝炎邪气初犯，病程较短，病性以邪实为主，湿热内蕴，脾胃失健，肝失疏泄，胆汁泛溢，而出现胁痛、黄疸、腹胀、恶心、困倦乏力等症。慢性肝炎病程较长，正气渐伤，病理性质以正虚邪恋为主，其湿热疫毒留恋不去，引起病情反复波动。病久入络，气滞血瘀，络脉痹阻，以致癥积内聚，面颈胸臂部出现红丝赤缕。正伤邪恋，肝脾受损，气血亏乏，故见气短乏力，胁肋隐痛不已。病久累及骨，则进一步导致肝肾阴虚或脾肾阳虚(图 4-1)。

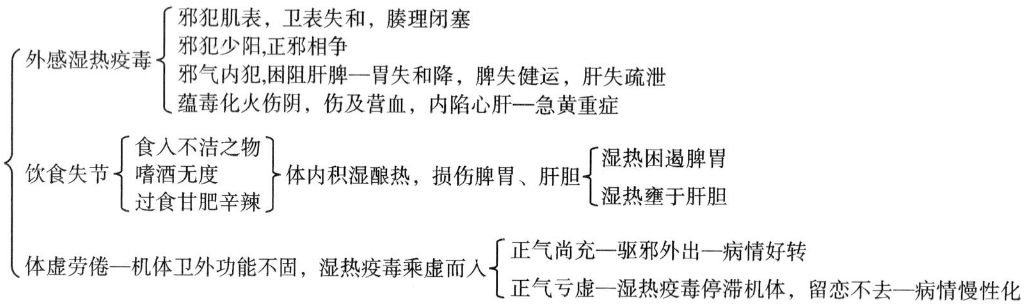

图 4-1 病毒性肝炎病因病机示意图

四、发病机制及病理

（一）发病机制

1. 甲型肝炎 HAV 经口进入人体后，从肠道进入血流，发生一过性病毒血症；然后进入肝细胞并在其中复制，在 2 周后通过胆汁排出体外。病毒血症出现在潜伏期，患者有临床症状时病毒血症已处于很低水平或基本结束，但粪便排毒作用仍可维持 1～2 周。有关 HAV 引起肝细胞损伤的机制，尚不明确。目前认为 HAV 大量增殖导致肝细胞轻微破坏，并引起细胞免疫反应，在激活特异性 $CD8^{+}$ T 淋巴细胞后，通过直接作用和分泌细胞因子(如

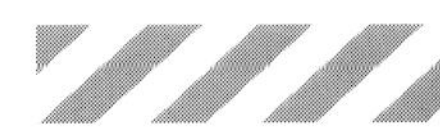

γ干扰素），使肝细胞变性、坏死；感染后期体液免疫亦参与其中。

2. 乙型肝炎　乙型肝炎的发病机制极其复杂，人类至今尚未完全了解。HBV 进入人体后，未被单核吞噬细胞系统清除的 HBV 到达肝脏（或者肝外组织，如胰腺、胆管、脾、肾等），通过相关受体黏附在肝细胞上。病毒包膜与肝细胞膜融合，导致病毒入侵。HBV 进入肝细胞后开始复制。HBV DNA 进入细胞核形成 cccDNA。以 cccDNA 为模板合成前基因组 mRNA，前基因组 mRNA 进入细胞质作为模板合成负链 DNA，再以负链 DNA 为模板合成正链 DNA。两者形成完整的双链 HBV DNA。HBV 的复制过程非常特殊：一是细胞核中存在稳定的 cccDNA；二是由 HBV mRNA 反转录为 HBV DNA。乙型肝炎发病机制既包括特异性细胞毒性 T 淋巴细胞（CTL）介导的肝细胞死亡及病毒清除机制，同时也存在非细胞溶解清除病毒的机制。

肝细胞发生的病变主要取决于机体的免疫应答，尤其是细胞免疫应答。免疫应答既可清除病毒，亦可导致肝细胞损伤，甚至诱导病毒变异。HBV 复制增加可启动机体免疫反应，临床表现因机体的免疫状态不同而异。当机体处于免疫耐受状态时，不发生免疫应答，多成为无症状携带者；当机体免疫功能正常时，多表现为急性肝炎，感染 HBV 的成年患者常属于这种情况，大部分患者可彻底清除病毒；当机体免疫功能低下、不完全免疫耐受、自身免疫反应产生、HBV 基因突变逃避免疫清除等时，可发生慢性肝炎；重型肝炎（肝衰竭）的发生源于机体的超敏反应。大量免疫复合物产生并激活补体系统，以及在肿瘤坏死因子（tumor necrosis factor，TNF）、白细胞介素-1（IL-1）、IL-6 等参与下形成的炎症风暴，肝细胞遭受强烈免疫损伤打击（第一重打击），导致大片肝细胞坏死，发生重型肝炎，继之由炎症引起肝细胞肿胀，血管改变导致肝细胞缺血、缺氧，形成第二重打击，大量肝细胞变性、坏死，导致肝脏解毒功能下降，肠道细菌异位，形成腹腔、胆道系统及肺部等感染，内毒素释放，形成第三重打击。免疫损伤、缺血/缺氧及内毒素损伤等打击是引起 HBV 感染所致肝衰竭的主要机制。

乙型肝炎的肝外损伤主要由免疫复合物引起。急性乙型肝炎早期偶尔出现的血清病样表现很可能是循环免疫复合物沉积在血管壁和关节腔滑膜并激活补体所致，此时血清补体滴度通常显著下降；慢性乙型肝炎时循环免疫复合物可沉积在血管壁，导致膜性肾小球肾炎伴发肾病综合征，在肾小球基底膜上可检出 HBsAg、免疫球蛋白和补体 C_3；免疫复合物也可导致结节性多动脉炎。这些免疫复合物多是抗原过剩的免疫复合物。

此外，HBV 感染与肝癌的关系密切。肝癌的发生机制现在认为是 HBV 在肝细胞内与人体染色体整合，整合后的肝细胞易于受到一系列的刺激而发生转化。

3. 丙型肝炎　HCV 入侵宿主细胞是一个由多种受体介导的复杂过程。HCV 感染肝细胞的机制可能是通过其包膜蛋白 E2 与肝细胞表面相应的受体 CD81 分子结合来实现的。HCV 感染容易慢性化，50%以上的感染会变成慢性感染。慢性化的可能原因如下：①血液中 HCV 水平很低，易诱发免疫耐受；②HCV 具有泛嗜性，难清除；③免疫细胞可被 HCV 感染，导致免疫功能紊乱。

HCV 进入人体后，首先引起病毒血症，病毒血症间断地出现于整个病程。第 1 周即可从血液或肝组织中用 PCR 法检出 HCV RNA。第 2 周开始，可检出抗-HCV。少部分病例感染 3 个月后才检测到抗-HCV。目前认为 HCV 致肝细胞损伤有下列因素参与。①HCV 直接杀伤作用：HCV 在肝细胞内复制，干扰细胞内大分子的合成，增加溶酶体膜的通透性，引起细胞病变。另外，HCV 表达产物（蛋白）对肝细胞有毒性作用。②宿主免疫因素：肝组织内存在 HCV 特异性细胞毒性 T 淋巴细胞（$CD8^+$ T 淋巴细胞），可攻击被 HCV 感染的肝细胞。另外，$CD4^{+}$ T淋巴细胞被致敏后分泌的细胞因子，在协助清除HCV的同时，也导致了免疫损伤。③自身免疫：HCV感染者常伴有自身免疫改变，如胆管病理损伤，与自身免疫性肝炎相似；常合并自身免疫病，血清中可检出多种自身抗体，如抗核抗体、抗平滑肌抗体、抗单链DNA抗体、抗线粒体抗体等，均提示自身免疫机制的参与。④细胞凋亡：正常人肝组织无Fas分子表达，被HCV感染的肝细胞内有大量Fas表达，并激活 $CD8^{+}$ T淋巴细胞表达FasL，诱导细胞凋亡。

4. 丁型肝炎 HDV复制效率高，因此感染的肝细胞中含有大量HDV。有专家认为，一方面HDVAg具有很强的抗原性，有研究表明它是 $CD8^{+}$ T淋巴细胞攻击的靶抗原；另一方面，HDV本身及其表达产物对肝细胞有直接作用，但尚缺乏确凿证据。因此，宿主免疫反应参与了肝细胞的损伤过程。

5. 戊型肝炎 HEV由被感染食物或水源通过口腔、消化道感染，从肠道侵入肝脏并进行复制，在潜伏期末期和发病急性期从粪便中排出。戊型肝炎发病机制不明确，可能与甲型肝炎相似。肝细胞损伤的主要原因是细胞免疫。

（二）病理

1. 基本病变 以肝损害为主。各型肝炎的基本病理改变表现为弥漫性的肝细胞变性和坏死，炎性渗出，炎症细胞浸润，肝细胞再生，纤维组织再生。

2. 各临床型肝炎的病理改变

(1) 急性病毒性肝炎(简称急性肝炎)：肝大，肝细胞气球样变和嗜酸性变，形成点、灶状坏死，汇管区炎症细胞浸润，坏死区肝细胞增生，网状支架和胆小管结构正常。急性肝炎患者病灶出现碎屑状坏死，表明极可能转变为慢性肝炎；黄疸型病灶较非黄疸型病灶重，肝内胆汁淤积明显。在甲型肝炎和戊型肝炎患者中，汇管区可以看到更多的浆细胞；而在乙型肝炎患者，则汇管区炎症不明显；丙型肝炎患者有明显的脂肪变性和滤泡淋巴细胞聚集。

(2) 慢性病毒性肝炎(简称慢性肝炎)。

①基本病变：除了小叶不同程度的肝细胞变性坏死外，汇管区及其周围的炎症反应往往很明显，常伴有不同程度的纤维化。

②病理诊断：主要按慢性肝炎肝组织炎症程度和肝脏纤维化程度进行分级(grade，G)和分期(stage，S)。a. 轻度慢性肝炎：炎症活动度(G)1～2级，纤维化程度(S)0～2期。表现为肝细胞轻度变性，可出现点、灶状坏死，部分可见嗜酸性小体；汇管区可能出现炎症细胞浸润，可见轻度碎屑坏死，无肝脏纤维化。b. 中度慢性肝炎：炎症活动度3级，纤维化程度1～3期。表现为汇管区及其周围组织炎症明显，伴中度碎屑坏死，小叶内肝细胞变性、融合性坏死重，或者见桥接坏死。汇管区及其周围组织逐渐纤维化，形成纤维间隔，但此时小叶结构大多完整。c. 重度慢性肝炎：炎症活动度4级，纤维化程度2～4期。表现为汇管区及其周围组织炎症反应重，伴重度碎屑坏死；桥接坏死范围广，累及多个小叶，多小叶坏死。形成纤维间隔，小叶结构紊乱，早期肝硬化。

(3) 重型肝炎。

①急性重型肝炎：肝脏在发病初期没有明显萎缩。7天后，肝细胞呈大块坏死、亚大块坏死、桥接坏死。无纤维组织增生，可伴有肝细胞明显变性。肉眼观察，可见肝体积缩小，坏死区充满大量红细胞而呈红色，其余肝组织因胆汁淤积而呈黄绿色，故称为红色或黄色肝萎缩。

②亚急性重型肝炎：肝细胞呈亚块状坏死或桥接坏死。肝细胞不同程度增生，可见细小

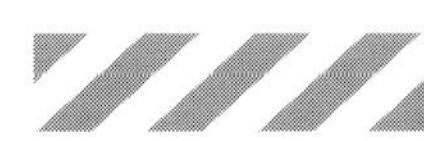

胆管增生和胆汁淤积。用肉眼观察肝脏表面，可见大小不一的小结节。

③慢加急性（亚急性）重型肝炎：在慢性肝炎病理损害的基础上，发生新的程度不等的肝细胞坏死性改变。

④慢性重型肝炎：肝脏弥漫性纤维化，形成异常增生性结节，有分布不均的重型肝细胞坏死。

(4) 肝炎肝硬化。

①活动性肝硬化：弥漫性纤维组织增生及假小叶形成，肝硬化伴明显炎症，假小叶周围可见碎屑状坏死。

②静止性肝硬化：肝硬化结节内炎症反应轻，纤维间隔内有少量炎症细胞，假小叶边界清楚。

(5) 淤胆型肝炎：有轻度急性肝炎性组织改变，伴有明显肝内胆汁淤积现象。胆汁色素滞留在肝细胞内，严重者肝细胞呈腺管状排列，吞噬细胞肿胀吞噬胆色素。汇管区水肿，小胆管扩张，伴明显的炎症细胞浸润。

(6) 慢性无症状携带者：携带者肝组织正常，或伴轻微病变，以肝细胞变性为主，伴少许炎症细胞浸润。这种炎症又被称为非特异性反应炎症。

五、临床表现

病毒性肝炎根据病因可分为甲型肝炎、乙型肝炎、丙型肝炎、丁型肝炎、戊型肝炎。按临床表现，病毒性肝炎可分为急性肝炎、慢性肝炎、重型肝炎。其中急性肝炎包括急性黄疸型肝炎和急性无黄疸型肝炎；慢性肝炎分为轻度慢性肝炎、中度慢性肝炎、重度慢性肝炎；重型肝炎(肝衰竭)分为急性重型肝炎、亚急性重型肝炎、慢性重型肝炎。

(一) 潜伏期

不同类型肝炎潜伏期也不同，甲型肝炎2～6周，平均4周。乙型肝炎1～6个月，平均3个月。丙型肝炎2～26周。丁型肝炎4～20周。戊型肝炎2～9周，平均6周。

(二) 临床经过

1. 急性肝炎　各类型病毒均可引起。总病程一般为2～4个月。

(1) 急性黄疸型肝炎：临床可分为三期。

①黄疸前期：多以发热起病，热型多为弛张热，可有恶寒。这一时期的突出症状是乏力，以及食欲不振、厌油腻、恶心、呕吐、上腹部不适、腹胀、便溏等消化道症状。尿液颜色逐渐变深，如浓茶；肝功能检查显示ALT和AST水平升高；体征可能有肝区叩击痛。本期持续数天至2周，平均1周。

②黄疸期：尿液颜色加深，首先出现巩膜黄染，其次是皮肤，于数天至2周达高峰，然后逐渐消退。黄疸刚出现时，患者自觉热退，但乏力、胃肠道症状等可在短时间内加重，然后迅速缓解。黄疸多为肝细胞性黄疸，部分患者可短期出现胆汁淤积性黄疸，如皮肤瘙痒、大便呈浅色。本期持续2～6周。

③恢复期：黄疸等症状逐渐消退，肝、脾大小正常，肝功能逐渐恢复正常。该时期持续数周至4个月。

(2) 急性无黄疸型肝炎：起病缓慢，临床症状轻微。主要表现为乏力、食欲不振、腹胀、肝区疼痛。部分患者可能会出现恶心、呕吐、稀便或低热。体征可见肝大和压痛，脾轻微肿大。甲、戊型肝炎以黄疸型多见;急性丙型肝炎临床表现较轻,以无黄疸型多见。部分患者无症状,仅有肝功能异常,为亚临床感染。

急性丁型肝炎可继发于HBV感染(重复感染)或与HBV感染同时发生(同时感染),其临床表现部分取决于HBV感染状态。同时,HBV在感染者体内的复制是短暂的。其临床表现与急性乙型肝炎相似,多有黄疸症状,有时可见ALT水平呈双峰状升高,双峰分别提示HBV感染和HDV感染。急性丁型肝炎预后良好,极少发展为重型肝炎。

戊型肝炎与甲型肝炎相似,但黄疸前期持续时间较长,平均10天,症状较重。黄疸出现后4～5天,自觉缓解,病程较长。慢性HBV感染与HEV感染重叠时病情更重,病死率增加。一般认为戊型肝炎没有慢性过程,也没有慢性携带状态。

2. 慢性肝炎 病程半年以上,或有慢性乙型、丙型、丁型肝炎或慢性肝炎病毒携带史,并因相同原因反复出现肝炎症状、体征,肝功能异常者。

(1) 轻度:病情较轻,肝脏稍大时可出现乏力、头晕、食欲不振、厌油腻、尿黄、肝区不适、轻压痛、睡眠差、轻度脾大。

(2) 中度:症状、体征、实验室检查居于轻度和重度之间。

(3) 重度:有明显或持续的肝炎症状,如乏力、腹胀、厌食、尿黄、便溏等,伴有肝病面容、蜘蛛痣、脾大、ALT和(或)AST水平反复或持续升高,白蛋白水平降低或白球比异常,丙种球蛋白水平明显升高。白蛋白含量≤32 g/L;或胆红素含量为正常上限的5倍;或PTA 40%～60%,均可诊断为重度慢性肝炎。

3. 重型肝炎(肝衰竭) 最严重的一种病毒性肝炎类型,病死率高。所有肝炎病毒都可以引起严重的肝炎(甲型肝炎和戊型肝炎很少见)。重型肝炎的病因和触发因素复杂,包括重复感染(如乙型肝炎和戊型肝炎)、妊娠、HBV基因前C区变异、精神刺激、过度疲劳、应用肝损害药物、饮酒、合并细菌感染和其他并发症(如糖尿病)等。

(1) 急性重型肝炎:又称暴发性肝炎,发病前多有诱发因素。始于急性黄疸型肝炎,但病情进展迅速。患者于2周内出现极度疲劳、严重的胃肠道症状、神经和精神症状,表现为嗜睡、性格改变、烦躁易怒、昏迷等,体格检查有扑翼样震颤及病理反射征阳性,Ⅰ度以上肝性脑病,黄疸急剧加深,出现胆酶分离现象,肝浊音界逐渐缩小,有出血倾向,PTA<40%,血氨水平升高,出现中毒性脑病、肝肾综合征。该病死亡率高,病程在3周及以上。

(2) 亚急性重型肝炎:又称亚急性肝坏死。急性起病,2～24周出现明显疲劳乏力、腹胀、食欲不振、频繁呕吐等症状,黄疸逐渐加深。胆红素含量每日增加不低于17.1 μmol/L或为正常值的10倍以上,伴肝性脑病,有明显出血,凝血酶原时间延长,PTA≤40%或INR≥1.5。

(3) 慢性重型肝炎:在肝硬化基础上,肝功能进行性减退,以腹腔积液、门静脉高压、凝血功能障碍和肝性脑病为主要临床表现。依据病情严重程度可分为早、中、晚三期。早期,有明显慢性肝炎的临床表现,如极度乏力、胃肠道症状、极度黄疸,胆红素含量每日增加不低于17.1 μmol/L或为正常值的10倍以上,30%<PTA≤40%,不伴腹腔积液及肝性脑病。中期,Ⅱ度肝性脑病,或明显腹腔积液,或有出血倾向,瘀斑瘀点;20%<PTA≤30%。晚期,出现肝肾综合征,有严重出血倾向,发生消化道大出血、严重感染、严重肝性脑病等严重并发症,此时PTA≤20%。

4. 淤胆型肝炎 以肝内胆汁淤积为主要表现的一种特殊临床类型。急性淤胆型肝炎的发病与急性黄疸型肝炎相似,但症状较轻。黄疸较深,持续时间超过3周,甚至持续数月

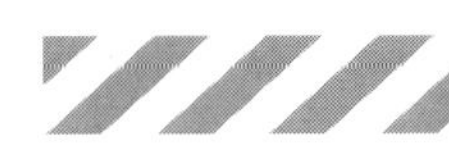

或更长时间。伴皮肤发痒，肝大。肝功能检查显示血清胆红素水平明显升高，主要是直接胆红素水平升高、PTA>60%，γ-谷氨酰转肽酶、碱性磷酸酶、总胆汁酸、胆固醇等水平均上升。慢性淤胆型肝炎的发病率高于急性肝炎，预后较差。

5. 肝炎肝硬化　有慢性活动性肝炎表现，ALT 水平升高，患者出现明显乏力和胃肠道症状，黄疸，白蛋白水平降低，伴有腹腔积液，腹壁、食管静脉曲张，肝脏质地坚硬，逐渐萎缩，脾脏进行性肿大，以及门静脉增宽等门静脉高压表现。

根据肝组织病理和临床表现，肝硬化可分为代偿性肝硬化和失代偿性肝硬化。①代偿性肝硬化，指早期肝硬化，属于 ChilD-Pugh A 级。白蛋白含量≥35 g/L，胆红素含量≤35 μmol/L，PTA>60%。可有门静脉高压征象，但无腹腔积液、肝性脑病或上消化道出血。②失代偿性肝硬化，指肝硬化的中晚期，属于 ChilD-Pugh B、C 级。有明显的肝功能异常和失代偿征象，如白蛋白含量<35 g/L，胆红素含量>35 μmol/L，PTA<60%。白球比值<1.0，可出现食管胃底静脉明显曲张或破裂，引起消化道大出血、腹腔积液、肝性脑病等表现。

六、实验室及其他检查

（一）血常规

急性肝炎早期白细胞计数正常或略高，黄疸期至恢复期白细胞计数正常或略低，淋巴细胞相对增多。重型肝炎时，白细胞增多，红细胞减少，血红蛋白减少。脾功能亢进的肝炎、肝硬化患者，可能会出现血小板、白细胞及红细胞减少。

（二）尿常规

尿胆红素和尿胆素原的检测是早期发现肝炎的简单、有效的方法，也有助于不同黄疸进行鉴别诊断。

（三）血液生化检查

1. 血清转氨酶　肝病中转氨酶的测定反映了肝细胞的损伤情况，为敏感指标。

(1) 天冬氨酸转氨酶(AST)：AST 存在于人体内各种组织细胞中，如肝脏、心肌、骨骼肌、肾脏等。在心肌细胞中含量最高，其次是肝细胞。这些组织受损后，大量转氨酶进入人体血液中，引起血清转氨酶升高。在肝细胞中，ALT 主要存在于肝细胞质中，而 AST 在细胞质中仅占 20%，其余 80%存在于肝细胞的线粒体中。因此，急性肝炎时 ALT 水平常高于 AST 水平。

(2) 丙氨酸转氨酶(ALT)：临床上最常用的反映肝细胞功能的指标。在急性肝炎患者中，ALT 水平在潜伏期末升高，出现临床症状后明显升高，在病程 4～6 周可降至正常。如果病程超过 3 个月，ALT 仍然偏高，往往表明有转为慢性的趋势。

ALT 的半衰期短。当重型肝炎患者肝细胞大量死亡时，ALT 水平随着病程进一步发展而逐渐下降。若患者血清胆红素水平不断升高，则会在病程的某个时期形成独有特征，即"胆酶分离"现象。AST/ALT 值正常为 0.6 左右，急性肝炎时 ALT 显著升高，AST/ALT 值常小于 1，重型肝炎时由于线粒体损害严重，AST 大量溢出，使 AST/ALT 值>1，提示病情危重。慢性肝炎和肝硬化时，ALT 水平轻度或中度升高或反复异常，AST/ALT 值通常大于 1。AST/ALT 值越大，预后越差。

2. γ-谷氨酰转肽酶(γ-GT)　γ-谷氨酰转肽酶敏感性高，但特异性差。肝炎患者 γ-谷氨酰转肽酶水平往往会升高，如果持续升高，可能提示病情迁延。在慢性肝炎患者中，γ-谷氨酰转肽酶水平升高与病情轻重有一定关系。淤胆型肝炎患者的 γ-谷氨酰转肽酶水平常明显升高,肝癌、梗阻性黄疸、心肌梗死、胰腺炎、酒精中毒患者的 γ-谷氨酰转肽酶水平也可能升高或明显升高。

3. 碱性磷酸酶(ALP 或 AKP) 当肝脏或肝外组织的胆汁排泄受阻时,肝脏组织表达的 ALP 不能排出体外而反流至人体血液,导致血清 ALP 活性升高。ALP 常用于肝病和骨病的临床诊断。

4. 维生素 K 缺乏或拮抗剂-Ⅱ诱导蛋白(又名脱-γ-羧基凝血酶原) 诊断肝癌的另一个重要指标。

5. 胆红素 肝脏疾病患者的血清胆红素水平显著增高,表明有严重的肝损伤或胆汁淤积。如果急性肝炎患者的胆红素水平长期持续异常,则提示可能转为慢性。如果胆红素水平在短时间内急剧增加,则可能表明病情恶化。直接胆红素水平在总胆红素中的比例可反映胆汁淤积程度。

6. 甲胎蛋白(AFP) AFP 检测是筛查和早期诊断肝细胞癌(HCC)的方法,AFP 水平明显升高或进行性升高常提示肝癌。重型肝炎后肝细胞修复再生时 AFP 水平也会升高,应动态观察 AFP 升高幅度、持续时间等。

(四) 血清学检查

血清蛋白:主要由白蛋白(A)、α1 球蛋白、α2 球蛋白、β 球蛋白和 γ 球蛋白组成。前四种主要由肝细胞合成,而 γ 球蛋白主要由浆细胞合成。中度以上慢性肝炎、肝硬化、重型肝炎患者,白蛋白减少,球蛋白增多,白球比(A/G)值减小甚至白球比倒置。

(五) 凝血功能检查

凝血功能检查项目包括凝血酶原时间(PT)和凝血酶原活动度(PTA)等。

多种凝血因子的合成场所均为肝脏。如果肝实质广泛且严重受损,则凝血因子明显缺乏,会有出血风险。PT 显著延长,PTA 降低。PTA≤40%,为肝细胞大量坏死的阳性界限,是诊断重型肝炎及判断预后的重要指标。如果 PTA<20%,则预后较差。现在一般使用国际标准化比值(INR)作为次要判断指标。INR 增大与 PTA 降低意义相同,正常情况下 INR≤1.2。

(六) 病原学检查

1. 甲型肝炎

(1) 抗-HAV IgM:抗-HAV IgM 可在发病后几天内呈阳性,是甲型肝炎早期诊断最方便、可靠的血清学标志物,是近期感染的流行病学证据。

(2) 抗-HAV IgG:出现较晚,2~3 个月达高峰,持续多年或终身。抗-HAV IgM 和抗-HAV IgG 可能在急性晚期和恢复期同时呈阳性。

2. 乙型肝炎

(1) HBsAg 与抗-HBs:HBsAg 可在机体感染 HBV 两周后呈阳性。只要 HBsAg 呈阳性,就可以诊断 HBV 感染。而 HBsAg 阴性不能排除 HBV 感染。抗-HBs 是一种保护性抗体,抗-HBs 阳性表示机体对 HBV 有免疫力,可见于乙型肝炎恢复期、既往感染 HBV 和乙型肝炎疫苗接种后。机体感染 HBV 后,HBsAg 和抗-HBs 可能同时呈阴性,即"窗口期",此时 HBsAg 已经消失,但抗-HBs 尚未产生。在 HBV 感染恢复期,可出现 HBsAg 和抗-HBs 同时阳性,这是因为 HBsAg 尚未消失,抗-HBs 已产生;或是因为 HBV S 区基因发生突变,

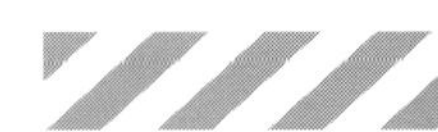

原型抗-HBs无法清除病毒，或是因为抗-HBs阳性者感染了免疫逃逸株。

（2）HBeAg与抗-HBe：在急性HBV感染时，HBeAg比HBsAg出现稍晚，在病程的极期后消失。HBeAg的存在表明病毒复制活跃并且具有高度传染性。长期抗-HBe阳性并不意味着病毒已经停止复制或没有传染性。这可能是由于前C区基因或C区基因启动子（CP）突变阻止了HBeAg的形成或降低了HBeAg的合成水平。

（3）HBcAg与抗-HBc：血清中的HBcAg主要存在于完整的HBV颗粒（Dane颗粒）的核心中。二巯基乙醇和NP-40常用于检测前裂解蛋白质外壳。HBcAg阳性意味着HBV处于复制状态，且具有传染性。抗-HBc IgM是机体感染HBV后较早出现的抗体，持续时间差异很大，大部分在6个月内消失。高滴度的抗-HBc IgM有助于急性乙型肝炎或慢性乙型肝炎急性加重的诊断。抗-HBc IgG可在血清中长期存在。高滴度抗-HBc IgG表明当前处于HBV感染状态，并常与HBcAg共存；低滴度抗-HBc IgG表明既往感染，通常与抗-HBc共存。单一的抗-HBc IgG阳性提示可能是既往感染，因为抗-HBc IgG可以存在很长时间，也可能是低水平的感染（尤其是高滴度抗-HBc IgG阳性时）。

（4）HBV DNA：反映病毒复制和传染性的直接标志。HBV DNA定量对判断病毒复制程度、传染性和抗病毒药物疗效具有重要意义。HBV DNA检测现已成为临床实践中最常用的方法。

（5）HBcAg：一种核心蛋白，具有抗原性，刺激机体产生核心抗体。包含HBcAg、HBeAg、p22蛋白质的复合标志物，与肝细胞内cccDNA转录活性有关，可反映乙型肝炎患者病毒复制水平，可以用来评估抗病毒药物的疗效。

3. 丙型肝炎

（1）抗-HCV IgM和抗-HCV IgG：HCV抗体不是保护性抗体，而是机体感染HCV的标志。抗-HCV IgM阳性提示现症HCV感染，抗-HCV IgG阳性提示现症感染或既往感染。

（2）HCV RNA：HCV RNA阳性是病毒感染和复制的直接证据。HCV RNA仍然可以进行基因分型，基因分型在流行病学研究和抗病毒治疗中具有一定的意义。

4. 丁型肝炎

（1）HDVAg、抗-HDV IgM及抗-HDV IgG：HDVAg阳性是诊断急性HDV感染的直接证据。抗-HDV IgM阳性是现症感染的标志。当感染处于HDVAg和抗-HDV IgG之间的窗口期时，可能只有抗-HDV IgM呈阳性。高滴度的抗-HDV IgG表明感染持续存在，低滴度则表明感染已停止或终止。

（2）HDV RNA：诊断HDV感染的最直接依据是血清或肝组织中检测出HDV RNA。

5. 戊型肝炎

（1）抗-HEV IgM和抗-HEV IgG：抗-HEV IgM阳性是近期感染HEV的标志。抗-HEV IgM阳性的急性肝炎患者可诊断为戊型肝炎。抗-HEV IgG的滴度在急性期较高，但在恢复期明显下降。

（2）HEV RNA及HEVAg：在粪便和血液标本中检测到HEV RNA或HEVAg可确诊戊型肝炎。

（七）影像学检查

B超有助于鉴别梗阻性病变、脂肪肝及肝内占位性病变，对肝硬化有较高的诊断价值。CT及MRI对肝脏出血性坏死、肝内占位性病变的诊断价值高于B超。

（八）肝纤维化无创诊断技术

（1）天冬氨酸转氨酶和血小板比率指数（aspartate aminotransferase to platelet ratio index，APRI）评分：APRI是基于慢性HCV感染者研发的用于评估HCV相关肝纤维化程度的指标，成人APRI评分≥2分提示存在肝硬化，APRI评分＜1分则排除肝硬化。但APRI评分对于HBV相关肝硬化的评估准确度较低。

（2）其他指标：如肝纤维化4因子指数（FIB-4），细胞外基质成分如透明质酸、Ⅲ型前胶原肽、Ⅳ型胶原层粘连蛋白等均可反映肝纤维化情况。

（九）肝脏硬度值测定

肝脏硬度值测定方法包括瞬时弹性成像（transient elastography，TE）、声辐射力脉冲弹性（acoustic radiation force impulse，ARFI）成像和磁共振弹性成像（magnetic resonance elastography，MRE）。ARFI成像包括点剪切波弹性成像（point shear wave elastography，p-SWE）和二维剪切波弹性成像（2D shear wave elastography，2D-SWE）等。ARFI成像、MRE技术目前还处在研究阶段。

（十）肝组织病理检查

肝穿刺活组织检查是明确诊断、了解炎症活动度、了解纤维化程度的金标准。还可应用现代技术手段在肝组织中原位检测病毒抗原或核酸，以确定病因、病毒复制状态及更好指导临床治疗。

七、诊断及鉴别诊断

（一）诊断

1. 流行病学资料

（1）甲型肝炎、戊型肝炎：发病前是否去过相关流行地区，是否摄入未煮熟海产品或食用被粪便污染的食物，或饮用被粪便污染的水源等。甲型肝炎多发生在冬春季节，多见于儿童。戊型肝炎暴发以水传播为多见，多累及成人。

（2）乙型肝炎、丁型肝炎：患者是否有输血史或不洁注射史，是否有与感染者密切接触史，家庭成员是否有感染者，是否有不洁性接触史，婴儿母亲是否为HBsAg阳性等有助于乙型肝炎的诊断。丁型肝炎在我国西南部发生率较高。

（3）丙型肝炎：有输血或血液制品史、静脉吸毒史、血液透析史、多个性伴侣及母亲有HCV感染史者应怀疑患有丙型肝炎。

2. 临床诊断

（1）急性肝炎：起病较快，常伴有急性感染或黄疸前期症状，如寒战、发热、乏力、头痛、厌食、恶心和呕吐等症状。肝大质软，ALT水平显著升高。黄疸型肝炎患者血清胆红素水平高于17 μmol/L，尿胆红素呈阳性。急性黄疸型肝炎可分为黄疸前期、黄疸期、恢复期三个阶段，病程小于6个月。

（2）慢性肝炎：病程半年以上或发病日期不明确，有慢性肝炎的症状、体征，实验室检查结果发生改变。常有厌油腻、乏力、肝区不适等症状，可有肝掌、蜘蛛痣、肝病面容、胸部毛细血管扩张、肝硬化、脾大等表现。

（3）重型肝炎：主要表现为极度疲劳；有严重的胃肠道症状，如频繁呕吐；黄疸迅速加深，伴胆酶分离现象；肝脏逐渐萎缩；有出血倾向，皮肤和黏膜出血；PTA≤40%；出现肝肾综

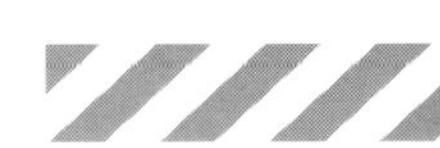

合征、肝性脑病、腹腔积液等严重并发症。一般由急性黄疸型肝炎病情急速恶化而形成，或由慢性肝炎、肝硬化发展而成。

(4) 淤胆型肝炎：起病与急性黄疸型肝炎相似，黄疸症状轻，持续时间长，伴有肝内梗阻的其他表现。临床还需排除引起肝内外梗阻的其他原因。

(5) 肝炎肝硬化：通常有慢性肝炎病史。病程较长，伴腹胀、乏力、肝掌、蜘蛛痣、脾大、白蛋白减少、腹腔积液、少尿、下肢水肿、腹壁静脉曲张、食管胃底静脉曲张、白球比倒置等肝功能损害及门静脉高压表现。

（二）鉴别诊断

1. 其他原因引起的黄疸

(1) 溶血性黄疸：溶血性黄疸常由药物或感染引起。具体表现为贫血、腰痛、发热、血红蛋白尿、网织红细胞计数升高。黄疸多为轻度，主要由间接胆红素水平升高所致。

(2) 梗阻性黄疸：梗阻性黄疸的常见原因有胆囊炎、胆石症、胰头癌、壶腹周围癌、肝癌、胆管癌和阿米巴肝脓肿。以直接胆红素水平升高为主，肝功能损害较轻，伴有原发病的症状和体征，影像学检查可见肝内外胆管扩张。

2. 其他原因引起的肝炎

(1) 其他病毒感染引起的肝炎：如传染性单核细胞增多症引起的肝炎。应依据原发病的临床特点、病因及血清学结果进行鉴别。传染性单核细胞增多症患者可有肝脾大和肝功能异常，但消化道症状较轻，常伴有咽炎、淋巴结肿大、白细胞增多。异型淋巴细胞百分比超过 10%。抗 EB 病毒 IgM 抗体早期为阳性。

(2) 感染中毒性肝炎：如伤寒、肾综合征出血热、恙虫病、钩端螺旋体病、阿米巴病、血吸虫病等引起的肝炎。主要依据原发病的临床特征和实验室检查进行鉴别。

(3) 药物性肝炎、中毒性肝炎：药物性肝损伤者有肝损伤药物服用史或有毒物质接触史，停药后肝功能可逐渐恢复正常。肝炎病毒标志物呈阴性。

(4) 酒精性肝病：有长期大量饮酒史，肝炎病毒标志物呈阴性。

(5) 自身免疫性肝病：包括自身免疫性肝炎(AIH)、原发性胆汁性胆管炎(PBC)、原发性硬化性胆管炎(PSC)、自身免疫性胆管炎等。常有肝脏炎症损害或胆汁淤积等表现，相应自身抗体阳性，病毒性肝炎相关病原学检查常为阴性。

(6) 脂肪肝：形体肥胖者。血清甘油三酯水平多升高，B 超有特异性表现。

八、治疗

（一）中医治疗

1. 分型论治

1) 急性肝炎　包括急性黄疸型肝炎和急性无黄疸型肝炎。

(1) 湿热内蕴证。

临床表现：口干口苦，呕恶，厌油腻，右胁疼痛，肢体困重，纳呆，脘腹痞满，乏力，大便溏或黏滞不爽，尿黄或赤，或身目发黄，或发热，舌红，苔黄腻，脉弦滑数。

治法：利湿，清热，退黄。

代表方：茵陈蒿汤合黄连解毒汤加减。

本方由黄连 6 g、黄芩 10 g、黄柏 6 g、茵陈 20 g、栀子 10 g、生大黄 6 g 等组成。加减：若热毒内盛，心烦懊恼，可合用栀子豉汤等；若恶心、呕吐较甚，可合用黄连温胆汤等；若胁痛，可加入柴胡、白芍、郁金等；若大便干结难解，可加入虎杖类；若皮肤瘙痒，则加地肤子、白鲜皮、土茯苓；若纳差，腹胀甚，则加大腹皮。

（2）寒湿中阻证。

临床表现：腹胀喜温，口淡不渴，神疲乏力，头身困重，纳呆，呕恶，大便溏薄，或身目发黄，舌淡或胖，苔白滑，脉濡缓。

治法：温阳，祛湿，退黄。

代表方：茵陈术附汤或茵陈五苓散加减。

本方由茵陈 20 g、白术 15 g、附子 6 g、干姜 6 g、甘草 6 g、肉桂 6 g、赤茯苓 10 g、猪苓 10 g、泽泻 15 g 等组成。加减：若胁腹作疼，口苦，可加入四逆散疏肝；若脘腹痞满，口中黏腻，甚至口甜，可加入平胃散，或者胃苓汤；若腰膝冷痛，足胫肿，畏寒甚，可加入济生肾气丸；若口干、口苦，可加入滑石、黄芩等；若大便溏薄，四肢不温，可加入桂枝、草豆蔻等；若呕逆、苔黄，可加入苏连饮等。

2）急性、亚急性重型肝炎（急性、亚急性肝衰竭）　临床常见的危重证候，其病机复杂，病情演变快，病死率高。依据疾病发展中出现的并发症，将其分别归于中医学的“急黄”“瘟黄”“鼓胀”“血证”等范畴。根据不同的临床证候及相关检查，将其分为热毒瘀肝证、瘀血内阻证、阴虚血热证、脾肾阳虚证、痰闭心窍证和邪陷正脱证等证型进行辨证论治，也可针对其主要并发症，从黄疸、腹腔积液、出血、昏迷等方面进行辨证论治。

3）慢性肝炎

（1）湿热内结证。

临床表现：口干口苦，困重乏力，小便黄赤，纳差食少，口渴欲饮，大便溏或黏滞不爽，或伴胁肋不适，恶心干呕，或伴身目发黄，舌红，苔黄腻，脉弦数或弦滑数。

治法：热重于湿者，以清热解毒为主，兼以祛湿；湿重于热者，重以利湿化浊，佐以清热；湿热并重者又当两顾。

①热重于湿代表方：茵陈蒿汤加减。

本方由茵陈 20 g、栀子 10 g、生大黄 6 g 等组成。若热盛有化火之趋势，见口渴欲饮，可合龙胆泻肝汤化裁清热泻火、化湿退黄，加黄芩、黄柏、龙胆草等；若头身困重、口黏等明显，可加猪苓、茯苓、泽泻、车前子、滑石等利水渗湿。

②湿重于热代表方：茵陈五苓散加减。

本方由茵陈 20 g、白术 15 g、赤茯苓 10 g、猪苓 10 g、桂枝 10 g、泽泻 15 g 等组成。若湿邪明显，可加广藿香、豆蔻、佩兰等芳香化浊之品，以宣利气机，化湿浊；若纳呆呕逆，可加枳实、神曲消食和胃，加陈皮、半夏降逆止呕；若腹胀较甚，可加枳实、香附、大腹皮、木香行气消胀。

③湿热并重代表方：甘露消毒丹加减。

本方由飞滑石 20 g、茯苓 20 g、茵陈 20 g、广藿香 15 g、连翘 15 g、石菖蒲 15 g、豆蔻 15 g、薄荷 15 g、木通 10 g、射干 15 g、川贝母 15 g 等组成。加减：若湿阻气机，胸腹痞胀，呕恶纳差等症较著，可加入苍术、陈皮、半夏以健脾燥湿，行气和胃。

（2）肝郁脾虚证。

临床表现：胁肋胀痛，情志抑郁，身倦乏力，食少纳呆，脘痞，每进食生冷油腻及不易消化的食物而加重，腹痛则泻，泻后痛减，腹胀，便溏或食谷不化，舌质淡，边有齿痕，苔白，脉弦细。

治法:疏肝解郁,健脾调中。

代表方:逍遥散或柴芍六君子汤加减。

本方由当归 15 g、川芎 15 g、芍药 15 g、熟地黄 15 g、人参 15 g、半夏 15 g、柴胡 20 g、黄芩 10 g、陈皮 15 g、麦冬 10 g、甘草 6 g 等组成。加减:毒邪亢盛、湿热黄疸者可选加田基黄、茵陈、栀子、鸡骨草、珍珠草;胁痛纳差者可选加土鳖虫、虎杖、生薏苡仁、鸡内金;胸腹胀满、呃逆、背沉者,加桔梗、半夏;血瘀明显者加乳香、没药、三棱、莪术。

(3) 肝肾阴虚证。

临床表现:胁肋隐痛,腰膝酸软,两目干涩,口燥咽干,失眠健忘,潮热或五心烦热,形体消瘦,面色黧黑,毛发不荣,牙龈出血,鼻衄,男子遗精,女子梦遗,经少经闭,舌体瘦,舌红少津,有裂纹,苔花剥或苔少或无苔,脉细数无力。

治法:滋肾养肝。

代表方:一贯煎加减。

本方由北沙参 20 g、麦冬 10 g、当归 10 g、生地黄 15 g、枸杞子 15 g、川楝子 15 g 等组成。加减:胁胀痛甚者,加入鳖甲。烦热口渴、舌红而干者,可加石斛、淡竹叶、知母、石膏;大便秘结者,可加瓜蒌子、知母;午后虚热、多汗者,可加银柴胡、生鳖甲、地骨皮。治疗慢性肝炎所致肝区痛,则去当归,加入白芍、郁金、三七粉。胃胀满、难消化时,可加砂仁、鸡内金、神曲;阴虚有痰时,则可加川贝母、桑白皮,去枸杞子。腹痛者,可加芍药、甘草;胁肋胀满不适者,可加青皮、白芍。

(4) 瘀血阻络证。

临床表现:胁肋刺痛,面色晦暗,口干但欲漱水不欲咽,或胁下痞块,赤缕红丝,心烦意乱,女子经行腹痛,经水色暗有块,舌质紫暗或有瘀斑瘀点,脉沉涩。

治法:活血通络,化瘀散结。

代表方:膈下逐瘀汤加减。

本方由桃仁 15 g、红花 15 g、生地黄 10 g、当归 20 g、赤芍 10 g、枳壳 10 g、桔梗 10 g、甘草 6 g、柴胡 20 g、玄参 15 g 等组成。加减:气机郁滞较重,胁痛明显者可加乳香、延胡索、没药、郁金;腹胀甚者可加槟榔、木香、厚朴;瘀血入络者可酌加地龙、莪术、三棱等;食欲不振者可加炒麦芽、鸡内金、山楂、神曲;兼腹腔积液者可加大腹皮、泽泻、猪苓、茯苓;兼呃逆、嗳气者可加香附、厚朴、莱菔子;兼口黏、目黄、小便黄者可加栀子、金钱草、茵陈、蒲公英;心烦易怒者可加栀子、牡丹皮;小便短少者可加茯苓、泽泻;气虚明显者可加黄芪;夜眠多梦者可加夜交藤、炒酸枣仁;津伤口渴者,可加石斛、天花粉,兼恶心者加生姜、半夏;津亏便秘者加当归、玄参。

(5) 脾肾阳虚证。

临床表现:畏寒喜暖,面色无华,少腹、腰膝冷痛,或晨起泄泻,完谷不化,甚则滑泄失禁,下肢或全身水肿,甚则水臌,食少脘痞,腹胀便溏,可出现生殖机能减退,男子阴囊湿冷或阳痿,女子宫寒不孕,月经不调,舌淡胖,有齿痕,苔白或腻或滑,脉沉细弱或沉迟。

治法:温补脾肾。

代表方:附子理中丸合五苓散加减。

本方由附子 6 g、党参 20 g、干姜 6 g、白术 15 g、甘草 6 g、猪苓 10 g、茯苓 20 g、泽泻 15 g、桂枝 10 g 等组成。腹胀甚者加枳实、厚朴以行气畅中;便溏者加陈皮以健脾利湿;尿少、腹腔积液者加车前子以利水消胀。

4）慢性 HBV 携带者

（1）湿热内伏证。

临床表现：食少纳差，口黏口苦，脘腹痞满，胁肋不适，头身困重，倦怠乏力，大便黏滞秽臭或先干后溏，尿黄，舌红，苔腻，脉弦滑。

治法：清热利湿。

代表方：茵陈蒿汤加减。

本方由茵陈 20 g、栀子 15 g、生大黄 6 g 等组成。加减：若胁痛较甚，可加川楝子、延胡索、柴胡、郁金等疏肝理气止痛；若热毒内盛，心烦懊恼，可加龙胆草、黄连，以增强清热解毒作用；若恶心呕吐，可加竹茹、橘皮、半夏等和胃止呕。

（2）肝郁脾虚证。

临床表现：胁肋胀痛，胸闷、善太息，精神抑郁，性情不定易怒，纳呆食少，脘痞腹胀，面色萎黄，大便溏或完谷不化，服用生冷油腻及难以消化食物后不适加重，午后为甚，少气懒言，口淡无味，四肢倦怠乏力，舌淡有齿痕，苔白，脉沉弦。

治法：疏肝理气，健脾和中。

代表方：逍遥散合四君子汤加减。

本方由当归 20 g、川芎 15 g、芍药 15 g、熟地黄 10 g、人参 10 g、半夏 15 g、柴胡 15 g、黄芩 15 g、陈皮 15 g、麦冬 10 g、白术 15 g、茯苓 20 g、甘草 6 g 等组成。加减：若胁痛甚，加川楝子行气止痛；若胁痛固定，痛如针刺，可加茜草、延胡索活血祛瘀、止痛；若无力，加黄芪补气生津；若脘痞腹胀甚，加麦芽、砂仁消滞，除痞胀。

（3）脾肾亏虚证。

临床表现：畏寒喜温，精疲力乏，四肢不温，面色不华或晦暗，少腹、腰膝冷痛，下肢水肿，甚则水臌，甚则滑泄失禁，食少纳呆，脘痞腹胀，大便溏薄，舌淡胖大，边有齿痕，苔白滑腻，脉沉细无力。

治法：温补脾肾。

代表方：附子理中丸合五苓散加减。

本方由附子 6 g、党参 15 g、干姜 6 g、白术 15 g、甘草 6 g、猪苓 10 g、茯苓 20 g、泽泻 15 g、桂枝 10 g 等组成。加减：腹胀甚者加厚朴、枳实以行气畅中；便溏者加陈皮以健脾利湿；尿少、腹腔积液者加车前子以利水消胀。

2. 对症治疗

（1）清热利湿解毒类：双虎清肝颗粒、垂盆草颗粒、茵栀黄制剂等。

（2）疏肝解郁健脾类：逍遥丸、丹栀逍遥合剂、甘草酸制剂等。

（3）护肝解毒类：五味子制剂、水飞蓟制剂、双虎清肝颗粒等。

（4）滋补肝肾类：五味子制剂等。

（5）利胆退黄类：茵栀黄制剂、赶黄草制剂、苦黄注射液等。

（6）活血化瘀、软坚化积类：丹参制剂、鳖甲煎丸、大黄䗪虫丸、扶正化瘀胶囊、复方鳖甲软肝片、安络化纤丸等。

3. 其他疗法 中医药防治病毒性肝炎的其他疗法包括针灸、穴位敷贴、穴位注射、中药离子导入、脐火疗法、中药封包烫疗、中药熏洗、中药灌肠等，临床上均有一定的疗效。例如，中药保留灌肠，可用于黄疸明显、消退缓慢、大便秘结不通者。治法：通腑泻浊，凉血解毒。方药：承气类方药。

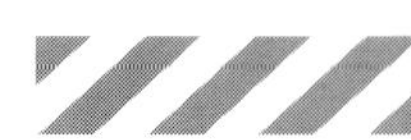

（二）西医治疗

西医治疗根据不同的病原体、不同的组织学损伤和不同的临床类型而异。总体治疗原则：①有抗病毒治疗指征时，应积极给予适当的抗病毒治疗；②给予护肝治疗；③给予对症支持治疗，如适当休息、合理营养等；④积极治疗肝衰竭、肝硬化失代偿和各种并发症。应避免饮酒和使用对肝脏有害的药物，以免加重肝脏负担。

治疗目标：减少肝细胞炎症坏死和肝纤维组织增生，延缓和减少肝衰竭、肝硬化失代偿、肝癌等并发症的发生，提高患者生活质量，延长生存时间。

1. 急性肝炎的治疗

（1）一般治疗：早期宜住院治疗，注意休息，宜摄入清淡、易消化、富含维生素的食物。热量不足者可静脉注射20%葡萄糖注射液及维生素C。避免肝脏损伤的危险因素，如服用肝毒性药物、饮酒等。

（2）药物治疗：急性肝炎一般是自限性的，可以完全康复，一般不用抗病毒治疗（急性丙型肝炎除外）。早期应用抗病毒药物，可以降低急性肝炎转化为慢性肝炎的发生率。可以使用干扰素或长效干扰素，疗程至少为26周。可使用利巴韦林，剂量为800～1000 mg/d，可酌情使用护肝药；黄疸者可使用门冬氨酸钾镁溶液，伴有恶心、呕吐等不适时，可予促胃肠动力药对症处理等。

2. 慢性肝炎的治疗　根据患者的具体情况，采取综合治疗方案，包括一般及对症治疗（合理休息和营养、保持心态平和等），保护肝功能、免疫调节、抗病毒、抗纤维化治疗等。

1）一般治疗　适当休息，病情活动时应卧床休息。病情轻者应以活动后不觉疲乏为度。合理饮食，适当的高蛋白、高热量、高维生素和易消化的食物有利于肝脏的修复，避免饮酒。指导患者正确看待疾病，对肝炎的治疗要有耐心和信心。不要乱就医，以免耽误治疗。

2）病原治疗　目的是抑制病毒复制，降低传染性；改善肝功能；减少肝组织病变；提高生活质量；减少或延缓肝硬化和肝细胞癌（HCC）的发生。

乙型肝炎抗病毒指征：据血清HBV DNA、ALT水平和肝脏疾病严重程度，同时结合年龄、家族史和伴随疾病等因素，综合评估患者疾病进展风险，决定是否启动抗病毒治疗。对于血清HBV DNA阳性，ALT持续异常（超出正常值上限（ULN）），且排除其他原因所致者，建议抗病毒治疗。对于血清HBV DNA阳性者，无论ALT水平高低，只要符合下列情况之一，建议抗病毒治疗：①有乙型肝炎肝硬化或HCC家族史；②年龄＞30岁；③无创指标或肝组织学检查提示肝脏存在明显炎症（G≥2级）或纤维化（S≥2期）；④有HBV相关肝外表现（如HBV相关肾小球肾炎等）：临床确诊为代偿期和失代偿期乙型肝炎肝硬化患者，无论其ALT和HBV DNA水平高低及HBeAg阳性与否，均建议抗病毒治疗。同时应注意寻找并治疗肝硬化的其他病因（如酒精、肥胖、糖尿病、自身免疫性肝病或遗传代谢性肝病等）。

HBeAg阳性慢性乙型肝炎（CHB）患者首选NA（恩替卡韦、TDF、TAF或TMF）治疗。大多数患者需要长期用药，最好至HBsAg消失再停药。如因各种原因希望停药，在治疗1年HBV DNA低于检测下限、ALT复常和HBeAg血清学转换，再巩固治疗至少3年（每隔6个月复查1次）仍保持不变，且HBsAg＜100 IU/mL的情况下，可尝试停药，但应严密监测，延长疗程可减少复发。HBeAg阳性CHB患者也可采用聚乙二醇干扰素-α（Peg-IFN-α）治疗。治疗24周时，若HBV DNA下降幅度小于2 $\log_{10}$ IU/mL且HBsAg定量＞2×10^4 IU/mL，建议停用Peg-IFN-α治疗，改为NA治疗。Peg-IFN-α有效患者疗程为4～8周，可以根据病情需要延长疗程，但不宜超过96周。HBeAg阴性CHB患者首选NA治疗。建议

HBsAg 消失和(或)出现抗-HBs,且 HBV DNA 检测不到,巩固治疗 6 个月仍检测不到者,可停药随访。HBeAg 阴性 CHB 患者也可采用 Peg-IFN-α 治疗。治疗 12 周时,若 HBV DNA 下降幅度小于 2 $\log_{10}$ IU/mL,或 HBsAg 定量下降幅度小于 1 $\log_{10}$ IU/mL,建议停用 Peg-IFN-α 治疗,改为 NA 治疗,有效患者疗程为 48 周,可以根据病情需要延长疗程,但不宜超过 96 周。在一些符合条件的患者中,如 NA 治疗后 HBV DNA 定量低于检测下限、HBeAg 阴转,且 HBsAg 定量<1500 IU/mL 时,结合患者意愿可考虑加用 Peg-IFN-α 治疗,以追求临床治愈。治疗 24 周后,若 HBsAg 定量<200 IU/mL 或下降幅度超过 1 $\log_{10}$ IU/mL,建议继续应用 NA 联合 Peg-IFN-α 治疗至 48～96 周;治疗 24 周后,若 HBsAg 定量仍低于 200 IU/mL,可考虑停用 Peg-IFN-α,继续 NA 治疗。代偿期乙型肝炎肝硬化患者,推荐采用恩替卡韦、TDF、TAF 进行长期抗病毒治疗;如果采用 Peg-IFN-α 进行治疗,需密切监测相关不良反应。失代偿期乙型肝炎肝硬化患者,推荐采用恩替卡韦或 TDF 长期治疗,禁用 Peg-IFN-α,必要时可以应用 TAF。

(1) 干扰素-α(IFN-α):可用于慢性乙型肝炎和丙型肝炎的抗病毒治疗,主要通过诱导宿主产生细胞因子发挥作用,在多个环节起抗病毒作用,包括阻止病毒进入人体细胞并降解病毒 mRNA,抑制病毒蛋白转录,抑制病毒增强子活性,抑制病毒包装等。干扰素的疗效明显与病例选择有关。以下因素有利于提高干扰素的疗效:处于肝炎活动期,ALT 水平升高;病程短;女性;HBV DNA 滴度低;HCV 非 1b 基因型等。

①IFN-α 治疗慢性乙型肝炎:用于 HBV 复制(HBeAg 阳性和 HBV DNA 阳性)和 ALT 异常患者。Peg-IFN-α 的主要不良反应如下。a. 流感样综合征:发热、头痛、肌痛和乏力等,可在注射 IFN-α 前或用药时服用非甾体抗炎药。b. 骨髓抑制:中性粒细胞计数≤0.75×10^9/L 和(或)血小板计数<50×10^9/L 时,应降低干扰素剂量;1 周后复查,如恢复则增加至原量。中性粒细胞计数≤0.5×10^9/L 和(或)血小板计数<25×10^9/L 时,则应暂停使用干扰素。对中性粒细胞计数明显降低者,可试用粒细胞集落刺激因子或粒细胞-巨噬细胞集落刺激因子进行治疗。c. 其他:可出现自身抗体,少数出现甲状腺疾病、糖尿病、血小板计数减少、银屑病、白斑病、类风湿关节炎、系统性红斑狼疮样综合征等,精神异常(抑郁、妄想、重度焦虑等),以及其他少见不良反应(视网膜病变、间质性肺炎、听力下降、肾脏损伤、心血管并发症等),应立刻停止干扰素治疗,必要时至专科进一步诊治。Peg-IFN-α 治疗的禁忌证如下。a. 绝对禁忌证:处于妊娠期或短期内有妊娠计划,有精神病史(具有精神分裂症或严重抑郁症等病史)、未能控制的癫痫、失代偿期肝硬化、未控制的自身免疫病,以及严重感染、视网膜疾病、心力衰竭、慢性阻塞性肺疾病等。b. 相对禁忌证:甲状腺疾病,有抑郁症史,未控制的糖尿病、高血压、心脏病等。

②IFN-α 治疗丙型肝炎:用于血清 HCV RNA 阳性,ALT 水平升高患者。与利巴韦林合用可提高疗效。IFN-α 每次 3 mIU,每周 3 次,或长效干扰素 1 次(180 pg),每周 1 次。疗程 4～6 个月,无效则停止治疗;如果有效,可以继续治疗 12 个月。治疗结束后随访 6～12 个月。利巴韦林每日 0.8～1.2 g,分 4 次口服,疗程 3～6 个月。少数病例在用药期间可能出现溶血性贫血,孕妇禁用。用药期间及治疗结束后 6 个月内应采取避孕措施。

(2) 拉米夫定:一种反转录酶抑制剂,对 HBV 复制有很强的抑制作用,可降低 HBV DNA 水平或转阴率,使 ALT 水平降至正常,改善肝组织病变。其作用机制是竞争性抑制 HBV DNA 聚合酶,参与 HBV DNA 合成过程,阻止新链合成。虽然拉米夫定能像其他抗病毒药物一样抑制病毒复制,但它不能去除细胞核内共价闭合环状 DNA(cccDNA)。停药后,

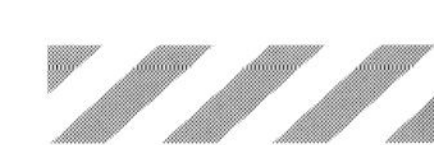

cccDNA 又会开始病毒复制循环。

适用对象：慢性乙型肝炎患者，12 岁以上，ALT 水平高于正常，胆红素水平低于 50 μmol/L，HBV 复制活跃（如 HBeAg 阴性，HBV DNA 阳性；HBeAg 阳性，HBV DNA 阳性）；考虑前 C 区基因变异的患者。剂量为每日 100 mg，随餐服用。疗程至少为 1 年，然后根据疗效决定继续或停止服药。

3. 免疫调节治疗　应用胸腺素或胸腺肽、转移因子、特异性免疫核糖核酸等。

4. 抗肝纤维化治疗　略。

5. 对症治疗　其原则是采用以支持和对症治疗为基础的综合治疗，以促进肝细胞再生，预防和治疗手术中的各种并发症。对保守恢复困难的病例，有条件时可采用人工肝支持系统，实现肝移植。

1）一般支持治疗　患者应绝对卧床，重症监护，密切观察病情，预防院内感染。减少饮食中的蛋白质，以控制肠道中氨的来源，注意保持电解质和酸碱平衡。禁止使用损害肝脏和肾脏的药物。

2）促进肝细胞再生　略。

3）并发症的防治

（1）肝性脑病：降低血氨。①控制每日蛋白质摄入量在 1～1.5 g/kg。②抑制肠道细菌繁殖，减少氨的产生。③口服乳果糖或乳糖醇可通过降低肠腔的 pH 来抑制肠道细菌的氨生成和氨吸收。必要时用乳果糖 30 mL 或乳糖醇加生理盐水 250 mL，混匀后保留灌肠，每日 1～2 次。肝性脑病患者死亡的直接原因是严重脑水肿引起颅内压升高和脑疝。防治措施包括限制输液量，纠正低钠血症，纠正低白蛋白血症。

（2）上消化道出血：最常见的原因是食管胃底静脉曲张出血，主要措施如下。①积极监测生命体征、尿量，观察呕血、黑便情况，迅速补充血容量等。②药物治疗：给予质子泵抑制剂，以及生长抑素、奥曲肽等血管活性药物。③有输血指征者，立即输血治疗，可采用内镜下治疗（包括内镜下静脉结扎治疗、硬化剂注射治疗）、经颈静脉肝内门腔静脉分流术，经严格内科治疗 48 h 内仍不能控制出血者，应行急诊手术治疗。

（3）继发感染：重型肝炎患者由于全身免疫功能降低，极易合并感染。可用 3%碳酸氢钠溶液漱口、口服乳果糖等措施预防感染。一旦出现应尽快应用抗菌药物，并根据细菌培养结果和临床经验选择抗菌药物。在应用抗菌药物时避免二重感染。

（4）肝肾综合征：禁用肾毒性药物，避免引起血容量降低的各种因素。合并脑水肿时，连续性肾脏替代治疗短期效果明显。

4）人工肝支持疗法　人工肝支持系统已应用于临床。其主要功能是清除患者血液中的有毒物质，补充生物活性物质。人工肝支持疗法可显著降低血胆红素水平，增加凝血酶原活性。效果及安全性有待评估。

5）肝移植　在应用核苷类抗病毒药物充分抑制 HBV 复制的情况下，同种异体肝移植治疗重型肝炎可显著提高生存率。肝移植是终末期丙型肝炎患者的主要治疗方法。但由于肝移植价格昂贵，寻找供体困难，易引起免疫排斥反应，常继发感染，现阶段未广泛应用于临床。

（三）中西医结合治疗

中医药在改善患者临床症状、提高免疫力和改善或延缓肝纤维化等方面具有独特的优势。目前病毒性肝炎常采用中西医结合治疗方案，中医药治疗结合西医的基础治疗及西药抗病毒治疗等，能够明显增强疗效，减少不良反应发生，提高患者生活质量。

九、预防与调护

（一）预防

（1）控制传染源：本病的传染源是肝炎患者和病毒携带者。急性肝炎患者应隔离治疗，直至病毒消失。慢性肝炎患者和携带者可以根据病毒复制指标评估感染程度。病毒复制活跃者应尽可能给予抗病毒治疗。目前感染者不能从事食品加工、餐饮服务等工作。对献血者应进行严格筛选，不合格者不得献血。

（2）切断传播途径：①甲、戊型肝炎：改善环境卫生和个人卫生，加强粪便和水源管理，做好食品卫生、餐饮用具消毒等工作。②乙、丙、丁型肝炎：加强对托幼等服务行业的监督管理，严格执行餐食具消毒制度。③加强血液制品管理。每名献血者都应检测 HBsAg 和抗-HCV，或 HBV DNA、HCV RNA，经检测阳性者不准献血，也不得使用阳性血液制品。

（3）保护易感人群，积极接种疫苗。

①我国目前使用的甲型肝炎疫苗包括甲型肝炎减毒活疫苗（hepatitis A attenuated live vaccine，HepA-L）和甲型肝炎灭活疫苗（HepA-I）。a. HepA-L：儿童满 18 月龄接种 1 剂。b. HepA-I：HepA-I（儿童剂型）共接种 2 剂次，儿童满 12 月龄接种第 1 剂，间隔 6～12 个月接种第 2 剂，1～15 岁者使用儿童剂型。HepA-I（成人剂型）共接种 2 剂次，第 2 剂与第 1 剂间隔 6～12 个月，16 岁及以上者使用成人剂型。HepA-L 于上臂外侧三角肌附着处皮下注射，接种剂量为 0.5 mL 或 1.0 mL。HepA-I 于上臂或大腿肌内注射，接种剂量为 0.5 mL（儿童）或 1 mL（成人）。

②基因重组乙型肝炎疫苗：良好的免疫原性和免疫保护性在人群中得到了证实。乙型肝炎疫苗的接种对象为儿童和其他易感人群，按"0、1、6 个月"接种方案共接种 3 剂次。其中新生儿在出生后 24 h 内接种第 1 剂，第 2 剂在 1 月龄时接种，第 3 剂在 6 月龄时接种。接种部位和途径：上臂三角肌，肌内注射。儿童接种剂量：a. 重组（酵母）乙型肝炎疫苗：每剂次 10 μg，不论新生儿母亲 HBsAg 阳性与否，新生儿均接种 10 μg 的乙型肝炎疫苗。b. 重组[中国仓鼠卵巢（CHO）细胞]乙型肝炎疫苗：每剂次 10 μg 或 20 μg，HBsAg 阴性母亲所生新生儿接种 10 μg 的乙型肝炎疫苗，HBsAg 阳性母亲所生新生儿可接种 20 μg 的乙型肝炎疫苗。成人接种剂量：接种 20 μg（1 mL）重组（酵母/CHO 细胞）乙型肝炎疫苗。常规免疫无应答的 16 岁及以上乙型肝炎易感者接种 1 剂 60 μg（1 mL）重组（酵母）乙型肝炎疫苗，如仍无应答，可考虑再接种第 2 剂，两剂间隔至少 4 周。

③戊型肝炎疫苗：接种对象为 16 岁及以上易感人群。用于 HEV 感染的重点高风险人群，如畜牧养殖者、餐饮业人员、学生或部队官兵、育龄期妇女、疫区旅行者等。按"0、1、6 个月"接种方案共接种 3 剂次，第 1 剂接种后 1 个月接种第 2 剂，第 1 剂接种后 6 个月接种第 3 剂。于上臂三角肌肌内注射，接种剂量为 30 μg（0.5 mL）。

（二）调护

1. 情志调护　中医学认为不良情绪对脏腑功能有直接影响。慢性乙型肝炎患者往往肝郁不舒，肝脾不调，情绪易怒，故应注重多与患者沟通，倾听患者心声，并向患者及其家属普及疾病常识，开导患者，解除其顾虑，提醒患者注意调神及保持平和的心态，为患者创建良好的休养环境，从而有助于患者情志调和，肝气舒畅，以利于脾胃运化功能恢复及其他脏腑

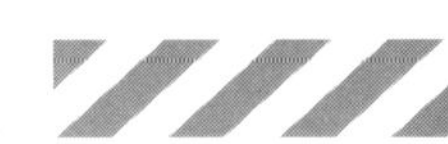

功能的改善。患者初次诊断时，帮助患者提高对疾病的认识，树立战胜疾病的信心；在疾病诊治过程中，认真做好患者的思想工作，详细介绍疾病转归的全过程及治疗时间的重要性，使患者树立耐心、信心；医务人员及患者家属共同努力解除患者思想顾虑与心理压力，使患者积极配合治疗。

2. 生活起居调护　尽量为患者创建良好的休养环境。对于有睡眠障碍的患者，可采用服用中药、耳穴压豆、推拿等方法使患者获得充足的睡眠及休息，即医务人员及患者家属努力协助患者做到生活起居有常，不妄作劳。此外，对于慢性乙型肝炎患者，普通感冒也可能导致肝功能异常或使肝功能进一步恶化。对于患者来说，预防感冒尤其重要，要做到虚邪贼风，避之有时。同时应注意适时户外活动（如散步等），房事有节，不宜过劳。户外活动以不觉疲劳为宜，劳逸结合。可进行功能锻炼，如打太极拳、八段锦等以增强体质，提高机体抗病能力。

3. 膳食调护　肝炎患者应尽量避免食用辛味食品，避免暴饮暴食，进食时应细嚼慢咽，戒烟酒；根据中医辨证，脾虚者可食用牛肉炖胡萝卜、黄芪母鸡汤、红枣小米粥；肝气不舒者可适量摄入香蕉，或以薄荷等芳香解郁疏肝之品泡茶；肝郁化火者可适量进食芹菜粥、喝菊花茶等降火除烦；脾肾阳虚者避生冷，可适当进食当归生姜羊肉汤、赤小豆鲤鱼汤等；肝肾阴虚者可服胡桃粥、栗子粥、牛肉炖山药等同补肝肾，适量进食梨、山楂、五味子等养阴生津；肝胆湿热者应注意清淡饮食，忌辛辣肥甘、海鲜、生冷不洁之品，避免肝胆湿热滋生，以减轻肝脏负担；肝胆湿热者适用丝瓜、蘑菇、海带辅以鸡骨草煲汤，杞菊汤代茶饮以清肝热；瘀血阻络者当避免进食花生、栗子等坚果以及辛辣、生冷等刺激性食物。

（彭　方　黄超群　高清华　李　昊）

参考文献

[1] 魏来，段钟平，王贵强. 丙型肝炎防治指南（2019 年版）[J]. 中华临床感染病杂志，2019（6）：429-450.

[2] 王贵强，王福生，庄辉，等. 慢性乙型肝炎防治指南（2019 年版）[J]. 中国病毒病杂志，2020，10（1）：1-25.

[3] 李兰娟，王宇明. 感染病学[M]. 3 版. 北京：人民卫生出版社，2015.

[4] 李秀惠，杨华升，李丰衣，等. 病毒性肝炎中医辨证标准[J]. 临床肝胆病杂志，2017，33（10）：1839-1846.

[5] 钟森，冯全生. 病毒性肝炎的中西医结合防治研究[M]. 成都：四川科学技术出版社，2015.

[6] 刘金星. 中西结合传染病学[M]. 北京：中国中医药出版社，2005.

[7] 尤红，王福生，李太生，等. 慢性乙型肝炎防治指南（2022 年版）[J]. 实用肝脏病杂志，2023，26（3）：457-478.

[8] 中华医学会健康管理学分会，中华医学会肝病学分会，中华医学会检验医学分会. 病毒性肝炎健康管理专家共识（2021 年）[J]. 中华健康管理学杂志，2021，15（4）：323-331.

[9] 常宇琨，章志丹.《丙型肝炎防治指南（2022 版）》更新解读[J]. 新发传染病电子杂志，2023，8（6）：89-92.

[10] 中华医学会肝病学分会.扩大慢性乙型肝炎抗病毒治疗的专家意见[J].中华肝脏病杂志,2022,30(2):131-136.

[11] 中国戊型肝炎研究协助组(CCSHE),中国医师协会感染科医师分会,国家感染性疾病临床医学研究中心.中国戊型病毒性肝炎院内筛查管理流程专家共识(2023 年版)[J].临床肝胆病杂志,2023,39(4):785-794.

[12] 中国中西医结合学会,中华中医药学会,中华医学会.慢加急性肝衰竭中西医结合诊疗指南[J].临床肝胆病杂志,2023,39(7):1547-1552.

[13] 喻苧,樊蓉.慢性乙型肝炎和慢性丙型肝炎抗病毒治疗疗效评价指标[J].中国实用内科杂志,2023,43(5):369-374.

[14] 刘力玮.饮食调护在肝病患者临床中的应用体会[J].中国医药指南,2014(27):114-115.

[15] 宋咏霞,王亿鹏,郝海燕.慢性乙型病毒性肝炎的中医调护[J].中国社区医师,2014,30(1):99.

第五章 脊髓灰质炎

一、概述

脊髓灰质炎是由脊髓灰质炎病毒(poliovirus,PV)引起的一种急性传染病,该病毒常侵犯中枢神经系统,损害脊髓前角运动神经细胞(又称神经元),导致肢体弛缓性麻痹,多见于6个月～5岁儿童,故又名小儿麻痹症。人群对本病普遍易感,常见症状为发热、咽部不适、恶心、头痛、嗜睡、肢体麻痹。脊髓灰质炎有许多不同的临床类型,其中包括程度较轻的非特殊性病变、无菌性脑膜炎(非麻痹性脊髓灰质炎)及各种肌群的迟缓性无力(麻痹性脊髓灰质炎)。脊髓灰质炎病情较为严重的患者,由于脊髓前角运动中枢神经细胞的严重移位受损,与之密切相关的肌肉组织丧失了相应的运动神经的生理控制和运动调节作用,从而发生一定程度的萎缩,同时皮下脂肪、肌腱、肌肉、骨骼也出现轻度萎缩,使整个机体变细弱,出现肢体麻痹。该病归属于中医学的“时行痿”“软脚瘟”范畴,多因感染暑湿时邪而滞留气分,元气受损不能达于四肢,加上湿热郁蒸而津液受灼,阴血愈损,致使筋脉失于荣养而成。

二、流行病学

(一) 传染源

脊髓灰质炎的传染源为患者、隐性感染者和病毒携带者。由于病毒携带者、无症状的隐性感染者和无麻痹型患者不易被发现,因此这些人群在传播该病上起重要作用。本病的潜伏期为3～35天,一般为5～14天。患者自发病前2～3天至发病后3～6周都有传染性,退热后传染性减小。病毒主要存在于患者的脊髓和脑部,在鼻咽部、肠道黏膜与淋巴结内亦可查到。感染者一般通过粪便排出病毒,病毒数量多且排毒持续时间长,可达3～6周,少数达3～4个月。

(二) 传播途径

本病以粪-口感染为主要传播途径,感染初期主要通过患者鼻咽部排出病毒,随着病程进展,病毒随粪便排出,粪便带毒时间可达数月之久,受污染的水、食物以及日常用品可使病毒播散。此外,口服的减毒活疫苗在通过粪便排出体外后,在外界环境中有可能恢复毒力,从而感染其他易感者。本病亦可通过空气、飞沫传播。

(三) 易感人群

人群对本病普遍易感,感染后获持久免疫力并具有型特异性。血清中最早出现特异性

IgM，2周后出现IgG和IgA，特异性IgG抗体通过胎盘、分泌型IgA通过母乳由母体传给新生儿，这种被动免疫在出生后6个月逐渐消失，年长儿大多经过隐性感染获得免疫力，抗体水平再度增高，故6个月以上小儿发病率逐渐增高，至5岁后又降低，到成人时大多具有一定免疫力。

（四）流行特征

在实施疫苗免疫之前，脊髓灰质炎呈自然流行状态，发病率高，在一些国家和地区成为地方性流行的传染病。一年四季均可发生，夏、秋季为流行高峰。我国7—9月发病最多，一般以6个月～5岁儿童为主。在普及儿童口服脊髓灰质炎病毒活疫苗（OPV）免疫之后，发病率显著下降。1988年，世界卫生大会通过了全球消灭脊髓灰质炎目标的决议；2000年我国已经实现了无脊髓灰质炎的目标，进入消灭该病的后期阶段。但是，在全球消灭脊髓灰质炎之前，我国仍然存在发生输入性脊髓灰质炎的风险，且输入性疫情一旦扩散，还可能引起大年龄组儿童甚至成人发病；此外，使用OPV可能导致疫苗相关麻痹型脊髓灰质炎（VAPP）病例和疫苗衍生脊髓灰质炎病毒（VDPV）感染病例出现，但VAPP病例和VDPV感染病例不属于脊髓灰质炎病毒野生毒株感染病例。

VAPP病例多见于首剂服苗者，其发生率极低，且往往见于免疫功能低下儿童。

VDPV感染发生率极低，主要发生在使用OPV且免疫接种率不高地区的未免疫或未全程免疫的儿童。目前WHO对VDPV通行的鉴定标准为经核苷酸序列分析，与原始疫苗病毒Sabin株相比，Ⅰ型和Ⅲ型VDPV VP1编码区核苷酸序列变异10个以上，且少于135个（1%＜变异率＜15%），Ⅱ型VDPV VP1编码区核苷酸序列变异在6个以上，且少于135个（0.6%＜变异率＜15%）。现已证实有3种VDPV：由免疫缺陷患者长期排出体外的iVDPV、不明来源的VDPV和引起循环的cVDPVs。其中，由相关的疫苗衍生脊髓灰质炎病毒引起2例或2例以上VDPV感染病例的事件，称为疫苗衍生脊髓灰质炎病毒循环。此外，当脊髓灰质炎疫苗病毒变异尚未达到VDPV标准时，如Ⅰ型和Ⅲ型VDPV VP1编码区核苷酸序列变异为6～9个，应视为脊髓灰质炎疫苗病毒高变异株。

发生脊髓灰质炎病毒野生毒株输入性疫情和cVDPVs属突发公共卫生事件，应按照国务院《突发公共卫生事件应急条例》及国家卫生健康委员会的有关规定进行应急处置。发现脊髓灰质炎疫苗病毒高变异株时，也应按照国家卫生健康委员会的相关要求进行处理。

三、中医病因病机

本病主要是由于外感时行疫毒之邪，内伤饮食不洁之物，病从口鼻而入，加之素体禀赋不足，筋骨虚弱，正气不支，导致病情不断深入演变，迁延难愈。肌肉失养，筋脉枯痿为本病主要病机。初起邪从口鼻而入，侵犯肺胃。其后病情发展与否，则视人体正气强弱、病邪轻重而异。若人体正气充盛，病邪较轻，正能胜邪，则病变即可由此而解，不再发展，数日痊愈。若正气不能抗邪外出，则湿热交争缠绵不解，外着肌腠，内蒙清阳，最后因湿热浸淫筋脉，阻滞气血，致肢体麻痹。若邪去正复，则麻痹肢体可逐渐恢复；若迁延日久，气血耗伤，肝肾受损，筋脉枯痿，则肢体逐渐痿废变形。以上为本病一般演变过程的病机变化。此外，若邪毒深重，留恋不解，在病程中还可产生其他多种症候；临床因病邪所在和虚实不同而表现不一。若湿热酿痰，阻遏气机，窍机不利，则出现吞咽困难，痰涎壅堵；若邪陷心包，内动肝风，则引起躁扰不安，神昏谵语，四肢抽搐；若邪陷正溃，肺气欲竭，则呼吸减弱，息促不宁；若正气溃败，阳虚欲脱，则导致四肢厥冷，脉象微弱，皮肤青紫等（图5-1）。

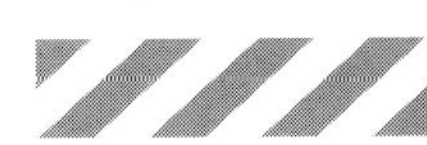

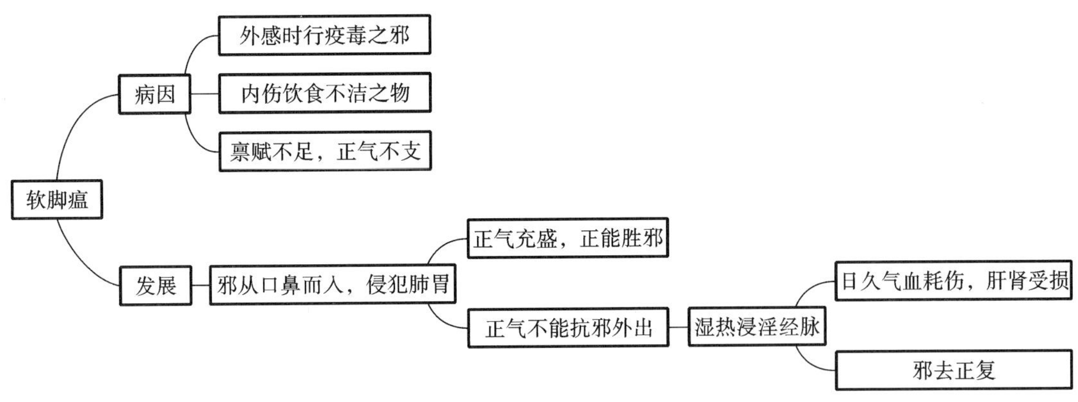

图 5-1　脊髓灰质炎病因病机示意图

四、发病机制及病理

（一）发病机制

脊髓灰质炎的发病机制分为两个阶段。第一阶段，病毒经口咽或消化道进入体内，先在鼻咽部及胃肠道内复制，然后逐渐侵犯相关淋巴组织，大多数人感染后，可产生相应保护性抗体，病毒不进入血流，不出现症状或仅有轻微不适，表现为隐性感染。若机体抵抗力较弱，病毒可入血，先引起较轻的病毒血症（即第一次病毒血症），若病毒未侵犯神经系统，机体免疫系统又能清除病毒，患者可不出现神经系统症状，表现为顿挫型；少部分患者因病毒毒力强或血中抗体不足，病毒随血流扩散至全身淋巴组织或其他组织中进一步增殖，大量复制并再度入血形成较为严重的病毒血症（即第二次病毒血症）。典型病例可进入发病机制的第二阶段，病毒通过血脑屏障，侵入中枢神经系统，在脊髓前角运动神经细胞中增殖，引起细胞坏死，若运动神经细胞受损严重，则导致肌肉麻痹，引起麻痹期症状。引起麻痹的高危因素包括过度疲劳、剧烈运动、肌内注射、扁桃体摘除和遗传因素等。在麻痹刚发生的几天内病毒在脊髓的复制量可达最大，但 1 周后病毒即无法检出，而遗留的局部炎症反应可持续存在数月之久。除神经系统病变之外，肠壁及其他淋巴组织亦可发生退行性变或增生性病变，偶见局灶性心肌炎、间质性肺炎，以及肝、肾等其他脏器病变。

脊髓灰质炎病毒选择性侵犯某些神经细胞，主要病理变化在中枢神经系统，病变主要在脊髓前角、延髓、脑桥和中脑，以脊髓损伤为主，脑干及脑神经核大部分受损，以网状结构、前庭核及小脑盖核的病变多见，大脑皮质很少出现病变。偶见交感神经节及周围神经节病变。脊髓病变以前角运动神经细胞损伤最显著。通常脊髓颈段及腰段的前角灰白质细胞损伤较多，故临床上常见四肢麻痹。

（二）病理

早期镜检可见神经细胞内染色体溶解，尼氏体（Nissl body）消失，出现嗜酸性包涵体，伴周围组织充血、水肿和血管周围单核细胞浸润。严重者细胞核浓缩，细胞坏死，最后为吞噬细胞所清除。麻痹主要由神经细胞不可逆性严重病变所致。临床上是否麻痹、麻痹轻重及恢复程度主要由神经细胞病变的程度和部位决定，并非所有受累神经细胞都发生坏死，且损伤是可逆的。起病 3 周后，水肿、炎症消退，神经细胞功能可逐渐恢复。

五、临床表现

本病早期可有流感样症状(占全部病例的24%),如发热、咽部不适,患者可有烦躁不安、全身不适、腹泻或便秘、多汗、恶心、头痛、胃痛、肌肉酸痛等症状。本病具有自限性,通常在2～5天消退。热退后(少数可在发热过程中)出现不对称性弛缓性麻痹。神经系统检查结果显示,肢体和(或)腹肌不对称性(单侧或双侧)弛缓性麻痹,躯体或肢体肌张力减弱、肌力下降、深部腱反射减弱或消失,但无感觉障碍。麻痹60天后随访仍残留弛缓性麻痹(后期可出现肌萎缩)。

(一) 临床分型及相应表现

临床上可分为多种类型:①隐性感染;②顿挫型;③无麻痹型;④麻痹型。

1. 隐性感染(无症状型) 占全部感染者的90%～95%。感染后无症状,不产生病毒血症,病毒不侵入中枢神经系统,但从咽部和大便中可分离出病毒,体内可查到特异性中和抗体,相隔2～4周呈4倍以上增长。

2. 顿挫型(轻型) 占4%～8%。病毒未侵犯中枢神经系统组织。临床症状缺乏特异性,可出现以下症状。

(1) 上呼吸道炎症,如不同程度的发热,咽部不适、充血及咽后壁淋巴组织增生,扁桃体肿大等。

(2) 胃肠道症状,如恶心、呕吐、腹泻或便秘,腹部不适等。

(3) 流感样症状,如头痛、乏力、关节、肌肉酸痛等。症状持续1～3天,自行恢复。

3. 无麻痹型

(1) 病毒侵入中枢神经系统,除具有顿挫型症状外,还出现神经系统症状,但不发生麻痹,体温较高,头痛加剧,多汗,呕吐,烦躁不安或嗜睡,全身肌肉疼痛,腓肠肌触痛,皮肤感觉过敏,不愿抚抱,动之即哭,神情紧张,颈背肌痛、颈强直,不能屈曲,克氏征(Kernig's sign)和布氏征(Brudzinski's sign)阳性。

(2) 肌腱反射:开始时大多正常或活跃,后期可减弱。

(3) 腹壁反射减弱或消失。

(4) 脑脊液检查显示压力、蛋白水平、细胞数轻度升高,糖、氯化物正常。

(5) 患者通常在3～5天退热,脑膜刺激征及病理反射可持续存在1～2周。

4. 麻痹型 麻痹型占1%～2%,其特征为在无麻痹型临床表现的基础上,出现累及脊髓前角灰质、脑及脑神经的病变,导致肌肉麻痹。通常的脊髓灰质炎病例是指麻痹型病例。

(1) 分期:本型分为以下5期。

①前驱期:本期症状与顿挫型相似,儿童以发热伴上呼吸道感染及胃肠道症状为主,约1/3有双峰热;成人以发热伴全身肌肉酸痛及皮肤感觉过敏为主。经1～4天发热期,再经1～6天无热期后进入麻痹前期。

②麻痹前期:本期特征与无麻痹型相似,体温再度上升或持续下降,并出现神经系统症状、体征,肌肉疼痛以活动和体位变化时最明显,故于坐起时用双上肢向后支撑身体而呈特殊的"三脚架征",脑膜刺激征及霍伊内征阳性,亦可发生短暂意识障碍,多汗、尿潴留等,此期脑脊液多有改变。

③麻痹期:一般在第2次发热1～2天体温开始下降或在高热和肌痛处于高峰时发生麻痹,短期(一般为3～4天)内麻痹达到最严重程度,但在热退后麻痹不再进展。

④恢复期:常见于发病后1～2周麻痹肢体逐渐恢复,肌力逐步增强,一般自肢体远端开始,腱反射也渐趋正常。轻者经1～3个月即可恢复,重症者常需12～18个月甚或更久的时间才能恢复。

⑤后遗症期:病满2年以后,有些受损肌群由于神经损伤过甚而致功能不能恢复。患者出现持久性麻痹和肌肉萎缩,并可因肌肉萎缩而导致肢体或躯干畸形,骨骼发育也受到阻碍。

(2) 分型:麻痹型根据病变部位又可分为以下4型。

①脊髓型:此型最为多见,麻痹多为下运动神经元性,多表现为急性弛缓性麻痹,开始时出现重度肌痛,可能伴有肌痉挛、肌束震颤、感觉异常和脑膜炎,随后出现无力和弛缓性麻痹。

其特点如下。

a. 无力可能仅累及单块肌肉的一部分或可能表现为四肢麻痹,以下肢多见。

b. 近端大肌群受累较远端小肌群受累更常见,且麻痹出现早而重。

c. 麻痹肌群分布不均匀、不对称,同侧上下肢均麻痹者少见。

d. 不伴有感觉障碍。

e. 发生上行性麻痹者,即麻痹由下肢向上蔓延至腹、背、颈部而达延髓者,预后严重。

f. 肌肉麻痹也可能累及膀胱。

g. 麻痹出现后,腱反射随之减弱或消失。

h. 疾病在感染后约48 h达到最严重程度。

②脑干型:本型在麻痹型中占6%～25%,常与脊髓型同时发生。由于病变在脑干的不同部位,故可产生脑神经麻痹、呼吸中枢麻痹、血管运动中枢麻痹等不同症状。

a. 受脑神经(最常见的是第Ⅸ对和第Ⅹ对脑神经)支配的肌肉群麻痹。

b. 可能表现为吞咽困难和唾液潴留。

c. 延髓呼吸中枢受累可能导致呼吸肌麻痹。

d. 肢体受累最轻。

③脑炎型:个别病例可仅表现为脑炎,也可与脑干型或脊髓型同时存在。

a. 多见于婴儿。

b. 表现与其他形式的病毒性脑炎相似。

c. 伴随的麻痹可能是强直性的(而不是弛缓性的)。

d. 弥漫性脑炎表现为意识不清、高热、谵妄、震颤、惊厥、昏迷、强直性麻痹等。

e. 局限性脑炎表现为大脑定位症状,恢复后可长期出现阅读不能症、阵挛或癫痫大发作等。

④混合型:兼有脊髓型麻痹和脑干型麻痹的临床表现,可出现肢体麻痹、脑神经麻痹、呼吸中枢麻痹、血管运动中枢麻痹等。

(3) 肢体麻痹的轻重程度:肢体麻痹的轻重可按肌肉活动程度分为6级。

①0级(全麻痹),刺激肌肉时,肢体毫无收缩现象。

②1级(次全麻痹),刺激肌肉时,肌腱或肌体略见收缩或触之有收缩感,但不引起动作。

③2级(重度麻痹),肢体不能向上抬举,只能在平面上移动。

④3级(中度麻痹),肢体可自动向上抬举,但不能承受任何压力。

⑤4 级(轻度麻痹),肢体可自动向上抬举,亦能承受一定压力,但不能对抗阻力。

⑥5 级,肌力正常。

(二) 并发症

1. 呼吸系统 脊髓灰质炎最主要的并发症为呼吸系统并发症,多见于脊髓型呼吸麻痹患者,可继发肺炎、肺不张、急性肺水肿等。部分患者尸检可发现心肌病变,多由病毒感染直接引起,但仅根据临床表现较难确诊。

2. 消化系统 表现为消化道出血、肠麻痹、急性胃扩张等。

3. 其他并发症 包括尿潴留所致的尿路感染;长期卧床导致的压疮及氮、钙负平衡,表现为骨质疏松、尿路结石和肾功能衰竭等。病毒亦可侵犯心肌,导致心电图 T 波、S-T 段和 P-R 间期改变,见于 10%～20%的患者。

脊髓灰质炎后综合征:①发病率和患病率尚不清楚,但有 25%～40%的脊髓灰质炎幸存者发病。②一般在麻痹型脊髓灰质炎患者恢复后 15～40 年发病。③危险因素包括:a. 幼年急性脊髓灰质炎;b. 急性脊髓灰质炎期间肢体、延髓或呼吸道严重受累;c. 不完全康复伴残障。④疾病特征如下:a. 疲劳;b. 无力;c. 关节和肌肉疼痛;d. 功能下降。⑤受累肌肉通常是初次感染累及的肌肉。⑥严重的身体应激可能导致进行性呼吸系统、神经系统等异常。

六、实验室检查及其他检查

(一) 血常规

白细胞计数多正常,早期及继发感染时可增高,以中性粒细胞增高为主。急性期 1/3～1/2 的患者血沉增快。

(二) 脑脊液检查

在严重麻痹前期,本病患者均出现细胞数目明显增多(以淋巴细胞计数增多为主),蛋白浓度增加不明显,出现细胞蛋白分离的异常现象,这些变化对于正确诊断本病具有一定的医学指导价值和临床参考价值。至麻痹第 3 周,细胞数目多已经恢复正常,但蛋白浓度持续增高,4 周后方有可能恢复正常。

(三) 病毒分离试验

病毒分离试验是该病最为重要的确诊性试验。在该病发生 1 周内,即可从患者咽部及肛门粪便内分离检查出脊髓灰质炎病毒。对于发病 1 周内的儿童,从其鼻咽部和肺部、血液、脑及脑脊液中亦有可能准确分离出该种病毒。

(四) 血清学检查

近期未直接服用过 OPV 的患者,发病 1 个月内可采用酶联免疫吸附试验检测患者的血液和脑脊液,检测其中的抗脊髓灰质炎病毒的特异性 IgG 和 IgM 抗体,此检测可以有效辅助脊髓灰质炎的早期诊断鉴别;在疾病恢复期患者的血清中,特异性 IgG 抗体浓度一般比急性期明显增高 4 倍以上,具有临床诊断作用。

(五) 聚合酶链反应

该检测可用于确诊感染者或者识别血清型,并可用于区分野生毒株和疫苗衍生毒株。

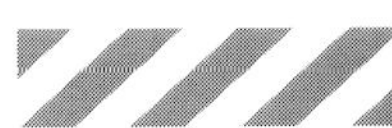

七、诊断及鉴别诊断

（一）诊断

诊断应包括调查感染是由野生毒株还是由疫苗衍生毒株引起的。

1. 疑似病例 15岁以下病因不明的出现急性弛缓性麻痹（AFP）的病例，包括：

（1）临床初步诊断为吉兰-巴雷综合征（GBS）的病例。

（2）任何年龄临床怀疑为脊髓灰质炎的病例，包括有流感样症状和（或）原因不明的急性弛缓性麻痹的病例。

2. 临床诊断病例 符合下列一项者可诊断为临床诊断病例。

（1）疑似病例并同时具备流行病学史和临床表现。

（2）疑似病例并同时具备流行病学史，发病前6周内未接种过OPV或灭活脊髓灰质炎病毒疫苗（IPV），发病后未再接种OPV或IPV，未接触疫苗病毒，发病后1个月内从脑脊液或血液中查到抗脊髓灰质炎病毒IgM抗体，或恢复期血清中和抗体或特异性IgG抗体滴度比急性期升高4倍或4倍以上。

3. 确诊病例 疑似病例并同时在实验室检测中分离到病毒，且鉴定为脊髓灰质炎病毒野生毒株。

4. 排除病例 符合下列一项者可排除脊髓灰质炎诊断。

（1）疑似病例经实验室和临床检查有确凿证据诊断为非脊髓灰质炎的其他疾病。

（2）疑似病例的粪便，咽部组织、脑脊液、脑或脊髓组织未分离到脊髓灰质炎病毒野生毒株，或发病后1个月内脑脊液或血液特异性IgM抗体阴性，或恢复期血清中和抗体或特异性IgG抗体滴度比急性期无4倍或4倍以上升高者。

5. 与OPV有关的其他病例

（1）服苗者VAPP病例：疑似病例近期曾有OPV接种史，且在服用OPV后4～35天发热，6～40天出现急性弛缓性麻痹，符合临床表现。发病后未再服用OPV，从粪便、咽部组织、脑脊液、脑或脊髓组织标本中分离到脊髓灰质炎疫苗病毒，该病毒与原始疫苗病毒Sabin株相比，Ⅰ型和Ⅲ型脊髓灰质炎病毒VP1编码区核苷酸序列变异不多于9个，Ⅱ型脊髓灰质炎病毒VP1编码区核苷酸序列变异不多于5个。

（2）VDPV感染病例：疑似病例符合临床表现，发病后从粪便、咽部组织、脑脊液、脑或脊髓组织中分离到VDPV。其中，VDPV是指Ⅰ型和Ⅲ型脊髓灰质炎病毒，与原始疫苗病毒Sabin株比较，VP1编码区核苷酸序列变异不少于10个，但少于135个（1%＜变异率＜15%）；Ⅱ型脊髓灰质炎病毒，与原始疫苗病毒Sabin株比较，VP1编码区核苷酸序列变异不少于6个，但少于135个（0.6%＜变异率＜15%）。

6. 流行病学史

（1）有与确诊的脊髓灰质炎患者接触史。

（2）近期曾经到世界卫生组织（WHO）公布的脊髓灰质炎流行地区，或近期当地发生脊髓灰质炎病毒野生毒株输入事件。

（3）既往未接种或未全程接种OPV或IPV。

（4）详见《流行病学》。

（二）鉴别诊断

主要应与具备急性弛缓性麻痹临床表现的神经系统疾病和肌肉疾病相鉴别。

(1) 常见的包括吉兰-巴雷综合征、急性脊髓炎、外伤性神经炎、周期性麻痹。

(2) 其他肠道病毒感染导致的麻痹，如柯萨奇病毒 A7 型、肠道病毒 71 型、肠道病毒 D68 型(在急性弛缓性麻痹中的作用尚不清楚)感染引起的麻痹。

(3) 其他感染：包括腺病毒、黄病毒感染，西尼罗河病毒感染，疱疹病毒感染，巨细胞病毒、EB 病毒感染，肉毒中毒，蜱传脑炎，HIV 感染，白喉，莱姆病等。

(4) 非传染病：急性间歇性血卟啉病(AIP)、重症肌无力等。

在鉴别诊断时，应结合流行病学史(如与脊髓灰质炎病例接触史、疫苗接种史等)、临床表现(如发病的前驱症状、麻痹及恢复状况、神经反射及感觉功能检查等)、实验室检查(如病毒分离试验、抗体检测等)等资料加以综合判断。

八、治疗

(一) 中医治疗

小儿麻痹症属于“痿证”范畴。中医学对本病的研究和记录主要集中于“小儿中风”“半身不遂”“痹证”“软脚瘟”等病证中。多发生在 1～5 岁的幼儿，学龄儿童及成人亦可患之。常在夏、秋季流行，其他季节偶可发现。麻痹前期有较强传染性。对本病的治疗应该根据患者病程、发育的不同时期、不同阶段的症状及体征而定，辨别病邪性质、病位所在、病机虚实等而立法用药。一般来说，前驱期属外邪初袭，肺胃同病，治当疏表泻热、清利湿邪；麻痹前期为湿热郁蒸外阻经脉，内遏清阳，治当清热化湿、宣气通络；麻痹期多属湿热浸淫过久，气血受阻不能荣养筋脉，以致经脉弛缓，痿而不用，治以清热化湿、活血通络为主，并可酌情佐以益气养阴之品；恢复期及后遗症期多为邪去正虚，治当补益气血、滋养肝肾。一般而言，在全程西医对症治疗的基础上，若在前驱期、麻痹前期及时用中医治疗进行干预，则治疗效果比较好，麻痹期患者采用中西医结合治疗的恢复效果更好。

1. 辨证施治

(1) 前驱期(暑湿外侵，卫气同病)。

临床表现：机体虚弱，头痛疲劳，烦恼，全身体力失调，微有喉咙疼痛、咳痰，不思饮食，恶心、呕吐，苔黄腻，脉濡数。(本病发病初期暑湿外侵，卫气同病，但重心实以中焦脾胃为主，上焦肺卫见症轻微，且为时短暂。)

治法：疏表泻热，清利湿邪。

代表方：葛根芩连汤合三仁汤加减。

方药：葛根 10 g，黄芩、苦杏仁各 5 g，豆蔻 5 g，连翘 5 g，金银花 8 g，薏苡仁、滑石各 10 g。加减：若湿浊偏重，苔浊腻，脘痞身重，加苍术 6 g，厚朴 8 g；若热邪偏重，高热汗多，口渴，则加生石膏 10 g，知母 6 g。

(2) 麻痹前期(湿热郁蒸气分)。

临床表现：患者常全身发热，大量排出汗液，头及颈或全身痛苦较重，烦躁不安或头昏嗜睡，苔黄腻，脉弦或滑数。(此期为湿邪郁蒸，痹阻经脉，郁遏清阳所致，病重在心、气分。)

治法：清热化湿，宣气通络。

代表方：甘露消毒丹加减。

方药：滑石 10 g，黄芩 5 g，石菖蒲 8 g，郁金 5 g，广藿香 8 g，连翘 8 g，豆蔻 5 g，忍冬藤 10 g，丝瓜络 8 g，晚蚕沙 8 g。加减：咳嗽时添加苦杏仁；呕吐腹泻者加半夏 8 g，苍术 5 g；抽搐惊叫者加钩藤 10 g，地龙 8 g。

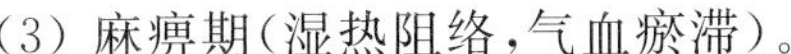

(3) 麻痹期(湿热阻络,气血瘀滞)。

临床表现:以四肢麻痹为主,尤多见于下肢。麻痹逐渐加重,热退后即不再发展。(本病进入麻痹期,因病变部位不同可产生很多麻痹类型,但临床上以四肢(尤其是下肢)麻痹为多见。)

治法:清热化湿,活血通络。

代表方:三妙丸加味。

方药:苍术 6 g,黄柏 6 g,川牛膝 5 g,络石藤、海风藤各 10 g,鸡血藤 10 g,当归 5 g,全蝎 8 g。加减:若痰阻咽喉致呼吸不畅,加石菖蒲、郁金、川贝母各 8 g;若口眼歪斜,加白附子、僵蚕各 8 g;若湿热渐清,津气亏虚,去苍术、黄柏,加生地黄、石斛各 8 g,黄芪 10 g;症见形寒肢冷阳虚者加淫羊藿 10 g。

(4) 后遗症期(邪去正虚)。

临床表现:麻痹日久,肢体痿废不用,肌肉逐渐萎缩,以致变形,丧失活动能力。(此期多因邪毒严重损伤筋脉气血,以致肢体麻痹不能恢复,日久肢体逐渐萎缩变形。)

治法:补益气血,滋养肝肾。

代表方:七宝美髯丹加减。

处方:黄芪 10 g,党参 6 g,熟地黄、当归、牛膝、肉苁蓉、巴戟天、补骨脂各 8 g,淫羊藿 10 g。按:此期以虚为主,故治以上方大补气血、温养肝肾,以使筋骨渐强而趋恢复,除上方外还可常服成药虎潜丸、大活络丸等。

附:其他单方、验方。

①新鲜的野菊花、忍冬藤、新鲜的扁豆花各 30 g。用水煎制即可。适用于初起发热阶段。

②川牛膝 10 g、土鳖虫 10 g、马钱子(炸黄) 1 g,共研细末,分为七包,每晚睡前用黄酒冲服一包。适用于后遗症期。

③黄芪、淫羊藿各 15 g,白芍、当归、桑寄生各 15 g,桂枝、甘草各 10 g,钩藤 30 g,生姜 15 g,大枣五枚,水煎服。外用石英(俗名打火石),不拘多少,煎汤洗患处,每天 2 次。适用于后遗症期。

④熏洗方:当归 12 g,艾叶 30 g,桂枝 12 g,红花 12 g,防风 12 g,荆芥 10 g,羌活、独活各 6 g,白附子 10 g 等。煎水熏洗患处。每天洗 2～3 次,每剂可用 3～5 天。

(5) 加味金刚丸方:萆薢 12 g,杜仲 12 g,肉苁蓉 12 g,菟丝子 18 g,巴戟天 12 g,天麻 12 g,海螵蛸 12 g,白僵蚕 12 g,海蛤粉 6 g,全蝎 10 g,木瓜 12 g,淫羊藿 12 g,制马前子 3 g。

2. 外治疗法

(1) 针灸疗法:具体运用针刺、穴位强刺激及穴位结扎等方法。针对上肢麻痹,常选择颈部夹脊穴后正中线旁开,背部肩贞穴、大椎穴、手三里穴、少海穴、内关穴、合谷穴、后溪穴,每次颈部挑 2～3 穴。配穴可选天宗穴、外关穴、阳溪穴、阳池穴、四渎穴、梁门穴、天枢穴、带脉穴。针对下肢麻痹,常考虑选择颈部腰脊旁开 1 寸处的环跳穴、秩边穴、跳跃穴、五枢穴、髀关穴、阴廉穴、四强穴、伏兔穴、承扶穴、殷门穴、委中穴、阳陵泉穴、足三里穴、解溪穴、太溪穴、承山穴、绝骨穴、风市穴、落地穴等,根据患者麻痹的肢体和需要参与的主要局部肌肉群,挑选相关的主穴 3～4 个。特别适用于中老年人、麻痹程度较轻、短暂的肢体肌肉萎缩以及症状不明确者,可以对患者麻痹的身体部位进行针灸取穴。每天 1 次,10～15 次可以作为一个疗程,疗程之间可以间隔 3～5 天。在临床治疗期间,使用强刺激疗法获得一定疗效后,可改为中性刺激疗法以增加效果。使用弱刺激疗法的患者可用电针或水针,每次挑选 1～2 个重要穴位，注射中药维生素 B_1、γ-氨基丁酸或活血调经化瘀中药复方当归液（当归红花川芎制剂），每穴 0.5～1.0 mL。

（2）推拿疗法：对于麻痹程度较重、不能正常活动的偏瘫患者，可先给予患肢按摩、推拿，促进患者患肢的新陈代谢和微循环，改善患肢肌群的营养和中枢神经系统的平衡调节功能，增强肢体肌力。在患者的整个肢体上以旋转滚动的方式做轮回转动或翻滚 8～10 min，或按摩松弛的关节 3～5 min，搓患者关节脊柱及其他肢体部位 5～6 遍，并在局部用力，可由外科医生详细教导患者家属后再反复进行推拿。

（3）功能锻炼：对于患肢麻痹程度较重只能做轻微的肌力动作、肢体肌力平衡状态极差者，可以帮助其患肢做上臂伸屈、下肢外展等被动动作；当患者肢体已有机会活动，但肢体肌力尚处于较低水平时，鼓励并帮助患者患肢做自主性的肢体运动锻炼，并借助于其他治疗工具来帮助锻炼患者患肢肌力，以此方式来帮助纠正肢体畸形。

（4）其他：平时可用中药拔罐（可用灭菌式热水罐或真空气罐），并利用其他中药进行熏蒸冲洗后外敷，以促进患者患肢的康复。另有文献报道，可应用下肢穴位按摩刺激和下肢结扎疗法，促进下肢麻痹较久者恢复肢体活动、加强肌肉功能。对于肢体畸形的患者，一般来说可以使用木板或石膏等对患肢进行固定。

（二）西医治疗

脊髓灰质炎缺乏特效的抗病毒治疗方案，目前治疗原则主要包括：消化道隔离，卧床休息，尽量避免肌内注射、外科手术、受凉等刺激，以降低严重麻痹的发生率。减少患者疼痛，减少骨骼畸形，加快患者康复，预防并发症。

1. 无麻痹型

（1）卧床休息直到局部高温消退后 1 周，同时避免不必要的整形外科手术和药物注射。维生素 B_1、维生素 B_{12} 等可促进神经细胞代谢，可适当选用。

体温较高、病情进展较快的患者，可选用丙种球蛋白或短期应用糖皮质激素，如泼尼松或地塞米松。应用维生素 C 及能量合剂，有助于肌肉功能的恢复。

（2）为促进神经传导功能的恢复可以考虑选用以下药物。①地巴唑：舒张血管，兴奋脊髓，成人剂量为 5～10 mg，儿童剂量为 0.1～0.2 mg/kg，顿服，10 天为一个疗程。②加兰他敏：有抗胆碱酯酶的作用，成人 2.5～5 mg，儿童 0.05～0.1 mg/kg，每天肌内注射 1 次，从小剂量开始逐渐增大，20～40 天为一个疗程。③新斯的明：成人每次 0.5～1 mg，儿童每次0.02～0.04 mg/kg，每天肌内注射 1 次，7～10 天为一个疗程。④其他各类维生素：维生素 B_1、维生素 B_6、维生素 B_{12} 等具有一定的促进人体神经细胞新陈代谢的作用，酌情选用。

（3）对于呼吸障碍和吞咽困难患者，一般可以直接选用人工呼吸器，必要时也可以选用气管插管正压给氧或面罩加压给氧。对于呼吸中枢严重受损的患者，可利用膈神经电刺激方法对其进行治疗。咽肌麻痹而导致分泌物在患者咽部积聚时，应立即予以体位引流，并用吸引器将患者咽部的积液完全吸出，当上气道严重堵塞时，可行气管切开术。

（4）循环衰竭的防治：重点是维持水、电解质平衡，采用有效的抗菌药物，控制继发感染。休克发生后，应按感染性休克进行处理。

2. 麻痹型

（1）应让患者躺在有床垫的硬板床上，注意对麻痹肢体的护理，避免刺激及受压，将患

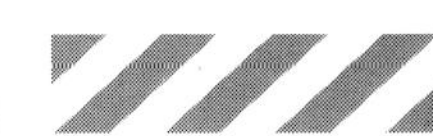

肢置于舒适的功能位，以防产生垂腕垂足。有便秘和尿潴留时，要适当给予灌肠和导尿。

(2) 为促进神经传导功能的恢复，可选用以下药物。①地巴唑：舒张血管，兴奋脊髓，成人剂量为 5～10 mg，儿童为 0.1～0.2 mg/kg，顿服，10 天为一个疗程。②加兰他敏：有抗胆碱酯酶的作用，成人为 2.5～5 mg，儿童为 0.05～0.1 mg/kg，每天肌内注射 1 次，从小剂量开始逐渐增大，20～40 天为一个疗程。③新斯的明：成人每次 0.5～1 mg，儿童每次 0.02～0.04 mg/kg，每天肌内注射 1 次，7～10 天为一个疗程。④其他维生素：维生素 B_1、维生素 B_6、维生素 B_{12} 等有促进神经细胞新陈代谢的作用，可酌情选用。

(3) 呼吸障碍及吞咽困难的处理：对于呼吸肌麻痹者，可采用人工呼吸器，必要时采用气管插管正压给氧或面罩加压给氧。呼吸中枢受损者，可用膈神经电刺激方法进行治疗。咽肌麻痹致分泌物积聚咽部时，应予以体位引流，并用吸引器吸出咽部积液，上气道阻塞时可行气管切开术。

(4) 循环衰竭的防治：注意维持水、电解质平衡，采用有效的抗菌药物，控制继发感染。休克发生后，应按感染性休克进行处理。

(5) 排尿障碍时，用氨甲酰胆碱 0.25 mg 肌内注射，3～4 次/天。必要时导尿。

(6) 手术治疗：如因严重后遗症造成畸形，可采用矫形手术治疗，如缓解关节挛缩的手术、关节融合术、肢体延长手术、关节置换术。

(7) 物理治疗：待患者体温恢复正常、麻痹停止进展后，即可采用按摩、推拿、针灸等物理治疗，以促进麻痹肌肉的恢复。

脊髓灰质炎的病死率一般在 5%～10%，随着疫苗的普及，其病死率逐渐下降。患者若出现持续发热或持续反复高热不退，伴烦躁不安，可能会出现麻痹。若麻痹影响人的呼吸系统功能、心血管系统的正常调节，则预后会更为严重。若患者神经系统受损严重，会引起肌肉萎缩、肢体或躯干畸形等后遗症。

(三) 中西医结合治疗

本病可采取中西医结合治疗，西医方面目前尚无特效的抗病毒治疗方案，以对症治疗为主。对于前驱期及麻痹前期的脊髓灰质炎患者，如体温较高、病情进展迅速，可短时间内应用糖皮质激素治疗；如烦躁不安、发热、肌肉剧烈疼痛，可用解热镇痛药以缓解症状。对于麻痹期患者，还可使用营养神经细胞的药物（如维生素 B_1、维生素 B_{12}）、促神经传导药物（如地巴唑）及增进肌肉张力的药物（如加兰他敏等），以促进功能恢复。对于恢复期及后遗症期麻痹型脊髓灰质炎患者，可辅以按摩、推拿、针灸等理疗，以促进麻痹肌肉的恢复。

中医理疗可采用动静结合的原则，以动为主，在肢体功能修复过程中，注重全身的活动，鼓励患者功能锻炼及局部按摩等，同时辨证求因，审因论治，早期使用祛瘀消炎类汤药，可在术后加速消肿止痛，后期则以续筋接骨为主，对促进筋骨强劲和恢复功能具有良好作用。

九、预防与调护

(一) 预防

1. 管理传染源 早期发现患者，及时报告疫情，进行详细的流行病学调查。患者自发病日起隔离至少 40 天，最初 1 周强调呼吸道和胃肠道隔离。密切接触者应医学观察 20 天。对于病毒携带者，应按患者的要求隔离。

2. 切断传播途径 急性期患者粪便用 20%含氯石灰乳剂浸泡消毒 1～2 h，或用含氯消毒剂浸泡消毒后再排放，沾有粪便的尿布、衣裤应煮沸消毒，被服应日光暴晒。加强水、粪便和食品卫生管理。

3. 保护易感人群

(1) 本病流行期间，儿童应少去人多的场所，避免过分疲劳和受凉，推迟各种预防性注射和择期手术等，以免促使顿挫型变成麻痹型。

(2) 主动免疫：预防脊髓灰质炎的主要而有效的措施。我国从 1960 年开始大规模生产减毒活疫苗供全国儿童服用，致使本病发病率逐年降低，目前已无新发病例报道。常用的疫苗有 OPV、IPV，这些疫苗具有很好的免疫活性。目前国际上较多采用 OPV，尤其是在经济落后的发展中国家。

①OPV：口服，使用方便，95%以上接种者可产生持久免疫力，但由于该疫苗使用的是活病毒，故不可用于免疫功能缺陷者或免疫抑制剂治疗者。OPV 属于减毒活疫苗，有两种类型，一种是三型单价糖丸，另一种是混合多价糖丸，为Ⅰ、Ⅱ、Ⅲ型混合物，目前普遍采用此型疫苗。在我国，混合多价糖丸目前由政府免费提供，作为国家计划免疫疫苗之一。免疫程序：首次免疫一般从 2 月龄开始，2、3、4 月龄各服 1 次，4 岁时再加强免疫一次。疫苗宜在冬、春季服用，以期在夏、秋季流行时获得保护，避免受其他肠道病毒干扰而影响接种效果。服用时应空腹，忌用热水送服，以免疫苗中的病毒被灭活而失去作用。口服疫苗一般无不良反应，偶有轻度发热、腹泻。有急性发热或患有严重佝偻病、活动性结核病，以及心、肝、肾等急、慢性疾病患者，暂不宜服用此疫苗。在极少数情况下，疫苗株病毒可发生突变，重新具有神经毒性，导致接种者或接触人群发生疫苗相关麻痹型脊髓灰质炎(VAPP)，VAPP 在我国发生率约 1/125 万，但该疫苗的优点仍远远超过其缺点，在我国实践中效果满意。服用疫苗后 2 周，人体内可产生特异性抗体，1～2 个月可达有效水平，三剂服用完成后产生的免疫力可维持 5 年，加强免疫 1 次可维持终身。

②IPV：较为安全，可用于免疫功能缺陷者及接受免疫抑制剂治疗者，但价格昂贵，免疫维持时间短，需重复注射。

(3) 被动免疫：对于未服过疫苗的幼儿、孕妇、医务人员、局部手术(如扁桃体摘除手术)后或先天性免疫缺陷者，若与患者密切接触，应及早肌内注射丙种球蛋白。推荐剂量为 0.3～0.5 mL/kg，每个月 1 次，连用 2 次，免疫效果可维持 2 个月。

（二）调护

1. 膳食 应尽量选用一些营养丰富、含优质蛋白质的膳食，以帮助患者增强抵抗力；同时注意补充水分，若因室内温度太高或热敷而引起出汗，在膳食中要适当补充钾和钠盐。宜进食蛋类、动物内脏等，从而补充脑磷脂和卵磷脂，一定程度上可促进神经功能恢复。宜摄入适当的食物，增强人体上皮细胞对各种自由基的抵抗力，如牡蛎含锌元素丰富，宜食用。宜多食蔬菜及水果，蔬菜和水果所含的维生素和膳食纤维能够使人体排便顺利。如果患者不喜欢吃蔬菜，可以将蔬菜做成包子馅或蔬菜汁等，让患者逐渐养成吃蔬菜的良好习惯。忌食用油炸、脂肪多、油腻、辛热等具有强烈刺激性的食物，这些食物不易被人体消化。忌喝碳酸饮料，因其可促进钙的流失，不利于患者骨骼的恢复。忌喝咖啡、酒和浓茶，因其可影响精神状态，不利于患者身体恢复。

2. 日常用药 了解各类促进神经细胞代谢和功能恢复的药物的剂量、用法、不良反应和注意事项，按时、按量正确服用药物。

3. 康复锻炼 在脊髓灰质炎患者的管理中占重要地位，尤其是恢复期患者，康复锻炼

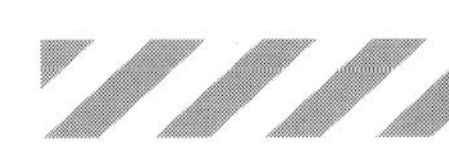

可促进肌肉恢复、减少后遗症。建议在医生或康复治疗师的指导下有计划地开展，循序渐进并长期坚持。

4. 环境管理　室内环境要保持安静，空气也要新鲜，室温应维持在 20 ℃左右。床铺应该柔软，盖被时动作要轻，患儿的肢体稍屈曲，肢体下面可再垫一个小枕头或空心气袋。

5. 心理护理　患者大多数是儿童，心灵脆弱，需要给予他们更多的关怀和爱护。医生应多与他们进行交流，认真地倾听他们的诉求，尽量满足需求，及时解答困惑，告知患者家属有关疾病的知识和安全注意事项。为患者创设一个温馨的环境，减少患者焦虑、恐慌，使患者能够保持健康的精神状态。

6. 特殊注意事项　保持呼吸道通畅，注意及时清除咽喉部的分泌物，采用仰卧低头位(将床脚底部向上抬高 20°～25°)。预防男性泌尿生殖系统感染，少饮酒，酸化尿液，使用适量的水杨酸制剂，可有效减少尿路结石的发生。鼓励患者尽早开始锻炼，防止肌肉萎缩。

如果患者肢体已经无法移动，可首先推拿、按摩，促进患者患肢血液循环，改善肌肉营养和神经调节功能，加强肌肉肌力。若患者只能够做略微的动作但是肌力状态极差，要协助患者做伸屈、外展等被动运动。当肢体已有功能性活动但肌力尚较弱时，鼓励患者做自主性运动，并借助体育治疗来锻炼肢体肌力，以此来纠正患肢畸形。

（王　淼　黄超群　高清华）

参考文献

[1] 周娟，周莉薇，周洋，等. 1957—2017 年宁夏脊髓灰质炎防控策略及效果分析[J]. 现代预防医学，2019，46(12)：2196-2200.

[2] 张爱民，王玉明，宫慧明，等. 脊髓灰质炎后综合征的概念及病理生理机制[J]. 中国康复理论与实践，2017，23(5)：497-500.

[3] 王华. 脊髓灰质炎[J]. 中国实用儿科杂志，2007(7)：481-483.

[4] 杨要武. 中医对小儿麻痹症的临床探讨[J]. 科学中国人，1999(11)：61.

[5] 闫明宇，刘木子，姜立坤，等. 2012—2018 年哈尔滨市 15 岁以下儿童急性弛缓性麻痹病例监测分析[J]. 中国公共卫生管理，2021，37(4)：520-522，526.

[6] 陆瑶，吴艳，徐郡泽，等. 适龄儿童无细胞百白破 b 型流感嗜血杆菌联合疫苗基础免疫与脊髓灰质炎疫苗同时接种不良反应观察[J]. 中国疫苗和免疫，2021，27(4)：424-428.

[7] 马雅婷，白祎然，路明霞，等. 2021 年河南省脊髓灰质炎野病毒及疫苗衍生脊灰病毒输入传播风险评估[J]. 河南预防医学杂志，2021，32(8)：566-569，577.

[8] 罗明，龚成，罗琴，等. 2015—2019 年北京市肺炎衣原体流行特征分析[J]. 中华流行病学杂志，2021，42(8)：1466-1474.

[9] 陈强，戚宇华，冷红英，等. 脊髓灰质炎疫苗免疫程序转换前后免疫效果比对分析[J]. 中华微生物学和免疫学杂志，2021，41(7)：550-554.

[10] 张宙，赖来清，郭惠娴，等. 21242 例急性呼吸道感染住院患儿肺炎衣原体分析情况探析[J]. 中国卫生标准管理，2021，12(13)：79-82.

[11] 李钊，丁超，曹新娜，等. 肺泡灌洗液细胞学分类及 T 淋巴细胞亚群水平对社区获得性肺炎的诊断意义[J]. 中国医师杂志，2021，23(6)：916-918.

[12] 中华预防医学会，郑景山，刘大卫. 吸附无细胞百白破、灭活脊髓灰质炎和b型流感嗜血杆菌(结合)联合疫苗(DTaP-IPV/Hib五联疫苗)应用技术指南[J]. 中华流行病学杂志，2011，32(3)：311-315.

[13] DE JESUS N H. Epidemics to eradication：the modern history of poliomyelitis[J]. Virol J，2007，4：70.

[14] NATHANSON N. The pathogenesis of poliomyelitis：what we don't know[J]. Adv Virus Res，2008，71：1-50.

第六章

手足口病

一、概述

手足口病(hand foot mouth disease,HFMD)是由肠道病毒(enterovirus,EV)感染引起的常见于儿童的急性传染病,5 岁以下的儿童高发,以手、足、口等部位皮肤黏膜的皮疹、疱疹、溃疡为典型临床表现,少数病例可出现心、肺、脑等严重并发症,个别重症患儿病情发展迅速,甚至死亡。目前已知有 20 多种肠道病毒可以引发手足口病,主要为柯萨奇病毒(Coxsackie virus,CV)A 组 4～7、9、10、16 型,B 组 1～3、5 型,肠道病毒 71 型(enterovirus A71,EV-A71 型)和埃可病毒的部分血清型,其中以 CV-A16 型和 EV-A71 型感染病例较多见,重症及死亡病例多由 EV-A71 型感染导致。手足口病一年四季都可发病,4—7 月多见。2008 年 5 月起,我国将手足口病列为丙类传染病进行管理。

中医历代文献无"手足口病"病名,根据其特点可归属于"疮疹""疱疹""温疫"等范畴。《黄帝内经·素问·至真要大论》中有"诸痛痒疮,皆属于心"的记载,认为皮肤疹疾与心密切相关。《小儿药证直诀》记载:其疮出有五名,肝为水疱,以泪出如水,其色青小;肺为脓疱,如涕稠浊,色白而大;心为斑,主心血,色赤而小,次于水疱;脾为疹,小次斑疮,其主裹血,故赤色黄浅也。涕泪出多,故脓疱、水疱皆大,血营于内,所出不多,故斑疹皆小也。与本病疱疹的特点有相似之处。《证治准绳》记载:"小儿时毒,因感四时不正之气,致鼻面耳项或咽喉赤肿,寒热头痛,甚者恍惚不宁,咽喉闭塞,状如伤寒,五七日间亦能杀人。"指出本病发病特点"状如伤寒",具有较强的传染性与危害性。清代高秉钧《疡科心得集·辨口疮口糜论》曰:"夫口疮与口糜者,乃心脾气滞,更外感风热所致。初起不可便用凉药敷掺,恐寒凝不散,内溃奔走,久而难愈。"指出口疮的形成多由"心脾气滞""外感风热"所致,并提出治疗注意事项。

二、流行病学

(一)传染源

本病的传染源包括患者和隐性感染者。流行期间,患者为主要传染源;散发期间,隐性感染者是主要传染源。发病前数日可在手足口病患者咽部与粪便中检测到病毒,即具有传染性。发病 1～2 周,患者咽部有病毒排出;从粪便中排出病毒一般可持续 3～5 周;疱疹液中含有大量病毒,破溃时溢出病毒。本病发病后 1 周内传染性最强,其传染性可持续至症状和体征消失后数周。有研究表明,隐性感染者和显性感染者的比例约 100∶1,提示隐性感染病例多，且因其不易被发现，容易造成传播。

（二）传播途径

密切接触是手足口病的重要传播方式，通过接触被病毒污染的手、毛巾、手绢、玩具、口杯、奶具以及床上用品、内衣等引起感染；被病毒污染的手是传播的关键媒介。本病还可通过呼吸道飞沫传播；摄入被病毒污染的水和食物也可发生感染。在流行地区的生活污水中，病毒检出率较高。

（三）易感人群

人对引起手足口病的肠道病毒普遍易感，各年龄组均可发病，但以5岁以下儿童为主。

人感染肠道病毒后可诱生具有型和亚组特异性的中和抗体及肠道局部抗体，若机体免疫系统功能完善，一般在感染后的数日内，早于发病前就形成中和抗体，中和抗体在终止机体感染中起关键作用。局部分泌抗体对抵抗肠道病毒感染具有重要作用。中和抗体维持时间较长，局部抗体维持时间相对短暂。肠道病毒各型之间无交叉免疫反应，因此，机体可先后或同时感染不同型或亚组病毒，病例再发生感染的概率为3%。

（四）流行特征

手足口病是全球性传染病。1957年新西兰首次报道该病，1958年加拿大Robinson分离出柯萨奇病毒。1959年，该病被正式命名为“手足口病”。1969年加利福尼亚发生手足口病大流行，首次培养出EV-A71型。近年来，手足口病在东南亚流行并呈上升趋势，在日本、马来西亚、泰国、韩国等亚太地区多次流行。有研究显示，2011年后CV-A16型逐渐成为手足口病的优势病原体。

2008—2018年，我国手足口病累计报告约2053万例，其中重症病例约15万例，重症病死率约为2.34%。2010年后重症率和重症比例呈下降趋势，2014年后重症病死率显著下降。重症病例中，男、女性别比为1.78∶1，主要以3岁及以下婴幼儿为主（占91.47%）；EV-A71型引起的重症手足口病中位年龄最大（1.99岁）且逐年升高，其他肠道病毒感染在1岁及以下婴儿中占比较高（66.56%）；每年的4—7月为发病高峰期，2018年其他肠道病毒代替EV-A71型成为优势血清型（61.97%），西南部、中部及东部地区部分省份为手足口病重症病例高发省份。

三、中医病因病机

本病病因为手足口病时邪，病位主要在肺、脾，常累及心、肝。病性以实、热为主，后期亦常出现气虚、阴虚。

（一）外感时邪疫毒

小儿肌肤薄弱，腠理不密，易感受时邪疫毒，手足口病时邪与内蕴湿热（毒）相搏，正气抗邪外出，毒随气泄，邪达肌肤而出疱疹。

（二）内蕴肺脾湿热

小儿饮食不节，过食辛热肥甘，脾胃损伤，积滞不化，酿成湿热；或素有湿毒内蕴，外感邪毒与内湿（湿热）相搏，外发肌表而出疹。

疾病之初，时邪疫毒由口鼻而入，首犯肺卫，肺失宣降，肺气上逆，窍道不利，故见咳嗽、鼻塞、流涕；邪正交争则发热。时邪疫毒与内湿相搏结，蕴蒸于外，外泄体表，见手足红斑、疱

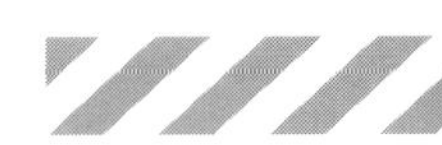

疹；上蒸于咽喉，则见咽喉疱疹和溃疡。邪毒不解，内扰气营，出现高热、口渴、便秘或泄泻、满口糜烂等卫气同病证。气分热邪不能及时清解，邪毒入里，燔灼气营，外泄肌肤，出现壮热、口渴、烦躁，肌肤发斑、发疹；病情进展，血热炽盛，耗伤阴血，累及心、肝等脏，邪毒化火，内陷心肝，生痰生风，痰热闭窍，风火相扇，见神昏、抽搐、身热躁扰；湿热滞留，邪毒犯心，气阴耗损，出现心悸气短、胸闷乏力；甚或阴损及阳，心阳虚衰而脱，危及生命，出现咳粉红色泡沫样痰、神昏、肺闭、外脱等重证；湿热化燥，灼伤肺络，致肺之化源欲绝，即吴鞠通所言"若吐粉红色血水，死不治"之危证(图 6-1)。

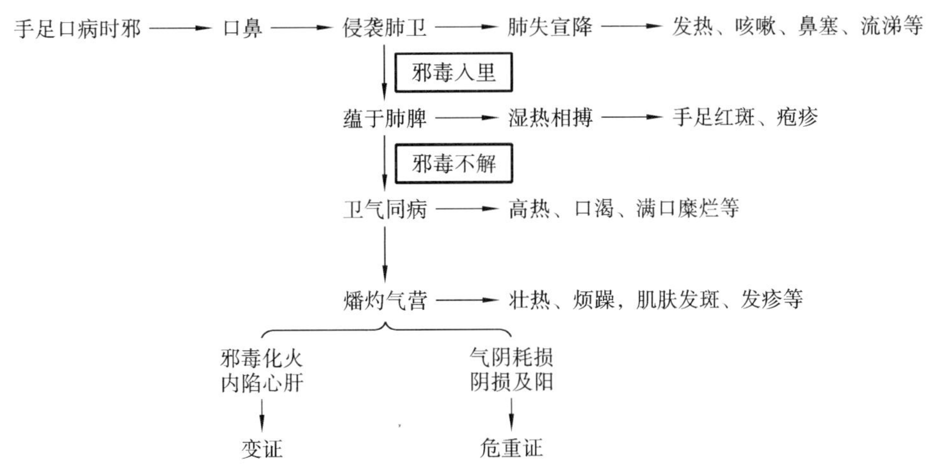

图 6-1　手足口病病因病机示意图

四、发病机制与病理

(一) 发病机制

手足口病病原体多样，均为单股正链 RNA 病毒，小 RNA 病毒科肠病毒属。根据抗原结构与宿主范围，人肠道病毒主要分为四类：脊髓灰质炎病毒、柯萨奇病毒(CV)、埃可病毒和新发肠道病毒。柯萨奇病毒又分为 A、B 两组，其中 A 组 24 个血清型，B 组 6 个血清型；埃可病毒包含 30 个血清型；新发肠道病毒包括肠道病毒(EV)68～71 型。柯萨奇病毒 B 组所有型别和 A 组 9 型有共同的组特异性抗原；B 组各血清型之间有交叉反应，而 A 组没有，感染人体的柯萨奇病毒以 A 组居多。EV-A71 型是手足口病的主要病原体，可引起大范围暴发流行，伴严重的中枢神经系统并发症或致死性肺水肿。目前已知可以引起手足口病的埃可病毒主要是埃可病毒 11 型，该病毒具有凝聚人类 O 型红细胞的能力。较常见的引起手足口病的病原体是 CV-A16 型和 EV-A71 型。

肠道病毒无包膜，由核酸、蛋白衣壳组成。核酸携带遗传信息，决定病毒遗传性状与增殖特性，基因长度为 7.4～7.5 kb。病毒结构蛋白主要构成病毒的衣壳和基质蛋白，非结构蛋白包含了与病毒复制相关的酶和调控蛋白等。结构蛋白主要是参与构成蛋白衣壳的 32 个壳粒，每个壳粒含有 4 种壳蛋白(VP1～VP4)，VP1～VP4 构成原聚体，5 个原聚体组装成五聚体，12 个五聚体组成完整衣壳，规则排列形成一个立体对称的正二十面体。非结构蛋白包括依赖 RNA 的 RNA 聚合酶和蛋白酶等。

肠道病毒适合在湿、热的环境下生存与传播，对乙醚、脱氧胆酸盐、去污剂、弱酸等不敏感，能抵抗 75%酒精(乙醇)和 5%来苏尔，但对紫外线及干燥敏感，对多种氧化剂(如高锰酸钾、过氧化氢、含氯消毒剂等)、甲醛、碘酒等也比较敏感。病毒在 50 ℃可被迅速灭活,在 4 ℃可存活 1 年,在 −20 ℃可长期保存,在外环境中病毒可长期存活。

手足口病发病机制尚未完全阐明。一般认为,病毒由肠道或呼吸道进入人体后,主要与咽部和肠道上皮细胞表面相应的病毒受体结合,其中 EV-A71 型和 CV-A16 型的主要病毒受体为人类清道夫受体 B2(SCARB2)和 P 选择素糖蛋白配体-1(PSGL-1)等。病毒和受体结合后经细胞内吞作用进入细胞,病毒基因组在细胞质内脱衣壳、转录、组装成病毒颗粒,主要在咽扁桃体和肠道的淋巴结大量复制后释放入血液,可进一步播散到皮肤及黏膜、神经系统、呼吸系统、心脏、肝脏、胰脏、肾上腺等,引起相应组织和器官发生一系列炎症反应,导致相应的临床表现。少数病例因神经系统受累而出现血管舒缩功能紊乱,IL-10、IL-13、IFN-γ等炎症介质大量释放引起心肺功能衰竭。神经源性肺水肿及循环衰竭是重症手足口病患儿的主要死因,病理生理过程复杂,是中枢神经系统受损后神经、体液等多因素综合作用的结果。

通常柯萨奇病毒 A 组不引起细胞病变,故感染病例症状一般较轻;柯萨奇病毒 B 组、EV-A71 型、埃可病毒引起细胞病变,故患者病情较严重。

(二) 病理

皮疹或疱疹是手足口病特征性组织学病变,光镜下表现为皮肤棘细胞间及细胞内水肿,细胞肿胀,体积增大,胞质苍白,病变进一步发展,导致细胞膜破裂,形成网状变性,即表皮内水疱;当表皮内水疱压力达到一定程度时,基底膜破裂,真皮与表皮分离,表皮下水疱形成,疱内可含有中性粒细胞和嗜酸性粒细胞碎片,水疱下真皮有多种白细胞混合性浸润。超微结构显示,上皮细胞肿胀,核膜溶解,部分细胞的胞质内可找到病毒颗粒。

死亡病例尸检和组织病理检查发现,淋巴细胞变性坏死,以胃肠道和肠系膜淋巴结病变为主;神经组织病理变化主要表现为脑干和脊髓上段不同程度的炎症反应、嗜神经现象、神经细胞凋亡坏死、单核细胞及小胶质细胞结节状增生、血管套形成、脑水肿、小脑扁桃体疝;肺部主要表现为肺水肿、肺瘀血、肺出血,伴少量的炎症细胞浸润;还可出现心肌断裂和水肿,坏死性肠炎,肾脏、肾上腺、脾脏和肝脏严重的变性坏死等。

五、临床表现

手足口病潜伏期为 2～10 日,平均 3～5 日,多数突然起病。根据疾病发生发展过程,手足口病可分为 5 期。

第 1 期(出疹期):主要表现为发热,手、足、口、臀等部位出疹,可伴咳嗽、流涕、纳差等症状。部分病例仅表现为皮疹或疱疹性咽峡炎,个别病例可无皮疹。斑丘疹、丘疹、疱疹是手足口病典型皮疹表现,皮疹周围有炎性红晕,疱疹内液体较少,不痛不痒,皮疹恢复时不结痂、不留疤。不典型皮疹通常小、厚、硬、少,有时可见瘀点、瘀斑。某些型别肠道病毒(如 CV-A6 型、CV-A10 型)所致皮损严重,皮疹表现为大疱样改变,伴疼痛及痒感,且不限于手、足、口部位。此期病例属于手足口病普通型,绝大多数病例在此期痊愈。

第 2 期(神经系统受累期):少数病例可出现中枢神经系统受损,多发生在病程第 1～5 日,表现为精神差、嗜睡、易惊、吸吮无力、头痛、呕吐、烦躁、肢体抖动、肌无力、颈项强直等。此期病例属于手足口病重症病例重型,大多数病例可痊愈。

第 3 期(心肺功能衰竭前期):多发生在病程 5 日内,表现为心率和呼吸增快、出冷汗、四肢末梢发凉,血压升高。此期病例属于手足口病重症病例危重型。及时识别并正确治疗,是

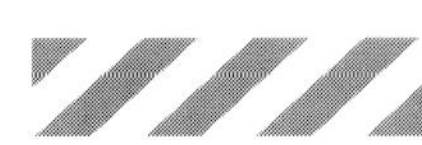

降低死亡率的关键。

第 4 期(心肺功能衰竭期):可在第 3 期基础上迅速进入该期。临床表现为心动过速(个别患儿心动过缓)、呼吸急促、口唇发绀、咳粉红色泡沫样痰或血性液体、血压降低或休克。也有部分患儿以脑功能衰竭为主要表现,临床可见抽搐、严重意识障碍等。此期病例属于手足口病重症病例危重型,死亡率较高。

第 5 期(恢复期):体温逐渐恢复正常,对血管活性药物的依赖逐渐减少,神经系统受累症状逐渐消失和心肺功能逐渐恢复,少数可遗留神经系统后遗症。部分手足口病患者(多见于 CV-A6 型、CV-A10 型感染者)在病后 2～4 周有脱甲症状,新甲于脱甲后 1～2 个月长出。

大多数患儿预后良好,一般在 1 周内痊愈,无后遗症。少数患儿发病后神经系统迅速受累,表现为脑干脑炎、脑脊髓炎、脑脊髓膜炎等,发展为循环衰竭、神经源性肺水肿的患儿死亡率高。

六、实验室及其他检查

(一) 血常规及 C 反应蛋白(CRP)

轻症患儿血常规一般无明显改变,或白细胞计数轻度增高,以淋巴细胞增多为主。重症病例白细胞计数可明显升高(白细胞计数>15×10^9/L)或显著降低(白细胞计数<2×10^9/L),CRP 水平可升高,恢复期逐渐降至正常。有研究表明,白细胞计数升高的程度与疾病严重程度成正比,与预后密切相关。

(二) 血生化检查

部分患儿丙氨酸转氨酶(ALT)、天冬氨酸转氨酶(AST)、肌酸激酶同工酶(CK-MB)水平轻度升高,升高程度与疾病严重程度、预后密切相关。恢复期逐渐降至正常,若此时仍升高,则可能与免疫损伤有关。并发多器官功能损害者还可出现血氨、血肌酐、尿素氮等升高;发生脑炎等并发症时还可有血糖升高,严重时血糖大于 9 mmol/L。

(三) 脑脊液

神经系统受累时,脑脊液符合病毒性脑膜炎和(或)脑炎改变,表现为外观清亮,压力增高,白细胞计数增高,以单核细胞增多为主(早期以多核细胞增多为主),蛋白正常或轻度增多,糖和氯化物正常。可以测定脑脊液中肠道病毒中和抗体的滴度,与恢复期相比,急性期脑脊液中肠道病毒特异性中和抗体滴度呈 4 倍或 4 倍以上增高,或肠道病毒特异性中和抗体滴度≥1∶256,具有诊断意义。随着病情好转,患者脑脊液白细胞计数也恢复正常。

(四) 血气分析

轻症患儿的血气分析一般在正常范围,呼吸系统受累时或重症病例可有动脉血氧分压降低,血氧饱和度下降,二氧化碳分压升高,酸中毒等。

(五) 病原学及血清学检查

用组织分离培养肠道病毒是目前诊断手足口病的金标准,但病毒特异性核酸是手足口病确认病原体的主要方法。临床样本(如咽拭子、粪便或肛拭子、脑脊液、血液等标本)肠道病毒特异性核酸检测呈阳性或分离到肠道病毒。急性期血清相关病毒 IgM 抗体阳性。恢复期血清 CV-A16 型、EV-A71 型或其他可引起手足口病的肠道病毒中和抗体比急性期升高 4 倍或 4 倍以上。

（六）影像学检查

轻症患儿肺部无明显异常。重症及危重症患儿并发神经源性肺水肿时，两肺野透亮度减低，呈磨玻璃样改变，有局限或广泛分布的斑片状、大片状阴影，进展迅速。

颅脑CT检查可用于鉴别颅内出血、脑疝、颅内占位等。神经系统受累者MRI检查可显示异常改变，合并脑干脑炎者可表现为脑桥、延髓及中脑的斑点状或斑片状长T1长T2信号。并发急性弛缓性麻痹者可表现为受累节段脊髓前角区的斑点状对称或不对称的长T1长T2信号。

（七）其他检查

1. 心电图 大部分患儿的心电图正常，少部分表现为心律失常和ST-T改变。伴有神经系统损伤的重症病例可出现窦性心动过速（或过缓）、ST-T改变、房室传导阻滞等。危重症病例心电图可出现心室扑动、心室颤动、右束支传导阻滞等。

2. 脑电图 大部分患儿脑电图无明显改变，神经系统受累者可表现为弥漫性慢波，少数可出现棘（尖）慢波。

3. 超声心动图 重症患儿可出现心肌收缩和（或）舒张功能减低，节段性室壁运动异常，射血分数降低等。

七、诊断及鉴别诊断

（一）诊断

1. 临床诊断病例

（1）流行病学史：常见于学龄前儿童，婴幼儿多见。流行季节，当地托幼机构及周围人群有手足口病流行，发病前与手足口病患儿有直接或间接接触史。

（2）临床表现：符合上述临床表现。极少数病例皮疹不典型，部分病例仅表现为脑炎或脑膜炎等，诊断需结合病原学或血清学检查结果。

2. 确诊病例 在临床诊断病例基础上，具有下列之一者即可确诊。

（1）肠道病毒（如CV-A16型、EV-A71型等）特异性核酸检测呈阳性。

（2）分离出肠道病毒，并鉴定为CV-A16型、EV-A71型或其他可引起手足口病的肠道病毒。

（3）急性期血清相关病毒IgM抗体阳性。

（4）恢复期血清相关肠道病毒的中和抗体比急性期升高4倍或4倍以上。

（二）鉴别诊断

1. 儿童的其他出疹性疾病 本病需与儿童的其他出疹性疾病如麻疹、水痘、风疹、幼儿急疹及丘疹性荨麻疹等鉴别。麻疹以发热、咳嗽、球结膜充血、畏光、Koplik斑、全身典型斑丘疹等为特征，一般发热后3～4日出现皮疹，从耳后、颈部逐渐遍及面部、躯干、下肢。水痘一般在病程第1～2日出疹，皮疹呈离心性分布，具有红斑、丘疹、水疱、结痂"四世同堂"表现。风疹多于病程第1～2日出疹，皮疹1日出齐，有发热、耳后淋巴结肿大等临床表现。幼儿急疹常有高热、热退疹出、皮疹1日出齐的临床特点。丘疹性荨麻疹不发热、初起可见直径1～2 cm的风团，剧痒，小疱、大疱的疱壁厚，抓破后流出浆液结痂，1～2周痂皮脱落，残留瘢痕或色素沉着。可依据病原学检查和血清学检查进行鉴别。

2. 疱疹性口炎 由单纯疱疹病毒感染引起，多发生于3岁以下儿童。典型表现为口腔

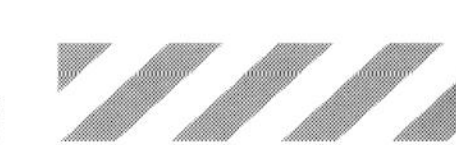

黏膜较多成簇、针头大小、壁薄透明的小水疱，常累及齿龈，一般无皮疹，常伴颏下或颌下淋巴结肿痛。

3. 中毒性菌痢　手足口病重症病例有昏迷、惊厥、休克等表现，需与中毒性菌痢相鉴别。中毒性菌痢多于夏、秋季发病，2～7 岁儿童多发，起病之初（胃肠症状出现前）即可有高热及神经系统症状（昏迷、惊厥）和（或）休克表现，可迅速发生中枢性呼吸衰竭，一般无脑膜刺激征，脑脊液改变不明显。大便常规或灌肠液可查见大量脓细胞及吞噬细胞或红细胞，细菌培养检查提示痢疾杆菌生长。

4. 其他病毒所致脑炎或脑膜炎　其他病毒（如单纯疱疹病毒、巨细胞病毒、EB 病毒等）引起的脑炎或脑膜炎的临床表现与手足口病合并中枢神经系统损害的重症病例表现相似，对皮疹不典型者，应当尽快进行肠道病毒（尤其是 EV-A71 型）的病毒学检查，结合流行病学史、病原学或血清学检查结果做出诊断。

5. Reye 综合征　Reye 综合征多见于 4～12 岁儿童，6 岁为高峰期，发病前大多有上呼吸道和消化道病毒感染症状，脑部损害为本病最为突出的表现，起病急，常反复惊厥、昏迷，严重者出现去大脑强直状态，可因脑疝、呼吸衰竭而死亡；肝脏轻-中度肿大，肝功能异常，多无黄疸；多数伴有低血糖、高氨血症，脑脊液检查显示压力升高，但细胞计数和蛋白多在正常范围之内；确诊依赖于肝脏的活组织检查。

6. 脑出血　手足口病重症病例合并偏瘫、抽搐时需与脑出血鉴别。脑出血患儿常有脑血管畸形病史，突然出现头痛、恶心、呕吐，同时有偏瘫、抽搐、意识障碍；脑干出血可导致呼吸、心搏骤停而死亡；脑脊液压力增高，可含血细胞；脑 CT 检查有助于诊断。

7. 脊髓灰质炎　手足口病重症病例合并急性弛缓性麻痹时需与脊髓灰质炎鉴别。后者主要表现为双峰热，在病程第 2 周退热前或退热过程中出现弛缓性麻痹，病情多在热退后到达顶点，无皮疹。

8. 肺炎　手足口病重症病例可发生神经源性肺水肿，需与肺炎相鉴别。肺炎患儿有发热、咳嗽、呼吸急促等呼吸道症状，一般无皮疹，无粉红色或血性泡沫样痰，胸部 X 线片可见肺实变病灶、肺不张及胸腔积液等，病情加重或减轻呈逐渐演变过程。

9. 暴发性心肌炎　重症手足口病合并循环障碍的病例需与暴发性心肌炎鉴别。后者无皮疹，表现为心律失常、心源性休克、阿-斯综合征等，实验室检查提示心肌酶谱异常，心脏彩超提示心脏扩大，病原学和血清学检查有助于鉴别。

（三）重症病例的早期识别

重症病例的诊疗关键在于及时准确地识别第 2 期和第 3 期病例，阻止发展为第 4 期病例。年龄 3 岁以下、病程 3 日以内和 EV-A71 型感染为重症高危因素，下列指标提示患儿有可能发展为重症病例危重型。

（1）持续高热：体温＞39 ℃，常规退热治疗效果不佳。

（2）神经系统表现：出现精神萎靡、头痛、眼球震颤或上翻、呕吐、易惊、肢体抖动、吸吮无力、站立或坐立不稳等。

（3）呼吸异常：呼吸增快、减慢或节律不整，安静状态下呼吸频率超过 30 次/分。

（4）循环功能障碍：心率增快（心率＞160 次/分）、出冷汗、四肢末梢发凉、血压升高、毛细血管再充盈时间延长（时间＞2 s）。

（5）外周血白细胞计数升高：外周血白细胞计数≥15×10^9/L，排除其他感染因素。

（6）血糖升高：出现应激性高血糖，血糖＞8.3 mmol/L。

(7) 血乳酸升高：出现循环功能障碍时，通常血乳酸不低于 2.0 mmol/L，其升高程度可用于判断预后。

八、治疗

（一）中医治疗

1. 辨治思路 手足口病可以参考“风温夹湿”“暑温夹湿”“湿温”“疫疹”“时疫”等进行辨治。

2. 治疗原则 本病治疗以清热、祛湿、解毒为基本原则。轻证者治以宣肺解表，清热化湿；重证者先辨清热重还是湿重，分别以清热解毒或利湿化湿为主进行治疗。若邪毒内陷，犯及心、肝、肺等脏腑及经络，在加强清热解毒基础上，配伍息风镇惊、宁心通络、泻肺逐水、活血通络等治法。变证患儿病情重且传变迅速，应及早发现病情变化，采用中西医结合疗法及时救治。中医治疗疫疹，一忌初起即用寒凉之品，二忌妄用辛热之品，三忌妄用汗下之法，四忌误用补涩之法。

3. 辨证论治

(1) 常证。

①邪犯肺脾证。

临床表现：发热，流涕，纳呆，拒食。手、足出现米粒大小斑丘疹，迅速转化为疱疹，疱液清亮，分布稀疏，疹色红润，根盘红晕不显著。口腔散在疱疹或溃疡，疼痛流涎。舌质红，苔薄黄腻，脉浮数。

治法：宣肺解表，清热化湿。

代表方：甘露消毒丹加减。

方药：黄芩 9 g，石菖蒲 6 g，广藿香 12 g，滑石 12 g，浙贝母 6 g，连翘 15 g，金银花 15 g，豆蔻 6 g，薄荷 6 g，石膏 9 g，栀子 9 g。

高热者，加柴胡、淡豆豉、葛根；恶心、呕吐者，可加紫苏梗、竹茹；泄泻者，加车前子、苍术；肌肤痒甚者，加蝉蜕、白鲜皮；恶寒者，加防风、荆芥。

②湿热毒盛证。

临床表现：高热，口腔出现疱疹，并迅速破溃形成溃疡，溃疡灼热疼痛，流涎，拒食。手、足出现疱疹，可波及臀部、臂腿部，疱疹分布稠密或成簇出现，疹色紫暗，根盘红晕显著，疱液混浊，疱疹痛痒。烦躁、口臭、口渴，小便黄赤，大便秘结。部分患儿皮疹稀少，体温不高，精神不振。舌质绛，苔黄腻，脉滑数。

治法：清气凉营，解毒化湿。

代表方：清瘟败毒饮加减。

方药：水牛角 9 g，地黄 15 g，黄连 6 g，黄芩 9 g，石膏 9 g，知母 9 g，连翘 10 g，栀子 9 g，赤芍 9 g，玄参 9 g，六一散 9 g，牡丹皮 9 g，贯众 6 g。

偏于湿重者，可去地黄、知母、玄参，加广藿香、佩兰、薏苡仁；大便秘结者，加大黄、玄明粉；腹胀满者，加枳实、厚朴；口渴喜饮者，加麦冬、芦根；烦躁不安者，加淡豆豉、莲子心；瘙痒重者，加白鲜皮、地肤子。

若患儿口腔疱疹多，溃疡疼痛，流涎，拒食，心烦口渴，口燥唇干，小便黄赤，治当清热泻脾，泻火解毒，用清热泻脾散合导赤散加减。常用药：黄连、黄芩、栀子、石膏、地黄、茯苓、灯心草、淡竹叶、天花粉、葛根。

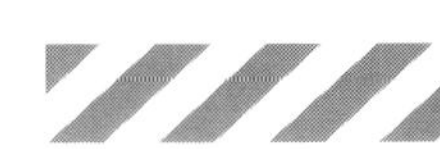

后期患儿气阴亏虚，出现唇干口燥、皮肤干燥，神疲乏力，舌干少津，治当益气养阴，清解余邪，用生脉散加味。常用药：党参、白术、山药、沙参、麦冬、五味子、地黄、天花粉、玉竹、知母、鳖甲、地骨皮。

（2）变证。

①邪陷心肝证。

临床表现：持续壮热，烦躁，谵语，精神萎靡，嗜睡，神昏，项强，易惊，肌肉惊跳，抽搐，恶心呕吐。疱疹稠密，疱液混浊紫暗，疱疹形小或数少，甚则无疹。舌质绛，苔黄燥起刺，脉弦数有力，指纹紫滞。

治法：息风镇惊，清热解毒。

代表方：羚角钩藤汤合清瘟败毒饮加减。

方药：羚羊角粉 1.5 g，钩藤 9 g，水牛角 15 g，地黄 9 g，黄连 6 g，黄芩 9 g，石膏 9 g，知母 9 g，栀子 9 g，玄参 9 g，牡丹皮 9 g，甘草 6 g。

热盛者，加寒水石、大黄；烦躁谵语者，加淡竹叶、连翘；惊厥者，加服羚珠散；高热神昏者，加服安宫牛黄丸。

②邪毒侵心证。

临床表现：疱疹渐消，心胸痹痛，心悸怔忡，烦躁不宁，唇甲青紫，面白无华，乏力，多汗，四肢不温。舌质紫暗，脉微或结代，指纹沉紫。

治法：清热化湿，宁心通络。

代表方：葛根黄芩黄连汤合血府逐瘀汤加减。

方药：葛根 9 g，黄芩 9 g，黄连 6 g，虎杖 9 g，川芎 6 g，地黄 9 g，赤芍 9 g，桔梗 9 g，麦冬 9 g，人参 6 g，桂枝 6 g，炙甘草 6 g。

胸闷甚者，加薤白、瓜蒌；心悸、脉结代者，重用炙甘草，加苦参、丹参、桃仁、龙骨；阳气欲脱者，宜以回阳救逆为主，用参附龙牡救逆汤加减。

③邪伤心肺证。

临床表现：身热不退，频咳，喘促，胸闷，心悸，不能平卧，烦躁不安，甚则面色苍白，唇指青紫，咳吐粉红色泡沫样痰。疱疹可波及四肢、臀部、肛周，疱疹稠密或稀疏，疱液混浊。舌质紫暗，苔白腻，脉沉迟或脉微欲绝，指纹沉紫。

治法：泻肺逐水，解毒利湿。

代表方：己椒苈黄丸合参附汤加减。

方药：防己 6 g，椒目 3 g，葶苈子 3 g，桑白皮 9 g，前胡 6 g，大黄 6 g，人参 6 g，附子（先煎）6 g，金银花 9 g，蚤休 6 g，车前子 6 g，炙甘草 6 g。

咯血者，去附子、椒目、防己，加水牛角、地黄、青黛、牡丹皮、阿胶；面色灰白、四肢厥冷、汗出脉微者，重用人参、附子，加山茱萸、龙骨、牡蛎。

④湿毒伤络证。

临床表现：一个或多个肢体肌肉松弛无力，非对称性肢体功能障碍，肢体扪之微热，肌肉可有触痛和感觉过敏，震颤，惊惕。疱疹稠密，疱液混浊，疱疹可波及肛周、臀部、四肢。可伴低热，呛咳，吞咽困难，跛行，后期肌肉瘦削。舌质红，苔黄腻，脉濡数或脉数无力，指纹紫。

治法：清热利湿，活血通络。

代表方：四妙丸加减。

方药：苍术 6 g，黄柏 6 g，萆薢 9 g，防己 6 g，薏苡仁 15 g，蚕沙 6 g，木瓜 6 g，牛膝 6 g，丹

参 9 g，川芎 6 g。

胸闷脘痞、苔厚腻者，加厚朴、茯苓、广藿香；热邪偏盛、身热肢重、小便涩痛者，加赤小豆、蒲公英、忍冬藤；病久兼有瘀血阻滞者，加鸡血藤、赤芍、全当归、桃仁；震颤、惊惕者，加羚羊角粉（水调服）、钩藤、僵蚕。

急性期后湿热清而肢体萎软无力，肌肉瘦削，跛行，治宜补气活血、强筋健骨，方用补阳还五汤加减。常用药：炙黄芪、党参、当归、桂枝、川芎、熟地黄、枸杞子、红花、地龙、牛膝、鸡血藤、锁阳、五加皮、鹿角霜等。同时配合推拿、针灸等法治疗。

4. 中成药治疗

（1）口服中成药。

①金莲清热泡腾片：温开水溶解后口服，用于邪犯肺脾证。

②康复新液：口服，用于邪犯肺脾证。

③小儿豉翘清热颗粒：开水冲服，用于邪犯肺脾证。

④蒲地蓝消炎口服液：口服，用于邪犯肺脾证。

⑤蓝芩口服液：口服，用于邪犯肺脾证。

⑥开喉剑喷雾剂（儿童型）：喷口腔疱疹、溃疡处，每次 2 喷，每日 3～5 次。用于口腔疱疹、溃疡。

⑦羚珠散：温开水调服，1 岁以下者每次服 1/2 支、1～3 岁者每次服 1/2～1 支、3 岁以上者每次服 1 支，3 次/日。用于邪陷心肝证。

（2）中药注射剂。

①喜炎平注射液：用于邪犯肺脾证、湿热毒盛证。

②热毒宁注射液：用于邪犯肺脾证、邪陷心肝证。

③痰热清注射液：用于邪犯肺脾证、邪伤心肺证。

④醒脑静注射液：用于邪陷心肝证。

⑤参附注射液：用于邪毒侵心证、邪伤心肺证。

5. 中药外治

（1）西瓜霜、冰硼散、珠黄散，任选 1 种，涂搽口腔患处，每日 2 次。

（2）金黄散、青黛散，任选 1 种，以适量麻油调，敷于手足疱疹患处，每日 2 次。

（3）金银花 15 g，板蓝根 15 g，蒲公英 15 g，车前草 15 g，浮萍 15 g，黄柏 10 g。水煎外洗手足疱疹处。用于手足疱疹重者。

（4）煅石膏 30 g，黄柏 15 g，蛤壳粉 15 g，白芷 10 g，黄丹 3 g。共研细粉，油调外敷手足疱疹处。用于疱疹多而痛痒甚者。

6. 灌肠疗法 羚羊角粉 0.15 g，钩藤 10 g，天麻 5 g，石膏 15 g，黄连 5 g，炒栀子 5 g，大黄 5 g，菊花 10 g，薏苡仁 10 g，全蝎 5 g，僵蚕 10 g，牡蛎 15 g，煎水 100 mL。1～3 岁者 20 mL，3～5 岁者 30～50 mL，保留灌肠，1 次/日，重症者 2 次/日。用于邪犯肺脾证、湿热毒盛证、邪陷心肝证。

7. 漱口疗法

（1）黄芩 10 g，黄连 10 g，黄柏 10 g，五倍子 10 g，薄荷 15 g，淡竹叶 10 g。煎水 100 mL，漱口，3 次/日。用于口腔疱疹、溃疡。

（2）鲜金银花 300 g，板蓝根 6 g，连翘 6 g，黄连 3 g。水煎漱口，3 次/日。用于口腔疱疹、溃疡。

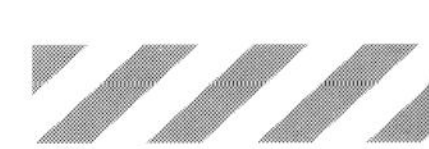

(3) 金银花 3 g，黄芩 6 g，板蓝根 10 g，淡竹叶 2 g，薄荷 2 g，白鲜皮 6 g。水煎漱口，3 次/日。用于口腔疱疹、溃疡。

8. 针灸疗法

(1) 点灸法治疗：主穴为大椎、肺俞、曲池、尺泽、关元、气海、足三里、三阴交。每穴点灸 2～4 次，2 次/日，用于毒热伤络证。

(2) 毫针针刺或电针治疗：取肩髃、曲池、合谷、颈胸部夹脊、髀关、伏兔、足三里、阳陵泉、三阴交、腰部夹脊、阴陵泉、大椎、内庭，1 次/日。

（二）西医治疗

1. 一般治疗

(1) 普通病例门诊治疗。

①注意隔离，避免交叉感染：患儿需在家中隔离，直到体温正常、皮疹消退及水疱结痂，一般隔离 2 周左右。患儿用过的玩具、餐具或其他生活用品可用含氯消毒液浸泡或煮沸彻底消毒，不宜蒸煮或浸泡的物品可置于太阳下暴晒。患儿粪便需用含氯消毒液消毒 2 h 后倾倒。

②休息及饮食：发病 1 周内应卧床休息，多饮温开水。饮食宜清淡、易消化、富含维生素。口腔疱疹破溃时宜摄入流质饮食，温度适中，以免引起口腔、咽部疼痛，禁食冰冷、辛辣、油腻等刺激性食物。

③口咽疱疹治疗：进餐后应用温水漱口，可用金霉素、鱼肝油涂口腔糜烂处，或取西瓜霜、冰硼散、珠黄散等任一种吹敷口腔患处，每日 2～3 次。

④手、足皮肤疱疹治疗：患儿衣服、被褥应保持清洁、干燥。及时剪短患儿指甲，必要时包裹双手，防止患儿抓破皮疹而导致皮疹破溃感染。可选冰硼散、金黄散、青黛散其中一种，用蒸馏水稀释溶化后，用消毒棉签蘸水涂患处，每日 3～4 次。疱疹破裂时，可用 1% 甲紫溶液或抗菌药物软膏局部涂抹。

(2) 积极控制高热。若患儿体温波动在 37.3～38.5 ℃，应鼓励患儿多饮温开水；体温 ≥38.5 ℃者，采用物理降温（温水擦浴、使用退热贴等）或应用退热药治疗。常用药物：布洛芬，口服，每次 5～10 mg/kg；对乙酰氨基酚，口服，每次 10～15 mg/kg；两次用药的最短间隔时间为 6 h。

(3) 保持患儿安静。惊厥病例要及时止惊。常用药物：如无静脉通路，可首选咪达唑仑，肌内注射，每次 0.1～0.3 mg/kg，体重≤40 kg 者，最大剂量不超过每次 5 mg，体重>40 kg 者，最大剂量不超过每次 10 mg；地西泮缓慢静脉注射，每次 0.3～0.5 mg/kg，最大剂量不超过每次 10 mg，注射速度 1～2 mg/min。需严密监测生命体征，做好呼吸支持准备；也可使用水合氯醛灌肠抗惊厥；保持呼吸道通畅，必要时吸氧；注意营养支持，维持水、电解质平衡。

2. 病因治疗　目前尚缺乏特异、高效抗肠道病毒药物。

3. 液体疗法　重症病例可出现脑水肿、肺水肿及心力衰竭，应控制液体入量，给予生理需要量 60～80 mL/(kg・d)（脱水剂不计算在内），建议匀速给予，注意维持血压稳定。休克病例在应用血管活性药物的同时，给予生理盐水每次 5～10 mL/kg 进行液体复苏，在 15～30 min 输入，此后酌情补液，避免短期内大量扩容。仍不能纠正者给予胶体液（如白蛋白或血浆）输注。有条件的医疗机构可依据中心静脉压（CVP）、动脉血压（ABP）等指导补液。

4. 降颅内压　用 20% 甘露醇降颅内压，每次 0.25～1.0 g/kg，每 4～8 h 1 次，在 20～

30 min 快速静脉注射；严重颅内高压或脑疝时，可增加频次至每 2～4 h 1 次。严重颅内高压或低钠血症患儿可考虑联合使用高渗盐水（3%氯化钠溶液）。甘露醇减量原则：先减剂量，后减次数至完全停药。甘露醇的副作用：①血容量增加，导致心力衰竭；②水、电解质紊乱；③血中浓度＞55 mmol/L 时，肾血管收缩，肾血流量减少；④颅内压骤降导致颅内出血；⑤用药 3 h 后可有反跳。必要时加用白蛋白，每次 0.5～1 g/kg，8～12 h 1 次。

有心功能障碍者，可使用利尿剂，常用呋塞米 1～2 mg/kg 静脉注射。可迅速降低血容量，减轻脑水肿，降低颅内压。与甘露醇合用可以增加疗效，并减少各自用量。

5. 应用血管活性药物 第 3 期患儿血流动力学改变为高动力高阻力型，以使用血管扩张药为主。可使用米力农，负荷剂量 50～75 μg/kg，15 min 输注完毕，维持剂量从 0.25 μg/(kg·min)起始，逐步调整剂量，最大 1 μg/(kg·min)，一般不超过 72 h。高血压者应将血压控制在该年龄段严重高血压参考值以下（具体血压参考值见表 6-1），可用酚妥拉明 1～20 μg/(kg·min)，或硝普钠 0.5～5 μg/(kg·min)，由小剂量开始逐渐增加剂量，直至调整至合适剂量，在此期间密切监测血压等生命体征。

表 6-1 5 岁及以下儿童严重高血压参考值

性 别	年 龄	收缩压/mmHg	舒张压/mmHg
女	～3 岁	≥110	≥72
	～4 岁	≥112	≥73
	～5 岁	≥114	≥76
男	～3 岁	≥112	≥73
	～4 岁	≥114	≥74
	～5 岁	≥117	≥77

第 4 期血压下降时，可应用正性肌力及升压药物治疗：多巴胺 5～20 μg/(kg·min)、去甲肾上腺素 0.05～2 μg/(kg·min)、肾上腺素 0.05～2 μg/(kg·min)或多巴酚丁胺 2.5～20 μg/(kg·min)等，从小剂量开始，以能维持接近正常血压的最小剂量为佳。

以上药物无效者，可试用血管加压素或左西孟旦等药物治疗。血管加压素，20 μg/kg，每 4 h 1 次，静脉缓慢注射，用药时间视血流动力学改善情况而定；左西孟旦，负荷剂量 6～12 μg/kg，静脉注射，维持剂量 0.1 μg/(kg·min)。

6. 静脉输注丙种球蛋白 丙种球蛋白能够增强机体免疫力，增加吞噬细胞杀菌能力，抑制炎症介质释放，具有较强的抗菌和抗病毒作用。第 2 期不建议常规静脉输注丙种球蛋白。有脑脊髓炎和持续高热等表现者以及危重病例可酌情使用，剂量为 1.0 g/(kg·d)，连用 2 日。

7. 应用糖皮质激素 有脑脊髓炎和持续高热等表现者以及危重病例酌情使用。可选用甲泼尼龙 1～2 mg/(kg·d)，或氢化可的松 3～5 mg/(kg·d)，或地塞米松 0.2～0.5 mg/(kg·d)，一般疗程 3～5 日。病情凶险进展较快者，可加大剂量，病情稳定后，尽早减量或停用。注意监测血糖、血压，并预防胃溃疡和继发感染的发生。

8. 机械通气

(1) 机械通气指征：出现以下表现之一者，可予气管插管机械通气。

①呼吸急促、减慢或节律改变。

②气道分泌物呈淡红色或血性。

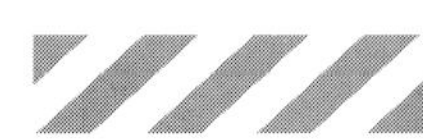

③短期内肺部出现湿啰音。

④胸部X线检查提示肺部明显渗出性病变。

⑤脉搏血氧饱和度(SpO_2)或动脉血氧分压(PaO_2)下降。

⑥面色苍白、发绀、皮温低、血压下降。

⑦频繁抽搐或昏迷。

(2) 机械通气模式：常用压力控制通气，也可选用其他模式。有气漏或顽固性低氧血症者可考虑使用高频通气(HFV)。

(3) 机械通气参数调节目标：维持动脉血氧分压(PaO_2)在60 mmHg以上，脉搏血氧饱和度(SaO_2)92%～97%，控制肺水肿和肺出血。

对于出现肺水肿或肺出血者或仅有中枢性呼吸衰竭者，按照机械通气治疗时呼吸机初调参数表(表6-2)进行调节。

表6-2　机械通气治疗时呼吸机初调参数表

类　别	吸入氧浓度(FiO_2)	气道峰压(PIP)	呼气末正压(PEEP)	呼吸频率(f)	潮气量(Vt)
肺水肿或肺出血者	60%～100%	20～30 cmH_2O(含PEEP)	8～12 cmH_2O	20～40次/分	6～8 mL/kg
仅有中枢性呼吸衰竭者	21%～40%	15～20 cmH_2O(含PEEP)	4～5 cmH_2O	20～40次/分	6～8 mL/kg

若肺出血未控制或血氧未改善，可每次增加呼气末正压(PEEP)1～2 cmH_2O，一般不超过20 cmH_2O，注意同时调节气道峰压(PIP)，以保证正常氧合水平。肺水肿及出血控制后，逐步下调呼吸机参数。

(4) 机械通气管理。

①镇痛与镇静：气管插管前需要进行充分的镇静、镇痛处理。可应用以下药物。咪达唑仑，静脉泵注，0.1～0.3 mg/(kg·h)；芬太尼，静脉注射，1～2 μg/kg，注射时间>60 s；芬太尼，静脉泵注，1～4 μg/(kg·h)。

②机械通气过程中避免频繁、长时间吸痰而造成气道压力降低，要保持气道通畅，防止血凝块堵塞气管导管。

(5) 撤机指征。

①自主呼吸恢复正常，咳嗽反射良好。

②氧合指数(PaO_2/FiO_2)≥200 mmHg，PEEP<10 cmH_2O时，开始做撤机评估。

③血气分析结果好转，胸部X线片示肺部渗出与肺水肿好转。

④意识状态好转。

⑤循环稳定。

9. 其他

(1) 血液净化：有条件时可对危重症患儿开展床旁连续性血液净化治疗，血液净化治疗有助于减弱“儿茶酚胺风暴”，减轻炎症反应，协助液体平衡和替代肾功能等，适用于第3期和第4期患儿。

(2) 体外生命支持：包括体外膜肺氧合(ECMO)、体外左心支持(ECLVS)、或ECMO+左心减压(LV vent)等。适用于常规治疗无效的合并心、肺功能衰竭的危重症患儿，其中ECMO+左心减压适用于合并严重肺水肿和左心衰竭的重症患儿。严重脑功能衰竭的患儿不建议使用。

10. 恢复期治疗 针对患儿恢复期症状进行康复治疗和护理，以促进各脏器功能尤其是神经系统功能的早日恢复。

（三）中西医结合治疗

手足口病属于中医临床优势病种之一，中医药防治手足口病可发挥辨证施治的优势。对于普通型手足口病，主要运用中成药及外治疗法；对于重症及危重症手足口病，则在西医治疗基础上加用中药；在手足口病恢复期主要运用中医康复疗法，可有效减轻患儿病痛、缩短病程、预防严重并发症发生等。

九、预防与调护

（一）预防

1. 一般预防措施 保持良好的个人卫生习惯是预防手足口病的关键。勤洗手，不喝生水，不吃生、冷食物。对儿童玩具、生活日用品等应定期进行清洁消毒。避免儿童与手足口病患儿密切接触，尽量少到人群拥挤、空气不流通的公共场所，减少感染机会。

2. 中医药预防

(1) 无密切接触史者。

①茶饮：金银花、菊花、甘草等，沸水冲泡，可加适量冰糖或蜂蜜，代茶饮。

②保健粥：薏苡仁、扁豆、绿豆等煮粥食用。

③中药香囊：广藿香、艾叶、石菖蒲、佩兰等，将药材粉碎后包装成香囊，佩戴在身上或放置于枕边。

(2) 有密切接触史者。

①防感汤：金银花、贯众、广藿香、甘草等煎煮后口服，连续服用5～7日。

②中药口腔喷雾：金银花、黄芩、板蓝根、淡竹叶、薄荷等煎煮后，取液体装入喷雾瓶中，每日喷口腔2～3次。

3. 接种疫苗 疫苗接种被认为是控制手足口病发病率最有效且最具成本效益的方法。EV-A71型灭活疫苗可用于6月龄～5岁儿童以预防EV-A71型感染所致的手足口病，基础免疫程序为接种2剂次，间隔1个月，鼓励在12月龄前完成接种。

4. 加强医院感染控制 做好疫情报告工作，早发现、早诊断、早治疗、早隔离、早预防，防止疾病蔓延扩散。各级各类医疗机构要加强预检分诊，设置专门诊室接诊手足口病疑似病例；接诊手足口病病例时，采取标准预防措施，严格执行手卫生，加强诊疗区域环境和物品的消毒，选择中效或高效消毒剂（如含氯（溴）消毒剂等）进行消毒。

（二）调护

(1) 饮食清淡，易消化，多进食富含维生素的流质食物，可服用梨汁、甘蔗汁、西瓜汁等，不宜食用刺激性食物，进食前后用温开水或生理盐水漱口。

(2) 衣着宽松舒适，保持皮肤清洁，勿搔抓，防止皮疹破溃而感染。若皮疹破溃感染，可选用金黄散或青黛散涂敷于患处。

(3) 密切关注病情变化，及时发现患儿病情变化并积极救治。

(4) 患儿隔离至症状和体征消失后2周。

（杨瑞华　张思依）

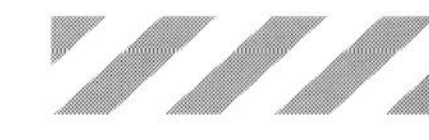

参考文献

[1] 任敏睿,崔金朝,聂陶然,等.2008—2018年中国手足口病重症病例流行病学特征分析[J].中华流行病学杂志,2020,41(11):6.

[2] 《手足口病诊疗指南(2018版)》编写专家委员会.手足口病诊疗指南(2018年版)[J].中华传染病杂志,2018,36(5):257-263.

[3] 汪受传,王雷,尚莉丽.中医儿科临床诊疗指南·手足口病(修订)[J].世界中医药,2016,11(4):734-740.

[4] 张奇文,朱锦善.实用中医儿科学[M].北京:中国中医药出版社,2016.

[5] 李兰娟,任红.传染病学[M].8版.人民卫生出版社,2013.

[6] 邓鑫.中西医结合传染病学[M].长沙:湖南科学技术出版社,2017.

[7] 邓鹏,李琼,钱小爱,等.重症手足口病危险因素的Meta分析[J].中国生物制品学杂志,2022,35(10):1219-1223,1230.

[8] 刘克洲,陈智.人类病毒性疾病[M].2版.北京:人民卫生出版社,2010.

[9] 田维毅,袁端红,王文佳.现代中医疫病理论与实践[M].贵阳:贵州科技出版社,2016.

[10] 李兰娟.手足口病[M].杭州:浙江科学技术出版社,2008.

[11] 齐玉立,孔长征,曹宏,等.历代医家对手足口病病因病机的认识[J].河南中医,2017,37(4):636-637.

[12] 马融.中医儿科学高级教程[M].北京:人民军医出版社,2015.

[13] 师玥,吴力群,王静,等.中西医防治儿童手足口病的研究进展[J].湖南中医杂志,2022,38(7):183-188.

[14] ZHU P Y,JI W Q,LI D,et al. Current status of hand-foot-and-mouth disease[J]. J Biomed Sci,2023,30(1):15.

第七章 轮状病毒胃肠炎

一、概述

轮状病毒胃肠炎(rotavirus gastroenteritis,RVGE)是病毒性胃肠炎中最常见的一种,由轮状病毒(rotavirus,RV)感染引起,普通轮状病毒主要侵犯婴幼儿,而成人腹泻轮状病毒则可引起青壮年胃肠炎的暴发流行,多无发热或仅有低热,以腹泻、腹痛、腹胀为主要症状。1973年澳大利亚科学家Bishop等首次在严重腹泻儿童的十二指肠上皮细胞中发现人轮状病毒颗粒,之后发现其与婴幼儿严重腹泻相关。其因外观独特,形如车轮(拉丁语中"rota"意为车轮),而被命名为轮状病毒。轮状病毒属于呼肠病毒科轮状病毒属,无包膜双链核糖核酸RNA病毒。腹泻是全球5岁以下患感染性疾病儿童中的第二大死因,而轮状病毒胃肠炎是该年龄段儿童重症致死性腹泻的首要病因,在全球每年有1000万重症轮状病毒胃肠炎病例,轮状病毒每年导致全球5岁以下儿童中18.5万人死亡,主要发生在非洲、南亚和东南亚地区。

人群对轮状病毒普遍易感,2月龄~5岁的儿童表现典型,我国5岁以下儿童中约90%的轮状病毒胃肠炎病例发生于6~24月龄婴幼儿。在我国,轮状病毒胃肠炎归属于丙类法定传染病的其他感染性腹泻。

二、流行病学

轮状病毒感染的主要传染源是患者、恢复期排毒者和无症状感染者,潜伏期为1~3日,从发生腹泻前2日已开始通过粪便排出大量病毒,在出现症状后10日仍可持续排毒。轮状病毒主要通过粪-口途径、接触途径传播,也可通过呼吸道传播,感染者排出的粪便中含有高浓度的轮状病毒。轮状病毒经粪便排出后,可能污染食物、水,进一步造成传播。粪便、食物、水均可以作为轮状病毒传播的载体。

轮状病毒胃肠炎全年发病,在我国发病呈明显的季节性,以冬季检出率最高(39.4%),其次为秋季(26.7%),10月到次年2月是主要流行季节,夏季的检出率相对较低,但在全年发病中仍有9.9%的占比。

轮状病毒感染的流行复杂、多变,不同地区甚至不同年份轮状病毒流行株皆会变化。总体来说,在热带地区,轮状病毒胃肠炎全年均可发病,然而在温带地区,轮状病毒胃肠炎的发生主要集中在寒冷的秋、冬季。例如,在我国北方地区,轮状病毒胃肠炎的主要流行高峰期为每年9月至次年2月,南、北方地区相差1~2个月。据报道,2016年全球因腹泻导致死亡

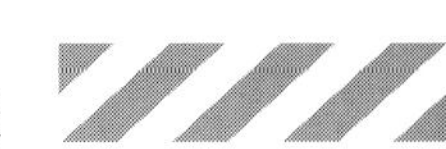

病例约 165.6 万，在 5 岁以下儿童中，仅 2017 年就有 53.4 万儿童因腹泻而死亡。一项传染病监测研究表明轮状病毒仍是西南部地区主要的腹泻病原体，3 岁以下腹泻患者占总患病人数的 52.21%。

基于我国 2009—2015 年连续 7 年国家监测项目，5 岁以下儿童腹泻病例中，30%轮状病毒阳性，轮状病毒在腹泻住院病例中检出率为 39.5%，在门诊腹泻病例中检出率为 28.1%，此外，我国是亚洲用于治疗轮状病毒胃肠炎支出成本最高的国家(每年 3.65 亿美元)，轮状病毒胃肠炎已成为重要的公共卫生问题，给社会造成沉重的经济负担。

三、中医病因病机

本病主要症状为排便次数增多、便质稀薄，归属于中医学“泄泻”范畴，泄泻的病因病机在《黄帝内经》中就有较全面的介绍。《黄帝内经·素问·阴阳应象大论》中说：“清气在下，则生飧泄。”脾主升清，主运化，若脾胃虚弱，中焦脾土失于健运，导致清气不升而下陷；水谷不化，湿浊内生，并走下注于大肠而致泄泻，说明正气不足，脾胃虚弱是泄泻发生的重要内在因素。“湿胜则濡泻”，湿性重浊黏腻，易困遏脾阳，导致清阳不升、脾胃运化功能失调，脾失健运而致水聚为湿、谷停为滞，湿滞下注于大肠，大肠泌清别浊功能失调，进而引发泄泻。急性暴泄以湿盛为主。病位在肠，病变脏腑在脾胃，病理因素是湿，脾虚湿盛是病机关键，与肝、脾、肾密切相关。

该病多发生在秋、冬季，外感六淫中以风、寒、湿多见。湿邪最为多见，因脾喜燥恶湿，故外感湿邪最易困遏脾土，影响气机升降和水谷运化。风邪致泄在《黄帝内经》中也早有阐述。《黄帝内经·素问·生气通天论》云：“因于露风，乃生寒热，是以春伤于风，邪气留连，乃为洞泻。”风邪入侵肠胃后，因其性善行而数变，从而影响脾胃运化，且风性挛急，因而风邪导致的泄泻常有起病迅速、肠鸣辘辘、痛势急迫的特点。外感寒邪或过食生冷易侵犯胃肠，寒为阴邪，易损伤脾阳，寒性凝滞，阻滞气机，导致中焦气机不利，纳运升降失常，进而导致脘腹冷痛、呕吐泄泻。

小儿为稚阴稚阳之体，易虚易实，易寒易热。小儿脾常不足，脾胃功能薄弱。小儿外易为六淫所侵，内易为饮食不节所伤而发病，内、外邪均可使脾胃受损，运化失调，升降失宜，影响水液运化输布，致水反为湿，谷反为滞而为泻。正如《医学三字经》云：“湿气胜，五泻成。”中医有“凡泄泻皆属湿”之说。巢元方的《诸病源候论》是最早阐述小儿泄泻的病因病机专著，他提出“小儿肠胃嫩弱，因解脱逢风冷，乳哺不消，而变吐利也”，指出小儿泄泻与脾胃虚弱密切相关。

明代医家万全主张从湿论治小儿泄泻，并将泄泻病因分为风、寒、暑、湿、食积五种类型，将引起泄泻的湿邪分为内湿与外湿。小儿“脾常不足”，且脾喜燥恶湿，导致湿邪易犯脾土，小儿“肺常虚”使其卫外不固，易受风、寒、暑等外邪侵袭。外感湿邪易侵袭胃肠，此湿邪为外湿，小儿食积导致气机不畅，脾胃运化失常，水谷不化，聚水成湿而生内湿。外邪与脾胃湿浊相夹，滞于胃肠，导致气机升降不利，脾胃运化失常，湿邪下注，大肠清浊不分，发为吐泻。金元时期张从正将泄泻归因于火和食积，认为乳积太过而生内湿，湿邪重浊黏腻，易阻滞气机，气血受阻导致郁而化热，湿热相兼而生吐痢。元代朱丹溪对泄泻也提出了火、痰积、食积的病因学说，强调“痰火”为病的重要性，认为饮食积滞会导致气机不畅而致痰火内生，日久而成湿热，脾胃运化失常，大肠泌清别浊失调而发生泄泻。

对于本病的防治，实证以祛邪为主，根据不同的证型分别治以清肠化湿、祛风散寒、消食导滞；虚证以扶正为主，治以健脾益气、温补脾肾。小儿轮状病毒胃肠炎中医临床辨证属脾虚泻者较多。轮状病毒感染人体后潜伏期一般为1～3日，出现发热，易引起全身多器官病变，具有传染性，归属于中医学“疫”病范畴，符合温病理论中温邪致病起病突然、传变迅速、病情较重的特点。有学者基于温病理论将轮状病毒感染归为“温邪”范畴，认为其病机是温邪蕴结于里、湿困中焦气机、脾胃升降失常（图7-1）。

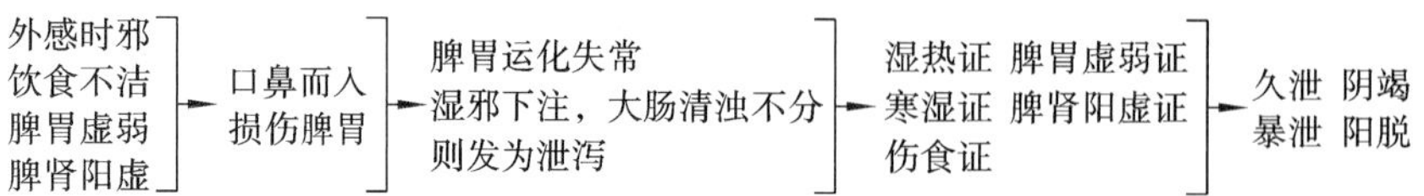

图7-1 轮状病毒胃肠炎病因病机示意图

四、发病机制及病理

（一）轮状病毒的病原学特点及流行病学

轮状病毒是呼肠病毒科病毒，其核酸是双链RNA(dsRNA)。其因完整的病毒颗粒在电子显微镜下呈现出典型的车轮状结构而得名。病毒颗粒为70～75 nm的二十面体，分为外层衣壳、内层衣壳和核心三层，包裹11条双链核酸（RNA）片段，分别编码6个结构蛋白（包括VP1～VP4、VP6、VP7）及6个非结构蛋白（包括NSP1～NSP6）组成病毒颗粒。其中VP1～VP3为轮状病毒的核心蛋白，VP4及VP7为外壳蛋白，VP6为内壳蛋白。根据内层衣壳蛋白VP6的血清型，轮状病毒可分为A～J群，目前已知A、B、C和H群轮状病毒可导致人类腹泻的发生，D～G、I、J群主要感染哺乳动物和鸟类。其中A群轮状病毒主要引起5岁以下儿童急性水样腹泻，B群主要引起成人腹泻，C群引起儿童散发腹泻。

轮状病毒最外层的衣壳由VP4和VP7组成，VP4和VP7为型特异性的抗原决定簇，可诱发机体产生血清和黏膜特异性免疫反应，在疾病预防中起重要作用，也是目前轮状病毒疫苗研发的主要保护机制。依据衣壳蛋白VP7和VP4中和抗原表位的不同，轮状病毒可分为G血清型和P血清型，由于G血清型与P血清型的组合可以是独立的，因此G和P双命名系统可用于确定毒株类型。现世界范围内广泛流行的A群轮状病毒胃肠炎总体上由G1、G2、G3、G4、G9、G12血清型毒株引起。P血清型主要分为P[4]、P[8]和P[6]基因型。我国广泛流行的毒株及流行趋势与全球基本一致。轮状病毒胃肠炎主要由G1P[8]、G2P[4]、G3P[8]、G4P[8]、G9P[8]和G12P[8]基因型感染引起。2001—2010年，G3血清型为优势流行株，但G1、G2、G9血清型感染病例的占比逐年增加。自2011年后，常见的G血清型主要为G9血清型。P血清型流行株的波动相对较小，在少数地区，P[6]基因型占有一定优势，但总体以P[4]和P[8]基因型为主要流行株。我国目前主要流行4种毒株，即G9P[8]、G3P[8]、G1P[8]和G2P[4]，其中G9P[8]型占所有毒株的80%。

幼儿感染轮状病毒的基因型会因为年份及地区不同而异，目前已发现35种G血清型和50种P血清型。非结构蛋白对病毒的复制能力和毒力具有重要意义，其中NSP1和NSP2可破坏肠上皮细胞微绒毛骨架，使黏膜上皮细胞坏死、脱落，肠道屏障功能受损，通透性增高；NSP4可特异性破坏肠上皮细胞膜和细胞间紧密连接，导致肠上皮细胞完整性受损和通透性改变，是引起腹泻的重要因素。

轮状病毒胃肠炎的潜伏期一般为1～3日，病后3～4日排毒量最多，传染性最强，传染期因病程长短而不同，一般为3～10日，少数病程长者可超过10日。轮状病毒对外界环境

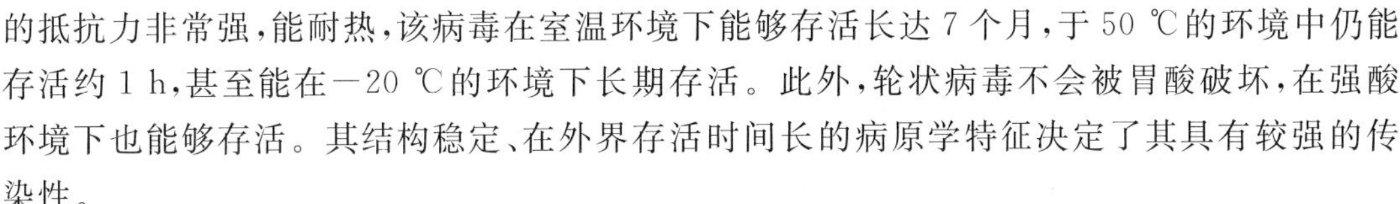

的抵抗力非常强，能耐热，该病毒在室温环境下能够存活长达7个月，于50 ℃的环境中仍能存活约1 h，甚至能在−20 ℃的环境下长期存活。此外，轮状病毒不会被胃酸破坏，在强酸环境下也能够存活。其结构稳定、在外界存活时间长的病原学特征决定了其具有较强的传染性。

（二）轮状病毒的致病机制

对于轮状病毒感染引起患者腹泻的机制，目前主要集中于NSP4致腹泻假说及肠道神经系统紊乱致腹泻假说。

1. NSP4致腹泻 NSP4能够调节细胞内外钠离子、钙离子及氯离子转运，并引起细胞通透性改变，从而引起腹泻。胃肠道的活动受肠道神经系统的支配，因而当各类因素引起肠道神经过度激活时，都会导致肠道对水和电解质的过度分泌，进而导致神经性腹泻。

2. 肠道神经系统紊乱致腹泻 肠黏膜细胞在受到轮状病毒侵袭后，一方面其作为感应器将刺激呈递给上一级神经，最终直达支配肠的中枢神经；另一方面，受感染刺激的肠嗜铬细胞还会分泌5-羟色胺，同样也会激活肠道神经系统。肠道神经系统激活后，肠蠕动加快，分泌增多，引起腹泻。

3. 生物屏障破坏 轮状病毒感染后胃肠道运动加快，致使肠内容物在肠腔内快速通过，肠道乳杆菌、肠球菌及双歧杆菌等菌群相继排出，使肠黏膜生物屏障受损，在病原体入侵人体时无法发挥屏障保护作用。

4. 肠外感染 轮状病毒由肠黏膜刷状缘向深层迁移，直接进入富含血管的黏膜层，并进一步复制、繁殖，经周围的血管或淋巴管形成病毒血症向全身扩散，从而引发各个脏器病变；轮状病毒在感染相应的靶细胞后，与相应的受体吸附结合，进而穿入细胞，在其内复制子代病毒，造成靶细胞破坏，引起心、肝、脑、肾、肺损害等。

5. 免疫损伤 轮状病毒可诱发强烈的炎症反应、抗病毒反应，使B淋巴细胞活化，并改变外周T淋巴细胞稳态，导致细胞免疫功能受到抑制，降低对机体的保护作用。

6. 幼儿自身原因 幼儿的消化系统尚未成熟，其肠壁薄、通透性高，肠黏膜富含大量血管，病毒、细菌非常容易穿过肠黏膜屏障并感染肠上皮细胞。另外，幼儿防范意识差，极易接触污染物，从而导致轮状病毒感染。参与了轮状病毒感染并引起炎症反应的细胞因子主要包括白细胞介素家族（如IL-1、IL-6、IL-8、IL-10等）、干扰素（IFN）、转化生长因子（TGF）、肿瘤坏死因子（TNF）等。

（三）传染源、传播途径及易感人群

1. 传染源 患者和隐性感染者（无症状的病毒感染者）是主要传染源。隐性感染者在儿童和成人中常见。轮状病毒胃肠炎的潜伏期为1～3日，从发生腹泻前2日已开始通过粪便排出大量病毒，在出现症状后10日仍可持续排毒。机体感染后其粪便和呕吐物中轮状病毒浓度很高，每克可达10^{12}个以上病毒颗粒，而10个病毒颗粒即可致病。

2. 传播途径 主要通过粪-口途径传播，也可通过呼吸道传播。具体传播途径如下：①粪-口途径：最主要的传播途径，轮状病毒在胃肠道大量复制后随粪便排出，人进食被轮状病毒污染的食物、水或接触污染的玩具等后，可发生轮状病毒感染。②轮状病毒可经呼吸道传播。③母乳传播：轮状病毒可在乳房的组织细胞中复制。④医源性传播。⑤胎盘传播：轮状病毒可在宫颈和卵巢的组织细胞中复制，可能通过血-胎盘屏障感染胎儿。⑥人-动物传播：有研究显示，自然界中轮状病毒在猿猴、羊、兔和人类之间存在复杂的种间传播。

3. 易感人群 5岁以下儿童普遍易感，重症轮状病毒胃肠炎的发病高峰年龄段为6～24月龄；人群对成人腹泻轮状病毒普遍易感，该病毒主要在青壮年中造成流行。

五、临床表现

轮状病毒胃肠炎潜伏期为1～3日。起病急，恶心、呕吐常为首发症状，可伴有发热，多为中低热，少数患儿体温超过39 ℃。随后出现腹泻，为水样便或蛋花样便，大便无黏液和腥臭味，每日数次至数十次，呕吐和发热可持续1～3日。轮状病毒胃肠炎的病程一般为3～8日。免疫功能低下患儿感染后可发生慢性轮状病毒胃肠炎，严重者可发展为全身感染，可伴脱水、电解质紊乱和酸中毒、心肌炎、惊厥、肺炎。

小月龄婴儿的临床症状以亚临床症状至轻症为主，考虑与来自母体的抗体保护作用相关。新生儿会出现吐奶表现，容易被其监护者及医务人员所忽视，故对于出现上述轻症表现的患儿，应足够重视。3～24月龄幼儿的典型临床表现包括呕吐、非血性腹泻和发热。严重病例可发生高渗性脱水、惊厥和电解质紊乱，甚至死亡。死亡病例主要发生在1岁以下婴儿。约4%的轮状病毒胃肠炎患儿可出现神经系统并发症，热性和非热性惊厥是常见表现，少数情况下，轮状病毒胃肠炎患儿可并发急性脑病或脑炎。轮状病毒感染可反复发生，但临床症状通常随着感染次数的增加而逐渐减轻。

轮状病毒胃肠炎较难从临床症状上与其他病毒引起的胃肠炎相鉴别，但是轮状病毒胃肠炎腹泻症状通常较其他病毒性胃肠炎腹泻症状更为严重，患儿可有高热（体温＞38 ℃），腹泻次数增多（＞7次/日），腹泻持续周期较长。

成人腹泻轮状病毒胃肠炎的潜伏期为2～3日，起病急，多无发热或仅有低热，以腹泻、腹痛、腹胀为主要症状。腹泻每日3～10次不等，为黄水样或米汤样便，无脓血。部分病例伴恶心、呕吐等。病程3～6日。

各系统相关症状如下。

（一）消化系统

主要表现为腹泻，大便次数多，呈水样或蛋花汤样，每日数次至10余次不等，多伴有发热及呕吐，部分伴有脱水以及酸中毒症状（如精神差、萎靡不振，前囟、眼窝凹陷，口干，泪少，尿少，口唇樱红色，呼吸增快等），为自限性疾病，症状可持续3～7日，病情严重者可持续十几日。除胃肠道症状之外，还可出现肝损害或胰腺炎等。

（二）循环系统

主要表现为肌酸激酶同工酶（CK-MB）水平升高，心电图异常，但大多无明显症状及心脏扩大体征，且经治疗后恢复正常；此外，轮状病毒感染还可引起粒细胞减少、弥散性血管内凝血（DIC）、血小板减少等。

（三）呼吸系统

轮状病毒可累及鼻、咽、喉、扁桃体及下呼吸道，引起炎症，导致咳嗽、鼻塞、流涕等呼吸道症状。

（四）中枢神经系统

轮状病毒感染可引起中枢神经系统损害，如脑炎、脑膜炎、惊厥等。有报道认为轮状病毒感染与类脊髓灰质炎综合征、吉兰-巴雷综合征、瑞氏综合征有关。

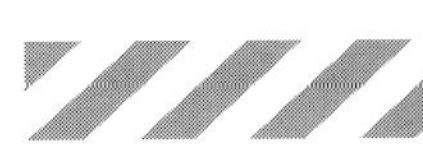

（五）肾脏损害

临床上关于肾脏功能受损的报道很少，这可能与肾脏代偿功能非常强大或轮状病毒感染呈自限性有关。

（六）胃肠道以外的消化系统受累

轮状病毒感染导致肝脏损害的研究越来越受到重视，目前，轮状病毒腹泻致肝脏损伤的机制尚不完全清楚。

（七）并发症

1. 脱水、电解质紊乱和酸中毒 重症病例因严重呕吐和腹泻可出现脱水、代谢性酸中毒和电解质紊乱。

2. 心肌炎 表现为精神萎靡，常有心动过速或节律不齐，心电图可提示心肌损伤。偶有暴发性心肌炎，可导致死亡。

3. 惊厥 轮状病毒感染是引起轻度胃肠炎伴惊厥(convulsion with mild gastroenteritis)的最常见病因，可能与发热、电解质紊乱和遗传易感性有关。

4. 肺炎 少数轮状病毒胃肠炎病例可出现高热持续不退，咳嗽加剧伴有气促，双肺可闻及固定细湿啰音，胸部X线片可呈间质性改变。

六、实验室及检查方法

1. 血常规 外周血白细胞计数及分类大致正常，少数偏高，分类中淋巴细胞增加。

2. 大便常规及培养 大便镜检多无特殊发现，少数可见少量白细胞，培养无致病菌生长。

3. 大便轮状病毒抗原检测 采用酶联免疫吸附试验检测粪便上清液中的病毒抗原，具有较高的敏感性和特异性。

4. 轮状病毒基因检测 常用的是反转录聚合酶链反应(RT-PCR)，可区分轮状病毒不同的血清型，既可用于临床诊断，也可作为流行病学调查的监测手段。

5. 基因芯片技术 敏感性较高，可以对病原体进行检测，能快速、准确对病毒株进行分组和分型，确定新毒株。目前临床通过粪便标本的实验室检测来确诊轮状病毒胃肠炎。

七、诊断及鉴别诊断

（一）诊断

主要依据流行病学资料、临床表现及相关实验室检查结果诊断。

1. 临床诊断 婴幼儿秋、冬季出现发热、呕吐及水样腹泻等典型临床表现，结合大便常规检查结果即可诊断。

2. 病原学诊断 粪便轮状病毒抗原检测阳性即可明确诊断。

3. 实验室检查 血常规示白细胞计数和分类多正常。大便常规可见大便呈稀水状，偶可见少许白细胞。可根据患儿病情选择尿常规、电解质、肝肾功能、心肌酶学、血气分析、脑脊液检查、心电图和胸部X线检查等。

（二）鉴别诊断

(1) 细菌性痢疾：常有流行病学史，起病急，排脓血便伴里急后重，大便镜检有较多脓细胞、红细胞和吞噬细胞，大便细胞培养有痢疾杆菌生长可鉴别。

(2) 生理性腹泻：多见于6个月以内的婴儿。出生不久即出现腹泻，大便一日可达4～5次，为稀黄便。食欲好，生长发育正常，无呕吐，大便化验正常，添加辅食后，大便即逐渐转为正常。

(3) 需与肠腺病毒、诺如病毒、星状病毒引起的急性胃肠炎相鉴别。

八、治疗

(一) 中医治疗

根据泄泻脾虚湿盛、脾失健运的病机特点，治疗以运脾祛湿为原则。急性泄泻以湿盛为主，重用祛湿，辅以健脾，再依寒湿、湿热的不同，分别采用温化寒湿与清化湿热之法。兼夹表邪、暑邪、食滞者，又应分别佐以疏表、清暑、消导之剂。另外还应注意急性泄泻不可骤用补涩之药，以免闭留邪气；清热不可过用苦寒之药，以免损伤脾阳；若病情处于寒热虚实兼夹或互相转化阶段，当随证施治。

1. 中医辨证要点

(1) 辨寒热虚实：寒证多见粪质清稀如水，或稀薄清冷，完谷不化，伴有腹中冷痛，肠鸣，畏寒喜温，常因饮食生冷而诱发；热证多见粪便黄褐，臭味较重，泻下急迫，肛门灼热，因进食辛辣燥热食物而诱发；起病急，病程短，脘腹胀满，腹痛拒按，泻后痛减，泻下物臭秽者，多属实证。

(2) 辨泻下物：大便清稀，或如水样，泻物腥秽者，多属寒湿之证；大便溏，其色黄褐，泻物臭秽者，多系湿热之证；大便溏垢，完谷不化，臭如败卵，多为伤食之证。

(3) 辨轻重缓急：泄泻而饮食如常为轻证；泄泻而不能食，消瘦，或暴泻无度，或久泄滑脱不禁为重证；起病急，病程短为急性泄泻。

2. 辨证论治

(1) 湿热伤中。

临床表现：泄泻腹痛，泻下急迫，或泻而不爽，粪色黄褐，气味臭秽，肛门灼热，或身热口渴，小便短黄，苔黄腻，脉滑数或濡数。

治法：清肠利湿。

代表方：葛根黄芩黄连汤加减。

方药：葛根15 g，黄芩10 g，黄连6 g，甘草6 g，茯苓15 g，泽泻10 g，厚朴10 g，车前草10 g，神曲10 g。

(2) 寒湿内盛。

临床表现：泄泻清稀，甚则如水样，腹痛肠鸣，脘闷食少，苔白腻，脉濡缓。若兼外感风寒，则恶寒发热头痛，肢体酸痛，苔薄白，脉浮。

治法：芳香化湿，解表散寒。

代表方：藿香正气散加减。

方药：广藿香10 g，紫苏10 g，半夏10 g，茯苓15 g，炒白术10 g，陈皮10 g，泽泻10 g。

腹痛较甚者，加木香、砂仁；兼有食滞者，加山楂以消食；小便短少者，加猪苓。

(3) 饮食积滞。

临床表现：泻下稀便，臭如败卵，伴有不消化食物，脘腹胀满，腹痛肠鸣，泻后痛减，嗳腐酸臭，不思饮食，苔垢浊或厚腻，脉滑。

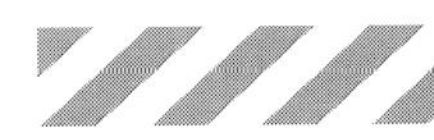

治法：消食导滞。

代表方：保和丸加减。

方药：神曲 10 g，麦芽 15 g，谷芽 15 g，山楂 15 g，茯苓 15 g，黄连 6 g，半夏 10 g，陈皮 15 g。

腹痛较剧及气胀者，加木香、厚朴；呕吐较甚者，加广藿香、生姜；发热者，加黄芩；恶寒者，加广藿香、荆芥；夹湿者，加佩兰、广藿香。

(4) 脾胃虚弱。

临床表现：大便溏，多见食后作泻，色淡不臭，时轻时重，面色萎黄，肌肉消瘦，神疲倦怠，舌淡，苔白，且常反复发作。

治法：健脾止泻，理气化湿。

代表方：参苓白术散加减。

方药：党参 10 g，炒白术 10 g，茯苓 15 g，怀山药 15 g，炒薏苡仁 15 g，炒白扁豆 15 g，陈皮 10 g，砂仁 6 g，乌梅 10 g，炙甘草 6 g。

时见腹痛者，加木香；久泻不止，而无夹杂积滞者，加煨诃子肉、赤石脂；大便稀或水谷不化者，加干姜。

(5) 脾肾阳虚。

临床表现：久泻不止，粪质清稀，完谷不化，或见脱肛，形寒肢冷，面色苍白，精神萎靡，睡时露睛，舌淡，苔白，脉细弱，指纹淡。

治法：补脾温肾，固肠止泻。

代表方：附子理中丸加减。

方药：人参(去芦头)6 g，白术 10 g，干姜 6 g，炙甘草 6 g，制附子 6 g。

脱肛者加黄芪、升麻；久泻、滑脱不禁者加诃子、赤石脂、石榴皮。

急性泄泻经过恰当治疗，绝大多数患者能够治愈；只有少数患者失治误治，或反复发作，导致病程迁延，日久不愈，由实转虚，变为慢性泄泻；亦有极少数患者因暴泻无度，耗气伤津，造成亡阴亡阳之变。

3. 外治法

(1) 推拿疗法：小儿推拿是通过穴位点按、调节脏腑、疏通经络、调和气血、平衡阴阳的方式来改善儿童体质、提高机体免疫力的一种保健、治疗方式。小儿推拿可以减少化学药品毒副作用，增强机体的自然抗病能力。

(2) 针灸疗法：中医学认为足三里是人体足阳明胃经上的要穴，有调理脾胃、扶正培元、通经活络的功能，主治胃痛、呕吐及腹泻等。针刺天枢、章门、足三里、长强、脾俞。发热者加刺大椎，呕吐者加刺膈俞、胃俞。

(3) 中药敷脐：中医学认为脐部为冲任经合汇集之处。神阙能激发各经经气，使气血流通而循行于五脏六腑、四肢百骸、五官九窍。另外脐部皮下无脂肪，中药敷脐时药物易穿透脐部、无毒副作用、疼痛轻，小儿易于耐受，可用冰片、吴茱萸、丁香、肉桂、木香、黄连、肉豆蔻等。

(二) 西医治疗

轮状病毒胃肠炎为自限性疾病，目前尚无特效抗轮状病毒药物，治疗原则是预防和纠正脱水、维持电解质和酸碱平衡，以及防治并发症。根据不同的临床表现和实验室检查结果，以口服补液盐或静脉补液，纠正脱水、电解质紊乱和酸碱失衡为主。

1. 护理 消化道隔离至腹泻缓解，预防交叉感染；鼓励继续母乳喂养，添加辅食者应避免高脂肪和高浓度单糖饮食。不推荐高浓度单糖饮食，包括碳酸饮料、果冻、罐装果汁、甜点、其他含糖饮料以及高脂肪食物。

2. 口服补液盐(ORS)或静脉补液 根据脱水程度和电解质紊乱程度，给予ORS或静脉补液。推荐在每次腹泻后补充液体，6月龄及以下者：50 mL；>6月龄～2岁者：100 mL；>2～10岁者：150 mL；10岁以上者按需补充。

3. 药物治疗

(1) 锌剂：推荐为6月龄～5岁的儿童补充锌剂，通过补锌，机体血清锌水平提高，肠黏膜再生能力增强。推荐剂量：6月龄及以上者每日20 mg，维持10～14日。

(2) 益生菌：如乳酸杆菌、双歧杆菌。有助于恢复肠道正常菌群的生态平衡，起到生物屏障作用，不仅能抵御病原体的定植与侵入，还可改善患者菌群失调。

(3) 蒙脱石散：能吸附并抑制轮状病毒复制，加强肠道黏膜的抵御能力，恢复黏膜屏障功能。

(4) 抗病毒治疗：无针对轮状病毒的药物，不推荐应用。

4. 对症治疗 高热时尽量物理降温或使用小剂量退热药，频繁呕吐影响进食者需静脉补液或支持治疗。对有肝功能异常、心肌损伤、脑炎等肠外症状者，可给予相对应的护肝、护心、止惊、降颅内压等对症处理。

(三) 中西医结合治疗

轮状病毒感染常见于儿童，为秋、冬季儿童腹泻的主要原因之一。轮状病毒胃肠炎为自限性疾病，目前尚无特效抗轮状病毒药物。治疗原则是预防和纠正脱水，维持电解质和酸碱平衡，以及防治并发症。采取中西医结合治疗方法已成为治疗小儿感染性腹泻的主要趋势。中医药在改善患儿肠道吸收功能，纠正肠道菌群失调，激活并提高肠道黏膜局部免疫功能等方面具有独特的优势，结合西医的基础治疗能够明显改善临床症状，减少不良反应，综合气候、季节、证型特点以及患儿个体差异性给予重点护理，可达到较好疗效。中药内服治疗以运脾化湿为基本法则，实证以祛邪为主，治以清肠化湿、祛风散寒、消食导滞；虚证以扶正为主，治以健脾益气、温补脾肾。

九、预防和调护

(一) 预防

轮状病毒疫苗是预防轮状病毒胃肠炎的有效手段，此外，早期母乳喂养、勤洗手、改善环境和水卫生等也是重要预防措施。

随着全球轮状病毒疫苗的广泛应用，轮状病毒胃肠炎相关的发病率和病死率显著下降，轮状病毒疫苗的有效性和安全性在全球范围内已经得到了充分的论证。然而有研究表明，疫苗的免疫接种程序、轮状病毒受体表达差异、肠道微生态、母传抗体干扰、营养状况、宿主胃肠道状态等可能通过一系列的机制影响轮状病毒疫苗效果，尽管针对轮状病毒疫苗机制的研究已有进展，但针对疫苗应用的可能影响因素的探讨仍有待加深。国际上使用的轮状病毒疫苗主要有两种(Rotarix和Rota Teq)，均为减毒活疫苗。世界卫生组织(WHO)建议，所有国家应将轮状病毒疫苗纳入国家免疫规划，并建议从6周龄起尽早接种轮状病毒疫苗，

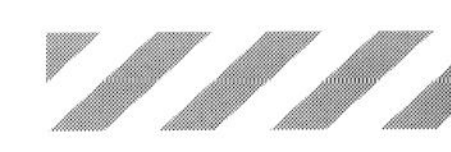

以在轮状病毒自然感染前获得免疫保护，不推荐2岁以上儿童接种轮状病毒疫苗。我国内地使用的轮状病毒疫苗为口服减毒活疫苗，分别为五价人-牛重配轮状病毒疫苗（Rota Teq，RV5）和单价兰州羊源轮状病毒疫苗（LLR），均属国家非免疫规划疫苗。

轮状病毒疫苗接种禁忌及注意事项如下。

（1）接种禁忌（指不应接种疫苗的情况），主要包括：对疫苗的任何组分出现过敏反应、患重症联合免疫缺陷病（SCID）及有肠套叠病史等；其他详见疫苗说明书。

（2）接种注意事项指应推迟或谨慎接种疫苗的情况，详见疫苗说明书。

（3）除有接种禁忌及注意事项外，其他特殊健康状态下均建议行临床免疫检查后评估是否应接种。

（4）WHO建议可与儿童常用的疫苗同时接种，详见疫苗说明书。

（5）两种轮状病毒疫苗不能轮替接种。

（二）调护

（1）健康教育宣讲：向患儿家属详细讲解疾病相关知识，嘱清淡饮食，宜由少到多，由稀到稠，禁食生冷、辛辣之品，餐具要定时消毒，及时更换衣物，严格观察患儿腹泻次数并及时告知医生，给予对症处理。

（2）养成良好的卫生习惯：忌食腐馊等变质饮食，少食生冷瓜果，不饮生水；居处冷暖适宜；并结合食疗健脾益胃。对于重度泄泻者，应注意防止津液亏损，及时补液，一般情况下可给予流质或半流质饮食。

（3）注意气候变化，加强户外活动。适当控制饮食，减轻胃肠道负担。

（4）采用整体护理模式，将照护患儿的父母纳入整体护理中，从疾病本身、日常生活习性及饮食习惯、对患儿的病情观察、情绪、病房环境、感染控制等方面进行护理。

（黄超群　高清华）

参考文献

[1] BISHOP R F, DAVIDSON G P, HOLMES I H, et al. Virus particles in epithelial cells of duodenal mucosa from children with acute non-bacterial gastroenteritis[J]. Lancet, 1973, 2(7841): 1281-1283.

[2] GBD 2017 Causes of Death Collaborators. Global, regional, and national age-sex-specific mortality for 282 causes of death in 195 countries and territories, 1980-2017: a systematic analysis for the Global Burden of Disease Study 2017[J]. Lancet, 2018, 392(10159): 1736-1788.

[3] YU J, JING H, LAI S, et al. Etiology of diarrhea among children under the age five in China: results from a five-year surveillance[J]. J Infect, 2015, 71(1): 19-27.

[4] 中华预防医学会. 儿童轮状病毒胃肠炎免疫预防专家共识（2020版）[J]. 中华流行病学杂志, 2021, 42(1): 44-57.

[5] SOARES-WEISER K, MACLEHOSE H, BERGMAN H, et al. Vaccines for preventing rotavirus diarrhoea: vaccines in use[J]. Cochrane Database Syst Rev, 2012,

11:CD008521.

[6] 中华医学会儿科学分会感染学组,中国儿童免疫与健康联盟.儿童轮状病毒胃肠炎诊疗预防路径[J].中国实用儿科杂志,2021,36(5):321-323.

[7] 吴莹,王英,秦亚妮.整体护理模式在小儿轮状病毒感染性腹泻护理中的应用分析[J].贵州医药,2019,43(12):2016-2017.

第八章

诺如病毒感染

一、概述

诺如病毒，又称诺瓦克病毒(Norwalk virus，NV)，是人类杯状病毒科诺如病毒属的一种病毒，是一组形态相似、抗原性略有不同的病毒颗粒。诺如病毒变异快、对环境抵抗力强、感染剂量低，感染后潜伏期短、排毒时间长、免疫保护时间短，且传播途径多样，人群普遍易感，因此，诺如病毒具有高度传染性和快速传播能力。诺如病毒感染者主要表现为腹泻和(或)呕吐，国际上通常称诺如病毒感染为急性胃肠炎。

中医学中尚无急性胃肠炎的病名，其应归属于中医学“泄泻”范畴。早在《黄帝内经》中就有与之类似病症的记载，如《黄帝内经・素问》中有“鹜溏”“飧泄”“注下”等病名。《难经・五十七难》从脏腑角度提出“五泄”之说。汉唐时期，《伤寒论》将痢疾和泄泻统称为“下利(下痢)”。宋代《太平惠民和剂局方》将泄泻与痢疾分为“泻疾证候”和“痢疾证候”，但直到陈无择的《三因极一病证方论》才开始将“泄泻”立专篇论治。从古至今，各医家各抒己见，对该病的病因、病机、治法、方药有诸多阐述，对本病有较为全面的认识。

二、流行病学

(一) 传染源

患者、隐性感染者和病毒携带者是主要传染源。

(二) 传播途径

诺如病毒传播途径多样，可通过接触感染诺如病毒的患者，处理患者的呕吐物或排泄物，吸入排泄物或呕吐物产生的气溶胶，间接接触被排泄物污染的环境而传播，也可通过被病毒污染的食物和饮水传播。

(三) 易感性

人群对诺如病毒普遍易感。人体在感染诺如病毒后产生的免疫保护持续时间短，因此同一个人可重复感染诺如病毒的同一毒株或不同型别。

(四) 流行特征

诺如病毒感染的流行地区广泛，可全年发病，秋、冬季流行较多。我国南、北方地区季节分布略有差异，南方省份每年 10 月至次年 3 月为疫情高峰期，北方省份疫情高峰期为每年 10—12 月和 3—6 月，疫情报告地区从东南沿海省份逐步向中部、东北部和西部省份扩散。

在世界范围内，每年有超过 6.84 亿人感染诺如病毒，超过 20 万人死亡。2016—2020 年，我国病毒性腹泻哨点监测的数据表明，我国 5 岁以下腹泻住院儿童诺如病毒检出率在 16.3%～18.7%，9～23 月龄婴幼儿的检出率最高。

诺如病毒家族庞大复杂，诺如病毒基因具有高度的多态性。根据 VP1 蛋白序列及其编码序列的不同，诺如病毒可分为 7 个基因组(GⅠ～GⅦ)，其中 GⅠ、GⅡ和 GⅣ能感染人类并致病，所以又称人源诺如病毒(HuNV)，GⅡ基因组最常见，占 90%以上，优势株是 GⅡ.4 基因型，占 GⅡ基因组的 67%。1995 年 GⅡ.4 基因型在世界范围内流行，此后 20 年一直是优势株，诺如病毒感染的暴发和流行大多与 GⅡ.4 变异株有关。GⅡ基因型诺如病毒每 2～4 年可出现新的变异株。2012 年 8 月，我国广东省首次检出 GⅡ.4/Sydney 基因型，随后检出率逐渐上升，11 月份达到高峰。2014—2015 年冬季，日本和我国上海、北京、浙江、江苏、广东等地区均相继出现 GⅡ.17 基因型，此后该型成为引起诺如病毒感染的主要病毒株。2016 年底，中国、德国、法国均报道了由诺如病毒 GⅡ.P16/GⅡ.2 基因型引起的诺如病毒感染暴发或散发病例。2020 年，我国黑龙江省某哨点医院首次发现并报道了 GⅡ.P16/GⅡ.4/Sydney 基因型及 GⅠ.Pc/GⅠ.5 基因型。

三、中医病因病机

本病病因以外感时邪、饮食所伤、脾胃虚弱、脾肾阳虚多见，病位主要在脾胃，病机为脾困湿盛。胃主受纳，腐熟水谷，脾主运化水湿和水谷精微，若脾胃受损，运化失健，水谷不化，精微不布，升降失职，清浊不分，合污而下，则导致泄泻。

1. 外感时邪 风、寒、湿、热之邪内侵，脾胃运化失职，升降失常，清浊不分，发为泄泻。

2. 饮食所伤 饮食失节或不洁，过食生冷瓜果、污染食品或难以消化之物，损伤脾胃，运化失职，水谷不分，并走肠道而致泄泻。

3. 脾胃虚弱 素体脾虚，或失治误治，久病迁延不愈，脾胃虚弱。脾虚则运化失职，胃弱则腐熟无能，因而水谷不化精微，反生湿滞，清浊不分，合污而下，形成脾虚泄泻。

4. 脾肾阳虚 脾虚致泻者，病程迁延，先耗脾气，继伤脾阳，日久则脾损及肾，造成脾肾阳虚。肾阳不足，脾失温煦，阴寒内盛，水谷不化，并走肠间，而致澄澈清冷、洞泄而下的脾肾阳虚泻。

若泻下过度，伤阴耗气，则出现气阴两伤，甚则阴伤及阳，导致阴竭阳脱的危重变证(图 8-1)。

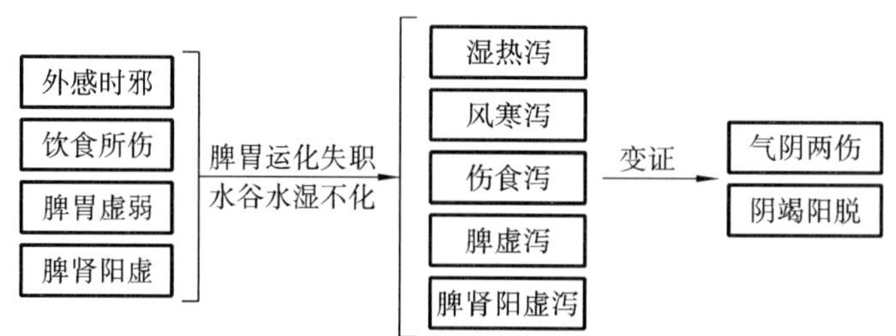

图 8-1 诺如病毒感染病因病机示意图

四、发病机制及病理

诺如病毒为无包膜单股正链 RNA 病毒，病毒粒子直径 27～40 nm，基因组全长 7.5～

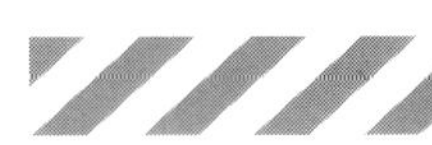

7.7 kb，分为3个开放阅读框(open reading frame，ORF)。ORF1编码1个聚蛋白，翻译后被裂解为与复制相关的7个非结构蛋白(non-structural protein)，其中包括RNA依赖的RNA聚合酶(RNA dependent RNA polymerase，RdRp)。ORF2和ORF3分别编码主要结构蛋白(VP1)和次要结构蛋白(VP2)。1个衣壳蛋白由180个VP1和几个VP2分子构成。180个衣壳蛋白首先构成90个二聚体，形成对称的二十面体病毒粒子。根据衣壳蛋白在衣壳中的位置，每个衣壳蛋白可分为两个主要区域，分别为壳区(shell domain，S区)和突出区(protruding domain，P区)，二者之间由8个氨基酸组成的铰链区连接。S区由衣壳蛋白的前225个氨基酸组成，形成病毒内壳，围绕病毒RNA。P区由剩余的氨基酸组成，进一步分为两个亚区(P1区和P2区)。P1区通过二聚体相互作用增加衣壳稳定性，并形成电镜下可见的病毒粒子突出端。P2区高度变异，包含潜在的抗原中和位点和组织血型抗原(histo-blood group antigen，HBGA)识别位点。VP2位于病毒粒子内部，参与衣壳聚集。诺如病毒对各种理化因子有较强的抵抗力，耐乙醚、耐酸、耐热。在pH2.7的环境中可存活3 h。冷冻数年仍具有活性。60 ℃ 30 min不能被灭活，但煮沸后病毒失活。4 ℃时能耐受20%乙醚24 h。诺如病毒置于含氯(10 mg/L)消毒液中30 min才能被灭活。

诺如病毒主要侵袭十二指肠及空肠上段，为可逆性病变。肠黏膜上皮细胞被病毒感染后，小肠刷状缘碱性磷酸酶水平明显下降，出现空肠对脂肪、D-木糖和乳糖等的一过性吸收障碍，肠腔内渗透压上升，液体进入肠道，引起腹泻和呕吐症状。

病理表现为肠黏膜上皮细胞绒毛变宽、变短，尖端变钝，细胞质内线粒体肿胀，形成空泡，未见细胞坏死。肠固有层有单核细胞浸润。

五、临床表现

(一) 轻症临床表现

诺如病毒感染的潜伏期相对较短，通常为12～48 h。约30%的感染者可无症状。发病以轻症为主，常见症状是腹泻和呕吐，大便为黄色稀水便或水样便，无黏液脓血，每日数次至十数次，其次为恶心、腹痛、头痛、发热、畏寒和肌肉酸痛等。诺如病毒感染病例的病程通常较短，症状持续时间平均为2～3日，但高龄人群和伴有基础疾病患者恢复较慢。

(二) 重症临床表现和相关危险因素

尽管大多数诺如病毒感染病例呈自限性，但少数病例仍会发展成重症，甚至死亡。重症或死亡病例通常发生于高龄老年人和低龄儿童。已报道的严重肠道病变如新生儿坏死性小肠结肠炎、感染后肠易激综合征、炎症性肠病恶化，非典型肠外病变如幼儿癫痫发作、脑病和急性肝功能障碍，也与诺如病毒感染有关。在免疫功能低下的个体中，诺如病毒感染相关的疾病可能会持续存在更长时间，病情更严重，并且可能与某些个体显著持续的病毒排泄有关。研究表明，造血干细胞移植受者、实体器官移植受者等在感染诺如病毒后，症状持续时间中位数明显大于普通人群。

六、实验室及其他检查

(一) 血常规

血常规示白细胞正常或轻度增高。

（二）大便常规

大便多呈黄色水样便，偶有少量白细胞，无脓细胞及红细胞。

（三）病原学检查

1. 电镜或免疫电镜 根据病毒的生物学特征以及机体排毒时间，可从粪便提取液中检出致病的病毒颗粒。但诺如病毒常因病毒量少而难以被发现。

2. 抗原检测 可利用补体结合试验、免疫荧光试验、放射免疫测定（RIA）、酶联免疫吸附试验（ELISA）检测粪便中病毒抗原。

3. 分子生物学检测 聚合酶链反应（PCR）或反转录 PCR（RT-PCR）检测粪便标本中的病毒核酸，具有很高的敏感性。

（四）血清抗体检测

用放射免疫测定技术检测血清中诺如病毒抗体，双份血清抗体滴度显著增高有助于诊断。

七、诊断及鉴别诊断

（一）诊断

1. 临床诊断病例 主要依据流行季节、流行地区、发病年龄等流行病学资料，临床表现，以及实验室常规检测结果进行诊断。在一次腹泻流行中符合以下标准者，可初步诊断为诺如病毒感染。

（1）潜伏期 24～48 h。

（2）50％以上发生呕吐。

（3）病程 12～60 h。

（4）大便常规、血常规无特殊发现。

（5）排除常见细菌、寄生虫及其他病原体感染。

2. 确诊病例 除符合临床诊断病例条件外，在粪便标本或呕吐物中检测出诺如病毒。

（二）鉴别诊断

本病需与大肠埃希菌、沙门菌等引起的细菌感染性腹泻，以及隐孢子虫等引起的寄生虫性腹泻相鉴别。与其他病毒性腹泻的鉴别有赖于特异性检查。本病也应与非感染性腹泻进行鉴别。实验室的特异性病原学检查对鉴别不同病因及确定诊断有重要意义。

八、治疗

（一）中医治疗

1. 治疗原则 本病以运脾化湿为基本治则。实证以祛邪为主，根据不同的证型分别治以清肠化湿、疏风散寒、消食化滞。虚证以扶正为主，分别治以健脾益气、温补脾肾。泄泻变证，总属正气大伤，分别治以健脾益气、酸甘敛阴，挽阴回阳、救逆固脱。

2. 辨证论治

(1)常证。

①湿热泻。

临床表现：大便呈水样，或呈蛋花汤样，泻势急迫，量多次频，气味秽臭，或夹少许黏液，

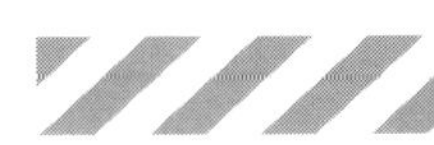

腹痛阵作，发热烦哭，口渴喜饮，食欲不振，或伴呕恶，小便短黄，舌质红，苔黄腻，脉滑数。

治法：清肠解热，化湿止泻。

代表方：葛根黄芩黄连汤加减。

方药：葛根 15 g，黄芩 10 g，黄连 6 g，甘草 6 g，茯苓 15 g，泽泻 10 g，厚朴 10 g，车前草 10 g，神曲 10 g。

发热口渴者，加滑石、芦根；热重泻频者，加白头翁、马齿苋；湿重水泻者，加苍术、车前子；泛恶苔腻者，加广藿香、佩兰；呕吐者，加姜竹茹、姜半夏；腹痛者，加木香；纳差者，加焦山楂、焦神曲；大便夹乳片，不思吮乳者，加炒麦芽、炒谷芽。

②风寒泻。

临床表现：大便清稀，夹有泡沫，臭气不甚，肠鸣腹痛，或伴恶寒发热、鼻流清涕、咳嗽，舌质淡，苔薄白，脉浮紧。

治法：疏风散寒，化湿和中。

代表方：藿香正气散加减。

方药：广藿香 10 g，紫苏 10 g，半夏 10 g，茯苓 15 g，炒白术 10 g，陈皮 10 g，泽泻 10 g。

大便质稀色淡，泡沫多者，加防风炭；腹痛甚，里寒重者，加干姜、砂仁、木香；腹胀苔腻者，加大腹皮、厚朴；夹有食滞者，加焦山楂、鸡内金；小便短少者，加车前子；恶寒鼻塞声重者，加荆芥、防风。

③伤食泻。

临床表现：大便溏，夹有乳凝块或食物残渣，气味酸臭，或如败卵，脘腹胀满，便前腹痛，泻后痛减，腹部胀痛拒按，嗳气酸馊，或有呕吐，不思乳食，夜卧不安，苔厚腻，或微黄，脉滑实。

治法：运脾和胃，消食化滞。

代表方：保和丸加减。

方药：神曲 10 g，麦芽 15 g，谷芽 15 g，山楂 15 g，茯苓 15 g，黄连 6 g，半夏 10 g，陈皮 15 g。

腹痛者，加木香、槟榔；腹胀者，加厚朴、莱菔子；呕吐者，加广藿香、生姜。

④脾虚泻。

临床表现：大便溏，色淡不臭，多于食后作泻，时轻时重，面色萎黄，形体消瘦，神疲倦怠，舌淡，苔白，脉缓弱。

治法：健脾益气，助运止泻。

代表方：参苓白术散加减。

方药：党参 10 g，炒白术 10 g，茯苓 15 g，怀山药 15 g，炒薏苡仁 15 g，炒白扁豆 15 g，陈皮 10 g，砂仁 6 g，乌梅 10 g，炙甘草 6 g。

胃纳呆滞，苔腻者，加广藿香、苍术、焦山楂；腹胀不适者，加木香、乌药；腹冷舌淡，大便夹不消化物者，加炮姜、煨益智仁；久泻不止，内无积滞者，加肉豆蔻、赤石脂。

⑤脾肾阳虚泻。

临床表现：久泻不止，大便清稀，澄澈清冷，完谷不化，或见脱肛，形寒肢冷，面色白，精神萎靡，寐时露睛，小便色清，舌淡，苔白，脉细弱。

治法：温补脾肾，固涩止泻。

代表方：附子理中汤合四神丸加减。

方药：人参(去芦头)6 g，白术 10 g，干姜 6 g，炙甘草 6 g，制附子 6 g，肉豆蔻 6 g，补骨脂

12 g，五味子 6 g，吴茱萸 3 g。

脱肛者，加黄芪、升麻；久泻，滑脱不禁者，加诃子、赤石脂、石榴皮。

（2）变证。

①气阴两伤。

临床表现：泻下过度，质稀如水，精神萎靡或心烦不安，目眶及囟门凹陷，皮肤干燥或枯瘪，啼哭无泪，口渴引饮，小便短少，甚至无尿，唇红而干，舌红少津，苔少或无苔，脉细数。

治法：健脾益气，酸甘敛阴。

代表方：人参乌梅汤加减。

方药：人参 6 g，莲子 9 g，炙甘草 6 g，乌梅 9 g，木瓜 9 g，山药 12 g。

泻下不止者，加禹余粮、诃子、赤石脂；口渴引饮者，加石斛、玉竹、天花粉、芦根。

②阴竭阳脱。

临床表现：泻下不止，次频量多，精神萎靡，表情淡漠，面色青灰或苍白，哭声微弱，啼哭无泪，尿少或无，四肢厥冷，舌淡无津，脉沉细欲绝。

治法：挽阴回阳，救逆固脱。

代表方：生脉散合参附龙牡救逆汤加减。

方药：人参 6 g，麦冬 9 g，五味子 3 g，附子 6 g，龙骨 9 g，牡蛎 9 g，炙甘草 6 g。

泻下不止者，加炮姜、煨诃子。

3. 中成药治疗

（1）葛根芩连微丸：用于湿热泻。

（2）藿香正气口服液：用于风寒泻。

（3）保和丸：用于伤食泻。

（4）参苓白术散：用于脾虚泻。

（5）附子理中丸：用于脾肾阳虚泻。

4. 针灸治疗

（1）针刺：多选手足阳明经、足太阴经，配以足太阳经。主穴：天枢、大肠俞、足三里、气海、关元、中脘；配穴：风寒泻者加神阙、三阴交、阴陵泉；湿热泻者加合谷、下巨虚；伤食泻者加建里；脾虚泻者加脾俞；脾肾阳虚泻者加命门。

（2）灸法：艾灸多选腹部的任脉腧穴，常用的是神阙、气海、关元、天枢；辨证施灸，若脐中疼痛不舒，灸神阙；若脾虚乏力、声低懒言，灸气海。灵活运用隔物灸，如泄泻腹胀者隔葱灸，寒湿困脾、泻下冷冻如痰者隔附子灸等。

5. 外治法

（1）穴位贴敷：取穴天枢、大肠俞、上巨虚、三阴交、关元、中脘、足三里。制作中药膏：取芥子、肉桂、延胡索、炮附片各 1 份，甘遂、细辛各 0.5 份，共研细末，用鲜姜汁调成稠膏状，做成 1 cm×1 cm 大小的小丸，放在直径约 5 cm 的胶布上，固定于上述穴位。每隔 10 日贴敷 1 次，每次敷贴 4～6 h，连续贴敷 3 次。此疗法可用于脾胃虚弱型泄泻的治疗。

（2）脐疗：常用药物为丁香、艾叶、木鳖子、肉桂、麝香、大蒜、吴茱萸、胡椒等，通过贴脐、敷脐、涂脐、蒸脐等方法，激发元气，开通经络，促进气血流通，调节人体阴阳与脏腑功能。

（二）西医治疗

本病目前尚无特异的抗病毒治疗方案，西医治疗主要是针对腹泻和脱水的对症和支持治疗。重症患者需纠正酸中毒和电解质紊乱。

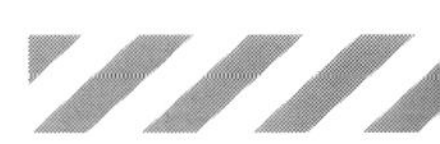

轻度脱水及电解质紊乱者可以口服等渗液或世界卫生组织(WHO)推荐的口服补液盐(ORS),补液治疗是WHO推荐的首选治疗。配方:1 L水中含3.5 g氯化钠,2.5 g碳酸氢钠,1.5 g氯化钾,20 g葡萄糖或40 g蔗糖。近年来,WHO推荐了一种更有效的低渗透压ORS,与标准ORS相比,其钠浓度、葡萄糖浓度较低,能减轻呕吐、减少腹泻量并减少静脉补液量。口服补液剂量应是丢失量加继续丢失量之和的1.5～2.0倍,脱水纠正后应即停服。严重脱水及电解质紊乱者应静脉补液。特别要注意,缺钾时应补钾,酸中毒时予以碳酸氢钠进行纠正,情况改善后改为口服。

WHO推荐将蒙脱石散用作腹泻的辅助治疗药物。常规口服给药,成人1袋/次,3次/日;儿童在1岁以下者,1袋/日,分3次口服;1～2岁者,1～2袋/日,分3次口服;2岁以上者,2～3袋/日,分3次口服。

吐泻较重者,可予以止吐剂及镇静剂。有明显的痉挛性腹痛者,可口服山莨菪碱(654-2)。还可应用抑制肠道分泌的药物,如次水杨酸铋制剂及脑啡肽酶抑制剂。

其他支持治疗:微生态制剂(如双歧杆菌制剂)可起到一定的辅助治疗作用。对于营养不良患儿,宜补充微量元素锌、铁,补充维生素A、维生素C、B族维生素等。

由于小肠受损,其吸收能力下降,故饮食以清淡及富含水分为宜。患者一般不需要禁食,但吐泻频繁者应禁食8～12 h,然后逐步恢复正常饮食。可应用肠黏膜保护剂。

(三) 中西医结合治疗

近年来的临床研究显示,中西医结合治疗病毒性腹泻效果肯定,优于单纯的西医或中医治疗方法。本病可在常规西医治疗的基础上,加用疏风祛邪、利湿固涩中药,可达标本同治、治病防变之效。另外,针灸疗法及其推广应用都显现出较为肯定的效果。

九、预防与调护

(一) 预防

目前,尚无特异的抗诺如病毒药物和疫苗,主要采用非药物性预防措施。

1. 病例管理　鉴于诺如病毒的高度传染性,对诺如病毒感染人员进行规范管理是阻断诺如病毒传播和减少环境污染的有效控制手段。原则如下。

(1) 患者:在急性期至症状完全消失后72 h,患者应进行隔离。轻症患者可居家隔离或在疫情发生机构就地隔离;症状重者需送医疗机构按肠道传染病进行隔离治疗,医疗机构应做好感染控制,防止院内传播。

(2) 隐性感染者:建议自诺如病毒核酸检测阳性后72 h内进行居家隔离。

(3) 从事食品生产岗位的患者及隐性感染者:诺如病毒感染者排毒时间较长,尽管患者症状消失72 h后,或隐性感染者自核酸检测阳性算起72 h后的病毒载量明显下降,但仍可能造成传播。为慎重起见,建议对食品从业人员采取更为严格的病例管理策略,连续2日粪便或肛拭子诺如病毒核酸检测阴性后方可上岗。

2. 手卫生　保持良好的手卫生是预防诺如病毒感染和控制传播最重要、最有效的措施。应按照七步洗手法正确洗手,采用肥皂和流动水至少洗20 s。需要注意的是,使用消毒纸巾和免冲洗的手消毒液不能代替标准洗手程序。此外,还需注意不要用手直接接触即食食品。

3. 环境消毒

(1) 学校、托幼机构、养老机构等集体单位和医疗机构应建立日常环境清洁消毒制度。

(2) 化学消毒剂是阻断诺如病毒通过污染的环境或物品进行传播的主要方法之一，最常用的是含氯消毒剂，应按产品说明书现用现配。

(3) 发生诺如病毒感染聚集性或暴发疫情时，应做好消毒工作，重点对被患者呕吐物、排泄物等污染的物体表面、食品加工工具、生活饮用水等进行消毒。

(4) 患者尽量使用专用厕所或者专用便器。患者呕吐物含有大量病毒，如不及时处理或处理不当很容易造成传播，当患者在教室、病房或集体宿舍等人群密集场所发生呕吐时，应立即向相对清洁的方向疏散人员，并对呕吐物进行消毒处理。

(5) 实施消毒和清洁前，需先疏散无关人员。在消毒和清洁过程中应尽量避免产生气溶胶或扬尘。环境清洁消毒人员应按标准预防措施佩戴个人防护用品，注意手卫生，同时根据化学消毒剂的性质做好化学品的有关防护。

4. 食品安全管理 加强对食品从业人员的健康管理。患者或隐性感染者须向本单位食品安全管理人员报告，暂时调离岗位并隔离；对食堂餐具、设施设备、生产加工场所等进行彻底清洁消毒；对于高风险食品(如贝类)，应深度加工，保证彻底煮熟；备餐各个环节应避免交叉污染。

5. 水安全管理 暂停使用被污染的水源或二次供水设施，通过适当增加投氯量等方式进行消毒；暂停使用出现污染的桶装水、直饮水，并立即对桶装水机、直饮水机进行消毒处理；经卫生学评价合格后方可启用相关饮用水。集体单位须加强二次供水监管和卫生学监测，禁止私自将未经严格消毒的井水、河水等作为生活用水，农村地区应加强人畜粪便等排泄物管理，避免污染水源。

6. 健康教育 在流行季节，各级政府及部门应高度重视、密切合作，开展诺如病毒感染防控知识的宣传，提高社区群众防控意识，养成勤洗手、不喝生水、生熟食物分开、避免交叉污染等健康生活习惯。

(二) 调护

1. 生活起居 生活规律，劳逸结合，适当运动，保证睡眠。急性发作时宜卧床休息。避免腹部受凉，注意保暖，根据气候变化及时增减衣物。加强护理，做好病情观察，注意观察患者神志，生命体征，大便次数、色、质、量的变化，及时发现并处理并发症，如脱水、酸中毒、休克及消化道出血等。

2. 饮食调护

(1) 疾病初期：在起病后 8～12 h，患者可吃流质食物，如大米粥、藕粉、鸡蛋面糊等。如腹泻严重或出汗较多，还应适当给患者喝一些汤水，如米汤、菜汤、淡盐开水等，以补充体内水、维生素和电解质的不足。

(2) 疾病好转期：可给患者吃容易消化及营养丰富的流质或半流质食物，如大米粥、细面条、鸡蛋羹、咸饼干等。宜采用少食多餐的方法，每日进食 4～5 次。需要注意的是，此时不宜喝牛奶和吃大量糖，因这些食物进入肠道后容易发酵产生大量气体，引起腹胀腹痛，增加患者痛苦。另外，牛奶中含有较多的脂肪，脂肪有润滑肠道、增强肠蠕动的作用，可加重肠道负担，对病情不利。

(3) 疾病恢复期：避免进油腻、生冷不洁食物及酒、浓茶、咖啡等，避免暴饮暴食。

3. 情志调摄 保持心情愉悦，避免不良情绪刺激。鼓励家属多陪伴患者，给予患者心理支持。指导患者及其家属了解本病的性质，以减轻患者身体痛苦和精神压力。

(赵 政 杨瑞华)

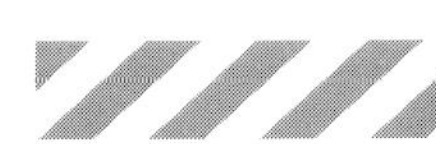

参考文献

[1] 廖巧红，冉陆，靳森，等. 诺如病毒感染暴发调查和预防控制技术指南(2015版)[J]. 中华预防医学杂志，2016(1):7-16.

[2] ATMAR R L，RAMANI S，ESTES M K. Human noroviruses: recent advances in a 50-year history[J]. Curr Opin Infect Dis，2018，31(5):422-432.

[3] RANDAZZO W，D' SOUZA D H，SANCHEZ G. Norovirus: the burden of the unknown[J]. Adv Food Nutr Res，2018，86:13-53.

[4] BÁNYAI K，ESTES M K，MARTELLA V，et al. Viral gastroenteritis[J]. Lancet，2018，392(10142):175-186.

[5] COHEN R，RAYMOND J，GENDREL D. Antimicrobial treatment of diarrhea/acute gastroenteritis in children[J]. Arch Pediatr，2017，24(12S):S26-S29.

[6] CHEN Y X，HALL A J，KIRK M D. Norovirus disease in older adults living in long-term care facilities: strategies for management[J]. Curr Geriatr Rep，2017，6(1):26-33.

[7] LUDWIG-BEGALL L F，MAUROY A，THIRY E. Noroviruses-the state of the art，nearly fifty years after their initial discovery[J]. Viruses，2021，13(8):1541.

[8] 靳森，段招军. 重视诺如病毒[J]. 中华实验和临床病毒学杂志，2022，36(5):499-500.

[9] 董晨，张欢，莫兴波. 传染病流行病学[M]. 苏州：苏州大学出版社，2018.

[10] 李苑. 病毒性腹泻防治手册[M]. 北京：科学技术文献出版社，2011.

[11] 周梦兰，王瑶，徐英春，等. 警惕诺如病毒的流行及暴发[J]. 协和医学杂志，2021，12(4):433-437.

[12] 汤巧雨，高玺玉，宋杨，等. 2007—2021年我国诺如病毒急性胃肠炎暴发疫情流行特征及影响因素分析[J]. 中华流行病学杂志，2023，44(5):751-758.

[13] 胡明侠，戴煌，曹江晨，等. 胃肠疾病饮食调养专家谈[M]. 合肥：安徽科学技术出版社，2021.

[14] 南月敏. 中西医结合传染病学[M]. 北京：中国中医药出版社，2012.

[15] 黄象安. 传染病学[M]. 北京：中国中医药出版社，2017.

[16] 中华中医药学会脾胃病分会. 泄泻中医诊疗专家共识意见(2017)[J]. 中医杂志，2017，58(14):1256-1260.

[17] 姜之炎，赵霞. 中医儿科学[M]. 2版. 上海：上海科学技术出版社，2020.

第九章

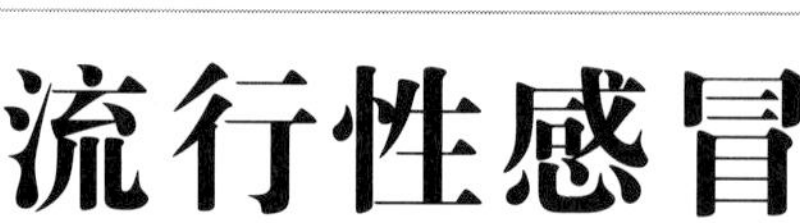

流行性感冒

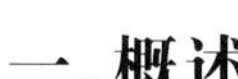

一、概述

流行性感冒(以下简称流感)是由流感病毒引起的急性呼吸道传染病。甲型和乙型流感每年呈季节性流行,其中甲型流感病毒可引起全球大流行。全国流感监测结果显示,每年10月我国各地陆续进入流感流行季节(冬、春季)。流感潜伏期短、传染性强、传播速度快,临床主要表现为高热、乏力、头痛、全身肌肉酸痛等中毒症状,虽然大多为自限性,但部分患者因出现肺炎等并发症或基础疾病加重而发展成重症病例,少数病例病情进展快,可因急性呼吸窘迫综合征(ARDS)、急性坏死性脑病或多器官功能障碍等并发症而死亡。重症流感主要发生在老年人、年幼儿童、肥胖者、孕产妇和有慢性基础疾病者等高危人群,也可发生在一般人群。

中医学虽无流感的病名,但古籍中记载有诸多类似于本病的起因、发病特点、临床证候的描述和颇有疗效的方药。《黄帝内经·素问·骨空论》曰:"风者,百病之始也……风从外入,令人振寒,汗出头痛,身重恶寒。"其症类似于现代医学所称之感冒。林佩琴在《类证治裁·伤风论治》中第一次提出"时行感冒"之名,"时行感冒,寒热往来,伤风无汗,参苏饮、人参败毒散、神术散"。清代徐灵胎在《医学源流论·伤风难治论》中说:"凡人偶感风寒,头痛发热,咳嗽涕出,俗语谓之伤风……乃时行之杂感也。人皆忽之,不知此乃难治之疾,生死之所关也。"这些记载不仅指出了本病的发病原因、发病季节、发病年龄及临床表现、传染性等特点,还提出了预防的观点。本病大抵属于中医外感病、时行感冒等范畴。

二、流行病学

(一) 传染源

患者和隐性感染者是流感的主要传染源。从潜伏期末到急性期都有传染性,病毒存在于人呼吸道分泌物中,一般持续排毒3～7日,儿童、免疫功能受损者及危重患者排毒时间可超过1周。

(二) 传播途径

流感病毒主要通过打喷嚏和咳嗽等途径传播,经口腔、鼻腔、眼睛等黏膜直接或间接接触而引起感染。接触被病毒污染的物品也可引起感染。在特定场所,如人群密集且密闭或通风不良的房间内,也可能通过气溶胶的形式传播,需警惕。

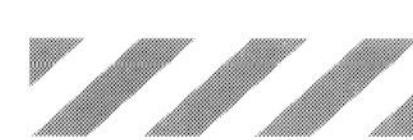

（三）易感人群

人群普遍易感。接种流感疫苗可有效预防相应亚型/系的流感病毒感染。

（四）重症病例的高危人群

以下人群感染流感病毒后较易发展为重症病例，应当给予高度重视，尽早进行流感病毒核酸检测及其他必要检查，给予抗病毒药物治疗。①年龄<5岁的儿童（年龄<2岁更易发生严重并发症）；②年龄≥65岁的老年人；③伴有慢性呼吸系统疾病、心血管系统疾病（高血压除外）、肾病、肝病、血液系统疾病、神经系统及神经肌肉疾病、代谢及内分泌系统疾病、恶性肿瘤、免疫功能抑制者等；④肥胖者［体重指数（body mass index，BMI）大于30 kg/m^2］；⑤妊娠及围生期妇女。

（五）流行特征

流感发病呈全球性，在温带，一般在冬季到春季流行，在局部地区一般持续4～6周，在2～3个月间传播至其他地区；在大多数热带和亚热带地区，本病可全年发生，每年会有1～2次高峰。流感常突然发生、迅速传播，甲型流感病毒因其抗原性易发生变异而产生新的亚型，人类对其缺乏免疫力，易引起全球大流行；乙型流感病毒的抗原性变异较小，只形成变种而无新的亚型出现，故常造成局部暴发或小流行；丙型流感病毒无抗原性变异，仅以散在形式出现，主要侵犯婴幼儿。全球每年约10亿人患流感，每年有200万～500万的重症患者，其中29万～65万病例死亡，我国约有8.8万死亡病例。在人群中流行的主要有甲型H1N1流感病毒、甲型H3N2流感病毒和乙型流感病毒。2022—2023年流感季节全球流感活跃，甲型H1N1流感、甲型H3N2流感和乙型流感同时流行，其中甲型H3N2流感占主导地位。

三、中医病因病机

中医学认为本病病因主要是外感疫疠之邪兼夹时令之气，发病则与肺卫调节功能失常、气候影响、体质因素有密切关系。当季节转换，气候突变，寒暖失常时，疫疠之邪随着不同季节之时气入侵而发病，如冬季多为风寒之邪，春季多为风热之邪。除季节对发病的影响外，机体体质的不同，可引起机体对外邪感受的差异。素体阳虚者，易感风寒；阴虚者，易感风热；痰湿偏盛者，则易兼感外湿，凡此皆当加以识别。

疫疠之邪兼夹时令之气经皮毛、口鼻而入，肺卫首当其冲，卫阳被遏，营卫失和，正邪相争，可见恶寒、发热等卫表证；外邪犯肺，肺气失宣，则见咳嗽、鼻塞等肺经见证，体质较强者，疫疠之邪仅袭于肺卫，而以表证为主，可出现风寒、风热、表寒里热等各种不同证候类型。若失治、误治或感邪较重或年老体弱，抗病能力差，外邪可由表入里，传入气分，以热毒袭肺证候最为常见，表现为高热振寒、喘咳气急。若病情进一步发展，传入营血分，进而毒热内陷，可见逆传心包或内闭外脱之证。恢复阶段，正气未复，热毒耗伤气阴，可见气阴两虚证（图9-1）。

四、发病机制及病理

（一）发病机制

流感病毒为单股负链RNA病毒，属于正黏病毒科，其基因组由分段的负链RNA片段组成。基因组约为13 kb，含有8个基因节段，其病毒体由包膜、基质蛋白、核蛋白复合物、核衣壳和聚合酶复合物组成。根据病毒核蛋白（nucleoprotein，NP）和基质蛋白（M）的抗原差异，流感病毒分为四个属（A、B、C、D或者甲、乙、丙、丁）。甲型流感病毒根据其表面糖蛋白

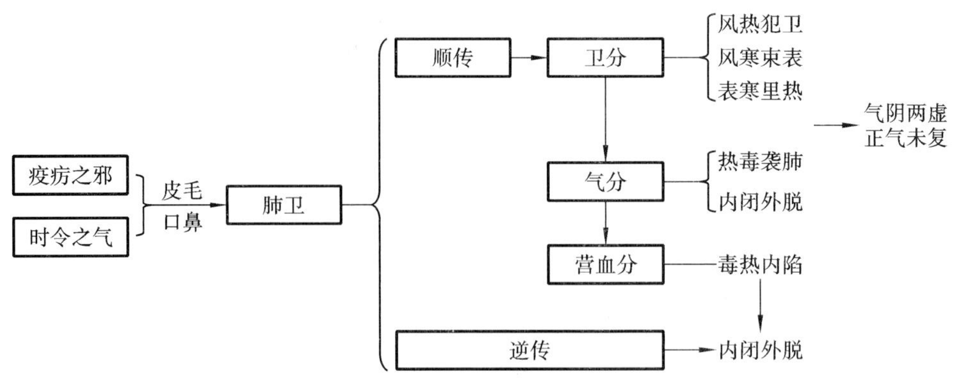

图 9-1 流感病因病机示意图

的抗原特性进一步分为 18 种血凝素(hemagglutinin,HA)和 11 种神经氨酸酶(neuraminidase,NA)亚型,其中只有一部分会导致人类感染。乙型流感病毒仅能感染人类和海豹。根据表面糖蛋白血凝素的抗原特性,目前仅存在两种已知的乙型流感病毒谱系:B/Yamagata/16/88 样病毒和 B/Victoria/2/87 样病毒。丙型流感病毒能够感染人、猪和狗,目前只会导致人体出现轻微的临床症状,不会引发相关重症,没有亚型分类。丁型流感病毒则于 2011 年首次在美国被分离,2016 年被国际病毒分类委员会认定为流感病毒的新成员,能够感染牛等多种哺乳动物,尚未有感染人的报道,主要分为 D/OK、D/660 和 D/Japan 3 个谱系。流感病毒复制是通过依赖 RNA 的 RNA 聚合酶完成的,该聚合酶缺乏校正功能,因此流感病毒基因突变的发生率高。加上病毒基因组分布呈节段性,从而导致基因突变产生新的毒株,称为抗原漂移(antigenic drift)。新毒株的抗原性与原毒株不同。流感病毒变异仅发生于血凝素与神经氨酸酶。同一亚型而血凝素不同的毒株同时感染单个细胞时,血凝素与神经氨酸酶基因节段发生重组,从而产生新的亚型,称为抗原转变(antigenic shift)。流感病毒不耐热,对干燥、紫外线、甲醛、乙醇、酸、乙醚及常用消毒剂都很敏感。在 4 ℃时可存活月余,在真空干燥或-20 ℃环境下可长期保存。

甲型、乙型流感病毒通过血凝素与呼吸道上皮细胞表面的唾液酸受体结合而启动感染。流感病毒通过细胞内吞作用进入宿主细胞,病毒基因组在细胞核内进行转录和复制,复制出大量新的子代病毒并感染其他细胞。被感染的宿主细胞发生变性、坏死、溶解或脱落,产生炎症反应,从而出现发热、头痛、肌痛等全身症状。流感病毒感染人体后,严重者可发生细胞因子风暴,出现脓毒症(sepsis),从而引起 ARDS、休克、脑病及多器官功能障碍等多种并发症。

(二)病理

主要表现为呼吸道纤毛上皮细胞呈簇状脱落,上皮细胞化生,固有层黏膜细胞充血、水肿伴单核细胞浸润等病理变化。重症病例可出现肺炎改变,危重症者可合并弥漫性肺泡损害。合并脑病时出现脑组织弥漫性充血、水肿、坏死,急性坏死性脑病表现为以丘脑为主的对称性坏死性病变。合并心脏损害时出现间质出血、淋巴细胞浸润、心肌细胞肿胀和坏死等表现。

五、临床表现

潜伏期一般为 1～7 日,多为 2～4 日。

主要以发热、头痛、肌痛和全身不适起病，体温可达 39～40 ℃，可有畏寒、寒战，多伴全身肌肉关节酸痛、乏力、食欲减退等全身症状，常有咽喉痛、干咳，可有鼻塞、流涕、胸骨后不适，颜面潮红，眼结膜充血等。部分患者症状轻微或无症状。

儿童的发热程度通常高于成人，患乙型流感时恶心、呕吐、腹泻等消化道症状也较成人多见。新生儿可仅表现为嗜睡、拒奶、呼吸暂停等。

无并发症者病程呈自限性，多于发病后 3～5 日发热逐渐消退，全身症状好转，但咳嗽、体力恢复常需较长时间。

并发症：肺炎是流感最常见的并发症，其他并发症有神经系统损伤、心脏损伤、肌炎和横纹肌溶解、休克等。儿童流感并发喉炎、中耳炎、支气管炎较成人多见。

1. 肺炎　流感病毒可侵犯下呼吸道，引起原发性病毒性肺炎。部分重症流感患者可合并细菌、真菌等其他病原体感染，严重者可出现 ARDS。

2. 神经系统损伤　包括脑膜炎、脑炎、脊髓炎、脑病、吉兰-巴雷综合征等，其中急性坏死性脑病多见于儿童。

3. 心脏损伤　主要有心肌炎、心包炎，可见心肌标志物、心电图、心脏超声等异常，严重者可出现心力衰竭。此外，感染流感病毒后，心肌梗死、缺血性心脏病相关住院和死亡的风险明显增加。

4. 肌炎和横纹肌溶解　主要表现为肌痛、肌无力、肾功能衰竭，血清肌酸激酶、肌红蛋白水平升高，急性肾损伤等。

5. DIC　主要表现为出血、栓塞及微循环衰竭，血小板及各种凝血因子水平低下，纤溶酶原含量显著减少，血小板及凝血因子激活的分子标志物显著增加。

6. 脓毒症休克　主要表现为高热、休克及多器官功能障碍等。

六、实验室检查及其他检查

（一）血常规

发病早期外周血白细胞计数正常或降低，可见淋巴细胞计数减少，重症病例淋巴细胞计数明显降低。若继发细菌感染，白细胞及中性粒细胞可增多。

（二）血生化检查

部分患者天冬氨酸转氨酶、丙氨酸转氨酶、乳酸脱氢酶、肌酐等升高。少数病例肌酸激酶升高；部分病例出现低钾血症等电解质紊乱。休克病例血乳酸可升高。

（三）动脉血气分析

重症患者可有氧分压、血氧饱和度、氧合指数下降及酸碱失衡。

（四）脑脊液

中枢神经系统受累者细胞数和蛋白可正常或升高；急性坏死性脑病典型表现为细胞数大致正常，蛋白增高。

（五）病原学检查

1. 病毒核酸检测　病毒核酸检测的敏感性和特异性很高，且能区分病毒类型和亚型。目前主要包括实时荧光定量 PCR 和快速多重 PCR。实时荧光定量 PCR 法可检测呼吸道标本（如鼻拭子、咽拭子、气管抽取物标本、痰液标本）中的流感病毒核酸，且可区分流感病毒亚型。对重症患者，检测下呼吸道标本（痰液或气管抽取物标本）更加准确。

2. 病毒抗原检测 可采用胶体金法和免疫荧光试验。病毒抗原检测速度快，但敏感性低于病毒核酸检测。病毒抗原检测阳性支持诊断，但阴性不能排除流感病毒感染。

3. 病毒培养分离 从呼吸道标本中可培养分离出流感病毒。

4. 血清学检查 IgG 抗体水平在恢复期比急性期呈 4 倍或 4 倍以上升高有回顾性诊断意义。IgM 抗体检测敏感性和特异性较低。

（六）影像学表现

原发性病毒性肺炎患者影像学表现为肺内斑片状、磨玻璃影，多叶段渗出性病灶；进展迅速者可发展为双肺弥漫的渗出性病变或实变，个别病例可见胸腔积液。

急性坏死性脑病患者 CT 或 MRI 可见对称性、多灶性脑损伤，包括双侧丘脑、脑室周围白质、内囊、壳核、脑干被盖上部（第四脑室、中脑水管腹侧）和小脑髓质等受损。

七、诊断及鉴别诊断

（一）诊断

主要结合流行病学史、临床表现和病原学检查进行诊断。在流感流行季节，即使临床表现不典型，特别是有重症流感高危因素或住院患者，仍需考虑流感可能，应行病原学检查。在流感散发季节，对疑似病毒性肺炎的住院患者，除检测常见呼吸道病原体外，还需行流感病毒检测。

1. 临床诊断病例 有流行病学史（发病前 7 日内在无有效个人防护的情况下与疑似或确诊流感患者有密切接触，或属于流感样病例聚集发病者之一，或有明确传染他人的证据）和上述流感临床表现，且排除其他引起流感样症状的疾病。

2. 确诊病例 有上述流感临床表现，具有下列一种或一种以上病原学检查结果：①流感病毒核酸检测阳性。②流感病毒抗原检测阳性。③流感病毒培养分离阳性。④急性期和恢复期双份血清的流感病毒特异性 IgG 抗体水平呈 4 倍或 4 倍以上升高。

（二）重症及危重症病例

1. 出现以下情况之一者为重症病例 ①持续高热 3 日以上，伴有剧烈咳嗽，咳脓痰、血痰，或胸痛；②呼吸频率快，呼吸困难，口唇发绀；③反应迟钝、嗜睡、躁动等神志改变或惊厥；④严重呕吐、腹泻，出现脱水表现；⑤合并肺炎；⑥原有基础疾病明显加重；⑦需住院治疗的其他临床情况。

2. 出现以下情况之一者为危重症病例 ①呼吸衰竭；②急性坏死性脑病；③休克；④多器官功能障碍；⑤其他需进行监护治疗的严重临床情况。

（三）鉴别诊断

1. 普通感冒 流感的全身症状比普通感冒重。追踪流行病学史有助于鉴别。普通感冒的流感病原学检查阴性，或可找到相应的病原体感染证据。

2. 其他类型上呼吸道感染 包括急性咽炎、扁桃体炎、鼻炎和鼻窦炎。感染与症状主要限于相应部位。流感病原学检查阴性。

3. 下呼吸道感染 流感患者有咳嗽症状或合并气管支气管炎时需与急性气管支气管炎相鉴别；合并肺炎时需要与其他病原体（其他病毒、支原体、衣原体、细菌、真菌等）导致的肺炎相鉴别。根据临床特征可做出初步判断，利用病原学检查可进行确诊。

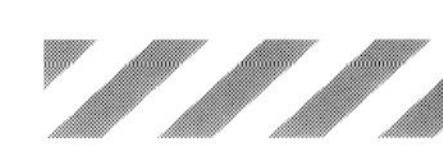

4. 新型冠状病毒感染 新型冠状病毒感染轻型、普通型可表现为发热、干咳、咽痛等症状，与流感不易区别；重型、危重型表现为重症肺炎、ARDS和多器官功能障碍，与重症、危重症流感临床表现类似，应当结合流行病学史和病原学检查进行鉴别。

5. 其他病毒性脑炎 流感患者出现神经系统损害时需与其他病毒感染引起的神经系统损害相鉴别，如单纯疱疹病毒性脑炎、流行性乙型脑炎、脊髓灰质炎等。脑脊液检查可帮助初步判断，确诊需依靠特异性血清学和病原学检查结果。

八、治疗

（一）中医治疗

1. 治疗原则 流感病情多变，治疗应首先辨别疾病的缓急程度。轻症者当分清病邪的性质，根据症状辨别是风热、风寒、表寒里热抑或是热毒袭肺，可分别采用疏风清热、辛温解表、解表清里、清热解毒之法。若病情凶险，出现高热惊厥、神昏或亡阴亡阳，则须辨虚实，实者及时解毒清热，虚者益气固脱。恢复期气阴两虚、正气未复，治宜益气养阴。

2. 中医辨证论治

（1）轻症辨证论治。

①风热犯卫。

临床表现：发病初期，发热或未发热，咽红不适，轻咳少痰，口干。舌边尖红，苔薄或薄腻，脉浮数。

治法：疏风解表，清热解毒。

代表方：银翘散加减。

方药：金银花15 g，连翘15 g，桑叶10 g，菊花10 g，桔梗10 g，牛蒡子15 g，芦根30 g，薄荷(后下)6 g，荆芥10 g，生甘草3 g。

苔厚腻者，加广藿香10 g、佩兰10 g；咳嗽重者，加苦杏仁10 g、炙枇杷叶10 g；腹泻者，加川黄连6 g、葛根15 g；咽痛重者，加锦灯笼9 g、玄参15 g。

②风寒束表。

临床表现：发病初期，恶寒，发热或未发热，无汗，身痛头痛，鼻流清涕。舌质淡红，苔薄而润，脉浮紧。

治法：辛温解表。

代表方：麻黄汤加味。

方药：炙麻黄6 g，炒苦杏仁10 g，桂枝10 g，葛根15 g，羌活10 g，紫苏叶10 g，炙甘草6 g。

咳嗽咳痰者，加前胡10 g、紫菀10 g、浙贝母10 g。

③表寒里热。

临床表现：恶寒，高热，头痛，身体酸痛，咽痛，鼻塞，流涕，口渴。舌质红，苔薄或黄，脉数。

治法：解表清里。

代表方：大青龙汤加减。

方药：炙麻黄6 g，桂枝10 g，羌活10 g，生石膏(先煎)30 g，黄芩15 g，知母10 g，金银花15 g，炙甘草6 g。

苔腻者，加广藿香10 g、苍术10 g；咽喉红肿者，加连翘15 g、牛蒡子10 g。

④热毒袭肺。

临床表现：高热，咳喘，痰黏、痰黄、咳痰不爽，口渴喜饮，咽痛，目赤。舌质红，苔黄或腻，脉滑数。

治法:清热解毒,宣肺化痰。

代表方:麻杏石甘汤加减。

方药:炙麻黄 9 g,苦杏仁 10 g,生石膏(先煎)45 g,知母 10 g,浙贝母 10 g,桔梗 10 g,黄芩 15 g,瓜蒌 30 g,生甘草 10 g。

便秘者,加生大黄(后下)6 g、厚朴 6 g。

(2) 重症与危重症辨证论治。

①热毒壅肺。

临床表现:高热不退,烦躁不安,咳嗽,喘促短气,少痰或无痰,便秘腹胀。舌质绛,苔黄或腻,脉弦滑数。

治法:解毒清热,通腑泻肺。

代表方:宣白承气汤加味。

方药:炙麻黄 9 g,生石膏(先煎)45 g,苦杏仁 10 g,瓜蒌 30 g,知母 15 g,鱼腥草 30 g,葶苈子 15 g,黄芩 15 g,浙贝母 10 g,生大黄(后下)6 g,赤芍 15 g,牡丹皮 12 g。

高热神昏者,加安宫牛黄丸 1 丸;喘促重伴汗出乏力者,加西洋参 15 g、五味子 12 g。

②毒热内陷,内闭外脱。

临床表现:神志昏蒙,唇甲紫暗,呼吸浅促,或咳吐血痰,或咯吐粉红色血水,胸腹灼热,四肢厥冷,汗出,尿少。舌质绛或暗淡,脉微细。

治法:益气固脱,泻热开窍。

代表方:参附汤加减。

方药:生晒参 30 g,黑顺片(先煎)10 g,山茱萸 30 g,生大黄(后下)10 g,生地黄 30 g,牡丹皮 12 g,炒栀子 10 g。

高热惊厥者,选用紫雪散、羚羊角粉 0.6 g(分冲)、钩藤 15 g。

(3) 恢复期辨证论治:气阴两虚,正气未复。

临床表现:神倦乏力,气短,咳嗽,痰少,纳差。舌质淡,少津,苔薄,脉弦细。

治法:益气养阴。

代表方:沙参麦冬汤加减。

方药:沙参 15 g,麦冬 15 g,五味子 10 g,浙贝母 10 g,苦杏仁 10 g,青蒿 10 g,炙枇杷叶 10 g,焦三仙各 10 g。

苔厚腻者,加芦根 30 g、广藿香 10 g、佩兰 10 g。

3. 中成药治疗

(1) 热毒宁注射液:成人,一次 20 mL,以 5%葡萄糖注射液或 0.9%氯化钠注射液 250 mL 稀释后使用,30~60 滴/分,1 次/日,上呼吸道感染患者疗程为 3 日,急性气管支气管炎患者疗程为 5 日;儿童遵医嘱使用。

(2) 抗病毒胶囊:4 粒/次,3 次/日。

(3) 连花清瘟胶囊:4 粒/次,3 次/日。

(4) 清开灵颗粒:口服,1~2 袋/次,2~3 次/日。

(5) 感冒清胶囊:口服,1~2 粒/次,3 次/日。

(6) 双黄连口服液:口服,每次 20 mL,3 次/日;小儿酌减或遵医嘱使用。

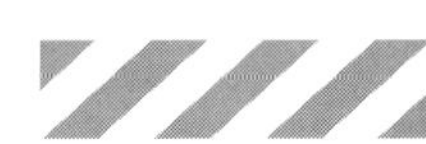

4. 验方

(1) 连须葱白、生姜、橘皮各 10 g，红糖适量，水煎服，适于风寒束表型。

(2) 羌活、防风、紫苏、生姜、苍耳子各 10 g，水煎服，适于风寒束表型。

(3) 薄荷 5 g，鲜芦根、鼠曲草、板蓝根各 12 g，水煎服，适于风热犯卫型。

(4) 野菊花、四季青、鱼腥草各 15 g，淡竹叶 10 g，水煎服，适于风热犯卫型。

(5) 大青叶、板蓝根、贯众各 30 g，水煎代茶饮之，对防治流感有一定疗效。

(6) 金银花 15 g，大青叶 15 g，鬼针草 15 g，葛根 9 g，荆芥 6 g，甘草 3 g，成人每日 1 剂，水煎 2 次，分 2 次内服，小儿酌减。

5. 针灸治疗

(1) 针刺：对高热恶寒者，针刺合谷、风池、曲池、大椎，用泻法，留针 10 min 左右，2 次/日；对剧烈咳嗽者，针刺天突、列缺，留针 20 min，3 次/日。

(2) 放血：严重高热者，可以十宣放血，或用三棱针快速刺入大椎、少商（双侧）点刺放血 3～5 滴，大椎拔罐，合谷针刺用泻法，强刺激不留针，一般放血 1 次，严重者放血 2～3 次。

(3) 拔罐：取穴为大椎、风门、肺俞、阴俞、T1～T4 夹脊穴。两侧同时取用，1～2 次/日。

(4) 耳针疗法：①主穴：分为两组，第一组取一侧的内鼻、气管耳穴，第二组取另一侧的咽喉、皮质下、内分泌耳穴。两组同时取用，双侧耳穴交替使用。②配穴：高热、咽痛者取耳尖、耳垂。双侧配穴交替使用，1～2 次/日。

（二）西医治疗

1. 基本原则

(1) 对临床诊断病例和确诊病例应尽早隔离治疗。

(2) 住院治疗标准（满足下列标准 1 条或 1 条以上）：①基础疾病明显加重，如慢性阻塞性肺疾病、糖尿病、慢性心功能不全、慢性肾功能不全、肝硬化等。②符合重症或危重症流感诊断标准。

(3) 非住院患者居家隔离，保持房间通风。充分休息，多饮水，饮食应当易于消化和富有营养。密切观察病情变化，尤其是儿童和老年患者。

(4) 流感病毒感染高危人群容易发生重症流感，尽早抗病毒治疗可减轻症状，减少并发症，缩短病程，降低病死率。

(5) 避免盲目或不恰当使用抗菌药物。仅在有细菌感染指征时使用抗菌药物。

(6) 合理选用退热药，儿童忌用阿司匹林或含阿司匹林的药物及其他水杨酸制剂。

2. 对症治疗　卧床休息，多饮水，注意营养。高热者可进行物理降温，或应用解热药物。咳嗽咳痰严重者给予止咳祛痰药物。根据缺氧程度采用鼻导管、开放面罩及储氧面罩进行氧疗。

3. 抗病毒治疗

(1) 抗流感病毒治疗时机：重症或有重症流感高危因素的流感样病例，应当尽早给予经验性抗流感病毒治疗。发病 48 h 内进行抗病毒治疗可减少并发症、降低病死率、缩短住院时间；发病时间超过 48 h 的重症患者依然可从抗病毒治疗中获益。非重症且无重症流感高危因素的患者，应当充分评估风险和收益，考虑是否行抗病毒治疗。

(2) 抗流感病毒药物：我国目前上市的抗流感病毒药物有神经氨酸酶抑制剂、血凝素抑制剂和 M2 离子通道阻滞剂三种。

神经氨酸酶抑制剂对甲、乙型流感均有效。①奥司他韦：口服，更适合用于甲型流感患者。②帕拉米韦:静脉滴注,对乙型流感疗效更好。③扎那米韦:雾化吸入,对甲、乙型流感均有效。

血凝素抑制剂:阿比多尔可用于成人甲、乙型流感的治疗。用量:每次 200 mg,3 次/日,疗程 5 日。我国临床应用数据有限,需密切观察疗效和不良反应。

M2 离子通道阻滞剂:目前流行的流感病毒株对金刚烷胺和金刚乙胺耐药,不建议使用金刚烷胺和金刚乙胺。

4. 重症病例的治疗 治疗原则:积极治疗原发病,防治并发症,并进行有效的器官保护和功能支持。

(1) 对于重症流感患者,抗病毒疗程尚不明确,有条件的医院可根据核酸检测结果适当延长抗病毒治疗时间。

(2) 低氧血症或呼吸衰竭是重症和危重症患者的主要表现,需要密切监护,及时给予相应的治疗,包括常规氧疗、鼻导管高流量氧疗、无创通气或有创机械通气等。对难治性低氧血症患者,可考虑使用体外膜肺氧合(extracorporeal membrane oxygenation,ECMO)。出现其他脏器功能损害时,给予相应支持治疗。

(3) 重症流感患者可合并细菌或真菌感染,需密切关注病情变化,积极留取标本,进行病原学检查,及时、合理应用抗细菌或真菌药物。

(4) 合并神经系统并发症时应当给予降颅内压、镇静止惊等对症处理;急性坏死性脑病无特效治疗,可给予糖皮质激素和丙种球蛋白等。

(三) 中西医结合治疗

流感属于中医临床优势病种,中医治疗本病手段丰富,疗效确切。对于病情轻者,可首选中医药治疗,选用 1～2 种中成药或中西药复合制剂或以中药汤剂治疗;若中毒症状较重或出现并发症,应及早采取措施,采取中西医结合治疗,防止心功能不全和继发感染等。婴幼儿、年老体弱者易并发细菌性肺炎、气管炎、支气管炎等,应早期选用抗菌药物,防止发生并发症。

九、预防和调护

(一) 预防

1. 一般预防措施 保持良好的个人卫生习惯是预防流感等呼吸道传染病的重要手段,主要措施包括:勤洗手,保持环境清洁和通风,在流感流行季节尽量减少到人群密集场所活动,避免接触呼吸道感染患者;保持良好的卫生习惯,咳嗽或打喷嚏时,用上臂或纸巾、毛巾等遮住口鼻,咳嗽或打喷嚏后洗手,尽量避免手触摸眼睛、鼻或口;出现流感样症状时应当注意休息及自我隔离,前往公共场所或就医过程中需戴口罩。

2. 药物预防

(1) 中药预防。

①茶饮:薄荷、桑叶、菊花、芦根等浸泡代茶饮。成人可用紫苏叶 3 g、麦冬 5 g、金银花 3 g;儿童可用紫苏叶 3 g、白茅根 6 g、金银花 2 g,用量可根据年龄适当加减;代茶饮,连续服用 5～7 日。

②保健粥:带皮鸭梨、百合、薏苡仁、绿豆、薄荷和小米煮粥。

③中药口腔喷雾:金银花、连翘、板蓝根、淡竹叶、淡豆豉等煎煮后,取液体装入喷雾瓶

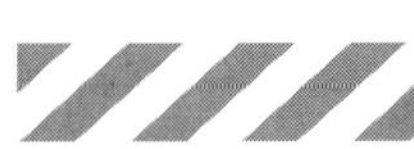

中，每日喷口腔2～3次。

(2) 西药预防：药物预防不能代替疫苗接种，建议对有重症流感高危因素的密切接触者(且未接种疫苗或接种疫苗后尚未获得免疫力)进行暴露后药物预防，建议不要迟于暴露后48 h用药。可使用奥司他韦或扎那米韦等(预防剂量同治疗剂量，1次/日，使用7日)。

3. 疫苗接种　接种流感疫苗是预防流感最有效的手段，可降低接种者罹患流感和发生严重并发症的风险。推荐60岁及以上老年人、6月龄至5岁儿童、孕妇、6月龄以下婴儿的家庭成员和看护人员、慢性病患者和医务人员等重点人群，每年优先接种流感疫苗。

(二) 调护

要提高个人防病意识和健康素养，关注流感疫情形势变化。具体调护措施如下。

(1) 冬、春季室内外温差大，注意根据气温变化适当增减衣物。

(2) 注意呼吸道防护，如戴口罩、保持鼻腔湿润等。

(3) 劳逸结合，多饮水，清淡饮食，多吃蔬菜、水果等富含维生素C的食物，忌油腻辛辣燥热之物，保持大便通畅。

(4) 老年人、孕妇、婴幼儿、肥胖者及慢性病患者需加强防护，注意观察病情变化，高度警惕各种并发症发生。

(田　淼　杨瑞华　李　昊)

参考文献

[1] 国家卫生健康委员会，国家中医药管理局. 流行性感冒诊疗方案(2020年版)[J]. 传染病信息，2020，33(5)：385-390.

[2] 王静，何愉胜，岳新荣. 传染病学[M]. 武汉：华中科技大学出版社，2018.

[3] 郭会军，杨建宇，刘志斌. 中西医结合传染病学[M]. 北京：中医古籍出版社，2014.

[4] LI L, LIU Y N, WU P, et al. Influenza-associated excess respiratory mortality in China, 2010-15: a population-based study[J]. Lancet Public Health, 2019, 4(9): e473-e481.

[5] 王蜀强，曾俊，万朝敏，等. 四川省流行性感冒中西医结合诊疗专家共识(2023版)[J]. 实用医院临床杂志，2023，20(2)：1-11.

[6] 龚震宇. 世界卫生组织关于2023—2024年流感季节北半球使用流感疫苗病毒株组成成分推荐[J]. 预防医学，2023，35(5)：460.

[7] 彭胜权，林培政. 温病学[M]. 2版. 北京：人民卫生出版社，2011.

[8] 张超，王爽，梁珊珊. 新编内科疾病综合治疗学[M]. 长沙：湖南科学技术出版社，2020.

[9] 曹武奎，袁桂玉，范玉强，等. 中西医结合实用传染病学[M]. 天津：天津科学技术出版社，2008.

[10] 肖鲁伟，张平，王坤根. 浙江省中医(中西医结合)单病种诊疗规范[M]. 杭州：浙江科学技术出版社，2006.

[11] 涂宏，刘丽英. 常见病联合用药手册[M]. 北京：中国医药科技出版社，2021.

[12] 秦华佗，刘格，陈苑珠. 中医临证经验与方法[M]. 长春：吉林科学技术出版社，2020.

第十章

甲型 H1N1 流感

一、概述

流感是流行性感冒的简称，是由流感病毒引发的具有高度传染性的急性呼吸道疾病，几乎所有年龄段的人都受其影响。流感较常见，是急性起病、具有高度传染性的发热性呼吸道疾病，感染者常有咳嗽、喉咙痛、流鼻涕、发热、头痛、肌肉疼痛等症状。人流感病毒可分为甲(A)、乙(B)、丙(C)等类型。甲型流感病毒抗原性易发生变异，屡次引起世界范围的大流行。

2009 年 3 月，墨西哥暴发"人感染猪流感"疫情，并迅速在全球范围内蔓延。世界卫生组织(WHO)一开始将此型流感称为"人感染猪流感"，后将其更名为"甲型 H1N1 流感"。2009 年 6 月 11 日，WHO 宣布将甲型 H1N1 流感大流行警告级别提升为 6 级，全球进入流感大流行阶段。此型流感为一种新型呼吸道传染病，其病原体为新甲型 H1N1 流感病毒株，病毒基因组含有猪流感病毒、禽流感病毒和人流感病毒三种流感病毒的基因片段。

二、流行病学

(一) 病原学

甲型 H1N1 流感病毒属于正黏病毒科甲型流感病毒属。典型病毒颗粒呈球状，直径为 80～120 nm，有囊膜。囊膜上有许多放射状排列的突起糖蛋白，分别是血凝素(HA)、神经氨酸酶(NA)和基质蛋白。病毒颗粒内为核衣壳，呈螺旋状对称。其为单股负链 RNA 病毒，基因组约为 13.6 kb，由大小不等的 8 个独立片段组成。病毒对乙醇、碘伏、碘酊等常用消毒剂敏感；对热敏感，56 ℃条件下 30 min 可被灭活。

(二) 流行特点

1. 传染源 甲型 H1N1 流感患者为主要传染源，无症状感染者也具有传染性。目前尚无动物传染人类的证据。

2. 传播途径 主要通过飞沫经呼吸道传播，也可通过口腔、鼻腔、眼睛等处黏膜直接或间接接触传播。接触患者的呼吸道分泌物、体液和被病毒污染的物品亦可能引起感染。通过气溶胶经呼吸道传播有待进一步确证。

3. 易感人群 人群普遍易感。

4. 较易成为重症病例的高危人群 下列人群出现流感样症状后，较易发展为重症病例，应当给予高度重视，尽早进行甲型 H1N1 流感病毒核酸检测及其他必要检查。

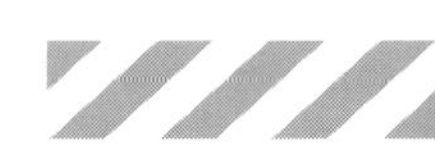

(1) 妊娠期妇女。

(2) 伴有慢性呼吸系统疾病、心血管系统疾病(高血压除外)、肾病、肝病、血液系统疾病、神经系统及神经肌肉疾病、代谢及内分泌系统疾病、免疫功能抑制(包括应用免疫抑制剂或感染 HIV 等致免疫功能低下)、19 岁以下长期服用阿司匹林者。

(3) 肥胖者(体重指数≥40 kg/m^2 危险度高,体重指数为 30～39 kg/m^2 可能是高危因素)。

(4) 年龄<5 岁的儿童(年龄<2 岁更易发生严重并发症)。

(5) 年龄≥65 岁的老年人。

三、中医病因病机

中医学无流感病名。甲型 H1N1 流感作为一种新型呼吸道传染病,属于中医学“时行感冒”“温疫”“疫疠”“疫病”“天行”等范畴。流感病毒相当于中医学病因的“疠气”,又称为“疫毒”“疫气”“异气”“戾气”“毒气”“乖戾之气”等,是一种具有强烈传染性的病邪。《温疫论·原病》曰:“疫者,感天地之疠气……此气之来,无论老少强弱,触之者即病。邪自口鼻而入。”明确指出了疠气病邪多从口鼻侵入人体,可通过空气传染而致病。《诸病源候论》曰:“人感乖戾之气而生病,则病气转相染易,乃至灭门。”不仅指出了疠气病邪有传染性,同时也指出了疫疠对人类的严重危害。

时行感冒,最初见于清代林佩琴《类证治裁》:“时行感冒,寒热往来,伤风无汗,参苏饮、人参败毒散、神术散。”这些方剂一直沿用至今。“时行”,即“天行”,具有流行性和传染性,具备疫病的一般特点。古时中医将传染病命名为疫疠或瘟疠、瘟疫、疫病。

(一) 病因

流感的感染、传播与流行,从中医学角度来看,主要与外感“疫毒”“疫气”“异气”“戾气”等时行邪气有关。《温疫论》云:“邪之所着,有天受,有传染,所感虽殊,其病则一。”又云:“杂气为病,一气自成一病。”甲型 H1N1 流感有较强的传染性、流行性,致病力强,染受之后病情重,传变快,符合疫邪致病的特点。

《黄帝内经》提出,疫病的发生是天、人、邪三方面因素共同作用的结果,其总结自然变化规律,产生了五运六气学说。用运气理论解释,即多在运与气相会的年份(如太乙天符、天符、岁会、同岁会、同天符之年),由于六气变动剧烈从而引发时疫病毒产生继而导致流行。运气学说认为,五运太过与不及、主运与客运之间的生克顺逆;六气之间的客主加临,六气的至而未至,未至而至,非其时而有其气;五运与六气之间的相得与不相得,运与气的同化关系等反常的运气变化,对生物有着不良的影响,如草木不荣,农作物歉收,人易患病等。在运与气同化之年这种表现尤为明显,如太乙天符年(指岁运之气与司天之气、岁支之气三气相合而主令)。一般情况下,岁运、司天、岁支在一年中各行其令,一旦三者相合而同化,就可产生单一剧烈的气候变化,所谓“执法”“行令”“贵人”便是对其力量和作用的形容。《黄帝内经·素问·六微旨大论》言:“天符为执法,岁会为行令,太乙天符为贵人。帝曰:邪之中也奈何?岐伯曰:中执法者,其病速而危;中行令者,其病徐而持;中贵人者,其病暴而死。”戊午、己酉、己丑、己未四年属于太乙天符年。如戊午年,既是“火运之岁,上见少阳”的天符年,又是“火运临午”的岁会年,故为太乙天符年。2009 年为己丑年,既是“土运之岁,上见太阴”的天符年,又是“土运临丑”的岁会年,亦为太乙天符年,为“太阴司天”“太阳在泉”。甲型 H1N1 流感暴发地的墨西哥在甲型 H1N1 流感暴发前三年气候失常明显,按照中医五运六气“三年化疫”理论和“伏邪”学说，气候失常可能是导致甲型 H1N1 流感病毒首先在该地出现，且造成严重疫情的重要原因。

此外，人体自身的抗邪能力不足是发病的内在因素。《黄帝内经·素问·评热病论》云：“邪之所凑，其气必虚。”若人体禀赋薄弱，正气亏虚，或起居不慎，肺宣发失调，腠理不固，则病邪可乘虚而入，引起流感。《黄帝内经·灵枢·百病始生》云：“风雨寒热，不得虚，邪不能独伤人……此必因虚之风，与其身形，两虚相得，乃客其形。”六淫病邪或时行疫毒都能够侵袭人体引发流感，除因邪气强盛之外，也与人体的正气不足有关。“邪之所凑，其气必虚”，提示正气不足或卫气功能的暂时低下是发生流感的决定性因素。甲型 H1N1 流感传播过程中，有相当多的人为无症状的健康携带者，而一些体弱者则发展为危重症患者和死亡病例。由此可见，正气是发病的决定性因素，正气不足时邪气才易于致病。《温疫论》云：“本气充满，邪不易入；本气适逢亏欠，呼吸之间，外邪因而乘之……或遇饥饱劳碌，忧思气怒，正气被伤，邪气始得张溢。”正确地阐明了疠气、人体、疾病三者之间的关系。

（二）病机

甲型 H1N1 流感的首发症状以发热、咳嗽、全身关节酸痛、流涕、咽痛等属中医肺卫表证证候者居多，这一点体现了中医学中温邪“首先犯肺”的特点。肺主气，司呼吸，开窍于鼻。温热疫毒从上而受，自口鼻侵犯机体，首先犯肺，热毒壅肺致肺失宣肃，升降失常，出现高热、咽痛、咳嗽、气喘、咳痰之症。温热疫毒顺传中焦阳明，则现肺胃热盛，湿浊内蕴。邪毒伤正，可传变为重症，表现为肺热腑实。亦可逆传心包，致痰浊瘀阻，热毒炽盛，甚则邪陷正脱而致内闭外脱，或气阴、阳气外脱。病之后期，则耗竭下焦肝肾阴液，患者神志昏愦、尿少肢肿、呼吸微弱，更属危笃重症。故本病初起以上焦肺卫病变为主，继则内传中焦阳明，终至下焦肝肾。因此在整个甲型 H1N1 流感病程中，热毒壅肺、肺失宣肃是主要发病机制(图 10-1)。

温热疫毒从上而受，自口鼻侵犯
- 早期：上焦肺卫—热毒壅肺—肺失宣肃，升降失常
- 中期：顺传中焦阳明—肺胃热盛，湿浊内蕴
  - 邪毒伤正——传变为重症，表现为肺热腑实
  - 逆传心包——痰浊瘀阻，热毒炽盛，甚则邪陷正脱
- 后期：耗竭下焦肝肾阴液—神志昏愦、尿少肢肿、呼吸微弱

图 10-1　甲型 H1N1 流感病因病机示意图

流感早期属外感表证。初期病位在表(肺卫)，太阳经输不利，卫气与之抗争，卫阳之气不能畅达于外，故见恶寒发热、鼻塞流涕、咽痛咳嗽等肺卫证候。太阳经络邪阻不舒，则头痛身重，关节酸痛。肺主皮毛，上通于鼻，外邪犯肺，则气道受阻；肺气上逆则咳嗽；鼓邪外出则打喷嚏；邪逼液出则流涕。咽喉属于肺系，受风寒则痒，热郁则痛。若正不胜邪，内侵胸胁、肺胃，则谓气分热证，相当于阳明经腑证和里证。卫分与气分病邪不解，热邪可深入营血，则高热不退，烦躁口渴，甚者神昏谵语，严重者可导致气阴耗竭，出现亡阴或亡阳等生命垂危的病理状态。风温是在冬、春两季因风热病邪引起的急性外感热病，风热病具备下述三个特点：其一，病位在肺系和肤表皮毛；其二，高热伤津，化燥伤阴，最易出现邪热壅肺的喘、咳、痰、血之证；其三，发病急骤，传变迅速，偶尔出现邪热入营或逆传心包的急剧变化。

从温病理论出发，结合古今医家对外感热病的认识和甲型 H1N1 流感的临床表现，本病特点为风热时邪从口鼻而入，引起以肺系为主的系列病变，具有传变快、变化多的特点。起初，疫邪充斥表里，卫气同病，病在上焦，以肺卫为主，有发热、恶寒、咳嗽、咽痛、头痛、身痛等；若夹湿邪，可伴有纳差、腹泻、呕吐、肌肉痛。病情进一步发展，邪气深入气分，可出现高

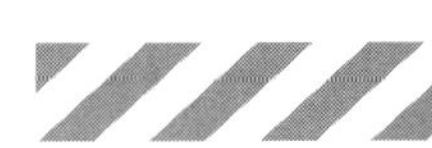

热、咳喘等肺经热毒炽盛症，甚者可逆转心包，出现内闭外脱之危重症；或因热邪消耗气阴，肺化源绝，呼吸急促、窘迫而致死亡。邪气还可深入营血分，闭窍动血。

值得注意的是重症患者以青壮年居多，对于该现象，有人认为与体质强弱影响病情有关。风热毒邪可以直接伤人肺络，也可以与正气相搏产生热毒耗伤元气。毒邪犯肺，青壮年气血足，正邪斗争剧烈，热毒盛，伤元气快而重，故病情重，病势急。老年人气血弱，正邪斗争缓，热毒不盛，元气耗伤慢而轻，故病轻势缓。可见该病不同于一般外感，其性烈，可使肺气郁闭化火，耗伤元气。肺气越盛火越盛，元气越伤。

四、发病机制及病理

（一）发病机制

病毒通过血凝素（HA）与呼吸道上皮细胞表面的唾液酸受体结合而启动感染。流感病毒通过细胞内吞作用进入宿主细胞，病毒基因组在细胞核内进行转录和复制，复制出大量新的子代病毒并感染其他细胞。流感病毒感染人体后，严重者可诱发细胞因子风暴，导致脓毒症，从而引起急性呼吸窘迫综合征、休克、脑病及多器官功能障碍等多种并发症。

（二）病理改变

主要表现为呼吸道纤毛上皮细胞呈簇状脱落，上皮细胞化生，固有层黏膜细胞充血、水肿伴单核细胞浸润等病理变化。重症病例可出现肺炎改变，危重症者可合并弥漫性肺泡损害。合并脑病时出现脑组织弥漫性充血、水肿、坏死，急性坏死性脑病表现为以丘脑为主的对称性坏死性病变。合并心脏损伤时出现间质出血、淋巴细胞浸润、心肌细胞肿胀和坏死等表现。

五、临床表现

潜伏期一般为 1～7 日，多为 1～3 日。

患者通常表现为流感样症状，包括发热、咽痛、流涕、鼻塞、咳嗽、咳痰、头痛、全身酸痛、乏力等。部分病例出现呕吐和（或）腹泻。少数病例仅有轻微的上呼吸道症状，无发热。体征主要包括咽部充血和扁桃体肿大。

患者可发生肺炎等并发症。少数病例病情进展迅速，出现呼吸衰竭、多器官功能障碍或衰竭。

新生儿和小婴儿流感样症状常不典型，可表现为低热、嗜睡、喂养困难、呼吸急促、呼吸暂停、发绀和脱水。儿童病例易出现喘息，部分儿童病例出现中枢神经系统损伤。

妊娠中晚期妇女感染甲型 H1N1 流感病毒后多表现为气促，易发生肺炎、呼吸衰竭等。妊娠期妇女感染甲型 H1N1 流感病毒后可能导致流产、早产、胎儿窘迫、胎死宫内等不良妊娠结局。

甲型 H1N1 流感可使原有基础疾病加重，呈现相应的临床表现。

病情严重者可导致死亡。

六、实验室及其他检查

（一）实验室检查

1. 血常规 白细胞计数一般不高或降低。

2. 血生化检查 部分病例出现低钾血症，少数病例肌酸激酶、天冬氨酸转氨酶、丙氨酸转氨酶、乳酸脱氢酶升高。

3. 病原学检查

(1) 病毒核酸检测：以 RT-PCR(最好采用实时荧光定量 PCR)法检测呼吸道标本(如咽拭子、鼻拭子、鼻咽或气管抽取物标本、痰液标本)中的甲型 H1N1 流感病毒核酸，结果可呈阳性。

(2) 病毒分离：呼吸道标本中可分离出甲型 H1N1 流感病毒。

(3) 血清抗体检查：动态检测双份血清甲型 H1N1 流感病毒特异性抗体水平呈 4 倍或 4 倍以上升高。

(二) 胸部影像学检查

合并肺炎时肺内可见片状影，为肺实变或磨玻璃影，可合并网状、线状和小结节影。片状影呈局限性或多发、弥漫性分布，较多为双侧病变。可合并胸腔积液。儿童病例肺内片状影出现较早，多发及散在分布多见，易出现过度充气，影像学表现变化快，病情进展时病灶扩大融合，可出现气胸、纵隔气肿等征象。妊娠期女性行胸部影像学检查时注意做好对胎儿的防护。

七、诊断及鉴别诊断

(一) 诊断

主要结合流行病学史、临床表现和病原学检查进行诊断，早发现、早诊断是防控与有效治疗的关键。

1. 疑似病例 符合下列情况之一即可诊断为疑似病例。

(1) 发病前 7 日内与传染期甲型 H1N1 流感确诊病例有密切接触，并出现流感样症状。

密切接触是指在未采取有效防护的情况下，诊治、照看传染期甲型 H1N1 流感患者；与患者共同生活；接触过患者的呼吸道分泌物、体液等。

(2) 发病前 7 日内曾到过甲型 H1N1 流感流行(出现病毒的持续人间传播和基于社区水平的流行和暴发)的地区，出现流感样症状。

(3) 出现流感样症状，甲型流感病毒检测阳性，尚未进一步检测病毒亚型。

对上述 3 种情况，在条件允许的情况下，可安排甲型 H1N1 流感病原学检查。

2. 临床诊断病例 仅限于以下情况做出临床诊断：同一起甲型 H1N1 流感暴发疫情中，未经实验室确诊的有流感样症状的病例，在排除其他致流感样症状的疾病时，可诊断为临床诊断病例。

甲型 H1N1 流感暴发是指一个地区或单位短时间内出现异常增多的流感样病例，经实验室检测确认为甲型 H1N1 流感疫情。

在条件允许的情况下，临床诊断病例可安排病原学检查。

3. 确诊病例 出现流感样症状，同时有以下一种或几种实验室检测结果。

(1) 甲型 H1N1 流感病毒核酸检测阳性(可采用实时荧光定量 PCR 和 RT-PCR 方法)。

(2) 分离到甲型 H1N1 流感病毒。

(3) 双份血清甲型 H1N1 流感病毒的特异性抗体水平呈 4 倍或 4 倍以上升高。

(二) 重症与危重症病例

密切观察易转重症、危重症的高危人群。对此类患者注意观察呼吸频率、精神状态、血

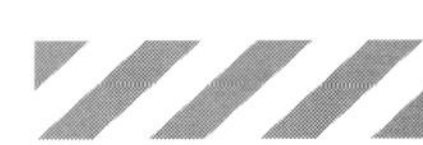

氧饱和度,对外周血淋巴细胞计数进行性降低、中性粒细胞与淋巴细胞比率降低,或外周血炎症标记物(如 IL-6、CRP、铁蛋白、降钙素原等)进行性上升,D-二聚体等凝血功能相关指标明显上升,肌酸激酶(CK)、乳酸脱氢酶(LDH)明显上升;影像学进展迅速者尤应重视,警惕病情恶化。

1. 重症病例 成人符合下列任何一条:①出现气促,呼吸频率(RR)≥30 次/分;呼吸困难,口唇发绀。②静息状态,指氧饱和度≤93%(吸空气时)。③临床症状进行性加重,剧烈咳嗽,咳脓痰、血痰,或胸痛。④神志改变:反应迟钝、嗜睡、躁动、惊厥等。⑤影像学检查结果显示肺炎征象进行性加重。⑥原有基础疾病明显加重。⑦动脉血氧分压(PaO_2)/吸氧浓度(FiO_2)≤300 mmHg(高海拔地区应进行校正)。

儿童符合下列任何一条:①持续高热超过 3 天。②出现气促(<2 月龄者,RR≥60 次/分;2~<12 月龄者,RR≥50 次/分;1~5 岁者,RR≥40 次/分;>5 岁者,RR≥30 次/分),排除哭闹和发热的影响。③静息状态,指氧饱和度≤93%(吸空气时)。④辅助呼吸(鼻翼扇动、三凹征)。⑤出现嗜睡、惊厥,拒食或喂养困难,有脱水征。

2. 危重症病例 为符合以下情况之一者:①呼吸衰竭,需要机械通气。②出现休克。③出现器官功能衰竭需进行监护治疗的严重临床情况。

(三) 鉴别诊断

主要与其他流感病毒感染、腺病毒感染、呼吸道合胞病毒感染,以及肺炎支原体感染等相鉴别,尤其是对疑似病例,要尽可能采用快速抗原检测和多重 PCR 检测等方法,对常见呼吸道病原体进行检测。

八、治疗

中西医结合治疗本病效果好。

(一) 中医治疗

中医治疗的对象是人的整体,因此在辨证的同时,应结合天、地、人三者考虑。具体辨证方法,各取所长,综合运用。对于甲型 H1N1 流感,大多学者认为辨证应主要以卫气营血、三焦和六经辨证为指导思想。

从《伤寒论》六经辨证出发,甲型 H1N1 流感证型以三阳证居多。结合部分患者临床表现,可结合六经辨证来分析。根据《伤寒论》“少阳之为病,口苦,咽干,目眩也”“伤寒五六日,中风,往来寒热,胸胁苦满,默默不欲饮食,心烦喜呕,或胸中烦而不呕,或渴,或腹中痛,或胁下痞硬,或心下悸,小便不利,或不渴,身有微热,或咳者,与小柴胡汤主之”等条文,基本上可以将甲型 H1N1 流感归于六经辨证中少阳病的范畴。部分患者兼见头痛或全身疼痛,多汗或无汗,鼻塞、流涕等症,以少阳兼见太阳表证作解。根据邪气传变理论,邪气进入半表半里,但未完全入里,可见表证与半表半里证兼而有之,此时的发热可表现为往来寒热。病情继续深入,太阳少阳合病或并病、少阳病、少阳经腑同病等如果一直得不到解决,往来寒热会转变为持续发热,其余的兼证表现更加严重。风热病邪引起的风温与流感病毒引起的急性呼吸道传染病——流感,颇为相似,因此,用风温的辨证施治方法治疗流感,可缩短疗程,提高疗效,优于当前常用的西药。

依据国家卫生健康委员会颁布的《甲型 H1N1 流感诊疗方案》(2009 年第三版)及《流行性感冒诊疗方案》(2020 年版),甲型 H1N1 流感的中医辨证施治有以下治疗方案。

1. 轻症辨证治疗方案

(1) 风热犯卫。

临床表现:发病初期,发热或未发热,咽红不适,轻咳少痰,无汗。

舌脉:舌边尖红,苔薄或薄腻,脉浮数。

治法:疏风解表,清热解毒。

代表方:银翘散加减。

方药:金银花 15 g,连翘 15 g,桑叶 10 g,菊花 10 g,桔梗 10 g,牛蒡子 15 g,芦根 30 g,薄荷(后下) 6 g,荆芥 10 g,生甘草 3 g。

煎服法:水煎服,2 次/日。

加减:苔厚腻者,加广藿香 10 g、佩兰 10 g;咳嗽重者,加苦杏仁 10 g、炙枇杷叶 10 g;腹泻者,加川黄连 6 g、葛根 15 g;咽痛重者,加锦灯笼 9 g、玄参 15 g。

常用中成药:疏风解表、清热解毒类,如金花清感颗粒、连花清瘟胶囊(颗粒)、清开灵颗粒(胶囊、软胶囊、片)、疏风解毒胶囊、银翘解毒丸(颗粒、胶囊、软胶囊、片)等。

儿童可选儿童抗感颗粒、小儿豉翘清热颗粒等。

(2) 风寒束表。

临床表现:发病初期,恶寒,发热或未发热,无汗,身痛头痛,鼻流清涕。

舌脉:舌质淡红,苔薄而润,脉浮紧。

治法:辛温解表。

代表方:麻黄汤加味。

方药:炙麻黄 6 g,炒苦杏仁 10 g,桂枝 10 g,葛根 15 g,羌活 10 g,紫苏叶 10 g,炙甘草 6 g。

煎服法:水煎服,2 次/日。

加减:咳嗽咳痰者,加前胡 10 g、紫菀 10 g、浙贝母 10 g。

常用中成药:九味羌活丸(颗粒)、正柴胡饮颗粒、感冒清热颗粒(胶囊)等。

(3) 表寒里热。

临床表现:恶寒,高热,头痛,身体酸痛,咽痛,鼻塞,流涕,口渴。

舌脉:舌质红,苔薄或黄,脉数。

治法:解表清里。

代表方:大青龙汤加减。

方药:炙麻黄 6 g,桂枝 10 g,羌活 10 g,生石膏(先煎) 30 g,黄芩 15 g,知母 10 g,金银花 15 g,炙甘草 6 g。

煎服法:水煎服,2 次/日。

加减:苔腻者,加广藿香 10 g、苍术 10 g;咽喉红肿者,加连翘 15 g、牛蒡子 10 g。

常用中成药:连花清瘟胶囊、金花清感颗粒等。

(4) 热毒袭肺。

临床表现:高热,咳喘,痰黏、痰黄、咳痰不爽,口渴喜饮,咽痛,目赤。

舌脉:舌质红,苔黄或腻,脉滑数。

治法:清热解毒,宣肺化痰。

代表方:麻杏石甘汤加减。

方药:炙麻黄 9 g,苦杏仁 10 g,生石膏(先煎) 45 g,知母 10 g,浙贝母 10 g,桔梗 10 g,黄芩

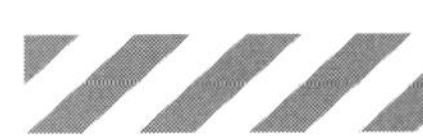

15 g，瓜蒌 30 g，生甘草 10 g。

煎服法：水煎服，2 次/日。

加减：便秘者，加生大黄(后下)6 g、厚朴 6 g。

常用中成药：清肺解毒、宣肺止咳类，如连花清瘟胶囊(颗粒)、金花清感颗粒、疏风解毒胶囊、银黄口服液(颗粒、胶囊、片)等。

儿童可选小儿肺热咳喘颗粒(口服液)等。

2. 重症与危重症辨证治疗方案

(1) 毒热壅盛。

临床表现：高热不退，烦躁不安，咳嗽，喘促短气，少痰或无痰，便秘腹胀。

舌脉：舌质绛，苔黄或腻，脉弦滑数。

治法：解毒清热，通腑泻肺。

代表方：宣白承气汤加减。

方药：炙麻黄 9 g，生石膏(先煎)45 g，苦杏仁 10 g，瓜蒌 30 g，知母 15 g，鱼腥草 30 g，葶苈子 15 g，黄芩 15 g，浙贝母 10 g，生大黄(后下)6 g，赤芍 15 g，牡丹皮 12 g。

煎服法：水煎服，2 次/日；必要时可日服 2 剂，每 6 h 口服 1 次。也可鼻饲或结肠给药。

加减：高热神昏者，加安宫牛黄丸 1 丸；喘促重伴有汗出乏力者，加西洋参 15 g、五味子 12 g。

(2) 气营两燔。

临床表现：高热，口渴，烦躁不安，甚者神昏谵语，咳嗽或咯血，胸闷憋气气短。

舌脉：舌质绛，苔黄，脉细数。

治法：清气凉营。

代表方：犀角地黄汤加减。

方药：水牛角 30 g，生地黄 15 g，赤芍 10 g，金银花 15 g，丹参 12 g，连翘 15 g，麦冬 10 g，淡竹叶 6 g，瓜蒌 30 g，生石膏(先煎)30 g，栀子 12 g。

煎服法：水煎服，2 次/日；必要时可日服 2 剂，每 6 h 口服 1 次。

加减：便秘者，加生大黄；高热肢体抽搐者，加羚羊角粉。

常用中成药：安宫牛黄丸、血必净、醒脑静注射液等。

注：以上药物应在医生指导下使用；剂量供参考，儿童剂量酌减；有并发症、慢性基础疾病病史的患者，随证施治。若见休克、多器官功能障碍或合并其他严重疾病，在应用西医治疗的同时，根据实际情况随证施治。

(3) 毒热内陷，内闭外脱。

临床表现：神志昏蒙，唇甲紫暗，呼吸浅促，或咳吐血痰，或咯吐粉红色血水，胸腹灼热，四肢厥冷，汗出，尿少。

舌脉：舌质绛或暗淡，脉微细。

治法：益气固脱，泻热开窍。

代表方：参附汤加减。

方药：生晒参 30 g，黑顺片(先煎)10 g，山茱萸 30 g，生大黄(后下)10 g，生地黄 30 g，牡丹皮 12 g，炒栀子 10 g。

煎服法：水煎汤送服安宫牛黄 1 丸，2 次/日；必要时可日服 2 剂，每 6 h 口服 1 次，也可鼻饲或结肠给药。

3. 恢复期辨证治疗方案 恢复期表现为气阴两虚，正气未复。

临床表现：神疲乏力，气短，咳嗽，痰少，纳差。

舌脉：舌质淡，少津，苔薄，脉弦细。

治法：益气养阴。

基本方药：沙参麦冬汤加减。

沙参 15 g，麦冬 15 g，五味子 10 g，浙贝母 10 g，苦杏仁 10 g，青蒿 10 g，炙枇杷叶 10 g，焦三仙各 10 g。

煎服法：水煎服，2 次/日。

加减：苔厚腻者，加芦根 30 g、广藿香 10 g、佩兰 10 g。

（二）西医治疗

1. 一般治疗 休息，多饮水，密切观察病情变化；对高热病例可给予退热治疗。

2. 抗病毒治疗 研究显示，甲型 H1N1 流感病毒目前对神经氨酸酶抑制剂奥司他韦、扎那米韦敏感，对金刚烷胺和金刚乙胺耐药。

对于临床症状较轻且无合并症、病情趋于自限的甲型 H1N1 流感病例，无须积极应用神经氨酸酶抑制剂。

对于发病时即病情严重、发病后病情呈动态恶化的病例，以及感染甲型 H1N1 流感病毒的高危人群，应及时给予神经氨酸酶抑制剂进行抗病毒治疗。开始给药时间应尽可能在发病 48 h 以内（以 36 h 内为最佳）。对于较易成为重症病例的高危人群，一旦出现流感样症状，不一定等待病毒核酸检测结果，即可开始抗病毒治疗。孕妇在出现流感样症状之后，宜尽早给予神经氨酸酶抑制剂治疗。

奥司他韦：成人用量为每次 75 mg，2 次/日，疗程为 5 日。对于危重症或重症病例，奥司他韦剂量可酌情加至每次 150 mg，2 次/日。对于病情迁延病例，可适当延长用药时间。1 岁及以上的儿童患者应根据体重给药：体重不足 15 kg 者，每次 30 mg，2 次/日；体重 15～<23 kg 者，每次 45 mg，2 次/日；体重 23～40 kg 者，每次 60 mg，2 次/日；体重大于 40 kg 者，每次 75 mg，2 次/日。对于吞咽胶囊有困难的儿童，可选用奥司他韦混悬液。

扎那米韦：用于成人及 7 岁以上青少年。成人用量为每次 10 mg 吸入，2 次/日，疗程为 5 日。7 岁以上青少年用法同成人。

3. 其他治疗

(1) 如出现低氧血症或呼吸衰竭，应及时给予相应的治疗措施，包括氧疗或机械通气等。

(2) 合并休克时给予抗休克治疗。

(3) 出现其他脏器功能损害时，给予相应支持治疗。

(4) 合并细菌和（或）真菌感染时，给予相应抗细菌和（或）抗真菌药物治疗。

(5) 对于重症和危重症病例，也可以考虑使用甲型 H1N1 流感康复者恢复期血浆或疫苗接种者免疫血浆进行治疗。

对发病 1 周内的重症和危重症病例，在保证医疗安全的前提下，宜早期使用血浆疗法。推荐用法：一般成人 100～200 mL，儿童 50 mL（或者根据血浆特异性抗体滴度调整用量），静脉输入。必要时可重复使用。使用过程中，注意观察患者有无过敏反应。

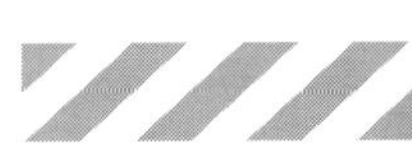

九、预防与调护

（一）西医预防

保持良好的卫生习惯和接种疫苗仍是目前有效的预防手段。建议高危人群在流感暴发期前接种疫苗，注意个人卫生。对未获得免疫力的流感密切接触者，可在暴露 48 h 内使用奥司他韦或扎那米韦等药物进行预防（预防剂量同治疗剂量，1 次/日，使用 7 日）。

（二）中医药预防

甲型 H1N1 流感属于温热疫毒，传染性强，人群普遍易感，因此，避免接触流感疫邪（流感病毒）为预防甲型 H1N1 流感的关键。自甲型 H1N1 流感暴发以来，全国各地出现了中医学防治甲型 H1N1 流感的单方、验方。口服方预防：可用白术 10 g，北沙参 6 g，苍术 10 g，陈皮 10 g，防风 10 g，黄芪 10 g，桔梗 10 g，金银花 15 g，连翘 10 g，佩兰 10 g，甘草 6 g，水煎代茶饮。体虚易感冒者，可用西洋参片 5 g，泡水当茶饮，连服 3～5 日，提高抗病能力。常搓鼻翼和捏脊：①搓鼻翼：用双手食指侧面同时在鼻翼两侧上下搓动 36 次，然后用双手食指指尖按两迎香穴（鼻翼外缘中点，平鼻唇沟），每次 30 s，每日早、晚各 1 次。②捏脊：人体背部脊柱两侧分布着多条经脉，捏脊刺激可提高机体免疫力。

此外，保证充足的睡眠和充分的营养也是预防流感的关键，正常人每日必须保证 8～10 h 的睡眠，每日应摄入充足的肉、鱼、鸡蛋、豆类、蔬菜、水果等食物。每日要进行不少于 30 min 的体育锻炼，如打八段锦、太极拳、羽毛球及慢跑等。只有这样，人体才有充足的免疫力抵抗流感病毒或外邪的侵袭，正所谓“正气存内，邪不可干”。

（曾江琴）

参考文献

[1] 郭立中，金妙文，周学平，等. 周仲瑛教授对防治甲型 H1N1 的思考[J]. 环球中医药，2010，3(1)：23-25.

[2] 刘清泉. 简介甲型 H1N1 流感的中医防治思路[J]. 环球中医药，2009，2(4)：290-291.

[3] 周平安，杨效华，焦扬. 甲型 H1N1 流感防治述要[J]. 环球中医药，2010，3(2)：114-116.

[4] 张大宁，车树强，徐英，等. 流感 1 号治疗流行性感冒 960 例[J]. 陕西中医，2004，25(8)：722，756.

[5] 聂广，林巧. 人禽流感中医病因病机的探讨[J]. 世界中医药，2008，3(3)：131-133.

[6] 张国华. 甲型 H1N1 流感的中医病证特点及防治[J]. 中国中医急症，2010，19(9)：1540-1541.

[7] 支开叶，贾志新，支观叶. 甲型 H1N1 流感的中医分析[J]. 光明中医，2010，25(8)：1325-1327.

[8] 曹洪欣，刘保延. 流行性感冒中西医防治[M]. 北京：中医古籍出版社，2005.

[9] 中华人民共和国卫生部. 甲型 H1N1 流感诊疗方案(2010 年版)[J]. 国际呼吸杂志，2011，31(2)：81-84.

[10] 中华人民共和国国家卫生健康委员会. 流行性感冒诊疗方案(2020年版)[J]. 全科医学临床与教育,2020,18(12):1059-1063.

[11] 杨存霞,张雨豪,李莉,等. 甲型H1N1流感肺炎的影像学研究进展[J]. 医学研究与教育,2023,40(3):8-13.

[12] 潘建光,马晨晖,王新航,等. 早期低剂量糖皮质激素治疗甲型H1N1流感相关急性呼吸窘迫综合征机械通气患者的临床分析[J]. 中外医疗,2023,42(18):1-8.

[13] 李国炜,黎永琳,奚小土. 中药对H1N1流感病毒致急性肺损伤影响机制的研究进展[J]. 世界中西医结合杂志,2023,18(5):1056-1060.

第十一章 人感染高致病性禽流感

一、概述

人禽流感(human-avian influenza)是由禽流感病毒(avian influenza virus,AIV)的某些亚型(目前报道的有H5、H7、H9和H10亚型)中的一些毒株所引起的急性呼吸道传染病,感染的病毒亚型不同,临床表现也不同,可表现为结膜炎、轻微的上呼吸道卡他症状、急性呼吸窘迫综合征(acute respiratory distress syndrome,ARDS)和多器官功能衰竭(multiple organ failure,MOF),甚至死亡。根据禽流感病毒在禽类中的致病力强弱,禽流感可分为高致病性、低致病性和非致病性三大类。人感染高致病性禽流感(highly pathogenic avian influenza,HPAI)是由H5和H7亚型毒株(以H5N1和H7N7为代表)引起的急性呼吸道传染病。本病首发于1981年,属于人类新发传染病之一。其中H5N1引起的人感染高致病性禽流感,病情严重,发展过程中可因毒血症(toxaemia)、感染性休克(septic shock)、多器官功能障碍综合征(multiple organ dysfunction syndrome,MODS)以及瑞氏综合征(Reye syndrome,RS)等并发症而致人死亡。人感染高致病性禽流感在《中华人民共和国传染病防治法》中被列为乙类传染病,但实际上按甲类传染病采取预防、控制措施。

人感染高致病性禽流感在中医学中没有相应的病名,但根据其好发季节、感染途径、证候特点、病机演变分析,此病当属于中医温病学"风温""冬温"范畴。本病病因是风热疫毒病邪,病位以肺为主,可涉及心、肝、肾等多个脏腑,具有首犯于肺、下及胃肠、逆传心包、伤津耗血等特点。临床表现则以高热、喘促、腹泻、昏迷为主。总体表现出热象偏重、易化燥伤阴等特征,同时受患者体质及外界季节气候等因素的影响,在发病过程中可以兼夹寒、湿等邪气,出现复杂的病理变化。

二、流行病学

(一)传染源

患病、病死或携带禽流感病毒的禽类动物(如鸡、鸭、鹅等)是人禽流感的主要传染源,目前尚无持续人际间传播的证据,人类患者不是主要传染源。人禽流感有个别家庭聚集发病现象,但多数为散发病例。野禽在禽流感的自然传播中扮演了重要角色,被感染的哺乳动物也可能具有一定传染性。

虽然通过监测和严格限制家禽活动能够较为有效地控制H5N1禽流感病毒的传播,但H5N1禽流感病毒在一些亚洲国家的家禽和水栖类中已经流行。这些国家中连续发生的由鸟传至人的禽流感病毒感染，提示该病毒适应人类的能力增强。同时，病毒长期在鸟类和人类之间共同循环，以及栖息环境中人类、家禽和猪之间的密切接触，促进了鸟类流感病毒与人类流感病毒重配，并使之能够在人类和哺乳动物宿主中传播流行。近期有研究者在中国猪体内分离到 H5N1 禽流感病毒，越南猪体内检测出 H5N1 禽流感病毒的抗体。

（二）传播途径

禽流感病毒主要通过呼吸道传播或通过密切接触被感染的禽类及其分泌物、排泄物而引起感染，直接接触病毒株或接触被病毒污染的水等也可引起感染。目前的多数证据表明，存在禽-人传播、环境-人传播和母-婴垂直传播，少数和非持续证据支持人际间的有限传播。

（三）易感人群

一般认为，人类并不对所有禽流感病毒易感，只有少数禽流感病毒可对人类致病。易感的高危人群主要有：①接触禽流感病毒传染材料的实验室人员；②有与禽流感患者密切接触史的人员；③从事家禽养殖业者及其同地居住的家属；④在发病前 1 周内到过家禽饲养及宰杀等场所的人员。虽然人类在任何年龄段都有被传染的可能，但从已经发现的 H5N1 禽流感病毒感染病例中发现，13 岁以下儿童的发病率相对较高，病情也较重。

（四）流行特征

人禽流感一年四季均可流行，冬春和秋冬交替之时是主要的发病期，其发病率在气温变暖后明显降低，在地区分布上以广大农村地区为主。其分布特点与农村大量饲养禽类，流行人群与病死禽类接触机会较多有关。患者呈散在性分布，具有一定家庭聚集性。禽流感病死率高，病例多为儿童、青壮年。25%的禽流感病毒具有高度变异性，不同亚型可在同一时间、同一地区、同一人群中流行。

人禽流感在历史上出现过多次暴发，但禽流感病毒感染人类的相关报道不多，可感染人的不同禽流感病毒表现出不同的致病力和病死率。1981 年，美国首先报道了 H7N7 禽流感病毒感染人类引起结膜炎。我国香港在 1997 年 5 月确诊了国内首例由 H5N1 禽流感病毒感染致死的病例，之后多个国家和地区相继发现了禽流感的人际间传播疫情，表现出病死率较高的特点。H5N1 禽流感病毒感染自 1997 年开始出现，在 2003 年至 2017 年，世界卫生组织（WHO）共收到来自亚洲、非洲和北美洲的 16 个国家（阿塞拜疆、孟加拉国、柬埔寨、加拿大、中国等）报告的人感染 H5N1 禽流感患者 926 例，病死率为 53.3%。2013 年 3 月至 2016 年 8 月 17 日，全球共报告 798 例人感染 H7N9 禽流感实验室确诊病例，其中死亡 320 例，病死率为 40.1%。此外又先后获得了 H9N2、H5N6、H5N8 等亚型禽流感病毒感染人类的证据，在世界范围内引起了广泛关注。2013 年报告首例人感染 H9N2 禽流感病例后，至 2021 年 8 月 31 日，我国内地累计报告人感染 H9N2 禽流感病例 66 例，死亡 1 例，病死率为 1.5%。2014 年首例人感染 H5N6 禽流感病例被报告。至 2021 年，我国内地累计报告人感染 H5N6 禽流感病例 41 例，死亡 23 例，病死率为 56.1%。2021 年 2 月 18 日，世界卫生组织又收到俄罗斯在人类临床样本中发现 7 例人感染 H5N8 禽流感病例的报告，均为无症状感染者，这是全球首次出现人感染 H5N8 禽流感案例，目前尚未发现其在人际间传播。

由于人类对禽流感病毒普遍缺乏免疫力，人感染 H5N1 禽流感病毒后病死率较高，且可能出现病毒变异。世界卫生组织认为该病可能是对人类具有较大危险性的疾病之一，世界动物卫生组织将其列为 A 类动物疫病。

三、中医病因病机

（一）病因

本病的主要病因是风热疫毒病邪，一年四季均可见，因受气候条件、地域环境、患者体质等因素的影响，可兼夹寒、湿等邪气，形成风热疫毒夹寒、夹湿的复合情况。若人体正气强盛，腠理固密，卫外有常，则风热疫毒难以入侵为病。若患者"本气适逢亏欠"，或"遇饥饱劳碌，忧思气怒，正气被伤"，呼吸之间，外邪因而乘之则疾病发生。因此，正气充足与否是人禽流感发病与否的重要条件，也是疾病转归的重要决定因素。

（二）病机演变

本病起病急骤，来势凶猛，传变迅速，病情严重。《温热论》曰："温邪上受，首先犯肺，逆传心包。"风热疫毒病邪从口鼻侵袭人体，邪毒郁肺，清窍不利，卫气郁滞则见发热、流涕、咳嗽、咽喉疼痛、头痛等症。若兼夹湿邪为患，"外邪入里，里湿为合"，湿邪困阻中焦则兼见恶心、腹痛、稀水样便、舌质红、脉滑数等。"卫之后方言气"，肺卫邪毒未解，由卫顺传入气，壅阻于肺，失于宣降，水道不利，痰湿内郁，蕴而化热，下移胃肠，失于通降则见高热、咳喘、烦渴、胸闷胸痛、纳差、脘痞、乏力、尿黄、舌质红或暗红、苔黄或腻、脉数。吴鞠通说："肺病逆传，则为心包。"肺卫病邪不解，逆传心包，阳热内闭，扰乱神明则见高热持续、烦躁不宁、神昏谵妄、胸腹灼热、四肢逆冷等热闭心包之重症。热邪内郁，不能外达，耗竭阴津，阴不敛阳，内闭外脱，则见憋气喘促、汗出如油、呼吸浅促、舌淡暗、脉微欲绝。邪气久羁，损伤阴津，肺胃阴伤，则见低热或不发热、干咳或痰少而黏、口舌干燥而渴、舌红少津、脉细（图 11-1）。

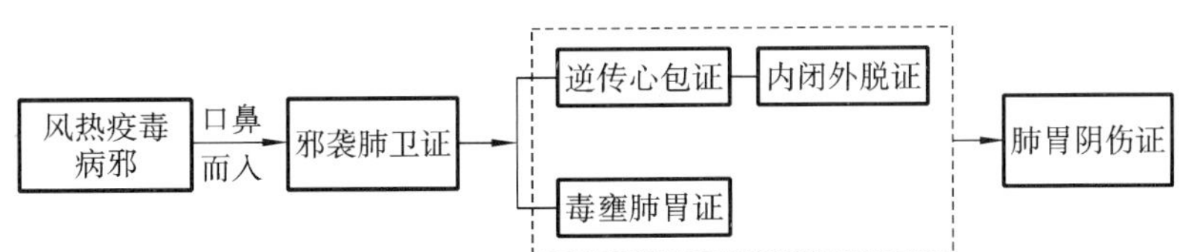

图 11-1　人感染高致病性禽流感病因病机示意图

四、发病机制及病理

人禽流感的主要发病机制是病毒表面的血凝素（hemagglutinin，HA）与呼吸道表面的纤毛柱状上皮细胞的特异性受体结合后进入细胞，并在细胞内复制。同时神经氨酸酶（neuraminidase，NA）协助病毒颗粒不断释放并播散，继续感染其他细胞，受感染的宿主细胞变性、坏死、溶解、脱落，产生炎症反应。病毒侵入呼吸道黏膜上皮细胞 4 日后，基底细胞层病变扩展到支气管、细支气管、肺泡和支气管周围组织，引发全身毒血症样反应。病理解剖显示，支气管黏膜严重坏死；肺泡内大量淋巴细胞浸润，可见散在的出血灶和肺不张；肺透明膜形成。

（一）发病机制

1．病原学　禽流感病毒属正黏病毒科甲型流感病毒属，病毒结构、生物学特性等与人甲型流感病毒相似。禽流感病毒呈多形性，其中球形禽流感病毒直径为 80～120 nm，有囊膜，基因组为分节段单股负链 RNA。依据其外膜 HA 和 NA 蛋白抗原性的不同，目前可分为 16 个 H 亚型（H1～H16）和 9 个 N 亚型（N1～N9）。

病毒对热及有机溶剂(如乙醚、氯仿、丙酮等)敏感。裸露的病毒在阳光下直射 40～48 h 或紫外线直接照射,65 ℃下加热 30 min 或煮沸(100 ℃)2 min 以上均可被迅速灭活。常用消毒剂如氧化剂、稀酸、卤素化合物(漂白剂和碘剂)等也能迅速破坏其活性。但禽流感病毒对酸性环境、低温有一定抵抗力,在 4 ℃水中可存活 1 个月。

禽流感病毒亚型中只有少部分属人畜共患毒株,可感染人类并致病,多数禽流感病毒不会导致人类患病。目前已知可以感染人类的禽流感病毒亚型有 H5N1、H5N6、H9N2、H10N7、H10N8、H7N7、H7N2、H7N3、H7N9 等,多数属于低致病性毒株。人类感染后表现为轻症,有的甚至没有症状,但其中 H5 和 H7 亚型毒株(以 H5N1 和 H7N7 为代表)属高致病性毒株,人感染后可发生重症肺炎。目前感染人类的禽流感病毒亚型主要有 H5N1、H9N2、H7N7,以 H5N1 引起的人感染高致病性禽流感病情最为严重,病死率最高。

2. 禽流感病毒致病性分子机制 禽流感病毒基因组 8 个独立的 RNA 片段所编码的蛋白质在病毒致病过程中均发挥一定作用。高致病性禽流感病毒 HA 蛋白裂解位点含有多个连续性碱性氨基酸(Arg),可以被多种胞内蛋白酶识别并裂解,而且碱性氨基酸的数目与病毒致病性相关。NA 蛋白茎部氨基酸的长度及序列存在着极大的差异,该区域的长度影响禽流感病毒的致病力,H5 和 H7 亚型毒株的共同特点是 NA 蛋白茎部区域发生基因缺失。

3. 跨种传播 禽流感病毒 HA 识别 α-2,3-唾液酸受体,该类受体主要分布于禽肠道上皮细胞,在人体下呼吸道(即呼吸性细支气管和肺泡)也有广泛分布,而在气管、支气管和细支气管仅少量分布,导致禽流感患者易重症化。猪呼吸道内同时存在 α-2,6-唾液酸受体和 α-2,3-唾液酸受体,猪因此被认为是流感病毒不同毒株基因重组或重排、产生新亚型毒株的“混合器”。此外,NA 和聚合酶蛋白也可以影响禽流感跨种间传播。

4. 炎症细胞浸润 气道上皮细胞是禽流感病毒最先感染的细胞,感染后上皮细胞分泌 IL-6、TNF-α、粒细胞集落刺激因子(G-CSF)等多种细胞因子,以及 CXC 趋化因子配体 8(CXCL8)、CXCL10、趋化因子 CCL5 等,从而诱导多种炎症细胞迁移至感染局部。病毒感染后炎症细胞浸润发挥双刃剑效应,一方面促进病毒清除,另一方面介导肺组织免疫病理损伤,而禽流感病情的转归取决于哪一方面占据优势。

5. 细胞因子风暴 禽流感病毒在肺脏中的靶细胞主要是Ⅱ型肺泡上皮细胞,H5N1、H7N9 禽流感病毒能够在这些细胞中复制,直接导致细胞死亡。同时,病毒可能刺激机体大量产生各种细胞因子,造成细胞因子风暴,引起多种细胞损伤,造成肺脏广泛的病变及渗出。在病毒感染之初,细胞因子主要由上皮细胞和内皮细胞分泌,包括 IL-6、CXCL9、CXCL10、巨噬细胞趋化蛋白-1(macrophage chemoattractant protein-1,MCP-1)/CCL2 和干扰素等,这些细胞因子启动炎症应答并促进外周血白细胞浸润,中性粒细胞、单核细胞来源树突状细胞、炎性单核细胞进一步分泌 ROS、IFN、TNF-α、IL-22 等扩大炎症级联反应。病毒引发的Ⅳ型超敏反应是导致进行性肺炎、ARDS 和 MODS 等严重并发症的根本原因。

(二) 病理

1. 肺脏损伤 肺脏损伤是人感染高致病性禽流感的中心病理环节。疾病初期阶段的影像学特征主要表现为单侧肺叶大片密度增高的模糊影,病变范围可在短期内迅速扩展,出现双肺多叶段高密度影或磨玻璃样改变,形成特征性“白肺”,疾病后期阶段多伴有肺部纤维化。病理检查可发现细支气管及肺泡上皮细胞坏死、脱落、增生,肺泡腔内见成团的鳞状上皮化生;肺泡含气量减少,有多种渗出成分(浆液、纤维素、红细胞和中性粒细胞)充盈,部分肺泡腔有明显透明膜形成;部分肺泡内渗出物机化;部分肺泡萎陷及代偿性气肿。

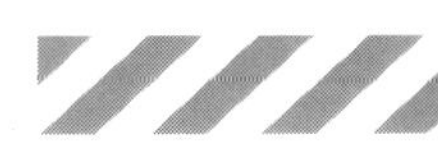

2. 演变迅速，并发多脏器损害 目前已报道的人感染高致病性禽流感的回顾性研究表明，大部分患者会出现多器官功能损害，除 ARDS 外，还包括心、肝、肾功能衰竭，DIC 等，实际上均与全身炎症反应综合征（SIRS）有关，以致发展成 MODS，患者多死于严重感染性休克、呼吸衰竭、循环衰竭。病理表现为广泛的心肌细胞水肿、空泡变性，肝细胞存在脂肪变性及水样变性，肾小管坏死，肾脏微血栓形成。

五、临床表现

（一）症状

1. 潜伏期 一般在 2～4 日（7 日以内），早期与其他流感症状非常相似。

2. 临床表现 不同亚型的禽流感病毒感染人类后可引起不同的临床症状。

感染 H9N2 禽流感病毒的患者症状类似于普通型人流感，通常仅有轻微的上呼吸道感染症状，部分患者甚至没有任何症状。感染 H7N7 禽流感病毒的患者常表现为结膜炎。

重症患者一般为 H5N1 和 H7N9 禽流感病毒感染者。H5N1 禽流感病毒感染者呈急性起病，早期表现类似于普通型人流感，主要表现为发热，体温大多持续在 39 ℃以上，热程 1～7 日，多为 3～4 日，全身症状明显，可伴有流涕、鼻塞、咳嗽、咽痛、头痛、肌肉酸痛和全身不适。部分患者，尤其是儿童患者可有恶心、呕吐、腹痛、腹泻等消化道症状。有些患者最先出现腹泻，也有部分 H5N1 禽流感病毒感染者的主要临床表现为肺外症状和体征。感染 H5N1 禽流感病毒的患者病情常快速进展，并发生严重的病毒性肺炎，甚至发展为 ARDS。重症患者可高热不退，病情进展迅速，几乎所有患者都有临床表现明显的肺炎，可出现急性肺损伤、ARDS、肺出血、胸腔积液、全血细胞减少、MODS、休克等多种并发症。可继发细菌感染，发生败血症。现有病例报道显示人感染 H5N1 禽流感病毒后病死率为 30％～60％。

感染 H7N9 禽流感病毒患者的主要临床表现为肺炎，患者常出现发热、咳嗽、咳痰，可伴有头痛、肌肉酸痛、腹泻或呕吐等症状。重症患者病情发展迅速，多在发病后 3～7 日出现重症肺炎，体温大多持续在 39 ℃以上，出现呼吸困难，可伴有咳血痰。常快速进展为 ARDS、脓毒症休克和 MODS。少数患者可为轻症，仅表现为发热伴上呼吸道感染症状。

（二）体征

除了上述症状外，患者还可出现一些肺外的症状和体征，如肝炎、肾功能异常、腹泻、神经系统症状、休克样综合征、淋巴细胞减少和血小板减少等。H5N1 禽流感病毒感染者与 H7、H9 亚型禽流感病毒感染者不同，结膜炎的表现并不突出。半数患者可有肺实变体征。在病程初期，肺实变常见于一侧肺的局部，但随病情进一步恶化，可扩展至双肺的多个部位，肺内可闻及细湿啰音。合并心力衰竭时，部分患者心尖部可闻及舒张期奔马律。

六、实验室及其他检查

（一）血常规

外周血白细胞计数一般正常或降低，重症患者白细胞计数及淋巴细胞计数减少，并有血小板减少。

（二）血清学检查

采集疾病初期和恢复期双份血清，采用血凝抑制试验、补体结合试验或酶联免疫吸附试验检测禽流感病毒抗体，恢复期抗体滴度较初期上升 4 倍或 4 倍以上，可作为回顾性诊断的参考指标。

（三）血液生化检查

大部分患者肌酸激酶(CK)、乳酸脱氢酶(LDH)、天冬氨酸转氨酶(AST)、丙氨酸转氨酶(ALT)、C反应蛋白(C-reactive protein,CRP)水平高于正常值,肌红蛋白水平也可比正常值高。

（四）病原学检查

取患者呼吸道标本,采用免疫荧光试验(或酶联免疫吸附试验)检测甲型流感病毒核蛋白(nucleoprotein,NP)抗原或基质蛋白(M1)、禽流感病毒H亚型抗原。还可采用RT-PCR法检测禽流感病毒亚型特异性H抗原基因。采集呼吸道标本(如鼻咽分泌物、痰液、支气管肺泡灌洗液标本)送检,下呼吸道标本检测阳性率高于上呼吸道标本。标本采集后应及时送检。

（五）病毒分离

从患者呼吸道标本(如鼻咽分泌物、口腔含漱液、呼吸道上皮细胞)中分离禽流感病毒,是禽流感检测常用和可靠的方法之一。

（六）其他方法

本病进展迅速,多数病例在初次影像学检查时即表现为重症肺炎。对于有流行病学史,临床怀疑肺炎的患者,应及时行胸部影像学检查。胸部X线片不能明确诊断的病例,需行CT检查。

(1) 在发病2日内肺部即出现病变影像,早期多为小片状影,呈单发或多发。病变以磨玻璃样改变为主,可合并肺实变影,片状影分布在双肺或主要位于一侧肺。

(2) 胸部影像学表现符合以下一项时,提示病变严重:①片状影范围超过3个肺野;②病变进展迅速,1～2日肺内病变增加50%以上,对于重症肺炎患者,根据临床要求每1～2日行胸部X线检查。

(3) 当胸部影像学检查出现下列表现时,提示发生ARDS:①重症肺炎患者可能发生ARDS,尤其是病变范围占整个肺野的60%以上,或肺内实变影所占比例增大的患者;②胸部X线片表现为“白肺”,是ARDS的典型征象;③常规体位CT检查显示,位于肺部背侧的病变主要为实变影,腹侧为磨玻璃影。

(4) 不同亚型病毒所致的人禽流感影像学表现:①H5N1亚型病毒感染者可出现肺部浸润,胸部X线片可见肺内片状影。重症患者肺内病变进展迅速,呈大片状磨玻璃影及肺实变影,病变后期为双肺弥漫性实变影,可合并胸腔积液。②感染H7N9亚型合并肺炎的患者肺内出现片状影。重症患者病变进展迅速,常呈双肺多发磨玻璃影及肺实变影,可合并少量胸腔积液。发生ARDS时,病变分布广泛。

七、诊断及鉴别诊断

根据流行病学接触史、临床表现及实验室检查结果即可做出诊断。特别是流行病学接触史在诊断中具有重要意义。

（一）诊断

1. 流行病学史

(1) 发病前1周内,接触过禽,尤其是病禽、死禽(包括野禽、家禽),或其排泄物、分泌

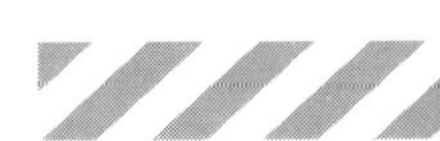

物，以及1周内下的蛋，或暴露于被其排泄物、分泌物污染的环境。

(2) 发病前2周内，曾到过活禽交易、宰杀的市场。

(3) 发病前2周内，与人禽流感疑似病例、临床诊断病例或实验室确诊病例有过密切接触，包括与其共同生活、居住，或护理过病例等。

(4) 发病前2周内，在出现异常病禽、死禽的地区居住、生活、工作过。

高危职业史：从事饲养、贩卖、屠宰、加工、诊治家禽工作的人员；可能暴露于禽流感病毒或潜在感染性材料的实验室人员；未采取严格的个人防护措施，处置过动物高致病性禽流感疫情的人员；未采取严格的个人防护措施，诊治、护理人禽流感疑似病例、临床诊断病例或实验室确诊病例的医务人员。

2. 诊断标准

(1) 医学观察病例：有流行病学接触史，1周内出现流感样症状。被诊断为医学观察病例，医疗机构应当及时向当地疾病预防控制机构报告，并对该病例进行为期7日的医学观察。

(2) 疑似病例：有流行病学接触史和临床表现，且呼吸道分泌物或相关组织标本进行禽流感病毒M1或NP抗原或相应核酸检测阳性者。

(3) 临床诊断病例：临床被诊断为疑似病例，但无法进一步取得临床检验标本或实验室检查证据而与其有共同接触史的人被诊断为确诊病例，并能够排除其他诊断者。

(4) 确诊病例：①有流行病学接触史和临床表现，病原学检查阳性者(从患者呼吸道分泌物标本或相关组织标本中分离出特定病毒，或采用其他方法，禽流感病毒亚型特异性抗原或核酸检测阳性，或发病初期和恢复期双份血清禽流感病毒亚型毒株抗体滴度呈4倍或4倍以上升高者；或采用RT-PCR法检测到禽流感H亚型病毒基因，且发病初期和恢复期双份血清抗禽流感抗体滴度呈4倍或4倍以上升高者)。②流行病学史不详的情况下，有相应临床表现，且病原学检查阳性者。

(5) 重症病例：符合下列1项主要标准或3项及以上次要标准者可诊断为重症病例。

①主要标准：需要气管插管，行机械通气治疗；脓毒症休克者经积极液体复苏后仍需要血管活性药物治疗。

②次要标准：呼吸频率≥30次/分；氧合指数≤250 mmHg(1 mmHg=0.133 kPa)；多肺叶浸润；意识障碍和(或)定向力障碍；血尿素氮≥7.14 mmol/L；收缩压<90 mmHg，需要积极的液体复苏。

③易发展为重症的危险因素：年龄≥65岁；合并严重基础疾病或特殊临床情况，如心脏或肺部基础疾病、高血压、糖尿病、肥胖、肿瘤、免疫抑制状态、孕产妇等；发病后持续高热(体温≥39 ℃)；淋巴细胞计数持续降低；CRP、LDH及CK水平持续升高；胸部影像学检查提示肺炎快速进展。

(二) 鉴别诊断

人禽流感应与细菌性肺炎、病毒性肺炎、支原体肺炎、军团菌肺炎等疾病进行鉴别。鉴别诊断主要依靠病原学检查。

1. 细菌性肺炎　细菌性肺炎在成人各类病原体肺炎中占比高达80%，临床证候以发热、咳嗽、咳痰及胸痛为特点。因抗菌药物的广泛应用，细菌耐药率增高，细菌性肺炎表现出一些新特点：病原谱发生变迁，院内革兰阴性杆菌肺炎比率显著上升。"难治性"肺炎屡见不鲜，尤其是在儿童、老年人和免疫抑制者中病死率极高。肺炎链球菌肺炎在社区获得性肺炎

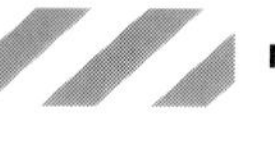

中仍占主导地位，临床表现多不典型。痰液性状对病原体判别有参考意义，与人感染高致病性禽流感不同：通常典型肺炎链球菌肺炎患者咳铁锈色痰，金黄色葡萄球菌肺炎患者咳脓血痰，铜绿假单胞菌肺炎患者咳翠绿色脓痰，肺炎克雷伯菌肺炎患者咳砖红色胶冻状痰。

2. 病毒性肺炎 病毒性肺炎患者临床证候以头痛、发热、肌痛和咳嗽为特点，痰液多呈黏液脓性。胸部X线片常表现为间质性肺炎或周围支气管壁增厚。血常规示白细胞计数低下或正常，与人感染高致病性禽流感一致；痰涂片发现细菌稀少而有大量单核细胞，或找不到可能的细菌性病原体，与人感染高致病性禽流感不同。

3. 支原体肺炎 支原体肺炎在原发性非典型肺炎中最为常见，占各种肺炎的80%。起病多缓慢，临床初起证候以乏力、头痛、咽痛、发热、肌肉酸痛、食欲减退等为主，头痛较为显著。2日后出现阵发性刺激性咳嗽，有少量黏痰或黏液脓痰，有时痰中带血。肺部病变的X线表现多样化，早期肺部纹理增加，有网织状阴影，后发展为斑点片状或均匀的模糊阴影，近肺门处较深，下叶较多。

4. 军团菌肺炎 军团菌肺炎以持续性高热为特征，可伴有相对缓脉，腹泻也较常见。患者起病就有流感样症状，表现为周身不适，发热、头痛和肌痛。继之出现咳嗽，咳嗽初期无痰，后期为黏液样痰。疾病早期胸部X线检查可见单侧斑片状肺段或大叶性肺泡浸润，随病情的进展可出现双侧病变，胸腔积液较常见。外周血白细胞计数中度增高，与人感染高致病性禽流感相反。血液生化检查多见低血钠和低血磷，可有肝功能试验异常和肾功能受损。

八、治疗

人禽流感作为疫病，遵循“防重于治”，早发现、早诊断、早治疗的原则。中医药的早期介入至关重要，特别是在疾病初期和中期阶段，以温病卫气营血辨证为主结合三焦辨证理论治疗可及时截断病势，防止病情传变，此时以银翘散合麻杏石甘汤加减治疗，效果显著。极盛期病情危重，以中西医结合治疗为主。在疾病后期阶段，余邪未尽，肺胃阴伤，以中医治疗为主，方选沙参麦冬汤加减。临证之时可根据病情轻重从以下治疗措施中酌情选择。

（一）中医治疗

人感染高致病性禽流感治疗中截断病势的主要措施是早用清热解毒之法。病程根据病机演变可分为初期、进展期、极期、恢复期四个阶段。风热疫毒邪气致病，起病急，病变迅速，初期可出现短暂的邪袭肺卫证或卫气同病证；进展期表现以毒壅肺胃证为主；极期多为内闭外脱证；恢复期因邪气久羁，损伤人体正气而表现为余邪未尽，肺胃阴伤证。

辨证论治如下。

1. 初期 邪袭肺卫证。

临床表现：发热、恶寒（或不恶寒）、流涕、鼻塞、咳嗽、咽痛、头痛、肌肉酸痛；夹湿者还可见恶心、腹痛、稀水样便、舌质红、脉滑数。

治法：清热解毒，宣肺透邪。

代表方：银翘散、升降散、麻杏石甘汤等化裁。

方药：金银花30 g，连翘15 g，荆芥10 g，蝉蜕10 g，炙麻黄5 g，苦杏仁15 g，生石膏30 g，芦根30 g，桔梗6 g，大黄6 g，薄荷6 g，生甘草5 g。

恶寒重、肌肉酸痛明显者，可加羌活、防风、独活以祛风散寒；咽喉肿痛较甚者，可加射干、山豆根以解毒利咽；关节酸痛较甚者，可加桑枝、威灵仙以祛风活络止痛；胸膈满闷、苔腻者，可加广藿香、佩兰以醒脾祛湿；腹痛泄泻较甚者，可加葛根、黄芩、黄连清热祛湿止利；咳

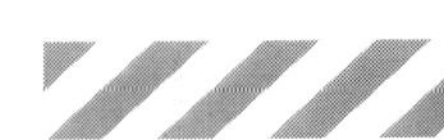

嗽声重者，可加浙贝母、前胡等以肃降肺气；乏力、气促者，可加人参以补益肺气。

2. 进展期　毒壅肺胃证。

临床表现：高热、咳喘、烦渴、胸闷胸痛、纳差、脘痞、乏力、神昏、尿黄、舌质红或暗红、苔黄或腻、脉数。小儿可见易惊、抽搐。

治法：泻肺通腑，益气解毒。

代表方：宣白承气汤、葶苈大枣泻肺汤、生脉散等化裁。

方药：全瓜蒌 30 g，大黄 10 g，金银花 30 g，葶苈子 30 g，炙麻黄 6 g，生石膏 30 g，赤芍 20 g，人参 10 g，麦冬 15 g，生甘草 5 g。

烦躁、神昏明显者，当送服安宫牛黄丸以开窍醒神；痰中带血重者，加仙鹤草、三七粉以凉血止血。

3. 极期　内闭外脱证。

临床表现：高热持续、烦躁不宁、憋气喘促、汗出如油、神志昏蒙、唇甲青紫、呼吸浅促、痰少色黄、胸腹灼热、四末不温或厥逆、腹胀尿少、舌淡暗、苔白腻、脉微欲绝。

治法：清热解毒，回阳固脱、清心开窍。

代表方：参附汤、茯苓四逆汤、参萸汤等加用安宫牛黄丸化裁。

方药：人参 20 g，炮附子 10 g，山茱萸 30 g，炙甘草 15 g，干姜 10 g，茯苓 20 g。

气息短促、脉细急者可选生脉散加减。亦可选用参附注射液、生脉注射液、参麦注射液、血必净注射液等。

4. 恢复期　余邪未尽，肺胃阴伤证。

临床表现：低热或不发热、干咳或痰少而黏、心烦、心悸、失眠、口舌干燥而渴、腹泻、神疲乏力、纳差、舌红少津、苔薄白或黄、脉细。

治法：清解余邪，益气养阴。

代表方：沙参麦冬汤、生脉散、六君子汤等化裁。

方药：太子参 20 g，麦冬 15 g，北沙参 15 g，茯苓 15 g，炒苦杏仁 10 g，生麦芽 15 g，芦根 20 g，炒白术 15 g，生甘草 5 g。

腹泻明显者加葛根芩连汤加减；心烦明显者加栀子豉汤加减；余热未清、低热明显者加蒿芩清胆汤加减。

（二）西医治疗

1. 一般治疗　疑似病例、临床诊断病例和确诊病例首先必须进行隔离治疗。密切观察病情变化，早诊断、早治疗，及早处理各类并发症。轻症患者需注意多休息、多饮水，清淡饮食即可。重症患者应给予补充液体、人血白蛋白、氨基酸或进行静脉高营养治疗。

2. 对症治疗

(1) 持续高热者应马上给予退热治疗，儿童禁用阿司匹林，以防止发生瑞氏综合征。应选用缓解鼻黏膜充血药、止咳祛痰药。

(2) 患急性结膜炎者可给予氧氟沙星滴眼液，每次 2 滴，5 次/日。

3. 抗病毒治疗　及早(48 h 内)应用抗病毒药物。目前抗流感病毒药物主要包括两大类：M2 离子通道阻滞剂及神经氨酸酶抑制剂。M2 离子通道阻滞剂以金刚烷胺和金刚乙胺为代表。临床首选的神经氨酸酶抑制剂主要是奥司他韦、帕拉米韦、扎那米韦。

(1) 抗病毒药物使用原则：①先留取患者的呼吸道标本，再使用抗病毒药物；②应尽量在发病 48 h 内使用抗病毒药物；③临床认为需要使用抗病毒药物的病例，即使发病超过 48 h

也应使用。

(2) 重点使用人群:①人感染 H7N9 禽流感病例;②甲型流感病毒抗原快速检测阳性的流感样病例;③甲型流感病毒抗原快速检测阴性或无条件检测的流感样病例。

具有以下情形者,亦应使用抗病毒药物:①有与疑似或确诊病例密切接触史者(包括医务人员)出现流感样症状;②聚集性流感样病例;③1 周内接触过禽类的流感样病例;④有慢性心肺疾病、高龄、妊娠等情况的流感样病例;⑤病情快速进展及临床上认为需要使用抗病毒药物的流感样病例;⑥其他不明原因肺炎病例。

(3) 神经氨酸酶抑制剂:①奥司他韦(达菲):成人 75 mg,2 次/日,共 5 日。②帕拉米韦:重症病例或无法口服者可用帕拉米韦氯化钠注射液,成人用量为 300～600 mg,静脉滴注,1 次/日,疗程 1～5 日,重症病例疗程可适当延长。目前临床应用数据有限,应严密观察不良反应。③扎那米韦:成人及 7 岁以上青少年,2 次/日,间隔 12 h,每次 10 mg(分两次吸入)。

(4) M2 离子通道阻滞剂:金刚烷胺和金刚乙胺可抑制禽流感病毒株的复制,早期应用可能有助于阻止病情发展,减轻病情,改善预后,但某些毒株可能对两者有耐药性,应用时应根据具体情况选择。①金刚烷胺:1～9 岁者,每次 5 mg/(kg · d);9 岁以上者每次 100 mg,2 次/日(成人每次 150 mg,2 次/日)。②金刚乙胺:13 岁以上者每次 100 mg,2 次/日,疗程 5 日。肾功能受损者酌减剂量。治疗过程中应注意中枢神经系统和胃肠道副作用。

老年患者及孕妇应慎用,哺乳期妇女和 1 岁以内的婴儿禁用。金刚乙胺的毒副作用相对较轻。目前监测资料显示 H7N9 禽流感病毒对金刚烷胺和金刚乙胺耐药,所以 H7N9 禽流感病毒感染时不建议使用这两种药。

4. 重症患者治疗 重症患者需在 ICU 病房进行救治,针对患者的不同情况采用不同治疗方案。对于低氧血症患者,应积极进行氧疗,以保证患者的血氧分压。若经常规氧疗后低氧血症仍不能纠正,应及时进行机械通气治疗,治疗应按照 ARDS 的治疗原则执行,可采取低潮气量(6 mL/kg)并加用适当呼气末正压(PEEP)的保护性肺通气策略。同时加强呼吸道管理,防止机械通气相关的合并症发生。机械通气过程中应注意室内通风、空气流向和医务人员防护,防止交叉感染。不同治疗的具体指征如下。

(1) 呼吸支持治疗:患者出现下列情况之一时,应进行氧疗。吸空气时,患者脉搏血氧饱和度(SpO_2)≤92%;平卧时,患者呼吸频率增快(高于 24 次/分),呼吸困难或窘迫。

①机械通气:呼吸功能支持患者经氧疗(双腔鼻导管或面罩吸氧,氧流量 5 L/min)2 h,SpO_2≤92%,或呼吸困难、呼吸窘迫改善不明显时,应进行机械通气治疗。重症患者病情进展迅速,可较快发展为 ARDS。需要机械通气治疗的重症病例,可参照 ARDS 机械通气的原则进行治疗。ARDS 治疗过程中可发生纵隔气肿、呼吸机相关肺炎等并发症,应当引起注意。

②无创通气:出现 ARDS 和(或)低氧血症、氧疗效果不佳的患者,可早期尝试使用无创通气,推荐使用口鼻面罩。使用过程中,要求患者保持神志清醒,依从性好,以增强人-机的配合性;但使用 2 h 后,临床表现无缓解趋势者,应及时改用有创通气治疗。

③有创正压机械通气:给予患者规范无创通气治疗 2 h 后,出现下列情况之一时,应及时改行有创正压机械通气。a. 氧合指数(OI)仍低于 150 mmHg;b. 呼吸困难或窘迫改善不明显;c. 影像学检查显示病变进展迅速。有创正压机械通气的使用提倡小潮气量肺保护策略。在应用有创机械辅助治疗时,一方面应使用封闭式吸痰系统吸取气道内分泌物,另一方

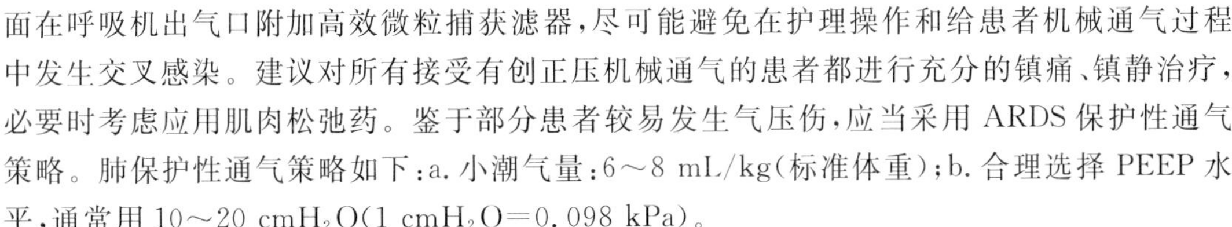

面在呼吸机出气口附加高效微粒捕获滤器，尽可能避免在护理操作和给患者机械通气过程中发生交叉感染。建议对所有接受有创正压机械通气的患者都进行充分的镇痛、镇静治疗，必要时考虑应用肌肉松弛药。鉴于部分患者较易发生气压伤，应当采用 ARDS 保护性通气策略。肺保护性通气策略如下：a. 小潮气量：6～8 mL/kg(标准体重)；b. 合理选择 PEEP 水平，通常用 10～20 cmH_2O(1 cmH_2O＝0.098 kPa)。

在采取上述措施不能达到满意氧合水平(SpO_2≤0.92)时，应尽快考虑应用挽救性治疗措施：①肺复张，注意气压伤及对循环的影响。②俯卧位通气，注意对通气管道的管理及安全，以及体位对循环的影响。③振荡通气，对已发生气压伤患者可考虑使用高频振荡通气。④体外膜肺氧合(ECMO)：经过积极的机械通气治疗，包括采用挽救性治疗措施后，仍未能达到满意的氧合水平；在 PEEP 为 10～20 cmH_2O 条件下，氧合指数≤80 mmHg 和(或)pH≤7.2(呼吸性酸中毒引起)，持续 6 h 以上。

(2) 循环支持治疗：糖皮质激素不推荐常规应用。人禽流感患者出现下列指征之一时，可考虑短期内进行适量糖皮质激素治疗，如氢化可的松 200 mg/d 或甲泼尼龙 0.5～1 mg/(kg・d)，在临床状况好转后，及时减量停用。

糖皮质激素应用指征：①短期内肺病变进展迅速，氧合指数＜300 mmHg，并有迅速下降趋势。②合并脓毒血症伴肾上腺皮质功能不全。

(3) 血浆治疗：抗 H5N1 禽流感病毒中和抗体或多效价免疫血浆在 H5N1 禽流感动物模型中具有明显疗效，对发病 2 周内的重症人禽流感患者，及时给予人禽流感恢复期患者血浆，有可能提高救治的成功率。我国现已有 1 例患者进行恢复期血浆治疗后康复，但尚需进一步研究证实血浆治疗效果。

(4) 其他治疗：

①噬血细胞综合征治疗：H5N1 禽流感病毒感染者的淋巴组织病理结果显示，个别重症患者可合并噬血细胞综合征，细胞毒药物依托泊苷可能有一定疗效。

噬血细胞综合征的诊断标准：a. 发热；b. 脾大；c. 外周血可见两系或两系以上血细胞绝对值降低；d. 高甘油三酯血症和(或)低纤维蛋白原血症；e. 骨髓象可见噬血细胞现象；f. 高铁血红蛋白血症；g. NK 细胞活性降低或 NK 细胞缺如；h. 可溶性 CD25 水平增高等。其中满足 5 项标准即可确诊。此类患者在治疗上，可给予静脉注射免疫球蛋白、糖皮质激素和依托泊苷等经验性治疗。

②肾上腺皮质激素的应用：虽然炎症反应在致病机制中的作用提示免疫调节治疗可能有一定益处，但尚需要更多的研究来评估免疫调节治疗的益处和风险。不倡导广泛使用肾上腺皮质激素治疗，但对中毒症状较重，并发 ARDS、休克、脑水肿等患者，可采用短期冲击治疗。

对于重症患者，应注意保护心、肝、肾等重要脏器的功能；应记录每日的液体出入量，注意维持水、电解质和酸碱平衡。给予有肝功能损伤的患者保肝药物治疗。对老年人或并发心肌炎的儿童，应注意防止心力衰竭。出现多器官功能衰竭时，应当采取相应的治疗措施。

5. 出院标准 13 岁及 13 岁以上人员，原则上同时具备下列条件，并持续 7 日以上可以出院。

(1) 体温正常。

(2) 临床症状消失。

(3) 胸部 X 线检查显示病灶明显吸收。

12岁及12岁以下的儿童，应持续7日以上同时具备上述三条标准，且住院必须满21日方可出院。

（三）中西医结合治疗

人感染高致病性禽流感分阶段治疗过程中，初期、进展期适宜用中西医并重治法，在西医对症和抗病毒治疗过程中配合应用中医清热解毒之法，根据邪袭肺卫证、毒壅肺胃证等证型不同，随证加减麻杏石甘汤、银翘散、升降散、宣白承气汤、葶苈大枣泻肺汤等，当患儿持续高热、咳喘，无法使用阿司匹林时，则以中医药治疗为主。极期在ICU阶段，中医药之力恐有不及，以西医呼吸、循环支持治疗为主，同时可以配合运用参附汤、生脉散、安宫牛黄丸，以及针剂参附注射液、生脉注射液、参麦注射液、血必净注射液、醒脑静注射液、清开灵注射液等。恢复期阶段以中医药调护为主，可不用西药。

九、预防与调护

人禽流感的预后与感染的禽流感病毒亚型的致病力有关，感染H9N2、H7N7、H7N2、H7N3禽流感病毒者大多预后良好，而感染H5N1禽流感病毒者预后较差，死亡率超过30%。目前尚无针对人禽流感的特异性治疗措施与药物，疫苗成为最有可能预防控制病毒传播的手段。现有针对H7N9禽流感病毒的畜用与人用疫苗，种类繁多，其中，4种人用H7N9禽流感病毒疫苗已经率先进入临床试验阶段，主要包括病毒样颗粒疫苗、减毒活疫苗、灭活疫苗及DNA疫苗，并显示出良好的安全性和免疫原性。因为暂无上市的人用禽流感病毒疫苗，所以对高危人群的保护，宜采取综合预防措施。

（一）预防

1. 一般预防措施

(1) 加强禽类疫病的监测：一旦发现禽流感疫情，动物防疫部门应立即按有关规定对疫区进行封锁，将3 km范围内的全部家禽予以处死并掩埋处理，对5 km范围内易患家禽进行紧急疫苗接种处理。养殖或处理过禽类的相关人员要做好防护和检疫工作，一旦出现流感样症状，应立即进行流行病学调查，采集患者标本并送至指定实验室检测，以进一步明确病原体，同时采取相应的防治措施。

(2) 切断传播途径：对所有发生过禽流感疫情的禽类养殖场、市售禽类摊档及屠宰场进行彻底消毒，销毁或深埋死禽及禽类废弃物；彻底消毒医院诊室，防止患者排泄物及血液污染院内环境及医疗用品，医务人员要做好个人防护。加强对检测标本和实验室禽流感病毒毒株的管理，进行禽流感病毒分离的实验室应达到P3级生物安全标准。严格执行操作规范，防止医院和实验室的交叉感染及传播。保持室内空气清新流通，勤洗手，注意个人饮食卫生，养成良好的生活习惯，不喝生水，不吃未熟透的肉类及蛋类等，重视高温消毒，不去禽流感疫区游玩。

(3) 保护易感人群：目前临床上尚无针对禽流感病毒的特效药物，因此，研发疫苗是防治人禽流感的重要途径。但禽流感病毒高度易变，目前尚无商品化的人用H5N1禽流感病毒疫苗。对于密切接触者，必要时可试用抗流感病毒药物或按中医药辨证施治。

2. 接种流感疫苗　尽管流感疫苗只能预防季节性流感，但研究表明，可感染人的禽流感病毒可能是人流感病毒与禽流感病毒发生基因重组后的病毒，接种流感疫苗可使这种基因重组的概率大大减小。

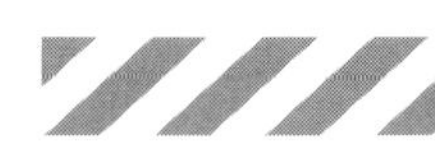

（二）调护

1. 一般护理

（1）临床应严格执行消毒隔离制度，凡是患者的用品、分泌物、呕吐物均应严格消毒，每日对病房内空气进行消毒，定时通风。

（2）患者需卧床休息，避免劳累，摄入高营养、易消化的食物，多饮温水。若患者食欲差、恶心呕吐，需给予静脉补液，以补充能量。

（3）监测生命体征，定时测量体温、脉搏、血压和呼吸。

（4）观察皮肤、口腔、眼结膜有无出血点。

（5）关心患者，给予心理护理，消除其恐惧、焦虑心理。

2. 症状护理

（1）对于高热患者，按发热护理常规进行护理。

（2）对于腹泻患者，需每日观察并记录腹泻次数及量，严重者给予静脉补液，以纠正电解质紊乱和酸碱平衡失调。注意皮肤温度和色泽，及时发现并纠正休克。

（3）对于咳嗽较重的患者，需保持呼吸道通畅，协助拍背排痰。对于呼吸困难的患者，必要时给予吸氧或使用呼吸机辅助呼吸。

3. 健康指导

（1）不接触死禽，不饲养鸟类。

（2）生熟分开，肉蛋类要煮熟再吃，不喝生水，饭前便后洗手，屋内经常开窗通风。

（3）有接触史，有流感样症状者要及时就诊。

（4）加强体育锻炼，增强体质，不吸烟。

（孙玉洁）

参考文献

[1]　张玲霞，周先志. 现代传染病学[M]. 2版. 北京：人民军医出版社，2010.

[2]　王宇明，胡仕奇. 新发感染病[M]. 北京：科学技术文献出版社，2006.

[3]　李兰娟. 传染病学[M]. 北京：人民卫生出版社，2008.

[4]　杨建宇. 人禽流感诊疗方案（2008版）[J]. 中国中医药现代远程教育，2009，7（2）：165-170.

[5]　张鑫，刘保华，王佳慧，等. 人感染H7N9型禽流感风险防控关键问题及应对措施研究[J]. 医学与社会，2020，33（12）：1-5.

[6]　吴炅，孔俊沣，何泽清，等. 人感染H7N9禽流感病毒性肺炎的胸部X线与CT影像学表现及特征分析[J]. 医学影像学杂志，2019，29（5）：770-774.

[7]　万道谋，康秀华，白薇，等. 人感染H7N9禽流感20例临床特点及预后分析[J]. 中华结核和呼吸杂志，2019，42（10）：750-754.

[8]　汪秀会. 禽流感病毒跨种传播机制的研究进展[J]. 中国动物传染病学报，2021，29（2）：100-106.

[9]　刘红慧，邢学森，占发先，等. 湖北省人感染H7N9禽流感病例流行病学与临床特征分析[J]. 中国公共卫生，2020，36（2）：201-205.

[10] 刘红旭,朱桂,刘平.中医药在防治人禽流感中的应用与研究调查[J].中医杂志,2008,49(1):77-79.

[11] 李春生.对人高致病性禽流感发病规律和中医药治疗方案的初步探讨[J].中华中医药杂志,2006,21(3):134-139.

[12] 王雨潇,李靖欣,刘沛,等.禽流感病毒研究进展及抗 H7N9 型病毒疫苗与抗体研究[J].中华流行病学杂志,2021,42(9):1700-1708.

[13] 陈坚,徐凌,贺瑶,等.禽流感病毒在我国的流行情况及公共卫生意义[J].兽医导刊,2021(7):55-56.

[14] 姜慧.人感染 H5N1、H7N9 和 H5N6 禽流感流行病学特征研究[D].北京:中国疾病预防控制中心,2019.

[15] 邓鑫.中西医结合传染病学[M].长沙:湖南科学技术出版社,2017.

第十二章

麻疹

一、概述

（一）定义

麻疹(measles)是由麻疹病毒(measles virus)引起的一种具有高度传染性的急性发热出疹性呼吸道疾病，是儿童常见的急性呼吸道传染病之一。临床主要表现为发热、流涕、咳嗽、打喷嚏、眼结膜炎、麻疹黏膜斑及全身斑丘疹。出现首发症状3日后，患者出现全身斑丘疹，出疹期间体温更高。病后大多可获得终身免疫力。常见并发症有肺炎、喉炎等。

麻疹在我国法定传染病中属于乙类传染病。目前全世界有一百九十多个国家和地区有麻疹报告病例。2012年世界卫生大会通过了全球疫苗行动计划，确定了到2015年在世界卫生组织4个区域实现消除麻疹的目标。但因未能弥补免疫覆盖缺口，这一目标至今未能实现。

麻疹在古代又称“麻”或“麻证”，对“麻”病名最原始的解释出自元代滑寿所著《麻疹全书》，其中记载“麻字无疾，披麻即麻，如麻之一片，以形名病，内中不言脉象，因此证童稚最多……”，即“麻”是以形态命名的疾病名称，儿童发病较多。“麻症(证)初起，必发热咳嗽，浑身胀痛，似伤寒之候，惟干咳连声，目赤多泪，呕恶便溏，确为麻症(证)之验。然发热之时，既明麻症(证)，而麻于耳后、项上、腰腿上先现，然后遍及手足者为齐，以头面更多者为佳”，其临床表现与现代麻疹的前驱期和出疹期极为相似。古代麻证在各地的名称不同，“在京师呼为温疹，在河南呼为麸疮，山西、陕西呼为糠疮，山东、福建、广东、广西、云南、贵州、四川俱呼为疹子，江南呼为痧疹，浙江呼为瘄子，湖广、江西俱呼为麻疹，又呼为艄子，闻人氏呼为肤疹。虽然四方之命名有别，其实皆一麻也”。麻疹乃儿科常见病，在古代被列为儿科四大要证之一，严重危害小儿身体健康。

（二）病原学

麻疹病毒属于副黏病毒科麻疹病毒属，该病毒属还包括犬瘟热病毒、牛瘟病毒等。与其他副黏病毒不同之处是该病毒无特殊的神经氨酸酶。电镜下病毒呈球形或丝状，直径为120～270 nm，中心为单链RNA，其基因组有16000个核酸。病毒外层为双层脂类包膜，表面有8～10 nm的突起，呈放射状排列。外膜中的蛋白成分主要有膜基质蛋白(M蛋白)、血凝素(H蛋白)和融合蛋白(F蛋白)。其中H蛋白是其表面主要蛋白，能识别靶细胞受体，促进病毒黏附于宿主细胞；F蛋白在病毒扩散时使病毒与宿主细胞融合；M蛋白与病毒复制相关。H

蛋白和F蛋白均有抗原性，产生的抗体具有保护作用。内部为核衣壳，呈螺旋对称。核衣壳内含单股负链不分节段RNA，基因组约16 kb，含有H、P(C/V)、N、F、M和L这6个编码基因，主要编码6种结构蛋白，分别为血凝素(hemagglutinin，H蛋白)、磷酸化蛋白(phosphoprotein，P蛋白)、核蛋白(N蛋白)、融合蛋白(fusion protein，F蛋白)、膜基质蛋白(matrix protein，M蛋白)、RNA聚合酶(L蛋白)。麻疹病毒的主要蛋白抗原性稳定，仅有1个血清型，麻疹病毒基因中的H基因和N基因变异性较大，特别是N基因，其羧基端的450个核苷酸是麻疹病毒基因变异性最大的区域，变异程度可达12%，据此可将麻疹病毒分为A、B、C、D、E、F、G和H共8个基因型，以及A、B1、B2、B3、C1、C2、D1、D2、D3、D4、D5、D6、D7、D8、D9、D10、E、F、G1、G2、G3、H1和H2共23个亚型。

人是麻疹病毒的唯一宿主，其他灵长类虽可受感染但临床症状很轻。麻疹病毒在受感染细胞胞质内复制后以芽生方式释出。受感染细胞病变特征是形成多核融合细胞(又称多核巨细胞)，细胞质内和(或)核内有嗜酸性包涵体。

分离病毒的最好方法是组织培养，原代人肾细胞、人羊膜细胞、人胚肺细胞、猴肾细胞、狗肾细胞，传代细胞(如Vero、HeLa、Hep-2等)，以及鸡胚，均可用于病毒的分离和培养。

麻疹病毒随飞沫排出患者体外后，其活力(特别是传染性)仅能维持很短时间，在周围物体上生存的可能性很小。病毒在室温环境下可存活2～3 h。对热很敏感，在20～37 ℃环境下迅速失去活力，在阳光照射下或流通的空气中20 min即丧失致病力。但对寒冷及干燥有较强的抵抗力，0 ℃以下可生存数月，−70 ℃下可存活5年以上。紫外线、过氧乙酸、甲醛(福尔马林)、乳酸和乙醚等对麻疹病毒均有杀灭作用。

二、流行病学

(一) 传染源

人为麻疹病毒的唯一宿主，因此患者是唯一传染源。发病前2日(潜伏期末)至出疹后5日内，患者口、鼻、咽部及气管黏膜分泌物都含有病原体，可传染他人，如有并发症，传染性可延长至出疹后10日。麻疹传染性强，易感者直接接触患者后被感染概率可达90%。前驱期传染性最强，出疹后逐渐减弱，疹退时已无传染性，恢复期不带病毒。

无症状的带毒者或隐性感染者，一般认为无传染性或传染性极低，但与之反复、密切接触，则仍有传染的可能。

(二) 传播途径

以呼吸道飞沫传播为主，患者咳嗽、打喷嚏时，病毒可以通过直接接触和呼吸道分泌物产生的气溶胶传播，到达易感者的眼结膜或呼吸道而引起感染。没有免疫力的人在接触麻疹病毒感染者后，麻疹病毒借助细颗粒物可以在常温空气中保持传染性8 h以上，这也是其传染性强的原因之一。

间接传播病例少见。麻疹患者住过的房间，在患者迁出后，经开窗通风0.5 h即无传染性。但被患者污染的手巾、衣物等，在几分钟内接触易感者仍可引起感染。与麻疹患者接触过的人双手可能携带有病毒，在短期内仍可将病毒传染给易感者。

(三) 易感人群

人群普遍易感，易感者接触患者后90%以上发病。病后获得持久免疫力。成人多因儿时患过麻疹或接种麻疹疫苗而获得免疫力，6个月内婴儿因从母体获得抗体而很少发病。

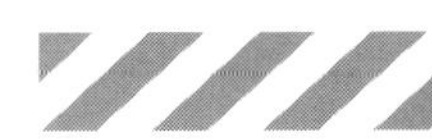

人体预防接种麻疹活疫苗后可获有效免疫力，但抗体水平可逐年下降，再接触传染源仍有可能发病。近年来有文献报道，在疫苗时代，麻疹有以下几类易感人群：①未达到接种月龄且母传抗体消失的小月龄婴儿；②无接种疫苗史或接种疫苗失败者；③无自然感染史的个体。目前成人麻疹病例报道越来越多，甚至局部地区有小范围的流行发生，主要原因是幼儿初次接种疫苗后未复种，体内抗体水平降低而成为易感者。

（四）流行特征

麻疹呈全球性分布，无种族、年龄、性别和地区差异，常年散在发生。当易感人群累积到一定数量时，可因传染源的引入而发生流行。自20世纪60年代初全世界大多数国家广泛推行免疫接种以来，人群易感性降低，麻疹大流行得以控制，发病数已显著减少，病死率下降。但在许多发展中国家，麻疹仍是目前严重危害人体健康的公共卫生问题之一。2018年，全球有超过14万麻疹患者死亡。麻疹尚无特效治疗方法，疫苗仍然是目前预防麻疹最有效的手段。2016年以来，全球麻疹疫苗覆盖率稳定在85%左右。随着麻疹疫苗的广泛接种，部分地区成人麻疹病例占比有所升高。

以往6月龄以下婴儿大多能从母体获得保护性抗体而很少发病，8月龄至4岁为发病高峰期。普种麻疹疫苗后，6月龄以下小婴儿和成人麻疹病例相对增多。妊娠期妇女患麻疹的机会增多，可能使婴儿发生先天性麻疹。老年人亦有可能患麻疹。

由于机体免疫状况差异而表现出不同的感染类型。麻疹疫苗接种前典型麻疹多见，并发症多，重症病例不少，病死率较高。麻疹疫苗接种后发病率下降，轻症病例增多，并发症减少，重症病例减少，病死率显著下降，隐性感染者和轻型麻疹患者占比增加。通过血清流行病学调查，研究者发现人群中无麻疹病史者抗体阳性率可达8.5%～33%，麻疹流行后，无临床症状而抗体水平上升的亚临床病例占比为5%～15%。

三、中医病因病机

根据历代麻疹相关医籍，麻疹病因病机可整理概括为以下4类：胎毒时邪，天行疠气；外感寒热，食滞痰积；阳明火毒，肺胃郁热；麻疹收没，阴血耗伤。

（一）胎毒时邪，天行疠气

在麻疹尚未以独立疾病出现之时，其包含于疮疹等出疹性疾病之中，诸多医家认为该疾病多因胎元伏毒所致。此后，随着麻疹以独立疾病分列而出，诸多医家对麻疹论述不断深入，逐渐认识到时行邪气致病的重要性，并形成胎毒时邪之说。至清代，人们对麻疹有了更完善的认知，逐步形成天行疠气学说。

北宋钱乙于《小儿药证直诀》中说："小儿在胎十月，食五脏血秽，生下则其毒当出。故疮疹之状，皆五脏之液。"此后，南宋陈文中《小儿痘疹方论》对本病病因载述更为详细，其指出小儿所患麻疹，乃因母亲孕时，饮食不知禁戒，"纵情浓味，好啖辛酸，或食毒物"，将毒邪引入胎元，传于小儿所致。现代医学证实，孕妇在妊娠期间感染麻疹病毒，可通过母婴传播的方式传给胎儿，从而导致新生儿麻疹。

延至明代，随着诸医家对本病研究的深入，人们对本病病因病机的认识日趋完善，逐渐形成天行时邪致病说。如明代鲁伯嗣《婴童百问》言"凡小儿斑疮之候，乃天行时气"。王肯堂《证治准绳·幼科》载麻疹"虽曰胎毒，未有不由天行者"，明确指出麻疹既因胎毒，又因天行时邪而发，这与现代医学认为麻疹是因感染麻毒时邪（麻疹病毒）的认识有相同之处。

直至清代，“外邪”在麻疹发病中的重要性越来越受到重视。叶天士在《临证指南医案》中指出：“温邪时疠，触自口鼻，秽逆游行三焦，而为麻疹。”《麻疹会通》曰：麻非胎毒，皆属时行，气候暄热，传染而成。清代的谈金章更是驳斥胎元伏毒学说的谬误，认为麻疹完全是由时气触染而成，正如现代医学认为的，麻疹是由麻疹病毒引起的疾病，且人体对麻疹病毒普遍易感。

（二）外感寒热，食滞痰积

脾为生痰之源，肺为储痰之器，且小儿肺、脾常不足，故易食滞痰积。若小儿在内素患食积痰滞，在外又受风寒风热之邪，再感天行时气，则易发为麻疹。如明代程云鹏《慈幼新书》所言，麻疹之发也，有风热风痰，颗粒浮于皮肤，随出随没，没则又出。小儿初生，脾禀未充，胃气未动，运化尚弱，且小儿处于不断生长发育的阶段，因而对脾胃运化输布水谷之需更迫，故脾常不足，较成人更易伤食。若小儿平素外感风寒，内伤饮食，后又感天行时邪则可发为麻疹之重症。可见，小儿麻疹重症属于表里夹杂之证，在里，素有痰积、食滞；在表，外感天行时邪，内外合发而正不能制邪，则难治也。

（三）阳明火毒，肺胃郁热

小儿初生，精血未充，体属纯阳，同感非时之气，亦从火化，毒火蕴郁肺胃，则麻疹应生。明代武之望《疹科类编》中即有“麻疹，大抵主发肺经之热毒者”的论述，认为麻疹是肺经热毒所致。《麻疹全书》亦强调肺胃火毒之病机，其言“麻为火毒，出于肺胃”。可见明清诸多医家皆认为麻疹可见肺胃郁毒、郁热之证。值得注意的是，此时期亦有部分医家提出小儿麻疹为手足太阴阳明经蕴热而致，如张景岳在《景岳全书》中说：“麻疹之证多属阳明火毒。”阳明者，乃多气多血之经，麻为阳邪，亦可见阳明火毒之病机。后至清代，陈耕道在《疫痧草》中说：“痧，方书名麻疹……自古无专书也。至石顽《医通》始有麻疹一种，其书曰麻疹者，手足太阴阳明蕴热所致。迩来麻疹变化百出，其危有甚于痘者，书中诸论极详。”进一步提出手足太阴阳明蕴热之病机。

（四）麻疹收没，阴血耗伤

麻为阳邪，易伤津液，故麻疹收没期常有阴血耗伤之象。明代武之望《疹科类编》载麻疹，应“调理补养病后之元气”，指出麻疹容易耗伤正气，故麻疹病后调理时，宜补元气。清代沈金鳌在《杂病源流犀烛》中亦言：“麻疹出六腑，先动阳分，而后归于阴经，故当发热，必火在荣分煎熬，以至血多虚耗。”指出麻疹发病先动阳分，而后期则多耗伤血分。《古今医鉴》亦提出：“盖麻疹属阳，血多虚耗，今滋补阴血，其热自除，所谓养阴退阳之义。”明确指出麻疹退后血多虚耗之机。

病机小结：麻邪侵入肌体，先从口鼻而入。《黄帝内经·素问·金匮真言论》云，脾“开窍于口”，肺“开窍于鼻”。故从口鼻而入的麻邪自然蕴蓄于肺脾二脏。又因肺为华盖，又为娇脏，居于上焦，有“温邪上受，首先犯肺”之说，故麻邪为病，初始为肺经病变，表现为发热咳嗽、鼻塞面肿、涕唾黏稠等一系列肺经之证。麻疹以外透为顺，内传为逆，前人有“麻宜发表透为先，形出毒解便无忧”“麻不厌透”之说。

若体质强壮，治疗及时得当，邪尽从肌表而向外发越，则为顺证，即上焦肺经所感麻邪内传中焦脾胃，与自口而入脾胃的麻邪相合，从肌肤而发。邪正相争，疹毒外发，直至正胜邪祛，热退疹收。由于麻毒阳热之性，在出疹后期或恢复期尚表现为一片津伤气耗之相。

若感邪过重，治疗不当，调护失宜，则为逆证。邪毒内陷，炼津成痰，阻于肺络，闭阻肺

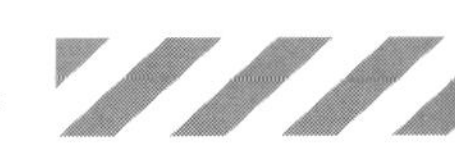

窍，而为肺炎喘嗽；麻毒入血分，腐蚀血肉，与痰浊互结，壅阻咽喉，则为邪毒攻喉；若热盛动血，则迫血妄行，而见尿血、便血等症。若麻毒壅盛，内迫心肝，热扰心神，可为邪陷心肝重症。其热极化火窜入心包内，则神明受扰，燥扰不宁，甚则神昏；窜入厥阴，则动风生痉；正如钱仲阳所云"疹为脾所生，脾虚而肝旺乘之，木来胜土，热气相击，动于心脾，心喜为热，神气不安，因搐成痫"。若毒热过盛，耗气伤津，阳气由盛而衰，气血方损而阳气不足，不能抗毒外出，则皮疹未出透却骤然隐退，心气不足而鼓脉无力，心阳不足，不能温养四肢而致四肢厥冷，是谓"热深厥亦深"。正所谓"先起于阳，后归于阴，毒兴于脾，热流于心"，脏腑虽皆见症，而以肺经为独甚(图 12-1)。

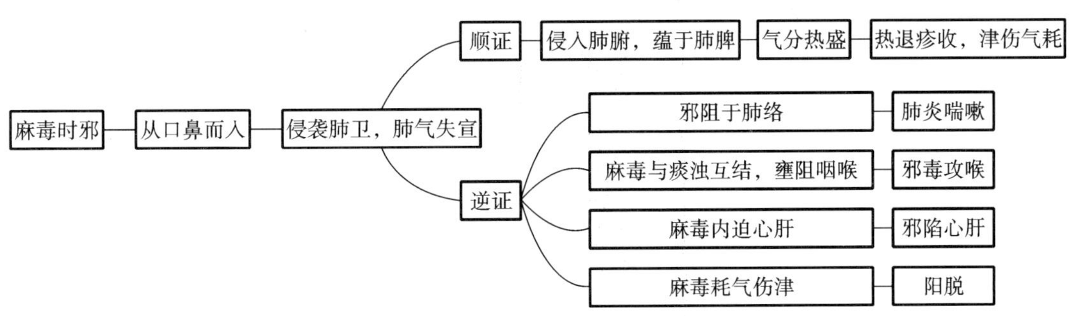

图 12-1 麻疹病因病机示意图

四、发病机制及病理

（一）发病机制

麻疹病毒随飞沫进入易感者的鼻咽部和眼部，或直接被吸入气管、支气管，在局部上皮细胞及附近淋巴组织内复制，随淋巴管内的流动细胞到达局部淋巴结，继续复制并扩散到血液，在感染后 3 日左右形成第一次病毒血症。病毒进入血液中的淋巴细胞，在其内复制后被送到全身淋巴组织和肝、脾等器官。广泛复制后再次进入血液，在感染后 5～7 日出现第二次病毒血症，致全身各组织器官广泛受累，病毒在这些组织里复制，造成组织炎症、坏死，引起高热、出疹等一系列临床症状。

全身皮肤和黏膜的毛细血管内皮细胞被麻疹病毒所感染。麻疹病毒在淋巴组织和器官中不断复制时，使 T、B 淋巴细胞活化，血液中活化的 T 淋巴细胞与受麻疹病毒感染的血管内皮细胞及其他组织细胞相互作用，引起迟发型超敏反应，使受感染细胞破坏，释放各种细胞因子，并在局部形成纤维素样坏死、单核细胞浸润和血管炎，而表现为麻疹黏膜斑和周身性发疹，伴有全身反应。机体感染麻疹病毒后，B 淋巴细胞在受感染细胞释放的游离病毒或细胞表面病毒抗原的刺激下产生抗体。

麻疹病毒也可直接感染 T 淋巴细胞、B 淋巴细胞和单核细胞，并在其内复制，致使急性期患者周围血淋巴细胞数量减少，机体细胞免疫功能受损，而细胞免疫功能受损程度与病情轻重和并发症的发生与否相关。麻疹病毒感染后的 T 淋巴细胞抑制是暂时的。

皮疹始发于真皮层，真皮层毛细血管内皮细胞增生、肿胀，毛细血管腔扩张，并有炎症细胞浸润及浆液渗出，继而覆盖其上的上皮细胞产生退行性变。眼结膜、口咽黏膜亦有类似的病理改变。肺部可见气管、支气管周围炎症反应，间质有单核细胞浸润并可见多核巨细胞。全身淋巴组织增生。初期脑和脊髓可有充血、水肿、斑点状出血、淋巴细胞浸润，后期呈现脱髓鞘改变。肝、心、肾等脏器亦可见细胞肿胀和脂肪变性。

（二）病理

麻疹的特征性病理变化是全身淋巴组织、单核吞噬细胞增生和浸润，形成多核巨细胞，如咽部淋巴组织、扁桃体、支气管旁及肠系膜淋巴结、肠道淋巴组织中，镜检可见大小不等、含有100个以上的核、胞质内及核内均有嗜酸性包涵体的细胞，这种细胞被称为华佛细胞(Warthin-Finkeldey cell)。另外在皮肤、黏膜、呼吸道上皮还可查见形态不规则、核单个或数十个聚集成球状，胞质染伊红色的细胞，这种细胞被称为上皮巨细胞。上述细胞于前驱期及出疹后1～4日常见，故有早期临床诊断价值。

五、临床表现

（一）主要症状

临床以发热、咳嗽、流涕、眼结膜炎、斑丘疹和麻疹黏膜斑(Koplik spot，科氏斑)为特征。麻疹并发症主要有肺炎、中耳炎、腹泻、急性麻疹脑炎等，肺炎是导致低龄儿童死亡的重要并发症(占60%)，而急性麻疹脑炎多见于青壮年。目前尚无特效治疗药物。

麻疹分为典型麻疹和非典型麻疹。由于患者年龄和机体免疫状态不同、感染病毒数量及毒力不同、是否接种过麻疹疫苗及疫苗种类不同，临床上可出现非典型麻疹。非典型麻疹包括轻型麻疹、重型麻疹、成人麻疹、异型麻疹。

1. 典型麻疹 疫苗接种初免失败和未接种疫苗的个体，几乎全部表现为典型麻疹，继发性免疫失败的个体中有1/6左右的人也表现为典型麻疹，其临床过程可分为以下4期。

(1) 潜伏期：麻疹的潜伏期大多会持续8～12日，平均10日左右。曾接受被动或主动免疫者，潜伏期可延长至3～4周。潜伏期末可能出现低热或全身不适症状。

(2) 前驱期：持续2～4日，表现为发热、结膜充血、流泪、流涕、打喷嚏、咳嗽等卡他症状。体温38～39 ℃。发热后2～3日，在患者的两侧颊黏膜出现针尖大小，细盐粒样灰白色斑点，微隆起，周围有红晕，称为麻疹黏膜斑，有早期诊断价值。病初少许，随后扩散至整个颊黏膜及唇龈等处。麻疹黏膜斑多数在出疹后1～2日迅速消失。发热3日后，部分患者在皮疹出现前，体温暂时下降至正常，出疹时再度上升。发热时伴全身不适、精神萎靡、食欲缺乏、腹泻、呕吐等症状。

少数患者于发病后1～2日在颈、胸、腹部出现风疹样或猩红热样皮疹或荨麻疹，数小时即退，称为前驱疹。此时在悬雍垂、扁桃体、咽后壁、软腭处亦可见到红色斑点，出疹期才消退。

(3) 出疹期：持续3～5日。一般于发热后4～5日开始出现皮疹，初见于耳后、发际，渐次向面、颈、躯干及四肢蔓延，皮疹于出疹后2～3日遍布全身。待鼻尖部(或者两面颊)、手足心均有皮疹时，则皮疹出齐出透。皮疹初为淡红色斑丘疹，稀疏散在，直径为2～5 mm，稍高出皮肤表面，随皮疹增多颜色加深，且相互融合成不规则片状，但疹间仍见正常皮肤。皮疹增多时全身中毒症状加重，体温常达40 ℃以上，持续不退，终日昏睡，烦躁不安，甚至出现惊厥，腹泻加重；结膜充血明显，眼睑水肿，声音嘶哑，咳嗽更重。

(4) 恢复期：持续2～3日。皮疹出齐出透后，体温开始下降，1～2日降至正常范围。全身情况迅速好转，结膜炎症消退。皮疹按出疹顺序逐渐消退后出现糠皮样脱屑，在皮疹密集处可见淡褐色的色素沉着。声嘶、咳嗽维持时间稍长，恢复较慢，常在出疹后1～2周才能完全消失。

单纯麻疹无并发症发生者，病程一般为10～14日。

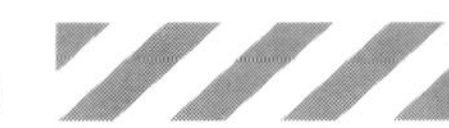

2. 非典型麻疹

(1) 轻型麻疹:原发感染的病例中,轻型麻疹比较少见。只见于接触麻疹病例后注射过免疫球蛋白者或通过胎盘获得部分免疫力的婴儿。然而在麻疹疫苗接种后免疫力未完全消失而受麻疹病毒野生毒株感染所发生的临床型再感染病例中,轻型麻疹病例占15%~30%。轻型麻疹病程较短,病情较轻,前驱期可能短至1~2日。中低度发热,眼鼻卡他症状和咳嗽等可能缺乏。麻疹黏膜斑数量极少,持续时间短或者无。皮疹稀疏散在,甚至见不到皮疹。病程一般为6~9日,更轻者仅1~2日,并发症极少。

(2) 重型麻疹:多见于免疫功能低下或并发肺炎、心血管功能不全的患者,高热、中毒症状重,常出现循环功能衰竭及中枢神经系统症状,如气促、心率快、发绀、嗜睡、昏迷、惊厥等。皮疹或密集融合,或色淡透不出,或出而又隐。也有的皮疹呈出血性,甚至成为大片瘀斑,伴内脏出血,称出血性麻疹,预后差。

(3) 成人麻疹:成人患麻疹时,一般中毒症状较儿童为重,但并发症较少。孕妇患麻疹可引起流产、早产或死胎,新生儿可患麻疹。

(4) 异型麻疹:或称非典型麻疹综合征(atypical measles syndrome),是指以往接种过灭活麻疹疫苗的某些人,当抗体水平降至失去保护力时,感染麻疹病毒野生毒株引起迟发型超敏反应的一种临床表现。

异型麻疹与典型麻疹相比,有以下特征:①全身症状较重。体温较高且维持时间长(平均16日左右)。可有心肌受累、血小板减少和DIC等征象,但预后良好,未见死亡病例报道。②皮疹的初发部位、发展顺序、形态和分布均不同于典型麻疹。皮疹多始发于手脚心、腕踝或膝部,逐渐向面颊和躯干蔓延。面部和前胸部皮疹稀疏而四肢和腋下皮疹密集。疹形多样,呈瘀点(瘀斑)、疱疹、斑丘疹、红斑或荨麻疹等,一般可同时见到2~3种形态,而以其中的1~2种为主,亦有无皮疹者。有或无麻疹黏膜斑。③肺部受累常见。肺部X线检查常可见到小叶性、节段性或大叶性炎症浸润,呈块状或结节状阴影,消退缓慢,持续存在数周、数月甚至数年,但症状大多较轻。

(二) 并发症

1. 肺炎 肺炎是麻疹最常见的并发症,也是麻疹患者死亡的主要原因。肺炎可由麻疹病毒感染直接引起(原发性麻疹病毒肺炎),或因其他病毒或细菌继发感染引起(继发性麻疹病毒肺炎)。原发性麻疹病毒肺炎常发生在前驱期和出疹期,肺炎症状随皮疹消退而逐渐减轻,大多预后良好。但在获得性免疫缺陷综合征或其他原因导致免疫功能缺陷的患者中,麻疹病毒肺炎症状十分凶险而出疹期很短,称为巨细胞性肺炎,死亡率极高。继发性麻疹病毒肺炎则大多发生在出疹后期或恢复期,多见于营养不良、体质虚弱或患慢性疾病者。常见的细菌性病原体为革兰阴性杆菌(如肺炎克雷伯菌、军团菌等)和金黄色葡萄球菌。病情较为严重,表现为高热、昏睡、惊厥,循环功能障碍和心肺功能不全,呼吸困难,以及明显的肺部体征。胸部X线检查可见两肺大片融合阴影或多发性小脓肿、脓胸或脓气胸。亦可继发流感病毒、腺病毒、巨细胞病毒等感染引起的肺炎。

2. 喉炎 大多由麻疹病毒本身引起,其病情发展与麻疹病程相符。在出疹高峰伴有明显声嘶、呛咳或犬吠样咳嗽,随皮疹消退迅速好转,较少发生喉梗阻。继发于细菌感染的喉炎患者,往往病情较重,表现为声嘶、喘咳、失声、吸气性呼吸困难、三凹征、发绀、烦躁不安,甚至窒息死亡。

3. 心肌炎、心功能不全 重症麻疹患者心肌功能可因高热、中毒症状严重而受到影响,尤其是营养不良小儿及并发肺炎的患者，临床表现为气促、明显缺氧，四肢冷、发绀、心率快、心音弱、肝大。心电图显示T波和S-T段改变或低电压。病情危重。

4. 急性麻疹脑炎 麻疹病程中的急性麻疹脑炎，发生率为0.1%～0.2%，大多发生在出疹后2～6日，偶见于前驱期和出疹期后2～3周。主要表现为发热、头痛、呕吐、嗜睡、惊厥、昏迷，或有性格改变和行为异常。脑膜刺激征和病理反射呈阳性。脑脊液细胞数增加（单核细胞占多数）、蛋白含量增高。少数患者脑脊液常规检查正常。脑电图检查有异常改变。急性麻疹脑炎病情经过差异甚大，轻者数日内完全恢复，重者呈暴发性进展，甚至于24 h内死亡，即使恢复也可能遗留脑实质损伤后遗症，如精神呆滞、发作性癫痫、严重的行为异常、神经性耳聋、偏瘫和截瘫等。急性麻疹脑炎的发生可能是由麻疹病毒直接侵犯中枢神经系统和（或）麻疹病毒感染后的免疫性损伤所致。

5. 肝损伤 成人较为多见，有肝功能异常，ALT、AST和LDH等酶活性轻、中度增高。极少数患者还可出现黄疸、消化道症状和肝脾大。肝功能大多于2周内恢复正常，个别患者肝损伤可持续6个月左右。

6. 亚急性硬化性全脑炎 亚急性硬化性全脑炎（subacute sclerosing panencephalitis, SSPE）是麻疹病毒变异株持续感染引起的一种罕见的致死性中枢神经系统退行性疾病。该病为麻疹远期并发症，属亚急性进行性全脑炎，发病率为（1～4）/100万。患麻疹后机体内麻疹病毒M抗原变异，在合成过程中呈游离状态，不能与核衣壳结合，不能形成完整的病毒颗粒而释放到细胞外，只能在细胞间扩散。因此SSPE患者体内虽有高滴度抗体，但不能终止感染。病理改变为脑组织退行性变，在切片中可见麻疹病毒抗原，伴嗜酸性包涵体，并可分离到麻疹病毒。本病的潜伏期为2～17年，发病年龄以5～15岁为多，多发于男孩。发病初期患者学习能力下降，性格异常，或出现智力障碍、嗜睡、言语不清，数周或数月后病情加重，出现特征性肌痉挛、视听障碍、言语不清、共济失调或局部强直性瘫痪等，最后痴呆失明、昏迷，呈去大脑强直状态。总病程平均1年余，可短至半年，长者达6～7年。最后患者死于营养不良、恶病质及继发感染。偶有自行缓解者。脑脊液丙种球蛋白及抗体水平显著增高为本病的特点，生化指标及细胞数正常。脑电图呈不规则高电压慢波。

7. 其他 体弱及营养不良小儿可出现各种口炎、脓疱疹及颈部淋巴结炎。咽部感染灶的病原体极易侵入咽鼓管及中耳，引起急性化脓性中耳炎和乳突炎。角膜炎或溃疡、鼻出血、血小板减少性紫癜等偶见。近年来有文献报道，麻疹合并肝炎患者呈增多趋势。孕妇患麻疹，早期可引起死胎，稍晚可发生流产或死产。

六、实验室及其他检查

（一）血常规

外周血白细胞计数下降至$(4\sim6)\times10^9$/L，中性粒细胞计数下降明显。重型出血性皮疹患者可伴有血小板减少。

（二）血清学检查

1. 血凝抑制试验（HIT） 一种经典的免疫学方法，具有特异性好、敏感性高、出结果快、方法简便，且抗体维持时间长等优点，能相对反映机体免疫水平，适用于大规模人群抗体监测和疫苗效果评价，也可用于病例诊断和病毒鉴定。原理：麻疹病毒与特异性抗体结合后，抑制了麻疹病毒表面血凝素与猴红细胞的结合，从而出现血凝抑制现象。但是因为猴红细

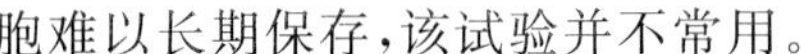

胞难以长期保存，该试验并不常用。

2. 蚀斑减少中和试验(PRNT)　该试验是敏感而特异的血清学检查方法，可以直接评价机体保护力(中和病毒感染力)，故被认为是检测抗体的金标准。该试验的原理如下：由于受固体介质的限制，释放的病毒只能由最初感染的细胞向周边扩展，经过几个增殖周期，便形成一个局限性病变细胞区，此即病毒蚀斑。血液中特异性中和抗体与麻疹病毒结合后，使病毒失去感染敏感细胞的能力，从而抑制细胞病变，减少蚀斑形成。中和抗体阳性，提示受检者体内存在中和病毒感染力的特异性抗体，即可抵抗麻疹病毒感染，具有免疫力。但是该试验要求有一定的组织培养技术和条件，过程复杂，出结果慢。虽然检测结果较普通细胞病变中和试验直观，但对人员操作技术要求更高，目前在国内极少应用。

3. 补体结合试验(CFT)　补体结合试验利用抗体与抗原结合生成的免疫复合物(immune complex，IC)能激活补体的原理而设计，根据溶血的出现与否，定性甚至定量检测抗体或抗原，凡能激活补体的抗体与相应抗原的特异性结合反应都可以用此方法检测。目前，该试验已逐渐被其他更简便、敏感、自动化的方法所取代，应用较少。

(三) 免疫学检查

麻疹病毒的实验室检测方法主要是酶联免疫吸附试验(ELISA)。ELISA 快速、廉价、结果可靠，已成为世界卫生组织(WHO)麻疹监测网络实验室采取的重要高通量筛查手段。血清中出现麻疹病毒特异性 IgM 抗体是目前实验室确诊麻疹的标准，最常用、最有效的方法是捕获法。疑似患者采血前 8～56 日未曾接种含有麻疹病毒成分的疫苗，而出疹后 28 日内检测出麻疹病毒的 IgM 抗体即可确诊。研究显示，典型麻疹病例出疹后 3 日内仅约 70% 的患者 IgM 抗体阳性，4～28 日应为 100% 阳性(轻型麻疹病例 IgM 抗体的产生会更晚一些)，而皮疹出现后约 30 日时通常检测不到该抗体。此外，采集的血标本不能冷冻，应冷藏(2～8 ℃)，并在 24 h 内送达检测实验室。如不能达到上述要求，应及时分离血清。而且在出疹后 3 日内采集的血标本检测麻疹病毒 IgM 抗体阴性，无合格咽拭子/尿液标本时，要采集出疹后 4～28 日的第 2 份血标本。

除了血清之外的其他样本如干血斑(dried blood spot，DBS)或口腔液体，更易于采集或运输，也可用于检测。麻疹病毒 IgM 抗体在出疹后可持续存在 4 周，但滴度在出疹后 3 日低于检出限，导致假阴性结果。非特异性反应、类风湿因子的干扰，细小病毒、风疹病毒、人类疱疹病毒 6 型等其他病毒感染都可能会导致假阴性结果。近年来，化学发光免疫测定(CLIA)开始用于麻疹病毒 IgG 抗体的定量检测，其敏感性和特异性均优于 ELISA，可以作为 ELISA 的补充方法。IgG 抗体滴度在恢复期较发病早期呈 4 倍或 4 倍以上增高有诊断意义。

(四) 分子生物学方法

1. 实时荧光定量 PCR　实时荧光定量 PCR 的敏感性、特异性和快速性比常规 PCR 技术略胜一筹，但其需要专业的较昂贵的仪器。采用实时荧光定量 PCR 从临床标本中检测麻疹病毒 RNA，可在发热仅 1 日的患者样本中检出麻疹病毒，最快 2 h 即可完成从核酸提取到检测的全过程。常在出疹后 5 日内收集标本(如咽拭子和血清标本)。该检测方法也可用于检测唾液和尿液标本，并具有发病较长时间后可检测出病毒的额外优势。发病后 2～4 日仍可从尿液中检测到麻疹病毒核酸，持续发病 12 日后的唾液和尿液标本麻疹病毒核酸检出率分别为 66.6% 和 75%。

2. 等温扩增技术 等温扩增技术是近年继PCR技术后发展起来的一种新的体外核酸扩增技术。环介导等温扩增(loop-mediated isothermal amplification,LAMP)技术利用链置换型DNA聚合酶,可在等温条件下高效、快速、高特异性、高敏感性地扩增靶序列。LAMP技术对仪器的依赖程度低,目前已经广泛应用于病毒、细菌、寄生虫等方面的快速检测。

3. 基因芯片 主要利用基因探针以及核酸杂交技术,将已知序列的核酸片段固定在物体上,成为基因探针,同时利用碱基互补配对原则和荧光标记法,将被标记的基因探针与待测的核酸片段进行杂交,通过检测荧光信号的有无,测定靶基因的具体信息。

基因芯片技术可同时检测多位点、多基因、多病原体,具有快速、准确、低成本的优点,特别适用于病原体的高通量检测。基因芯片技术检测时间短,检测效率高,经过扩增和杂交条件的优化可进一步提高检测特异性和敏感性,基因芯片技术检测所需要的样本量极少,可以实现对微量样本的检测。

(五) 病原学检查

1. 病毒抗原检测 取早期患者眼部、鼻咽部分泌物,痰液,血细胞和尿沉渣,用免疫荧光试验或酶联免疫吸附试验(ELISA)检查麻疹病毒抗原,阳性者可做出早期诊断。

2. 多核巨细胞检查 取鼻咽部吸取物、鼻咽拭子或尿液沉渣的脱落细胞涂片,采用吉姆萨(Giemsa)染色或HE染色,在普通光镜下可见到多核巨细胞成分,以及分布于上皮细胞核内和胞质内的嗜酸性包涵体。病程第1周检查阳性率可达90%左右,对麻疹的诊断有重要参考价值。

(六) 病毒分离

通过细胞培养分离麻疹病毒仍是最经典的诊断方法。麻疹病毒相关的细胞表面受体有CD46和SLAM两种蛋白分子。Vero/SLAM细胞是将SLAM受体表达到Vero细胞膜上的新的细胞系,麻疹病毒疫苗株和野生毒株均对该细胞系具有较好的敏感性,我国麻疹监测网络实验室目前主要使用该细胞系开展病原学检查。麻疹病毒的分离宜在感染早期进行,感染细胞形成合胞体,以及纺锤形或星形的融合病变,可作为病毒分离成功的标志。不同类型标本的病毒分离成功率有明显差异,首选外周血单核细胞,其次为鼻咽口咽混合拭子和尿液。

(七) 其他方法

病毒基因型别鉴定与变异分析如下。

麻疹病毒的编码核蛋白的N基因和编码血凝素的H基因变异较大,通过对其特异性片段进行PCR和核苷酸测序,与WHO不同基因型别的麻疹标准序列进行比对分析,以确定病毒基因型别和变异。

随着病毒的环境因素变化和自然变异,不同时期和不同地区的麻疹病毒基因组具有不同的分子生物学特征。对麻疹病毒流行株基因型别的鉴定和对变异进行监测,有利于及时发现野生毒株输入病例,并且有利于有效、快速地追溯麻疹病毒的时间来源和地理来源。

七、诊断与鉴别诊断

(一) 诊断

(1) 发病前10～14日有麻疹接触史,既往未患过本病,也未接种过麻疹疫苗,或者已接种麻疹疫苗多年。

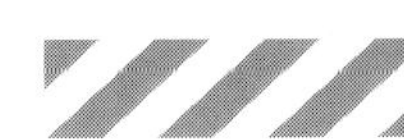

（2）出疹前有3～4日的前驱期，患者有发热、打喷嚏、咳嗽等症状。

（3）可见麻疹黏膜斑（对诊断有确定意义）。

（4）出疹有明确顺序，自上而下逐渐蔓延，3～4日出齐，并按出疹顺序先后消退，遗留色素沉着。疹退热退，其他症状也随之减轻。

非典型麻疹难以诊断者，有赖于实验室检查。

（二）鉴别诊断

1. 风疹（rubella） 多见于幼儿，中毒症状及呼吸道症状轻，无麻疹黏膜斑，起病1～2日即出疹，为细小稀疏淡红色斑丘疹，出疹后1～2日疹退，无色素沉着及脱屑。耳后、枕后、颈部淋巴结肿大是其显著特点。

2. 幼儿急疹（exanthema subitum） 多见于2岁以内婴幼儿，骤发高热，持续3～5日骤退，上呼吸道症状轻微。热退时或热退后出疹，为散在玫瑰斑丘疹，见于颈部与躯干，迅速遍及全身，面部疹少，疹退后无色素沉着，亦不脱屑，是本病的特征。

3. 猩红热 前驱期发热伴有咽痛，起病1～2日内出疹，皮疹为针头大小，红色斑点状斑疹或粟粒疹，疹间皮肤充血，皮肤弥漫性潮红，压之褪色，面部无皮疹，口周有"苍白圈"，4日后热退疹退，疹退时脱屑脱皮。血白细胞计数增多及中性粒细胞计数明显升高。

4. 肠道病毒感染 柯萨奇病毒及埃可病毒感染者常出现皮疹。多见于夏、秋季，出疹前有发热、咳嗽、腹泻，偶见黏膜斑，常伴全身淋巴结肿大，皮疹形态不一，可反复出现，疹退不脱屑，无色素沉着。

5. 药疹 近期有服药或药物接触史，皮疹呈多样化，瘙痒，伴低热或无热，无黏膜斑及呼吸道卡他症状，停药后皮疹可逐渐消退。血液中嗜酸性粒细胞计数可升高。

6. 其他 应与败血症、斑疹伤寒、传染性单核细胞增多症相鉴别。

八、治疗

（一）中医治疗

麻疹之治，自古便有"麻不厌透""麻喜清凉"之说，多以透、清、养为基本治疗原则。麻疹以外透为顺，内传为逆。治疗顺证宜宣透、清解和养阴；治疗逆证宜清热、凉血和回阳。

在顺证疹前期，注重因势利导，促使麻毒外达，治疗以宣透为主；出疹期疹毒已有外达之路，但内热炽盛易伤肺胃，此时须退其热毒，以保脏腑，治疗应以清热为主；疹退期病势虽然减退，但麻疹热毒多易耗伤肺胃之阴，治疗时应以养阴为主。

麻疹逆证有以下几种情况：①热毒闭肺，在出疹过程中因复感风寒，或因麻毒深重，或疹回而热不退，高热、咳嗽、气喘及鼻煽者，治以清热宣肺；②热毒内陷，壮热持续，疹点大而紫暗或成斑块，舌红起刺，甚则神昏谵语，治以凉血解毒；③正气衰脱，体质较差，疹出而疹色苍白，或突然隐没，面色黄觥白、气短、自汗、四肢厥冷，治以回阳固脱。

1. 辨证论治

（1）邪犯肺卫证（疹前期）。

临床表现：发热，2日后在口腔两颊近磨牙处可见麻疹黏膜斑，为直径约1.0 mm的白色小点，周围有红晕，1～2日可累及整个颊黏膜。伴恶风，头身痛，鼻塞流涕，咳嗽，双目畏光、红赤，泪水汪汪，咽红肿痛，精神不振，纳食减少，舌边尖红，苔薄黄，脉浮数，指纹淡紫。

治法：辛凉透表，清宣肺卫。

代表方：宣毒发表汤加减。

方药：升麻 8 g，葛根 8 g，连翘 6 g，薄荷 4 g，荆芥 6 g，防风 6 g，牛蒡子 8 g，大青叶 8 g，前胡 8 g，桔梗 4 g，甘草 4 g，水煎服。

咳甚、痰多者，加桑白皮、瓜蒌、川贝母；心烦者，加知母。

(2) 邪入肺胃证(出疹期)。

临床表现：发热，3 日后于耳后、发际、颈项、头面、胸腹、四肢按顺序出现红色斑丘疹，稠密、紫红，伴壮热、烦躁、咽红肿痛，咳嗽加重，目赤眵多，纳差，口渴欲饮，大便秘结，小便短赤，舌质绛，苔黄腻，脉洪数，指纹紫。

治法：清泄肺胃，解毒透疹。

代表方：清解透表汤加减。

方药：金银花 6 g，连翘 6 g，桑叶 6 g，菊花 6 g，蝉蜕 6 g，葛根 8 g，西河柳 9 g，牛蒡子 10 g，升麻 10 g，紫草 6 g，水煎服。

大便秘结者，加大黄；肺部可闻及湿啰音者，加桑白皮、葶苈子；鼻衄者，加牡丹皮、焦栀子、白茅根；咳甚者，加枇杷叶、紫菀。

(3) 气阴耗伤证(疹退期)。

临床表现：出疹后 3～4 日，皮疹按出疹顺序开始消退，皮肤有糠麸样脱屑和色素沉着，发热减退，神宁疲倦，纳食增加，口干少饮，咳嗽减轻，或声音嘶哑，大便干少，舌红少津，苔薄，脉细数，指纹淡紫。

治法：清透余邪，养阴益气。

代表方：沙参麦冬汤加减。

方药：沙参 10 g，麦冬 10 g，玉竹 10 g，天花粉 7 g，桑叶 3 g，扁豆 10 g，桔梗 10 g，生甘草 3 g，水煎服。

余热不清、低热不退者，加地骨皮、知母、生地黄；纳少者，加炒麦芽。

(4) 麻毒闭肺证。

临床表现：壮热持续，烦躁，精神萎靡，咳嗽气喘，憋闷，鼻翼扇动，呼吸困难，喉间痰鸣，口唇发绀，面色青灰，不思进食，皮疹融合、稠密、紫暗或见瘀斑，乍出乍没，大便秘结，小便短赤，舌质绛，苔黄腻，脉滑数，指纹紫滞。

治法：清热解毒，宣肺开闭。

代表方：麻杏石甘汤加味。

方药：麻黄 5 g，生石膏 10 g，苦杏仁 5 g，前胡 5 g，黄芩 5 g，虎杖 5 g，芦根 5 g，生甘草 3 g，水煎服。

鼻衄者，加黄连、生地黄、白茅根；大便干结者，加大黄。

(5) 麻毒攻喉证。

临床表现：高热不退，咽喉肿痛或溃烂，吞咽不利，饮水呛咳，声音嘶哑，咳声重浊，声如犬吠，喉间痰鸣，咳嗽气促，喘憋，呼吸困难，胸高胁陷，面唇发绀，烦躁不安，皮疹融合、稠密、紫暗或见瘀斑，舌质红，苔黄腻，脉滑数，指纹紫。

治法：清热解毒，利咽消肿。

代表方：清咽下痰汤加减。

组成：玄参 6 g，射干 3 g，桔梗 6 g，甘草 3 g，牛蒡子 6 g，金银花 6 g，板蓝根 6 g，葶苈子 6 g，全瓜蒌 6 g，浙贝母 6 g，水煎服。

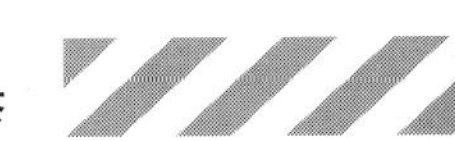

痰多者，加竹沥冲服，或用珠黄散每日服二分以清热化痰；咽喉肿痛腐烂者，可加服六神丸（《喉科心法》引雷允上方：珍珠粉、西牛黄、麝香、雄黄、蟾酥、冰片）以清热解毒；若兼有热毒内陷心包，症见灼热昏谵，遍身丹痧紫赤成片，肢凉脉沉等，可配安宫牛黄丸或紫雪丹以清心开窍。

（6）邪陷心肝证。

临床表现：高热不退，烦躁不安，神昏谵妄，四肢抽搐，喉间痰鸣，皮疹融合、稠密、紫暗或见瘀斑，大便秘结，小便短赤，舌绛，苔黄燥起刺，脉弦数，指纹紫，达命关。

治法：清心开窍，平肝息风。

代表方：羚角钩藤汤加减。

方药：羚羊角粉（另吞服）2.5 g，钩藤（后入）6 g，桑叶 6 g，菊花 6 g，茯神 6 g，竹茹 10 g，浙贝母 6 g，生地黄 8 g，白芍 6 g，甘草 3 g，水煎服。

角弓反张或抽搐较重者，加全蝎、地龙、蜈蚣等以息风止痉；神志昏狂者，可加用安宫牛黄丸，或紫雪丹、至宝丹；痰涎壅盛者，可加石菖蒲、郁金、姜汁以清热涤痰开窍。

2. 对症治疗 麻疹逆证中以麻疹合并肺炎多见。临床症见：高热不退，麻疹出而未透，疹色紫暗，或疹见早回，咳嗽频作，气促痰鸣，鼻煽唇绀，烦躁，口渴，舌质红、苔黄。疹出不透是麻毒内攻之兆；气促痰鸣、鼻煽唇绀为痰热壅盛、肺气闭郁所致；疹色紫暗为热毒炽盛、内窜营血所致。治疗以清热解毒、化痰平喘、宣肺开闭为主。常用：金银花、连翘、牛蒡子、薄荷、黄芩、葶苈子、桑白皮、瓜蒌、苦杏仁、川贝母等药。肺部可闻及哮鸣音者，则方中去薄荷、金银花、连翘，加麻杏石甘汤；有鼻衄者，加黄连、生地黄、白茅根；大便干结者，加大黄。透疹即引毒外出，不管何种逆证，凡疹出不透者，宣透之法不可少。

3. 审因论治

（1）清热透疹法：中医学认为麻疹治疗应遵循透疹、解毒、扶正的原则。《医宗金鉴》指出“凡麻疹出，贵透彻，宜先用表发，使毒尽达于肌表”，治疗以辛凉透表、清热解毒、养阴清热为大法，其中以透疹为主。宣毒发表汤（由升麻、前胡、苦杏仁、葛根、薄荷、桔梗、荆芥、防风、木通、牛蒡子、淡竹叶、枳壳、连翘和生甘草组成）出自《痘疹仁端录》，原治痘疹，今多用于麻疹初起，使用后患者热退时间、皮疹出齐时间及疹退时间均较常规治疗明显缩短。采用清热透疹汤（由金银花、连翘、苦杏仁、荆芥、防风、蝉蜕、葛根、牛蒡子、升麻、延胡索、芦根和甘草组成）治疗麻疹，总有效率提高，患者热退、疹退、肺部啰音消失、肺部 X 线表现复常时间和病程均较常规支持治疗缩短。

（2）清肺解毒法：东汉医家张仲景的《伤寒杂病论》创麻杏石甘汤，由麻黄、苦杏仁、甘草和石膏组成，仅此 4 味，清、宣、降三法俱备，共奏辛凉宣泄、清肺平喘之功。有医家在麻杏石甘汤的基础上辨证加减，自拟清肺解毒汤，热毒炽盛者可加金银花、连翘、黄芩和鱼腥草，以助清肺化痰之功；热盛伤津者可加生地黄、知母和山药，以生津止渴；咳剧有痰者加全瓜蒌、葶苈子和紫苏子，以降气平喘；疹色不鲜、面色紫暗者可加赤芍、牡丹皮、竹茹和蝉蜕，以散血活血，清热化斑；呼吸喘促及心率速者加黄芪和玄参，以扶正固本；高热不降者加水牛角，以凉血清热。用此治疗麻疹患者，其发热及皮疹症状明显改善，并发症发生率明显降低。

（3）清气凉营法：成人麻疹出疹期病机多为气营两燔，营分热盛，迫血妄行，离经之血溢于脉外，停于肌肤则外见斑疹。症见高热、口干、口渴欲饮、咳嗽加剧、目赤眵多、烦躁不安和精神萎靡，从耳后和发际开始出现皮疹，渐至颈部、头面、胸背、四肢和掌跖，皮疹逐渐稠密，舌红或绛，苔黄腻，脉洪数；疹点初起稀疏，渐次变密或相互融合，短期（约 1 日）内患者疹色由鲜红变暗红，隆起于皮肤之上，摸之碍手，唇色焦红。治疗应以清气凉营解毒为主，有医家自创清气凉营汤（由大青叶、金银花、石膏、大黄、知母、野菊花、青蒿、赤芍、淡竹叶和白茅根等组成）治疗麻疹，患者完全热退时间不到 2 日，疹退时间不到 4 日，发热始至疹退时间平均为 8 日。

4. 其他疗法

（1）外治法。

①中药外洗：以麻黄、红条紫草、蒲公英、蝉蜕、荆芥、薄荷，煎汤外洗，有透疹达邪、清凉解毒的作用，应用于疹前期及出疹期，可促使麻疹毒邪透达于外，使皮疹透发顺畅，缩短病程，降低麻疹逆证的发生率。

②小儿推拿：采用平补手法推拿，以作用局部皮肤微微发热发红为度。基础穴：四大手法 50 次，揉小天心 300 次，揉一窝风 300 次，推三关 200 次，清胃 300 次，补脾经 200 次，清肺经 200 次。

③中药灌肠法：对于服药不易接受的患儿，可将中药口服改为煎汤灌肠治疗，疗效满意。

④针灸疗法：治疗麻疹，基础穴取风池、合谷、少商三穴位配方。

治疗麻疹并发肺炎伴腹泻的患儿，基础穴取合谷、四缝、足三里。

治疗麻疹并发脑炎的患儿，基础穴取风池、曲泽、委中，配穴为曲池、阳陵泉、绝骨、合谷、足三里、内关。

高强度刺激毫针刺法用于麻疹并发急性喉梗阻患儿的急救，取穴少商、四缝、合谷、鱼际、太渊、内关，少商与四缝需微微刺破放血。

⑤火罐疗法：治疗麻疹伴肺炎患者，可于两肺背侧肺俞处拔火罐 5 min 后取罐，可取得良好疗效。

（2）单方治疗。

①西河柳煎服：清代青浦诸君子《寿世编》载“观音柳用枝叶四五钱，冬即枝梗，煎汤服立出，乃速痘、麻疹之神药也”。观音柳即三春柳，又名西河柳，明代缪希雍《先醒斋医学广笔记》中就曾盛推其治疹之功。

②丝瓜研末：清代医家沈望桥于《经验麻科》一书中言，“用丝瓜一个，风干，岁除日放在新瓦面上煅灰，摊地上，去火气，研末，以百沸汤冲服，每岁如此，服至三四次，小儿永不患麻疹矣”，指出丝瓜研末内服，可防治小儿麻疹。

③牛蒡子煎服：清代医家张德裕于《本草正义》中指出牛蒡“最为麻疹之专药”。

④胡荽酒熏洗：诸医家多认可胡荽酒外用，或熏其衣被；或薄敷其身，可助麻疹透发。如清代吴谦等撰写的《医宗金鉴》中即指出“疹出三日当收没，不疾不徐始无虞，收没太速毒攻内，当散不散虚热医……外用胡荽酒法宜……应证而施病渐离……外用胡荽酒熏其衣被，使疹透出”。

（3）食疗方。

①芫荽马蹄水：每次可用芫荽 15～30 g，马蹄 250～500 g，煎水代茶饮，适用于麻疹初起时。

②荸荠芦茅汤：鲜荸荠 10 个，鲜芦根 30 g，鲜白茅根 30 g，煎水代茶饮，适用于麻疹出疹期。

③冬笋粥：冬笋 50 g，粳米 50 g，同煮为粥，适用于小儿麻疹透发不畅者。

④杏仁麦冬饮：苦杏仁 6 g，麦冬 10 g，水煎服，去渣取汁，代茶饮，适用于麻疹恢复期，余

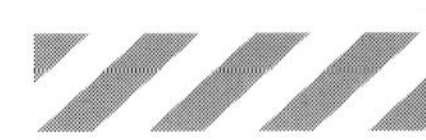

热未尽时。

5. 并发症处理

(1) 麻疹并发肺炎。

①痰热清注射液:为黄芩、熊胆粉、山羊角、金银花和连翘等的提取液,具解热、抗惊、祛痰、镇咳及抗感染等作用,对呼吸道致病菌(如肺炎链球菌、乙型溶血性链球菌、金黄色葡萄球菌和流感嗜血杆菌)有一定抑制作用,对多种病毒有抵抗作用。

②炎琥宁注射液为中药穿心莲提取物,不良反应极少,具有清热、解毒、抗炎和抗病毒之功效,药理研究表明其有明显解热、抗炎、促进肾上腺皮质激素分泌作用及镇痛作用,可增强中性粒细胞的吞噬能力,加强体液免疫,对腺病毒、流感病毒及呼吸道合胞病毒有直接灭活作用。

(2) 麻疹并发心肌损害。黄芪注射液可有效改善麻疹患者的临床症状,缩短病程,改善心电图和心肌酶谱。黄芪可提高机体免疫力,达到抗病毒和保护心肌细胞的目的,对改善麻疹的预后有积极意义。

(3) 麻疹并发脑炎。麻疹救逆脑炎汤(由生石膏、鲜生地黄、黄连、板蓝根、大青叶、牡丹皮、黄芩、知母、玄参、赤芍、桔梗、钩藤、僵蚕、鱼腥草和地龙等组成),配合针刺人中、商阳、太冲、十宣和阳陵泉穴位。

麻疹救逆脑炎汤有清热、解毒、祛痰和凉血救阴息风之功效,而针灸在临床抢救危急重症方面的功效举世公认。

(二) 西医治疗

目前,临床上并无治疗麻疹的特效药。因此在治疗麻疹时应以对症处理、防治并发症作为重点。

1. 一般治疗和护理 呼吸道隔离至出疹后 5 日。保持室内空气流通,注意温度和湿度。保持眼、鼻、口腔和耳的清洁,一般以温水清洗。如结膜炎明显,可用 4%硼酸溶液或生理盐水清洗后涂以红霉素或四环素眼膏,防止继发感染。注意角膜炎的发生,如因单纯疱疹病毒 1 型(HSV-1)继发感染引起疱疹性结膜(角膜)炎,可采用阿昔洛韦溶液点眼。注意清除鼻腔内分泌物及其干痂,保持鼻腔通畅。多次用生理盐水或 3%碳酸氢钠溶液清洁口腔,防止口腔炎、口腔溃疡及鹅口疮发生。供给充足的水分,给予易消化的流质或半流质饮食,注意营养和热量的补充,切不可"忌口"。供给多种维生素,尤其要注意维生素 A 的补充,以促进呼吸道黏膜上皮细胞修复。在患者恢复期适当增加进食次数和食物种类。

前驱期和出疹早期发热较高者一般不予降温,以免影响出疹,伴有烦躁不安或惊厥者应给予镇静药;咳嗽重者可服镇咳药,并行超声雾化吸入,持续 2~4 日。

2. 麻疹病毒肺炎的治疗 麻疹病毒肺炎主要采取对症支持治疗。疑有细菌性肺炎者,酌情选用抗菌药物,且在用药前及时留取痰液或咽拭子进行培养,或做血培养,并做药敏试验,以便尽早明确病原体,选用有效药物。并发细菌性肺炎的情况较少发生,故一般情况下无常规预防性应用抗菌药物的必要。对于疑有腺病毒或其他病毒感染者,应着重于支持治疗,以提高机体免疫力。并发心功能不全者予以强心药物治疗。

3. 麻疹喉炎的治疗 刺激性咳嗽较重、烦躁不安时,可适当应用镇静药,合并细菌性喉炎者应选用抗菌药物,吸氧。喉炎症状重者应用糖皮质激素,如地塞米松,每次 5~10 mg,2 次/日,静脉滴注,以控制炎症,减轻喉部水肿,待症状缓解后立即停用,一般连用 2~3 日。

有Ⅱ～Ⅲ度喉梗阻，经上述积极处理仍未缓解者应考虑行气管切开。

4. 心血管功能不全、心力衰竭的治疗 如患儿烦躁不安，心率超过 160 次/分，呼吸频率超过 40 次/分，肝脏呈进行性肿大，应按心力衰竭处理。选用毒毛花苷 K 0.007～0.01 mg/kg 加于 10%葡萄糖溶液 10～20 mL 中缓慢静脉滴注或毛花苷 C（西地兰）0.03～0.04 mg/kg，首剂 1/3～1/2 量，稀释于 10%葡萄糖溶液 10～20 mL 中缓慢静脉滴注，余量分 1～2 次缓慢静脉滴注，必要时间隔 2 h 给予，情况好转后改用维持剂量。心力衰竭严重者可加用酚妥拉明 0.2～0.3 mg/kg 静脉滴注，1～2 次/日，以减轻心脏前、后负荷。同时应用呋塞米等利尿剂，有一定帮助。另外也可加用糖皮质激素。

5. 急性麻疹脑炎的治疗 处理同病毒性脑炎，主要是对症支持治疗。糖皮质激素的应用对减轻早期脑水肿和增强自身免疫，可能是有益的，但全身性用药时间一般为 3～5 日，急性期过后可采用地塞米松鞘内注射，每次 2～5 mg，腰穿时以脑脊液多次稀释后缓慢注入，每周 1～2 次。

（三）中西医结合治疗

麻疹应早期治疗，采用中西医结合治疗方法可以取得显著效果。中医治疗：对于邪犯肺胃证，治以辛凉透表、清宣肺卫，方选宣毒发表汤加减；对于邪入肺胃证，治以清泄肺胃、解毒透疹，方选清解透表汤加减；对于气阴耗伤证，治以清透余邪、养阴益气，方选沙参麦冬汤加减，辅以西医抗病毒、抗炎及支持治疗。

九、预防和调护

（一）预防

1. 控制传染源 对麻疹患者应隔离至出疹后 5 日，有并发症者适当延长隔离时间。轻型麻疹患者也应隔离至症状消失后 1～2 日，家中有麻疹患者时应谢绝亲友、邻居探访。

2. 切断传播途径 与患者密切接触的家属及医务人员，离开时须在户外流动空气中停留 15～20 min，方可与其他易感者接触。患者住过的房间应消毒，可采用过氧乙酸熏蒸或紫外线灯照射；或者开门通风 2～3 h，将被褥放在阳光下暴晒。

3. 接种麻疹疫苗，提高人群免疫力 我国实施麻疹计划免疫，在婴儿满 8 月龄时接种一次麻疹减毒活疫苗，以后再适时进行复种。在麻疹流行早期还须实行应急接种。

（1）主动免疫：应用麻疹减毒活疫苗是预防麻疹最有效的根本办法。我国计划免疫定于 8 月龄初种，7 岁复种。亦可在流行前 1 个月，对未患过麻疹的 8 月龄以上幼儿或易感者皮下注射 0.2 mL 麻疹减毒活疫苗进行免疫。接种 12 日后产生抗体，抗体水平于接种后 1 个月达高峰，2～6 个月逐渐下降，但可维持一定水平，免疫力可持续 4～6 年，反应强烈的可持续 10 年以上。由于注射疫苗后的潜伏期比自然感染后的潜伏期短（3～11 日，多数 5～8 日），故易感者在接触患者后 2 日内接种活疫苗，仍可预防麻疹发生；若于接触患者 2 日后接种，则预防效果下降，但可减轻症状和减少并发症。

对 8 周内接受过输血、血液制品或其他被动免疫制剂者，因疫苗效果会受到影响，应推迟接种。有发热和急慢性疾病者应暂缓接种。孕妇、过敏体质者、恶性肿瘤患者、白血病患者、活动性肺结核患者、应用免疫抑制剂或行放射治疗者、先天性免疫缺陷者均禁忌接种。凡 6 周内接受过被动免疫者，应推迟 3 个月接种麻疹疫苗。

（2）被动免疫：有密切接触史的体弱、患病、年幼的易感儿应采用被动免疫。肌内注射

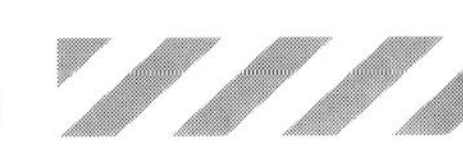

丙种球蛋白 0.1～0.2 mL/kg 或胎盘球蛋白 0.5～1.0 mL/kg。接触麻疹患者后 5 日内注射者可防止发病，接触后 6～9 日注射者可减轻症状，免疫有效期 3 周。

4. 中医药预防

①甘草法：取中指长的甘草，用水煎，以棉绳缠指蘸水，令患儿吮吸，其毒自解。

②黄连法：取黄连数块捣碎，浸泡出汁，滴入幼儿口中，以粪下为度。

③百合绿豆汤：百合、绿豆各 100 g，水煎服，绿豆先煎 25 min。

（二）调护

关于麻疹的护理，古代医家早有阐述。谢玉琼在《麻科活人全书》中明确提出避风寒，忌恣食生冷物、骤用寒凉药，忌食辛辣热物等。

1. 心理护理　以往麻疹多见于婴幼儿，但成人一旦染上麻疹，症状一般比儿童重。成人对该病不了解，尤其曾接种麻疹疫苗者，心理负担较重；有的患者怕传染给家人，有的患者担心出疹后留下瘢痕或发生色素沉着，故产生焦虑情绪。在护理中应加强与患者的交流，让患者明确知晓皮疹退后不留痕迹，不影响容貌，以消除患者顾虑，使其积极配合治疗。

2. 呼吸道隔离　患者从发病前 2 日至出疹后 5 日内均有传染性，一旦临诊或确诊，应加强隔离，一般隔离 7 日，有并发症者延长至 10 日，保持室内安静，空气新鲜，温湿度适宜，勿直接吹风，防受凉，病房注意定期进行紫外线消毒。

3. 高热护理　密切观察患者生命体征，每 4 h 测体温一次，如体温高于 39.5 ℃，酌情予退热药，宜选择剂量小的退热药，用退热药后 30 min 测体温并详细记录，嘱患者多饮水，卧床休息，禁用物理降温，以免影响出疹。注意有无并发症，观察出疹部位及颜色。

4. 皮肤护理　保持床单干燥及皮肤清洁，每日温水擦浴并更衣一次，热退出汗者及时更换衣服和床单，注意保暖防受凉，出疹时不要穿太多衣服，保持衣着宽松舒适，皮肤瘙痒者嘱其勿抓挠皮肤，可用炉甘石洗剂涂抹或口服扑尔敏、开瑞坦等。

5. 加强五官护理　病室内光线宜柔和，避免强光刺激，结膜充血分泌物多时应常用生理盐水清洗双眼，再滴入润舒滴眼液，加服维生素 A 丸 2.5 万单位，日服一次，预防眼干燥症，经常翻身拍背帮助排痰，保持呼吸道通畅，加强口腔护理，早、晚各一次，可用 5%碳酸氢钠溶液和 0.005%呋喃西林溶液清洁口腔，咽部不适者用生理盐水漱口，鼓励多饮开水。

6. 饮食护理　发热期予清淡、易消化、富含维生素、营养丰富的流质或半流质饮食，如牛奶、豆浆、瘦肉、蛋类等。食欲不振，有恶心及腹泻者，应限制含脂类食物摄入，宜摄入米汤、稀粥等低脂流质或半流质饮食，嘱患者多饮水或选择饮用喜欢的果汁饮料等。恢复期食欲增进，给予高热量、高蛋白、高维生素食物，禁辛辣食物。

7. 病情观察及预防并发症　由于成年麻疹患者全身中毒症状重、体温高，持续时间长，病情常较重，部分患者出现肺炎、喉炎、心肌炎、肝损伤，个别患者甚至出现脑炎等并发症，故应密切观察病情变化，及早选用有效抗菌药物及进行对症治疗，提高患者免疫力等。

(1) 肺炎：患者常出现咳嗽加剧，胸闷气促、呼吸困难，肺部可听到湿啰音。必须密切观察患者生命体征变化，遵医嘱使用抗菌药物，重者短期应用糖皮质激素、静脉补液及吸氧治疗。

(2) 喉炎：患者出现声音嘶哑、刺激性干咳，重者声音嘶哑急剧，呼吸困难，吸气时三凹征明显，应立即予以吸氧，应用糖皮质激素、有效抗菌药物及祛痰药超声雾化吸入疗法，备好急救药品及器械，若发展为喉梗阻，必要时行气管插管或切开。

(3) 心肌炎：患者出现胸闷气促，体检时发现心音减弱，心律不齐或心率加快，心电图改变，病情危重者应密切观察，予以心电监护，治疗上及早使用强心、利尿药物，配合应用营养心肌药物。

(4) 脑炎：对于出疹后出现嗜睡、高热、头痛、抽搐、意识障碍、肢体偏瘫、昏迷等患者，应按病毒性脑炎进行治疗并加强护理，密切注意病情变化。

8. 适当休息 适当休息可使患者病情尽快得到缓解，减少其他脏器损伤和并发症的发生。

9. 居处适宜 病室温度应合适，避免风寒、强光直射等，防止病情加重。病室注意通风换气，充分利用日光或紫外线照射；医务人员应注意消毒隔离，防止传播和院内感染。

10. 体育锻炼 积极进行体育锻炼可以舒展筋骨、增强体质，锻炼时尽量避开晨雾、风沙天气。

麻疹的护理工作极为重要，无论是在疹前期、出疹期，还是在疹退期，都不可忽视。如果护理得当，则可以减少并发症，使患者顺利康复。

（蒋心怡　曾江琴）

参考文献

[1] 龙川凤，李忠洲. 麻疹的流行病学特征及实验室检测研究进展[J]. 中国国境卫生检疫杂志，2019，42(5)：376-380.

[2] 姜德友，俞婧，韩洁茹. 麻疹源流考[J]. 中国中医急症，2021，30(5)：894-897.

[3] 黄莹，马玉成，张静. 麻疹病毒实验室诊断的检测研究[J]. 临床医药文献电子杂志，2018，5(96)：197-198.

[4] 李丰衣，聂为民，涂波，等. 麻疹的中医论治及现状[J]. 传染病信息，2014，27(1)：59-62.

[5] 么克文. 麻疹防控与治疗[J]. 河南预防医学杂志，2017，28(6)：419-422.

[6] 艾军，汪受传，戴铭，等. 麻疹中医辨证论治方法专家调查研究报告[J]. 辽宁中医杂志，2013，40(4)：622-624.

[7] 王卫，张明香，颜迎春，等. 中医理论辨证施治麻疹的相关研究刍议[J]. 中国医药指南，2015，13(26)：40-41.

[8] 刘士芳. 麻疹的古今文献研究[D]. 北京：北京中医药大学，2016.

[9] 郭强. 麻疹实验室检测方法的研究现状[J]. 职业与健康，2021，37(13)：1864-1868.

[10] 孙林丽，尚莉丽. 麻疹的中医病因病机[J]. 中医药临床杂志，2011，23(8)：721-722.

[11] 蒋荣猛. 麻疹诊断标准(2017 年版)解读[J]. 传染病信息，2017，30(4)：189-191.

[12] 黄玉莲，舒先定. 麻疹流行特征及其发病影响因素的研究进展[J]. 婚育与健康，2023，29(13)：89-92.

[13] 赵鹏. 阿昔洛韦联合喜炎平治疗麻疹的疗效探究[J]. 中国实用医药，2023，18(10)：130-132.

第十三章

风疹

一、概述

风疹(rubella)是风疹病毒(RV)感染导致的急性呼吸道传染病,根据感染途径不同,可分为先天性风疹综合征(CRS)和获得性风疹。先天性风疹综合征的典型特征为死产、流产以及出生后的各种先天性损伤,包括失明、耳聋、先天性心脏缺损和智力发育不全,以及发育迟缓、骨炎、血小板减少性紫癜、肝脾大、溶血性贫血等。获得性风疹潜伏期一般为14～21日,前驱期一般为1～2日,患者主要表现为发热、斑丘疹、耳后及枕后淋巴结肿大,病情一般较轻,预后良好。

在中医学中,风疹的皮疹来去迅速,如风一般,故有其名;因其形似"痧子",而且比麻疹症状轻,亦有"风痧"之称;因其时隐时现,退后不留痕,亦有"瘾疹"之称。叶天士《幼科要略》有"痧子,吴音瘖子,浙江疹,北音丹"之说。现代《简明中医辞典》载有"风痧,又名风疹"。风疹属于温病"风温""冬温"范畴。

二、流行病学

(一)传染源

患者是唯一的传染源,从出疹前5日到出疹后2日均有传染性,患者口、鼻、咽部分泌物,血液,大小便中均有病毒存在,流行期人群中多数为轻型或隐性感染,同样具有传染性。

(二)传播途径

空气飞沫传播及母婴传播是主要传播方式。婴儿患者排病毒时间较长,在感染后5～6个月内咽部分泌物、尿液、粪便中仍有病毒排出,因此护理人员可通过与患儿密切接触而间接感染。

(三)易感人群

人群对风疹病毒普遍易感,多见于1～5岁儿童。在未推广风疹疫苗接种的国家或地区,在人群密集、封闭、拥挤的环境中,可出现暴发流行。自1995年国际风疹计划免疫实施后,风疹流行已少见,但在未应用风疹疫苗的多数发展中国家,风疹仍不断流行。6月龄以下的婴儿因为有被动免疫力而很少发病,感染风疹病毒后能获得稳固而持久的免疫力。孕妇在妊娠前如已具有抗风疹抗体,则能防止胎儿发生风疹病毒感染。

（四）流行特征

我国现阶段风疹流行的概况如下。①时间分布：风疹的发病具有明显的季节性和周期性，每年3—6月为发病高峰期，7～8年会出现一个流行高峰。我国2008年将含风疹病毒成分的疫苗（RCV）纳入扩大免疫规划后，风疹疫苗的高接种率在一定程度上改变了风疹的季节性分布，主要表现为高峰期缩短或后移，甚至周期性不再明显，流行高峰较将RCV纳入扩大免疫规划前有所降低。②地区分布：我国31个省（区、市）报告了风疹病例，主要为散发和局部暴发病例。2009年以前，西部和北部地区的年发病率高于中部和东部地区。如甘肃省白银市2009年发病率约为44.80/10万，新疆生产建设兵团2008年发病率约为13.20/10万，辽宁省2007年发病率约为48.86/10万。2009年福建省发病率约为8.54/10万，2000年广东省发病率约为5.6/10万。自2008年RCV被纳入扩大免疫规划以来，风疹发病率得到了很好的控制，西部和北部地区的风疹发病率大幅下降。例如，甘肃省白银市2017年风疹发病率仅约为0.56/10万，新疆生产建设兵团2017年风疹发病率仅约为0.07/10万，辽宁省2016年风疹发病率仅约为0.97/10万。虽然全国范围内风疹发病率呈下降趋势，但局部暴发，特别是中小学风疹暴发仍然严重。近年来，我国多个省（区、市）发生风疹暴发或突发公共卫生事件。

三、中医病因病机

风疹属于温病“风温”“冬温”范畴。《医门补要》曰：“小儿乃脆嫩弱质，淫风厉气，每能侵犯而发风疹，壮热，咳嗽，鼻塞，作呕，眼如含泪，烦躁易啼，身现似针尖红点，此名风疹。”风疹是机体感受风热疫邪而发生的急性外感热病，一年四季均可见，多发于春、冬季，病因以风热疫邪为主。春季风木当令，气候温暖多风，阳气升发太过，易形成风热疫邪；冬季虽寒气当令，但繁花反季盛开，应寒反暖，亦可形成风热疫邪。此时，若患者素禀不足，正气虚弱或起居不慎，寒温失调，卫外不固，则可致风热疫邪感而即发。风为阳邪，其性升散、疏泄，易袭上位，故多从口鼻而入。肺主气属卫，外合皮毛。“温邪上受，首先犯肺”。风热疫邪从口鼻而入，多先犯肺卫，症见发热、咳嗽、鼻塞、流涕，身痒疹出，分布均匀，耳下及枕后淋巴结肿大等。若感邪不重，及时治疗，可早期治愈。若肺卫之邪不解，可顺传入气分，热壅于肺，肺热炽盛伤及肺络，内迫营血而外发肌肤，症见壮热不退，烦躁口渴，尿赤便秘，皮疹色鲜红或深红，疹点分布较密。清代医家陆子贤说：“疹为太阴风热。”即明确了本病的病变重心在肺。病之后期，因风热毒邪易于伤及肺胃阴津，热退，皮疹消退，但肺胃阴伤较重，本病多在卫气阶段治愈，极少内陷营血，出现危重之候（图13-1）。

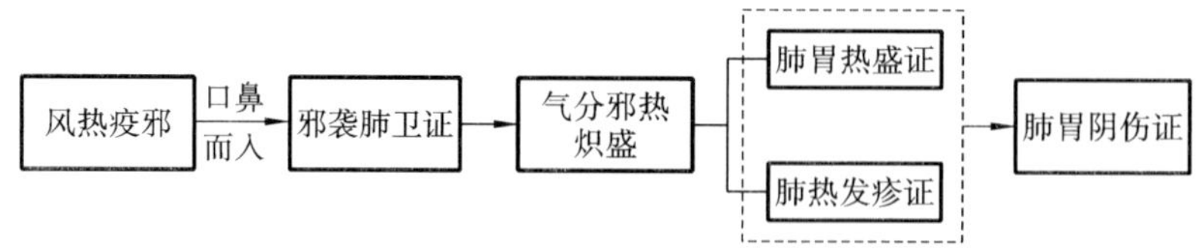

图13-1　风疹病因病机示意图

四、发病机制及病理

风疹病毒属于披膜病毒科，是一种单股正链RNA病毒，电镜下呈球形，直径50～70nm，外有包膜，由脂蛋白等组成，其表面刺突有凝集雏鸡等禽类红细胞的活性，只有一种血

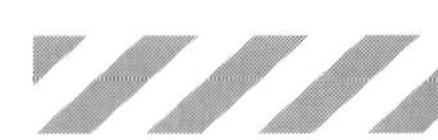

清型，但有多种基因型，而人是其唯一的自然宿主。风疹病毒在室温下很快失去活力，能被紫外线、乙醚、氯仿、甲醛、酸（pH＜0.3）灭活，耐寒不耐热，可在−70 ℃下保持活力 3 个月，干燥冰冻下保存 9 个月，但 56 ℃ 30 min、37 ℃ 1.5 h 可被杀死。风疹病毒只对人和猴有致病力，能在兔肾、乳田鼠肾、绿猴肾、兔角膜等细胞培养中生长并导致细胞病变。

风疹病毒通过空气飞沫侵入人体，经呼吸道黏膜、颈淋巴结繁殖后进入血液循环，引起原发性病毒血症，导致全身浅表淋巴结肿大及皮疹。风疹病毒也可以通过白细胞到达网状内皮系统，直接损伤真皮层毛细血管内皮细胞，引起继发性病毒血症和发热。病情轻时，病理改变极少见，仅见真皮层毛细血管充血及轻微炎性渗出，轻度呼吸道黏膜炎症，淋巴结呈急性非特异性炎症改变。当免疫机制被启动、病毒从血中消失时，皮疹就会出现，提示皮疹为免疫介导所致。虽然皮疹中可分离出病毒，但不能认定病毒直接损伤血管内皮引起皮疹而排除免疫介导的影响。

先天性风疹综合征的发病原理还不清楚，一种解释为胎盘绒毛膜感染风疹病毒后有较持久的小血管广泛受累现象，从而阻碍了胎儿生长。另一种解释为妊娠时风疹病毒感染使不同细胞受累，导致胎儿生长和分化的不平衡，进一步形成器官缺陷。例如，人成纤维细胞感染风疹病毒后，可生成生长抑制因子，致使胎儿生长障碍。有研究发现，这些患儿细胞中基因缺损率较高。淋巴细胞发育不正常则可能是发生器官特异性自身免疫反应的基础。

五、临床表现

一般获得性风疹症状较轻，儿童比成人轻。然而，在妊娠早期通过胎盘感染的先天性风疹综合征胎儿有严重后遗症。

1. 获得性风疹　潜伏期长短不一，一般为 14～21 日，平均为 18 日。

（1）前驱期：多为 1～2 日，症状一般较轻，有低热或中度发热，头痛、食欲减退、疲劳、咳嗽、打喷嚏、流涕、咽痛、眼结膜充血等，少数有呕吐、腹泻等临床表现。耳后、颈部及枕部淋巴结肿大，单个分散，有轻度压痛。

（2）出疹期：通常在发热第 1～2 日出疹，始于面颈部，迅速向下蔓延，24 h 内可布满躯干、四肢，但手掌及足跖大多无疹；皮疹多为细点状淡红色斑疹、斑丘疹或丘疹，直径 2～3 mm；躯干尤其背部皮疹密集，融合成片，类似于猩红热；面部、四肢远端皮疹较稀疏，部分融合，类似于麻疹。出疹期全身症状可持续存在，出现低热、全身淋巴结肿大，以耳后、枕后及颈后淋巴结肿大明显，轻度压痛，轻度脾大等，皮疹经 2～3 日消退，疹退后可有糠麸样脱屑，但不明显，无色素沉着，全身症状随之消失，淋巴结和脾也逐渐缩小。偶可伴有脑炎、中耳炎、肺炎、心肌炎、关节炎及内脏出血等。

（3）无疹性风疹：少数患者不出现皮疹，仅有发热、上呼吸道炎、淋巴结肿痛等。血清学检查风疹抗体为阳性，即所谓隐性感染或亚临床型。显性感染患者和无疹性风疹患者（或隐性感染患者）的比例为 1∶（6～9）。

2. 先天性风疹综合征（CRS）　母体在妊娠期前 3 个月感染风疹病毒可导致胎儿发生多系统的出生缺陷，即 CRS。感染发生越早，对胎儿损伤越严重。胎儿被风疹病毒感染后，重者可导致死胎、流产、早产；轻者可导致胎儿发育迟缓，甚至累及全身各系统，出现多种畸形。一般来说，CRS 的临床表现可分为三种情况：①新生儿期表现，如低出生体重、肝脾大、脑膜脑炎、血小板减少性紫癜等；②永久性器官畸形和组织损伤，如生长发育迟缓、先天性心血管畸形、失明（白内障、视网膜病、青光眼）、耳聋、小头畸形、智力障碍、骨发育障碍等；③自身免疫引起的慢性疾病或迟发性疾病，如慢性进行性全脑炎、甲状腺炎、间质性肺炎等。由于风疹病毒在出生多年后仍可在某些组织器官中存活，机体可出现迟发症状，一般在出生后2个月至20年内发生。

六、实验室及其他检查

（一）血液分析

白细胞计数降低，淋巴细胞增多，并出现异型淋巴细胞及浆细胞。

（二）病毒分离

出疹前1～2日至出疹后2日内，取血液、脑脊液、眼泪及各种组织器官标本分离病毒，但因技术复杂，一般不作为常规诊断方法。

（三）血清学检查

用血凝抑制试验、补体结合试验、中和试验及免疫荧光试验检测风疹特异性抗体，采用双份血清，抗体效价增高4倍或4倍以上为阳性，其中血凝抑制试验最为适用。用酶联免疫吸附试验检测患者血清中风疹病毒IgM抗体，IgM抗体在出疹后5～14日阳性率最高。先天性风疹综合征患儿风疹病毒IgM抗体存在的时间较长，对早期诊断及患风疹的孕妇是否终止妊娠有重要指导意义。风疹病毒IgG抗体在体内可持续存在数年甚至终身，可用于了解人群风疹隐性感染水平和考核疫苗的免疫效果。

（四）分子生物学检查

反转录巢式PCR(RT-nPCR)检测风疹病毒RNA具有早期、敏感性高、特异性强的特点，适用于风疹病毒感染的初步和早期诊断，也可用于大样本的初筛工作。

七、诊断与鉴别诊断

（一）诊断依据

1. 流行病学资料 发病于春季，在发病前12～24日有与确诊的风疹患者接触史。

2. 临床表现 轻至中度发热，全身皮疹症状轻，发热1日后即可出疹，皮疹分布以人体面部、颈部、躯干部为主，皮疹为淡黄色或红色、细小的或充血性的红色斑块或丘疹，耳后、枕后淋巴肿大。

3. 实验室检查 白细胞计数降低，出现异型淋巴细胞及浆细胞，发病后1周内血沉加快。出疹后5日从鼻、咽分泌物及血液中可分离出风疹病毒或检测到风疹病毒核酸；恢复期患者血清风疹病毒IgG抗体滴度较急性期呈4倍或4倍以上升高，或急性期抗体阴性、恢复期抗体转阳。

（二）鉴别诊断

1. 麻疹 通常于发热第3～5日出疹。皮疹首先出现在耳后、发迹，3日后皮疹可逐渐扩展至人体头部以及全身，躯干尤其是四肢、腰背部皮疹呈网状斑块分布，均匀密集，部分网状皮疹还可融合，手掌、足底等处经常可以看见许多网状皮疹，皮疹为淡红色斑丘疹，直径大于风疹。典型皮疹于出疹后3～5日消退。皮疹完全消退后，多数患者会遗留慢性色素沉着，以及慢性糠麸样脱屑。

2. 猩红热 通常于发热第1～2日即出现皮疹。首先出现在耳后、颈部，1日内迅速蔓

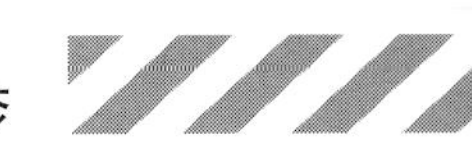

延至全身，皮疹为在全身弥漫性潮红的基础上出现的“鸡皮疹”。皮疹消退后不留色素沉着，可有糠麸样脱屑，甚至大块脱皮。

3. 幼儿急疹 通常于发热第3～5日出疹，疹出热退。皮疹消退后不留色素沉着，亦无脱皮，通常无淋巴结肿大。

4. 药疹 有药物过敏史，大多于服药后1～2周出疹，皮疹为多形性，抗过敏和糖皮质激素治疗有效。

八、治疗

（一）中医治疗

1. 辨证论治

(1) 邪郁肺卫证。

临床表现：恶风，发热，咳嗽，目赤，流涕，精神倦怠，纳差。疹色浅红，先起于头面，继发于身躯，分布均匀，稀疏细小，出疹后2～3日内消退，有瘙痒感，耳后及枕后淋巴结肿大。脉浮数。

治法：疏风清热。

代表方：银翘散加减。

方药：金银花9 g，连翘9 g，牛蒡子9 g，淡竹叶9 g，薄荷(后入)8 g，桔梗8 g，蝉蜕6 g，甘草6 g。

(2) 邪热炽盛证。

临床表现：高热口渴，心烦不宁，神倦懒动，小便黄短。疹色鲜红或紫暗，成片，扪之碍手，瘙痒甚，不易消退，纳差，或伴腹胀，大便干结，口渴，舌质红，苔黄厚，脉洪数。

治法：凉血解毒。

代表方：透疹凉解汤加减。

方药：桑叶10 g，金银花10 g，连翘10 g，牛蒡子10 g，淡竹叶10 g，赤芍10 g，生地黄10 g，牡丹皮10 g，紫草9 g，薄荷(后入)8 g，蝉蜕8 g。

口渴甚者，加天花粉15 g，鲜芦根15 g；纳差者，加神曲10 g，麦芽10 g；腹胀者，加枳壳10 g；大便干结者，加生大黄(后入)6 g。

2. 其他治疗

(1) 药皂治疗：药皂基本方药如下。菊花120 g，檀香60 g，藁本120 g，白芍100 g，山柰120 g，白术120 g，白及100 g，防风100 g，荆芥100 g，独活60 g，羌活60 g，僵蚕60 g，细辛100 g，天麻80 g。将药物研成细末，共熬成膏，制成块状，每块约重50 g，阴干备用。每次取本药皂用开水浸泡成膏状，涂抹患处；如患处有搔痕，血痂累累，先用双氧水处理局部再直接涂抹本品；或在洗浴时，涂抹本品并蒸洗，效果佳。在急症时每日抹涂5～7遍，慢性期不定抹涂次数。

(2) 针灸治疗：针刺合谷、曲池、地机、血海、翳风，可配合神阙穴闪罐、隔纸灸治疗，意在强脾胃益气血，固皮肤肌腠。治风先治血，血行风自灭，故若根源在于血不润肤，当灸血海来预治风疹，且灸此穴有健脾除湿之效。

（二）西医治疗

1. 一般治疗 应卧床休息，进流质或半流质饮食。对高热、头痛、咳嗽、结膜炎者可予对症处理。

2. 对症治疗

(1) 给予单磷酸阿糖腺苷(5～10 mg/kg),1次/日,静脉滴注5日。

(2) 给予痰热清注射液,16岁及16岁以下者每日剂量1 mL/kg,16岁以上者每日剂量20 mL,1次/日,静脉滴注,疗程5～7日。

(3) 炎琥宁氯化钠注射液6 mg/kg,2次/日,静脉滴注,疗程5～7日。或炎琥宁注射液10 mg/kg,溶于5%葡萄糖注射液150～250 mL,1次/日,静脉滴注,连用3日。

(三) 中西医结合治疗

本病可根据病程确定中西医治疗方案,一般全身症状轻,患者在早期和中期时以中医药治疗为主,不仅可以减轻患者症状,还可以避免应用抗菌药物而产生耐药性。极盛期若出现风疹脑炎等严重并发症,当以西医对症支持治疗为主,中医药治疗辅助,恢复期时则以中医药调治为主,不用西医治疗。

九、预防与调护

(一) 预防

风疹患者应隔离至出疹后5日,妊娠期前3个月内尽量避免接触风疹患者,已接触者在接触后5日内肌内注射丙种球蛋白,有一定的预防效果。风疹疫苗的安全性很好,保护率可达95%,能降低发病率,免疫时间一般为5～7年,现已推广运用于所有无风疹免疫史的人群。

(二) 调护

1. 一般护理 病室安静、舒适,通风良好,光线适宜,嘱患者多休息,发热期间多饮水,选择有营养的清淡流食或半流食,如牛奶、稀粥、鸡蛋羹等,不吃煎炸、油腻与辛辣食物。

2. 心理护理 患者因对病情不了解,住院期间易产生焦虑、恐惧、急躁等不良情绪,护士应及时告知患者该病并不可怕,预后良好。大多数患者可在发病后1～3周完全恢复。同时,护士应态度和蔼,语言得当,以取得患者信任,更好配合治疗。

3. 皮肤护理 保持患者头发、口腔、指甲及皮肤的清洁卫生。衣被不要过多,勤换洗,剪短指甲,防止抓破皮肤而引起感染。皮肤瘙痒时可用温水擦洗,局部涂炉甘石洗剂。同时要保持皮肤清洁、干燥,有高热出汗时,及时擦身,换干净、柔软衣服。

4. 对症护理 成人风疹患者出疹前大多为中热,给予患者温水擦浴,禁用乙醇擦浴(因乙醇刺激皮肤,影响出疹过程)。高热不退者,要密切观察病情变化,做好记录,必要时遵医嘱给予退热药。眼部充血者,要避免光线刺激,可用眼药水滴眼。结膜炎患者用0.2%氯霉素滴眼液或10%醋酸磺胺滴眼。加强口腔卫生,用淡盐水含漱。伴咳嗽者予以镇咳药。

5. 规范消毒隔离措施 风疹为呼吸道传染病,应严格隔离至出疹后5日,保持病室环境整洁、安静,严格实施消毒措施,每日进行空气消毒,经常通风换气,保持病室空气清新、适当的温度和湿度,但应避免空气对流。工作人员穿隔离衣,戴医用口罩,静脉采血时做到一人一巾一带,在不同患者间护理时应洗手或用快速手消毒剂。同时加强病区管理,减少家属探视次数,防止交叉感染。患者用后的废弃物用双层医用垃圾袋封存后集中处理或焚烧。

(张容祥 孙玉洁 李 昊)

参考文献

[1]　梁灵芝.风疹及防控策略研究概述[J].内科,2020,15(4):452-455.

[2]　蒋希成,鞠丽丽,姜德友.风疹源流探析[J].中国中医急症,2020,29(5):901-903,918.

[3]　李秀义,温和.风疹病毒研究进展(综述)[J].安徽卫生职业技术学院学报,2008,7(6):72-74.

[4]　王学军,张淑娟.风疹的鉴别诊断与防治[J].内蒙古中医药,2008(20):67.

[5]　韩烨.风疹治疗的研究近况[J].中医临床研究,2012,4(5):112-113.

[6]　胡家群.110 例小儿风疹临床治疗分析[J].当代医学,2012,18(13):52.

[7]　张艳.针灸治疗风疹的体会[J].中医临床研究,2015,7(9):120-121.

[8]　庄志奇,黄彪,胡玲香.针刺配合神阙闪罐、隔纸灸治疗风疹的体会[J].世界最新医学信息文摘,2017,17(A2):193-194.

[9]　曹素芬,肖永华.利巴韦林治疗成人风疹 42 例分析[J].南通大学学报(医学版),2009,29(4):309-310.

[10]　刘斌,杨元清,刘丽萍,等.风疹 645 例临床及流行调查分析[J].中国医学文摘(皮肤科学),2009,26(3):144-145.

[11]　董妮妮,楚树坤.风疹患者的护理[J].实用医药杂志,2012,29(5):439.

第十四章 新型疱疹病毒感染

人类疱疹病毒(human herpes virus,HHV)是一类DNA病毒,目前为止已鉴定出8种人类疱疹病毒(表14-1),其中人类疱疹病毒6型(HHV-6)、人类疱疹病毒7型(HHV-7)、人类疱疹病毒8型(HHV-8)被统称为新型疱疹病毒,可引起许多新发传染病或与某些感染密切相关,初步研究表明它们与幼儿急疹、玫瑰糠疹、淋巴瘤、特发性血小板减少性紫癜、艾滋病(AIDS)和器官移植后感染等有关,本章主要论述人类疱疹病毒6型、7型、8型感染的中西医结合诊治。

表14-1 人类疱疹病毒

通用名	命名	亚科	基因组大小/kb	潜伏和存留部位
单纯疱疹病毒1型	人类疱疹病毒1型	α	152	神经细胞(感觉神经节)
单纯疱疹病毒2型	人类疱疹病毒2型	α	152	—
水痘-带状疱疹病毒	人类疱疹病毒3型	α	125	—
EB病毒	人类疱疹病毒4型	γ	172	B淋巴细胞(口咽上皮)
巨细胞病毒	人类疱疹病毒5型	β	235	血单核细胞 (可能潜伏和存留于上皮细胞)
人类疱疹病毒6型	人类疱疹病毒6型	β	170	单核细胞、T淋巴细胞
人类疱疹病毒7型	人类疱疹病毒7型	β	145	—
卡波西(Kaposi) 肉瘤相关疱疹病毒	人类疱疹病毒8型	γ	230	不明确

第一节 人类疱疹病毒6型感染

一、概述

人类疱疹病毒6型(human herpes virus-6,HHV-6)是近年新发现的人类疱疹病毒科的一种病毒。1986年美国癌症中心首先从艾滋病患者和淋巴增生异常患者外周血中分离出该病毒。因该病毒具有B淋巴细胞亲嗜性,故被命名为"人类嗜B淋巴细胞病毒(HBLV)"。

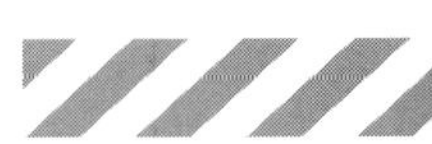

后来研究发现，其形态、结构与人类其他疱疹病毒相似，但不同于其他已知的人类疱疹病毒，且具有更广泛的亲嗜范围，因而又被命名为 HHV-6。目前已证实，HHV-6 更易感染 $CD4^+$ T 淋巴细胞。

本病属于中医学“奶麻”范畴，其记载可追溯至明代《万氏家传痘疹心法》：“凡小儿……遍身红点，俗呼奶麻子是也。此由胎中受热，故生下发见于皮肤，不可作时行疹子论，妄用汤剂，盖脏腑娇脆，气血怯弱，不能胜汤丸也。”《证治准绳・幼科》中有“小儿有出一二次麻，出轻而日数少者名奶疹子。出稍重而日数稍多者名正疹子。又，出于痘前者名奶疹子，出于痘后者名正疹子”的记载，详述了麻疹与奶疹的区别。《医宗金鉴・痘疹心法要诀》云：“瘙疹者，儿在胎中受母血热之气所蒸已久，及生后外遇凉风，以致遍身红点，如粟米之状。满月内见者，名为烂衣疮，百日内见者又名百日疮，未出痘疮之先见者，即名为瘙疹，调摄谨慎，不治自愈。”由此可见其预后良好。

二、流行病学

（一）传染源

人是 HHV-6 的唯一宿主，患者和 HHV-6 携带者是主要传染源。

（二）传播途径

正常成人唾液标本和支气管灌洗物中多含有 HHV-6，在口咽部细胞中能检出病毒 DNA，采用 PCR 技术可从 90%健康人的唾液和 10%～20%健康女性的生殖道分泌物中检出病毒 DNA。HHV-6 感染机体后可能潜伏在外周血单个核细胞和唾液腺中，并经唾液、气管分泌物及尿液排出，推测经唾液传播是该病毒传播的重要方式。HHV-6 初次感染多发生在母传抗体消失的 5～7 月龄婴儿，较大可能是通过与他们的父母（作为无症状病毒携带者）密切接触而发生感染。此外，垂直传播也时有发生，即经胎盘感染或因染色体整合所致。HHV-6 在人类疱疹病毒中的独特之处在于它可以 0.2%～2.2%的频率整合到人类染色体的端粒末端，并通过生殖细胞系从亲代传到子代。染色体整合已被确认为 HHV-6 垂直传播的主要机制，占先天性感染的 86%，其中 1/3 是 HHV-6A 整合。染色体整合或经胎盘感染 HHV-6 的临床后果尚不明确。有研究发现，先天性感染 HHV-6 的婴儿，在新生儿期早期并没有疾病表现。也有报道称 HHV-6 通过输血途径或移植引起感染，这可能与 HHV-6 可以潜伏在骨髓干细胞中有关。

（三）易感人群

人群对 HHV-6 普遍易感。母体的抗体可能对新生儿有一定保护作用。

（四）流行特征

HHV-6 感染呈全球性分布，无明显性别、种族、地域、季节等差异。HHV-6 在人群中的感染十分普遍，几乎所有成人和新生儿均存在 HHV-6 IgG 抗体。大多数原发感染发生在 6 月龄至 3 岁儿童，高峰年龄为 6 月龄至 1 岁，与幼儿急疹的典型发病年龄分布一致。初生婴儿从母体获得的 HHV-6 抗体水平在数月内下降，4 个月时降至最低，随后血清学阳转婴儿的比率在 18 月龄前快速上升，几乎所有儿童在 3 岁前获得感染，并且终身血清学阳性。

HHV-6 有 HHV-6A 和 HHV-6B 两种亚型，两种亚型在不同人群中的流行状况存在差异，婴儿原发感染几乎（99%）均与 HHV-6B 型相关。在肾、骨髓移植受者中大多是 HHV-6B 型，而在艾滋病及淋巴增生性疾病患者中 HHV-6A 型检出率远高于 HHV-6B 型。

三、中医病因病机

本病病因为感受幼儿急疹时邪，主要病位在肺脾。幼儿急疹时邪由口鼻而入，侵袭肺卫，郁于肌表，与气血相搏，正邪相争，热蕴肺胃，时邪出于肺卫，疹透于肌肤，邪毒外泄。部分患儿疹出后气阴耗损，调养后多能康复。极少数患儿神气怯弱，热扰肝经，致神昏抽搐，但片刻即可缓解。本病来势虽盛，但小儿正气充盛，化热之后，正气能奋起与时邪抗争，邪正相搏，肺胃热毒泄于肌肤，一般可从卫分而解，不致气阴大伤，预后较好(图 14-1)。

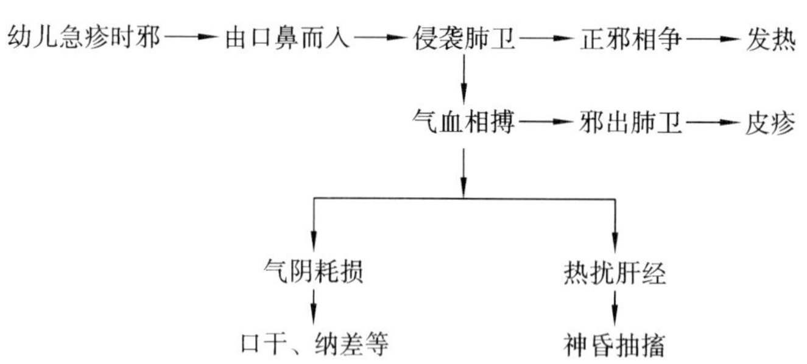

图 14-1 HHV-6 感染病因病机示意图

四、发病机制及病理

(一) 发病机制

HHV-6 属疱疹病毒 β 亚科，具有疱疹病毒的主要形态和结构特征。有包膜的成熟病毒颗粒直径为 170～200 nm，由四部分组成。①核心，由核酸及核蛋白组成，由线状双链 DNA 缠绕在一个核心蛋白周围形成轴丝；②衣壳，由 162 个衣壳粒组成对称的二十面体，直径为 90～125 nm；③衣壳外有一层由无定形的皮质粒组成的皮质层，厚 20～40 nm；④最外面覆盖着一层脂膜，表面有棘突均匀分布。

HHV-6A 和 HHV-6B 两型病毒株间的基因同源性很高，保守区基因的核苷酸序列同源性约 95%，在基因末端接近重复序列处差异较大。两型在初次感染机体后均可持续在多部位存在并引起再发感染。在疱疹病毒科中，HHV-6 与 HHV-7 最相似，其次与巨细胞病毒较为相似。

与其他疱疹病毒一样，人在幼年早期即已获得原发感染。原发感染时，患儿出现急性发热性玫瑰疹。原发感染后，病毒在机体内进入潜伏感染状态，其基因组以整合形式存在于外周血淋巴细胞染色体中。在机体免疫力低下时，潜伏的病毒激活，引起相关的临床病症。病毒如何进入潜伏感染状态及被激活的机制尚不清楚。已知病毒基因组本身可编码对抗机体免疫的基因产物，用以逃脱机体的免疫监控，这可能是病毒进入潜伏感染状态的机制之一。

通常情况下，3%～5%的正常成人中，其外周血淋巴细胞携带有 HHV-6A 型或 HHV-6B 型，以 HHV-6B 型多见。在机体免疫功能低下(如进行器官移植或患艾滋病)时，潜伏的病毒被活化而易于分离成功。除外周血淋巴细胞外，HHV-6 也可能潜伏于大单核细胞和其他组织细胞，如唾液腺细胞和支气管上皮细胞等。HHV-6 主要感染 $CD4^+$ T 淋巴细胞。HHV-6 还可感染 $CD8^+$ T 淋巴细胞、NK 细胞、巨噬细胞、大单核细胞等，进而导致机体免疫力下降。HHV-6 与巨细胞病毒、EB 病毒等其他类型的疱疹病毒共同感染机体时，可产生相互激活作用。将带有 HHV-6 的血液输给感染此类病毒的患者后，可能会促进这些病毒激

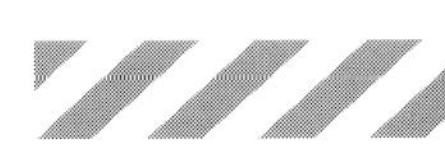

活，加重原有疾病的严重程度。HHV-6 还可以直接与其他类型的病毒合并引起中枢神经系统感染。此外，HHV-6 还可感染上皮细胞、神经细胞等。人类免疫缺陷病毒（HIV）似与 HHV-6 有协同作用，两类病毒都侵入 $CD4^+$ T 淋巴细胞进行繁殖，HHV-6 促进 $CD4^+$ T 淋巴细胞的表达而利于 HIV 入侵，而 HIV 能促进 HHV-6 的基因表达和复制，故 HIV 感染促使机体免疫力下降，进而使 HHV-6 病毒得以生存和扩散。HIV 感染者体内的 HHV-6 检出率高于普通人群。

（二）病理

通过患儿外周血单个核细胞（PBMC）与有丝分裂原刺激的脐带血单核细胞共培养体系可发现 HHV-6 原发感染会引起毒血症。HHV-6 感染特有的细胞病变效应表现为大折光性单核细胞或多核细胞可见胞质和（或）核内包涵体。受感染细胞存活时间稍延长，但以裂解性感染为主。HHV-6 感染也可诱导 T 淋巴细胞凋亡，可能的机制是线粒体膜电位缺失，以及细胞死亡信号通路改变。

五、临床表现

目前普遍认为，HHV-6 是引起幼儿急疹的病原体。HHV-6 与良性和恶性淋巴增生性疾病、单核细胞增多症、噬血细胞综合征、骨髓移植后肺炎、慢性疲劳综合征、多发性硬化、卡波西肉瘤等的关系尚无定论。近年来有研究提示，HHV-6 在人群中传播甚广，尤其在婴幼儿中，除了引起幼儿皮疹外，尚可引起无皮疹的发热以及肺炎、脑膜炎、脑炎、肝炎等，但不多见，也可发生在年长儿和成人。

（一）婴幼儿感染

HHV-6 原发感染发生在幼儿期，常表现为无症状感染或轻微发热性出疹。幼儿急疹又称幼儿急性玫瑰疹、第六病，常发生于 2 岁以下儿童，是一种较常见的 HHV-6 原发感染。幼儿急疹潜伏期平均 10 日（7～17 日），突发高热（40 ℃以上），高热常持续或日夜波动，常有惊厥，但多数患儿全身状况良好，食欲尚可，嬉戏如常，有时可有轻咳、流鼻涕、倦怠，也可出现呕吐、腹泻。偶见病情较重者，罕见伴有脑膜炎、脑膜脑炎、黄疸型肝炎，以及多器官衰竭等严重并发症。高热持续 3 日后下降，即出现红色皮疹或斑疹，出疹迅速，消退也快，皮疹于出疹后 1～2 日消失，偶有或无脱屑，无色素沉着，不留瘢痕。除幼儿急疹的症状外，HHV-6 感染尚可引起其他脏器感染为主的临床表现。

1. 婴儿热症 婴儿感染 HHV-6 后较常表现为无皮疹的热症，即除发热外不出现皮疹。有人统计，1653 例急性发热婴幼儿中，10%左右由 HHV-6 感染引起，其中 3%～13%可发生高热惊厥。除不同程度的发热外，患儿常有烦躁不安、呼吸道症状、中耳炎症状、腹泻呕吐等。

2. 脑炎及其他神经系统病症 HHV-6 具有嗜神经性，局灶性脑炎患者的脑脊液中常能检出 HHV-6 DNA。活动性中枢神经系统 HHV-6 感染可引起炎性损伤和脱髓鞘病变，进而导致各种神经系统症状。也有学者认为，HHV-6 感染是导致婴儿惊厥很重要的原因，不一定伴有高热。

3. 传染性单核细胞增多症 EB 病毒是本病的主要病原体，但 HHV-6 作为一种嗜淋巴细胞病毒，也可引起本病。患者一般症状较轻，可检出非典型淋巴细胞，但嗜异性抗体很少见。

4. 肝炎 在新生儿及重型 HHV-6 感染者中常可检测到肝功能异常。

（二）成人感染

大多数成人 HHV-6 抗体阳性，故成人 HHV-6 原发感染者少见。HHV-6 抗体阴性的成人及大龄儿童发生 HHV-6 原发感染后，可出现单核细胞增多症，表现为发热、白细胞增多、淋巴结炎、肝炎或脑炎。此外，HHV-6 还可能与 EB 病毒阴性的伯基特(Burkitt)淋巴瘤、霍奇金淋巴瘤、结节病和系统性红斑狼疮(SLE)等疾病有关。与健康对照者、各种其他疾病患者相比，淋巴瘤患者标本中有较高的 HHV-6 检出率及抗体滴度，提示 HHV-6 与淋巴瘤的发生可能有一定关系。也有研究从恶性淋巴瘤病灶中检出 HHV-6 DNA，但发病机制还有待进一步研究。免疫组化和血清学检查结果显示，HHV-6 与多发性硬化、宫颈癌、鼻咽癌等可能存在着某种联系。多发性硬化患者血清中常有高效价的 HHV-6 抗体，脑脊液中可检出 HHV-6 DNA。HHV-6 与 HPV 在宫颈癌的发生发展过程中存在一定的关系，HHV-6 可能通过影响 HPV 的基因表达而在宫颈癌的发展中起作用。EB 病毒与鼻咽癌的发生有关，HHV-6 在激活后成为 EB 病毒诱导鼻咽癌的辅助因子。

（三）免疫缺陷患者的感染

免疫缺陷患者比正常人更容易感染 HHV-6，可能促使原有疾病加重。当机体免疫功能受到抑制时，潜伏的 HHV-6 可被激活。活化后的病毒感染 $CD4^+$ T 淋巴细胞，进一步加重机体的免疫抑制。一般认为 HHV-6 是 HIV 引起 AIDS 的协同因子，而不是主导病因。接受骨髓或器官移植的患者，若患 HHV-6 病毒血症，则还可能诱发骨髓抑制。器官移植后 2 周～3 个月常出现 HHV-6 潜伏感染的再活动。50%肾移植患者移植后 3 个月内有 HHV-6 的活动性感染表现，如发热、皮疹和周身不适等。约有 50%骨髓移植(BMT)患者可于移植后 2～3 周出现发热、皮疹等 HHV-6 感染表现。HHV-6 感染可刺激骨髓产生干扰素 α，干扰素 α 能短期或长期抑制骨髓功能，导致再生障碍性贫血。肝移植患者感染 HHV-6 时可出现发热、肝炎、血小板减少、皮疹和肺部并发症等，甚至出现惊厥和脑病等中枢神经系统症状。

六、实验室及其他检查

（一）血常规

发热初起时末梢血中白细胞计数可增高，中性粒细胞计数也高，24 h 后开始下降，第 3～4 日降至$(3\sim6)\times10^9$/L，中性粒细胞减少，淋巴细胞占 70%～90%，在热退时，白细胞计数更低，以后逐渐恢复正常。HHV-6 原发感染儿童偶有血小板减少及异型淋巴细胞。

（二）脑脊液

HHV-6 感染所致脑炎患者的脑脊液分析结果常无变化或仅表现出轻微细胞增多及蛋白升高。

（三）血清学检查

HHV-6 血清学检查方法包括酶联免疫吸附试验(ELISA)、中和试验和免疫荧光试验(IFA)。基于 IFA 的 HHV-6 IgG 抗体亲和力试验可区分 HHV-6 新近原发感染和既往感染。亲和力高或低分别提示既往感染或原发感染。抗体亲和力试验还可用于区分 HHV-6 感染和 HHV-7 感染。原发感染者发热第 3～8 日，可检出 HHV-6 中和抗体。

（四）抗原检测

采用 PCR 法可从外周血淋巴细胞或其他标本中检测到 HHV-6 DNA，敏感性高，但是

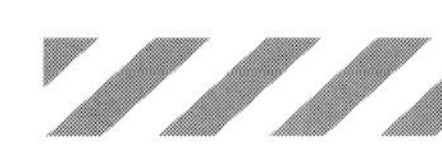

检测到 HHV-6 DNA 并不能肯定是原发感染，也可能是曾经感染后病毒持续或潜伏存在，不伴有病毒血症。采用特异性单克隆抗体，对固定的组织标本用免疫荧光试验和酶免疫法可以检测出 HHV-6 抗原。

（五）核酸检测

主要检测方法包括原位杂交和 PCR。PCR 操作简便、快速，且能区分型别，是目前常用的 HHV-6 DNA 检测手段，包括普通 PCR、槽式 PCR、多重 PCR 和荧光定量 PCR，用于检测外周血淋巴细胞、脑脊液、唾液中 HHV-6 的存在时敏感性高。荧光定量 PCR 可以定量分析 HHV-6 DNA，当患者 HHV-6 DNA 水平显著高于健康对照组时，提示活动性感染。

（六）病毒分离

在 HHV-6 原发感染急性发热期，取患者的外周血淋巴细胞、器官组织、唾液、气管分泌物等临床标本，采用与脐血细胞共培养技术可以分离出病毒。一般在将临床标本接种 2 日后，即可观察到细胞病变。阳性培养物需进行特异性检测才能确定 HHV-6 感染。

（七）MRI

HHV-6 感染所致脑炎患者的 MRI 显示海马沟回、杏仁核在 T2 加权像及 FLAIR（液体衰减反转恢复）序列上为高信号，且正电子发射体层成像（PET）显示海马内新陈代谢增加。

七、诊断及鉴别诊断

（一）诊断

根据临床特征如婴幼儿突发高热，全身症状轻微，热退时出疹，皮疹于出疹后 1～2 日即消退，白细胞计数降低及淋巴细胞增多等可做出诊断。在幼儿急疹刚出现临床症状时（3 天内），从血液、唾液、脑脊液中分离出 HHV-6 或用 PCR 法检测出 HHV-6 DNA 有确诊价值。血清学特异性诊断多采用间接免疫荧光试验，恢复期行血清学检查，结果显示特异性 IgG 抗体水平上升也有助于诊断。但无法分辨是 HHV-6A 还是 HHV-6B 感染。因大多 2 岁以上儿童和成人已具有 HHV-6 抗体，故单份血清抗体阳性意义不大，而双份血清阳转才可证明为近期感染。

（二）鉴别诊断

本病需与麻疹、风疹、肠道病毒感染及 HHV-7 感染等相鉴别。

1. 麻疹　由麻疹病毒感染引起，冬、春季多发，患者一般有麻疹接触史。麻疹患者有发热、咳嗽、球结膜充血、畏光、科氏斑、全身典型斑丘疹等表现，其皮疹多发生于病程第 4 日，约需 3 日由上到下遍布全身。皮疹消退时伴糠麸样脱屑和色素沉着。

2. 风疹　由风疹病毒感染导致，冬、春季多发。发热后 1 日出疹，迅速蔓延全身，皮疹淡红，消退较快，无色素沉着，多伴有耳后及枕部淋巴结肿大。

3. 肠道病毒感染　多发于夏、秋季。一些型别（如埃可病毒 16 型）感染可以产生风疹样或麻疹样皮疹，偶可发生在热退时。有时可并发中枢神经系统感染。

4. HHV-7 感染　本病也可引起幼儿急疹和发热，发病年龄较 HHV-6 感染略大，鉴别需依赖病原学和血清学等检测方法明确病原体。

5. 其他　HHV-6 原发感染者可伴有上呼吸道感染和胃肠炎症状，如果不伴有“热退疹出”特征，则很难与其他病毒感染所致的类似疾病鉴别。

八、治疗

（一）中医治疗

1. 治疗原则 本病治疗以疏风解表清热为主，邪郁肌表者，治以疏风清热，宜透表解毒；热退疹出后，治以清热生津，兼清余毒。

2. 辨证论治

（1）风热袭表，卫气不宣。

临床表现：骤然发热，鼻塞涕浊，稍烦轻咳，咽红，舌质偏红，苔薄黄，指纹浮紫。

治法：辛凉解表，疏风清热。

代表方：桑菊饮加减。

方药：桑叶 9 g，菊花 9 g，炒苦杏仁 6 g，连翘 9 g，薄荷 6 g，桔梗 6 g，芦根 9 g，葛根 9 g，甘草 6 g。

若高热恶风、口不渴，加荆芥、紫苏；若惊惕、夜卧不安，加钩藤；若纳差，加砂仁、神曲、焦山楂。

（2）风热郁表，肺失清肃。

临床表现：发热，鼻塞，偶咳，咽红，尿黄，舌质偏红，苔薄黄，指纹浮紫。

治法：疏风解表，清热解毒。

代表方：银翘散加减。

方药：金银花 9 g，连翘 9 g，桔梗 6 g，薄荷 6 g，淡竹叶 6 g，荆芥穗 9 g，淡豆豉 9 g，牛蒡子 9 g，生甘草 6 g。

若呕吐，加竹茹、姜汁；若口渴甚，加天花粉；若高热唇红、尿短赤，加生石膏、知母；若淋巴结肿大，加浙贝母；若泄泻，加葛根、白扁豆；若咳嗽，加炒苦杏仁、前胡。

（3）热盛伤津，邪郁肺胃。

临床表现：高热烦渴，口舌干燥，汗多，尿少便干，舌红，苔少，指纹浮紫。

治法：清热解毒，益胃生津。

代表方：白虎加人参汤加减。

方药：知母 9 g，石膏 15 g，炙甘草 6 g，粳米 15 g，人参 6 g。

若咳嗽，加前胡、炒苦杏仁、紫菀、蜜百部；若咽喉红肿疼痛，加僵蚕、木蝴蝶、板蓝根；若口渴重，加生地黄、麦冬；若尿少，加芦根、栀子、麦冬；若抽搐，加钩藤、蝉蜕、僵蚕。

（4）气营两燔，热毒炽盛。

临床表现：壮热，口渴，烦躁，甚至神昏谵妄，两目昏瞀，皮疹色紫。舌质深绛或紫绛，苔黄燥或焦黑。

治法：气营双解，清热凉血。

代表方：清瘟败毒饮加减。

方药：生石膏 15 g，生地黄 9 g，水牛角粉 15 g，生栀子 9 g，桔梗 9 g，黄芩 9 g，知母 9 g，赤芍 9 g，玄参 9 g，连翘 9 g，淡竹叶 6 g，牡丹皮 9 g，黄连 6 g，甘草 6 g。

若神昏谵妄，加安宫牛黄丸，或至宝丹、紫雪丹；若疹色紫暗，加大青叶、升麻；若大便不通，加生大黄；若口渴甚，加天花粉。

（5）正胜邪退，疹透肌肤。

临床表现：热退，肌肤出现稀疏玫瑰红色小丘疹，始见于躯干，渐及全身，纳佳溲清，舌

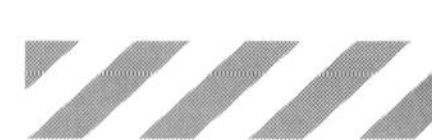

红，苔薄黄，指纹紫滞。

治法：清热解毒，利咽透疹。

代表方：防风解毒汤加减。

方药：金银花 9 g，川木通 6 g，防风 9 g，荆芥 9 g，连翘 9 g，牛蒡子 6 g，甘草 6 g。

若烦躁，加蝉蜕、钩藤、栀子；若咽红，加青黛、马勃、玄参；若口渴，加芦根、天花粉。

(6) 邪热壅盛，毒透肌肤。

临床表现：身热乍退，烦躁口渴，肌肤出现玫瑰红色小丘疹，始见于躯干。舌红，苔黄，指纹紫滞。

治法：解毒泻热，凉血生津。

代表方：解毒化斑汤加减。

方药：知母 9 g，生石膏 15 g，黄连 6 g，升麻 9 g，连翘 9 g，牛蒡子 6 g，甘草 6 g。

若食欲不振，加鸡内金、炒麦芽；若大便干硬，加火麻仁、瓜蒌子；若咽痛，加玄参、大青叶；若皮疹红赤，加牡丹皮、赤芍；若口渴，加芦根。

(7) 邪透肌肤，热毒未尽。

临床表现：身热骤退，全身有玫瑰红色小皮疹，无痒感，纳差，便干。舌红，苔黄，指纹紫滞。

治法：解毒凉血，兼清余热。

代表方：消毒饮加减。

方药：蜜麻黄 6 g，黄连 6 g，黄芩 9 g，黄柏 9 g，栀子 9 g，蝉蜕 6 g，红花 3 g，大黄 6 g。

若口渴唇干，加天花粉、鲜芦根；若胃纳欠佳，加白术、山药；若小便黄少，加车前子、滑石；若便秘，加火麻仁、全瓜蒌；若无舌苔，去大黄。

(8) 毒透肌肤，邪去正虚。

临床表现：身热已退，肌肤出现玫瑰红色小丘疹，无脱屑，无痒感，口干，纳少。舌红，苔薄少津，指纹淡紫。

治法：清热透疹，养阴生津。

代表方：养阴清肺汤加减。

方药：生地黄 9 g，麦冬 9 g，生甘草 6 g，玄参 9 g，浙贝母 6 g，牡丹皮 9 g，薄荷 9 g，炒白芍 9 g。

若食欲不振，加鸡内金、谷芽、麦芽；若大便秘结，加生大黄、玄明粉；若大便干结如羊屎，加火麻仁、瓜蒌子、蜂蜜；若口渴明显，加天花粉。

3. 中成药治疗

(1) 羚羊角颗粒：每次 1 包，1 岁以下者减半，3 次/日。用于高热烦躁者。

(2) 小儿热速清口服液：1 岁以下者每次 2.5～5 mL，1～3 岁者每次 5～10 mL，3～4 次/日。用于邪郁肌表证。

(3) 小儿金丹片：1 岁以下者每次 1 片，1～3 岁者每次 2 片，2 次/日。用于邪郁肌表证及兼见高热惊风者。

(4) 银黄口服液：每次 5～10 mL，2～3 次/日。用于邪郁肌表证及兼见咽喉红肿疼痛者。

4. 单方验方

(1) 金银花 10 g，连翘 10 g，夏枯草 15 g，蝉蜕 6 g，加水煎煮，去渣取液，以汤代茶饮。

用于热蕴肺胃，高热口渴者。

(2) 牡丹皮 6 g，紫草 6 g，红花 3 g，蝉蜕 3 g，加水煎煮，去渣取液，以汤代茶饮。用于幼儿急疹，疹出稠密者。

(3) 蝉蜕 10 g，僵蚕 10 g，地龙 6 g，升麻 10 g，紫草 10 g，桑叶 6 g，野菊花 10 g，薄荷 3 g。上药共研细末。用于幼儿急疹出疹期。

5. 外治疗法

(1) 三黄洗剂，外搽，3 次/日。

(2) 炉甘石洗剂，外搽，3 次/日。

(3) 桑叶 15 g，板蓝根 15 g，连翘 10 g，加水煎煮，去渣取液，以药液熏洗，每次 15～20 min，1～2 次/日，连用 1～2 日。用于热蕴肺胃者。

(4) 浮萍 30 g，白鲜皮 10 g，加水煎煮，去渣取液，洗浴，每次 15～20 min，1 次/日，连用 1～2 日。用于热透肌肤者。

6. 针灸疗法

(1) 取穴大椎、曲池、合谷、足三里，用强刺激泻法，持续捻针 3～5 min，不留针，用于幼儿急疹高热不退者。

(2) 针刺合谷、外关、曲池、大椎。夹惊者针刺十宣、人中、印堂，夹滞者针刺四缝，用强刺激泻法，快速点刺小留针，根据病情，连续针刺 3～5 次，1 次/日，至热退。

（二）西医治疗

1. 对症治疗

(1) 加强护理，卧床休息，多饮水，给予营养丰富、易消化饮食。

(2) 积极控制高热：鼓励患儿多饮温开水，体温在 38.5 ℃及以上者，采用物理降温或应用退热药，常用药物如下：布洛芬，口服，每次 5～10 mg/kg；对乙酰氨基酚，口服，每次 10～15 mg/kg，两次用药的最短间隔时间为 6 h。

(3) 镇静治疗：惊厥病例要及时止惊，可用地西泮缓慢静脉注射，每次 0.3～0.5 mg/kg，最大剂量不超过每次 10 mg，注射速度为 1～2 mg/min。

(4) 并发症治疗：如有肝功能损伤，予以保肝治疗；如咳嗽明显，予止咳化痰药口服。

2. 抗病毒治疗 原发感染患儿大多数预后良好，或患者免疫功能正常，一般不使用抗病毒药物。

接受器官移植的患者术后发生肝炎、肺炎、脑炎，实验室检测 HHV-6 感染结果呈阳性时，应接受抗 HHV-6 治疗。①更昔洛韦：a. 诱导治疗：肾功能正常患者，剂量为 5 mg/kg，静脉输注 1 h 以上，1 次/12 h，疗程 7～14 日。b. 维持治疗：剂量为 5 mg/kg，静脉输注 1 h 以上，1 次/日，每周 7 次；或 6 mg/kg，1 次/日，每周 5 次。②膦甲酸钠：剂量为 60 mg/kg，1 次/8 h；或 90 mg/kg，1 次/12 h，静脉滴注。③西多福韦：剂量为 5 mg/kg，每周 1 次，2 个疗程之后改为每 2 周 1 次。

（三）中西医结合治疗

本病具有自限性，预后良好，目前临床尚无特效药，以西医对症治疗为主，中药内服、熏洗、针刺等可鼓舞患儿正气、祛邪外达，临床可采用中西医结合治疗方法，疗效确切，不良反应少，值得应用推广。

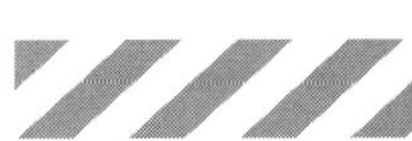

九、预防与调护

（一）预防

（1）由于本病传染源广泛且呈隐性感染，传播途径复杂，人群普遍易感，故尚无有效的预防措施。本病流行期间，尽量不带婴幼儿到公共场所。营养不良或患有消耗性疾病，免疫功能低下及接受骨髓、器官移植等高危人群，应注意自身保护，做好消毒和防护。

（2）注意休息，隔离至皮疹消退、体温恢复正常。

（二）调护

（1）患病期间应安静休息，并注意避风寒，防感冒。

（2）饮食清淡，多饮水，饮食应易消化、富营养，可食用芦根粥、绿豆粥、牛蒡子粥等，忌食辛辣、腌卤油炸、鱼腥发物等。

（3）持续高热者可用物理降温，必要时用退热药。

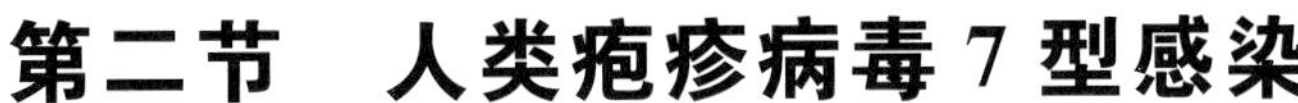

第二节　人类疱疹病毒7型感染

一、概述

人类疱疹病毒7型（human herpes virus-7，HHV-7）是Frenkel等学者于1990年从一健康成人外周血$CD4^+$ T淋巴细胞中分离获得的，通过限制性核酸内切酶图谱分析和分子杂交试验等，证明与人类疱疹病毒6型（HHV-6）有显著区别，是一种新型人类疱疹病毒，故将其命名为人类疱疹病毒7型。HHV-7主要感染$CD4^+$ T淋巴细胞及少数$CD8^+$ T淋巴细胞，可能引起幼儿急疹。

二、流行病学

（一）传染源

已感染HHV-7的患者是主要的传染源。

（二）传播途径

HHV-7主要潜伏在外周血单个核细胞和唾液腺中，主要传播途径有经密切接触传播，经血和唾液传播，但不排除母婴垂直传播、性传播等其他途径。

（三）易感人群

人群普遍易感。

（四）流行特征

HHV-7感染在世界范围内流行，无明显季节性。HHV-7感染在人群中普遍存在，出生3年后，大部分人的HHV-7抗体为阳性，HHV-7抗体水平随年龄增长逐渐升高，健康成人的HHV-7抗体阳性率达95%以上，几乎所有新生儿存在被动获得的抗体。

三、中医病因病机

本病病因病机参见本章第一节人类疱疹病毒6型感染的“中医病因病机”。

四、发病机制及病理

（一）发病机制

HHV-7属于疱疹病毒β亚科，成熟病毒体直径为170 nm，其基因组为线性双链DNA，全长145～153 kb，由单一独特的中央区(U)及两侧的正向重复序列组成。约有100个开放阅读框，编码80余种蛋白质。HHV-7与HHV-6的DNA序列同源性达50%～60%，核基因的氨基酸序列同源性达41%～75%。这种抗原的相关性导致血清学交叉反应。HHV-7没有变异株，准种间变异率极小，仅有0.1%。

HHV-7能在体外脐血细胞、活化T淋巴细胞和类淋巴母细胞中进行培养和增殖。HHV-7的细胞培养结果显示其具有与HHV-6相似的生长特性和致细胞病变作用，但HHV-7的细胞亲嗜性较低。HHV-7亲嗜$CD4^+$ T淋巴细胞，CD4是其进入靶细胞的主要受体。由于HHV-7与HIV的细胞受体相同，有研究发现HHV-7与HIV之间可以相互干扰。

HHV-7在大多数正常人$CD4^+$ T淋巴细胞中以潜伏感染的形式存在，其与幼儿急疹的病因学联系有待进一步证实。CD4是目前HHV-7感染公认的受体，HHV-7也可以感染单核吞噬细胞系统的$CD68^+$细胞。

（二）病理

将HHV-7接种于体外培养的T淋巴细胞，被感染的T淋巴细胞在接种后9～14日出现细胞病变。病变细胞呈气球样变，可形成融合细胞，靶细胞的分泌物也可引起邻近细胞感染和凋亡。

五、临床表现

1. 原发感染 儿童中约5%的幼儿急疹病例和某些其他发热性疾病是由HHV-7感染引起的。有研究表明，HHV-7感染引发的幼儿急疹病情比HHV-6感染略轻一些。

2. 免疫功能受损 HHV-7在引起原发感染后可潜伏在淋巴细胞中，并能在免疫功能不全的宿主(如移植受者与艾滋病患者)中再激活。与HIV相同，HHV-7利用CD4作为其主要受体。在体外，HHV-7能够抑制HIV感染，可能是因为受体干扰。没有明确证据表明HHV-7在艾滋病进展中起作用。

3. 其他 HHV-7与玫瑰糠疹、神经系统结节病、坏死性淋巴结炎、毒性弥漫性甲状腺肿等疾病相关性的研究尚无定论。

六、实验室及其他检查

（一）抗原检测

用特定的HHV-7抗体试剂可检测抗原。

（二）核酸检测

采用免疫组化法直接识别病毒结构蛋白，或利用DNA原位杂交法检测组织标本中

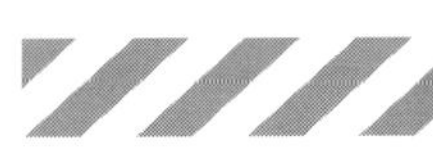

HHV-7,并对活检标本进行病毒核酸检测。HHV-7 DNA 可采用 PCR 从唾液、外周血淋巴细胞和其他体液中检测到。

(三) 血清学检查

HHV-7 血清学检查方法有 ELISA、IFA、中和试验、免疫沉淀试验及免疫印迹法,主要采用 ELISA 及 IFA。ELISA 敏感性较高,免疫印迹法特异性较高。HHV-7 抗体亲和力试验可鉴别原发感染和持续感染,抗体亲和力低提示 6 周内发生原发感染,而非之前发生的持续感染。

(四) 病毒分离

HHV-7 可从大多数正常个体的唾液、脐血或外周血淋巴细胞中分离得到。HHV-7 在脐血淋巴细胞中增殖后,所引起的细胞病变表现与 HHV-6 相似,再用 HHV-7 单克隆抗体进行鉴定。

七、诊断及鉴别诊断

(一) 诊断

本病原发感染主要发生在儿童,3 岁以下儿童出现高热、易激惹、皮疹等幼儿急疹症状时应考虑本病。若血清学检查测出 HHV-7 特异性抗体、外周血淋巴细胞分离出 HHV-7 或 PCR 检测出 HHV-7 DNA,同时无 HHV-6 血清学转换者,可以明确 HHV-7 原发感染。若 HHV-7、HHV-6 抗体同时阳性,需进行抗体亲和力试验,抗体亲和力低则为原发感染,反之为继发感染。

(二) 鉴别诊断

本病临床表现无特异性,若出现皮疹需与 HHV-6 感染及其他出疹性疾病相鉴别。

八、治疗

(一) 中医治疗

本病的中医治疗参见本章第一节人类疱疹病毒 6 型感染的“中医治疗”。

(二) 西医治疗

对无症状的 HHV-7 抗体阳性者,暂不主张使用抗病毒药物。在 HHV-7 造成的感染危及患者生命时,可考虑采用更昔洛韦与膦甲酸钠联合治疗,具体治疗方案及疗效尚无一致意见。

(三) 中西医结合治疗

参见本章第一节人类疱疹病毒 6 型感染的“中西医结合治疗”。

九、预防与调护

(一) 预防

(1) HHV-7 感染多为隐性感染,传播途径广泛,人群普遍易感,预防的重点在于开发疫苗。

(2) 加强对献血员的筛查,剔除血清 HHV-7 抗体阳性的鲜血或血液制品,是预防经输血途径传播的重要措施。

（二）调护

（1）患病期间应安静休息，并注意避风寒，防感冒。

（2）饮食清淡，多饮水，摄入易消化、富营养的食物，忌食辛辣、腌卤油炸、鱼腥发物等。

（3）持续高热者可用物理降温，必要时用退热药。

第三节　人类疱疹病毒 8 型感染

一、概述

人类疱疹病毒 8 型(human herpes virus-8，HHV-8)是 Chang 等于 1994 年用差异分析法对卡波西肉瘤组织进行特异性 DNA 检测时，发现的一种新的人类疱疹病毒。最初被称为卡波西肉瘤相关疱疹病毒，此后又有一些学者根据在与卡波西肉瘤无关的淋巴瘤细胞、外周血单核细胞及某些皮肤病变标本中，也能检出该病毒 DNA 序列的事实，将其改名为人类疱疹病毒 8 型。

本病在中医学文献中未见记载，与之相近的病名较多。《三因极一病证方论》载有六瘤：骨瘤、脂瘤、肉瘤、脓瘤、血瘤、石瘤。这些肿物界限分明，色白、红或紫暗，赘生物大小不一，与本病的表现相似。

二、流行病学

（一）传染源

HHV-8 宿主谱较窄，除天然宿主人类外，仅能在免疫缺陷小鼠和狨猴中引起感染。

（二）传播途径

HHV-8 的传播方式包括经性接触传播、经唾液传播、经器官移植和输血传播等，但仍存在一定争议。在精液、唾液和外周血单个核细胞中可检测到病毒 DNA，唾液中 HHV-8 的载量明显高于外周血和生殖器分泌液，推测经唾液传播是 HHV-8 的主要传播途径。在美国，经精液和(或)唾液的性接触传播被认为是发生 HHV-8 感染的主要途径，而在地方型卡波西肉瘤流行的非洲地区，人群 HHV-8 血清阳性率在青春期前已升高，提示可能存在围生期垂直传播及非性接触水平传播。经器官移植和输血传播及母婴传播等传播途径有待进一步明确。

（三）易感人群

艾滋病患者、同性恋者、静脉注射吸毒者、性病患者和器官移植后接受免疫抑制治疗的患者是本病易感人群。

（四）流行特征

HHV-8 感染并不普遍，其分布具有明显地域特征。不同地区正常成人中 HHV-8 血清阳性率情况如下：非洲地区 HHV-8 阳性率最高，部分地区献血员的阳性率甚至达 50%以

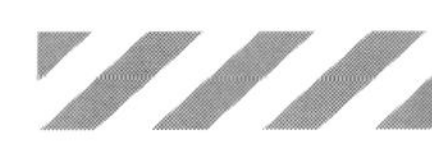

上;北欧、北美、亚洲地区血清阳性率低于10%,意大利和其他地中海国家血清阳性率属中等水平。在几乎所有卡波西肉瘤病例中,都可以通过PCR检测到HHV-8。

三、中医病因病机

HIV疫毒之邪通过精窍、血液内伏于气、营、血分,病情缠绵迁延难愈,日久侵犯内脏则成五脏虚损之候。卫外失固,复感HHV-8外毒,新感引动伏邪,脏腑失调,痰瘀内阻,随气留滞凝滞而成肿块恶核;终成正虚邪盛,气血亏虚,阴阳耗竭,导致病情迅速恶化(图14-2)。

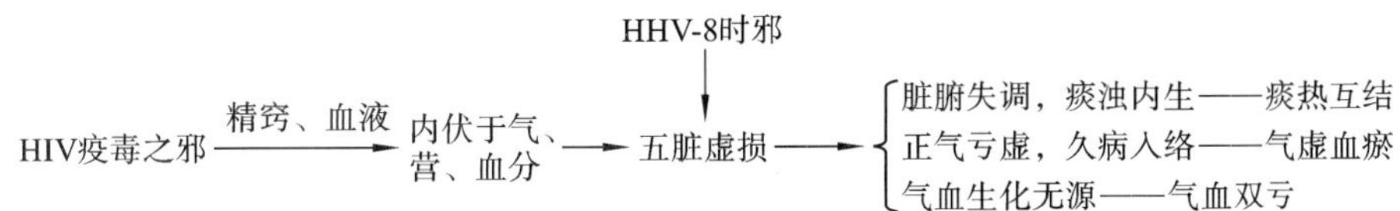

图14-2　HHV-8感染病因病机示意图

四、发病机制及病理

HHV-8属于疱疹病毒γ亚科,病毒颗粒直径为120～150 nm,基因组为170 kb线性双链DNA,140 kb的中央区含保守基因序列和编码调节因子、细胞因子的特有基因序列,含有近100个开放阅读框(ORF),两侧为801 bp正向重复序列。潜伏感染的病毒基因组以环状形式存在于胞核内,基因产物主要在调控细胞周期和凋亡方面起作用;而裂解感染时病毒基因转为线形,基因产物主要与病毒复制和抵御宿主抗病毒反应相关。

HHV-8基因组包含多个影响细胞周期调控和宿主免疫反应的基因。病毒蛋白干扰肿瘤抑制基因p53分子和视网膜母细胞瘤蛋白的功能,诱导血管形成前体因子[如血管内皮生长因子A(VEGFA)]和血管内皮生长因子受体-2的表达,并导致人类及哺乳动物雷帕霉素(mTOR)通路的靶基因上调,有助于控制细胞生长和新陈代谢。HHV-8基因组还参与编码人类白细胞介素-6(IL-6),该物质可以结合并激活细胞因子受体,并具有宿主细胞自分泌生长因子的作用。此外,病毒蛋白还与转录因子核因子-κB(NF-κB)的表达有关。

五、临床表现

1. 原发感染　目前人们对HHV-8原发感染还了解甚少。在该病毒流行地区的发热儿童中已发现HHV-8 DNA。

2. 卡波西肉瘤　以下4种卡波西肉瘤(KS)皆与HHV-8相关:①非洲地方型卡波西肉瘤,主要感染儿童;②地中海或传统卡波西肉瘤,主要发生于地中海欧洲地区的年长人群,他们没有已知的免疫功能异常;③移植相关或特发性卡波西肉瘤,主要发生于美国约1%的实体器官移植受者;④艾滋病相关卡波西肉瘤,是卡波西肉瘤最严重的一种。卡波西肉瘤是一种再激活性血管增生性疾病,临床特征为躯干或四肢皮肤、口腔及内脏器官出现红棕色斑块或结节性病变。该类疾病能够毁容、致残、威胁生命,甚至能增高伴有免疫重建炎性综合征艾滋病患者的病死率。卡波西肉瘤病变表现为特征性的血管缝隙网络、由内皮细胞变为梭形细胞及紫色含铁血黄素沉积等。HHV-8存在于梭形细胞内,细胞裂解状态的感染占很小比例,其余则潜伏存在。

3. 原发性渗出性淋巴瘤(PEL)　PEL是一种罕见却颇具侵袭性的体腔淋巴瘤,最常见于感染HIV的年轻人或中年男性群体中。PEL属于体腔内淋巴瘤,偶尔也会散布于发病的

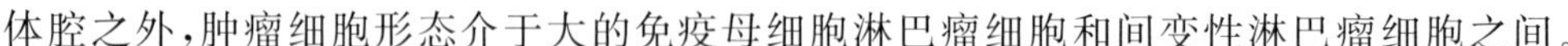

体腔之外，肿瘤细胞形态介于大的免疫母细胞淋巴瘤细胞和间变性淋巴瘤细胞之间。

4. 多中心卡斯特曼病(MCD) MCD 全身性的临床表现包括发热、疲劳、复发性淋巴结病、肝脾大、骨髓浆细胞增多症以及多克隆的高丙种球蛋白血症。与 HHV-8 相关的 MCD 主要发生于感染 HIV 的个体，并且预后不良。HHV-8 存在于生发中心、外套层的散在 B 淋巴细胞中，与 EB 病毒混合感染不常见。

5. 发生于移植受体的疾病 器官移植受者有患卡波西肉瘤的风险，在 HHV-8 血清阳性率高的地区这种风险会更高。多数情况下，该类疾病源于感染前病毒的再激活，但源于移植器官的感染也很常见。

6. 其他疾病 HHV-8 相关的多种细胞增生性疾病能够同时发生于同一个体(如 KS+MCD+PEL 患者)，甚至同一淋巴结内。HHV-8 与其他几类疾病也有关联，包括血管免疫母细胞性淋巴结病、口腔浆母细胞性淋巴瘤，某些人群的前列腺癌以及某些皮肤病。

六、实验室及其他检查

目前检测 HHV-8 的主要方法是血清学检查和病毒核酸检测。

(一) 血清学检查

可采用免疫荧光试验(IFA)、酶联免疫吸附试验(ELISA)、蛋白质印迹(Western blot)和免疫组化检测 HHV-8 抗体的存在。

(二) 病毒核酸检测

采用 PCR 直接检测卡波西肉瘤病损组织中的 HHV-8 DNA，敏感性可达 100%。但由于 HHV-8 感染具有潜伏期，病毒载量常低于 PCR 检测水平，血清抗体阳性人群中 HHV-8 DNA 的阳性率不足 20%，当出现卡波西肉瘤或其他严重疾病时，HHV-8 DNA 检出率随之增高。

七、诊断及鉴别诊断

(一) 诊断

我国大部分地区为 HHV-8 感染低流行地区，HHV-8 感染主要发生于免疫抑制人群，如 HIV 感染者和器官移植受者，因此当该类人群出现发热、皮疹、淋巴结肿大及脾大等表现或发生卡波西肉瘤等 HHV-8 相关疾病时，应考虑 HHV-8 感染可能。血清学检查、病毒核酸检测有助于诊断。

(二) 鉴别诊断

1. 化脓性肉芽肿 多见于儿童和青年，好发于手(特别是手指)、足、唇、头部和躯干上部。病损为鲜红色或淡褐红色，呈绿豆至黄豆大，或更大的隆起的结节，其底部有时有蒂，日久后往往破溃、结痂，并易出血。组织病理检查显示局限性毛细血管增生。

2. 草莓状血管瘤 常在出生后 1～2 个月出现，好发于面部，病损高出皮面并常为草莓样分叶状小肿瘤，质地柔软，呈鲜红色或紫红色，边界清楚，压之可以褪色。组织病理检查显示毛细血管增生。

3. 淋巴管肉瘤 大多发生于乳腺癌根治术后的妇女，肿瘤发生于手术后数年内，常位于手术同侧的臂部慢性水肿区，病损为暗蓝色或红色结节，生长迅速。附近出现新发散在结节，临床表现颇似卡波西肉瘤。在组织病理学上肿瘤由大而不典型的细胞团块或由此种细

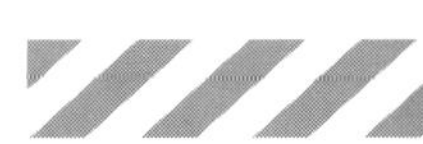

胞所产生的毛细血管和腔隙构成。

八、治疗

（一）中医治疗

1. 治疗原则　本病治疗应标本兼顾，注意顾护正气，不宜过度攻伐。痰热互结者，治以清热化痰、软坚散结；气虚血瘀者，治以补气化瘀、活血清热；疾病后期，气血双亏者，治以益气养血。

2. 辨证论治

（1）痰热互结。

临床表现：时有寒热，肿块无红痛，质硬，大便干，小便黄，舌红，苔黄，脉滑而数。

治法：清热化痰，软坚散结。

代表方：清气化痰丸加减。

方药：胆南星 9 g，半夏 9 g，瓜蒌子 9 g，陈皮 6 g，黄芩 9 g，苦杏仁 6 g，枳实 6 g，半枝莲 12 g，土茯苓 12 g，夏枯草 12 g，生牡蛎 12 g，猫爪草 12 g。

（2）气虚血瘀。

临床表现：周身乏力，气短懒言，面色苍白，饮食不香，四肢、躯干部出现多发性肿瘤，瘤色紫暗，易于出血，淋巴结肿大；舌质暗，脉沉细无力。

治法：补气化瘀，活血清热。

代表方：补阳还五汤、犀角地黄汤合消瘰丸加减。

方药：生地黄 9 g，桃仁 12 g，红花 9 g，当归 9 g，赤芍 9 g，牡丹皮 9 g，黄芪 15 g，鳖甲 12 g，猫爪草 12 g，白花蛇舌草 12 g，半枝莲 12 g，紫花地丁 12 g，三棱 9 g，莪术 9 g。

（3）气血双亏。

临床表现：头晕目眩，头痛隐隐，心悸失眠，遇劳加重，自汗，少气懒言，面色淡白或萎黄，唇甲色淡，心悸失眠，神疲乏力。肿块质地坚硬，舌质淡，苔薄白，脉沉细而弱。

治法：益气养血。

代表方：八珍汤加减。

方药：党参 9 g，白术 9 g，茯苓 9 g，当归 9 g，白芍 9 g，川芎 9 g，熟地黄 9 g，升麻 6 g，菊花 9 g，蔓荆子 6 g，甘草 6 g。

3. 中成药

（1）菊藻丸 10 g，口服，3 次/日，饭后半小时服。

（2）瘿瘤丸 10 g，口服，3 次/日，饭后半小时服。

（3）平消片 5 片，口服，3 次/日。

4. 外治疗法

（1）五虎丹糊剂、酊剂（经验方）：外用，适合已溃者，分次敷在瘤体上或插入瘤体的基底部，每 3～5 日换药 1 次。

（2）蟾酥饼（丸）：由蟾酥、乳香、没药、雄黄、巴豆霜、硇砂、朱砂、轻粉、麝香组成，以陈醋调敷肿瘤处，适用于初起无内证者。

（3）密陀僧膏：由密陀僧、赤芍、当归、乳香、没药、赤石脂、百草霜、银黝、桐油、香油及血竭等制成，贴敷患处，日久可渐消。

（二）西医治疗

1. 卡波西肉瘤

（1）早期及进展缓慢卡波西肉瘤：当病灶局限于某部位时可采用局部治疗，包括局部化疗、局部放射治疗、冷冻治疗、激光治疗及手术切除等。艾滋病相关卡波西肉瘤首先进行高效抗反转录病毒治疗（HAART）（可间接治疗卡波西肉瘤，具体方案详见第三章“艾滋病”）。

（2）多脏器受累、皮损进展迅速卡波西肉瘤：可采用全身化疗，常规化疗药物包括长春新碱、博来霉素、阿霉素及紫杉醇等。聚乙二醇多柔比星脂质体对艾滋病相关卡波西肉瘤安全有效，肿瘤应答率较高。此外，干扰素、胸腺素、白细胞介素等免疫调节剂，通过抑制细胞因子白细胞介素-6（IL-6）的生成发挥一定抗肿瘤作用。而抗血管生成药、抗 HHV-8 单克隆抗体及靶向药物（如伊马替尼等）又为卡波西肉瘤的治疗提供了一些新途径。

2. 艾滋病相关原发性渗出性淋巴瘤

（1）HARRT：抗 HIV 治疗可促使免疫功能重建，减少机会性感染的发生，联用化疗时可提高肿瘤应答率及减少化疗后各种机会性感染，应尽早使用。抗反转录病毒药物在化疗时可安全使用，但考虑到药物相互作用的影响，建议选择以核苷类和整合酶抑制剂为基础的方案。齐多夫定可导致骨髓抑制，与化疗药物联合使用会增加骨髓抑制等不良反应，故需要加强对血象的监测。

（2）推荐化疗方案：R-DA-EPOCH（利妥昔单抗、依托泊苷、泼尼松、长春新碱、环磷酰胺、阿霉素）或 R-CHOP（利妥昔单抗、环磷酰胺、多柔比星、长春新碱、泼尼松龙）；如果 $CD4^+$ T 淋巴细胞少于 50 个/μL，使用利妥昔单抗可能会增加感染并发症的发生风险，故不推荐使用。

3. 多中心卡斯特曼病 建议由肿瘤科医生制订联合化疗方案。利妥昔单抗（375 mg/m^2，每周 1 次，疗程 4 周）是非常有效的治疗药物。抗 IL-6 抗体能够有效减轻因 IL-6 释放过多而引起的症状（HHV-8 基因编码细胞因子的病毒可变区）。此外，个别 HIV 感染患者使用更昔洛韦、缬更昔洛韦后，能够获得疾病缓解。

HHV-8 对西多福韦敏感，对膦甲酸钠和更昔洛韦中度敏感，对阿昔洛韦不敏感，抗病毒药物在治疗 HHV-8 相关恶性肿瘤方面的作用仍不明确。

（三）中西医结合治疗

西医免疫调节剂、抗病毒制剂及综合疗法的实施，可以部分控制艾滋病相关卡波西肉瘤的发展，延长患者的生存时间，提高患者的生活质量。中医药、针灸现已运用于本病的防治，在抗病毒、提高机体免疫力方面发挥一定的作用。本病可在西医治疗的基础上，配合中医辨证论治，提高患者生活质量，减轻患者痛苦。

九、预防与调护

（一）预防

（1）同性恋者、静脉途径吸毒者应更加注意防护以控制感染，加强血液制品的筛选检测。

（2）由于经唾液传播是可能的传播途径，因此需要保持良好的卫生习惯。

（3）应开展疫苗研制工作，开发出有效的疫苗，以控制 HHV-8 的传播。

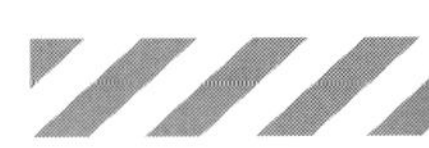

（二）调护

(1) 鼓励患者摄取高蛋白、高维生素、高热量、易消化的食物，忌食辛辣、香燥等刺激性食物。

(2) 注意对病灶黏膜的保护，预防继发感染的发生。

(3) 加强对患者的心理护理，密切观察患者心理变化，减轻患者心理压力，帮助其树立对生活的信心。

(4) 保持良好作息，适当锻炼。

（杨瑞华　张思依）

参考文献

[1] 刘克洲，陈智. 人类病毒性疾病[M]. 北京：人民卫生出版社，2002.

[2] 刘运德，楼永良. 临床微生物学检验技术[M]. 北京：人民卫生出版社，2015.

[3] 宋诗铎. 临床感染病学[M]. 天津：天津科学技术出版社，2004.

[4] 姜之炎，赵霞. 中医儿科学[M]. 2 版. 上海：上海科学技术出版社，2020.

[5] 汪受传. 中医儿科学[M]. 北京：中国中医药出版社，2007.

[6] 邓鑫. 艾滋病中西医结合临床治疗[M]. 上海：第二军医大学出版社，2010.

[7] 顾伟程，陈刚，马振友. 精编传染性皮肤病学[M]. 北京：中医古籍出版社，2014.

[8] 杨占秋，余宏. 临床病毒学[M]. 北京：中国医药科技出版社，2000.

[9] 王宇明，胡仕琦. 新发感染病[M]. 北京：科学技术文献出版社，2006.

[10] 王先峰. 最新传染病学与国家强制性标准规范实用手册[M]. 北京：军医科技电子出版社，2005.

[11] 马亦林. 传染病学[M]. 4 版. 上海：上海科学技术出版社，2005.

[12] 胡晞江，索庆丽. 出生缺陷与生物致畸因子[M]. 武汉：武汉出版社，2012.

[13] 张奇文，朱锦善. 实用中医儿科学[M]. 北京：中国中医药出版社，2016.

[14] 中华医学会感染病学分会艾滋病丙型肝炎学组，中国疾病预防控制中心. 中国艾滋病诊疗指南(2021 年版)[J]. 中国艾滋病性病，2021，27(11)：1182-1201.

[15] 中华医学会感染病学分会艾滋病学组，中华医学会热带病和寄生虫学分会艾滋病学组. AIDS 相关性淋巴瘤诊治专家共识[J]. 中国艾滋病性病，2017，23(8)：678-682.

[16] 周先志，赵敏. 艾滋病诊疗新技术[M]. 北京：人民军医出版社，2005.

[17] 陈红风. 中医外科学[M]. 北京：中国中医药出版社，2016.

[18] 卢洪洲. 艾滋病及其相关疾病常用药物与相互作用[M]. 上海：上海科学技术出版社，2020.

第十五章 水痘和带状疱疹

一、概述

水痘(varicella)和带状疱疹(herpes zoster)是由同一种病毒即水痘-带状疱疹病毒(varicella-zoster virus,VZV)引起的、临床表现不同的两种疾病。初次感染 VZV 者表现为水痘(原发感染),这是常见于婴幼儿的呼吸道传染病,临床特征是全身同时出现丘疹、水疱和结痂。水痘病愈后,病毒继续潜伏在脊神经后根和脑神经的感觉神经节细胞内,一旦病毒被激活,即引起带状疱疹(复发感染)。带状疱疹多发生于成人,以沿身体一侧周围神经出现呈带状分布的、成簇的疱疹为特征。

水痘在中医学中亦称"水痘",民间称"水花""水疱"。中医很早以前就认识了水痘这种疾病,并且积累了丰富的临床经验,特别是对本病所提出的诊断、治疗和护理等理论,至今仍然具有指导意义。《证治准绳·幼科》一书对水痘进行了确切的命名,曰:"其疮皮薄如水泡,破即易干……有水浆者,谓之水痘。"虽短短数语,却已具体阐明了水痘的特征。带状疱疹在中医学中被称为蛇串疮,它是一种在皮肤上出现成簇水疱、痛如火燎的急性疱疹性皮肤病。因患者皮肤上有红斑水疱,累累如串珠,每多缠腰而发,故又名"缠腰火丹",或称"火带疮""蛇丹",《外科启玄》中称其为"蜘蛛疮"。

二、流行病学

(一) 传染源

水痘和带状疱疹急性期患者是唯一传染源。水痘传染性极强,病毒存在于上呼吸道黏膜和疱疹液中,在出疹前 2~5 日至出疹后 5~6 日(疱疹全部结痂)均具有传染性,易感者与患者接触后 90%~96%发病。而带状疱疹早期,病毒亦可经空气传播,但带状疱疹早期患者作为传染源的意义相对较小,传染概率约为 15%。

(二) 传播途径

主要由空气飞沫传播,经呼吸道侵入人体。经日常生活接触感染水痘的机会极小,主要是因为病毒体外存活力较低。当供血者感染病毒,处于潜伏期时,输血可传播本病。孕妇患水痘或带状疱疹时,病毒可经胎盘传给胎儿,引起先天性感染。一般认为,带状疱疹主要不是通过外源性感染,而是婴幼儿时期患水痘后潜伏病毒再激活所致。

(三) 易感人群

人群对 VZV 普遍易感。我国部分地区血清学调查表明 VZV 感染在人群中很普遍,

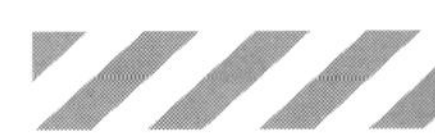

VZV抗体阳性率平均为70%，其中1～3岁者为15.76%～18.8%，4～6岁者为52.1%～54.93%。水痘传染性极强，易感儿童接触水痘患者后90%可以发病，6个月以下婴儿发病较少见。孕妇患水痘或带状疱疹时，胎儿和新生儿也可被感染而发病。水痘患者病后可获得永久免疫力，再患水痘的概率极低，但可反复发生带状疱疹。

（四）流行特征

水痘可发生在任何年龄，婴幼儿和学龄前儿童多发（约占90%）；全年散发，偏僻地区偶见暴发，集体儿童机构（如托儿所、幼儿园、小学）易发生局部流行；冬、春季较多见。96%的患者表现出明显的临床症状，4%为隐性感染者。带状疱疹发病率则随年龄增长而增高，中老年病例约占总病例数的65%。免疫缺陷者，无论是小儿还是成人，带状疱疹的发病率都可达35%～50%，且痊愈后仍可复发。

三、中医病因病机

（一）水痘

水痘主要是因湿热内蕴，外感风热病毒而发，盖风为阳邪，热乃火性，故起病较急。邪从上受，从口鼻而入，首先伤于肺卫，故有发热头疼、咳嗽、流涕、咽痛等症状。脾主四肢肌肉，肺主皮毛，风热病毒与脾胃之湿热相搏于内，蒸发于外，故在肌肤上出现疱疹，内含清水，色淡红晕。一般来说，本病毒邪较轻，全身症状不重，故患者精神较佳，数日可愈。但亦有个别病例，因素体阳盛，邪气内陷营血，攻冲脏腑。毒热蕴肺则高热，热扰神明则烦躁不安，热闭心包则神志不清，热盛生风则痉厥抽搐。

1. 外感风热毒邪　外感风热毒邪，邪从口鼻、皮毛而入，肺开窍于鼻，肺合皮毛，主肃降，外邪袭肺，肺失宣降，故出现发热、咳嗽等肺卫症状。病邪深入，郁于肺脾，与内湿相搏，发于肌肤而为本病。

2. 湿热阻滞　素体湿盛内郁，复感外邪，湿热炽盛，则出现壮热，烦渴，邪盛正衰，故出现水痘重证。

3. 毒热炽盛，内犯营血　邪热炽盛，湿热蕴郁，以致出现痘点稠密，色红根赤，或见紫暗。然患者素体禀赋有异，故证情亦有轻重之别。重证患者表现为邪热内犯营血，则可见壮热、口渴、烦躁不安等症状。若邪热内陷心包，热甚动风则引起抽搐、神志昏迷，热入血分，火炎毒盛则热深厥深。若邪热迫肺，肺气闭塞，则见发热、咳嗽、气促、鼻煽等症状（图15-1）。

外感疫邪
- 风热毒邪——外邪袭肺，肺失宣降，病邪深入，郁于肺脾
- 湿热阻滞——湿盛内郁，湿热炽盛，邪盛正衰
- 毒热炽盛，内犯营血——邪热炽盛，热入血分

图15-1　水痘病因病机示意图

（二）带状疱疹

带状疱疹主因湿热火毒内蕴而发。中医学对本病论述较多，清代《医宗金鉴》对本病病因、病机、症状、治疗做了论述，曰："此症俗名蛇串疮，有干湿不同，红黄之异，皆如累累珠形。干者色红赤，形如云片，上起风粟，发痒作热，此属肝心二经风火，治宜龙胆泻肝汤；湿者色黄白，水疱大小不等，作烂流水，较干者多疼，此属脾肺二经湿热，治宜除湿胃苓汤。"

1. 肝胆火盛　情志内伤，肝疏泄功能失常，气机不畅，肝气郁结，久而化火妄动，以致肝胆火盛，外溢皮肤而出现疱疹。故临床见皮疹潮红，疱疹如粟，疱壁紧张，灼热疼痛。肝经

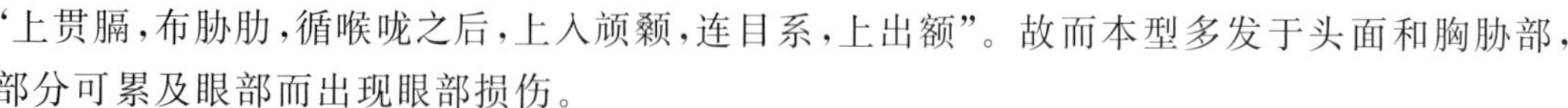

“上贯膈，布胁肋，循喉咙之后，上入颃颡，连目系，上出额”。故而本型多发于头面和胸胁部，部分可累及眼部而出现眼部损伤。

2. 脾经湿热 饮食不节，脾失健运，湿热内生，湿遏气机，郁而化热，兼外受毒邪而致湿热火毒蕴于肌肤而发疱疹。

3. 气滞血瘀 年老体弱，气血不足，肝经湿热，脾经湿盛均可阻滞气机，气血循行不畅，邪滞肌肤而发疱疹。气血循行不畅，不通则痛，故本型疼痛较甚（图15-2）。

湿热火毒内蕴：
- 肝胆火盛——情志内伤，肝失疏泄，气机不畅，郁而化火
- 脾经湿热——饮食不节，脾失健运，湿遏气机，郁而化热
- 气滞血瘀——年老体弱，气血不足，循行不畅，邪滞肌肤

图15-2 带状疱疹病因病机示意图

四、发病机制及病理

（一）发病机制

VZV经上呼吸道、口、眼结膜及皮肤侵入易感者体内，首先在局部及附近淋巴结内复制，而后进入血液到达全身网状内皮系统，进一步复制后再次进入血液，侵入各脏器。病毒也在血液中单核吞噬细胞内复制，并随此细胞带到全身各处。VZV还可在细胞间传递，直接向与感染细胞邻近的细胞扩散。在病毒血症期，即出现发热，皮肤和黏膜出现病损，最初累及真皮毛细血管内皮细胞，使局部充血肿胀，随之基底层和棘层细胞肿胀变性，形成囊状细胞。受感染细胞与周围未感染细胞融合，形成多核巨细胞。囊状细胞和多核巨细胞裂解，组织液渗入形成水疱。早期疱液清澈，含有大量病毒，后因炎症细胞和脱落上皮细胞增多而变混浊，病毒含量降低。真皮毛细血管扩张，单核细胞浸润，随之病损结痂。上皮细胞由基底部开始再生，痂皮脱落。黏膜病变与皮肤类似，但疱疹常破溃形成小溃疡，易愈合。对个别死亡病例的尸检发现，许多内脏器官（如肺、肝、肾、肾上腺等）有小灶性坏死和嗜酸性包涵体形成，肺部有广泛间质性炎症改变和结节状实变区，伴有多个出血灶，镜下见肺间质有红细胞、纤维蛋白和含有嗜酸性包涵体的多核巨细胞。

（二）病理

水痘患者出疹后2～5日，体内开始产生IgM、IgG和IgA抗体，第2～3周达高峰。IgM和IgA抗体于1年内消失，IgG抗体以较低水平持续存在。VZV感染会导致$CD4^{+}$ T淋巴细胞计数与$CD8^{+}$ T淋巴细胞计数比例倒置。在进行细胞培养时，水痘恢复期患者周围血白细胞显示出抗病毒活性，其中T淋巴细胞和单核细胞起主导作用；加入特异性抗体却不能显示出抗病毒活性。急性感染时，可能因有抗体存在，受感染细胞表面VZV抗原消失，从而避开了致敏T淋巴细胞的免疫识别，导致潜伏感染。水痘患者病后免疫力持久，一般不会再次患水痘，但不能清除体内潜在VZV或阻止VZV激活，不能保护人体免患带状疱疹。婴儿从母体获得的特异性抗体不能完全阻止水痘发病，只能减轻其症状。原发感染时感觉神经节细胞亦受到VZV感染，VZV以静止状态存留于感觉神经节细胞内。机体免疫功能，尤其是VZV特异性细胞免疫应答低下时，潜伏在感觉神经节细胞内的VZV激活。重新复制后的VZV沿感觉神经轴突到达该神经所支配的皮区，使基底层和棘层受感染，细胞变性、肿胀，形成带状疱疹；病变处可见多核巨细胞形成和细胞核内的嗜酸性包涵体，皮损基底部及其周围有单核细胞浸润。病毒在神经节细胞内复制时，引起急性神经节炎，可导致神经节细胞坏

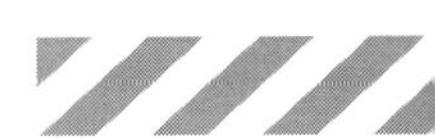

死，偶尔还可见到神经节内出血。炎症亦可能波及周围组织，使同侧脊神经节或脑神经节附近脑干有炎症表现。病变多为单侧，以灰质改变为重，脊髓后角受累重于前角。还可见到以受累部位为主的软脑(脊)膜炎症，神经节远端的神经根亦有炎症改变。病毒在神经节内复制后可产生病毒血症，向其他部位播散。

五、临床表现

(一) 症状

1. 水痘　潜伏期 12～21 日，大多为 14～15 日。骤然起病，往往先见皮疹，可同时伴有发热，体温多在 39 ℃以下，周身不适。少数患者在发热后 1～2 日才出现皮疹。水痘为自限性疾病，10 日左右可自愈。

2. 带状疱疹　起病初期，皮损出现前 2～5 日，常有周身不适、发热、局部皮肤感觉过敏、烧灼感和浅表性刺痛等前驱症状，用手触摸或与衣物摩擦时疼痛尤为明显。皮损初起为红色小斑疹，1～2 日转变成疱疹，直径 1 mm 左右，成簇分布，基底部皮肤发红。疱疹初期，疱液清澈透明或呈淡黄色半透明，3 日后疱液变混浊或呈出血性，此时局部灼痒、刺痛加剧。疱壁微厚而不易破溃，一般经 5～10 日疱疹干燥结痂。数日内皮损在受累神经所支配的皮区相继出现，沿某一感觉神经支形成带状分布，而沿多神经支分布或身体双侧同时发生皮损者较为少见。皮损轻重因个体而异，有的只在某一感觉区内出现疼痛而不见皮损(无疹症)，这也许是因为神经节内 VZV 激活但未波及皮肤，常见的肋间神经痛、三叉神经痛等可能与此有关；有的局部只呈现大片红斑而不形成疱疹，症状轻而病程短(顿挫型)；有的局部疱疹融合，形成大疱，直径在 1 cm 以上(大疱型)；有的水疱呈出血性(出血型)；有的水疱基底部组织坏死，形成紫黑色结痂，愈后遗留瘢痕(坏疽型)；约有 2%患者皮损播散至全身皮肤并可能伴有肺、肝、脑等内脏损害(播散型)，见于免疫功能缺陷或高龄患者。

(二) 体征

1. 水痘　皮疹常先发于头皮或躯干受压部位，呈向心性分布，头面、躯干部皮疹密集，而四肢皮疹稀疏散在。在为期 1～6 日的出疹期内，皮疹相继分批出现，呈现小红斑丘疹→疱疹→痂疹→脱痂的演变过程，而最后一批产生的皮损只到斑丘疹阶段即消退。在同一部位可见到各阶段的皮损同时存在。疱疹为粟粒至黄豆样，大小不一，先出的较大，而后则逐渐变小。壁薄，不呈整圆形，四周绕有红晕。初透明如露珠，1 日后疱液微混，随之疱壁凹陷呈脐状，再过 1～2 日干瘪结痂，数日后痂皮干燥脱落，脱痂后不遗留瘢痕。伴有明显瘙痒，如因搔抓或污染而致继发感染者，可能留下轻微凹痕。皮疹数量多少不一，轻者仅数个，重者全身皮肤黏膜广泛密布。口、咽、结膜等黏膜部位可同时见到小红色斑疹、淡黄色疱疹及溃疡，1～3 日愈合。新的皮疹出现是病毒血症持续的标志。一般在病后第 2 周随机体免疫力的建立，血液中病毒消失，即不再出现新的皮疹。

除了上述典型水痘外，临床上亦可见有疹内出血的出血型水痘，病情较上述情况更为严重。全身症状更重，皮肤及黏膜有瘀点、瘀斑甚至有内脏出血。还有因继发感染所致的坏疽型水痘，患者皮肤组织大面积坏死，可因脓毒症而死亡。

2. 带状疱疹　病损可发生在任何感觉神经分布区。据统计，皮损发生在肋间神经者占 53%，三叉神经者占 15%，颈神经者占 20%，腰骶神经者占 11%。如果发生在三叉神经眼支，则累及眼结膜、角膜等部位，出现疱疹性结膜炎、角膜炎，后者可发展为角膜溃疡，愈合后形成角膜云翳，影响视力；若三叉神经上颌支受累，则可在悬雍垂、扁桃体等处出现病损；若三叉神经下颌支受累，则在舌前部、颊黏膜及口腔底部出现疱疹和溃疡。面神经和听神经受累时，则出现面瘫、耳鸣、耳聋等。如果动眼神经和滑车神经受累，则往往提示脑干和其他脑神经根也已受累。脑神经受累者伴有较剧烈的头痛。其中50岁以上患者更易发生疱疹后神经痛，可持续数月间断发作。

本病临床表现差异较大，轻型患者可能不出现皮疹，仅有节段性神经疼痛，而重型患者尤其是免疫功能缺陷患者，可发生播散性带状疱疹，除了局部皮损外，还伴有高热和毒血症，甚至发生带状疱疹肺炎和脑膜炎，死亡率极高。

此外，临床还存在以下不典型临床表现。

1. 先天性水痘综合征和新生儿水痘 母亲妊娠期间患水痘，病毒可经过胎盘传给胎儿。在妊娠后的前4个月患水痘，约2%的胎儿可能发生先天性水痘综合征，表现为出生时体重低、瘢痕性皮肤病变、肢体萎缩、视神经萎缩、白内障及智力低下等；在妊娠后的前3个月患水痘，可致胎儿死亡。如母亲在产前4日内患水痘，新生儿常于出生后4～5日发病，易形成播散性感染，死亡率达25%～30%。新生儿水痘的皮疹有时酷似带状疱疹的皮疹。

2. 心脏受累 可能在水痘潜伏期就已发生。间质性心肌炎、心包炎和心内膜炎均有报道，严重的心律失常可能导致水痘患者突然死亡。肾小球增大伴内膜增生、肾小管上皮变性和水肿等肾脏损害，肾上腺皮质出血，子宫内膜感染亦有可能发生。有文献报道，水痘患者眼部并发症的发生率约为4%，除结膜疱疹外，还可出现角膜和葡萄膜受累，甚至并发眼肌麻痹和瞳孔放大。还可发生视网膜病变、白内障、视神经炎、视盘色素沉着及动眼神经麻痹等罕见并发症。并发肾炎、睾丸炎和关节炎的病例均有报道。此外，约10%瑞氏综合征是在水痘病程之后紧接着发生的。

六、实验室及其他检查

（一）血常规

白细胞计数正常或稍增高，其分类计数多正常，可有淋巴细胞计数升高。

（二）血清学检查

抗VZV特异性IgM抗体阳性，或急性期和恢复期特异性IgG抗体滴度呈4倍以上增高，均有诊断意义。带状疱疹系复发感染，IgM抗体水平可能较低，持续时间也短，应用敏感方法，可在70%以上患者中检测到。

（三）疱疹刮片检查

刮取新鲜疱疹基底组织碎片涂片，待干后用冷丙酮固定，经吉姆萨（Giemsa）染色或HE染色后镜检，查到多核巨细胞及胞核内嗜酸性包涵体，有助于诊断，但不能与HSV感染相区别。将固定好的病变细胞片，用抗VZV单克隆抗体做酶标记或荧光标记染色，则可检测细胞内的VZV抗原。

（四）电镜检查

可直接检查疱液中的病毒颗粒，以迅速鉴别VZV。

（五）病毒分离

取疱液接种于敏感细胞，分离出病毒后可做进一步鉴定。

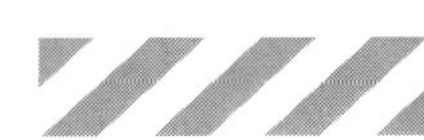

（六）核酸检测

用聚合酶链反应（PCR）检测患者呼吸道上皮细胞和外周血白细胞中的病毒DNA，是一种敏感性高和快速的早期诊断方法。

七、诊断与鉴别诊断

（一）诊断

典型水痘：诊断多无困难，根据以下临床特点可做出诊断。①10日前有与水痘或带状疱疹患者接触史，既往未曾患水痘；②前驱期极短或完全缺如；③皮疹呈向心性分布，且斑丘疹、疱疹及痂疹同时可见，大小不一，伴有痒感；④疱疹位置表浅，壁很薄，疱液透明或微混。对于非典型患者，则需要进行实验室检查以确定诊断。

带状疱疹：应注意既往有水痘病史。典型病例不难诊断，根据单侧、呈带状排列的疱疹以及沿某脊神经或脑神经支分布的一个或邻近几个部位皮肤或黏膜疼痛，继而出现成簇小疱疹，即可诊断本病。非典型病例有赖于实验室检查。

（二）鉴别诊断

水痘须注意与天花、手足口病、脓疱病及丘疹样荨麻疹等相鉴别。

1. 天花 重型水痘与轻型天花较相似。天花患者均有接触史，无种痘史，患者高热，中毒症状重，痘疹较密，呈圆形，坚实如豌豆，形态不均，呈多房性，以斑丘疹、疱疹、脓疱、结痂为规律，呈离心样分布，愈合后留瘢痕。其潜伏期和病程均长于水痘，分别为10～12日和3～4周。水痘患者不难与之鉴别。

2. 手足口病 由多种病毒引起，其中以EV-A71型感染最为严重。以学龄前儿童为多，皮疹分布于口腔、手足及肛周，皮疹多为红色丘疹，部分丘疹顶部呈疱疹样，但皮疹小于水痘。数日愈合，不留瘢痕。

3. 脓疱病 常见于儿童的细菌性感染性疾病，无全身症状，好发于鼻唇周及四肢，以红斑、疱疹、脓疱及结痂为主，皮疹无分批出现特点，且分布不如水痘广泛，黏膜无损害。

4. 丘疹样荨麻疹 为皮肤过敏性疾病，多见于婴幼儿，无发热，四肢、躯干皮肤分批出现壁较坚实的红色丘疹，顶端有水，无红晕，甚痒，不结痂，口腔和头部不受累。

带状疱疹主要与单纯疱疹相鉴别。临床偶见单纯疱疹呈区带状排列（多见于婴儿），类似于带状疱疹，但单纯疱疹常反复发生，且多数分布无规律，疼痛并不明显，据此可鉴别。此外，在前驱期皮损尚未出现时，亦可能误诊为胸膜炎、心绞痛、胆囊炎或阑尾炎等，必要时应行相关检查。

八、治疗

（一）中医治疗

1. 水痘 水痘初起宜以疏风清热为主，毒重者凉血解毒，夹湿者佐以淡渗。水痘的辨证，不仅要重视皮疹的形态，全身症状也要重视，才能正确治疗，以免使轻证转为重证。

1）辨证论治

（1）外感风热毒邪。

临床表现：发热轻微或不发热，鼻塞流涕，打喷嚏，咳嗽，1～2日出疹，疹色红润，疱液清亮，疹发稀疏，此起彼伏，有轻微瘙痒，舌淡红，苔薄白，脉浮数。

治法:疏风,清热解毒。

代表方:银翘散加减。

方药:金银花 15 g,连翘 10 g,淡竹叶 10 g,薄荷 6 g,牛蒡子 10 g,桔梗 10 g,荆芥 10 g,芦根 15 g,甘草 6 g。

方中金银花、连翘为君药,既有辛凉透邪清热之效,又具芳香辟秽解毒之功;荆芥为臣药,助君药开皮毛逐邪;桔梗宣肺利咽;淡竹叶清上焦热;芦根清热生津;牛蒡子疏散风热,解毒透疹;薄荷疏散风热,透邪外出;甘草清热解毒且调和诸药。因水痘为时邪挟湿,故方中可加入滑石、薏苡仁、木通等渗湿之品;痒甚者,加蝉蜕、浮萍;咽喉痛甚者,加射干;食欲不振者,加佩兰;大便干燥者,加大黄。

(2) 湿热炽盛。

临床表现:发热较高,口干,口渴,烦躁或哭闹不安,面红目赤,水痘形大,分布较密,根盘红晕较著,疹色紫暗,疱液混浊,伴大便干结,小便黄赤,舌质红或绛,苔黄糙而干,脉滑数或洪数。

治法:清热凉血,解毒渗湿。

代表方:五味消毒饮合清胃解毒汤加减。

方药:金银花 15 g,连翘 10 g,牛蒡子 10 g,黄芩 10 g,石膏 15 g,知母 10 g,赤芍 10 g,牡丹皮 6 g,紫草 20 g,车前子 10 g,生薏苡仁 30 g,大青叶 15 g。

方中金银花、连翘、牛蒡子、大青叶清热解毒;黄芩、石膏、知母清热保津;赤芍、牡丹皮、紫草清热凉血透疹;车前子、生薏苡仁清热利湿。伴有皮疹破溃者,加野菊花、蒲公英;唇燥口干、津液耗伤者,加麦冬;龈肿、口疮、大便干结、苔黄厚者,加大黄、枳实泻热通便;高热心烦不安者,加紫雪丹。

2) 其他治疗

(1) 单方、验方:①金银花 20 g,甘草 3 g。水煎服,1 剂/日。②野菊花 15 g,路边菊 15 g,海金沙 30 g。水煎服,1 剂/日。③板蓝根 30 g。1 剂/日,煎服。④苦参 30 g,浮萍 15 g,芒硝 30 g。煎水外洗,2 次/日。对皮肤瘙痒的水痘患者,有止痒作用。⑤青黛散。用麻油调后外敷,1~2 次/日。用于疱疹破溃化脓者。⑥锡类散、冰硼散、珠黄散,任选一种。2~3 次/日,每次取适量吹口。用于口腔黏膜水疱破溃成溃疡者。

(2) 推拿疗法:①轻证:清板门,清天河水,揉小天心,推补脾经,开天门,推坎宫,运太阳,运耳后高骨。②重证:清天河水,推六腑,揉一窝风,推补肾水,揉二人上马,清板门,推补脾经,运八卦。

(3) 成药验方:①水痘轻证者可口服银翘解毒片,3~5 片/次,2 次/日。②水痘继发感染化脓者可口服连翘败毒片,4 片/次,2 次/日。

2. 带状疱疹 多由于情志内伤、肝气郁结、久而化火、肝经火毒蕴积、挟风邪上窜头面而发;或挟湿邪下注发于阴部及下肢;火毒炽盛者多发于躯干。本病初期以湿热火毒为主,后期以正虚血瘀夹湿为患,临床当根据病程辨证论治,同时可配合针灸、拔罐、放血等外治法。

1) 辨证论治

(1) 肝胆火盛。

临床表现:皮疹多发于头面和胸胁,皮疹潮红,密集成片,疱疹如粟,疱壁紧张,灼热疼痛,口苦咽干,口渴,烦热易怒,小便短赤,大便干,舌质红,苔薄黄或黄厚,脉弦滑微数。

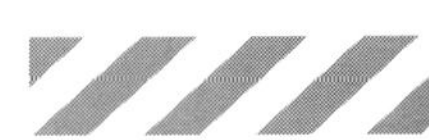

治法：清热利湿，解毒止痛。

代表方：龙胆泻肝汤加减。

方药：龙胆草 15 g，柴胡 12 g，泽泻 10 g，车前子 10 g，木通 10 g，生地黄 10 g，当归 10 g，栀子 10 g，黄芩 10 g，马齿苋 20 g，大青叶 15 g，甘草 6 g。

方中龙胆草、黄芩、栀子泻肝胆之火；柴胡疏肝胆之气；泽泻、木通、车前子清热利湿，使湿热从水道排出；生地黄、当归滋阴养血，使标本兼顾；大青叶、马齿苋清热解毒、凉血；甘草调和诸药。综观全方，可使火降热清，混浊分清，诸症可相应愈。日痛甚者，加延胡索、郁金、乳香、没药、丹参；发于颜面者，加牛蒡子、野菊花；发于腰部者，加杜仲、桑寄生；血热出血疱者，加牡丹皮、赤芍；破溃者，加金银花、连翘。

（2）脾经湿热。

临床表现：多发于腹部、下肢，皮疹色淡，疱壁松弛，疼痛略轻，口不渴或渴不欲饮，不思饮食，食后腹胀，大便时溏，舌质淡，苔白厚或白腻，脉沉滑或滑。

治法：健脾利湿，解毒止痛。

代表方：除湿胃苓汤加减。

方药：苍术 10 g，厚朴 10 g，陈皮 12 g，猪苓 10 g，赤芍 10 g，白术 10 g，滑石 15 g，防风 10 g，栀子 10 g，木通 10 g，甘草 6 g。

方中苍术味辛苦性温，最善除湿运脾；厚朴行气化湿，消胀除满；陈皮理气化滞。以上三味燥湿运脾，行气和胃。猪苓、赤芍、白术、木通、滑石渗湿利水；防风胜湿止痛；栀子清热利湿，凉血解毒；甘草调和诸药。兼有肝郁者，加柴胡、郁金；纳差腹胀者，加神曲、麦芽、木香；糜烂渗出者，加苦地丁、马齿苋、苦参、黄柏。

（3）气滞血瘀。

临床表现：多见于老年人，疱疹基底暗红，疱液成为血水，疼痛剧烈难忍，或皮疹虽已消退，但局部仍疼痛以致夜不能眠，舌质紫暗或有瘀斑，苔白或少，脉弦细。

治法：活血化瘀，行气止痛。

代表方：逍遥散加减。

方药：生地黄 10 g，当归 10 g，白芍 15 g，川芎 10 g，柴胡 6 g，黄芩 10 g，栀子 10 g，天花粉 15 g，防风 10 g，牛蒡子 10 g，连翘 10 g，甘草 6 g。

方中柴胡疏肝解郁；当归、白芍活血养血柔肝；生地黄、天花粉清热凉血，养阴生津；黄芩、栀子、牛蒡子、连翘清热解毒，利湿散结；防风胜湿止痛；川芎活血行气，祛风止痛；甘草缓急止痛，调和诸药。疼痛甚者，加延胡索、丹参、乳香、没药、鸡血藤以加强活血化瘀止痛功效；年老体弱者，加黄芪、党参、白术；年老、气血虚弱，皮损形成溃疡，不易愈合，并见舌胖淡，脉沉无力者，可加补中益气汤。

2）其他治疗

（1）水疱未破者可用金黄膏外敷或三黄洗剂、颠倒散洗剂外搽，或用玉簪花捣烂外敷。

（2）水疱未破疼痛剧烈者，可用三棱针刺破，以减轻疼痛。

（3）糜烂面可用青黛散、黄灵丹、大黄粉等加麻油调搽，有继发感染者可用生肌象皮膏或生肌玉红膏。

（二）西医治疗

1. 一般治疗　避免病损处皮肤摩擦或碰破水疱，避免搔抓，保持清洁，以预防继发感染。可涂以炉甘石洗剂止痒。局部以紫外线低剂量照射，可促进炎症消退，疱疹干燥结痂，减轻疼痛和预防继发感染。1 次/日，3～5 次即可。疱疹破溃或有继发感染者，局部涂以 1%

甲紫溶液。急性带状疱疹引起的疼痛，局部涂以9%利多卡因软膏，治疗后4～20 h疼痛、压痛均可缓解。补充多种维生素。

2. 对症治疗 即抗病毒治疗。早期应用阿昔洛韦(ACV)及其衍生物是目前治疗VZV感染的首选方案，在加速水痘和带状疱疹皮损愈合、减轻带状疱疹后神经痛(PHN)和预防性治疗免疫功能低下者的播散性VZV感染等方面均有明显效果。但ACV口服时生物利用度较低(仅15%～30%)，血浆半衰期较短(2.5～3 h)，每日需服5次药。伐昔洛韦(VCV)、喷昔洛韦(PCV)和泛昔洛韦(FCV)等，口服吸收好，生物利用度较ACV高3～5倍，半衰期也较长，每日只需服2～3次药。更昔洛韦(GCV)和西多福韦，对VZV和其他各型疱疹病毒均有较强的抑制作用，目前主要用于巨细胞病毒感染和对ACV耐药的危重VZV感染。

此外，糖皮质激素常加重水痘病情，一般应禁忌使用。如因其他疾病而使用糖皮质激素治疗并在治疗过程中发生VZV感染，应将糖皮质激素减至生理剂量，停药对原有疾病影响不大者，则应停药。若用药时间较久，不要骤然停药，应逐渐减量，并加用高价免疫球蛋白，以增加机体抵抗力。在水痘病程后期，结痂以后，对并发水痘肺炎、脑炎或喉炎的患者，应积极抢救治疗，使用糖皮质激素可以提高治愈率，而不会发生水痘播散。对免疫功能低下的水痘患者，孕妇、新生儿水痘患者及并发原发性肺炎、脑炎的患者，进行积极有效的抗病毒治疗，已得到国内外专家学者的认同，而且抗病毒治疗越早越好，可明显降低患者死亡率。

带状疱疹系自限性疾病，治疗原则以止痛、抗病毒和预防继发感染为主。

(1) 全身用药：一般患者给予口服ACV 400～600 mg，疗程5日；或FCV或PCV 250～500 mg，1次/8 h，疗程5～7日。对于急性带状疱疹患者，应酌情增加口服药用量，适当延长疗程，以预防PHN。临床证实FCV是目前预防PHN最有效的抗VZV药。病情严重者则应静脉滴注ACV，每次5～10 mg/kg，1次/8 h(每次1 h以上)；或VCV每次10 mg/kg，1次/8 h，疗程7～10日。并可联合应用干扰素α或胸腺肽等免疫增强剂。

(2) 局部用药：皮损处以5%ACV霜剂或1%PCV软膏涂抹。眼及口腔黏膜病损可采用1%ACV滴眼液，3%ACV眼膏，或干扰素α 104 U/mL(生理盐水)，5～6次/日。

(三) 中西医结合治疗

水痘中西医结合治疗方案应用广泛，临床成熟应用西医治疗(抗病毒药物如ACV)与中药辨证方(如银翘散加减)联合治疗，疗效稳定。中西医结合治疗带状疱疹亦疗效确切，常用西医抗病毒治疗(更昔洛韦)、外用重组人干扰素α2b凝胶与中药辨证方(如龙胆泻肝汤加减)联合治疗，能极大加快康复速度，改善局部疼痛症状，并有效减少带状疱疹引发的后遗症。

九、预防与调护

(一) 预防

1. 一般预防措施 水痘患者应在家中隔离，直至疱疹全部干燥结痂。易感儿童与患者接触后经3周检疫期(从接触后第11日开始算)，方可回到集体机构。带状疱疹患者不必隔离。孕妇和免疫力低下的水痘易感者，应予重点保护，避免与水痘和带状疱疹患者接触。

2. 中医药预防

(1) 方一：龙胆草、车前草、板蓝根适量，水煎代茶饮。适用于体壮、好熬夜、嗜烟酒者。

(2) 方二：白术、白扁豆、薏苡仁适量，水煎代茶饮。适用于体胖、好甜食、少运动者。

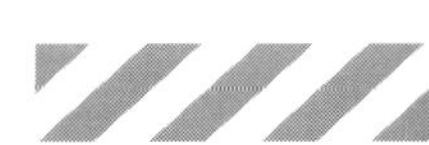

(3) 方三：三七、西洋参适量，磨粉冲服。适用于老年 PHN 患者。

3. 疫苗的应用　以 OKa 株为基础制备的水痘减毒活疫苗，接种后可引发机体的特异性体液免疫和细胞免疫。易感人群在接触水痘患者后 3 日内接种可获得保护，5 日内接种可减少发病，阻止水痘暴发流行。疫苗的免疫效果能持续 10 年以上，对感染的防御率为 70%～90%，对严重疾病的防御率为 70%～90%。对于以往曾接触过 VZV 的老年人，接种水痘减毒活疫苗能明显增强 VZV 特异性细胞免疫，显著降低带状疱疹和 PHN 发生率，且发病者症状较轻。为避免发生播散性水痘，禁止对严重免疫受损个体接种水痘减毒活疫苗，可在严密观察下，对白血病缓解期、实体瘤化疗前及等待肾移植的尿毒症患者进行接种，但有可能会发生中度不良反应。

4. 其他预防措施　水痘-带状疱疹免疫球蛋白(VZIG)含有高效价抗 VZV 抗体，在暴露后 72 h 内给予，一般可阻止水痘的临床过程；96 h 内使用则可明显减少发病机会，发病者病情亦轻。一般用量为每 10 kg 体重 125 U(1 支)，最大剂量为 625 U(5 支)，肌内注射。应用后偶有注射部位疼痛、胃肠道症状、皮疹等轻微反应，偶见有过敏性休克(发生率低于 0.1%)的报道。因其价格昂贵，故 VZIG 仅限用于免疫缺陷的易感者在密切接触水痘或带状疱疹患者后进行的被动免疫中，或用于分娩前 5 日内和分娩后 48 h 内患水痘母亲所生的新生儿。

(二) 调护

室内空气要保持流通，注意避风寒，防止复感外邪。饮食宜清淡易消化，多饮温开水，可用萝卜、荸荠、绿豆等煎水代茶饮。保持皮肤清洁，勿搔抓，不宜洗浴，防止皮肤破损而继发感染。如皮肤被抓破，可外涂青黛散或黄芩油膏。

(张　青　曾江琴　李　昊)

参考文献

[1]　李兰娟，任红. 传染病学[M]. 9 版. 北京：人民卫生出版社，2018.

[2]　田维毅，袁端红，王文佳. 现代中医疫病理论与实践[M]. 贵阳：贵州科技出版社，2016.

[3]　黄象安. 传染病学[M]. 北京：中国中医药出版社，2017.

[4]　莫翠云. 伤寒传染病预防及护理[J]. 中西医结合心血管病电子杂志，2018，6(18)：122-123.

[5]　邱模炎，刘美嫦，林明欣. 疫病学中医名著选编[M]. 北京：中国医药科技出版社，2020.

[6]　邵一鸣. 常见新发传染病防治手册[M]. 杭州：浙江大学出版社，2005.

[7]　巫善明，张志勇，张占卿. 新发传染病与再发传染病[M]. 上海：上海科技教育出版社，2010.

[8]　许锦华，岳宜寰. 中西医结合治疗水痘的疗效及安全性[J]. 临床合理用药杂志，2020，13(35)：114-116.

[9]　高宏，杨永健，李晓玲. 中西医结合治疗重型水痘效果探讨[J]. 内蒙古中医药，2016，35(5)：61.

[10]　钟华，周耀湘，邱瑰君，等. 中西医结合治疗带状疱疹的临床效果[J]. 内蒙古中医药，2021，40(1)：69-70，132.

第十六章
流行性腮腺炎

一、概述

流行性腮腺炎(腮腺炎)是由流行性腮腺炎病毒(mumps virus,MuV)引起的急性呼吸道传染病,以腮腺非化脓性肿胀、疼痛、发热为主要临床表现。该病好发于青少年和儿童,因临床症状较轻,且是一种自限性疾病而易被人们忽视。实际上,该病发生的病理变化及造成的危害并不仅局限于腮腺,病毒能够侵犯多个脏器和中枢神经系统,由此导致多种临床症状。常见的并发症有病毒性脑膜炎和脑炎、睾丸炎、附睾炎,此外还有卵巢炎、胰腺炎及心肌炎等,严重者可导致伤残或死亡。流行性腮腺炎具有高度传染性,接种腮腺炎疫苗是预防和控制流行性腮腺炎的有效手段。

流行性腮腺炎疫情最初发生在公元前500年左右的欧亚大陆,与当时的人类活动有关,正如《剑桥医学史·疾病史》"新疾病的增长"一节所述:在集中对更接近当代的研究中,麦克尼尔判定,自大约公元前500年开始的这一时期,在亚洲和欧洲病原体已经开始影响到文明的发展进程。这些病原体是引发天花、白喉、流感、水痘、流行性腮腺炎以及大量其他疾病的寄生性微生物。它们快速在人类之间传播,不需要中间媒介……新病原体发病的直接后果是一场大规模的流行。

流行性腮腺炎属于中医学"痄腮"范畴。早在汉代《华佗神方》中痄腮被称为"大头瘟""虾蟆瘟""雷头风"等。书中载有"华佗治大头瘟神方""华佗治虾蟆瘟神方""华佗治雷头风神方""华佗治痄腮神方"等,这些病名被沿用至宋代医药文献中。自元代起,痄腮病名又有新的称谓,如王好古把痄腮称为"大头痛",朱丹溪称痄腮为"大头天行"。

明代,随着疫病研究的深入,痄腮根据病因、症状的不同出现了新的名称。如根据病因,陶节庵把痄腮称为"时毒""疫毒""大头伤风",在其著作《伤寒全生集》中指出:大头者,一曰时毒,一曰疫毒。盖天行疫毒之气,人感之而为大头伤风也。而江瓘称痄腮为"大头伤寒"。根据症状,李梴称痄腮为"大头肿痛""雷头风";孙一奎在《赤水玄珠》中指出:头面肿,俗名鸬鹚瘟、蛤蟆瘟。而张景岳认为"大头瘟……头目颈项或咽喉俱肿,甚至腮面红赤,肩背斑肿,状如虾蟆",亦把痄腮称为"蛤蟆瘟"。

清代,人们对痄腮的认识更加彻底。俞根初指出:大头伤寒,一名大头瘟,俗称大头风,通称"风温时毒"。同时称痄腮为"捻颈瘟";吴鞠通在其温病专书《温病条辨》中称痄腮为"温毒"。尽管病名繁多,但今多沿用"痄腮"之名。

痄腮症状主要为腮腺肿胀,但常伴有其他症状,根据不同的伴随症状,古代医家常从"六

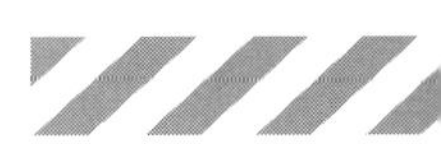

经”予以分类。根据时毒侵犯的经脉不同，痄腮可分成四类，如阳明受邪、少阳受邪、太阳受邪、阳明少阳太阳三阳同受邪等。而俞根初认为“人体手足六经，惟三阳与厥阴诸经，皆上头面清窍”，故时毒侵犯厥阴亦可发病。

二、流行病学

（一）传染源

流行性腮腺炎病毒仅限于感染人类，感染者是流行性腮腺炎的唯一传染源。传染期为病前 6 日至病后 7 日，以病前 1～2 日至病后 5 日传染性最强，症状消失后无传染性。病程早期可自患者的唾液、尿液、血液，并发脑膜炎者的脑脊液等处分离到病毒。人体感染后无论是否发病都能产生免疫力，病毒很少发生大的变异，再次感染者少见。

（二）传播途径

1. 呼吸道传播　流行性腮腺炎病毒可通过飞沫经呼吸道进行传播，故对近距离接触者传染性大，但 25%～40%感染者完全没有症状，因此隔离患者也不能完全控制本病的流行。

2. 接触传播　与患有流行性腮腺炎的患者密切接触，如接触被病毒污染的物品等可引起病毒传播。

3. 母婴传播　孕妇感染后产生的抗体可以通过胎盘，使婴儿在生后 6～8 个月不患病；若母亲在分娩前 1 周患流行性腮腺炎，其婴儿在出生时可有明显腮腺炎症状，或在新生儿期发病。

（三）易感人群

流行性腮腺炎于全球内流行，人类普遍易感，感染率可达 88%～100%，但由于 1 岁以下婴儿体内有母体的特异性抗体，故很少发病。该病在 1 岁以上儿童中广泛流行和暴发，总病例数的 85%～95%为 15 岁以下儿童。该病在成人易感者中也可流行，15 岁及以上人群随着年龄的增加而对该病易感性下降。15～18 岁者中仅有 10%～12%为易感者，而 20 岁以上者中 94%为非易感者。另外，未接种疫苗者体内无抗体，容易发生病毒感染。

（四）流行特征

本病呈全球性流行，本病的发生与流行因地区不同而异，人口流动频繁地区常有小流行；人口流动少的城市，则数年发生一次大流行。一般城市地区发病率比农村地区高 3～4 倍。

尽管流行性腮腺炎的流行和暴发无明显的季节性和地域性，且不受气候等因素的影响，但是冬、春季的发病人数要多于夏季。人体感染流行性腮腺炎病毒后可获得终身免疫，也有个别抗体水平较低的人出现流行性腮腺炎病毒的二次感染。

人群一般可通过隐性感染获得免疫力，大城市地区儿童隐性感染率约为 30%，80%～90%的成人有抗体。流行性腮腺炎常随人群抗体的消长而呈周期性流行，通常每 2～5 年便会发生一次流行。由于扩大免疫规划(EPI)的实施，该病的流行特征发生了以下变化：①发病年龄后移。由于疫苗的广泛应用，发病年龄有向 15 岁以后移动的趋势；多数推广疫苗接种的国家，病例呈散发状态，无明显的季节高峰。②发病的地区分布不再明显。免疫覆盖率的高低是决定易感人群多少的重要指标。

三、中医病因病机

痄腮(流行性腮腺炎)是因感受风温邪毒，壅阻少阳经脉而引起的一种时疫性疾病。

（一）病因

中医学认为痄腮病因可分为外感温毒病邪、内伤情志、饮食失调、起居失常和体质因素等。

1. 外感温毒病邪 痄腮病因有“风热毒气”“风热湿痰”“风温”“温毒”“瘟毒”等，如隋代巢元方《诸病源候论》认为本病是“风热毒气客于咽喉、颔颊之间”所致；元代朱丹溪指出“乃湿热在高巅之上”；清代俞根初在《通俗伤寒论》中称此病“因风温将发，更感时毒，乃天行之疠气，感其气而发者……多发于春冬雨季，间有暑风挟湿热气蒸，亦多发此病”。

归纳起来，温毒病邪是六淫邪气蕴蓄不解而形成属性为温热性质的一类致病因素，又称作温邪时毒。清代顾世澄《疡医大全》中写道：时毒痄腮乃风寒郁热所致。

2. 内伤情志 《黄帝内经・灵枢・百病始生》曰：“喜怒不节则伤脏，脏伤则病起于阴也。”情绪的剧烈变化首先扰乱气机，而后产生一系列病变，如《黄帝内经・素问・举痛论》言：“百病生于气也，怒则气上，喜则气缓，悲则气消，恐则气下……惊则气乱……思则气结。”以怒、思、惊、悲引发本病较为常见。这些情志过极，皆可化火，即“气有余便是火”，扰乱气机，并进一步影响肝主疏泄的功能，从而进一步导致“气滞痰凝”，无形之气化为有形之物，成为导致痄腮的内在原因。

3. 饮食失调、起居失常 饮食失调、起居失常一方面是导致痄腮发生的重要原因，另一方面又可逐步影响机体的气血运行，形成易发痄腮的体质类型。

如过食辛甘肥腻之品，或饮酒过度，伤及脾胃，造成阳明湿热内蕴，在温毒作用下即易发此病，即薛生白所言：“多因儿食甘甜厚味，脾胃积热所致。”另外，起居失常亦是疾病发生的重要因素，如《黄帝内经・素问・宣明五气》所言“久卧伤气，久坐伤肉，久立伤骨，久行伤筋”。

4. 体质因素 体质是指个体在遗传基础上，在生长、发育和衰老过程中形成的机能、结构和代谢上相对稳定的特征，这些特征往往决定了个体对某些致病因子的易感性及产生病变的倾向性。体质因素对痄腮发病的影响，主要表现在体质好而正气强者，不易感受外在的邪毒而发病，即使发病，病情也较轻；而体质差者，体内正气抗御外邪的能力必然降低，较容易感受邪毒而发病。同时，体质不同可造成发病类型及临床表现也不同，如阳热素盛者，感受风温时毒固然可见此病，但即使感受寒毒之邪也能很快化热，形成此病。

（二）病机

痄腮（流行性腮腺炎）的基本病机主要有内、外两方面：外为温毒病邪从口鼻而入，或感受风寒之邪，郁久化热；内为肝胃积热，或情志不畅，与外邪互结，壅阻少阳经脉，郁结不散，气血相搏，凝滞耳下腮颊，则腮腺肿胀、疼痛而发为此病，其具体病机分述如下。

1. 温毒在表 毒邪从口鼻而入，首先侵犯肺卫，故有恶寒、发热、头痛、咽痛；“胆足少阳之脉，起于目锐眦，上抵头角，下耳后……其支者从耳后入耳中，出走耳前”。至目锐眦后，毒邪壅阻少阳经脉，郁而不散，故耳下腮部漫肿疼痛，甚至咀嚼不便。由于“少阳常少血多气”，故此阶段以气机阻逆为主要病机。

2. 热毒蕴结 若邪在肺卫不解，风温邪毒入胃经，引动在里伏热，外邪引动内热，则见壮热烦躁、头痛、呕吐；胆胃之火随络循行，上攻腮颊，血行受阻，凝聚局部，则腮部硬肿疼痛，此阶段以局部气滞血瘀为主要病理变化。

3. 邪陷心肝 热毒炽盛，内陷营血，迫及心包，神明被扰，则壮热、神昏；毒壅厥阴经脉，

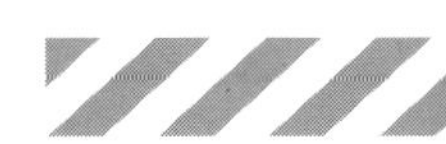

使精血不能濡养筋脉，则见筋脉拘急、头痛、项强、抽搐，此即“心肝”同时受累，相当于脑膜脑炎的并发症征象。

4. 引睾窜腹 足少阳胆经和足厥阴肝经为表里关系，病则相互传变。热毒邪气循肝胆之脉下行，肝经之脉“循股阴入毛中，过阴器，抵小腹”，故有的患者可出现下腹疼痛或睾丸肿痛，正如《冷庐医话》所说：“邪因内陷，传入厥阴脉络，睾丸肿痛，而耳后全消者，盖耳后乃少阳胆经部位，肝胆相为表里，少阳感受风热，邪移于肝经也。”（图 16-1）

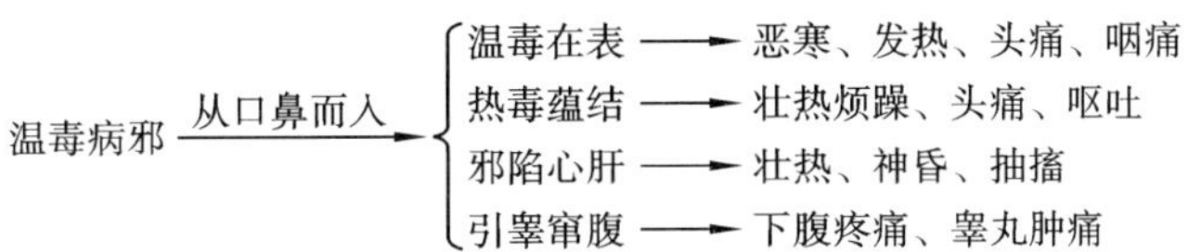

图 16-1 流行性腮腺炎病因病机示意图

四、发病机制及病理

（一）发病机制

流行性腮腺炎病毒属于副黏病毒科副黏病毒，为单股 RNA 病毒。此病毒主要蛋白如下：①核蛋白（NP）；②多聚酶蛋白（P）和 L 蛋白，均为可溶性抗原（S 抗原）；③2 种包膜糖蛋白，即含血凝素和神经氨酸酶（HN）的糖蛋白；④血溶-细胞融合（F）糖蛋白（又称 V 抗原）。此外还有基质蛋白（M），其在包装病毒过程中起作用。发病 1 周后即可出现 S 抗体，可用补体结合试验检测。流行性腮腺炎病毒抵抗力低，紫外线、甲醛、56 ℃10～20 min 均可将其灭活，该病毒在 4 ℃时能存活数日。

流行性腮腺炎病毒经口、鼻侵入人体后在上呼吸道上皮细胞内繁殖，导致腺囊内皮细胞肿胀，从而导致局部炎症和免疫反应，如淋巴细胞浸润、血管通透性增加及 IgA 分泌等。在免疫水平低的易感者，病毒即在这些部位复制，局部增殖后进入血液循环，产生第一次病毒血症，随即播散进入不同器官，如腮腺及中枢神经系统，再度繁殖并再次侵入血液循环，导致第二次病毒血症，损伤其他器官组织，产生相应的临床表现。绝大部分是唾液腺首先被损伤，而继之出现其他脏器的损伤。

（二）病理

本病的主要病理改变：在唾液腺导管周围，腺体及间质中有局限性的淋巴细胞浸润，这种改变一般持续 2 周，少数可达 4 周。腮腺腺体及其周围组织充血、肿胀，为非化脓性炎症改变，被膜上可见点状出血，腺泡细胞混浊肿胀或坏死碎解，腺体间质有浆液纤维素性渗出物，淋巴细胞、单核细胞及少量中性粒细胞浸润。腮腺管水肿，管腔中有脱落的坏死上皮细胞堆积，阻碍了唾液的排出，使其滞留在腺体内，致使唾液内的淀粉酶经淋巴系统流入血液，故而血液中的淀粉酶含量增高，并从尿液中排出。

类似的病理改变可见于胰腺，胰腺充血、水肿，胰岛可见轻度退化及脂肪性坏死改变。在脑室周围及软脑膜上可见血管周围淋巴细胞浸润，可见神经细胞退行性变、水肿、充血，在此基础上软脑膜上可有渗出性出血。被病毒侵犯的睾丸曲细精管上皮充血、出血，淋巴细胞浸润，间质有水肿及浆液纤维素性渗出物。各个脏器的病理改变几乎均由病毒直接损伤引起，故病毒分离试验阳性。

五、临床表现

(一) 症状和体征

1. 潜伏期 流行性腮腺炎的潜伏期一般为8～30日,平均18～19日。

2. 前驱期 前驱期持续数小时,最长不超过2日。

多数患者没有前驱症状,即使有症状也很轻微。只有少数患者在腮腺肿胀以前的1～2日,先有轻微发热、周身不适、食欲不振、两眼结膜充血、咽部红赤等类似于感冒的症状。严重的病例可出现怕冷、头痛、恶心、呕吐、全身疼痛等症状。极少数患者也可以在腮腺肿胀以前首先出现高热、剧烈头痛、频繁呕吐。

3. 腮肿期

(1) 腮腺炎:流行性腮腺炎主要侵犯唾液腺,尤其是耳下腺(腮腺)。如有前驱症状,则在1日后就会出现耳下部肿大。如没有前驱症状,则病后先有腮部疼痛,随后即显肿大。病初有全身不适、发热、耳下或下颌角疼痛,张口及咀嚼时尤为明显。腮腺肿胀多数是双侧性,一般先见于一侧,经过1～2日波及对侧,双侧同时肿胀的也不少见。其肿胀特点是以耳垂为中心的漫肿(个别病例肿胀部位在耳垂下靠后或靠前,与腺体的解剖部位有关),肿胀部位质韧,边缘不清楚,下颌骨的后沟消失,耳下部明显肿大,以致脸轮廓变形;触之疼痛,按时有弹性,表面灼热,张口或咀嚼时疼痛加重。由于颊内的腮腺管口(开口在口腔内,相当于上颌第二磨牙旁的颊黏膜上)红肿,部分阻塞,唾液排出受阻,因此当进酸性饮食时,可因唾液分泌量增加、潴留而感到局部胀痛加重。表面皮肤不红,亦无炎症改变,少数病例肿胀巨大,达到颈及锁骨上,有时压迫外耳道而影响听力。肿胀在第2～3日达高峰,3日后逐渐消退。

腮腺炎时,在与第二、三磨牙(臼齿)相对的颊黏膜上,可见腮腺管口充血,呈一红点,压迫时无脓性分泌物溢出。发热高度及持续时间、临床症状消退快慢、病情轻重因侵犯腺体及脏器的程度不同而不同。

(2) 颌下腺炎:流行性腮腺炎病毒单纯引起颌下腺炎者甚少,一般继腮腺炎之后发生,偶有在腮腺肿胀前发生者。颌下腺位于下颌骨体下,颈前三角处的深筋膜下。颌下腺肿胀时,触之较深,有触痛,活动度较小,偶有周围水肿。

(3) 舌下腺炎:流行性腮腺炎病毒单独侵犯舌下腺者更少见。此腺体位于口腔底黏膜下,或在舌系带旁,或在靠近下颌联合处,与下颌骨的内侧面接触。当舌下腺肿胀时可突出于口腔舌底,也可肿出于口腔底。除全身症状外,局部有明显不适,持续时间不长。

患流行性腮腺炎后,约有四分之一的人同时伴有颌下腺或舌下腺肿胀。少数病例仅有下颌部肿胀而没有腮部肿胀。也有的患者在腮腺肿胀的同时,伴有颈部淋巴结肿大、疼痛。腮腺肿胀疼痛最严重时,可导致饮食困难。全身症状也较重,患者可因发高热而出现神昏、不能进食、头痛、大便秘结、小便发黄量少等。较小的婴幼儿可因体温过高而发生抽搐、昏迷。整个病程需要10～14日,腮肿不会化脓是本病的特征之一。

(二) 并发症

1. 泌尿生殖系统 流行性腮腺炎病毒易侵犯成熟的生殖腺体,故泌尿生殖系统并发症多见于青春期以后的患者,小儿少见。

(1) 睾丸炎:流行性腮腺炎伴发睾丸炎甚为常见,从青春期开始,发病率逐渐增加,30%以上流行性腮腺炎患者可发生睾丸炎。常发生于病程第6～10日,仅10%左右发生于第11

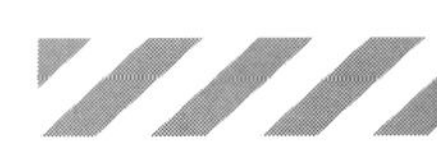

日以后。睾丸炎常发生在流行性腮腺炎起病后4～5日腮腺肿胀消退时，开始表现为睾丸疼痛，常伴有高热，达40 ℃或以上，并持续3～7日，有明显头痛、食欲下降等全身表现；随之睾丸肿大如核桃或鸭蛋，质地中等，触痛明显，质地越硬者触痛越显著，因睾丸包膜较紧，受压或伸展时疼痛剧烈，并可放射至下腹部，站立时坠痛剧烈，小便或移动时疼痛加重。睾丸肿胀迅速，可在1～2日达到极点，持续5～8日消退。病变大多侵犯一侧睾丸，双侧睾丸炎发生率为16%～30%。1/3～1/2的患者在发病1周或数月后继发不同程度的睾丸萎缩。流行性腮腺炎病毒导致的睾丸炎可导致一定程度的不育，发生率约为10%。

(2) 卵巢炎：青春期女性患者仅5%并发卵巢炎，症状多较轻。可出现下腹部压痛、下腰部酸痛、月经不调等。

(3) 肾损伤：流行性腮腺炎患者在病程早期多有一过性轻微肾损伤，主要表现为一过性肌酐清除率异常；少数有镜下血尿和蛋白尿。

2. 神经系统

(1) 无菌性脑膜炎、脑膜脑炎、脑炎：流行性腮腺炎病毒对神经系统的损伤，以脑膜炎最多见；脑膜脑炎较少见，占8%～13%；脑炎偶见。流行性腮腺炎并发脑炎的神经症状常在腮腺炎高峰时出现，开始常表现为脑膜炎，有发热、头痛、呕吐、颈项强直、Kernig征阳性等。脑脊液中细胞数增高，多以淋巴细胞占优势。临床症状持续3～5日，不留后遗症。如侵及脑实质，则可出现嗜睡甚至昏迷等症状。流行性腮腺炎病毒引发的脑炎约占病毒性脑炎的10%。流行性腮腺炎病毒引发的脑炎症状一般较轻，预后良好，多在2周内恢复正常，无后遗症。若既有脑实质损伤、伴有神志改变，同时又有脑膜炎症状，可考虑为脑膜脑炎。少数脑膜脑炎发生在流行性腮腺炎后1个月，这种晚期的神经系统损伤不是由病毒感染引起的，而是由迟发型自身免疫反应所致。此种病例恢复较慢，一般需1～2个月。

脑膜炎等神经系统损伤多见于儿童，3～6岁者占全部病例的50%以上，7～14岁者约占40%，基本与流行性腮腺炎发病的年龄相一致。这是由儿童血脑屏障未发育完善所致。

流行性腮腺炎病毒对中枢神经系统的损伤，有时还表现为颜面神经炎、脑室管膜炎、听神经损伤甚至听力丧失。

(2) 多发性神经炎、脊髓灰质炎等：偶有流行性腮腺炎后1～3周出现多发性神经炎、脊髓灰质炎的病例，预后多良好。肿胀的腮腺可能压迫面神经而引起暂时性面神经麻痹。有时出现平衡失调、三叉神经炎、偏瘫、截瘫、上行性麻痹等。偶有流行性腮腺炎后因中脑水管狭窄而并发脑积水者。

(3) 耳聋：听神经受累所致。发病率虽不高(约1/15000)，但可成为永久性和完全性耳聋。

3. 消化系统 胰腺炎：流行性腮腺炎病毒侵犯胰腺后引起相应的炎症反应也较为常见。87%的患者有一过性胰腺功能障碍，但胰腺炎的发生率在1%～25%。一般见于临床症状较重的大龄儿童，常感上腹部不适或疼痛，也可有轻度压痛。仅有轻度压痛者极易被忽略，需检测尿淀粉酶、血清脂肪酶，结合病史、其他不适症状方能确诊。严重时，伴有体温再升、呕吐等。流行性腮腺炎病毒引起的胰腺炎，一般症状较轻，少数患者存在腹痛、腹泻、便秘或厌食等消化道症状。病程一般持续3～5日，恢复快，无严重后果，亦可发生慢性损伤，甚至糖尿病，多出现在病后1～9个月。此外，流行性腮腺炎病毒感染在急性自发性胰腺炎病因中占1%～3%，此类型病例应与急性阑尾炎、肠绞痛等鉴别。

4. 心血管系统 心肌炎可见于病程第5～10日，可与腮腺肿胀同时发生或在恢复期后发生，发生率为4%～5%，表现为面色苍白，心率增快或减慢，心音低钝，心律不齐，暂时性心脏扩大，收缩期杂音。心电图可见窦性停搏、房室传导阻滞、S-T段压低、T波低平或倒置、期前收缩等。严重者可致死。大多数患者仅有心电图改变而无明显临床症状，偶有心包炎。

5. 其他　乳腺炎(31%的15岁以上女性患者并发此症)、骨髓炎、肝炎、肺炎、前列腺炎、前庭大腺炎、甲状腺炎、胸腺炎、血小板减少、荨麻疹、急性滤泡性结膜炎等均少见。关节炎发病率约为0.44%，主要累及肘、膝等大关节，可持续2日至3个月不等，能完全恢复。

六、实验室及其他检查

(一) 血常规

白细胞计数正常或稍低，后期淋巴细胞相对增多。有并发症时白细胞计数可增高。

(二) 尿常规

肾脏受累时尿液中可出现蛋白质、红细胞、白细胞等，甚至有类似于肾炎的尿液改变。尿淀粉酶增高程度往往与腮腺肿胀程度成正比。无腮腺肿胀的脑膜炎患者，尿液中淀粉酶水平也可升高。

(三) 血清学检查

90%患者的血清淀粉酶水平有轻度和中度增高，这有助于诊断。疑并发胰腺炎时除检测淀粉酶外，血清脂肪酶测定也有助于明确诊断。利用补体结合试验与血凝抑制试验对早期及恢复期双份血清检测补体及血凝抑制抗体，有显著增长(效价升高大于4倍)者可确诊。酶联免疫吸附试验及间接免疫荧光试验检测出IgM抗体，可做出早期诊断。

(四) 脑脊液检查

有症状的脑膜炎患者，脑脊液检查见淋巴细胞计数增高。约半数有腮腺炎而无脑膜炎表现的患者，脑脊液中白细胞计数轻度增高，且能从脑脊液中分离出流行性腮腺炎病毒。

(五) 病原学检查

(1) 抗原检查：应用特异性抗体或单克隆抗体来检测血清或唾液中的流行性腮腺炎病毒抗原，可做出早期诊断。

(2) PCR：应用PCR检测咽拭子、唾液、尿液或脑脊液中流行性腮腺炎病毒RNA，可早期诊断并可提高诊断率。

(3) 病毒分离：可在早期患者唾液、尿液、血液、脑脊液中分离到流行性腮腺炎病毒。

(六) 其他检查

超声检查作为一种安全、无创的检查方法，可首选用于流行性腮腺炎的诊断，也可在流行性腮腺炎分型(如慢性及急性化脓性腮腺炎)的鉴别诊断上提供一定的依据。

腮腺炎是以腮腺非化脓性炎症为主的病变，腺体可肿胀发红，有渗出物、出血性病灶和白细胞浸润。超声图像上表现为腮腺体积肿大，双侧肿大者占75%；内部回声强弱不等，与有无渗出物及病灶的出血性有关；腺体内的淋巴结肿大，与白细胞浸润有关。腮腺管也有卡他性炎症，可部分阻塞，扩张的腮腺管在超声图像上显示为腮腺内不规则的无回声区管腔样结构；充血水肿显示为腺体内彩色多普勒血流信号增多；附近淋巴结充血肿胀，颌下腺及舌下腺也可同时受累，在超声图像上显示为颈部(耳前、枕后等处)大小不等的低回声区。彩色多普勒可显示淋巴门，75%可显示颌下腺肿胀。

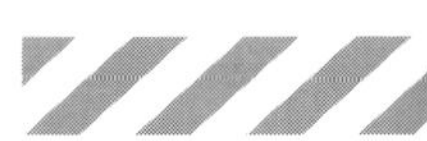

七、诊断及鉴别诊断

（一）诊断

依据发热和以耳垂为中心的腮腺肿胀，结合流行情况和发病前2～3周有接触史，诊断一般不困难，没有腮腺肿胀的脑膜脑炎、脑膜炎、睾丸炎等患者需要进行血清学检查及病毒分离。

1. 流行病学史　发病前2～3周有与流行性腮腺炎患者接触史或当地有本病流行。

2. 症状体征

(1) 腮腺或其他唾液腺非化脓性肿胀。

(2) 剧烈头痛、嗜睡、呕吐、脑膜刺激征阳性。脑脊液呈非化脓性改变(与其他病毒性脑炎相似)。

(3) 恶心、呕吐，伴中上腹部疼痛与压痛，局部肌紧张。

(4) 睾丸肿痛(常为单侧)。

3. 实验室检测

(1) 1个月内未接种过腮腺炎减毒活疫苗，血清中特异性IgM抗体阳性。

(2) 双份血清(间隔2～4周)IgG抗体效价呈4倍或4倍以上增高。

(3) 唾液、尿液、脑脊液、血液中分离到流行性腮腺炎病毒。

（二）鉴别诊断

1. 化脓性腮腺炎　化脓性腮腺炎亦表现为耳垂下肿痛，常单侧发病，红肿，触之有波动感，挤压腮腺管口可见脓液流出。早期声像图上腮腺边界较清楚，实质回声尚均匀，若病变继续发展，腮腺内可见局灶性无回声区，无回声区内可见光点、光带及絮状中强回声，且边界不规则，内部无明显彩色血流信号，为脓肿形成声像。血常规示白细胞计数和中性粒细胞计数明显升高，核左移，提示细菌感染。

2. 颈部淋巴结炎　超声检查显示颈部单个或多个肿大的淋巴结回声，彩色多普勒血流成像显示淋巴门有放射状搏动性丰富血流信号，无腮腺肿胀特征，实验室检测血清和尿淀粉酶无增高。

3. 腮腺肿瘤　声像图显示腮腺有单个或多个低回声区域，并扩散到附近的淋巴结。腮腺肿瘤大致呈圆形，纵横比大于1。腮腺混合瘤又称多形性腺瘤，是一种良性肿瘤，发病率高，女性多于男性。它主要是实质性的，部分液性，常单侧发病，很容易与腮腺炎区分开来。

4. 其他原因的腮腺肿胀　其他原因的腮腺肿胀(如糖尿病、肝病、结节病、营养不良等所致的腮腺肿胀)一般不伴有急性感染症状，局部也无明显疼痛，声像图表现为腮腺弥漫性增大，形态正常，回声结构正常，无局限性包块。

八、治疗

（一）中医治疗

1. 治疗原则

(1) 隔离患者：卧床休息直至腮腺肿胀完全消退。流质饮食，避免摄入酸性食物，注意口腔清洁，保证足量液体摄入等。

(2) 内外兼治：内服方随证施治，结合局部金黄膏或青黛散醋调外涂，配用针灸特色疗法，可达到提高疗效、缩短病程的效果。

由于本病主要病机是外感风热邪毒，热毒上攻，阻遏少阳。又可分为四型：风热外袭、热毒炽盛、邪陷心肝、邪毒引睾窜腹。治疗以清热泻火解毒为主要原则。风热外袭者，宜疏风清热解毒；热毒炽盛者，宜清热解毒，消肿散结；邪陷心肝者，宜清热解毒，息风止痉；邪毒引睾窜腹者，宜清泻肝胆，理气活血。本病以邪实为主，但治疗时应注意辨证论治，同时顾护阴液，以防伤正。

2. 辨证论治

（1）风热外袭。

临床表现：耳前下轻度酸胀，皮色不变，按之有硬结，咀嚼时痛重，恶寒身热，头痛咽红，口渴咽干，舌质淡红，苔薄白或微黄，脉浮数。

治法：疏风清热解毒。

代表方：银翘散加减。

方药：金银花 30 g，连翘 30 g，桔梗 12，薄荷 6 g，淡竹叶 12 g，甘草 9 g，荆芥穗 9 g，淡豆豉 10 g，牛蒡子 12 g，板蓝根 15 g，蒲公英 12 g，夏枯草 12 g，僵蚕 10 g。

咽痛者，加马勃、胖大海；肿甚者，加昆布、海藻，去甘草；热甚者，加生石膏、苦地丁；呕吐恶心者，加竹茹。

（2）热毒炽盛。

临床表现：两腮漫肿，灼热疼痛明显，皮肤光亮，张口受限，咀嚼困难，高热头痛，心烦少寐，口渴咽干，咽喉红肿，便秘尿赤，舌红，苔黄，脉滑数。

治法：清热解毒，消肿散结。

代表方：普济消毒饮加减。

方药：炒黄芩 18 g，酒炒黄连 18 g，陈皮 6 g，甘草 6 g，玄参 20 g，金银花 30 g，连翘 15 g，板蓝根 30 g，马勃 12 g，牛蒡子 10 g，薄荷 6 g，僵蚕 9 g，升麻 6 g，柴胡 6 g，桔梗 10 g。

初起表证显著，而里热尚未炽盛者，去酒炒黄连、炒黄芩、甘草，加海藻、昆布、山慈菇。

（3）邪陷心肝。

临床表现：发病数日后，突然高热，头痛加重，呕吐烦躁，神昏嗜睡，四肢抽搐，舌绛，舌干或黑，或有芒刺，脉沉弦细数。

治法：清热解毒，息风止痉。

代表方：安宫牛黄丸或紫雪丹加减。

呕吐者，加竹茹、代赭石。

（4）邪毒引睾窜腹。

临床表现：男性多见，或两侧睾丸肿痛，或内有积液，女性为单侧或双侧小腹疼痛，并伴有高热、战栗、呕吐。

治法：清泻肝胆，理气活血。

代表方：龙胆泻肝汤加减。

方药：龙胆草 12 g，栀子 10 g，黄芩 10 g，车前草 2 g，柴胡 9 g，板蓝根 30 g，当归 10 g，赤芍 10 g，桃仁、川楝子各 9 g。

睾丸肿痛较甚者，加荔枝核、桔梗、青皮；少腹痛甚者，加小茴香、乌药、香附、益母草、红花；胃痛呕吐者，加黄连、竹茹、干姜；便秘者，加大黄、芒硝。

3. 外治法 在药物治疗的同时，配合中医外治法，消肿止痛退热效果更佳（若发生过敏

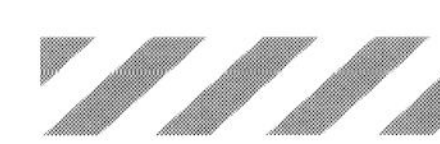

现象则不可再用)。

(1) 外敷法:初起时局部以金黄膏外敷患处,1次/日。中期车前草、马齿苋、蒲公英取鲜草捣烂敷患处,或取侧柏叶、鲜地龙、青黛粉各等份,加冰片少许捣烂如泥外敷。

(2) 针灸治疗:①点灼角孙穴:取灯心草。一根长6~7 cm灯心草,蘸麻油或菜籽油少许点燃后待火苗正旺时,对准患侧角孙穴快速点灼,1次/日,一般1~2次即愈。②点灼列缺穴:用小艾条一端蘸桐油少许,点燃后对准患侧列缺穴迅速点灸,一触即起,点灼后局部起小疱,数日后结痂自愈。③耳穴:取耳穴腮腺、神门、耳尖,皮下埋针1~3日,或用王不留行按压在诸穴上以胶布固定。按压4~5次/日,一般需2~4日。④体针:合谷、颊车、翳风用泻法,消肿止痛,疏风清热,体温高者加风池、大椎、外关、曲池,呕吐者配内关、足三里。

(二) 西医治疗

治疗原则:针对发病原因,纠正机体脱水及电解质紊乱,维持体液平衡,必要时输入复方氨基酸等以提高机体抵抗力,炎症反应早期可热敷、理疗、外敷如意金黄散,口含维生素C片,或口服1%毛果芸香碱3~5滴,2~3次/日,可增加唾液分泌。使用硼酸、碳酸氢钠溶液等消毒漱口剂也有助于炎症反应的控制。选用有效抗菌药物,应用大剂量青霉素或适量头孢菌素等抗革兰阳性球菌的抗菌药物,并从腮腺管口取脓性分泌物做细菌培养及药敏试验,选用最敏感的抗菌药物及抗病毒药,如阿昔洛韦、利巴韦林。

1. 一般治疗　本病是一种自限性疾病,主要采用对症治疗。发热急性期患者应卧床休息,以避免睾丸炎的发生,适当补充水分和营养,饮食需根据患者咀嚼能力决定,宜进易消化、清淡、低脂肪软食,保持口腔清洁,预防细菌感染。可给予严重头痛和并发睾丸炎者解热镇痛药、睾丸局部冰敷并用睾丸托支持。

2. 对症处理

(1) 高热:给予退热药或物理降温。

(2) 疼痛:给予镇痛、镇静剂。

(3) 肿胀:局部涂敷消肿镇痛的药物,涂敷的药物可因地制宜使用。

(4) 脑膜脑炎:酌情使用脱水剂,并短期用糖皮质激素。

(5) 睾丸炎:丁字带托住阴囊,局部放置冷水袋以减轻疼痛。

(6) 胰腺炎:禁食、输液、镇痛、使用抗菌药物。

3. 抗病毒治疗　病情重,高热,伴发脑膜炎、睾丸炎者可给予利巴韦林10~15 mg/(kg·d),加入10%葡萄糖溶液200~300 mL内缓慢静脉滴注,疗程2~3日。

4. 糖皮质激素　对于重症或并发脑膜炎及心肌炎患者,可应用地塞米松5~10 mg/d,静脉滴注,疗程5~7日。

5. 手术治疗　腮腺局部化脓时,必须切开引流。切开引流的方法:局部浸润麻醉,在耳前及下颌支后缘处从耳屏往下至下颌角做切口,切开皮肤、皮下组织及腮腺咬肌筋膜,脓液积聚于筋膜下者,即可得到引流。

6. 并发症治疗

(1) 脑膜脑炎、心肌炎:并发脑膜脑炎者可按乙型脑炎治疗方法进行处理。短期使用糖皮质激素(如氢化可的松),成人200~300 mg/d,或泼尼松40~60 mg/d,连用3~5日,儿童酌减。高热、头痛、呕吐时给予适量利尿剂脱水。并发心肌炎者给予大剂量维生素C及心肌营养药物。

(2) 睾丸炎:在抗病毒治疗同时应用糖皮质激素,睾丸局部冷敷、制动等,可给予硫酸镁湿敷肿大的阴囊。成人患者在本病早期应用己烯雌酚，每次 1 mg，3 次/日，有减轻肿痛之效。

(3) 胰腺炎：禁食、输液、反复注射阿托品。

7. 其他 若出现剧烈头痛、呕吐，考虑为颅内高压所致，应用甘露醇 1～2 g，1 次/(4～6) h，至症状好转。对于男性患者，早期应用己烯雌酚，每次 1 mg，3 次/日，可有效预防睾丸炎。

（三）中西医结合治疗

流行性腮腺炎是由流行性腮腺炎病毒感染导致的。临床上常采用中西医结合治疗，相对于单纯的西医抗病毒治疗效果更好。现阶段西医治疗流行性腮腺炎的常用药物为利巴韦林。利巴韦林是广谱强效抗病毒药物，属于核苷类药物，能够抑制 DNA 和 RNA 的复制，防止病毒扩散。在此基础上，结合内服外敷清热解毒、散结消肿的中药治疗，能显著改善患者临床症状，减少并发症，促进康复。

不同并发症患者的治疗方案有所不同。如合并睾丸炎者，常规治疗上需要忌食辛辣刺激食物、忌烟酒，注意休息，避免性生活，以免加重病情；对症治疗方面，睾丸肿痛患者可选用垫高阴囊、冰袋冰敷等方式减轻睾丸水肿及疼痛。抗病毒药物常选用干扰素(IFN)。干扰素是一种广谱抗病毒药物，其中 IFN-α2b 属于Ⅰ型干扰素，是一种由人体产生的具有非特异性抗病毒作用的糖蛋白，临床研究发现其能有效缓解发热、睾丸疼痛症状，同时改善患者的精子质量。中医辨证论治：初起病在上焦，当以疏风清热为主，药用荆芥、防风、柴胡、黄芩、连翘、金银花等；一旦温毒之邪蕴而化热，痰浊内生，下移厥阴之络，出现睾丸肿痛，当以化痰消肿，清利下焦为先，药用半夏、苦杏仁、僵蚕、猪苓、泽泻等。出现睾丸肿胀者，可用如意金黄散、六神丸散结消肿。

九、预防与调护

（一）预防

1. 一般预防 ①注意隔离，一般隔离至患者腮腺肿胀完全消退时为止，时长约 3 周。②调整饮食，食物应富有营养和易于消化，可进流质或半流质食物，避免酸、辣、炸等食物，以免刺激腮腺分泌而引起患者疼痛。③密切观察，当患者出现发热、心悸、恶心、呕吐，或年龄较大男孩出现睾丸红肿热痛，行走有沉重坠痛感时，家长应用吊带托起患者阴囊，并及时带患者就诊。

在预防感染方面，流行期间医生应嘱家长经常检查儿童腮部，发现患病时立即隔离。对于有接触史的易感儿童，可建议其用中药板蓝根 15～30 g 水煎服(或板蓝根冲剂冲饮)，3 次/日，连服 3～5 日，以起预防作用。也可每日用淡盐水漱口，保持口腔清洁。

2. 接种疫苗 由于流行性腮腺炎潜伏期为 14～25 日，平均为 18 日，患者在症状出现前数日已开始排出病毒，因此预防重点是应用疫苗对易感者进行主动免疫。

儿童可在出生后 14 个月常规接种减毒腮腺炎疫苗或麻疹、风疹、腮腺炎三联疫苗，99%可产生抗体，少数在接种后 7～10 日发生腮腺炎。除皮下接种外还可采用气雾喷鼻法。患者应隔离至腮腺肿胀完全消退，有接触史的易感儿应检疫 3 周。该疫苗不能用于孕妇及对鸡蛋过敏者。严重系统性免疫损伤者为接种疫苗的相对禁忌，但腮腺炎疫苗可用于无症状的人类免疫缺陷病毒(HIV)感染儿童。

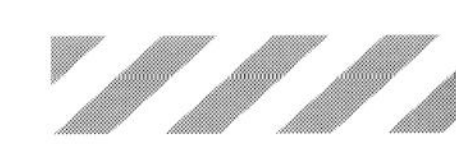

同时，疾病预防控制中心接到流行性腮腺炎报告后要进行监测，小学、初中及托儿所若出现该病患者，学校校医和托儿所老师必须加强晨检工作，对发病场所进行消毒，保持空气流通，及时发现患病儿童，以免该病进一步扩散。与患者有接触史的人员观察 21 日，同时预防性口服板蓝根冲剂，连服 3～5 日。患者应养成良好的卫生习惯，加强体育锻炼，增强自身体质。

（二）调护

1. 临床观察　除严密观察体温、脉搏、呼吸外，还要密切观察患者是否发生脑膜炎、睾丸炎、胰腺炎、肝功能损伤、肾炎、心肌炎、肺炎、血小板减少等并发症。

2. 基础治疗及护理　初入院患者大多伴有发热，护理时宜采用物理降温措施，用温水洗浴、头部冷敷，鼓励患者多饮水等，以控制和降低体温。患者可采取不同方法服用中药，年龄较小的患者采用少量频服方法，并在服药时多鼓励与表扬患者，提高患者的依从性。外敷药膏每日更换，在换药前先用普济消毒饮煎水熏洗 15 min，观察患处无皮肤破溃后，再将药膏敷于腮部。

3. 日常起居护理　患者入院后即安排至隔离病房，居室应消毒通风，直至腮腺肿胀完全消退。同时采用菊花、金银花、鲜芦根煎水代茶饮，每日多次饮用，以利于排毒。此外，应根据患者病情，在腮腺肿胀期给予清淡流质饮食，忌辛辣、肥腻、酸味等刺激性食物，科学搭配膳食，各类营养搭配均衡，进食后及时做好口腔清洁护理。

4. 情志护理　患者因疾病被送进医院隔离治疗，情绪会受到较大影响，在护理时应积极做好患者的情志护理，鼓励患者利用合理条件进行适度运动锻炼或阅读书籍，以转移患者的注意力，让其保持良好心情，利于疾病的康复。

5. 并发症的观察　流行性腮腺炎有可能并发脑炎、睾丸炎等，因此，在护理时应做好并发症观察，特别是腮腺肿胀发生 1 周后持续高热不退的患者，应观察有无颈强直、嗜睡、惊厥、烦躁等脑炎症状，同时注意观察睾丸有无疼痛、肿胀，以提前了解病情并做对症治疗或处理。

6. 药物防治　在发病高峰期应提前口服板蓝根冲剂，以预防病毒感染，室内定期进行消毒，或用食醋熏蒸，进而提高机体对病毒的防御能力。

（刘玲玲　周姝含）

参考文献

[1] 杨宏，马超，丁亚兴，等. 2012—2019 年中国不同免疫策略地区流行性腮腺炎发病特征[J]. 中国疫苗和免疫，2021，27(3)：242-245，296.

[2] 王媛，朱贞，邓丽丽，等. 2018—2019 年中国流行性腮腺炎流行特征和病毒基因特征分析[J]. 病毒学报，2021，37(2)：356-362.

[3] 彭燕. 中医辨证护理对小儿流行性腮腺炎临床疗效的影响[J]. 西部中医药，2013(8)：122-123.

[4] 陶西凯，陈仁寿，杨亚龙. 痄腮的源流与证治[J]. 中医药信息，2010，27(1)：4-7.

[5] 赵霞，秦艳虹，董盈妹，等. 中医儿科临床诊疗指南・流行性腮腺炎(修订)[J]. 中医儿科杂志，2017，13(1)：1-5.

[6] 王小京,李汉林,殷菊兰.中西医结合治疗儿童流行性腮腺炎的疗效及安全性分析[J].贵州医药,2019,43(7):1137-1138.
[7] 李富豪,申毅锋,姚航宇,等.腮腺炎性睾丸炎的中西医诊疗进展[J].中医临床研究,2020,12(36):88-91.
[8] 陈雪飞.超声在流行性腮腺炎临床诊断中的研究进展[J].中国医疗器械信息,2022,28(4):19-21.
[9] 王晴晴.防鼠害之流行性出血热[J].食品与健康,2023,35(6):34-35.
[10] 王永锋,杨敏,马勤利,等.白细胞 VCS 参数在流行性出血热早期诊断中的应用[J].中国实验诊断学,2017,21(8):1386-1389.

第十七章
流行性出血热

一、概述

流行性出血热(又称肾综合征出血热)是由汉坦病毒引起的、以鼠类为主要传染源的自然疫源性疾病。1982年世界卫生组织(WHO)将此病命名为流行性出血热(HFRS),其以急性起病、发热、出血、低血压和肾损伤等为特征。1978年韩国李镐汪分离出汉坦病毒,使该病在病原学、流行病学及临床研究方面均取得了突破性进展。流行性出血热的病理特征以全身小血管广泛损伤为主。该病按临床经过可分为5期:发热期、低血压休克期、少尿期、多尿期及恢复期。

流行性出血热属于中医学"伏暑""冬温"范畴。中医学认为,本病病因是疫疠之气,主要病机是热毒之邪侵袭肺卫,进而传气入营而引起气营两燔。本病以清热、解毒、化瘀为治疗原则,用药需注意透热宜凉不宜温、泻毒宜早不宜迟。

该病多见于青壮年,即21～45岁人群。发病人群以工人、农民居多。病情较重,发病急骤,病势缠绵。该病初起即有暑湿内蕴气分或暑热内舍营分的里热见证。在流行性出血热发热期,患者可有类似于感冒的症状,如发热、恶寒及"三红"(颜面、颈部、胸部皮肤潮红)、"三痛"(头痛、腰痛、眼眶痛),甚则吐衄下血。中医辨证属卫气同病、卫营同病或气营两燔。在低血压休克期,则暑热内盛,由营分陷入厥阴心包,或热盛而津液越出,气阴亏耗,阳气不固,阴阳之气不相顺接则成厥证,病情危重。进入少尿期,因暑湿内伏,聚而成饮,三焦气化不利,决渎失职,肺失肃降,故见咳喘、小便不利;暑热内扰又见心神不宁、躁扰难眠,辨证多属心火热移小肠或痰热内扰,痰热壅肺。若度过少尿期,则后期因暑伤津气,湿邪下注,阻遏阳气,肾气不固而见多尿不止。

二、流行病学

(一)传染源

本病的传染源主要为鼠类,同时还有狗、猫、猪、兔等,我国以褐家鼠和黑线姬鼠为主,林区以大林姬鼠为主。此外用于实验的大白鼠也可能成为传染源。数量较多、带毒率较高的还有家栖的黄胸鼠、小家鼠,野栖的大仓鼠、黄毛鼠和黑线仓鼠等。至于其他一些带毒动物的流行病学意义尚不明确,一般属于次要宿主动物偶然感染。人们在浙江绍兴监测发现,野外的优势鼠种主要为黑线姬鼠,室内主要为褐家鼠。在陕北地区引起该疾病传播的鼠种构成如下:黑线姬鼠29.67%、褐家鼠27.27%、黄胸鼠19.62%、小家鼠23.44%。

（二）传播途径

1. 呼吸道传播 携带病毒的鼠排泄物（如尿液、唾液等）污染尘埃形成气溶胶，通过呼吸道吸入后可感染人体。

2. 消化道传播 摄入被携带病毒的鼠排泄物污染的食物，可经口腔或胃肠道黏膜引起感染。

3. 接触传播 被鼠咬伤或破损的伤口直接接触带病毒的鼠排泄物或血液导致感染。

4. 胎盘传播 本病可经胎盘感染胎儿。

5. 虫媒传播 可从寄生于鼠类身上的革螨或恙螨中分离到汉坦病毒，但其传播作用仍不明确。

（三）易感人群

人群普遍易感，隐性感染率低，为3.5%～4.3%。

（四）流行特征

1. 季节性 以黑线姬鼠为主要传染源的野鼠型流行性出血热发病高峰在秋、春季农作物收获后1个月左右，即年终（12月至翌年1月）及年中（5—6月），可出现大、小流行高峰。本病发病有一定的周期性，一般相隔数年发生，以男性青壮年农民和工人发病率较高，这可能与接触疫源地和宿主动物的机会较多有关。

2. 地区性 流行性出血热主要在亚欧地区流行，包括斯堪的纳维亚半岛及巴尔干半岛、俄罗斯，朝鲜半岛、日本等地，但是90%的流行性出血热病例发生在我国，主要在东北各省、长江流域及黄河中下游地区。自1980年发现以城市为主要分布地区的家鼠型流行性出血热后，疫区逐渐扩大，到目前全国已有29个省（区、市）发现了流行性出血热病例。

在地形分布上，野鼠型流行性出血热因疫源生态而异，在地势较低的产粮区，特别是新开垦的粮区易发生严重的暴发流行，故有粮多、鼠多、流行性出血热病例多的流行规律。人类不停地开发自然亦是疫区扩大的原因之一。除原野、城市郊区多发外，亦有多起汉坦病毒在实验室引起感染的报道。

3. 发病率 流行性出血热在我国流行近80年。据记载，近50年发病总例数约150万人，死亡近5万人，1985—1986年年发病人数达10万人，其后由于防治得力特别是流行性出血热疫苗的接种，流行性出血热发病率总体呈下降趋势。

三、中医病因病机

（一）病因

本病的发病主要与湿、热、毒三邪有关。

（1）热为阳邪，热性炎上，故出血热在临床上以高热、醉酒貌、“三痛”（头痛、腰痛、眼眶痛）为早期症状；继而热邪伤阴耗津，血运行不畅，久而致瘀，瘀热内陷，出现口渴、斑疹隐隐；甚或出现热厥神昏、出血等热伤营血证。

（2）毒邪暴烈，易引邪内陷，变化多端，瘀热水毒相互影响，往往损及络脉和肾。

（3）湿性黏滞，阻遏阳气，三焦气化不利，从而导致少尿或多尿等小便异常症状。

（二）病机

流行性出血热作为难治性外感热病，病机往往并不单纯，有初期、进展期、恢复期等阶

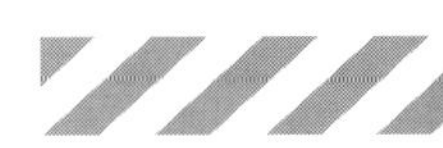

段，在此期间可出现变证，且患者个人体质有差异，病机更具复杂性。辨证方法以卫气营血辨证为主，起病时卫分证常不明显，往往直接演变成卫气同病证或气营两燔证。本病多从火化，火易伤津，阴津耗损贯穿疾病始终，整个病程中存在着病机的不断演变。

在病机上分为温热和湿热两种。温热型主要由温热毒邪侵入人体所致，可出现温热病的一系列病理变化，其传变大致按卫、气、营、血的顺序进行。湿热型以湿毒为主要病因，湿闭三焦是本病的主要病机。发热期表现为卫气同病证候，并向气营两燔转变，也表现为湿热郁伏膜原。低血压休克期热象加重，演变为热毒炽盛，津液耗伤严重向气阴耗竭转变，甚而导致气阴两脱、正虚阳亡。少尿期主要证候为热郁津伤和湿热蕴结；多尿期主要证候为阴虚热郁、肾气不固或气阴两虚；恢复期主要证候为气血两亏或肾阴亏虚。

此外，在气分甚至卫分阶段，邪热多已波及营分，往往重叠兼夹，两证并见，而气营两燔证基本贯穿于发热期、低血压休克期、少尿期三期，表现为"病理中心在气营"。脏腑辨证可见：发热期多为肺胃津伤；低血压休克期热厥证多见心肾阴虚，津气耗伤；少尿期多为肾阴耗伤，热郁下焦。因此，通过卫气营血辨证为主结合脏腑辨证，该病整体存在着卫气同病、气营两燔、热毒炽盛、热入营血、气阴耗竭、正虚阳亡、肾气不固、气血两亏的证候演变规律（图17-1）。

湿、热、毒三气杂至：
- 卫气同病 → 气营两燔（发热期）
- 热毒炽盛 → 津液耗伤 → 气阴耗竭（低血压休克期）
- 热郁津伤、湿热蕴结（少尿期）
- 阴虚热郁、肾气不固或气阴两虚（多尿期）
- 气血两亏或肾阴亏虚（恢复期）

图 17-1　流行性出血热病因病机示意图

四、发病机制及病理

（一）发病机制

汉坦病毒属于布尼亚病毒科汉坦病毒属（hantavirus，HTV）。依据病毒抗原反应性和基因结构的不同，汉坦病毒属目前可分为至少8个抗原性明显不同的血清型，我国目前仅发现HTNV（血清Ⅰ型）和SEOV（血清Ⅱ型），前者以大林姬鼠为主要宿主（又称野鼠型），后者以褐家鼠为主要宿主（又称家鼠型）。

汉坦病毒进入人体后，通过位于血小板、内皮细胞和巨噬细胞表面的β整合素，进入血管内皮细胞内以及骨髓、肝、脾、肺、肾和淋巴结等，进一步增殖后再释放入血引起病毒血症。一方面病毒能直接破坏所侵袭细胞的功能和结构，另一方面可激发人体的免疫应答和各种细胞因子的释放，造成组织器官严重损伤。

1. 病毒直接作用　①在病毒血症期，患者有相应的中毒症状。②患者几乎所有脏器组织中均能检测出汉坦病毒抗原，尤其是其基本病变部位——血管内皮细胞。

2. 免疫损伤作用　①本病早期血清IgE抗体升高，组胺含量升高，升高程度与肥大细胞脱颗粒阳性率呈正相关，提示存在Ⅰ型超敏反应。②在血小板和红细胞表面有免疫复合物沉积，电镜观察肾小管基底膜存在线状IgG抗体沉积，提示存在Ⅱ型超敏反应。③本病患者早期血清补体水平下降，全身小血管、毛细血管壁、肾小球基底膜、肾小管和肾间质血管均有特异性免疫复合物沉积，提示存在超敏反应，免疫复合物沉积可能是本病血管和肾脏受损的主要原因。④电镜观察发现,淋巴细胞攻击肾小管上皮细胞,病毒可能通过细胞毒性 T 淋巴细胞(CTL)介导损伤机体细胞,提示存在Ⅳ型超敏反应。⑤急性期患者外周血 $CD8^+$ T 淋巴细胞计数明显升高,$CD4^+$ T 淋巴细胞计数与 $CD8^+$ T 淋巴细胞计数比值下降或倒置,抑制性 T 淋巴细胞功能低下,CTL 明显增多,CTL 在灭活病毒的同时,亦杀死了表面带有抗原的靶细胞,提示存在细胞免疫反应。

3. 细胞因子和介质的作用 汉坦病毒能诱发机体的巨噬细胞和淋巴细胞等释放各种细胞因子和介质(如前列腺素、内皮素等)引起组织损伤。①小血管和毛细血管受到损伤,使血管通透性增加,血浆外渗,血容量下降,导致低血压休克,即原发性休克。而血浆外渗,血液浓缩,导致血液循环淤滞,弥散性血管内凝血(DIC)形成,则加重休克。由于出血、继发感染、水与电解质丢失过多和补充不足,有效血容量不足而发生的休克,为继发性休克。②在血管损伤的基础上,血小板损伤、减少和功能障碍,加上肝素类物质增加、DIC 形成等,引起全身广泛性出血。

(二) 病理

本病的病理改变以肾脏、小血管较为明显,其次为心、肺、肝和脑等。

肾脏病变广泛:肾脂肪囊出血、水肿;肾皮质苍白;肾髓质暗红色(极度充血、出血所致)。镜检提示肾小球充血、基底膜增厚,肾小囊中有蛋白质、红细胞漏出;肾小管肿胀挤压、变性以致坏死,管腔变窄或闭塞;肾间质可有出血、水肿及炎症细胞浸润。包膜紧张可致肾破裂。自肾盂至膀胱整个尿路均可有出血。

心脏病变以右心房为多见,心肌细胞变性、炎症细胞浸润及出血。脑垂体前叶病变最为常见,有充血、出血、水肿及凝固性坏死。脑实质水肿和出血,神经细胞变性,胶质细胞增生。肺部多有充血、出血、水肿和炎症反应,血管内亦可见微血栓。胃肠道可有充血、出血和水肿,以胃及小肠上端为主。肝、脾、淋巴结亦有充血、出血及炎症细胞浸润,肝细胞变性并有灶性坏死。后腹膜及纵隔可见胶冻样水肿。

五、临床表现

临床特点:无论是家鼠型、野鼠型,还是在实验室感染的流行性出血热,虽然症状轻重不一,但临床经过基本相同。家鼠型一般比野鼠型病程短,病情轻,死亡率低,近年来有病情转轻的趋势,不典型症状同时增多,如肝功能异常及中枢神经系统症状明显者较多见,要注意避免误诊或治疗延误的发生。潜伏期一般为 2 周。典型病程分为 5 期:发热期、低血压休克期、少尿期、多尿期及恢复期。

(一) 发热期

急性起病,畏寒,发热,体温多为 39～40 ℃,以稽留热和弛张热多见。一般持续 3～7 日,可同时出现中毒症状、毛细血管损伤和肾损伤。热程越长,病情越重。轻者热退后症状缓解,重者热退后病情反而加重。全身中毒症状表现为全身酸痛、"三痛"(头痛、腰痛和眼眶痛),嗜睡或失眠、烦躁等神经中毒症状,食欲不振、恶心、呕吐、腹痛、腹泻、呃逆等胃肠道症状。毛细血管损伤主要表现为充血、出血和水肿。颜面部、颈部、胸部皮肤潮红的"三红"体征,少数患者有鼻衄、咯血、黑便或血尿等。若迅速出现皮肤大片瘀斑和腔道出血,表示病情重,可能并发 DIC。眼球结膜及眼睑水肿明显,呈胶冻样外观。亦可有面部水肿及渗出性腹腔积液。肾损伤主要表现为蛋白尿和镜检发现管型等。

（二）低血压休克期

一般发生于病程第4～6日，迟者第8～9日。多于发热末期、发热同时或热退后出现。此期持续时间短者数小时，长者可达6日以上，一般为1～3日。持续时间的长短与病情轻重、治疗措施是否及时和正确有关。一般血压开始下降时四肢尚温，随着低血压进行性加剧，出现面色苍白、四肢厥冷、口唇及肢端发绀、脉搏细弱、尿量减少等休克表现。过久的组织血流灌注不足，可引起DIC、脑水肿、急性呼吸窘迫综合征（ARDS）或急性肾功能衰竭。

（三）少尿期

一般发生于病程第5～8日，持续时间短者1日，长者可达十余日，一般2～5日。可与低血压休克期重叠，或由发热期直接进入少尿期。此期主要表现为少尿（24 h尿量少于400 mL）或无尿（24 h尿量少于100 mL），可引起尿毒症、酸中毒、水和电解质紊乱、高血容量综合征和肺水肿等。还可表现为烦躁不安或嗜睡、神志恍惚、谵妄甚至昏迷、抽搐等，以及水肿、顽固性呃逆、呕吐、头痛、头晕、呼吸增快、心律失常、血压增高、脉压增大等。在治疗过程中若补液过多，则极易诱发心力衰竭、肺水肿及脑水肿等。此期皮肤、内脏出血现象加重。由于机体抵抗力下降，易继发感染，如肺部感染等。少数患者无明显少尿表现而存在氮质血症，称为无少尿型肾功能不全，这是肾小球受损而肾小管受损不严重所致。病情轻重与少尿持续时间和氮质血症的程度相平行，若血尿素氮（BUN）每日上升21 mmol/L以上，则为高分解型肾功能衰竭，预后较差。

（四）多尿期

一般发生于病程第9～14日，持续时间短者1日，长者可达数月之久，一般7～14日。根据尿量和氮质血症情况，可分为以下三期。

1. 移行期 每日尿量由400 mL增至2000 mL，血尿素氮和肌酐等反而升高，症状亦加重。部分患者因并发症而死于此期，应注意观察。

2. 多尿早期 每日尿量超过2000 mL，氮质血症无明显改善，症状仍重。

3. 多尿后期 每日尿量超过3000 mL，并逐日增加，可达4000～8000 mL。此期氮质血症逐渐减轻，精神、食欲好转，若水和电解质补充不足或继发感染，可继发休克，亦可发生低血钾、低血钠等。

（五）恢复期

每日尿量恢复至2000 mL以下，症状基本消失，精神、食欲基本恢复，体力日渐增加，一般需要1～3个月才能恢复至正常水平。部分患者仍有乏力、多汗等症状，少数可遗留高血压、肾功能障碍、心肌劳损和垂体功能减退等。

（六）并发症

1. 腔道出血 以呕血和便血常见，还可见鼻出血、阴道出血及腹腔出血等。

2. 肺水肿

（1）急性呼吸窘迫综合征（ARDS）：肺毛细血管受损，通透性增高，肺间质大量渗液，肺内微小血管血栓形成，肺泡表面活性物质生成减少，均能促使ARDS发生。

（2）心源性肺水肿：由肺毛细血管受损，肺泡内大量渗液所致，亦可由高血容量或心肌受损引起。

3. 中枢神经系统并发症 汉坦病毒可侵犯中枢神经引发脑炎和脑膜炎，休克、凝血功

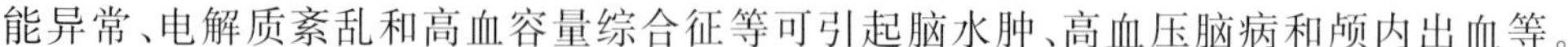

能异常、电解质紊乱和高血容量综合征等可引起脑水肿、高血压脑病和颅内出血等。

4. 自发性肾破裂 多发生于少尿期，肾破裂时突发腰部剧痛，并可出现恶心、出汗、血压降低和腹膜刺激征等。

5. 其他 继发感染、心肌及肝脏损伤等。

六、实验室及其他检查

（一）血常规

发热早期白细胞计数多正常，病程第3日逐渐升高，可达(15～30)×10^9/L，少数可达(50～100)×10^9/L，初期中性粒细胞增多，有中毒颗粒，重者呈类白血病反应，可见幼稚细胞。病程第4～5日，淋巴细胞增多，有异型淋巴细胞。发热后期至低血压休克期，血红蛋白浓度和红细胞计数升高。血小板从病程第2日开始减少，随病情进展减少愈甚，少尿期后开始逐渐恢复，可见异型血小板。

（二）尿常规

病程第2日可出现蛋白尿。突然出现大量蛋白尿有助于诊断。镜检可见红细胞和管型，部分患者尿液中可出现膜状物，为尿蛋白与脱落上皮细胞的凝聚物。尿沉渣中可发现巨大融合细胞，其是由汉坦病毒的包膜糖蛋白在酸性条件下引起泌尿系脱落细胞融合所致，其中可检出汉坦病毒抗原。

（三）生化检查

尿素氮和肌酐在低血压休克期开始升高，在少尿期和多尿期的移行期末达高峰。血气分析：在发热期以呼吸性酸中毒为主，低血压休克期和少尿期以代谢性酸中毒为主。血钠、氯、钙在各期多降低，少尿期可见高钾血症。

（四）凝血功能检查

发热期开始出现血小板减少，若出现DIC，血小板计数常减至50×10^9/L以下。高凝期凝血时间缩短，消耗性低凝期凝血酶原时间延长、纤维蛋白原减少。进入纤溶亢进期则出现纤维蛋白降解产物(FDP)升高。

（五）免疫学检查

在病程第1～3日检出特异性IgM抗体，是临床常用的诊断本病简便而可靠的依据，滴度≥1∶20为阳性。特异性IgG抗体出现较晚，滴度≥1∶40为阳性，发病1周后滴度开始上升，双份血清检测病毒抗体由阴性转阳性或滴度升高4倍或4倍以上有确诊价值。早期从患者血清和周围血中性粒细胞、单核细胞、淋巴细胞及尿沉渣细胞中可检测出汉坦病毒抗原。

（六）病毒核酸检测

用反转录聚合酶链反应(RT-PCR)检测出汉坦病毒RNA，可早期诊断。

七、诊断及鉴别诊断

（一）诊断依据

1. 流行病学史

(1) 发病前2个月内有疫区旅居史。

（2）发病前2个月内与鼠类或其分泌物等有直接或间接接触史。

2. 临床表现

（1）发热，可伴有乏力、恶心、呕吐、腹痛及腹泻等消化道症状。

（2）充血、渗出和出血等毛细血管损伤表现：如颜面部、颈部、胸部皮肤潮红（“三红”体征），头痛、腰痛、眼眶痛（“三痛”体征）。球结膜充血、水肿，皮肤有出血点，重者可有腔道出血。

（3）低血压休克。

（4）肾损伤：尿蛋白、镜下或肉眼血尿，尿中膜状物，少尿或多尿。

（5）典型病程分为发热期、低血压休克期、少尿期、多尿期和恢复期。

3. 实验室检测

（1）血常规：发热期外周血白细胞计数增高和血小板减少，出现异型淋巴细胞；血液浓缩（低血压休克期）或血液稀释（少尿期）。

（2）尿常规：尿蛋白阳性，可出现镜下血尿、管型尿。可有肉眼血尿和尿中膜状物；尿沉渣中可发现巨大融合细胞。

（3）血生化检查：血肌酐、尿素氮升高。

（4）血清特异性IgM抗体阳性。

（5）恢复期血清特异性IgG抗体滴度比急性期呈4倍或4倍以上升高。

（6）从患者标本中检出汉坦病毒RNA。

（7）从患者标本中分离到汉坦病毒。

（二）鉴别诊断

流行性出血热临床表现复杂多变，易与多种疾病相混淆。

1. 发热　应与急性发热疾病相鉴别。如普通感冒、流行性感冒（简称流感）、败血症、流脑、斑疹伤寒、伤寒、钩端螺旋体病、疟疾、胃肠炎、病毒性肝炎等；儿童尚需与猩红热、麻疹等出疹性疾病鉴别。上述多种发热疾病，虽都具有发热及感染后中毒症状，但热退后病情即好转，都缺少出血热特有的毛细血管中毒征及病理性外渗，如“三红”体征、眼睑水肿、“醉酒貌”、软腭充血出血，以及腋下、前胸等处出现散在性条索状的出血点，更无明显的肾损伤（蛋白尿及尿素氮增高）及血小板减少与异型淋巴细胞增多等特点。在诊断中要根据不同发热疾病的症状、体征，选择脑脊液检查、血培养、肝功能检查及骨髓活检等有关手段辅助检测，以利鉴别。

2. 休克　应与各种感染性休克鉴别。中毒性肺炎、中毒性菌痢、暴发型流脑等引发的休克来势急骤，临床表现多属冷休克，出现面色苍白、口唇发绀、四肢厥冷、神志不清等症状，与流行性出血热低血容量导致的低血压休克期外渗体征不相符，且出血、肾损伤多不明显。

3. 肾损伤　流行性出血热以肾损伤为特点，故需与多种肾脏疾病相鉴别。如急性肾炎前驱期发热多不明显，以面部、四肢水肿及蛋白尿为主，伴有高血压。泌尿系统感染患者多出现膀胱刺激症状；急性肾盂肾炎患者多有脓尿、白细胞偏高，无血小板减少及异型淋巴细胞增多，对尿常规进行动态观察可资鉴别。

4. 出血　应与急性白血病、血小板减少性紫癜、上消化道出血、肺结核咯血等相鉴别。上述疾病均无流行性出血热病程经过及明显蛋白尿等。通过询问病史，辅以血常规及骨髓活检等检查有助于鉴别。

5. 腹痛　流行性出血热患者肠系膜水肿、出血，重者可出现腹腔积液及腹膜刺激征，故必须与阑尾炎、肠梗阻、急性胆囊炎、胃肠穿孔及异位妊娠等鉴别。结合病史与血常规、尿常规及有关X线检查、B超检查等可以鉴别。

6. 其他

(1) 传染性单核细胞增多症：由于临床表现多样化，如发热、全身痛、乏力、蛋白尿及血中异型淋巴细胞增多，故在流行性出血热流行季节极易将该病误诊为流行性出血热。该病特点为全身表浅淋巴结肿大伴压痛，肝脾大，常有皮疹，且咽峡炎症状较突出，扁桃体肿大，常覆有假膜。

(2) 流感早期：流行性出血热患者外周血中血小板计数进行性下降，一般下降至$(20\sim50)\times10^9/L$，有时明显下降至$15\times10^9/L$。尿蛋白为"＋～＋＋＋＋"，尿沉渣镜检可见到红细胞管型、颗粒管型、白细胞、红细胞、膜状物；血尿素氮(BUN)不同程度增高；心肌酶谱中天冬氨酸转氨酶、丙氨酸转氨酶同时升高，乳酸脱氢酶(LDH)、流行性出血热特异性IgM抗体检测均为阳性。流感患者的血小板计数正常，尿蛋白阴性或弱阳性，尿沉渣镜检无病理性改变，血尿素氮(BUN)正常；流行性出血热特异性IgM抗体检测为阴性，心肌酶谱无显著增高。

八、治疗

迄今流行性出血热的各种中西医疗法甚多，但多数疗效不肯定，特别是顽固性休克及大出血的治疗仍甚困难，故病死率仍高。由于本病为自限性疾病，因此要做到"三早一就"(即早发现、早休息、早治疗，以及就地在有条件的医疗机构治疗)与把好防治"四关"(休克关、出血关、肾功能衰竭关、感染关)，这样才能明显降低病死率。

流行性出血热是一种急性传染病，在中医学中属于"温病"的范畴，临床表现有三大症状(高热、出血和肾功能损伤)，早期应采用中西医结合治疗方法，以改变病理损伤状态，阻断病情发展，以达到治愈目的。

(一) 中医治疗

中医学将流行性出血热分为热燔阳明、热入营血、暑湿厥逆、肾阴亏损与肾气不固等证型。应先确定流行性出血热的类型及证候，再确定治法，随证选方。热燔阳明者，宜清热除烦，益气养阴；热入营血者，宜清营解毒，凉血滋阴；暑湿厥逆者，宜回厥醒神；肾阴亏损者，宜补肾益精，滋阴降火；肾气不固者，宜温肾益气。

1. 辨证论治

(1) 热燔阳明证。

临床表现：壮热多汗，心烦恶热、头痛，醉酒貌，口渴引饮，或见大便干结，舌红，苔黄，脉洪大而虚。

治法：清热除烦，益气养阴。

代表方：白虎汤合生脉散加减。

方药：金银花15 g，黄芩、法半夏各9 g，连翘、牡丹皮各12 g，滑石、芦根、知母各15 g，白茅根24 g，甘草6 g，生石膏45 g。1剂/日，水煎服。

(2) 热入营血证。

临床表现：热邪入营，灼热烦躁，夜寐不安，脉虚数，舌绛；热邪入血，灼热神昏，谵妄乱语，斑疹紫黑，吐血衄血，苔焦。

治法：清营解毒，凉血滋阴。

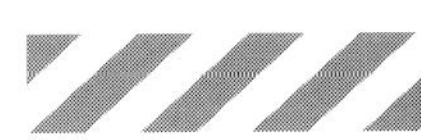

代表方：清营汤合犀角地黄汤加减。

方药：犀角（由水牛角代替）30 g，生地黄 15 g，金银花 9 g，连翘 6 g，玄参 10 g，黄连 15 g，淡竹叶 20 g，丹参 9 g，麦冬、芍药、牡丹皮各 10 g。1 剂/日，水煎服。昏迷较重者配用安宫牛黄丸，1 丸/次，1 次/日。

(3) 暑湿厥逆证。

临床表现：神昏惊悸，身热气粗，汗出如油，手足厥冷，面色潮红，脉洪大而数或脉伏。

治法：回厥醒神。

代表方：清暑益气汤合白虎加人参汤加减。

方药：生石膏 30 g，知母 6 g，芦根 10 g，生甘草 8 g，荷梗 6 g，西瓜翠衣 30 g，人参 10 g。1 剂/日，水煎服。昏厥较重者可加用参附注射液，静脉推注，每次 5～20 mL。

(4) 肾阴亏损证。

临床表现：极度衰竭，精神萎靡，嗜睡腰酸，小便涩少，口干咽燥，心烦失眠；舌红，苔干，脉细数。

治法：补肾益精，滋阴降火。

代表方：知柏地黄丸加减。

方药：知母 8 g，黄柏 10 g，熟地黄 20 g，山茱萸、山药各 12 g，赤芍 9 g，泽泻、牡丹皮、茯苓各 9 g，丹参 15 g，麦冬 20 g，川牛膝 10 g。1 剂/日，水煎服。

(5) 肾气不固证。

临床表现：疲倦懒言，口渴多饮，日夜多尿，腰膝酸软；舌淡红，苔少而干，脉虚大。

治法：温肾益气。

代表方：金匮肾气丸加减。

方药：熟地黄、泽泻、巴戟天、知母各 12 g，牡丹皮、茯苓、芦根各 9 g，山药、龙骨、牡蛎各 15 g，甘草 3 g。1 剂/日，水煎服。

2. 针灸治疗

(1) 针法。

主穴：主穴分为三组，第一组取腰背部与肾脏相关的穴位，如脾俞、胃俞、三焦俞、盲门、T10～T11 夹脊等，第二组取腹部与肾脏相关的穴位，如气海、石门、关元、中极、气穴、大赫、水道等，第三组取足三里、地机、三阴交、太溪。

配穴：发热期配大椎（与第一组穴位配合使用）或曲池、外关（与第二组穴位配合使用）；恶心、呕吐者配肝俞、胆俞（与第一组穴位配合使用）或中脘、建里、下脘（与第二组穴位配合使用）；低血压者配百会，休克者配人中。

操作方法：常规消毒后，选用 28～30 号毫针，向脊柱方向成 45°角斜刺胆俞、脾俞、胃俞、胃仓及 T10～T12 夹脊（0.6±0.2）寸（1 寸约为 3.33 cm），向脊椎方向成 45°角斜刺三焦俞、肓门、L1 夹脊（0.8±0.2）寸。直刺阴交、气海、石门、关元（1.4±0.4）寸，直刺中极、气穴、大赫、水道（1.2±0.2）寸。直刺足三里（2.0±0.5）寸，直刺地机、三阴交（1.4±0.2）寸，直刺太溪（0.8±0.2）寸。

(2) 灸法。

主穴：与上述针法选用的主穴相同。取穴分为三组，第一组取腰背部与肾脏相关的穴位，如脾俞、胃俞、三焦俞、胃仓、T10～L1 夹脊等，第二组取腹部与肾脏相关的穴位，如气海、石门、关元、中极、气穴、大赫、水道等，第三组取足三里、地机、三阴交、太溪。三组穴位交替使用。

操作方法：每次选双侧 8～12 个穴位即可，用艾条温和灸，或用隔姜灸，每穴灸 15 min，以局部有明显的温热感为宜。每日治疗 1～2 次。

(3) 耳针疗法。

主穴：取一侧的肾区、缘中(脑点)、皮质下区、肾上腺。

配穴：取另一侧的耳穴。发热者配耳尖，低血压休克者配神门，恶心、呕吐者配胃区、十二指肠区穴位。

操作方法：常规消毒后，用 28 号毫针斜刺或平刺耳穴。每日针刺 1～2 次，每次留针 20 min，留针期行针 2～3 次，每次行针 5～10 s。主穴均用中等强度捻转手法行针，捻转幅度为 2～3 圈，捻转频率为每秒 2～4 个往复。

临床需注意下几个问题：①少尿症需鉴别津伤和水积。流行性出血热初期可因毒热之邪灼伤津液而出现高热、呕吐、少尿，后期则因肾瘀水积而出现少尿，二者的病变机制和治疗方法迥异，需注意鉴别。邪伤津液一般出现于病程第 2～4 日，肾瘀积水多出现在病程第 5～7 日。邪伤津液临床多表现为先高热呕吐，再出现少尿、无水肿、口渴喜饮、饮后尿量增加，治以清热解毒养阴；肾瘀积水临床表现为少尿，出现顽固性呕吐，多有水肿，口不渴或渴不欲饮，饮后肿甚而尿量不增加，治以攻水逐瘀。②时疫发斑非病衰。《温疫论》云："伤寒发斑则病笃，时疫发斑则病衰。"流行性出血热临床所见发斑乃因邪毒内陷营血，致络损血瘀，瘀热内盛，迫血妄行而溢于肌肤。这是病情严重的表现，而不是病热衰退、邪从肌肤外透之象。③用药中尚需注意初期忌发汗；清热解毒不可过用苦寒燥烈之品，须佐以甘寒之品，以防伤津耗液；对于出血者不可"见血止血"，只宜凉血散血，以防留瘀化热，瘀热愈甚。

(二) 西医治疗

1. 发热期 治疗原则为抗病毒、减轻外渗、改善中毒症状和预防 DIC。

(1) 一般治疗：早期卧床休息，就近治疗。给予富有营养、易于消化的食物。不能口服者每日予静脉补液 3000 mL，同时应注意调整酸碱度以维持内环境稳定。退热宜用物理降温(冰敷等)，禁用发汗退热药，以防血容量进一步减少。

(2) 抗病毒治疗：利巴韦林疗效肯定，应尽早使用。剂量为 0.6～1 g/d，加入 10% 葡萄糖溶液 500 mL 中静脉滴注，首次加倍，疗程为 3～5 日。通过抑制病毒，可早期退热，减少血管内皮损伤与肾损伤，降低死亡率。其不良反应是溶血，患者可出现贫血及黄疸，但一般少见且预后较好。

(3) 减轻外渗：给予路丁、维生素 C 等，补液以平衡盐溶液和葡萄糖盐水为主。

(4) 改善中毒症状：地塞米松 5～10 mg 静脉滴注，1 次/日。热退即停或连用 3 日。

(5) 预防 DIC：适当予丹参注射液和低分子右旋糖酐静脉滴注，以降低血液黏滞度。高凝状态时可予小剂量肝素抗凝。一般用量 0.5～1 mg/kg，每 6～12 h 缓慢静脉注射。

(6) 其他：免疫调节剂(如干扰素、胸腺肽、转移因子)有提高细胞免疫功能或调节体液免疫作用，但其确切疗效尚需更多实践验证。将特异性免疫球蛋白或血浆在病程早期给患者静脉滴注或肌内注射，以减轻病毒血症或机体免疫损伤。多数临床观察资料说明使用免疫调节剂可缩短病程，提高血小板回升率，减少尿蛋白及提高治愈率。

2. 低血压休克期 本期主要问题是容积性低血压。出现低血压倾向时要积极预防血压下降。如血压已经下降，为保证主要内脏供血供氧，需在 1～2 h 内使血压回升到正常范围，4 h 内稳定血压。该期治疗原则为补充血容量、纠正酸中毒和改善微循环。治疗时主要掌握以下几点。

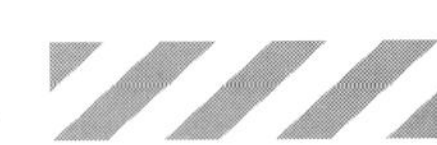

(1) 补充血容量:应掌握早期、快速、适量的原则。选择功能合适的液体至关重要,人体内环境的平衡在正常情况下主要依靠肾脏及肺脏调节,而流行性出血热主要损伤的器官是肾。液体的选择主要应从电解质、渗透压、酸碱度(pH)以及热量补充这四个方面考虑,常用液体应以平衡盐溶液为主,平衡盐溶液以复方醋酸钠溶液较好。若无该液,可按溶液的渗透压、电解质及酸碱度与血液接近的原则酌情使用其他液体,如乳酸钠林格液(含乳酸钠 0.31 g/100 mL)(pH 为 5)等。为更好地维持血液渗透压及疏通微循环,可同时用低分子右旋糖酐,一般按 3∶1 的晶胶比例、先晶体后胶体的原则输注。输液速度主要取决于血压的高低,一般先以较快的速度推注使血压回升,然后逐步减速维持,应尽量争取 4 h 内使血压稳定。

(2) 纠正酸中毒:首选 5%碳酸氢钠溶液,每次 60～100 mL,24 h 内用量不宜超过 800 mL。

(3) 应用血管活性药物,改善微循环:经补液、纠酸后,血红蛋白及血细胞比容恢复正常,若血压仍不稳定,可用多巴胺、间羟胺等血管收缩药。山莨菪碱具有扩张微血管、解除血管痉挛的作用,可酌情应用。

3. 少尿期

(1) 稳定内环境:少尿早期,若尿比重大于 1.20,尿钠低于 40 mmol/L,尿素氮与血尿素氮之比大于 10∶1,应考虑低血压休克所致的肾前性少尿。可输注电解质注射液 500～1000 mL,同时观察尿量是否增加。若 3 h 尿量少于 100 mL,则为肾实质损伤性少尿,此时宜严格控制输入量,补液量为前一日出量基础上加 500～700 mL。酸中毒者可用 5%碳酸氢钠溶液纠正。为了减少蛋白分解,控制氮质血症,可予高碳水化合物、高维生素和低蛋白饮食,不能进食者以静脉滴注高渗葡萄糖溶液为主,每日摄入葡萄糖 200～300 g,必要时可加用胰岛素。

(2) 利尿:呋塞米(速尿),开始以 20 mg 静脉推注,最多可增到每次 200～300 mg,但无须一次使用更大量。为鉴别肾性或肾前性少尿,可静脉推注 20%甘露醇溶液 100～150 mL。如为肾前性少尿(即循环血量不足),则给予扩容药 2 h 后可出现尿量增加,可继续补液,但若仍无尿,提示肾功能不良,则补液要慎重,以防发生高血容量而诱发心力衰竭、肺水肿。亦可使用酚妥拉明或山莨菪碱等血管扩张剂。

(3) 导泻:导泻可使患者排出肠内容物及水分,以延缓尿毒症发展及缓解高血容量,以防治高血容量综合征和高血钾,因此对无消化道出血者可进行导泻。可口服甘露醇粉 30 g 或硫酸镁。

(4) 透析:①透析的作用:预防或延缓氮质血症的发生,以赢得时间使患者进入多尿期;通过透析纠正或防止电解质紊乱;调节体液,控制高血容量,防止心力衰竭、肺水肿的发生。②透析指征:少尿 5 日以上,无尿 2 日以上;高血容量综合征经保守治疗无效,可能出现心力衰竭、肺水肿、脑水肿及肠道大出血者;血尿素氮与血清肌酐高于正常值 4 倍或 4 倍以上;血钾6.5 mmol/L 及以上用一般方法不能缓解者;进入少尿期后,病情进展迅速,早期出现严重意识障碍,持续性呕吐,大出血,血尿素氮上升迅速,应尽早透析。③常用方法:a. 血液透析,疗效好,但要有透析机;b. 腹膜透析,注意防止感染发生,合并腹腔出血及腹膜炎者禁用;c. 肠道透析,由肛门插入导管低压灌入液体随即放出,以减少有害物质的吸收。临床研究发现,透析治疗流行性出血热合并急性肾功能衰竭者效果显著,能明显改善患者肾功能、肝功能,减轻炎症反应。

(5) 对症治疗:高血容量、心力衰竭、肺水肿及分流性腔道出血是本期险症,应在休克后期血压回升时即予以预防。防止输液过量,必要时应停止输液、加强利尿。若收缩压超过

150 mmHg,可酌情使用血管扩张药、氯丙嗪、酚妥拉明。若出现肺水肿先兆,收缩压超过180 mmHg,情况紧急时先从静脉放血300 mL以减轻心肺负荷,缓解病情。为减少蛋白分解,延缓尿毒症发生,尽量补充热量,亦可肌内注射苯丙酸诺龙。

4. 多尿期 移行期和多尿早期的治疗同少尿期,多尿后期的主要治疗原则如下。

(1) 维持水和电解质平衡:补液以口服为主,予含钾和半流质的食物,不能口服者静脉给药。

(2) 防止继发感染:本病易并发呼吸道和泌尿系统感染,若发生感染应及时诊断、治疗。忌用对肾脏有毒性的抗菌药物。

5. 恢复期 此期无须特殊药物治疗。

(1) 出院休息1个月左右,重型、危重型应休息2～3个月,避免过劳。

(2) 加强营养,给予高糖、高蛋白、高维生素饮食。

(3) 注意保护肾脏,避免使用对肾脏有害的药物。

(4) 根据身体恢复情况,逐渐增加活动量,可散步及进行柔软体操活动,以促进各脏器功能恢复。

6. 并发症治疗

(1) 腔道出血:针对病因治疗,DIC消耗性低凝期宜补充凝血因子和血小板;DIC纤溶亢进期可用6-氨基己酸或氨甲苯酸静脉注射;若肝素类物质增多,可用鱼精蛋白或甲苯胺蓝静脉注射;消化道出血者可口服去甲肾上腺素或凝血酶。

(2) 急性呼吸窘迫综合征(ARDS):可用大剂量糖皮质激素,地塞米松20～30 mg,每8 h静脉注射1次。并限制入水量,进行高频通气,或用呼吸机进行呼气末正压通气。

(3) 心力衰竭、肺水肿:控制或停止输液,应用强心剂(如毛花苷C)、镇静药(如地西泮)及血管扩张药和利尿剂,必要时可进行导泻或透析治疗。

(4) 脑水肿及颅内出血:出现抽搐时应用地西泮或戊巴比妥钠静脉注射,颅内高压时应用甘露醇静脉注射。

(5) 自发性肾破裂:外科手术治疗。

7. 抗菌药物的使用 目前抗菌药物治疗流行性出血热无效,已为临床所证实,但是否常规应用抗菌药物以预防继发感染,仍有不同意见。有人曾将抗菌药物作为预防感染用药,并随机做抽样对照,发现用与不用,继发感染率无明显区别,故现在有人认为,除非疑有感染或已有感染的证据,应给予抗菌药物外,将抗菌药物作为常规预防用药,似无必要。在使用抗菌药物时亦应适当注意,并加以选择,如少尿期,不宜使用钾盐(低血钾者除外),有高血钾者绝对禁用。流行性出血热患者一般有肾功能损伤,在可能的情况下应避免使用抗菌药物,以免加重肾功能损伤,在少尿期肾功能衰竭时,抗菌药物在血清中半衰期显著延长,故亦相应延长给药间隔时间。

(三) 中西医结合治疗

流行性出血热属于疫源性疾病,除了早期预防外,大量临床试验证明中西医结合治疗效果强于单纯中医或西医疗法。中医治疗的基本原则是清热解毒,营血分者以犀角地黄汤、清营汤、清瘟败毒饮凉血清营。在中医治疗的基础上结合西药利巴韦林抗病毒治疗,以及生理盐水补液等对症治疗,更能减轻发热症状,避免患者进入危重期。若已进入低血压休克期,则需回厥醒神,同时采用补液(碳酸氢钠溶液)、给予血管活性药物(如多巴胺、间羟胺)等西医疗法。

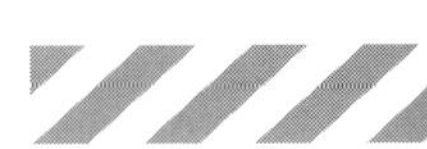

九、预防与调护

本病病原体明确，但是传染途径尚不完全清楚，所以从切断传播途径方面来预防本病尚需进一步研究。

（一）预防

1. 一般预防 流行性出血热又被称为“肾综合征出血热”，且其传播速度很快，临床病死率高。流行性出血热在人群中不会互相传染，如果做好预防工作，对患者进行积极的治疗，仍然可以有效地预防机体感染。通常情况下，预防措施主要有人群预防和个体预防两种方式。

(1) 人群预防：采取以消灭老鼠为主的预防措施，特别是对于广大农民群体而言，做好防鼠及灭鼠工作可以有效防控流行性出血热的出现。在疫病流行区域，可以采取针对性的灭鼠方式，但是应当掌握好灭鼠的时机，选择合理的灭鼠方法。同时，不管是农村还是城市，都应当做好防螨控制工作，保证房屋干净与整洁，并开窗通风，在必要的情况下可以采用杀虫剂消灭房屋的螨虫。灭螨应与灭鼠同时进行。此外，还应当加强食品卫生的安全管理工作，如果一定要食用剩饭和剩菜，必须在加热和煮熟之后再食用。并严格消毒餐具，做好饭菜的保护工作，避免被鼠类接触。而对于已经出现症状的患者，必须对发热患者的尿液和血液以及宿主动物的分泌物和排泄物进行彻底的清理，避免二次污染环境。

(2) 个体预防：除了人群预防之外，还应当加强个体预防，避免接触到污染源而造成感染。因此，应当大力整治家庭环境，堵塞老鼠洞口，投放鼠饵，避免老鼠进入家庭中。同时，应当尽量避免触碰到老鼠的排泄物等，在家中不吃生冷食物，杜绝食用已经被老鼠接触的食物，杜绝饮用已经被老鼠接触的饮水。一旦人体的皮肤黏膜受损，必须及时进行消毒处理，以免病毒接触伤口而造成感染。

2. 接种疫苗 还需对疫病的高发人群进行疫苗接种，应当在1个月之内完成疫苗的全程注射，并在第二年进行加强注射。我国已研制成功3种流行性出血热灭活疫苗，为控制流行性出血热的流行及预防发病提供了强有力的手段。现今较广泛使用的为流行性出血热双价疫苗，该疫苗对我国主要流行的两型流行性出血热均有较好的预防作用。

（二）调护

(1) 消毒护理：在流行性出血热患者出院后恢复期内，也要做好隔离和消毒工作。除了要对患者的排泄物等进行及时消毒以外，也要做好饮食环境卫生管理，避免啮齿动物污染食物和餐具。

(2) 营养护理：在患者恢复期间，饮食上应当给予半流质或者流质食物，且在多尿期避免吃钾盐含量丰富的食物。等尿量彻底恢复后，可慢慢增加蛋白质和钾盐的摄入。

(3) 生活护理：因患者在出院后一段时间内也需卧床，所以要注意日常保暖，要勤换被褥和衣物，保持干燥和整洁，防止压疮的发生。

(4) 精神护理：家属和医务人员需正确引导患者认识该疾病，帮助患者树立信心，给予鼓励，使其保持乐观积极的心态，这对病情早日恢复有积极作用。

(5) 饮食宜清淡、易消化，忌食辛辣鱼腥发物。

（刘玲玲　周姝含）

参考文献

[1] 王秀芸.浅析中西医结合治疗流行性出血热的方法[J].陕西中医,2006,27(2):254-255.

[2] 佟青.流行性出血热与流行性感冒的早期实验室鉴别诊断[J].锦州医学院学报,2002,23(3):64.

[3] 许勇镇,阮诗玮.伏暑致病特点及在肾损害类疾病中的临床应用[J].山东中医药大学学报,2017,41(2):125-127.

[4] 富晓丽.流行性出血热的流行特征分析与预防控制措施观察[J].中国医药指南,2019,17(16):148.

[5] 郭东宇,贡联兵,张巍.流行性出血热中成药的合理应用[J].人民军医,2019,62(1):90-92.

[6] 何月悦.流行性出血热流行特征和预防控制措施分析[J].中国实用医药,2022,17(17):182-184.

[7] 黄建溶,彭武建,陈烨.血液净化治疗流行性出血热合并急性肾衰竭 15 例临床分析[J].中国实用医药,2022,17(8):15-18.

[8] 李德玉.流行性出血热患者的病情观察及护理干预方法[J].中国医药指南,2021,19(10):173-174.

[9] 肖岩.流行性出血热流行特征与预防控制措施[J].中国实用医药,2021,16(27):170-172.

[10] 李红.流行性出血热的预防[J].中国保健营养,2021,31(24):80.

[11] 王海霞.流行性出血热的预防控制措施应用研究[J].健康之友,2020(14):164-165.

第十八章
流行性乙型脑炎

一、概述

流行性乙型脑炎（epidemic encephalitis B）也称日本脑炎（Japanese encephalitis），简称乙脑，是由乙脑病毒（encephalitis B virus）引起的以脑实质炎症为主要病变的中枢神经系统急性传染病。蚊虫是乙脑病毒的主要传播媒介。乙脑是我国夏、秋季流行的主要传染病之一。临床上以高热、意识障碍、抽搐、病理反射及脑膜刺激征阳性为特征，重症患者可能出现中枢性呼吸衰竭，病死率高，容易遗留神经系统后遗症。

乙脑病毒属虫媒病毒乙组的黄病毒科，直径 40～50 nm，呈球形，可分为核心和包膜两部分。其核心是单股正链 RNA，含 10976 个碱基对；外层由含单股多肽的核衣壳蛋白脂质包膜包绕。包膜中镶嵌有糖基化蛋白（E 蛋白）和非糖基化蛋白（M 蛋白）。其中 E 蛋白是病毒表面的主要抗原成分，由 E 蛋白形成的抗原决定簇可以诱导机体产生中和抗体和血凝抑制抗体。

乙脑病毒对热敏感，易被乙醚和酸等常用消毒剂灭活，100 ℃ 2 min 或 56 ℃ 30 min 即可被杀灭，但其耐低温和干燥，用冷冻干燥法在 4 ℃冰箱中可保存数年。乙脑病毒的抗原性较稳定，较少发生变异，具有较好的免疫原性。人与动物感染乙脑病毒后，可产生特异性中和抗体及血凝抑制抗体，对这些抗体进行检测有助于临床诊断和流行病学调查。

本病属中医学“暑温”范畴。《黄帝内经·素问·热论》云：“凡病伤寒而成温者，先夏至日者，为病温，后夏至日者，为病暑。”确定暑病的季节特点为夏至之后。《黄帝内经·素问·生气通天论》云：“因于暑，汗，烦则喘喝，静则多言，体弱燔炭，汗出而散。”着重论述了暑病的临床特点。因其侵犯的脏腑不同，中医古籍中也有不同的论述，如暑厥：暑热直中心包而致猝然神昏肢厥；暑风（暑痫）：暑热直入肝经而突发痉厥；暑瘵：暑热犯肺，伤及肺络而骤然咯血、咳嗽、气促等。吴鞠通在《温病条辨》中首提暑温病名：暑温者，正夏之时，暑病之偏于热者也。

二、流行病学

（一）传染源

乙脑是经蚊虫传播的人畜共患的自然疫源性疾病。人与许多动物（如猪、牛、马、羊、鸡等）感染乙脑病毒后发生病毒血症成为传染源。动物中的家畜、禽鸟类均可感染乙脑病毒。猪的感染率高，感染后血中病毒量多，病毒血症持续时间长，加上猪的饲养面更广，因此猪是乙脑的主要传染源。病毒常在蚊虫、猪等动物间循环传播。蝙蝠可以作为长期储存宿主和传染源。一般在人类中流行前1～2个月，乙脑会先在家畜、家禽中流行，因此及时监测猪的乙脑病毒感染率可预测当年人群中的流行趋势。

（二）传播途径

乙脑主要通过蚊虫叮咬传播。三带喙库蚊即三斑家蚊，携带病毒率最高，分布最广，是我国乙脑病毒的主要传播媒介。其次是东方伊蚊和中华按蚊。当蚊虫叮咬感染乙脑病毒的动物（特别是猪）时，病毒进入蚊虫的肠道并迅速繁殖，然后迁移到唾液腺，在唾液中仍保持高浓度和毒力，最后通过叮咬传播给人和动物。蚊虫是乙脑病毒的宿主，可携带病毒越冬，病毒还可通过蚊卵传播。蚊虫可以在整个生命周期中都携带乙脑病毒。因此，蚊虫不仅是传播媒介，还是主要的长期储存宿主。此外，受感染的蠛蠓、蝙蝠和候鸟也可携带乙脑病毒越冬，成为重要的越冬储存宿主。

（三）易感人群

人群普遍易感，即未感染过乙脑病毒、未接种乙脑疫苗的人对乙脑病毒都普遍易感。感染后大多呈隐性感染，并可获得持久的免疫力。婴儿从母体获得的胎传抗体可保护婴儿免受感染。大多数人因隐性感染而获得免疫力。

（四）流行特征

东南亚和西太平洋地区是乙脑的主要流行区，我国除新疆、青海、西藏及东北部地区外均有乙脑流行，且农村发病率远高于城市。热带地区全年均可发病。在温带和亚热带地区，乙脑主要集中在夏季发病。乙脑流行与蚊繁殖、气温、雨量、人口流动及灭蚊卫生措施等因素有关。乙脑病毒感染者大多呈隐性感染，所以集中流行较少见，呈高度散发性，家庭成员中多人同时发病很少见。

三、中医病因病机

本病的发生，是由夏季感受暑热病邪或暑湿病邪所致。发病的外在因素主要为天暑下逼，地湿上蒸；内在病因是劳倦过度，汗出过多、元气亏虚、饮食失节，伤及正气，或素禀不足，元气虚弱。

暑为火热邪气，其性酷烈。机体感受暑邪后，初期，暑邪入卫表可见发热，热势较高，或微有恶寒，头痛呕吐，口渴等症，或暑邪直入气分，即可见壮热、汗多、口渴、脉洪大等气分热盛的症状。病程中，暑入阳明，易伤津耗气，甚至出现津气欲脱的危重征象。因暑性炎热，暑热易内陷心营而形成暑厥；煎熬津液为痰，痰热互结，进而闭阻心窍；或化火引动肝风为暑风而引起神昏、痉厥等症；或燔灼营血，损伤脉络，迫血妄行；或暑热犯肺，伤及肺络而为暑瘵。在疾病后期，属于正虚邪恋，或为暑伤心肾；或为气阴亏虚，可见低热久留、心悸、烦躁，或因虚风内动而见手指蠕动；或为余邪兼痰夹瘀留滞而遗留后遗症，可见痴呆、失明、失语、瘫痪等（图18-1）。

四、发病机制及病理

（一）发病机制

人被携带乙脑病毒的蚊虫叮咬后，病毒随蚊虫唾液进入人体，先经过淋巴管或毛细血管侵入单核吞噬细胞系统中进行繁殖，然后释放入血，形成病毒血症。病毒进入机体后是否发

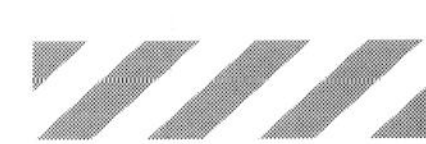

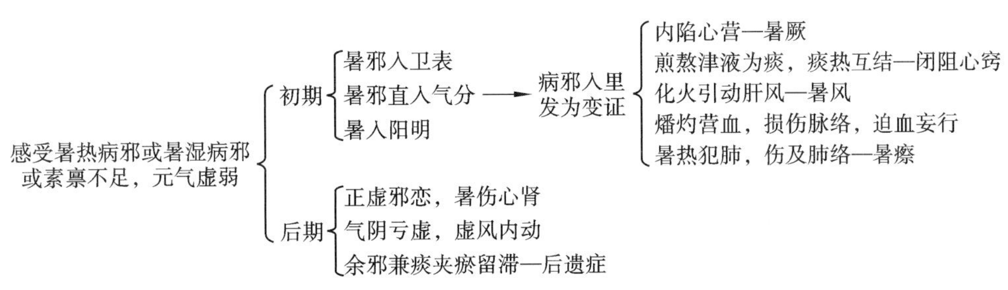

图 18-1　流行性乙型脑炎病因病机示意图

病以及疾病的严重程度，一部分取决于病毒的数量与毒力，另一部分取决于机体的免疫力。当被感染者免疫功能低下，或者因脑血管疾病、癫痫、高血压、脑外伤、脑寄生虫病（如脑囊虫病）等削弱了机体血脑屏障时，感染的病毒量大且毒力强，则病毒容易侵入中枢神经系统，引起脑实质病变。机体免疫功能强者，可仅仅表现为隐性感染或为轻型病例，并可获得持久免疫力；此时机体可以迅速消除病毒，只会发生短暂的病毒血症，同时中枢神经系统不会受到病毒侵入。

乙脑病毒对脑组织的损伤机制与病毒的直接侵袭有关，可致胶质细胞增生、炎症细胞浸润及神经细胞坏死。免疫损伤是脑组织损伤的另一重要机制，体液免疫中产生的特异性抗体与病毒抗原结合后，可诱导机体产生免疫应答，导致小血管及毛细血管损伤，脑组织供血障碍和坏死，炎症细胞浸润。

（二）病理

乙脑患者脑组织病变范围广，整个中枢神经系统灰质可受累。其中以大脑皮质、中脑、间脑病变较重，脊髓病变最轻。病变部位越低，损伤越轻。乙脑病毒在神经细胞内增殖，形成病毒包涵体，神经细胞变性、坏死、液化，脑组织形成镂空筛网状软化灶，对诊断乙脑有一定的特异性；血管扩张充血，血流淤滞，血管周围间隙增宽，脑组织水肿；小血管旁或坏死的神经细胞附近可见小胶质细胞增生形成结节，还可见胶质瘢痕和星形胶质细胞增生。

五、临床表现

乙脑潜伏期为 4～21 日，一般为 10～14 日。乙脑病毒感染者大多数无临床表现，部分可出现发热、头痛，极少数可出现高热、头痛、呕吐、颈项强直、惊厥、意识障碍、呼吸衰竭等表现。

（一）典型的临床表现

典型的临床表现可分为四期。

1. 初期　病程的第 1～3 日。起病急，一般无明显前驱症状，体温在 1～2 日内上升至 39～40 ℃，伴有头痛、精神萎靡、嗜睡、食欲不振。

2. 极期　病程的第 4～10 日，除初期的病毒血症加重外，多有脑实质受损的症状。

（1）高热：体温可达 40 ℃以上，通常持续 7～10 日，重型者可达 3 周左右。病情与体温呈正相关，持续时间越长，发热越高，病情越重。

（2）意识障碍：表现为嗜睡、谵妄、昏迷、定向力障碍等。意识障碍最早可见于病程的第 1～2 日，多见于第 3～8 日，通常持续 1 周左右，重型者可达 1 个月以上。昏迷深浅、持续时间长短与病情的严重程度和预后相关。

(3) 惊厥或抽搐：发生率为40%～60%，多见于病程的第2～5日，面部肌肉和眼部肌肉的小抽搐，单侧、双侧肢体的抽搐，以及强直性抽搐均可能发生。在严重情况下，可以表现为全身强直性抽搐，呈反复发作，时间可为数分钟至数十分钟，可能由高热、脑实质炎症或脑水肿等导致。

(4) 呼吸衰竭：多见于重型患者，是乙脑最严重的表现，也是乙脑患者最主要的死亡原因，发生率为70%～80%。由高热、脑实质炎症、脑组织缺氧、脑水肿、颅内高压、低钠血症脑病、脑疝等引起。脑实质病变可累及延髓的呼吸中枢。主要表现为中枢性呼吸衰竭：呼吸浅，节律不规则，双吸气，叹息样呼吸，潮式呼吸，抽泣样呼吸，下颌式呼吸等，甚至呼吸停止。

也可因脊髓病变导致呼吸肌麻痹，出现周围性呼吸衰竭，具体表现为呼吸困难，呼吸频率改变，呼吸幅度减弱，发绀，但呼吸节律始终规律。除了呼吸衰竭的表现外，脑疝患者还伴有其他症状。小脑幕切迹疝(颞叶疝)患者常表现为患侧瞳孔先缩小，然后随着病情的发展逐渐扩大，患侧上眼睑下垂，眼球向外倾斜。病灶对侧肢体肌张力先亢进，后减弱或消失，病灶对侧肌力减弱或麻痹，早期病理征阳性，晚期消失。随着病变的发展，脑干受到压迫，生命体征可出现异常甚至紊乱。枕骨大孔疝(小脑扁桃体疝)患者较早出现生命体征异常或紊乱，意识障碍较晚出现。由于脑干受压和缺氧，瞳孔可表现为忽大忽小。早期患者可能因位于延髓的呼吸中枢严重受损致呼吸骤停而死亡。

高热、抽搐和呼吸衰竭是乙脑极期的严重表现。三者相互影响，呼吸衰竭是最主要的死亡原因。

(5) 其他神经系统症状和体征：大多出现在病程的第10日内，很少在2周后出现新的神经系统表现。深反射常先亢进，后减弱或消失，浅反射减弱或消失，病理反射阳性。可能存在脑膜刺激征，但婴幼儿因囟门未闭而前囟隆起，脑膜刺激征不明显。昏迷患者还可能有强直性瘫痪、偏瘫或完全瘫痪、肌张力增加等表现，深度昏迷患者可出现膀胱和直肠麻痹、尿潴留或大小便失禁。

(6) 循环衰竭：很少见，多由脑疝、心功能不全、有效循环血量减少等引起。常表现为血压下降、休克和消化道出血。

3. 恢复期 一般在病程的第8～12日，体温逐渐下降，表明神经系统症状和体征日益好转。重型患者可出现痴呆、失语、流涎、出汗、面瘫、吞咽困难、四肢痉挛性麻痹、四肢不自主运动、癫痫发作等症状。一般患者在2周左右即可完全康复，重型患者可能需要1～6个月才能逐渐恢复。

4. 后遗症期 5%～20%的重型患者经治疗后仍可能存在意识障碍、瘫痪、癫痫、精神障碍、痴呆、失语等，经积极治疗和护理可不同程度恢复。癫痫的后遗症可以持续终身。

(二) 临床分型

根据发热程度、神经系统症状和体征、病程等，乙脑可以分为轻型、普通型、重型和极重型。

1. 轻型 低中度发热，体温39 ℃以下，可有轻度嗜睡，神志清楚，头痛，恶心、呕吐，无抽搐，脑膜刺激征不明显。7日左右可恢复。

2. 普通型 高热，体温39～40 ℃，患者常嗜睡或浅昏迷，头痛，呕吐明显，偶有抽搐，脑膜刺激征明显，病理反射阳性。病程为7～14日，多无后遗症。

3. 重型 高热或超高热，体温持续在40 ℃以上，患者昏迷，常反复或持续抽搐，瞳孔缩小，对光反射迟钝或消失，深反射先亢进后消失，浅反射消失，病理反射阳性，多有神经系统

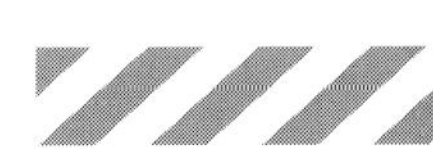

定位体征，可有肢体瘫痪，多为强直性，常有呼吸衰竭。病程多在2周以上，多有后遗症。

4. 极重型(暴发型)　起病急骤，进展迅速，1～2日内体温达到40℃以上，反复或持续性强烈抽搐，深度昏迷，迅速出现脑疝和中枢性呼吸衰竭，患者多在极期死亡，幸存者留有严重后遗症。

乙脑流行期间以轻型和普通型患者多见。

（三）并发症

以支气管肺炎最常见。多因患者昏迷，呼吸道分泌物难以排出，或因机械通气而发生呼吸机相关肺炎。支气管分泌物堵塞，肺不张、败血症、尿路感染、压疮等也可导致肺炎发生。重型患者可因应激性胃黏膜病变而发生上消化道大出血。

六、实验室及其他检查

（一）血常规

常有白细胞计数增高，多在(10～20)×10^9/L，少数可更高，中性粒细胞比例常在80%以上，嗜酸性粒细胞常减少，部分患者血常规可一直正常。

（二）脑脊液

脑脊液压力增高，外观无色透明或微混浊，白细胞计数多在(50～500)×10^9/L，少数可在1000×10^9/L以上。早期以中性粒细胞为主，随后单核细胞增多。脑脊液中白细胞的数量并不能反映疾病的严重程度。蛋白质含量略升高，糖含量正常或偏高，氯化物含量基本正常。部分患者在发病初期脑脊液检查结果可能正常，若疑诊，可以重复进行脑脊液检查。

（三）血清学检查

1. 特异性IgM抗体测定　脑脊液中特异性IgM抗体最早在病程第2日可以检测到，血清中特异性IgM抗体可在病程第3～4日检测到。特异性IgM抗体水平在2周内达到峰值，可作为早期诊断指标。常采用间接免疫荧光试验、酶联免疫吸附试验(ELISA)等进行测定。

2. 补体结合试验　补体结合抗体是特异性高的IgG抗体，在病程2周以后出现，5～6周达到高峰，可维持1年左右。补体结合抗体不能作为早期诊断指标。补体结合试验主要用于流行病学调查或回顾性诊断。

3. 血凝抑制试验　血凝抑制抗体通常在病程第4日开始出现，2周达到高峰，可维持1年以上。血凝抑制试验操作简单，阳性率高于补体结合试验，因此更常用于诊断和流行病学调查。但乙脑病毒血凝素抗原与登革病毒、黄热病毒等同属病毒有弱交叉反应，可能出现假阳性结果，应引起注意。

（四）病原学检查

1. 病毒分离　病毒主要存在于脑组织中，在血液和脑脊液中的含量很低。在病程1周内死亡患者的脑组织中可以分离出病毒。

2. 病毒抗原或核酸检测　可取血液、脑脊液、脑组织标本，利用直接免疫荧光试验检测乙脑病毒抗原，或利用PCR检测乙脑病毒核酸。

（五）其他检查

1. 神经元特异性烯醇化酶(NSE)　当脑组织感染病原体、发生自发性出血或创伤引起神经元(即神经细胞)不可逆损伤后,神经元内 NSE 会从胞膜中渗出,经血脑屏障进入脑脊液、血液循环,并在 3 日内达到浓度高峰。常用于动态监测治疗期间的乙脑患者,并可以用于判断患者预后。

2. C 反应蛋白(CRP) 病毒感染会引起脑小胶质细胞活化,促进炎症细胞聚集,诱发脑实质的炎症反应,使血清中 CRP 迅速升高。

七、诊断及鉴别诊断

(一) 诊断

1. 流行病学资料 乙脑发病具有明显的季节性(多发于夏季和秋季),多见于 10 岁以下儿童。

2. 临床特点 起病急,高热,意识障碍,头痛,呕吐,惊厥,脑膜刺激征及病理反射阳性。

3. 实验室检查 血液分析结果显示白细胞和中性粒细胞增多;脑脊液呈无菌性脑膜炎改变。血清特异性 IgM 抗体阳性有助于确诊。如果检测到乙脑病毒抗原或核酸,也可以确诊。如果恢复期患者血清中抗乙脑病毒 IgG 抗体阳性或中和抗体滴度比急性期高 4 倍以上,则可进行回顾性诊断。

(二) 鉴别诊断

1. 中毒性菌痢 中毒性菌痢在夏、秋季也比较常见,10 岁以下儿童发病率高。首发症状为高热、意识障碍、抽搐,因此容易与乙脑相混淆。中毒性菌痢起病较快,循环衰竭较早出现(感染性休克所致),无脑膜刺激征,脑脊液检测大多正常。采集肛拭子或生理盐水灌肠后可行大便常规检查,可见大量白细胞和脓细胞。细菌培养可见痢疾志贺菌,据此可以鉴别。

2. 化脓性脑膜炎 化脓性脑膜炎是由化脓性细菌引起的软脑膜、蛛网膜、脑脊液和脑室的急性炎症。患者发病前可能有上呼吸道感染史,以冬、春季多见,主要表现为脑膜炎。脑炎表现不突出,多伴有皮下及黏膜下瘀点。脑脊液呈化脓性改变,脑脊液涂片或培养可检出致病菌。在化脓性脑膜炎的早期治疗中,脑脊液的变化可能类似于乙脑,应引起注意。

3. 结核性脑膜炎 结核性脑膜炎患者常有肺结核病史,起病缓慢,病程较长,与季节无关,脑膜刺激征明显,有轻度脑实质病变,常伴有脑神经损伤,脑脊液蛋白显著升高,葡萄糖和氯化物显著降低,脑脊液薄膜涂片或培养常可检出结核分枝杆菌。胸部 X 线片和眼底检查常可发现结核病灶。

4. 其他病毒性脑炎 常见病原体有单纯疱疹病毒、流行性腮腺炎病毒、肠道病毒等,因临床表现相似,仅凭临床症状、体征较难鉴别,确诊有赖于血清学和病原学检查。森林脑炎与乙脑表现相似,应加以鉴别。

八、治疗

(一) 中医治疗

辨病依据:①本病有明显的季节性,主要发于夏暑季节,即夏至到处暑期间。②初起即见阳明气分热炽证候,卫分过程较少。③病程中传变迅速,变化较多,可见神昏、痉厥、出血等危重证候。④发病初期,可见暑温兼湿(脘痞、身重、苔腻等)或暑湿兼寒(恶寒、无汗等)之候。

1. 辨证要点

(1) 辨病邪兼夹:①暑邪夹湿即暑湿。除暑热见症外还有湿邪郁阻证候,初起邪在卫表时间长。叶天士认为“暑湿伤气，肺先受病，诸气皆痹”“暑湿皆客邪也……但伤上焦气分耳”。②夹湿兼寒。暑邪若夹湿兼寒，又可见暑湿内阻兼外寒束表的表现，易误诊为一般暑热感冒。

(2) 辨邪热轻重：暑热越盛，则越易导致津气外脱、闭窍动风、伤络动血等严重病变。

(3) 辨损伤程度：口渴引饮，舌干少津为津伤；神疲倦怠，脉虚则为气耗；消渴不已，舌干绛而不泽，脉细数，为肝肾真阴耗伤；咯血则属肺阴灼伤，脉络受损；心烦失眠，为心肾阴虚，心肾不交，水火不济；汗出淋漓，喘促脉散，为津气欲脱之象。

(4) 辨昏痉先兆：若患者出现嗜睡、沉睡、烦躁不寐、神志恍惚等症，则为神昏之兆；若手足或面部肌肉微微抽动，筋惕肉瞤，项强者，为肝风内动之兆。

2. 辨证论治　治疗以清热解毒为基本方法，根据临床表现，可分为暑犯卫气、邪入阳明、气营两燔、暑入心营、暑热动风、正气外脱、正虚邪恋、痰瘀阻络进行辨证论治。同时根据病邪的轻重、深浅或正气强弱情况分别予以辛凉清透，或清气凉血，或清热凉营，或息肝风开窍，对于阳气暴虚之脱象，治以回阳救逆。治疗禁忌：多不用攻下法，以免苦寒而更伤津气。暑邪多夹湿，慎用滋腻之品。

(1) 暑犯卫气(轻型)。

临床表现：发热，口渴，热势较高，或微有恶寒，倦怠及嗜睡，头痛呕吐，颈项强直，舌质红，苔微黄，脉浮数。

治法：辛泄暑热，清气解毒。

代表方：银翘散加减。

本方由连翘、金银花、桔梗、贯众、大青叶、薄荷、芦根、板蓝根、淡竹叶、生甘草、荆芥穗、淡豆豉、牛蒡子等组成。

若夹湿邪，表现为壮热烦渴，汗多，胸痞身重，苔黄腻，脉洪大或滑数，可用白虎加苍术汤；若头痛甚剧，可加僵蚕、钩藤、蔓荆子；若呕吐不止，可加制半夏、竹茹；若伴腹泻，可加黄连、滑石、葛根、黄芩；若伴便秘，可加生大黄。

(2) 邪入阳明(普通型)。

临床表现：高热，汗多，口渴，心烦，头痛头晕，面赤气粗，或背微恶寒，苔黄燥，脉洪数或洪大而芤。

病机：暑入阳明，正邪相争。

治法：清暑泻热，益气生津。

代表方：白虎加人参汤加减。

本方由生石膏 30 g、知母 10 g、人参 10 g、甘草 6 g、粳米 15 g 等组成。常酌加金银花、连翘、荷叶、西瓜翠衣、淡竹叶等清暑透热之品。

伴抽搐者，可加僵蚕、地龙、钩藤等凉肝息风；伴神志异常者，可灌服紫雪丹或安宫牛黄丸。

(3) 气营两燔(普通型)。

临床表现：高热持续，汗多烦渴，烦躁不安，嗜睡或昏迷，时有谵语，头痛呕吐，甚至抽搐痉挛，舌绛，苔黄燥而干，脉滑数。

治法：清气泻热，凉营解毒。

代表方：凉营清气汤加减。

本方由水牛角(冲服) 3 g、金银花 10 g、连翘 10 g、大青叶 30 g、生石膏 30 g、黄连 6 g、竹叶心 30 g、玄参 10 g、生地黄 15 g、牡丹皮 15 g 等组成。

若大便秘结，兼有阳明腑实证，可用生大黄(后下)以通下泻热；若痉厥抽搐，可加全蝎、蜈蚣、羚羊角粉、钩藤，以息风止痉；若嗜睡、昏迷、谵语，可加远志、石菖蒲、郁金以开窍化痰，严重者给予安宫牛黄丸或紫雪丹化服。

(4) 暑入心营(重型)。

临床表现：灼热烦躁，或身热肢厥，气粗如喘，夜寐不安，时有谵语，或昏迷不语，牙关微紧或口开，舌蹇肢厥，或猝然昏倒，不知人事，舌绛，脉细数。

病机：暑热内陷心营(由气分发展而来或暑热猝中心营)。

治法：凉营泻热，清心开窍。

代表方：清营汤加减。

本方由水牛角(冲服)3 g、生地黄 10 g、丹参 10 g、金银花 15 g、连翘 15 g、玄参 15 g、黄连 6 g、淡竹叶 30 g 等组成。

邪热内陷心包，出现神志不清者，可予安宫牛黄丸、紫雪丹等清心开窍之品。热入血分，出现吐血、神志不清，甚至四肢抽搐、角弓反张者，可予神犀丹凉血解毒、清心开窍。

(5) 暑热动风。

临床表现：身灼热，四肢抽搐，甚或角弓反张，牙关紧闭，神志不清，或喉有痰壅，脉弦数。

治法：凉肝息风，舒筋增液。

代表方：羚角钩藤汤加减。

本方由羚羊角粉(冲服)3 g、钩藤 10 g、桑叶 15 g、菊花 15 g、生地黄 15 g、川贝母 10 g、茯神 15 g、白芍 10 g、甘草 6 g、竹茹 30 g 等组成。

腑实燥结者，可加大黄、芒硝通腑泻热。心营热盛者，可加水牛角、玄参、牡丹皮以清营泻热。痰涎壅盛者，宜加胆南星、竹沥以清化热痰；痰壅抽搐者，可加至宝丹，以涤痰开窍止痉。热甚神昏谵语，甚或昏愦者，宜加服安宫牛黄丸以清心开窍。抽搐频繁，难以控制者，可加全蝎、蜈蚣、地龙、僵蚕等以息风定痉。

(6) 正气外脱(极重型)。

临床表现：高热骤降，突然喘咳欲脱，呼吸不规则，或双吸气样呼吸，时见抽搐，甚则出现面色苍白，四肢厥逆，冷汗淋漓，舌红少津，脉细数或微细欲绝。

治法：益气养阴，敛肺固脱。

代表方：生脉散合参附汤加减。

本方由人参 15 g、制附子 10 g、黄芪 20 g、麦冬 15 g、五味子 15 g、甘草 10 g 等组成。

若大汗淋漓，加煅龙骨、煅牡蛎等以收敛止汗；若喘咳不止，可加用乌梅、罂粟壳等以敛肺定喘；若阳气外脱，可酌加干姜、肉桂以回阳固脱。

(7) 正虚邪恋(恢复期)。

临床表现：低热不退，午后为甚，面赤，口干咽燥，心烦寐差，舌红少津，脉虚数。

治法：养阴清热，滋养肝肾。

代表方：复脉汤加减。

本方由桂枝 10 g、人参 10 g、生地黄 20 g、阿胶(烊化)10 g、生姜 10 g、麦冬 10 g、麻仁 9 g、炙甘草 10 g 等组成。

若夜热早凉，热退无汗，可加鳖甲、青蒿、牡蛎等以清解虚热；若肢体呈强直性抽搐，则酌加全蝎、地龙、僵蚕、鸡血藤以活血通窍、祛风化痰；若面色少华，心悸气短，又当配伍黄精、黄

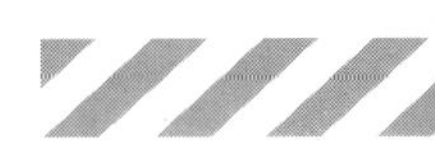

芪、党参、茯苓等以益气健脾。

(8) 痰瘀阻络(后遗症期)。

临床表现:神志呆钝,精神异常,失语,肢体瘫痪(呈强直性或弛缓性),面色苍白,舌淡或紫,脉细涩。

治法:补气活血,化痰通络。

代表方:补阳还五汤、菖蒲郁金汤加减。

本方由黄芪 30 g、当归 20 g、桃仁 10 g、红花 10 g、赤芍 15 g、石菖蒲 15 g、贝母 10 g、桑枝 15 g、郁金 15 g 等组成。

若以气血不足为主,配党参、白术、茯苓、熟地黄、白芍等以加强养血益气之功;若血瘀之象明显,加没药、三棱、乳香等以加强破瘀行气之功;若以痰闭心窍为主,重用石菖蒲、郁金等以增豁痰开窍之效;若痰浊内蒙而致痴呆或神昏,可加服苏合香丸;若以脉络痹阻为主,加地龙、鸡血藤、桑寄生、络石藤、全蝎、蜈蚣以搜风化痰,活血通络。本证还可配合针灸、推拿及功能锻炼综合治疗,以利于康复。

3. 针灸治疗

(1) 高热:选取大椎、曲池、合谷、十二井或十宣,用毫针刺,给予强刺激;大椎刺络拔罐,十二井或十宣点刺出血。

(2) 抽搐、惊厥:针刺人中、定神、内关、合谷、太冲、阳陵泉、曲池、涌泉、三阴交等穴,每次选 3～5 穴,给予中等刺激。

(二) 西医治疗

目前尚无特效抗乙脑病毒药物,主要采取积极对症支持治疗,维持机体水、电解质及酸碱平衡,密切观察病情变化,重点处理发热、抽搐、呼吸衰竭等危重症状,控制脑水肿伴颅内高压,降低病死率,降低后遗症的发生率。

1. 一般治疗　患者应隔离在有防蚊、降温设施的病房内,室温控制在 30 ℃以下。保持口腔和皮肤清洁,为昏迷的患者定期做翻身、拍背、吸痰等护理,防止发生肺部感染和压疮。昏迷和抽搐患者应防止从床上跌落。严格监测患者的液体进出量,为防止脑水肿加重,重症患者要严格控制液体入量,不应静脉注射过多液体。一般来说,成人每日摄入 1500～2000 mL 的液体,儿童每日摄入 50～80 mL/kg 的液体。根据实验室监测结果,及时纠正水、电解质紊乱和酸碱失衡。昏迷患者可采用鼻饲。

2. 对症治疗　高热、抽搐和呼吸衰竭是影响患者预后的三大症状,它们相互影响,互为因果,形成恶性循环,及时控制高热、抽搐和呼吸衰竭是抢救乙脑患者的关键。

(1) 高热:对于高热患者,宜将病房室温控制在 30 ℃以下,体温控制措施以物理降温为主,药物降温为辅,使体温控制在 38 ℃左右。具体措施如下。①物理降温:包括冰敷额头、枕部和体表大血管(如腋下、颈部和腹股沟);用 30%～50%乙醇或温水擦浴、冷盐水灌肠等。降温不宜过快、过猛,禁用冰水擦浴,以免引起寒战和虚脱。②药物降温:物理降温效果不佳时,应适当使用退热药,防止出汗过多而造成脱水和循环衰竭。③亚冬眠疗法:对持续高热伴反复抽搐患者,可肌内注射氯丙嗪和异丙嗪,每次各 0.5～1 mg/kg,每 4～6 h 1 次,连用 3～5 日,起降温、镇静、解痉作用。但用药期间应注意保持呼吸道通畅,并且密切观察生命体征的变化,因为此类药物可抑制呼吸中枢和咳嗽反射。

(2) 抽搐:应针对引起抽搐的病因(如高热、脑水肿及脑实质病变等)进行治疗,同时镇静解痉。高热所致者以降温为主。脑水肿所致者,以脱水、降低颅内压为主,可用 20%甘露醇溶液快速静脉滴注或推注(20～30 min),每次 1～2 g/kg,每 4～6 h 重复 1 次,可根据病情使用呋塞米、50%葡萄糖溶液、糖皮质激素。对于脑实质病变引起的抽搐,可使用镇静疗法。常用地西泮,成人每次 10～20 mg,儿童每次 0.1～0.3 mg/kg(每次不超过 10 mg),肌内注射或缓慢静脉注射;也可予水合氯醛鼻饲或灌肠,成人每次 1～2 g,儿童每次 60～80 mg/kg(每次不超过 1 g);也可以使用亚冬眠疗法。可用巴比妥钠预防抽搐,肌内注射,成人每次 0.1～0.2 g,儿童每次 5～8 mg/kg。

(3) 呼吸衰竭:积极降温、控制颅内压可以避免呼吸衰竭的发生。应根据呼吸衰竭病因进行相应治疗。①氧疗:使用鼻导管或面罩吸氧,适当增加吸氧浓度,纠正患者缺氧状态;必要时可使用呼吸机治疗。②脑水肿者应加强脱水治疗。③呼吸道分泌物过多梗阻者应积极吸痰,定期翻身并拍背,以促进咳痰。若痰液黏稠,可使用化痰药,如雾化吸入 α 糜蛋白酶 5 mg。适当使用抗菌药物防治细菌感染;对于严重的排痰障碍,可行气管插管或气管切开,建立人工气道,以利于吸痰管深入气道吸出痰液。必要时可以使用纤维支气管镜吸痰。④当上述治疗呼吸衰竭措施无效时,应及时建立人工气道,连接呼吸机辅助通气,以降低病死率和减少后遗症。

(4) 循环衰竭:密切监测与评价血流动力学变化,维持有效循环血量,必要时可适当应用血管活性药。

关于糖皮质激素的使用临床上并未达成共识。有研究表明糖皮质激素可以通过抗炎、解热、降低毛细血管通透性和减少毛细血管渗出等降低颅内压和预防脑水肿。

3. 恢复期及后遗症治疗 加强护理,防止发生继发感染和压疮;进行肢体、言语、智力、吞咽、大小便等功能锻炼,同时还可进行针灸、推拿按摩、高压氧等治疗。

(三) 中西医结合治疗

乙脑传染性强,起病急,常具有季节性,治疗上常采用中西医结合治疗原则,常用清热解毒、息风止痉的中医治法,结合西医降低颅内压、降温除热、抗感染等治疗能够明显改善患者中枢神经系统功能、消除脑水肿等,减少不良反应发生,提高临床疗效。

九、预防与调护

(一) 预防

1. 一般预防措施 乙脑的预防措施主要是防蚊、灭蚊及预防接种。

(1) 控制传染源:乙脑是人畜共患的自然疫源性疾病,猪是本病的主要传染源。乙脑主要通过蚊虫叮咬传播,三带喙库蚊是主要传播媒介,病毒通常在动物间循环(如蚊—猪—蚊等)传播。因此,家畜为主要传染源,特别是猪、牛、羊等。可对猪肌内注射乙脑灭活疫苗。种猪于配种前或蚊虫出现前 1 个月左右注射疫苗两次(间隔 10～15 日),可以减少猪群感染,从而控制乙脑在人群中传播,切断传染链。及时隔离和治疗患者,隔离患者直至体温恢复正常,相关症状好转。

(2) 切断传播途径:乙脑主要经蚊虫叮咬传播。防蚊、灭蚊是预防乙脑病毒传播的重要措施。应做好家畜饲养场所的环境卫生,消除蚊虫滋生环境,做好牲畜棚圈等场所的灭蚊工作,人畜居住地分开。可以适当喷洒灭蚊剂,灭越冬蚊和早春蚊,可以降低蚊虫携带病毒率,从而减少人群感染机会。使用蚊帐、蚊香,涂擦驱蚊剂,使用电蚊香液等措施可以有效防止被蚊虫叮咬。定期对下水道进行清理,对不流动或流速过慢的水域进行管理,严格进行猪肉

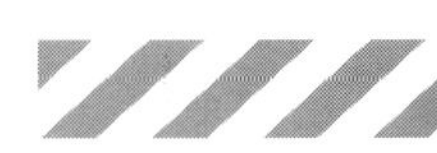

的免疫监测，减少垃圾堆放，缩小老鼠的生活范围，以上措施可以减少乙脑的传染途径，降低感染风险。

(3) 接种疫苗，保护易感人群：人多隐性感染乙脑病毒，感染后可获得较持久的免疫力。保护易感人群的主要措施是预防接种。目前我国使用的乙脑疫苗包括乙脑减毒活疫苗(Japanese encephalitis attenuated live vaccine，JE-L)和乙脑灭活疫苗(Vero 细胞)(Japanese encephalitis inactivated vaccine，JE-I)，保护率达到 90%～99%。接种对象主要是 10 岁以下健康儿童。无疫苗接种史的居民在乙脑流行季节移居外省或前往外省时，建议接种 1 剂 JE-L。JE-L：儿童在 8 月龄和 2 周岁时应各接种 1 剂；如果进行补接种，间隔时间应超过 12 个月。JE-I：大于 8 月龄的儿童应接种 2 剂，2 剂次之间应间隔 7～10 日；2 周岁、6 周岁时各接种 1 剂。对于用 JE-I 进行补接种者，应补接种 4 剂。注射人免疫球蛋白者与该疫苗接种应至少间隔 3 个月；育龄妇女应在注射该疫苗后至少 3 个月内避免怀孕；使用其他减毒活疫苗后，至少间隔 1 个月接种该疫苗。JE-L 和 JE-I 应谨慎用于有抽搐、慢性疾病、癫痫、过敏史者和哺乳期妇女。

2. 中药预防

(1) 牛筋草 60 g(或大青叶 30 g)，板蓝根 30 g，甘草 3 g，煎水代茶饮。

(2) 贯众、紫苏、荆芥、甘草各 10 g，水煎顿服。

(3) 广藿香、佩兰各 10 g，薄荷 5 g，煎汤作饮料。

(4) 贯众、板蓝根、甘草各 10 g，煎水顿服。

(二) 调护

将患者安置于安静、舒适的病房内，避免刺激，住院隔离至体温正常。急性期宜摄入流质饮食，供给充足水分，必要时进行鼻饲。恢复期应注意逐渐增强营养。恢复期要早期进行被动性功能锻炼，促进患儿肢体运动功能恢复。昏迷患儿需经常翻身，拍背，更换体位，防止呼吸道梗阻及压疮发生。

宣传预防知识，加强乙脑的知识教育，普及疫苗的相关知识，通过广泛宣传让所有人了解疫苗的作用，让所有人对疫苗产生信任感，增加疫苗接种的范围。

积极与患儿及其家属进行交流和沟通，让患儿家属了解乙脑的临床诊断及治疗护理措施，消除患儿家属忧虑情绪，让他们以积极的心态来面对。对患儿进行健康指导和康复，让家属鼓励患儿树立打败疾病的信心，促进肢体功能康复。

(彭　方　黄超群　高清华　李　昊)

参考文献

[1] 李兰娟，任红. 传染病学[M]. 9 版. 北京：人民卫生出版社，2018.

[2] 李兰娟，王宇明. 感染病学[M]. 3 版. 北京：人民卫生出版社，2015.

[3] 刘金星. 中西医结合传染病学[M]. 北京：中国中医药出版社，2005.

[4] 吴子明. 中西医结合传染病学[M]. 北京：中国中医药出版社，2001.

[5] 中华预防医学会. 预防接种知情告知专家共识(上)[J]. 中华流行病学杂志，2021，42(2)：181-210.

[6] 郭彦军. 流行性乙型脑炎流行病学特征及预防控制措施分析[J]. 黑龙江中医药，2021，

50(4):136-137.
[7] 韩歌,王慧群,范春红,等.儿童流行性乙型脑炎的临床观察及护理[J].中华实验和临床感染病杂志(电子版),2015,9(3):414-415.
[8] 温世芳,高亮,陈瑞,等.NSE、CRP水平对流行性乙型脑炎患儿预后的影响[J].河南医学研究,2023,32(11):2012-2015.
[9] 张丽雅.成人流行性乙型脑炎的临床特征及康复影响因素分析[J].中国地方病防治杂志,2023,38(1):53-54.
[10] 董梦久,李耘,刘志勇,等.中西医结合治疗流行性乙型脑炎临床观察[J].湖北中医药大学学报,2014,16(3):66-68.

第十九章
登革热

一、概述

登革热(dengue fever)是以蚊媒为传播途径，由登革病毒引起的一种急性传染病，登革热的临床特征主要是突发性高热、头痛、肌肉及关节酸痛，并且可伴有皮疹、白细胞及血小板减少等。本病传播速度快，波及范围广，病情进展迅速，在全球范围内已成为公认的世界性公共卫生难题。在我国，登革热主要频发于东南沿海地区，近 20 年来多次出现登革热疫情的大暴发，流行区域也在逐渐扩大。我国登革热的疫情形势异常严峻，快速、准确地对疑似病例开展多指标的实验室检测对于病例的早期发现至关重要。这不仅能第一时间隔离传染源，阻止疫情扩散，还能使患者得到及时诊断和对症治疗，降低医疗成本和疾病负担。近年来，随着国内登革热疫情的数次暴发，中医药在改善登革热症状，提升血小板水平和保护肝肾功能等方面的优势逐渐体现出来。登革热初期卫气同病，并呈气热逼营之势，湿遏少阳，毒热弥漫三焦，热入营血，耗血动血，余热未清，气血两伤。气血两伤是登革热中医病机特点，因此形成以清气凉营、和解少阳、分消走泄、益气养阴、清营散瘀为治法的登革热中医治疗方案，并在临床上取得了满意的疗效。

二、流行病学

（一）传染源

主要传染源为登革热患者和隐性感染者。患者在潜伏期末及发热期内均有传染性。大多数患者在发病前 6～18 h 至发病后 3 日，少数患者在病程第 6 日还可在血液中分离出登革病毒。在流行期间因大量患者为轻型感染者或隐性感染者，他们可能是更重要的传染源。

（二）传播途径

登革热主要通过伊蚊叮咬传播，传播媒介主要为埃及伊蚊和白纹伊蚊。伊蚊通过吸入带病毒的血液被感染，吸血后 10 日即有传播能力，传染期可长达 174 日。非流行期间伊蚊可能是登革病毒的储存宿主。伊蚊多在白天活动，埃及伊蚊多为家栖，白纹伊蚊为半家栖。伊蚊幼虫常滋生于室内和居民区的小型积水中。

（三）易感人群

人群普遍易感，但感染后仅有部分人发病。人体感染登革病毒后，可对同型病毒产生持久免疫力，对异型病毒感染也有 1 年以上的免疫力。但由于机体对异型病毒免疫能力不强，不一定能形成有效保护，若再次感染异型病毒或多个不同血清型病毒，机体可能发生免疫反应，从而出现严重的临床表现。在登革病毒感染后，机体对其他黄病毒属病毒，如乙脑病毒和圣路易斯脑炎病毒有一定的交叉免疫力。

（四）流行特征

登革热是世界上分布最广的虫媒病毒病，流行于全球热带及亚热带地区，尤其是在东南亚、太平洋岛屿和加勒比海等100多个国家和地区。登革热在过去的50年间发病率增加了30倍。WHO估计，全球约有25亿人面临登革病毒感染风险，每年WHO各成员国报告的病例数高达320万例，登革热已成为全球性的严重公共卫生问题，疾病负担较重。

尚无证据表明我国存在登革热地方性流行区。境外输入病例常年可存在于我国各地。在华北以南地区，伊蚊密度较高的夏、秋季，境外输入病例可导致本地感染病例发生和暴发流行。我国存在输入病例和本地感染病例两种流行形式，输入病例常年存在，病例主要来源地为缅甸、老挝、菲律宾、泰国等东南亚国家和地区。我国自1978年广东佛山暴发登革热流行以来，云南、海南、福建、广西、浙江等地曾发生登革热暴发或流行。1989年我国将登革热纳入乙类传染病进行管理。2013年云南边境地区首次暴发重症登革热疫情。2014年广东等地暴发大规模登革热疫情，全国报告病例4.6万余例，并出现较多重症病例，病死率为1.31/万，广东等地区有呈现地方性流行的趋势。近年来，我国登革热疫情有从热带亚热带的东南沿海向温带的北方内陆地区蔓延的趋势，2013年河南、2017年山东均发生本地感染病例。

在东南亚等常年有登革热流行的国家，登革热呈地方性流行，发病人群以儿童、青少年为主，老年人因已有多次感染，因此会对登革病毒有一定的抵抗力，发病人群在性别上表现为男性多于女性。但我国登革热在各年龄组均有发病，而男、女性别分布差异无统计学意义。

三、中医病因病机

中医学认为，登革热的病因主要分为外因与内因。携带疫毒之邪的蚊虫叮咬人体肌表，疫毒从肌腠而入是发病之外因，是登革热的始动因素，贯穿疾病的始末。登革热病情的进展过程，除与疫毒邪气等外在致病因素有关之外，与人体正气的盛衰也密不可分，正如“正气存内，邪不可干，邪之所凑，其气必虚”。感染登革病毒后症状较为严重的患者，多为高龄、年幼或身体基础情况较差者。

登革热在中医温病理论中属于“温疫”范畴。疫毒之邪从肌腠而入，疫毒炽盛，正气极力抗争，邪胜正退而正未衰，疫毒往往迅速突破卫分屏障，直侵气分，故而发病初期可见恶寒、发热，甚则出现寒战高热，并很快出现“气分热盛证”表现。继而疫毒内逼营分，由气分证到气热逼营，可见四肢、胸腹或腰背肌肤斑疹隐隐，甚至出现大片红色斑疹，或出现齿衄、鼻衄、呕血、黑便等危重表现。

登革热除具有热毒、血络阻滞及最后可能发展为脏竭结局的共同之处外，不同登革热病例尚具有不同的病性和发展过程特殊的一面。湿热郁阻少阳，或邪伏膜原，邪在气分留恋时间较长，若湿热与胆火相搏，则毒热之势更盛，正不胜邪，邪可传入营血，后期或出现阴竭阳脱的危象。登革热恢复期，随着邪气渐衰弱，正气亏损严重，温热毒邪耗气伤津，气阴亏虚，气血两伤，但余热未清，故多见发热已退，乏力倦怠，恶心，纳差，口渴，大便不调，皮疹瘙痒，血小板减少等症（图19-1）。

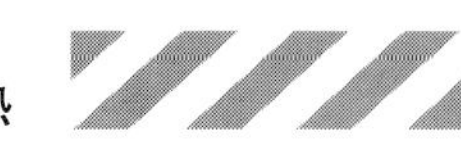

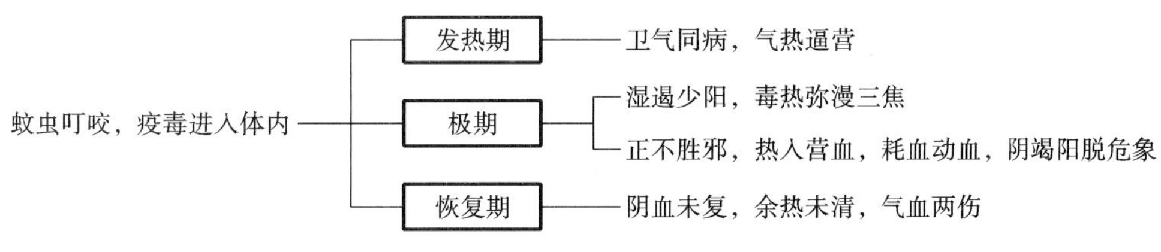

图 19-1　登革热病因病机示意图

四、发病机制及病理

（一）发病机制

登革病毒(DENV)是登革热的病原体，根据抗原性不同分为 4 种血清型(DENV-1、DENV-2、DENV-3 和 DENV-4)，每种血清型均可引起登革热和重症登革热。登革病毒经伊蚊叮咬侵入人体后，在单核吞噬细胞系统中增殖后进入血液循环，形成第一次病毒血症，再定位于网状内皮系统和淋巴组织中，在外周血单核细胞、组织中的巨噬细胞和肝脏的库普弗细胞内复制到一定程度，再次进入血液循环，引起第二次病毒血症。登革病毒与机体产生的特异性抗体结合形成免疫复合物，激活补体系统和凝血系统，导致血管通透性增加，血管扩张、充血，血浆蛋白及血液有形成分外渗，引起血液浓缩、出血和休克等病理改变。最近研究表明，登革病毒感染引起的细胞免疫作用及其产生的各种细胞因子介导免疫反应，影响病程进展及疾病的转归。同时登革病毒可抑制骨髓中白细胞和血小板生成，导致白细胞及血小板减少。出血可能是血小板减少及功能障碍、凝血因子消耗所致。

由于缺乏理想的动物模型，重症登革热发病机制至今尚未完全阐明。登革病毒二次感染所致的抗体依赖性增强(ADE)效应、细胞因子风暴、病毒毒力变异等宿主因素与病毒因素可能在重症登革热发病机制中发挥重要作用。

（二）病理

登革热的病理改变主要是血管通透性增加和血浆外渗，并无明显的毛细血管内皮细胞损伤。血浆外渗是重症登革热的主要临床表现。在热退期，血浆大量进入腔隙中，血容量减少，血液浓缩，血细胞比容(HCT)增加，血压下降，最终导致休克。这种休克是由血浆外渗导致的低血容量性休克。末端血管收缩导致肢端冰凉，舒张压升高和脉压减小。在休克代偿期，舒张压升高是为了维持心肌的灌注。

（三）病原学

登革病毒属黄病毒科黄病毒属。黄病毒属成员还包括黄热病毒、西尼罗病毒、寨卡病毒、乙脑病毒、蜱传脑炎病毒、圣路易斯脑炎病毒等重要人类病原体。登革病毒基因组为长约 11 kb 的单股正链 RNA，两端为非编码区，内部的单一开放阅读框依次编码 3 种结构蛋白(C、prM/M 和 E)和 7 种非结构蛋白(NS1、NS2A、NS2B、NS3、NS4A、NS4B 和 NS5)。登革病毒为球形颗粒，内部为由衣壳蛋白 C 和基因组 RNA 构成的核衣壳，外部为镶嵌有病毒结构蛋白 prM 和 E 的脂质双层膜，直径为 45～55 nm。NS1 蛋白是登革病毒编码的重要非结构蛋白，能够以细胞内、细胞膜和细胞外分泌三种形式存在。临床研究发现，登革病毒感染患者急性期血清中存在大量 NS1 蛋白，该蛋白可作为早期实验室诊断的特异性指标。

登革病毒对热敏感。超声波、紫外线、0.05%甲醛溶液、乳酸、高锰酸钾、龙胆紫等均可灭活病毒。病毒在pH 7～9环境中最为稳定，在－70 ℃或冷冻干燥状态下可长期存活。

五、临床表现

登革热的潜伏期一般为1～14日，多数为5～9日。登革热是一种全身性疾病，临床表现复杂多样。典型的登革热病程分为三期，即发热期、极期和恢复期。根据病情严重程度，登革热分为普通登革热、轻症登革热和重症登革热三种临床类型。多数患者表现为普通登革热，可仅有发热期和恢复期，仅少数患者发展为重症登革热。

（一）典型病程

1. 发热期 患者通常急性起病，首发症状为骤起高热，可伴畏寒，24 h内体温可达40 ℃，除发热外，患者还可出现以下症状：头痛，眼眶痛，全身肌肉、骨骼和关节疼痛，乏力，以及恶心、呕吐、纳差、腹痛、腹泻等胃肠道症状。发热期一般持续3～7日，于病程第3～6日在颜面、四肢出现充血性皮疹或点状出血疹。典型皮疹为四肢的针尖样出血点融合成片形成的红斑疹，其中可散在小片状的正常皮肤，如红色海滩中的岛，称为"皮岛"。可出现不同程度的出血现象，如皮下或黏膜出血、注射部位瘀点瘀斑、牙龈出血、鼻衄及束臂试验阳性等。

2. 极期 通常出现在病程的第3～8日，在此时期，部分患者可因毛细血管通透性增高而导致明显的血浆渗漏，可出现腹部剧痛、持续呕吐、球结膜水肿、四肢渗漏征、胸腔积液和腹腔积液等，症状严重者可发生休克，出现如低体温、心动过速、四肢湿冷、脉搏细弱、脉压减小或测不到血压等表现。随着休克加重和持续，患者发生代谢性酸中毒、多器官功能障碍和弥散性血管内凝血等，实验室检查可表现为进行性白细胞减少以及血小板计数迅速降低。血细胞比容升高以及白蛋白下降等。少数患者无明显的血浆渗漏表现，但仍可有严重出血（如皮下血肿、消化道出血、阴道出血、颅内出血、咯血、肉眼血尿等），严重者可出现胸闷、心悸、心律失常、端坐呼吸、气促、呼吸困难，嗜睡、烦躁、谵妄、抽搐、昏迷、行为异常、颈强直、腰痛、少尿或无尿、深度黄疸等严重脏器损伤表现。重症登革热患者死亡通常发生于极期开始后24～48 h。

3. 恢复期 极期后2日，患者病情好转。胃肠道症状减轻，血小板计数回升，部分患者可见针尖样出血点，下肢多见，可有皮肤瘙痒，白细胞计数开始上升。

（二）临床类型

1. 普通登革热 大部分登革热患者为普通登革热。病情不重，患者多由发热期直接进入恢复期，少数患者可短暂出现部分极期表现，且症状较轻。病程5～14日，预后良好。

2. 轻症登革热 仅有短暂的发热期和恢复期，病程1～4日。病情较普通登革热轻，发热较低，全身疼痛较轻，皮疹较少甚至无皮疹，无出血倾向，可有浅表淋巴结肿大。

3. 重症登革热 高危人群包括：①二次感染登革病毒的患者，特别是当地往年流行的登革病毒与本次感染病毒为不同亚型时。②伴有糖尿病、高血压、冠心病、肝硬化、消化性溃疡、哮喘、慢性阻塞性肺疾病、慢性肾功能不全等基础疾病者。③老年人、婴幼儿。④肥胖或严重营养不良者。⑤孕妇。⑥伴有免疫缺陷者。⑦退热后病情恶化或持续高热，1周不退。⑧严重腹部疼痛、持续呕吐、胸闷、心悸、昏睡或烦躁不安。⑨明显出血倾向（黏膜出血或皮肤瘀斑等）。⑩胸腔积液、腹腔积液或胆囊壁增厚等。

重症登革热早期临床表现类似于普通登革热，但在发病3～5日热退后病情突然加重，出现前述登革热极期的表现，患者常出现休克、出血或神经精神症状，血小板计数快速下降，

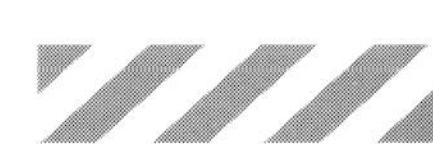

血细胞比容升高明显。病情进展极为迅速，病势凶险，病死率高，其中以脑膜脑炎型病死率最高。

（三）并发症

可出现中毒性肝炎，心肌炎，电解质及酸碱失衡，继发感染，急性血管内溶血等。急性血管内溶血发生率为1%左右，多发生于葡萄糖-6-磷酸脱氢酶(G-6-PD)缺乏的患者。

六、实验室及其他检查

（一）血常规

白细胞计数降低，多数病例早期开始下降，病程第4～5日降至最低点，白细胞分类计数以中性粒细胞下降为主。多数病例有血小板减少，最低可降至$10\times10^9/L$以下。

（二）尿常规

尿常规可见少量蛋白、红细胞等，可有管型出现。

（三）血清学检查

可采集急性期及恢复期血液标本送检。急性发热期可应用登革热抗原(NS1)检测及病毒核酸检测进行早期诊断，有条件者可进行血清学分型和病毒分离。

初次感染患者，发病后3～5日可检出IgM抗体，发病2周后IgM抗体值达到高峰，IgM抗体阳性可维持2～3个月；发病1周后可检出IgG抗体，IgG抗体阳性可维持数年甚至终身；发病1周内，在患者血清中检出高水平特异性IgG抗体提示二次感染，也可结合捕获法检测的IgM与IgG抗体比值进行综合判断。

（四）血液生化检查

半数以上患者出现转氨酶和乳酸脱氢酶升高，部分患者心肌酶、尿素氮和肌酐升高等。丙氨酸转氨酶(ALT)和天冬氨酸转氨酶(AST)轻度到中度升高，且AST的升高幅度较ALT大，少数患者总胆红素升高，血清白蛋白降低。部分患者可出现低钾血症等电解质紊乱，凝血功能检查可见纤维蛋白原减少，凝血酶原时间和活化部分凝血活酶时间延长，重症病例的凝血因子Ⅱ、Ⅴ、Ⅶ、Ⅸ和Ⅹ减少。

（五）病原学检查

有病原学检查条件的医疗机构应尽快检测，无病原学检查条件的医疗机构应留取标本送指定机构检测。

（六）其他方法

其他检查方法还有ELISA法检测登革病毒IgM抗体，血凝抑制(HI)试验检测登革病毒血凝抑制抗体，补体结合(CF)试验、中和试验(NT)、单克隆抗体免疫荧光试验(mAb-IFA)检测登革病毒抗原等。

七、诊断及鉴别诊断

（一）诊断

根据患者的流行病学资料、临床表现、病原学检查、血清学检查、影像学检查结果，登革病毒感染可分为登革热和重症登革热两种临床类型。

1. 登革热 近期曾到过登革热流行区，居住地或工作地有登革热病例；有发热，伴乏力、厌食、恶心，头痛，肌肉及骨关节痛，皮疹和出血倾向等临床表现；白细胞和（或）血小板计数减少；登革病毒 IgM 抗体、NS1 抗原或登革病毒核酸阳性。

2. 重症登革热 在登革热诊断标准基础上出现下列严重表现之一者。

（1）严重出血：皮下血肿，肉眼血尿，咯血，消化道出血、阴道出血及颅内出血等。

（2）休克：心动过速、肢端湿冷、毛细血管充盈时间延长（>3 s）、脉搏细弱或测不到、脉压减小，血压下降（$<90/60$ mmHg，或较基础血压下降 20%以上）或血压测不到等。

（3）严重器官损伤：ARDS 或呼吸衰竭，急性心肌炎或急性心力衰竭，急性肝损伤（ALT 或 AST 大于 1000 U/L），急性肾功能不全，脑病或脑炎等。

（二）鉴别诊断

登革热的临床表现多样，应注意与下列疾病相鉴别。

（1）与发热伴出血疾病如基孔肯雅热、流行性出血热、发热伴血小板减少综合征等鉴别。

（2）与发热伴皮疹疾病如麻疹、荨麻疹、猩红热、流脑、斑疹伤寒、恙虫病等鉴别。

（3）有脑病表现的病例需与其他中枢神经系统感染相鉴别。

（4）白细胞及血小板计数减少明显者，需与血液系统疾病鉴别。

八、治疗

（一）中医治疗

登革热属于中医学的“温疫”范畴，可参照温病学“疫疹”“湿温”“暑温”“伏暑”等辨证论治。

1. 发热期 温热郁湿，卫气同病。

临床表现：发病初期，发热，头痛、腰痛、肌肉疼痛，恶寒，无汗，乏力、倦怠，多伴恶心、干呕、纳差、腹泻。部分患者可见皮疹。舌质红或淡红，苔腻或厚，脉滑数。

治法：清热化湿，解毒透邪。

代表方：甘露消毒丹、达原饮等加减。

由香薷 10 g、广藿香 10 g、葛根 20 g、青蒿（后下）20 g、羌活 10 g、豆蔻 10 g、半夏 10 g、滑石（包煎）20 g、赤芍 15 g、茵陈 10 g、草果 10 g、生甘草 10 g 组成。见皮疹者，加紫草 10 g；口渴者，加生地黄 10 g；发热明显者，加柴胡 10 g。

2. 极期

（1）毒瘀交结，扰营动血。

临床表现：热退，或发热迁延，烦躁不寐，口渴，可见鲜红色出血样皮疹，多伴鼻衄，或牙龈出血，咯血、便血、尿血、阴道出血。舌红，苔黄欠津，脉洪大或沉细滑数。

治法：解毒化瘀，清营凉血。

代表方：清瘟败毒饮加减。

由生石膏 20 g、生地黄 10 g、水牛角 10 g、金银花 10 g、黄连 10 g、黄芩 10 g、赤芍 10 g、茜草 10 g、牡丹皮 10 g、炒栀子 10 g、青蒿 10 g、生甘草 10 g 组成。神志昏迷、谵妄、抽搐者，加用紫雪散、安宫牛黄丸等。

（2）暑湿伤阳，气不摄血。

临床表现：热退或发热迁延，乏力倦怠，皮疹隐隐，或见暗色瘀斑，多伴鼻衄，牙龈出血，

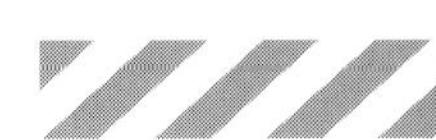

咯血、便血、尿血、阴道出血。舌暗苔腻,脉细弱无力。

治法:温阳、益气、摄血。

代表方:附子理中汤合黄土汤加减。

主要由灶心黄土适量、炮附子 10 g、党参 10 g、炮姜 10 g、黄芩 10 g、荆芥炭 10 g、炒白术 10 g、炙甘草 10 g 组成。

3. 恢复期　余热未清,气血两伤。

临床表现:发病后期,多见乏力倦怠,恶心,纳差,口渴,大便不调,多见皮疹瘙痒。舌淡红,苔白腻,脉虚数。

治法:清热化湿,健脾和胃。

代表方:竹叶石膏汤合生脉饮。

主要由淡竹叶 10 g、南沙参 10 g、生薏苡仁 30 g、生山药 10 g、半夏 10 g、芦根 10 g、麦冬 10 g、生稻芽或生麦芽 20 g、砂仁 10 g、西洋参 10 g、生甘草 10 g 组成。用法:水煎服,1 剂/日。

(二) 西医治疗

目前尚无特效的抗病毒药物,主要采取支持及对症治疗措施。治疗原则是早发现、早治疗、早防蚊隔离。重症病例的早期识别和及时救治是降低病死率的关键。

1. 一般治疗　卧床休息,清淡饮食;防蚊隔离至退热及症状缓解;重症患者应加强护理,监测神志、生命体征、尿量、血小板、血细胞比容(HCT)等,注意口腔卫生和皮肤清洁,保持大便通畅。

2. 对症治疗

(1) 退热:以物理降温为主。可冰敷额部、枕部、大血管体表投影处,以加快降温;也可用酒精或温水擦浴、冷水灌肠等。慎用药物退热,以防在 G-6-PD 缺乏患者中诱发急性溶血。高热不退及毒血症症状严重时,可短期使用小剂量糖皮质激素。

(2) 补液:口服补液为主,非必要时不予以静脉补液。有高热、大汗、呕吐、腹泻者可予以静脉补液,并注意维持水、电解质平衡。

(3) 止血:有出血时可予以质子泵抑制剂、血管活性药物(如奥曲肽)等。

3. 重症登革热的治疗　重症登革热患者需住院治疗,密切监测神志、尿量及生命体征,有条件者可监测血乳酸水平。危重病例需转 ICU 治疗。对出现严重血浆渗漏、休克、ARDS、严重出血或其他重要脏器功能障碍者应积极采取相应治疗措施。

(1) 补液原则:对于重症登革热患者,补液原则是维持良好的组织器官灌注。同时应根据患者 HCT、血小板、电解质、尿量及血流动力学情况随时调整补液种类和补液量。在维持良好的组织器官灌注和尿量达约 0.5 mL/(kg·h)的前提下,控制静脉补液量。当血浆渗漏减少、病程接近极期结束时,应逐步减少静脉补液量。

(2) 抗休克预防和治疗:出现休克时应尽快进行液体复苏治疗,初始液体复苏治疗以输入等渗晶体液为主(如生理盐水等),对初始液体复苏治疗无反应的休克或更严重的休克患者可加用胶体液。同时积极纠正酸碱失衡。液体复苏治疗无法维持血压时,应使用血管活性药物;严重出血引起休克时,应及时输注红细胞或全血等。有条件者可进行血流动力学监测以指导治疗。

对于重症登革热的高危人群,补液治疗是关键。如果患者有重症登革热的预警指征或血浆渗漏表现,早期静脉补液治疗可能会减轻疾病严重程度,合理补液可减少休克发生。

对发生严重血浆渗漏尤其是伴有低蛋白血症者，可及时给予输注人血白蛋白治疗，以预防休克的发生或延缓休克进展。

对于重症登革热患者，应监测血乳酸水平。患者的血乳酸水平对液体复苏与血管活性药物使用策略的制订具有重要指导意义。

（3）出血的预防和治疗：

①出血部位明确者，如严重鼻衄者给予局部止血。胃肠道出血者给予制酸药。慎用有创检查，慎行肌内注射，以免发生出血，尽量避免插胃管、导尿管等侵入性操作。

②严重出血伴血红蛋白浓度低于 7 g/L 者，根据病情及时行输血治疗。

③严重出血伴血小板计数低于 30×10^9/L 者，可输注新鲜血小板。登革热伴血小板显著减少但无明确出血者，给予输注血小板治疗并不能预防出血及改善预后。

（4）重要脏器损伤的治疗：

①急性心肌炎和急性心力衰竭：应卧床休息，持续低中流量吸氧，保持大便通畅，限制静脉输液量及输注速度，存在频发的房性或室性期前收缩时，根据患者的情况给予抗心律失常药物。发生心力衰竭时首先给予利尿处理措施，保持每日液体负平衡量在 500～800 mL，注意避免血压低于 90/60 mmHg。此类患者多次口服或静脉给予地高辛类药物有诱发心肌缺血加重及心律失常的风险。

②脑病和脑炎：降温、吸氧，控制静脉输液量和输注速度。根据病情给予甘露醇或利尿剂静脉滴注以减轻脑水肿。出现中枢性呼吸衰竭时，应及时给予辅助通气支持治疗。

③急性肾功能衰竭：可参考急性肾损伤标准进行分期，及时予以血液净化治疗。

④肝衰竭：部分患者可发生严重肝损伤，如出现肝衰竭，按肝衰竭常规处理。

（5）输液过量的诊断与处理：

①如果补液的速度或量掌握不当，可能引起输液过量，这将导致大量胸腔积液和腹腔积液，甚至脑水肿。这是引起重症登革热患者出现急性呼吸窘迫的常见原因。引起呼吸窘迫的其他原因包括急性肺水肿、休克造成的严重代谢性酸中毒和 ARDS。

②引起输液过量的因素包括静脉补液过多或过快；补液种类不恰当，如在血浆渗漏期选择低渗液体等；严重出血患者，不恰当地给予过量静脉补液；不恰当地输注新鲜冰冻血浆、浓缩血小板和冷沉淀；血浆渗漏好转后（退热期后 24～48 h）仍持续静脉补液；有基础疾病如先天性或缺血性心脏病、慢性肺病及慢性肾病。

③输液过量的临床特征为呼吸窘迫，呼吸困难，气促，三凹征；哮鸣音；大量胸腔积液，张力性腹腔积液；颈静脉压升高；急性肺水肿；顽固性休克等。

④影像学辅助诊断：胸部 X 线片可显示心脏增大、胸腔积液、腹腔积液，膈肌上抬；不同程度"蝴蝶翅膀"表现、克利 B 线提示补液过量和肺水肿。

⑤输液过量的治疗方案：立即吸氧；减少或停止补液；根据病情调整静脉输液量和速度；利尿治疗，根据病情给予小剂量呋塞米 0.1～0.5 mg/kg，2～3 次/日；监测血钾及血氧，如出现低钾血症或高血压，及时对症处理，必要时给予呼吸支持。

（三）中西医结合治疗

登革热应遵循早发现、早治疗原则，中西医结合治疗方法具有良好效果。西医以退热、补液、止血等对症治疗为主，尚无特效药，同时结合中医治疗，发热期清热化湿，解毒透邪；极期解毒化瘀，清营凉血；恢复期清热化湿，健脾和胃。

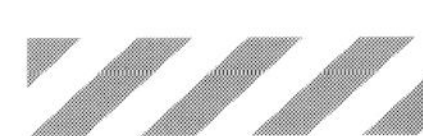

九、预防和调护

（一）预防

1. 做好监测工作

(1) 关注国际疫情动态：登革热的主要传播媒介白纹伊蚊的密度高峰期一般在7—10月。在此期间需特别注意国际登革热疫情趋势，加强对去疫区旅游、务工人员的监测。

(2) 合理选用监测方法：监测伊蚊密度的方法有布雷图指数法、诱蚊诱卵器法和双层叠帐法、人诱蚊法。疫情未暴发时，建议以诱蚊诱卵器法和人诱蚊法为主，这两种方法操作简便，客观性强，能很好反映当地媒介滋生密度。疫情暴发后，双层叠帐法和布雷图指数法能快速、直观地反映蚊媒情况。

(3) 做好本底调查：各县(区)要做好本辖区登革热媒介白纹伊蚊的滋生地分布及密度监测。若能做好常态化监测，适时做好应急演练，疫情暴发时就能做到有备无患。

(4) 及时预警和处置：疾控机构在监测到伊蚊密度超过预警线后，应报告卫生行政部门，采取措施，迅速降低伊蚊密度。

2. 有效控制成蚊

(1) 空间喷雾为主：登革热由成蚊叮咬而传播，快速控制带毒成蚊，是切断传播途径的关键。目前较为有效的是空间喷雾，分为热烟雾机喷雾(热烟雾)和超低容量喷雾(冷烟雾)。无论使用冷烟雾还是热烟雾，都要注意杀虫剂剂型和器械的匹配问题。

(2) 正确使用热烟雾：在使用热烟雾机喷雾时，因为机器在运行过程中声音大，需张贴安全警告，避免引起市民恐慌和烟雾报警；热烟雾的原理是使杀虫剂随加热的油剂扩散，油剂的迅速升温使热烟雾机易出现明火，使用时要注意避开易燃易爆物品；在进行下水道喷雾时，喷药操作者应在打开下水道盖后放空一段时间，以排掉下水道蓄积的可燃气体，避免操作不当而引起爆炸；杀虫剂会附着在烟雾上一起沉降，因此热烟雾不能用于食品加工企业或餐饮店附近。

(3) 正确使用超低容量喷雾：超低容量喷雾没有烟，不会引起烟雾报警，操作时噪声小，是室外灭蚊的首选。在机器使用前要调校雾滴大小，使用过程中注意操作规程，做好个人防护。

(4) 正确使用滞留喷洒：登革热疫情暴发时，很多地方采用滞留喷洒方法应急杀灭成蚊，这种喷洒方式是空间喷雾杀灭成蚊的补充，仅用于室内，适用于杀灭停栖时的成蚊。

(5) 防止滥用杀虫剂而造成环境污染：对外环境喷药比清除蚊虫滋生地更容易为民众所接受。但大面积喷药容易造成环境污染。目前，已有杀虫剂污染土壤的报道。

3. 蚊幼控制措施

(1) 清除积水：蚊虫是完全变态昆虫，其卵、幼虫、蛹3个阶段都生活在水中。通过清除积水来控制蚊虫滋生地是从源头降低蚊虫密度的有效手段。

白纹伊蚊是小型积水容器型蚊虫，滋生地从人居环境周围越来越靠近人居环境，产卵特点是量小点多，任何一点小积水都能成为滋生地。除了上述滋生地类型外，还有各类种菜浇花的储存容器积水、泡菜坛边缘积水、农贸市场久置积水、各处雨水(污水)堵塞积水等，均不容忽视。

(2) 投放杀幼剂：登革热疫情处置中，对不能清除的积水，可以通过投放灭蚊幼杀虫剂的方式来杀灭蚊幼。

4. 广泛宣传

(1) 清除滋生地，开展“爱国卫生运动”是有效手段：“爱国卫生运动”是具有中国特色的群众式运动，其精髓在于把发动群众与疾病防控结合起来，消灭鼠、蚊、蝇、蟑等传播疾病的病媒生物。登革热的蚊媒控制，需要全社会以“爱国卫生运动”的形式，“搬家式”大做环境卫生，才能最有效地清除积水。

(2) 精准防控，需要社会全面参与，不留死角：现代社会越来越注重个人隐私，每个人的作息时间不一样。室外灭蚊防蚊可以统一处理，室内就需要民众全面参与了。伊蚊滋生地与民众生活息息相关，需要提高每个人的自觉性和责任感，采用正确有效的个人防护措施，人人参与，不留死角。

随着全球变暖，我国“一带一路”逐步取得成效，国际交往日益频繁，登革热防控很有可能常态化。需要利用更好的监测方法来预测预警疫情趋势，有效控制蚊虫；需要人人参与，主动作为，有效控制滋生地；需要掌握科学的控制方法，有的放矢，精准防控。

（二）调护

1. 饮食调护 中医历来重视脾胃调理在防治疾病中的作用，认为食物本身亦有四气五味之异，可调整机体寒热虚实，阴阳平衡。饮食疗法既能维持人体生长、发育及各种生理功能，又是防治疾病的重要手段。笔者应用调理脾胃为主的方式给患者提供饮食调护参考。湿热体质患者的饮食以清淡为主，可多食赤小豆、绿豆、黄瓜、丝瓜、冬瓜等甘寒、甘平的食物，少食羊肉、狗肉、辣椒、胡椒、花椒等甘酸滋腻之品及火锅、烹炸、烧烤等辛温助热的食物。同时应戒除烟酒。推荐去湿热汤品：绿豆薏苡仁百合汤、罗汉果去湿凉茶。痰湿体质患者宜摄入健脾利湿、化痰祛痰的食物，少食肥甘厚味，多吃些蔬菜、水果，如白萝卜、荸荠、紫菜、海蜇、洋葱、枇杷、大枣、扁豆、薏苡仁等。推荐痰湿体质患者食用以下汤品：山药冬瓜汤、赤小豆鲫鱼汤、白菜萝卜汤。气虚体质患者宜多吃补气的食物，如百合、桑葚等，少吃辛辣、刺激、耗气的食物，如柚子、生萝卜等，不宜饮茶、饮酒、吸烟。

2. 情志护理 人的生命活动与内脏气血、精神情志密切相关。《黄帝内经·灵枢》云：“悲哀愁忧则心动，心动则五脏六腑皆摇。”因此，情志护理要依照中医的辨证观，因人而异、因病而异，灵活应用同病异护、异病同护的原则，标本兼顾，以求得最佳的护理效果，促进患者恢复健康。

3. 中医穴位按摩 湿热证可选用肝俞、胃俞、阴陵泉、三阴交等；痰湿证可选用中脘、水分、神阙、关元等；气虚证可选用中脘、神阙、气海等；阳虚证可选用神阙、气海、关元、中极等；气郁证可选用膻中、中脘、神阙、气海等。

（徐子萱　周姝含）

参考文献

[1] 姚淳，李爱军，徐惠琼. 194 例登革热患者的中医体质分析及调护对策[J]. 中外医学研究，2015(17)：76-78.

[2] 余锋，刘南，信梦雪，等. 登革热临床误诊情况分析[J]. 广西医学，2019，41(16)：2133-2135.

[3] 罗敏，易瑶，张应涛，等. 登革热诊断标准(WS 216—2018)跟踪评价[J]. 疾病监测，

2021,36(1):92-97.

[4]　中华人民共和国国家卫生和计划生育委员会.登革热诊疗指南(2014 年第 2 版)[J].中药新药与临床药理,2016,27(1):138-142.

[5]　唐彬,盛维双,陈乔林,等.云南登革热中医病因病机特点分析[J].中国中医急症,2020,29(5):861-863,866.

[6]　中华医学会感染病学分会,中华医学会热带病与寄生虫学分会,中华中医药学会急诊分会.中国登革热临床诊断和治疗指南[J].中华传染病杂志,2018,36(9):513-520.

[7]　焦艳梅,揣征然,赵雅琳,等.2020 年全球传染病重要疫情事件回顾[J].传染病信息,2021,34(1):1-14.

[8]　贾文爽,李曼,沈加员,等.571 例登革热病例不同年龄组临床特征分析[J].热带病与寄生虫学,2021,19(1):28-31.

[9]　韩辉,伍波,李海山,等.全球登革热疾病负担和预防控制策略[J].口岸卫生控制,2021,26(2):55-58.

[10]　蔡亮,张恒娇,何方玲,等.463 例疑似登革热病例实验室监测结果分析[J].实用预防医学,2021,28(9):1045-1048.

第二十章 EB病毒感染

一、概述

EB病毒(Epstein-Barr virus,EBV)是疱疹病毒科嗜淋巴细胞病毒属的成员,可导致传染性单核细胞增多症(infectious mononucleosis,IM)。该病毒与我国南方发病率较高的鼻咽癌以及非洲儿童的淋巴瘤有密切关系,被认为可能是人类致癌病毒之一。EB病毒全世界可见,90%以上的成人有过感染。据调查,EB病毒与全球约1%的肿瘤发病有关。近年来的研究显示,EB病毒与口腔腺体肿瘤、胸腺瘤、器官移植后肿瘤以及艾滋病患者所患的B淋巴细胞瘤等有密切联系。

EB病毒是1963年由Epstein、Barr等改进组织培养技术用电子显微镜观察法首先从非洲儿童恶性淋巴瘤体外培养的淋巴瘤细胞系中发现的一种新的人类疱疹病毒。EB病毒的生长要求极为特殊,仅在非洲淋巴瘤细胞、传染性单核细胞增多症患者血液、白血病细胞和健康人脑细胞等中培养增殖,因此病毒分离困难。目前认为该病毒是多种恶性肿瘤(如淋巴瘤、鼻咽癌等)的病因之一。而传染性单核细胞增多症是目前所知道的由EB病毒直接引起的唯一疾病。

本病在中医学中没有专门论述,属"温疫""温病"之范畴。古医籍文献中对这类具有流行性和传染性的疾病多有描述。《黄帝内经·素问·刺法论》中云:"五疫之至,皆相染易,无问大小,病状相似。"《温疫论》更加明确提出了致病原因及传染性。《温疫论》中云:"温疫之为病,非风、非寒、非暑、非湿,乃天地间别有一种异气所感。""邪之所着,有天受,有传染。""疫者,感天地之疠气。"可知本病主要为感受温热疫毒之邪而致。

二、流行病学

(一)传染源

人是EB病毒的储存宿主,患者和EB病毒携带者为传染源。病毒在口咽部上皮细胞内增殖,大量存在于唾液腺及唾液中,可持续或间断排病毒达数周、数月甚至数年之久。EB病毒感染后长期携带病毒者,可持续或间断排病毒达数年之久。

(二)传播途径

经口密切接触为主要传播途径(口-口传播),接吻是青年人感染本病的主要渠道。飞沫传播虽有可能,但并不重要,少数经输血传播。

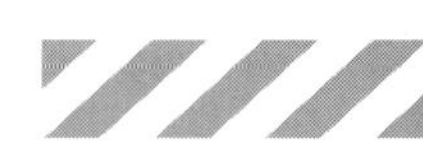

（三）易感人群

本病主要发生在儿童及青少年，超过35岁者少见。6岁以下儿童患病后大多数表现为隐性感染或轻型感染或表现为轻度咽炎和上呼吸道感染，体内出现EB病毒抗体，但常无嗜异性抗体；15岁以上者则多有典型症状，亦有部分呈现亚临床感染[临床感染与亚临床感染之比为1∶(2～4)]，EB病毒抗体和嗜异性抗体均呈阳性；10岁以上者EB病毒抗体阳性率高达86%，发病后可获得持久免疫力。该病全年均可发生，秋末冬初较多见。患者病后可获得较稳固的免疫力，再次患病者极少见，但有人在原发感染后可转为潜伏感染或病毒携带状态。此外，近些年来发现，成人发生的EB病毒原发感染，约半数表现为传染性单核细胞增多症。

（四）流行特征

EB病毒感染流行于全世界，人是EB病毒的宿主，主要通过唾液传播。EB病毒感染多呈散发性，也可引起流行。我国广州、福建等地曾有流行。感染以幼儿为多见，多无明显症状。发展中国家3～5岁群体中90%以上感染过EB病毒，90%的成人体内可检出EB病毒抗体，因而对传染性单核细胞增多症有免疫力。但在发达国家，仍有56%～70%的人群为无抗体的易感者。

三、中医病因病机

中医文献没有“EB病毒感染”病名的记载。根据其临床表现及病变过程，众多文献和学者将本病纳入“温病”范畴，属于温病的“暑温”“湿温”“温疫”。《温热论》载：“温邪上受，首先犯肺，逆传心包。”《温病条辨》载：“温毒咽痛喉肿……耳后肿……”本病为感受温热疫毒所致。温热疫毒之邪自口鼻而入，犯肺胃，上攻咽喉则见咽部红肿热痛，毒热入里，热灼津液，脾失健运则内生痰浊，胃阴不足使得毒热上炎，毒热痰火交结，则出现痰核、瘰疬；进而热伤营血，痰热闭肺，则见咳嗽，出现斑疹；邪气困居日久，终而导致气阴两虚。

1. 邪犯肺卫　患者素体虚弱，毒邪外侵，肺卫郁阻，正邪相争，则发热恶寒、咽痛。卫分证是疫邪初袭人体，与人体卫外之气相争所出现的临床证候。卫气与温邪相争则见发热；卫气被邪郁，肌肤失于温养，而见恶寒。如章虚谷所说：凡温病初感，发热而微恶寒，邪在卫分。邪袭肌表，腠理开阖失职，则见无汗或少汗，阳热上扰清空则头痛。邪袭卫表多病及肺经，导致肺气不宣则咳嗽。温邪易伤津，所以可见口渴。

卫分证治疗及时得当则邪从表解，疾病向愈；或邪由卫表入里，进入气分；邪热亢盛或正气虚无力御邪，疫邪可由卫分逆传内陷手厥阴心包经而致神昏；或从卫分直接传入营分甚至血分，此时病情较为险重。

2. 热伤营血　患者正气虚弱，邪入营血，则见发热、神昏谵语、心烦口渴。疫邪深入营分，营分之邪热劫伤阴，人体脏器组织的实质性损伤较为明显，表现为身热夜甚，脉细而数。营热蒸腾于上，则口虽干不甚渴饮，舌质绛。因营气通于心，营阴受热，可见神志异常，轻则心烦不寐，甚则时有谵语，但单纯营热阴伤者神志异常较轻，与热入心包者必见神昏谵语自是不同。营热窜于肌肤血络，则出现斑疹隐隐。

营分证病情演变：一是通过清营养阴及清心开窍等治疗之后，营分的邪热消除，病情趋愈，或营分之邪热转出气分而解；二是营分的邪热进一步深入血分，出现邪热迫血妄行的出血见症，如诸窍道出血、斑疹密布等均为病情加重的表现。亦可见营热亢盛引起肝风内动而出现痉厥，或热闭心包进一步导致内闭外脱等危急重症。

3. 气阴两虚 患者毒热内盛，营阴被灼，日久则气血两虚，而见神疲气短、低热盗汗（图20-1）。

疫邪外侵
- 邪犯肺卫——毒邪外侵，肺卫郁阻，正邪相争
- 热伤营血——正气虚弱，邪入营血，热劫伤阴
- 气阴两虚——毒热内盛，营阴被灼，气血两虚

图 20-1 EB 病毒感染病因病机示意图

四、发病机制及病理

（一）发病机制

EB 病毒感染的发病机制尚未完全阐明。多数研究证实，EB 病毒进入口腔后可侵入咽部上皮细胞或扁桃体的 B 淋巴细胞内进行复制，导致渗出性咽扁桃体炎，局部淋巴结受累、淋巴结肿大，继而侵入血液循环导致病毒血症，并进一步累及淋巴系统的各组织和器官。由于 B 淋巴细胞表面有 EB 受体，而 T 淋巴细胞缺如，因此 EB 病毒只感染 B 淋巴细胞，导致受感染的 B 淋巴细胞表面抗原性改变，并引起 T 淋巴细胞发生强烈反应而转化为细胞毒性 T 淋巴细胞，直接破坏携带 EB 病毒基因组的 B 淋巴细胞，这种细胞免疫对病程的自限性起重要作用。

原发感染后，血清中出现特异性中和抗体。这些抗体虽能防止外源性再感染，但不能完全清除潜伏在 B 淋巴细胞中的 EB 病毒。在体内潜伏或呈低度增殖的病毒与宿主免疫保持相对平衡状态。少量的 EB 病毒在咽部继续发生低效价的增殖性感染。在血液循环和淋巴组织中只能检出极少数的感染 EB 病毒的细胞。这种 EB 病毒低度持续感染状态可保持终身。初次感染较大量的 EB 病毒者可发病。因为宿主免疫系统针对 EB 病毒感染而产生的 T 淋巴母细胞使外周血单核细胞显著增多，并出现许多异型淋巴母细胞。

1. EB 病毒与人类肿瘤 对 EB 病毒相关肿瘤的多方面研究显示，这些肿瘤的发生、发展可能是 EB 病毒和受感染细胞本身的活动在环境、遗传等因素参与下相互作用的结果，因而研究 EB 病毒在肿瘤组织中的存在方式、表达及活动是揭示致癌机制的重要前提。近年来，随着原位杂交、PCR 以及 cDNA 库等技术的发展和应用，直接使用肿瘤组织研究 EB 病毒的存在方式和表达日渐增多，主要包括鼻咽癌、儿童淋巴瘤、T 细胞淋巴瘤以及 Burkitt 淋巴瘤等。

2. 传染性单核细胞增多症（infectious mononucleosis，IM） 婴儿原发 EB 病毒感染大多无症状，但在儿童期、青春期和青年期，约 50%的原发感染表现为 IM。IM 本质上是一种自限性的淋巴增殖性疾病，外周血异型淋巴细胞多数是细胞毒性 T 淋巴细胞，现认为 T 淋巴细胞产生抗 EB 病毒感染的 B 淋巴细胞免疫反应的发生是各种临床症状产生的基础。

3. EB 病毒相关性噬血细胞综合征（EBV-associated hemophagocytic syndrome，EBV-AHS） 病毒相关性噬血细胞综合征（VAHS）是一种与病毒感染有关的淋巴增殖性疾病，疱疹病毒特别是 EB 病毒最为常见。EBV-AHS 患者临床表现为长期发热、肝脾大、全血细胞减少、多器官功能受损、凝血功能障碍（如 DIC），儿童常有高甘油三酯血症、低纤维蛋白原血症及中枢神经系统并发症（如惊厥、颅内压升高、昏迷等），死亡率高。淋巴结和骨髓检查的特点是出现红细胞和有核细胞被组织细胞吞噬的现象。目前人们对本病的发病机制仍知之

甚少。研究表明,EB病毒感染所致 $CD8^+$ T淋巴细胞的异常增殖及巨噬细胞的激活,导致炎症细胞因子(如干扰素-γ、TNF-α、可溶性IL-2受体、IL-1、IL-6、M-CSF、IL-10等)大量释放,产生高细胞因子血症或称为细胞因子风暴,是EBV-AHS的主要病理生理特征。

4. Gianotti-Crosti综合征　本综合征是发生于儿童的一种特征性的湿疹性皮炎,面部、臀部、四肢(包括手掌和足跟)出疹,伴有乏力、低热、淋巴结肿大和肝大,见于原发性EB病毒感染。本病呈良性和自限性经过。

5. 慢性活动性EB病毒感染(chronic active EBV infection,CAEBV)　20世纪80年代早期,Tobi等首次报道慢性持续性或反复发作性EB病毒感染性疾病的存在,以后改称为慢性活动性EB病毒感染(CAEBV)。CAEBV的临床特征如下:①可发生于任何年龄,人群均可发病,且无性别差异。②患者家族成员中没有任何免疫缺陷和遗传背景,这是和X连锁淋巴细胞异常增生症(XLP)的区别之处。③1/3的小儿CAEBV患者对蚊虫叮咬高度敏感。④约1/4的CAEBV患者的临床预后极差,其中约1/2的患者在发病后3~5年死亡。

6. 移植后B淋巴细胞淋巴增殖性疾病(B-LPD)　EB病毒性多克隆B淋巴细胞增生和单克隆恶性淋巴瘤都存在。研究发现,本病的发生不仅受免疫抑制程度的影响,而且受移植时受者EB病毒感染状态的影响。例如,EB病毒血清学阴性的受者在移植过程中受到EB病毒感染,表现为早期发作、进行性加重;而在EB病毒血清学阳性的受者,本病的发生率则较低。

7. 多发性硬化(multiple sclerosis,MS)　MS是一种自身免疫病,环境因素可能在发病中有着重要作用,但越来越多的研究表明,EB病毒是MS的感染性因素。在调查中,几乎100%的MS患者EB病毒抗体阳性,在MS临床发病前数年多有EB病毒抗体滴度升高。另外,MS发病的风险随着有症状的EB病毒感染概率的提高而升高。目前,EB病毒具体通过何种途径诱使MS发病尚不得而知。

8. 其他　EB病毒可能还与干燥综合征、类风湿性关节炎有关联。近年来研究表明,EB病毒可感染B淋巴细胞,增加热休克蛋白(HSP)的表达,诱导特异性的细胞免疫参与SLE的发生和发展。最早采用已被EB病毒感染的个体淋巴细胞来转染病毒阴性的B淋巴细胞时,研究者发现若不清除其中的T淋巴细胞,转化试验即被抑制。他们还发现这种T淋巴细胞可特异性地识别病毒膜抗原成分,并将此抗原成分称为淋巴细胞检出的膜抗原(lymphocyte detected membrane antigen,LYDMA)。近年来,经过详细分析,人们已证明核抗原2(NA2)~NA6以及多功能肽酶1(LMP1)均可诱发T淋巴细胞的细胞毒作用,而且研究结果显示,对潜伏期抗原起免疫反应的T淋巴细胞只占人体对整个EB病毒起免疫反应的T淋巴细胞总数的1/3左右,表明抗病毒免疫很大一部分可能是针对增殖期病毒蛋白的。一般认为,细胞免疫在对病毒活化的"监视"和清除转化的B淋巴细胞中起着关键作用。该功能下降可能是EB病毒活化的因素之一。

(二)病理

本病的基本病理特征为淋巴组织良性增生,淋巴结肿大、无化脓。淋巴细胞及单核吞噬细胞高度增生,胸腺依赖区(即副皮质区)的T淋巴细胞增生最为显著。肝、脾、肾、骨髓、中枢神经系统均可受累,主要表现为异常的多形性淋巴细胞浸润。

EB病毒基因组编码5种抗原蛋白:病毒衣壳抗原(viral capsid antigen,VCA)、早期抗原(early antigen,EA)、膜抗原(membrane antigen,MA)、EB病毒核抗原(EBV nuclear antigen,EBNA)和淋巴细胞检出的膜抗原(LYDMA)。VCA可刺激机体产生IgM和IgG抗体,IgM

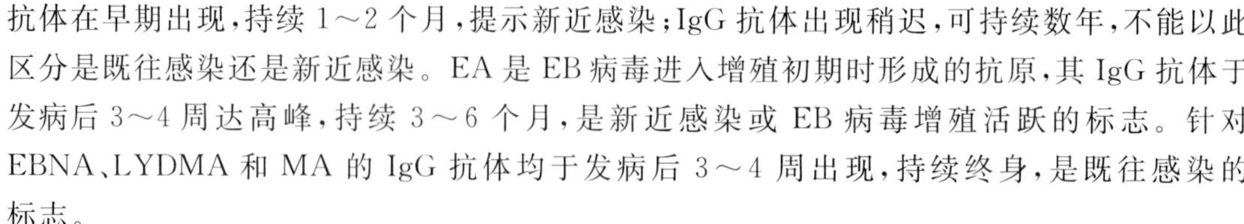

抗体在早期出现，持续1～2个月，提示新近感染；IgG抗体出现稍迟，可持续数年，不能以此区分是既往感染还是新近感染。EA是EB病毒进入增殖初期时形成的抗原，其IgG抗体于发病后3～4周达高峰，持续3～6个月，是新近感染或EB病毒增殖活跃的标志。针对EBNA、LYDMA和MA的IgG抗体均于发病后3～4周出现，持续终身，是既往感染的标志。

五、临床表现

（一）症状

EB病毒感染可累及全身的各个内脏，临床表现复杂多样。患者一般有发热、食欲减退、恶心、呕吐、腹泻、全身淋巴结肿大、肝脾大以及皮肤黏膜疹等。有的还有神经系统症状。该病恢复期较长，一般需2～4周，少数可延至数月。EB病毒感染可引起传染性单核细胞增多症，并与鼻咽癌、儿童淋巴瘤等的发生密切相关。鼻咽癌首发症状为颈部包块、回缩性血涕、耳部症状（耳鸣、耳聋）、鼻塞等，另外，淋巴结转移在鼻咽癌患者中常见。潜伏期：儿童9～11天，成人通常为4～7周。

（二）体征

1. 发热 除极轻型外，多有发热。热型不定，大多数为中等度发热，重者可达40～41℃，热程1～2周，部分患者低热长达数月，但中毒症状多不显著。

2. 淋巴结肿大 本病的主要表现，70%以上的患者有浅表淋巴结肿大。全身淋巴结均可受累，但以颈部最为常见，其次为腋下及腹股沟部位。肿大淋巴结直径为1～3 cm，中等硬度，光滑，无粘连及明显压痛，不化脓，消退缓慢，常在热退后数月开始消退，肠系膜淋巴结受累时可引起腹痛症状。

3. 咽峡炎 半数以上患者咽痛，常见咽部、扁桃体、悬雍垂充血肿胀，局部肿胀严重者可出现呼吸困难及吞咽困难，少数患者局部有溃疡或伪膜形成。

4. 肝脾大 约50%患者有脾大，一般为轻度肿大，多在肋下2～3 cm，少数病例脾大明显，偶有脾破裂。20%左右患者肝大，肝功能异常，ALT水平升高者达70%，个别患者发生肝衰竭，部分患者可出现黄疸。

5. 皮疹 10%以上的患者在病程第4～10天出现多形性皮疹。以丘疹和斑丘疹常见，也可出现荨麻疹或猩红热样皮疹，多见于躯干部，皮疹持续1周左右隐退。约25%的患者发病第2周在软硬腭交界处可见5～10个针尖样瘀点，称腭疹，2天内转为褐色，4～5天消退，此体征有助于诊断。

6. 神经系统症状 重症患者可出现无菌性脑膜脑炎、脑干脑炎、吉兰-巴雷综合征等。脑脊液改变与其他病毒性脑膜脑炎相似，但少见异型淋巴细胞。

7. 其他 由于EB病毒感染可造成多脏器损害，因此少数病例可见心包炎、心肌炎、间质性肾炎、间质性肺炎以及因淋巴组织坏死、溃疡而导致的胃肠道出血等。1958年上海的一次流行中，腹泻发生率达70%，同时伴有其他消化道症状。

六、实验室及其他检查

（一）血常规

早期白细胞计数可正常或偏低，以后逐渐升高至10×10^9/L，有的可高达（30～50）×

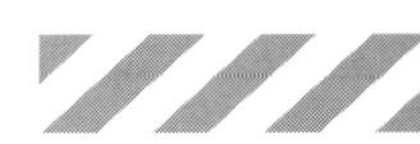

10^9/L，第3周恢复正常。早期中性粒细胞增多，以后淋巴细胞百分比可达60%以上，其中异型淋巴细胞百分比达10%～30%，起病数日内出现，1周末增多显著，1～2个月逐渐减少，异型淋巴细胞百分比超过10%或绝对值大于1.0×10^9/L时具有诊断意义。血小板计数常减少，可能与病毒直接损伤及免疫复合物作用有关。

（二）骨髓象

缺乏诊断意义，但可排除其他疾病（如血液病等）。

（三）嗜异性凝集试验

患者血清中常含有IgM型嗜异性抗体（heterophile antibody），可与绵羊红细胞或马红细胞发生凝集反应，其效价在1∶64以上具有辅助诊断价值，若每周测定嗜异性抗体，其效价上升4倍以上，则意义更大。青少年原发性EB病毒感染中嗜异性抗体的阳性率可达80%～90%。病程第1周阳性率为40%，第2周为60%，第3周可达80%以上，可持续2～5个月，约10%患者嗜异性凝集试验始终阴性，以5岁以下儿童多见。正常人，白血病、霍奇金病、结核病以及血清病患者，亦可出现本试验阳性。本病的嗜异性抗体可被牛红细胞吸附，而不被豚鼠肾细胞吸附，而正常人及其他疾病患者血中嗜异性抗体均可被牛红细胞和豚鼠肾细胞吸附，故可做吸附试验以进行鉴别。

（四）EB病毒抗体测定

原发性EB病毒感染过程中，首先产生针对VCA的IgM、IgG抗体，随后抗EA抗体出现，IgG抗体于发病后3～4周达高峰，持续3～6个月，是新近感染或EB病毒增殖活跃的标志。抗VCA-IgM抗体于起病时出现，早期增高，以后下降，持续4～8周。抗EBNA抗体常在起病后1个月时出现，该抗体和抗VCA-IgG抗体均可持续终身。如抗VCA-IgM抗体阳性，抗VCA-IgG抗体阴性及抗EBNA-IgG抗体阴性，则为EB病毒初次感染；如抗VCA-IgG抗体阳性而抗EBNA-IgG抗体阴性，则为EB病毒近期感染；若抗VCA-IgG抗体阳性，抗EBNA-IgG抗体阳性，则为EB病毒既往感染。有研究显示，90%以上的原发性EB病毒感染患者在临床症状出现10天内可检测到抗VCA-IgG低亲和力抗体，随着感染的进展，抗体亲和力升高，因此低亲和力抗体的检出提示原发感染。检测EB病毒抗体的方法有很多种，常用间接荧光法、酶联免疫法、放射性核素自显影法等。

（五）EB病毒DNA检测

实时PCR是目前最主要的监测EB病毒载量的方法，有较强的敏感性和特异性。EB病毒载量检测可以鉴别EB病毒健康携带者的低水平复制与EB病毒相关疾病患者高水平活动性感染。活动性EB病毒感染或EB病毒相关肿瘤患者血清或血浆中常有高水平的EB病毒载量，而EB病毒健康携带者血淋巴细胞内可能存在低水平的EB病毒载量，其血清或血浆中检测不到EB病毒DNA。IM患者外周血中EB病毒载量在2周内达到峰值，随后很快下降，在病程第3周左右消失，因此IM患者不推荐进行EB病毒载量检测。

（六）其他

半数以上患者可出现丙氨酸转氨酶（ALT）升高，一般于病程第1周即见升高，第2周达高峰，5周内可降至正常。有神经系统症状的尚可出现脑脊液改变，主要表现为细胞数增多（每微升数十至数百个），以淋巴细胞为主，也可发现异型淋巴细胞，糖和氯化物变化不大，蛋白可略升高。

此外，病毒分离虽为“金标准”，但费时耗力，临床应用较少。可通过B淋巴细胞转化试验分离病毒，核酸杂交、蛋白质印迹（Western blot）以及PCR等方法来寻找病毒基因组及其表达产物。这些方法可直接获得结果，但对设备、时间和技术依赖性比较高。

七、诊断与鉴别诊断

（一）诊断

EB病毒（EBV）感染的实验室诊断依据如下。

1. 特异的血清学实验测定EBV相关抗体 EBV感染后可通过特异的血清学实验测定EBV相关抗体以证实EBV感染。

2. EBV相关蛋白质和基因组的检测 EBV相关蛋白质（如LMP）可通过免疫荧光、免疫组化试验和蛋白质印迹法检测。组织提取物中EBV基因组DNA可通过点杂交和DNA印迹（Southern blot）测定。EBER原位蛋白质印迹法识别受感染细胞的方法已广泛用于临床。PCR分析可用于EBV相关疾病的高敏和快速诊断。DNA印迹法是鉴别EBV感染细胞克隆性的有力工具。

3. EBV基因组阳性细胞系的建立 虽然建立EBV基因组阳性细胞系提供了确诊EBV感染的方式，但这种方法耗时、复杂，很少用于临床。

4. 鼻咽癌 目前确诊需进行鼻咽部活检。对于鼻咽部首次活检阴性及鼻咽黏膜外观正常者并不能排除此病，需进行多次鼻咽部活检。有研究发现，鼻咽癌患者血清中存在肿瘤来源的EBV DNA。有研究显示，鼻咽癌患者血浆EBV DNA阳性率和浓度水平均高于健康对照者，说明检测EBV DNA对鼻咽癌的诊断有意义。虽然血浆EBV DNA定量分析尚不能作为临床上确诊鼻咽癌的方法，但血浆EBV DNA定量分析对高危地区鼻咽癌的筛查有实用价值。

此外，我国IM发病的高峰年龄组人群为学龄前和学龄儿童，这些儿童的血清嗜异性抗体常常阴性，而外周血异型淋巴细胞百分比大于10%的病例在学龄前儿童IM患者中只占41.8%，因此我国IM患者适用如下标准：

（1）下列临床症状中的3项：发热、咽峡炎、颈淋巴结肿大、肝大、脾大。

（2）下列实验室检查中任1项：①抗VCA-IgM抗体和抗VCA-IgG抗体阳性，且抗EBNA-IgG抗体阴性；②抗VCA-IgM抗体阴性，但抗VCA-IgG抗体阳性，且为低亲和力抗体；③嗜异性抗体阳性；④外周血异型淋巴细胞百分比≥10%。

同时满足以上2条者可以诊断为IM。

（二）鉴别诊断

1. 巨细胞病毒感染 临床表现与传染性单核细胞增多症相似，该病肝脾大是由病毒对靶器官细胞的作用所致。传染性单核细胞增多症则与淋巴细胞增殖有关。另外，巨细胞病毒感染中咽痛和颈淋巴结肿大很少见，血清中无嗜异性抗体及EBV抗体。确诊有赖于病毒分离及特异性抗体测定。

2. 急性淋巴细胞白血病 骨髓细胞学检查有确诊意义。

3. 急性传染性淋巴细胞增多症 该病多见于幼儿，大多有上呼吸道症状，淋巴结肿大少见，无脾大，白细胞计数增高，主要为成熟淋巴细胞，嗜异性凝集试验阴性，血清中无EBV抗体。

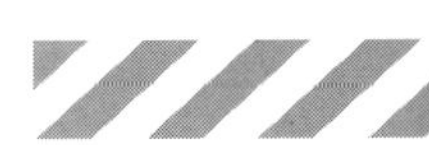

另外，本病还需与疱疹性咽峡炎、链球菌感染所致的渗出性扁桃体炎、淋巴结结核、血清病、风疹、病毒性肝炎等鉴别。

八、治疗

（一）中医治疗

中医治疗本病应根据具体证候特点，辨证施治。临床上该病以热证为主，治疗上多用清热之剂，具体如下。

（1）邪犯肺卫。

临床表现：发热，微恶寒，头痛，鼻塞，咳嗽，少痰，口干渴，咽喉肿痛，舌边尖红，苔薄白，脉浮数。

治法：疏风宣肺，清热解毒。

代表方：银翘散加减。

方药：金银花 10 g，连翘 10 g，荆芥 10 g，牛蒡子 10 g，薄荷 6 g，马勃 10 g，桔梗 10 g，淡豆豉 15 g，芦根 20 g，板蓝根 10 g，甘草 6 g。

方中金银花、连翘、板蓝根清热解毒；桔梗宣肺化痰；薄荷、荆芥疏表散邪；牛蒡子、马勃、芦根解毒利咽。咽喉肿痛者加射干、山豆根、胖大海；咳重者加苦杏仁、桑白皮；热甚者加黄芩、栀子、生石膏。

（2）热伤营血。

临床表现：身热夜甚，心烦，夜寝不安或神昏谵语，口不甚渴，皮肤出现瘀斑或见尿血，衄血，舌质绛无苔，脉细数。

治法：清营透热，凉血生津。

代表方：清营汤加减。

方药：玄参 15 g，生地黄 10 g，连翘 10 g，麦冬 15 g，淡竹叶 10 g，牡丹皮 6 g，水牛角 10 g。

方中水牛角、生地黄、牡丹皮清营凉血；玄参、连翘解毒利咽散结；麦冬、淡竹叶滋阴生津。肝脾大者加郁金、川楝子、赤芍、丹参、川芎；出现瘀斑及尿血、衄血者加白茅根、紫草、地榆、大小蓟；出现皮疹者加白鲜皮、蝉蜕；挟湿者加广藿香、佩兰；动风抽搐者加地龙、钩藤、白芍、菊花；淋巴结肿大者加夏枯草、生牡蛎、瓦楞子、昆布。

（3）气阴两虚。

临床表现：神疲气短，低热盗汗，周身乏力，纳呆，时有恶心、失眠、多梦，舌红少苔，脉细数无力。

治法：益气养阴，清热和胃。

代表方：竹叶石膏汤加减。

方药：淡竹叶 10 g，石膏 20 g，沙参 15 g，麦冬 10 g，玉竹 10 g，知母 10 g，鳖甲 20 g，生地黄 10 g，天花粉 15 g，甘草 6 g。

方中淡竹叶、石膏清热生津；沙参、麦冬、玉竹、知母、生地黄、天花粉、甘草滋养肺胃气阴。心悸、失眠者加酸枣仁、珍珠母、夜交藤；恶心、腹泻者加陈皮、半夏；气虚者加黄芪、人参；血虚者加当归、阿胶。

（二）西医治疗

EBV 是一种常见的感染人类的病毒，具有潜伏及转化的特性。机体主要通过多种细胞免疫机制抑制受感染的淋巴细胞的增殖，包括 NK 细胞和 CTL 诱导受感染 B 淋巴细胞无限增殖能力的退化、Ts 细胞抑制 B 淋巴细胞生长和 EBV 诱导的免疫球蛋白合成、干扰素抑制 EBV 诱导的细胞增殖和免疫球蛋白合成。EBV 可长期潜伏在 B 淋巴细胞或鼻咽部上皮细胞内呈持续低水平复制状态。目前国内外尚无统一的治疗方案。

1. 抗病毒治疗 更昔洛韦具有广谱抗疱疹病毒活性，有临床研究显示其有良好的抑制异型淋巴细胞的作用，使用阿昔洛韦进行治疗，对于有效缩短病程、早期改善中毒症状效果显著，且未发现明显毒副作用，短期（7～10 天）应用阿昔洛韦治疗小儿 EBV 感染，疗效肯定。

2. 干扰素治疗 有研究提示，常规抗病毒药物并不适合用于治疗 EBV 感染，因为这些药物的主要作用是抑制聚合酶及病毒复制。有研究用 IFN-α 或 IFN-γ 治疗慢性活动性 EBV 感染（CAEBV）。

3. 其他 对于严重病例，可应用包括依托泊苷、激素、环孢素在内的免疫化学治疗药物。但要从根本上治疗 EBV 感染，就应该重建机体对 EBV 的有效免疫，彻底消除被 EBV 感染或者克隆增殖的淋巴细胞，因此，输注自体或者供体 EBV 特异性 T 淋巴细胞，或行造血干细胞移植应该为有前景的治疗方法。

目前临床上治疗 EBV 感染主要是对症治疗及支持治疗，尚无确切的特效治疗方法。对于发病与 EBV 有密切关联的鼻咽癌及其他肿瘤，则需进行相应的专科治疗。EBV 感染的预后一般良好，多可自愈。而一些恶性肿瘤及致死性传染性单核细胞增多症/X 连锁淋巴细胞异常增生症等的预后则较差。

（三）中西医结合治疗

本病可以采取中西医结合治疗，临床应用清开灵注射液治疗 EBV 感染效果尚佳。清开灵注射液由金银花、珍珠母、栀子、水牛角、板蓝根等组成，主要作用是广谱抗病毒、抗菌及消炎解热。研究结果显示，治疗组 36 例有效率为 94.44%，对照组 34 例有效率达 73.53%，治疗组效果显著，且毒副作用小。此外，热毒宁注射液也在临床上广泛应用于抗病毒治疗，有清热解毒的功效，对多种病原微生物有一定抗感染作用，又能增强机体免疫功能，起到抑制病毒复制的作用，联用更昔洛韦发挥协同抗病毒作用，可使临床疗效更好。

九、预防与调护

（一）预防

1. 一般预防措施 养成良好的卫生习惯，勤洗手，尤其避免与感染者共用食具和口腔用品等，家庭提倡“公勺公筷”，不要共用餐具；EBV 主要经口密切接触而传播，偶可通过血液传播。“亲吻病”为 EBV 所致的急性疾病，故大人最好不要口对口喂养或亲吻孩子。

2. 定期体检筛查 EBV 广泛存在，因此要做到定期体检，阳性携带者定期复查，如病毒携带量持续增多时应及时就诊；有鼻咽疾病者及早就医诊治，如发现鼻涕带血以及不明原因的颈部淋巴结肿大、中耳积液等，应及时做详细的鼻咽部检查，警惕 EBV 感染进展为鼻咽癌。

3. 接种疫苗 由于 EBV 传染源广泛存在，目前尚无具体有效的预防措施。传播途径难以切断，因此，最有效的阻断传播途径在于 EBV 疫苗研发和推广接种。

（二）调护

1. 普通健康人群 增强自身免疫力，注意气候变化，预防感冒，保持鼻咽卫生，适当运

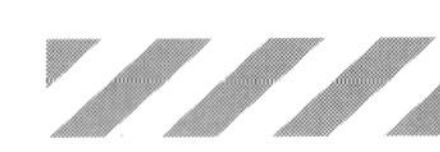

动、均衡饮食和保证足够睡眠。

2. EBV携带者 饮食应清淡，易消化。多进食富含维生素的流质食物，同时多吃富含蛋白质的食物，如新鲜的蔬菜、水果及牛奶、鸡蛋等，有助于病毒的清除，小儿应尤其注重饮食卫生，保证大便通畅，加强运动，衣着宽松舒适，保持良好的精神状态。

（张 青 曾江琴 李 昊）

参考文献

[1] 李兰娟，任红. 传染病学[M]. 9版. 北京：人民卫生出版社，2018.

[2] 刘克洲，陈智. 人类病毒性疾病[M]. 2版. 北京：人民卫生出版社，2010.

[3] 杜曾庆，刘晓梅，杨红雁. EB病毒感染128例临床及治疗分析[J]. 实用中西医结合临床，2005，5(6)：29-30.

[4] 崔乃杰，袁桂玉，张伯礼. 中西医结合实用临床病毒学[M]. 天津：天津科技翻译出版社，1999.

[5] 姜之炎，赵霞. 中医儿科学[M]. 2版. 上海：上海科学技术出版社，2020.

[6] 宋诗铎. 临床感染病学[M]. 天津：天津科学技术出版社，2004.

[7] 田维毅，袁端红，王文佳. 现代中医疫病理论与实践[M]. 贵阳：贵州科技出版社，2016.

[8] 姜丽，武玉法，丁晓媛，等. 小儿EB病毒感染的中西医治疗进展[J]. 湖南中医杂志，2018，34(6)：192-194.

[9] 戴欣，黄文祥. 原发EB病毒感染诊治进展[J]. 现代临床医学，2015(2)：103-106.

[10] 韩彤. 中西医结合治疗EB病毒感染的临床疗效[J]. 深圳中西医结合杂志，2017，27(1)：35-36.

[11] 明茜，肖毅. 慢性活动性EB病毒感染的诊断和治疗进展[J]. 中国实用内科杂志，2020，40(7)：599-603.

[12] 史冬梅，刘芸野，王伟静，等. 成人慢性活动性EB病毒感染的临床特点及预后分析[J]. 肝脏，2021，26(2)：182-186，191.

[13] 崔佳丽，张巨平，崔翠，等. 清瘟败毒饮加减联合阿昔洛韦注射液治疗小儿EB病毒感染传染性单核细胞增多症的疗效观察及对患儿免疫功能的影响[J]. 河北中医，2022，44(10)：1665-1669，1711.

[14] 张奇武，胡德强，魏荣胜. 儿童EB病毒感染及流行病学特征分析[J]. 公共卫生与预防医学，2023，34(3)：110-113.

第二十一章
巨细胞病毒感染

一、概述

巨细胞病毒(cytomegalovirus，CMV)属于疱疹病毒科。人巨细胞病毒(human cytomegalovirus，HCMV)属于β疱疹病毒科，又称人类疱疹病毒5型。巨细胞病毒感染(cytomegalovirus infection)是人巨细胞病毒引起的一种全身性感染综合征，在人群中广泛存在。和其他的疱疹病毒一样，人一经感染HCMV，除了少数出现临床症状外，大多数呈隐性感染。HCMV可长期潜伏体内，一旦机体免疫力下降，病毒即可激活致病。HCMV可长期或间歇地自口咽部、乳汁、尿液、精液、宫颈和阴道分泌物中被排出，通过垂直和水平方式进行传播。宫内和产道感染是巨细胞病毒感染的重要传播途径，也是引起先天性畸形的重要原因。

巨细胞病毒感染遍布全球，不同国家和地区的资料显示，人群中巨细胞病毒感染率达40%～100%，我国是巨细胞病毒感染高度流行的国家，人群常呈隐性感染，多数人在幼年或青年时期被感染，随着年龄的增长，抗体的阳性率亦升高，且男、女并无明显差异，可见其感染尤为普遍；并且常引起肺及肝脏的损伤，亦可累及泌尿生殖系统、中枢神经系统、血液系统、循环系统等，并且与移植术后糖尿病、动脉粥样硬化、冠心病等有一定的关联，因此日益受到人们重视。目前还没有相关疫苗上市。

中医学中虽无“巨细胞病毒感染”的病名，但是，孕妇发生巨细胞病毒感染时出现的症状及后果应归属于中医的胎漏、胎动不安、堕胎、滑胎等范畴。《经效产宝》中云：“非即之气伤折妊妇，热毒之气侵损胞胎，遂有堕胎漏雨。”关于胎死不下，《胎产心法》中云：“子死腹中，急于胞之未下……有因患伤寒、热病、温疟之类，胎受邪热，毒气内外交攻，因致胎死留于胞脏，古人深虑胎受毒气，必然胀大。”说明本病由正气虚衰，卫外不固而感染邪毒所致。

二、流行病学

(一)传染源

患者和无症状感染者可间歇性排毒达数月至数年之久，如从唾液、尿液、宫颈和阴道分泌物、精液以及乳汁等中排出病毒。

(二)传播途径

1. 垂直传播 HCMV可通过胎盘、产道及泌乳方式由母体传染给子代，是常见的引起

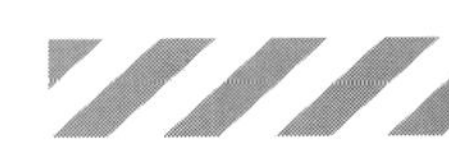

宫内感染的病毒之一。新生儿若经抗体阳性母亲母乳喂养 1 个月以上，感染率可达 40%～60%。因此胎儿出生时可由于产道存在病毒或出生后摄入含有病毒的母体乳汁而发生围生期感染。

2. 水平传播　主要由接触 HCMV 阳性分泌物引起。患者和无症状感染者的唾液、尿液、粪便、宫颈和阴道分泌物、精液等中均可分离出病毒。人群中的感染大多为隐性感染。

3. 医源性感染　已经发现 HCMV 可通过输血、器官移植、体外循环和心脏手术等传播并引起感染。免疫功能正常的受血者接受污染血制品后所致感染有 95%的属于亚临床型；而在血液病患者、肿瘤患者、移植受者等免疫功能低下者中则可引起严重感染，甚至危及生命。抗体阳性者的组织器官移植给抗体阴性者可引起 80%受体发生原发性巨细胞病毒感染。

（三）易感人群

机体对 HCMV 的易感性取决于年龄、免疫功能状态和社会经济情况等诸多因素。一般年龄越小，易感性越强，症状也较重。年龄大者隐性感染率较高。宫内未成熟胎儿最易感，可致多种畸形。年长儿童及青壮年则以隐性感染居多。当机体免疫功能下降时，体内的病毒激活，隐性感染可转化为显性感染。

（四）流行特征

该病遍布全球，多数人在幼年或青年时期获得感染。随着年龄增长，抗体阳性率亦增高。据报道，人的生命过程中至少有 1 个或 2 个时期 HCMV 感染率增高，如围生期和生育期。另外，健康人群巨细胞抗体阳性率为 80%～100%，男、女无明显差异。

三、中医病因病机

本病病因多为先天禀赋不足或后天失养，以致正气不足，卫外不固而感染邪毒，其性热，具有传染性。中医学认为，肾为先天之本，主生殖，是促进人体生长发育，维持生命和繁衍后代的重要脏腑。若父母之精不足，胎不成实，则影响胎元。脾胃为后天之本，可化生气血，脾胃强盛对保障机体健康有着极其重要的作用。脾胃虚弱，气血生化乏源，气虚不能载胎，血虚不能养胎，致胎萎不长，胎元不固而发生流产。此类疾病在我国古代医学书籍中多有记载，总结其病因病机多与“毒”“虚”“湿热”密切相关(图 21-1)。

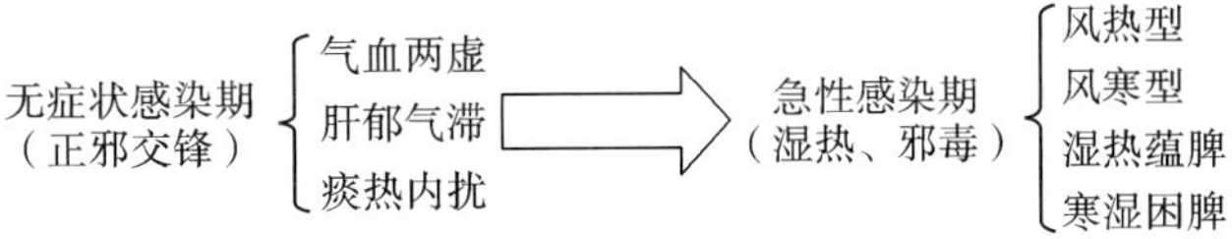

图 21-1　巨细胞病毒感染病因病机示意图

（一）关于因“毒”

《诸病源候论》云：“非其时而有其气，一气之至无人不伤，长少虽殊，病皆相似者，多夹于毒……妊娠遇之，重者伤胎也。”既指出其病因与“毒”相关，又说明了其具有传染性的特征。《经效产宝》云：“非即之气伤折妊妇，热毒之气侵损胞胎，遂有堕胎漏雨。”《诸病源候论》又云：“此或因惊动倒仆，或染温疫、伤寒，邪毒入于胞脏，致令胎死。”以上记载指出了毒邪致病之机。此外，《胎产心法》亦对妊娠期毒邪导致“胎死留于胞脏”进行了总结。

（二）关于因“虚”

《景岳全书》云：“夫胎以阳生阴长，气行血随，营卫调和，则及期而产，若或滋养之机少有

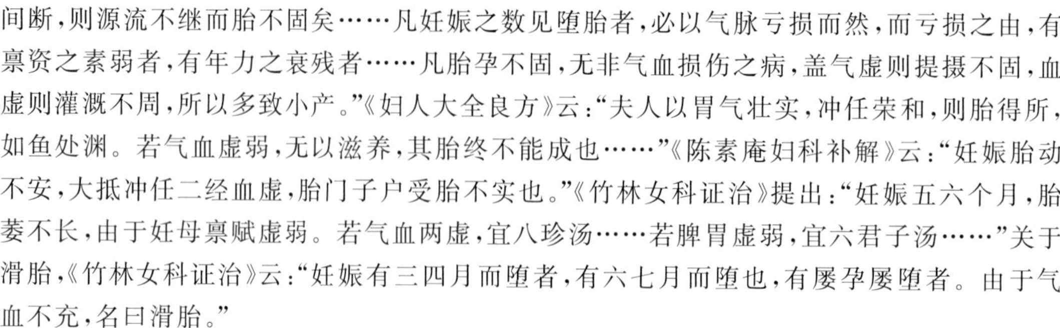
间断，则源流不继而胎不固矣……凡妊娠之数见堕胎者，必以气脉亏损而然，而亏损之由，有禀资之素弱者，有年力之衰残者……凡胎孕不固，无非气血损伤之病，盖气虚则提摄不固，血虚则灌溉不周，所以多致小产。”《妇人大全良方》云：“夫人以胃气壮实，冲任荣和，则胎得所，如鱼处渊。若气血虚弱，无以滋养，其胎终不能成也……”《陈素庵妇科补解》云：“妊娠胎动不安，大抵冲任二经血虚，胎门子户受胎不实也。”《竹林女科证治》提出：“妊娠五六个月，胎萎不长，由于妊母禀赋虚弱。若气血两虚，宜八珍汤……若脾胃虚弱，宜六君子汤……”关于滑胎，《竹林女科证治》云：“妊娠有三四月而堕者，有六七月而堕也，有屡孕屡堕者。由于气血不充，名曰滑胎。”

（三）关于因“湿热”

《竹林女科证治》云：“妇人受妊，则碍脾运化，迟则生湿，湿则生热，热则血易动，血动则胎不安。犹风撼其木，人折其枝也。火能消物造化之理，故胎之堕也，属虚属热者常多，治宜清热养血。”《诸病源候论·小儿杂病诸候》说：“小儿在胎，其母脏气有热，熏蒸于胎，至生下小儿，体皆黄，谓之胎疸也。”《幼科铁镜》亦提到：“胎黄由娠母感受湿热传于胞胎，故儿生下，面目、通身皆如金黄色，壮热便秘溺赤者是也。”《黄帝内经·素问·六元正纪大论》说：“湿热相薄……民病黄瘅（疸）。”

以上记载说明此病的病因与“毒”“虚”“湿热”密切相关，是中医学对于本病临床特征及病机的初步认识，为后人的进一步研究打下了基础。

四、发病机制及病理

（一）发病机制

HCMV 主要通过与细胞膜融合或经吞饮作用进入细胞，可见于各组织器官；同时，HCMV 可能借淋巴细胞或单核细胞播散，在各种体液中被发现。HCMV 可在宿主体内呈潜隐状态，尚无确切的潜伏期报道，但在免疫受损、缺陷等情况下则可活化并复制，引起间质炎症或灶性坏死等病变，患者脑内可有坏死性肉芽肿及广泛钙化。在无症状者中，也常见 Th 细胞与 Ts 细胞比例倒置、淋巴细胞亚群发生变化。从宫颈癌、前列腺癌等组织中发现 HCMV 序列和相应抗原成分，提示 HCMV 可能与癌症发生有关。HCMV 基因组有诱导细胞形态转化的区域，即形态转化区（morphological transforming region，MTR）Ⅰ、Ⅱ、Ⅲ。MTR Ⅰ可能不是肿瘤转化所必需的，但可引起细胞基因序列发生突变。MTRⅡ、Ⅲ能独立转化 NIH3T3 和 Rat-2 细胞，研究发现所有转化细胞均可测出 MTRⅡ的转录。研究还发现 HCMV 感染早期细胞中存在对原癌基因 c-fos、c-myc 和 c-jun 的双向性诱导作用，通过诱导原癌基因参与细胞的信号传导以调节细胞活化与增殖。

1. 体液免疫应答 机体的体液免疫应答主要通过产生免疫球蛋白（Ig）来完成。HCMV 原发感染后 16 周内可检出 IgM 抗体，接着是 IgA 和 IgG 抗体。IgM 抗体能与病毒颗粒包膜及内部某些成分相作用；HCMV 的结构蛋白和一些非结构蛋白，如 DNA 结合磷蛋白和即刻早期磷蛋白等，均能引起较强的体液免疫应答。机体产生的中和抗体有一定保护作用，虽不能阻止感染但能影响感染的局部。

2. 细胞免疫应答 HCMV 感染使机体的免疫功能下降，这种免疫抑制与病毒在免疫细胞中的复制有关，HCMV 可在单核吞噬细胞、T 淋巴细胞、B 淋巴细胞中复制，造成淋巴细胞免疫功能受损。当病毒感染外周血淋巴细胞时，淋巴细胞产生 IL-1、IL-2 的能力下降。

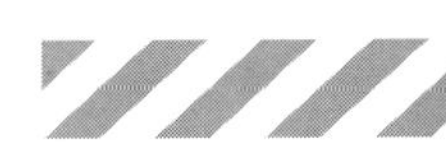

单核吞噬细胞在细胞免疫中可直接吞噬、杀伤病毒，并可处理、提呈抗原，分泌细胞因子，扩大免疫反应。机体的 NK 细胞、CTL 是抗 HCMV 的重要效应细胞，可裂解受感染细胞而终止病毒感染。干扰素可增强 NK 细胞的活性。CTL 在 Th 细胞的辅助下发挥杀伤活性。反过来病毒感染亦可严重影响单核吞噬细胞、NK 细胞及 CTL 的功能，并且可抑制 Th 细胞而干扰特异性 CTL 的活性。有报道称受感染的 T 淋巴细胞易发生凋亡，机体的免疫功能下降可能与此有关。巨细胞病毒感染可引起受感染细胞表面的 MHCⅠ类、Ⅱ类抗原表达下降，而造成 HCMV 的持续感染。

（二）病理

HCMV 感染组织的病理学特征为受感染细胞体积增大 3～4 倍，直径为 25～40 μm。胞内首先出现嗜碱性包涵体，直径为 2～4 μm，大多位于边缘，染深蓝色；继而出现直径为 10～15 μm 的嗜酸性包涵体，位于核中央，染红色，周围有一透亮晕与核膜分开，酷似猫头鹰眼。免疫组化染色显示核内包涵体为 HCMV DNA 阳性；过碘酸希夫染色(PAS)阳性证实胞质内包涵体有碳水化合物。

五、临床表现

不同的人群感染 HCMV 后可出现不同的临床表现，且病情轻重不一。成人巨细胞病毒感染通常是无症状的，部分患者可出现畏寒、发热、乏力、肌肉酸痛，白细胞、淋巴细胞增多，肝功能异常，淋巴结肿大等类似传染性单核细胞增多症的表现。新生儿、免疫功能低下或受抑制的患者，往往病情严重、治疗难度大，病死率高。

（一）先天性感染

出生后 14 天内证实的巨细胞病毒感染，为先天性感染。其在婴儿中的表现轻重不一。轻者出生后数月始发现，而重者在出生后数天就可出现临床症状。典型重症先天性巨细胞包涵体病(CID)患者临床表现为黄疸伴肝脾大、肝功能损害、胆汁淤积、视听觉功能障碍、血小板减少性紫癜、视神经萎缩、肺炎、癫痫，大脑钙化亦可见到。其中肺、肝脏损害是先天性巨细胞病毒感染的典型特征。临床上患婴出现嗜睡、惊厥、呼吸窘迫综合征，救治难以起效或数周内死亡。幸存者可出现智力障碍、运动障碍、耳聋等后遗症；心血管受累多引起房室间隔缺损、二尖瓣狭窄、法洛四联症等先天性心脏病；还可有消化道、泌尿生殖系统等畸形。出生后获得性感染与先天性感染不同，播散性内脏或神经系统损害较罕见。先天性感染还可导致流产、死产、早产等。实验室检查：重症先天性感染者都有血小板减少、淋巴细胞增多，并有大量异型淋巴细胞、红细胞增多和肝功能损害，预后极差。合并肺炎所致的呼吸衰竭是死亡的主要原因。

（二）围生期感染

出生后 14 天内证实无巨细胞病毒感染，在出生后 3～12 周有感染证据，称围生期感染。围生期感染是胎儿分娩时经产道或出生后通过摄入带病毒的母乳而获得的感染。大多数患儿无症状。围生期巨细胞病毒感染对患儿生长发育等无不良影响。此种感染可能是由母体内潜在病毒激活所致，因此患儿在出生时有不同水平的抗体。巨细胞病毒肺炎的临床表现为气促、窒息、咳嗽(有时为阵发性)、鼻炎、鼻塞、肋间凹陷等，X 线片可见弥漫性下气道病变(肺气肿、支气管壁肥厚伴明显肺纹理增粗和不同程度肺不张)。偶有发热和呼气性喘鸣音。围生期巨细胞病毒感染对早产儿和体弱儿危险性较大，患儿临床表现以神经肌肉受损为主；

听力障碍、小头畸形、脉络膜视网膜炎少见。

（三）后天获得性感染

大多无症状或表现为隐性感染，但血清抗体可呈阳性，病毒可自尿中排出，偶尔可发生间质性肺炎。或有嗜异性抗体阴性的单核细胞增多症表现，如发热、淋巴细胞相对或绝对增多，并出现异型淋巴细胞。与EB病毒引起的症状相反，咽扁桃体炎、淋巴结肿大、脾大等少见，多表现为身体不适、肌痛、发热、肝功能异常和异型淋巴细胞增多等。偶尔可出现持续高热或伴有明显的肝炎症状以及全身淋巴结肿大。但肺炎、心肌炎、心包炎、神经炎和神经根炎、脑炎、无菌性脑膜炎、血小板减少性紫癜、溶血性贫血和视网膜炎等并发症较少见。预后多良好。另外，在实体器官移植患者中，巨细胞病毒感染可使移植排斥的发生率增加，其发生率取决于免疫抑制的程度以及器官移植的种类。

（四）免疫缺陷者的巨细胞病毒感染

巨细胞病毒感染者可无症状，亦可有各种不同的临床表现。某些器官的感染性病变在正常人中少见，如肺炎、肝炎、胃肠道溃疡、视网膜炎、大脑病变、内分泌系统与生殖腺病变等（包括糖尿病、肾上腺功能不全、附睾炎、卵巢炎、甲状腺炎、甲状旁腺功能减退等）。在艾滋病患者中尤为多见，其严重程度显然与$CD4^+$ T淋巴细胞受抑制的程度相关。临床上存在着HCMV的重复感染，大约40%的重复感染者可出现临床症状，且预后差。在免疫抑制患者中，原发感染者出现的临床症状及播散性病灶较复发感染者多且严重，主要是因为原发感染患者真菌和细菌感染的发病率较高，往往出现致死性间质性肺炎，死亡率高达85%。

六、实验室及其他检查

（一）一般检查

血常规提示白细胞计数升高，淋巴细胞增多，出现异型淋巴细胞，常占白细胞计数的10%以上。肝功能检查显示丙氨酸转氨酶升高。尿常规检查显示蛋白尿，并有少量红、白细胞。肺部X线检查早期可见双下肺炎症改变。

（二）病毒分离

病毒分离是最直接的诊断巨细胞病毒感染的方法。可从尿液、泪液、乳汁、唾液、精液、阴道或宫颈分泌物及血液成分、活体或尸体的各种组织中分离得到HCMV。但因此法操作复杂，故不适用于临床检测，主要用于科研。目前临床上多采用常规细胞培养法，主要接种人胚肺成纤维细胞。由于病毒生长缓慢，细胞病变要1～2周才出现。近年来国内外有人用抗HCMV早期抗原的单克隆抗体，通过间接免疫荧光试验和免疫酶法检测组织细胞培养物中的HCMV早期抗原。此法最大优点是快速，可在接种标本后24 h或更短的时间内检出，为临床早期抗病毒治疗提供了便利。

（三）抗体检测

可通过检测血清中抗HCMV IgG和IgM抗体，以间接证实体内HCMV的存在。IgG抗体阳性说明过去有HCMV感染，IgM抗体阳性则说明有活动性感染。若抗HCMV IgG抗体滴度于病程中呈4倍以上升高，则提示为急性感染。检测HCMV抗体的方法较多，如补体结合试验（CFT）、间接血凝试验（IHA）、免疫荧光试验（IFA）、免疫印迹法、酶联免疫吸附试验（ELISA）及放射免疫分析（RIA）等，这些方法具有简便、快速、敏感性好和特异性高

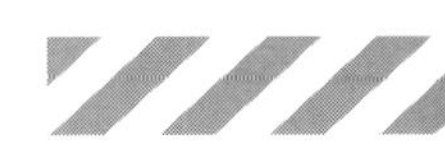

等特点。这是目前临床常用的检测手段。

（四）抗原检测

1. 早期抗原免疫荧光检查　在传统的细胞培养（CCC）基础上发展起来的早期快速诊断技术。DEAFF 通过测定 HCMV DNA 合成前产生的早期抗原（EA）来确定 HCMV 的存在。将标本接种于成纤维细胞，培养 24 h 后用荧光标记的单克隆抗体直接测定 HCMV 感染的 α 蛋白和 β 蛋白。早期抗原免疫荧光检查既保持了 CCC 的特异性和敏感性，又明显加快了检测速度。

2. HCMV 白细胞抗原血症试验　该试验是在外周血白细胞中检测 HCMV 抗原的方法。活动性巨细胞病毒感染时，HCMV 抗原血症的病毒滴度高且变化快，而 HCMV 在潜伏感染时不能检出或滴度较低。HCMV 的即刻早期抗原、早期抗原和晚期抗原都可在外周血白细胞中检测到。其中分子量为 72×10^3 Da 的主要即刻早期抗原（MIEA）在机体感染 HCMV 后仅 1 h，即可在外周血单核细胞（MC）、多形核粒细胞（PMN）和血管内皮细胞中检测到，是反映巨细胞病毒感染的重要病毒抗原。巨细胞病毒感染的晚期阶段合成各种病毒的结构蛋白，其中被膜蛋白 pp65 是一种重要的晚期抗原，活动性巨细胞病毒感染时表达于外周血 MC、PMN 和血管内皮细胞中，亦是反映活动性巨细胞病毒感染较早的指标之一，是当前诊断活动性巨细胞病毒感染的“标准方法”之一。

HCMV 白细胞抗原血症试验使早期诊断免疫抑制或免疫缺陷患者的活动性巨细胞病毒感染成为可能。这一方法可直接定性或定量地检测外周血白细胞表达 HCMV 抗原的情况。通过检测外周血白细胞的 HCMV 抗原血症可早期诊断活动性巨细胞病毒感染。该试验一般在活动性巨细胞病毒感染前 1 周出现阳性结果。因此，其可用于早期诊断免疫抑制或免疫缺陷患者的活动性巨细胞病毒感染、调节免疫抑制剂的用量及确定是否早期应用抗病毒药。若连续监测患者 HCMV 抗原血症的水平，则可在患者抗原血症水平下降阶段重新增加免疫抑制剂的用量并减少抗病毒药的用量，以避免药物的严重副作用。

值得一提的是，目前镜检包括目测镜检和自动图像分析技术。前者即人工镜检，是最为常用的方法，选用 25 倍目镜即可观察。HCMV 抗原血症时阳性细胞可能很少，但常规镜检要求检测大量细胞，所以常规镜检容易漏掉阳性细胞；而后者主要利用流式细胞仪及荧光标记的单克隆抗体来测定 HCMV 抗原。这一方法可计数含病毒抗原的细胞百分数，能快速分析成千上万的细胞，提供定量数据，方法简便、快速且敏感性高，检出率可达（1～2）/10 万个细胞。

（五）病毒核酸检测

采用 PCR 技术检测血清、血浆或外周血白细胞中 HCMV DNA。获得性巨细胞病毒感染者少数有临床症状，通常呈隐性感染，可长期带毒成为潜伏感染者，无症状的潜伏感染者也能检出 HCMV DNA。与病毒分离和血清学方法相比，套式 PCR 是诊断活动性巨细胞病毒感染的一种很有价值的工具。HCMV 载量与活动性感染呈正相关，高载量或动态监测中出现病毒载量明显升高提示活动性感染可能。血清或血浆样本 HCMV DNA 阳性是活动性感染的证据，全血或单个核细胞阳性时存在潜伏感染的可能。在新生儿期检出 HCMV DNA 是原发感染的证据。

七、诊断与鉴别诊断

（一）诊断

本病的诊断主要依靠流行病学、临床表现及实验室检测。血液中特异性 IgM 抗体阳性及恢复期 IgG 抗体 4 倍以上升高有助于诊断。HCMV 核酸检测和 HCMV pp65 抗原检测可用于巨细胞病毒感染的快速诊断。

在流行病学资料上具有下列情况者,需考虑巨细胞病毒感染。

(1) 患儿母亲妊娠期有可疑巨细胞病毒感染史(表现为肝炎、肺炎、异型淋巴细胞增多等)。

(2) 艾滋病患者。

(3) 接受骨髓、干细胞或实体器官移植者。

(4) 接受大剂量或长期免疫抑制剂或糖皮质激素治疗者。

从临床表现来看,主要有新生儿黄疸延迟消退,伴有肝脾大、出血点或瘀斑,中枢神经系统受累如小头畸形、脑室扩大伴周边钙化灶、感音神经性耳聋、神经肌肉异常、惊厥和视网膜脉络膜炎等。器官移植后接受免疫抑制治疗者以及艾滋病患者,发生间质性肺炎、肝炎等。

(二) 鉴别诊断

先天性巨细胞病毒感染应与弓形虫病、风疹、单纯疱疹病毒感染及其他病毒感染、新生儿败血症等鉴别;后天获得性巨细胞病毒感染应与传染性单核细胞增多症,其他病毒感染所致的病毒性肝炎、肺炎等鉴别。

感染 HCMV 的胎儿会出现弥漫性病变,引起多系统疾病,几乎所有的器官系统受累。胎儿感染 HCMV 后最严重的后果是中枢神经系统受累。先天性巨细胞病毒感染者的肝脏受累并不少见。肝脏受累的病理学损害包括胆道感染 HCMV 后引起的轻度胆管炎,继发于髓外造血的肝叶内胆汁淤积和阻塞性胆汁淤积。HCMV 也可感染其他器官系统,但很少留下永久性后遗症。

对于移植受体而言,巨细胞病毒感染是影响移植术后受体生存率和生活质量的重要因素,可造成其他机会性致病菌的重复感染,与移植术后急、慢性排异反应的发生有关。

八、治疗

(一) 中医治疗

中医学对本病的治疗以扶正祛邪为原则,在辨证基础上佐以辨病用药,能提高患者免疫功能、控制社会性感染、改善患者生活质量等。

1. 急性感染期 HCMV 侵入人体,正邪相搏,从而出现类似于流感的非特异性症状。此期治疗原则是尽快祛邪外出,消除急性感染的症状。

(1) 风热型。

临床表现:发热,微恶风,自汗,头痛,身痛,咽喉疼痛,鼻塞,流浊涕。舌边尖红,苔薄白或黄,脉浮数。

治法:辛散解表,清凉宣肺。

代表方:银翘散或桑菊饮加减。

方药:金银花 15 g,连翘 10 g,桔梗 10 g,薄荷 6 g,淡竹叶 10 g,甘草 6 g,荆芥穗 10 g,淡豆豉 15 g,牛蒡子 10 g。

咽部红肿疼痛显著者,加蒲公英、鱼腥草;渴甚者,加天花粉、芦根;烦躁便干者,加玄参、生地黄。

(2) 风寒型。

临床表现:恶寒重,发热轻,无汗,头痛,周身肌肉疼痛,鼻塞,打喷嚏。苔薄白,脉浮紧。

治法：辛温解表，宣利肺气。

代表方：荆防败毒散加减。

方药：荆芥 10 g，防风 10 g，羌活 10 g，独活 10 g，柴胡 12 g，前胡 10 g，茯苓 15 g，川芎 10 g，枳壳 10 g，桔梗 10 g，甘草 6 g。

口干咽痛、食欲不振者，加麦芽、玄参、芦根；大便秘结难解者，加知母、瓜蒌子、火麻仁；低热不清者，加地骨皮、银柴胡、生地黄。

(3) 湿热蕴脾型。

临床表现：身热不扬，午后热甚，胸闷脘痞，腹胀纳呆，恶心呕吐，口不渴，或渴不欲饮，面垢，小便混浊，大便黏腻，肢体困重。舌红，苔白厚腻，脉濡数。

治法：宣畅气机，清热利湿。

代表方：三仁汤加减。

方药：苦杏仁 10 g，薏苡仁 20 g，豆蔻 15 g，厚朴 10 g，通草 15 g，淡竹叶 10 g，法半夏 10 g，滑石 15 g。

(4) 寒湿困脾型。

临床表现：胸膈满闷，脘腹冷痛，恶心呕吐，口淡纳呆，肠鸣泄泻。舌苔白腻，脉濡缓。

治法：芳香化湿，温中散寒。

代表方：藿香正气散加减。

方药：广藿香 15 g，厚朴 10 g，陈皮 12 g，茯苓 15 g，大腹皮 15 g，苍术 10 g，神曲 10 g，白芷 10 g，草果 10 g。

2. 潜伏期(无症状感染期)　此期正邪相当，正邪斗争进入相持阶段，但正气逐渐损耗，气血、阴阳及脏腑功能日渐失调。临床多表现为面色少华、全身乏力、失眠多梦、焦虑恐惧、情绪低落、头晕目眩、低热盗汗、咽干口燥、易于感冒、淋巴结肿大等，机体抵抗力逐渐降低等。治疗原则是扶助正气，提高机体的免疫功能。

(1) 气血两虚型。

临床表现：平素体质虚弱，面色少华，声音低怯，少气懒言，时自汗出，易于感冒，自觉疲倦。舌质淡，脉虚弱或细弱。

治法：气血双补。

代表方：八珍汤加减。

方药：生晒参 6 g，白术 15 g，茯苓 15 g，甘草 6 g，当归 15 g，川芎 10 g，熟地黄 10 g，白芍 15 g，龙眼肉 15 g，黄芪 20 g。

(2) 肝郁气滞型。

临床表现：平素性格内向，情感脆弱，情绪易于抑郁，悲观失望，得知自己感染 HCMV 后，更是焦虑恐惧，胸胁胀闷，失眠多梦，女性患者常有月经不调、乳房少腹结块，查体可发现淋巴结肿大，舌苔薄白，脉弦。

治法：疏肝理气。

代表方：柴胡疏肝散加减。

方药：柴胡 12 g，芍药 15 g，枳壳 10 g，甘草 6 g，陈皮 12 g，川芎 10 g，香附 15 g，白术 10 g，茯苓 15 g。

(3) 痰热内扰型。

临床表现：平素饮食不节，嗜食辛辣厚味，口苦口臭，呕恶嗳气，脘腹胀闷，眩晕虚烦，大便秘或黏腻，失眠。舌红，苔黄腻，脉滑数。

治法：清热化痰，理气和中。

代表方：黄连温胆汤加减。

方药：陈皮 12 g，法半夏 10 g，茯苓 10 g，枳壳 10 g，竹茹 15 g，黄连 6 g，滑石 15 g。

（二）西医治疗

1. 抗 HCMV 药物应用指征

（1）符合临床诊断或确定诊断的标准，并有较严重或易致残的 HCMV 相关感染性疾病，包括间质性肺炎、黄疸型或淤胆型肝炎、脑炎和视网膜脉络膜炎，尤其是免疫抑制者如艾滋病患者。

（2）移植后预防性用药。

（3）有中枢神经损伤（包括感音神经性耳聋）的先天性感染者，早期应用可防止听力和中枢神经损伤的恶化。

2. 目前临床常用的抗 HCMV 药物 HCMV 对阿糖腺苷、阿糖胞苷和氟去氧尿苷的敏感性都很低，由于这些药物的副作用较大，故不宜用于巨细胞病毒感染的病原治疗。一般选用下列药物进行治疗。

（1）更昔洛韦（GCV）：首个获准应用的 HCMV 药物，也是目前治疗巨细胞病毒感染的首选药物，有效率高达 80%。其是一种无环的脱氧鸟嘌呤核苷同工异质体，可在受感染的细胞中抑制 HCMV DNA 聚合酶的活性。用于艾滋病患者和器官移植受者，以预防巨细胞病毒感染。因该药口服利用度差，故静脉给药，常用剂量为 5 mg/kg，每日 2 次，用 14～21 日，继以 5～6 mg/(kg・d)，用 5～7 日。一般认为用更昔洛韦治疗巨细胞病毒感染时，无须减少使用抗移植排斥反应的免疫抑制剂。有报道称其可延缓巨细胞病毒视网膜炎的进展，停用后可复发，故应长期用药，5 mg/(kg・d)，每周 5 日维持，常因白细胞减少而终止用药。早期用药效果较好。更昔洛韦的主要副作用是肝细胞功能损害，白细胞、血小板减少，静脉滴注可造成局部肿痛，可有皮疹、恶心、呕吐和头痛等。对巨细胞病毒肺炎无效。

（2）缬更昔洛韦：更昔洛韦前体，口服后在肠壁和肝脏代谢为活化型更昔洛韦，生物利用度为 62.4%，2000 年获准用于 18 岁以上艾滋病患者巨细胞病毒视网膜炎和移植患者巨细胞病毒感染的预防。先天性感染患儿Ⅱ期临床研究显示，单剂量 16 mg/kg，每日 2 次，与静脉用 6 mg/kg 更昔洛韦等效。缬更昔洛韦用法：成人诱导期 900 mg，每日 2 次，持续 21 日，维持治疗剂量为 900 mg，每日 1 次，每周 2 次，肾功能不全者剂量酌减。需与食物同服，主要副作用有胃肠道反应、骨髓抑制、眩晕、头痛、失眠等。

（3）膦甲酸钠：又名膦甲酸三钠，是一种非竞争性 HCMV DNA 聚合酶抑制剂，并能抑制人类免疫缺陷病毒Ⅰ型的反转录酶的活性。常用于不能耐受更昔洛韦或用更昔洛韦治疗无效的 HCMV 相关感染性疾病患者的治疗。已获准用于艾滋病并发巨细胞病毒视网膜炎的患者，剂量为 60 mg/kg，每日 3 次，共 3 周，继以 90 mg/(kg・d)维持。可延缓巨细胞病毒视网膜炎的进展，患者的存活时间亦延长。主要副作用为肾毒性、电解质紊乱、胃肠不适、恶心、头痛、乏力、贫血和轻度血肌酐升高等。

（4）HCMV 特异性免疫球蛋白：用高效价 HCMV 特异性免疫球蛋白中和 HCMV，可抑制其细胞毒效应，从而减轻组织损害。可用于病情危重的巨细胞病毒感染者。

（5）干扰素：器官移植受者用 IFN-α 300 万 U 肌内注射，每 2 日 1 次，用 5 周，可抑制 HCMV 复制。但 HCMV 对干扰素的敏感性较低，干扰素一般不宜用于 HCMV 相关感染

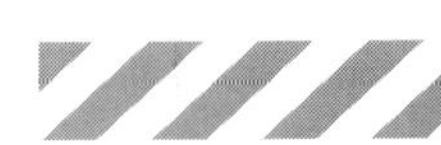

性疾病的病原治疗。

(6) 阿昔洛韦：一种抑制疱疹病毒的广谱抗病毒药物。由于 HCMV 缺乏病毒特异性胸腺嘧啶核苷激酶，因此该药对巨细胞病毒感染无效，但能降低器官移植后症状性 HCMV 相关感染性疾病的发生率。

若妊娠早期出现原发巨细胞病毒感染，应尽快终止妊娠。妊娠中、晚期感染者应进一步检查胎儿有无畸形而采取相应措施。免疫正常个体的无症状感染或轻症疾病无须抗病毒治疗。对于有临床症状或先天性巨细胞病毒感染者可进行抗病毒治疗。进行免疫抑制治疗的患者应定期监测 HCMV 激活情况，尽早进行抗病毒治疗。

(三) 中西医结合治疗

巨细胞病毒感染的抗病毒治疗效果有限，目前全球尚无彻底治愈的办法，主要采用对症支持治疗。可采取中西医结合治疗方法，在西医治疗的基础上加用中医药治疗，能够明显改善临床症状，减少抗病毒治疗的不良反应，综合气候、季节、证型特点以及患者个体差异性给予辨证治疗，以达到最好疗效。中药内服治疗以扶正祛邪为基本法则，实证以祛邪为主，根据不同的证型，治以解表祛邪、清热祛湿、温中散寒。虚证以扶正为主，治以健脾益气、温补脾肾。中西医结合治疗的最大优势就在于帮助控制症状和预防相关并发症的发生。

九、预防与调护

(一) 预防

1. 一般预防措施　传染源的控制措施一般为消毒处理患者的分泌物和排泄物。阻断传播途径的措施：若妊娠早期发现原发感染，应终止妊娠；对已发生宫内感染的新生儿应注意隔离；乳汁中排放病毒的母亲应避免哺乳；输血及器官移植供者的血清抗 HCMV 抗体筛查须为阴性等。对器官移植和骨髓移植受者的预防：可用大剂量阿昔洛韦长程疗法；移植开始前预防性使用高效价 HCMV 特异性免疫球蛋白或短程(2～4 个月)更昔洛韦，继以口服阿昔洛韦，以降低发病率。

2. 中医药预防　古代医家非常强调通过保护和增强人体的正气来预防温病。本病可从增强体质及重视个人卫生方面着手减少疫邪侵袭机会。

3. 接种疫苗　预防上最根本的方法还是研制和使用疫苗。活疫苗可因 HCMV 的持久存在而致长期毒性，活疫苗的潜伏性和传染性也颇多异议。目前主要研制与应用的是减毒和亚单位疫苗。HCMV 减毒活疫苗能诱导机体产生体液和细胞免疫应答，降低发病率。

(二) 调护

进行有意识的身体锻炼。提高机体免疫功能及抗病能力，特别是育龄期妇女，以减少巨细胞病毒感染对胎儿的严重危害。孕妇或有慢性消耗性疾病、免疫力低下等患者尤应注意保护，应使他们远离传染源。

(张　青　曾江琴　李　昊)

参考文献

[1] WARRELL D A, COX T M, FIRTH J D. 牛津传染病学(第 4 版)[M]. 李宁，译. 北京：人民卫生出版社，2011.

[2] 李兰娟,任红.传染病学[M].9版.北京:人民卫生出版社,2018.

[3] 邵一鸣.常见新发传染病防治手册[M].杭州:浙江大学出版社,2005.

[4] 刘克洲,陈智.人类病毒性疾病[M].2版.北京:人民卫生出版社,2002.

[5] 张旋,范骏,陈晓明,等.肝移植术后受体移植术后糖尿病、HCMV、HBV相关性研究[J].中华医学杂志,2008,88(29):2053-2055.

[6] 吴勉华,王新月.中医内科学[M].北京:中国中医药出版社,2012.

[7] 田维毅,袁端红,王文佳.现代中医疫病理论与实践[M].贵州:贵州科技出版社,2016.

[8] 姜平,姜丽华.传染科临床护理[M].北京:中国协和医科大学出版社,2016.

[9] 邓鑫.中西医结合传染病学[M].长沙:湖南科学技术出版社,2017.

[10] 李伟,陈素华.妊娠期人巨细胞病毒感染的中医药研究进展[J].医学信息,2019,32(1):37-40.

[11] 嘎勒登玛,董海荣.巨细胞病毒感染的诊断进展和预后分类[J].国际检验医学杂志,2016,37(20):2873-2874.

[12] 朱宝生.《先天性巨细胞病毒感染与临床干预指南》解读[J].中国产前诊断杂志(电子版),2020,12(4):18.

[13] 银益飞,齐莹.先天性巨细胞病毒感染筛查与临床干预指南[J].中国实用妇科与产科杂志,2019,35(4):417-423.

[14] 丁俊珊.巨细胞病毒感染对自然流产的影响及作用机制[J].河南大学学报(医学版),2022,41(5):369-372.

[15] 朱春晖,陈静,戴书明,等.更昔洛韦三种方案对儿童巨细胞病毒感染效果研究[J].黑龙江医药,2022,35(5):1001-1004.

[16] 徐水宝,卢洪洲.先天性巨细胞病毒感染的研究进展[J].微生物与感染,2022,17(2):123-128.

第二十二章

狂犬病

一、概述

狂犬病(rabies)在中国古代文献中被称为“猘犬病”“瘈犬病”或“疯犬病”,是一种古老的传染病。人被疯犬咬伤,或因皮肤破裂误触疯犬唾液,均能染毒入营血,发为狂犬病。现代医学认为狂犬病是一种急性人畜共患传染病,以狂犬病毒(rabies virus)侵袭中枢神经系统为主因。临床上主要表现为特异性恐风、恐水、咽肌痉挛、进行性瘫痪等,可分为狂躁型和麻痹型,狂躁型因有典型的恐水症状又名恐水症(hydrophobia)。

狂犬病分布范围广,至今仍在全球范围内流行,尤其是发展中国家。狂犬病的病死率高,全球每年有约55000人死于狂犬病,其中近60%发生在亚洲。1949年后,我国将狂犬病列为二类传染病加以管理,在1951年开展了一次大规模的全国消灭病犬行动,使狂犬病发病率大幅下降。世界卫生组织(World Health Organization,WHO)将2007年9月8日定为首个世界狂犬病日(World Rabies Day,WRD),并确定2008年9月28日为第二个WRD。WRD的确定足以说明全球对于狂犬病的重视,有助于大力推广狂犬病的有效预防,从而降低发病率和病死率。近年来,狂犬病报告死亡人数也一直位居我国法定报告传染病前列,给人民群众生命健康带来严重威胁。

在我国,狂犬病最早的记载来自《左传·襄公十七年》,“十一月甲午,国人逐瘈狗”,时在公元前556年,可见当时疯犬对人的危害就已经引起了人们的重视,人们采取了驱逐疯犬的措施。西方关于狂犬病的最早记载见于公元前2300年以前美索不达米亚(古王国,在今伊拉克境内)的Eshnunna法典,其中有关于狂犬病的条款。这反映当时人们已认识到狂犬病的存在。

二、流行病学

(一)传染源

狂犬病在自然界的储存宿主包括食肉目动物和翼手目动物,狐、狼、豺、鼬獾、貉、臭鼬、浣熊、猫鼬和蝙蝠等均可感染狂犬病毒成为传染源,进而感染猪、牛、羊和马等家畜。狂犬病毒易感动物主要包括犬科、猫科及翼手目动物,禽类、鱼类、昆虫、蜥蜴、龟和蛇等不感染但可传播狂犬病毒。全球范围内,99%的狂犬病由犬引起,特别是亚洲、非洲等狂犬病流行区,而犬狂犬病疫情控制较好的欧洲、北美洲、澳大利亚及部分拉丁美洲国家的传染源主要为蝙蝠、狐、豺、狨猴、猫鼬和浣熊等野生动物。宿主动物中,蝙蝠较为特殊,由于蝙蝠暴露可能为极难察觉的细微咬伤或损伤。WHO及美国疾病控制和预防中心(CDC)均将蝙蝠暴露归类为严重暴露,要求将其按照Ⅲ级暴露进行处置。

（二）传播途径

狂犬病毒主要通过咬伤传播,也可通过带病毒犬的唾液,经各种黏膜和皮肤伤口入侵人体。此外,蝙蝠群居洞穴中的含病毒气溶胶也可经呼吸道传播。美国和加拿大1950—2007年间56例蝙蝠导致的人狂犬病病例中,有明确咬伤史者仅22例,与蝙蝠直接接触而无咬伤(如触摸蝙蝠)者9例,有6例并无明确接触史,仅发现房间内有蝙蝠,而无直接接触者为19例。另有报道,国外出现多起通过角膜移植而感染狂犬病毒的患者,在器官移植蓬勃发展的今天,应引起重视。

（三）易感人群

人群普遍易感。人被病犬咬伤后发病率为15%～20%。被病兽咬伤后是否发病与多种因素有关:①咬伤部位:头、面、颈、手指处被咬伤者,发病率高。②咬伤的严重性:创口深而大者,发病率高。③局部处理情况:咬伤后迅速彻底清洗者,发病率低。④及时、全程、足量注射狂犬病疫苗和免疫球蛋白者,发病率低。⑤被咬伤者免疫功能低下或免疫缺陷,发病率高。

（四）流行特征

目前99%以上的人狂犬病死亡发生在发展中国家,尤其以南亚、东南亚、北非、中非、南美等地区疫情较重。我国历史上各省均有狂犬病病例报道,主要集中在西南、华南、东南及华东等人口密集地区。通过对湖北省2003—2018年人狂犬病监测数据进行分析,结果发现2003—2007年湖北省狂犬病流行形势严峻,犬只缺乏有效管理,群众对狂犬病的危害认识不足,暴露后疫苗和被动免疫制剂使用率不高,部分基层狂犬病暴露处置门诊缺乏规范化管理等。后经过宣教与管理,2007—2018年报告的狂犬病病例数呈下降趋势,且疫情从地区流行转为多地散发态势。我国狂犬病全年均有发生,但夏秋季节发病数多于冬春季节,发病高峰一般出现在8月。各年龄段均可发病,0～7岁者约占17%,8～19岁者约占23%,20～60岁者约占50%。男性多于女性,男性占病例总数的65%～70%。农村地区人群是狂犬病主要罹患人群,占病例总数的50%～70%,以农民和15岁以下儿童为主,此类人群暴露后预防比例较低。病例主要由犬伤所致,约占90%左右;其次为猫,占5%左右,其他致伤动物包括马、松鼠、猪、蝙蝠、猴和獾等,但较为少见,仅占不到5%。约50%伤人动物为家养,其中绝大多数家养动物未接种动物狂犬病疫苗,流浪动物约占伤人动物总数的25%。

（五）病原学

狂犬病毒在病毒学分类上属于弹状病毒科(Rhabdoviridae)的狂犬病毒属。狂犬病毒属包括7个型,其中Ⅰ型为典型的狂犬病毒株,其他型为狂犬病相关毒株。狂犬病毒的形态似子弹,一端平凹,另一端半圆。长约180 nm,直径约75 nm,病毒核酸为单股负链RNA,不分节片,外绕以蛋白质衣壳,表面有脂蛋白包膜。

狂犬病毒基因编码5种蛋白:①N蛋白:又称核蛋白,是狂犬病毒核衣壳的主要组成部分。N蛋白不仅可以保护基因组RNA免受核酸酶降解,而且是RNA转录与复制不可缺少的部分。N蛋白是狂犬病毒重要的抗原成分,它能刺激T淋巴细胞产生免疫,并能激活B淋巴细胞产生抗N蛋白的抗体。N蛋白抗原具有属特异性,因此在病原学诊断上有重要价值。②P蛋白:又称磷蛋白,也称NS蛋白或M1蛋白,位于病毒核衣壳与包膜间,与核衣壳

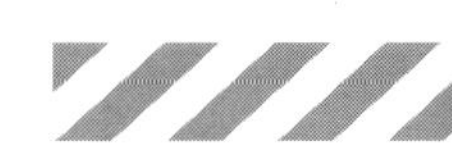

和L蛋白共同构成核衣壳复合体。P蛋白参与狂犬病毒RNA的转录和复制。③M蛋白：又称基质蛋白，也称M2蛋白，是狂犬病毒最小的一种结构蛋白。M蛋白为组成病毒包膜的重要部分，可能与病毒的成熟和出芽有关。④L蛋白：又称大蛋白或聚合酶，是狂犬病毒最大的结构蛋白，具有病毒转录酶的活性。⑤G蛋白：又称糖蛋白，是狂犬病毒重要的抗原成分，是诱导病毒产生中和抗体的唯一抗原，其作用是使病毒吸附，进入宿主细胞，决定病毒毒力及免疫原性，刺激T淋巴细胞产生免疫反应及影响病毒复制。由于糖蛋白能与乙酰胆碱受体结合，因此狂犬病毒具有嗜神经性，即对神经组织有特殊的侵害力。此外，狂犬病毒还具有变异性，从自然条件下感染的人或动物体内分离到的病毒称野毒株或街毒株(street virus)，其具有较强的致病力，能在唾液腺中潜伏并增殖。野毒株连续在家兔脑内多次传代便成为固定株，然而固定株毒力减弱，对人和犬无致病力，不侵犯唾液腺，但仍保持抗原性，可用于疫苗的制备。

狂犬病毒对理化因子的抵抗力不强，强酸、强碱、甲醛、乙醚、胆盐、季铵类化合物，日光、紫外线和X线照射都能迅速将其灭活。但狂犬病毒在pH 3.0～11.0范围内较稳定，且具有一定的抗低温能力，可在−70 ℃或冻干后于0～4 ℃存活多年。

三、中医病因病机

东晋葛洪的《肘后备急方》记载了狂犬病的发病、内外治法及禁忌等内容。成书于隋唐时期的《诸病源候论》《备急千金要方》和《外台秘要》等书，丰富了狂犬病的治法和方药。从《圣济总录》《太平圣惠方》等宋金元时期医家著作所载狂犬病的内容来看，这一时期医家对狂犬病的认识水平尚囿于隋唐时期。《备急千金要方》最早记载了狂犬病发病季节，“凡春末夏初，犬多发狂”，但对狂犬病病因的认识，唐以前的医学文献缺如。直至明代医家陈实功明确提出，人感染非时不正之气、被五脏受毒的狂犬所咬而发病是狂犬病的病因。而成书于清代光绪年间的《急救应验良方》进一步对狂犬病发作的成因提出了见解，认为狂犬病发作是感触蛇虫流出之毒、从口鼻吸入所致。历代医家对狂犬病病机的阐述较少。唯孟河医派的名医马培之对狂犬病的病机有所描述，其认为狂犬病的病机为瘀热在里。

现多认为狂犬病的发生是由于疫疠之邪，经瘈狂之犬的唾液，由伤口侵入人体而发病。病邪直入营血，迅即生风化痰，上蒙神明，内攻心营，故临床见发热、恐慌、谵妄、恐水、怕风、心慌等症。若未得有效治疗则可见邪毒内闭，瘀毒内蕴，毒瘀交结，凝滞血脉，气血乖逆，出现肢体弛缓性瘫痪、失语、神昏等症(图22-1)。

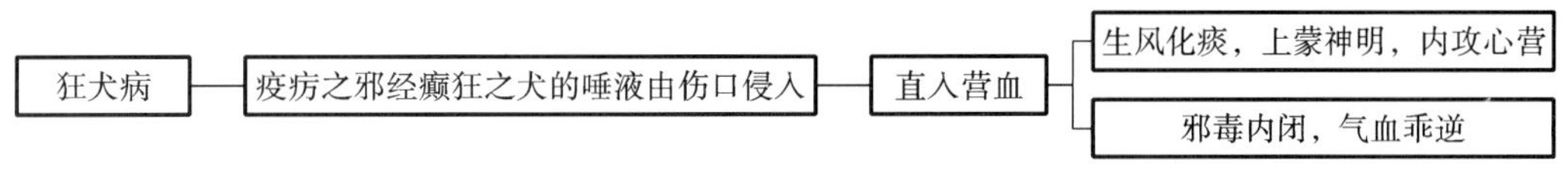

图22-1　狂犬病病因病机示意图

四、发病机制与病理

（一）发病机制

狂犬病毒可通过伤口或直接与黏膜表面接触入侵人体，但病毒不能穿过完整的皮肤，因此只能通过在非神经组织中复制，或发挥对神经组织的强大亲和力侵袭人体。其致病过程可分为三个阶段：①小量增殖期：病毒先入侵伤口附近的肌细胞，在局部肌细胞内停留并小量增殖，这个过程持续 3 天或更久，然后入侵人体近处的末梢神经。②侵入中枢神经期：病毒沿神经轴突向中枢神经快速扩散，繁殖到脊髓的背根神经节，侵入脊髓并迅速到达大脑。主要入侵脑干、小脑等处的神经细胞。③向各器官扩散期：病毒从中枢神经扩散到周围神经，并侵入所有器官和组织，特别是唾液腺、舌味蕾、嗅神经和上皮细胞。迷走神经、舌咽部及舌下脑神经核受损，可引起吞咽肌及呼吸肌痉挛，患者出现怕水、吞咽困难及呼吸困难等症状。当交感神经参与时，唾液分泌和出汗会增加。当交感神经节、迷走神经节、心神经节受损时，可引起患者心血管功能障碍或猝死。

狂犬病毒侵犯神经系统的原因主要是病毒侵犯的神经细胞凋亡被抑制，被感染的神经细胞能够继续存活，病毒不断传递到下一个神经细胞。尽管特异性 T 淋巴细胞可以进入中枢神经系统，但病毒的侵犯导致特异性 T 淋巴细胞功能不全，因此抗病毒免疫不能有效控制病毒，所以病毒可以不断被传递到新的神经细胞，并沿着脊髓达到中枢神经系统。

（二）病理

病理变化主要为急性弥漫性脑、脊髓、脊神经根的炎症，其中损害较为明显的部位是大脑基底面海马回、脑干部位（中脑、脑桥和延髓）及小脑，外观可有充血、水肿、微小出血等。镜下脑实质内出现非特异性神经细胞变性与炎症细胞浸润，但神经组织结构并没有被破坏。具有特征性的病变是嗜酸性包涵体，称内氏小体（Negri body），为狂犬病毒的集落，常见于海马以及小脑浦肯野细胞中。该小体位于细胞质内，呈圆形或椭圆形，直径 3～10 μm，HE 染色后呈樱桃红色，具有诊断意义。

五、临床表现

潜伏期长短不一，最短者为 3 天，长者可达十年以上，但大多数患者在 3 个月内发病。潜伏期长短与年龄、伤口部位、伤口深浅、入侵病毒数量和毒力等众多因素相关。临床表现有狂躁型和麻痹型两种，以狂躁型多见。

（一）狂躁型

典型病例按其病程发展可分为三期。

1. 前驱期 患者表现有低热、乏力、食欲缺乏、恶心、头痛、咽痛、腹痛和腹泻。80%的病例在咬伤部位已愈合的伤口附近可出现感觉异常，如痒、麻木、间歇性刺痛或灼痛、冷感或蚁行感等，此类感觉异常为病毒刺激周围神经细胞所致，也可出现在与伤口无关的其他部位，具有早期诊断意义。此外，部分患者可出现肌张力增高、角膜反射增快、瞳孔散大、流涎增多等。此后，咽喉部可出现轻度痉挛，但尚能吞咽。前驱期可持续 2～5 天。

2. 兴奋期 患者表现为高度兴奋、恐惧不安、恐水、恐风、体温升高（38～40 ℃，甚至超过 40 ℃）。恐水为本病的临床特征，80%的患者有此表现，当水接触到唇部则引起严重的咽喉肌痉挛，因此患者在极度口渴的情况下，也不敢饮水，后期甚至见到水或听到水流声，即诱发咽喉肌肉收缩，甚至吞咽困难。患者感到极大的痛苦和恐惧，出现脱水、呼吸肌痉挛、全身痉挛，甚至出现角弓反张。恐风也是常见的症状，对轻微的风很敏感，患者常把自己掩在被盖里面。此时，外界的各种刺激如风、光、声音或触摸等，均可引起患者咽喉肌痉挛和呼吸肌痉挛。声带痉挛可致患者言语含糊不清，甚至失音。以后发展为交感神经功能亢进所致的大汗淋漓、流涎、心率增快、呼吸深快及脉速。部分患者可出现下丘脑和杏仁核功能异常，导致性欲增强，或为嗜色狂或慕男狂。括约肌功能障碍者可出现排尿、排便困难。患者恐惧、

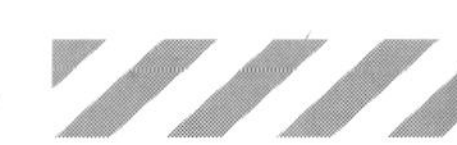

狂躁、幻听及幻视，间隙期则神志清晰。此期持续1～3天，偶可长达7天。

3. 麻痹期　患者肌痉挛减少或停止，渐趋安静，恐惧感消失，反射消失，肌肉瘫痪。大多以咬伤的肢体症状最重、分布不对称，亦可呈上升性、双侧对称性、四肢弛缓性瘫痪，尚可有脑神经瘫痪，以致嘶哑、失音、失语、知觉减退，呼吸渐弱，心律不齐，神志不清，最后呼吸、循环衰竭而死亡。本期持续时间较短，一般仅为6～18 h。从发病至死亡整个病程一般为6～10天，超过12天者极少见。

（二）麻痹型

此型占狂犬病发病总数的2%～20%。常见于由吸血蝙蝠咬伤引起的人狂犬病，也可见于角膜移植及儿童患者。此型患者因咽喉麻痹不能说话，所以此型狂犬病又称"哑型"狂犬病。其病理损害以脊髓、延髓为主。前驱期与狂躁型无区别，但无兴奋期及恐水症状，主要表现为上升性麻痹。前驱期后，患者出现四肢麻痹，从下肢开始，逐渐发展至全身麻痹。意识始终清楚，最终因呼吸麻痹或循环衰竭而死亡。整个病程为10～20天。

六、实验室及其他检查

标本采集：患者发病后（死亡前）可采集其唾液（间隔3～6 h，至少采集3份）、脑脊液、血清及颈后带毛囊的小块皮肤；患者死后最好采集其脑组织标本（小脑和脑干）进行实验室检测。

（一）血、尿常规及脑脊液

外周血白细胞计数为$(12～30)\times10^9$/L，中性粒细胞一般占80%以上。尿常规可发现轻度蛋白尿，偶有透明管型。脑脊液压力稍增高，细胞数轻度增高，一般不超过200×10^6/L，以淋巴细胞为主，蛋白质轻度增高，可达2.0 g/L以上，糖及氯化物正常。

（二）抗原检查

直接荧光抗体法（direct fluorescent antibody test，DFA）是狂犬病诊断的金标准，可以快速、敏感、特异地检测人和动物脑组织中的病毒抗原。直接快速免疫组化法（direct rapid immunohistochemical test，DRIT）及酶联免疫吸附试验（enzyme linked immunosorbent assay，ELISA）亦可特异性检测狂犬病毒抗原。

（三）抗体检查

未接种过疫苗的患者，在发病早期，体内几乎不会产生中和抗体，然而通常在临床症状出现后7～8天，即到了发病晚期，病毒会在脑内大量增殖，然后突破血脑屏障进入血液，刺激机体产生低水平的中和抗体。此时通过病毒中和试验，可检测患者血清或脑脊液中的中和抗体，作为狂犬病诊断的依据。WHO推荐的抗狂犬病毒中和抗体标准检测方法包括快速荧光灶抑制试验（rapid fluorescent focus inhibition test，RFFIT）和小鼠脑内中和试验（mouse brain neutralization test）。由于RFFIT无须使用小鼠，所用时间短（24 h即可完成），目前已被广泛采用。RFFIT也是我国现行药典规定的检测狂犬病毒中和抗体的标准方法之一。常用的狂犬病毒中和抗体检测方法还有荧光抗体病毒中和试验（fluorescent antibody virus neutralization test，FAVNT）。用ELISA测定的抗狂犬病毒糖蛋白抗体滴度与用病毒中和试验测定的结果有一定的相关性（约80%符合率），但相应试剂盒尚未普及。此外，还可以通过检测中和抗体，监测暴露前抗体背景及暴露后疫苗注射的免疫效果。WHO狂犬病专家咨询委员会认为：中和抗体水平大于或等于0.5 U/mL时，才会对接种者形成有效保护，如果发现中和抗体水平低于 0.5 U/mL，应进行加强免疫，直至达到有效保护水平。

（四）核酸测定

病毒核酸检测可用于早期诊断，以反转录 PCR 法（reverse transcription PCR，RT-PCR）（包括实时 RT-PCR）检测患者体液（如血清）和脑组织等标本，但需要严格的质量控制以保证结果的准确性。

（五）病毒分离

脑组织及唾液、脑脊液等病毒含量高的样本还可进行病毒分离，其中唾液的分离率较高。细胞培养分离法所需时间（1～2 天）远短于小鼠颅内接种分离法所需时间（10～21 天），且前者的生物安全风险远小于后者。

七、诊断与鉴别诊断

（一）诊断

1. 我国狂犬病诊断标准

（1）临床诊断病例，符合下列任一项即可诊断：①典型的狂躁型狂犬病临床表现；②明确的动物致伤史和典型的麻痹型狂犬病临床表现。

（2）确诊病例，临床诊断病例加下列任一项，即可确诊：①直接荧光抗体法（或 ELISA）：检测患者唾液、脑脊液或颈后带毛囊的皮肤组织标本中狂犬病毒抗原，结果呈阳性，或用 RT-PCR 检测狂犬病毒核酸，结果呈阳性。②细胞培养方法：从患者唾液或脑脊液等标本中分离出狂犬病毒。③脑组织检测：尸检脑组织标本，用直接荧光抗体法或 ELISA 检测狂犬病毒抗原阳性、RT-PCR 检测狂犬病毒核酸阳性、细胞培养分离法分离出狂犬病毒。

2. WHO 的狂犬病定义

（1）临床病例：病例患有急性神经性综合征（如脑炎），主要表现为功能亢进（如狂躁型狂犬病）或者麻痹综合征（如麻痹型狂犬病），如果没有重症监护支持，患者通常会在首发症状出现后 7～11 天进行性发展为昏迷和死亡，常见死因为呼吸循环衰竭。

（2）符合下列实验室标准中的一项或几项即可确诊：①存在病毒抗原；②利用细胞培养分离法或实验动物接种分离法分离到病毒；③未接种疫苗者的脑脊液或血清中存在病毒特异性抗体；④通过分子生物学方法在活体或尸体样本（如脑活检样本，皮肤、唾液、浓缩尿样本）中检测到病毒核酸。

3. WHO 的狂犬病病例分类

（1）疑似病例：符合临床诊断病例定义的病例。

（2）可能病例：疑似病例，同时具有与疑似狂犬病动物接触的可靠病史。

（3）确诊病例：实验室确认的疑似病例或可能病例。

在缺少动物暴露史或临床疑似脑炎症状的情况下，如果实验室诊断检测明确，仍可进行确定性诊断。对可能感染狂犬病毒的患者在采取适当预防措施情况下进行磁共振成像检查可能有助于诊断。无论临床类型如何，当脑干、海马、下丘脑、深层和皮质下白质以及深层和皮质下灰质的磁共振 T2 加权像出现模糊、微弱的异常高信号时，均提示可能为狂犬病。疾病晚期，当患者进入昏迷状态时，磁共振增强扫描可以清楚地显示上述改变，这些特征可用来区分狂犬病与其他病毒性脑炎。脑部 CT 几乎没有诊断价值。

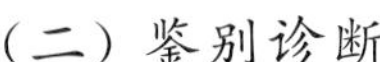

(二) 鉴别诊断

狂犬病可因咬伤史不明确、早期临床表现不典型等,造成误诊、漏诊。需与以下疾病鉴别。

1. 狂犬病恐怖症　在被动物咬伤后数小时或1～2天出现咽喉部紧缩感,甚至恐水,患者同时有非常显著的恐惧感,但没有发热、恐风、流涎等。常见于癔症患者。临床表现可经暗示治疗、对症处理后完全恢复。

2. 狂犬病疫苗所致神经系统并发症　接种首剂狂犬病疫苗2周后出现发热、肢体麻木、关节酸痛、运动失调、瘫痪等,且上述表现逐渐加重。本症不易与麻痹型狂犬病相鉴别,可监测脑脊液中和抗体,狂犬病患者的中和抗体应为阳性。本症的处理:停止接种,加用肾上腺皮质激素治疗。多数在治疗后恢复正常。

3. 破伤风　潜伏期常为4～6天,典型临床表现为阵发性肌痉挛、角弓反张,还可表现为牙关紧闭、苦笑面容、张口困难、腱反射增强等。一般无高热,无高度兴奋和恐水、恐风等表现。患者经积极治疗多可痊愈。

4. 病毒性脑膜脑炎　常有明显的意识障碍和脑膜刺激征,而狂犬病患者神志清楚。病原学检查和免疫学检查有助于确诊。

5. 脊髓灰质炎　有明显的消化道症状、脑膜刺激征和弛缓性瘫痪,常累及一侧下肢,无感觉障碍和脑神经受累表现。脑干型和脑炎型患者也可有抽搐、惊厥等,但没有恐水、流涎、咽肌痉挛等表现。病原学检查有助于确诊。

6. 吉兰-巴雷综合征　起病前1～4周有消化道或呼吸道感染症状,或者是在疫苗接种中突发神经根痛,随后出现进行性对称性肢体弛缓性瘫痪、腱反射消失或减弱等表现。此病为自限性疾病,多数患者经数周或数月可完全恢复。

八、治疗

(一) 中医治疗

狂犬病发病急、病情重,症状具特征性且相类似,所以中医治疗以辨病为主。治疗狂犬病的主要方法包括汤剂或内服外敷合用、针灸及其他验方。

1. 分期论治

(1) 初期。

临床表现:低热、头痛,食少烦躁及恐慌不安,伤口及其附近痛痒或麻或蚁行感。舌质红,苔黄腻,脉数。

治法:清热解毒破瘀。

代表方:解毒承气汤合下瘀血汤化裁。

本方由金银花、蒲公英、连翘各15 g,栀子、生大黄、黄柏、黄芩、桃仁各10 g,黄连、牡丹皮、木通、红花、土鳖虫各8 g组成。初起局部伤口先以消毒药液洗净,次以针刺破伤口,挤出恶血,再敷以消毒棉纱或黄连膏等,亦可直接用烧灼法局部烧灼。

(2) 恐水期。

临床表现:极度恐惧,恐水恐风,张口呼吸,多汗流涎,大便秘结,小便艰涩,甚或谵妄,舌红绛少苔,脉细数。

治法:清热解毒,镇惊息风。

代表方：犀角地黄汤加味。

本方由水牛角 60 g，羚羊角粉 0.3 g，牛黄 6 g，生地黄、黄连、黄芩、大黄各 10 g，木通、桃仁各 8 g，牡丹皮 12 g，生石膏 30 g 组成。全身抽搐者加用全虫、蜈蚣、地龙各 6 g；狂躁者加生石决明 20 g。

(3) 虚脱期。

临床表现：神昏失语，肢体厥冷，肢软瘫痪，气息微弱，脉微欲绝。

治法：回阳固脱。

代表方：四逆汤、真武汤加减。

本方由人参 20 g，附片、干姜各 12 g，茯苓、白术、芍药、甘草各 10 g 组成。

2. 针灸疗法　狂犬病的针灸治疗方法多种多样，具体包括：

(1) 刺血。《备急千金要方》中说："凡猘犬所啮，未尽其恶血毒者……若不血出，刺出其血。"

(2) 拔罐。《医宗金鉴》中说："用砂烧酒壶两个，盛多半壶烧酒，先以一壶上火令滚无声，倾酒即按在破伤疮口，拔出污黑血水，满则自落。再以次壶仍按疮口，轮流提拔，以尽为度，其风立愈。"

(3) 针刺。《神应经·杂病部》提出，蝎螫、蛇、犬、蜈蚣伤，痛不可忍者，各详其经络部分，逆顺戚气刺之，盖逆顺戚气者，气随经直泻，不欲呼吸，使毒气行经也。

(4) 直接灸。《肘后备急方》中说："疗猘犬咬人方……灸疮中十壮，明日以去，日灸一壮，满百乃止。"

(5) 隔杏仁灸。《外台秘要》中说："捣杏仁，和大虫牙捻作饼子，贴疮上，顿灸二七壮。"

(6) 隔核桃壳灸。《医学纲目》中说："治疯狗咬，用核桃壳半个，将野人干粪填满，以榆皮盖定，罨于伤处；又用艾于核桃上灸十四壮，即愈。"

(7) 经穴灸。《铜人腧穴针灸图经》中说："猘犬所伤，毒不出，发寒热，速以三壮。"

(8) 针灸并用。《外科理例》中有针灸并用的详细记载："一人疯犬所伤，牙关紧急，不省人事，紧针患处出毒血，隔蒜灸良久而醒。"

刺血、拔罐、针刺及灸疗，具有解毒拔浊、祛腐生新、活血通络、扶正消肿的功效，从理论上讲具有将进入体内之犬风恶毒消除的功效。

3. 其他验方　清代马培之在《马评外科证治全生集》中记载，单方专药可用万年青，连根捣汁服，即用渣敷咬处。赵学敏亦称：曾试验，极效。治疗狂犬病的成方主要有：《医宗金鉴》中收载的专治疯狗咬伤的"扶危散"，即以斑蝥为主药，其方用斑蝥（去头、足、翅，加糯米同炒，去糯米）7 个、滑石 30 g、麝香 0.6 g、雄黄 3 g，共研极细末，每服 3 g，一日一次，温酒调下，不饮酒者米汤调下。"琥珀碧玉散"，其方用滑石 180 g、甘草 30 g、琥珀 15 g、青黛 3 g，共研极细末，每服 9 g，一日三次，用灯心汤调下，与扶危散同用以分解其毒性。陈士铎《洞天奥旨》记载的活命仙丹，方用木鳖子（切片）3 个、斑蝥（陈土炒，去头足，米一撮炒）7 个、大黄 15 g、刘寄奴 15 g、茯苓 15 g、麝香 1.5 g，各研极细末和匀，黄酒 9 g 调服，一日一次，严重者一日两次。咬七日内者皆能建功，过七日必须多服数剂，无不可救。

综上可见各代医家对狂犬病治疗的重视，中医治疗可贯穿狂犬病发展的全程。

（二）西医治疗

狂犬病是所有传染病中最凶险的病毒性疾病，一旦发病，病死率达 100%。因此狂犬病暴露后的治疗是紧急的，伤口应立即处理，尽快进行疫苗和血清治疗（当后者需要时）；治疗

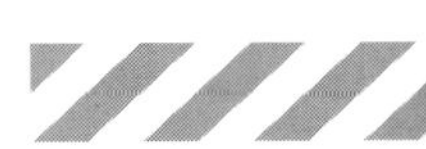

不应等待实验室诊断结果，也不应在怀疑有狂犬病时被犬只观察耽搁治疗；孕妇和婴儿从来不是狂犬病暴露后治疗的禁忌证；被咬后几个月来院接受评估和治疗的人，应按照最近才被咬的方式处理。起始治疗一般不应延迟或推迟，如果使用现代纯化的狂犬病生物制剂，则不存在禁忌证，必须使用已被证明安全有效的疫苗方案和给药途径。

在狂犬病流行国家或地区以外，也有采取延迟治疗的病例。即如果物种不可能感染狂犬病毒，则可等待实验室诊断结果后再决定治疗措施。如果结果可在 48 h 内获得，或如果咬人犬起初接触时间超过一年，有疫苗接种证书表明它已正确接种过疫苗（至少 2 次），则观察咬人犬 10 天。如果咬人犬在观察期间出现任何疾病迹象，患者应立即接受狂犬病暴露后的全面治疗。

1. 隔离患者　单室严格隔离患者，尽量保持患者安静，避免光、风、声等刺激。医务人员最好是经过免疫接种者，并佩戴口罩和手套，以防受染。患者的分泌物或排泄物须严格消毒。

2. 对症治疗　立即用肥皂水或清水清洗和冲洗；用 70％乙醇或碘（酊剂或水溶液）消毒。加强监护，积极做好对症治疗，患者常于出现症状后 3～10 天死亡。除补充水、电解质及热量，纠正酸碱平衡失调外，对烦躁、痉挛的患者给予镇静药；有脑水肿时给予脱水药。防止呼吸肌痉挛导致窒息，必要时可做气管切开，给氧。

3. 狂犬病生物制品使用及分类

第一类：接触、喂养动物或舔舐完整的皮肤，可不用狂犬病生物制品。

第二类：轻微划伤或擦伤，但未出血，或舔破皮肤和咬破皮肤，仅使用疫苗。

第三类：单次或多次经皮咬伤、抓伤或黏膜被唾液污染（即舔舐），使用免疫球蛋白加疫苗。

4. 注射抗狂犬病免疫球蛋白（RIG）　在解剖可行的情况下，应在伤口深处和伤口周围浸润注射 RIG，剩余的应在远离疫苗接种的肌内注射部位注射，如大腿前部。RIG 的数量/体积：人 RIG 为 20 U/kg，不应超过总推荐剂量，如果计算的剂量不足以渗入所有伤口，可使用无菌生理盐水稀释 2～3 倍，使其完全渗入。

5. 非特异性治疗　如果可能，推迟缝合；如果需要缝合，确保 RIG 已局部应用；必要时使用抗菌药物和破伤风类毒素。

（三）中西医结合治疗

本病可采取中西医结合治疗，接种狂犬病疫苗对预防狂犬病的发生有肯定效果，但少数人出现疫苗反应，严重者可累及神经系统，引起各种神经系统并发症，甚至危及生命。中医对症支持治疗可有效改善由注射狂犬病疫苗引起的神经系统并发症。

九、预防与调护

（一）预防

狂犬病尚缺乏肯定有效的治疗药物，因此预防最为关键。

1. 清洗消毒伤口　可用 20％肥皂水或 0.1％苯扎溴铵（新洁尔灭）彻底冲洗伤口至少半小时，力求去除犬涎，挤出污血。彻底冲洗后用 2％碘酒或 75％酒精涂擦伤口，伤口一般不予缝合或包扎，以便排血引流。如有抗狂犬病免疫球蛋白（RIG）或免疫血清，则应在伤口底部和周围行局部浸润注射。此外，尚需注意预防破伤风及细菌感染。

2. 预防接种

(1) 疫苗接种:可用于暴露后预防,也可用于暴露前预防。我国为狂犬病流行地区,凡被犬咬伤者,或被其他可疑动物咬伤、抓伤者,或医务人员的皮肤破损处被狂犬病患者唾液污染时均需做暴露后预防接种。暴露前预防主要用于高危人群,即兽医、山洞探险者,从事狂犬病毒研究的人员和动物管理人员。世界卫生组织(WHO)推荐使用的疫苗如下:①人二倍体细胞疫苗,价格昂贵;②原代细胞培养疫苗,包括地鼠肾细胞疫苗、狗肾细胞疫苗和鸡胚细胞疫苗等;③传代细胞系疫苗,包括 Vero 细胞(非洲绿猴肾细胞)疫苗和 BHK 细胞(幼仓鼠肾细胞)疫苗。

我国批准的疫苗有地鼠肾细胞疫苗、鸡胚细胞疫苗和 Vero 细胞疫苗。暴露前预防:接种 3 次,每次 1 mL,肌内注射,于第 0、7、28 天进行;于 1～3 年加强注射 1 剂。暴露后预防:接种 5 次,每次 2 mL,肌内注射,于第 0、3、7、14 和 28 天完成,如严重咬伤,可全程注射 10 剂,于当天至第 6 天每天 1 剂,随后于第 10、14、30、90 天各注射 1 剂。部分 Vero 细胞疫苗可应用 2-1-1 免疫程序:于第 0 天在左、右上臂三角肌肌内各注射 1 剂(共 2 剂),幼儿可在左、右大腿前外侧区肌内各注射 1 剂(共 2 剂),第 7、21 天分别在三角肌注射本疫苗 1 剂,全程免疫共注射 4 剂,儿童用量相同。对于有下列情形之一的建议首剂狂犬病疫苗剂量加倍:①注射疫苗前 1 个月内注射过免疫球蛋白或抗血清者;②先天性或获得性免疫缺陷患者;③接受免疫抑制剂(包括抗疟疾药物)治疗的患者;④老年人及患慢性病者;⑤暴露后 48 h 或更长时间后才注射狂犬病疫苗的人员。

(2) 免疫球蛋白注射:常用的制品有人抗狂犬病毒免疫球蛋白(human anti-rabies immunoglobulin,HRIG)和抗狂犬病马血清两种,以人抗狂犬病免疫球蛋白为佳。抗狂犬病马血清使用前应做皮肤过敏试验。

3. 中医药预防 伤口的清洗消毒可用生甘草煎汤进行。对狂犬病疫苗过敏或为过敏体质者,可予中药口服预防。有专利显示,将斑蝥经糯米炒黄研成粉末后口服,具有活血、化瘀、镇静镇痉、解狂犬病毒,使毒气外出而不致内攻,兴奋呼吸系统,加强循环的作用。此外,另有专利描述,由乌不落根 25 g、贯众根 25 g、粗毛牛膝茎叶或根 20 g、桑白皮 20 g、仙鹤草 15 g、山龙眼根 25 g、淡竹叶 10 g 组成的中药,药性平和,毒性小,由乌桕根皮和兖州卷柏各按 50%配制,或由乌桕根皮 45%、兖州卷柏 45%、车前草 5%、甘草 5%配制的中成药,既可用于预防又可用于治疗。其由纯中草药成分配制,效果显著,无副作用,且原料易找,方法简单,成本低廉,保管使用方便。

4. 管理传染源 以犬的管理为主。捕杀野犬,管理和免疫家犬,并实行进出口动物检疫等措施。病死动物应予焚毁或深埋处理。

(二) 调护

(1) 接种期间忌饮酒、浓茶和进食刺激性食物。避免受冷、受热或过劳。

(2) 接种后,有条件时可测定外周血中的中和抗体,以效价达 1∶20 或以上为宜。

(3) 严重感染病例,应早期使用抗狂犬病免疫球蛋白(RIG)。

(4) 免疫血清及免疫球蛋白均不宜单独应用,而需与预防接种联合采用。

(张新悦　段妍君)

参考文献

[1] 刘克洲,陈智.人类病毒性疾病[M].2 版.北京:人民卫生出版社,2010.

[2] ZHAO J H,ZHAO L F,LIU F,et al. Ferret badger rabies in Zhejiang,Jiangxi and Taiwan,China[J]. Arch Virol,2019,164(2):579-584.

[3] 周航,李昱,陈瑞丰,等.狂犬病预防控制技术指南(2016 版)[J].中华流行病学杂志,2016,37(2):139-163.

[4] 沈正君,赵玉良,张军,等.狂犬病流行现状及人用狂犬病疫苗研究进展[J].实用预防医学,2020,27(5):637-641.

[5] 李永宸,彭胜权.狂犬病的中医认识嬗变[J].中华医史杂志,2007,37(1):23-26.

[6] 李兰娟,任红.传染病学[M].9 版.北京:人民卫生出版社,2018.

[7] 赵明江,张迟,叶建君.湖北省 2003—2007 年人间狂犬病流行病学特征分析[J].中华疾病控制杂志,2010,14(3):235-239.

[8] 牟笛,陶忠发,李中杰,等.2007—2018 年中国狂犬病流行病学特征分析[J].中华实验和临床病毒学杂志,2021,35(2):168-171.

[9] LAOTHAMATAS J,HEMACHUDHA T,MITRABHAKDI E,et al. MR imaging in human rabies[J]. Am J Neuroradiol,2003,24(6):1102-1109.

[10] THANOMSRIDETCHAI N, SINGHTO N, TEPSUMETHANON V, et al. Comprehensive proteome analysis of hippocampus,brainstem,and spinal cord from paralytic and furious dogs naturally infected with rabies[J]. J Proteome Res,2011,10(11):4911-4924.

[11] 游绍莉.我国狂犬病的流行现状及防治[J].中华护理杂志,2007,42(5):474-476.

[12] 陈珊珊,危剑安,黄霞珍.中医药治疗狂犬病文献回顾[J].环球中医药,2012,5(2):114-116.

[13] 李道丕,陈嘉志.古代针灸方法防治人间狂犬病的经验[J].中国针灸,2011,31(3):269-270.

[14] 曾凡胜,王礼发,周添天,等."恐水灵"处方防治急慢性狂犬病 50 例临床研究报告[J].世界最新医学信息文摘,2016,16(42):17-18,26.

[15] 仇微红,李雪,石达友,等.15 种单味中药粗提物体外抗伪狂犬病毒作用的研究[C]//纪念中国畜牧兽医学会中兽医学分会成立 30 周年中国畜牧兽医学会中兽医学分会 2009 年学术年会.华东区第十九次中兽医科研协作与学术研讨会论文集:2009 年卷.2009:342-347.

[16] 丁德生,丁晓明.一种预防和治疗狂犬病的中药及其制作方法:CN101623456B[P].2011-10-05.

[17] 张建强.一种预防和治疗狂犬病的中药:CN1589814[P].2005-03-09.

[18] 唐松国.一种防治狂犬病中成药及其配制方法:CN1075263A[P].1993-08-18.

第二十三章
埃博拉病毒病

一、概述

埃博拉病毒病(Ebola virus disease,EVD)又称埃博拉出血热(Ebola hemorrhagic fever,EHF),是由埃博拉病毒(Ebola virus,EBOV)感染引起的一种急性出血性传染病,临床表现为突起高热、出血、肝肾功能损害等。

埃博拉病毒病于1976年首次同时暴发两次,一次是在苏丹共和国的恩扎拉,一次是在刚果民主共和国的扬布库。后者发生在埃博拉河附近的一个村庄,故该疾病以它的名字命名。2014年8月8日,世界卫生组织宣布西非埃博拉病毒病疫情为“国际公共卫生紧急事件”,引起了国内外的广泛关注。埃博拉病毒病有明显的地理流行病学特征,非洲大陆是主要疫源地,目前中国境内没有埃博拉病毒病病例,但随时面临输入风险。

中医学文献中并无埃博拉病毒病的病名,根据发病机制及病理、临床表现、预后、转归等特征,埃博拉病毒病应归属于中医“疫病”“疫毒”“温疫”等范畴。清代温病学家余师愚的《疫疹一得》有不少类似本病症状的记载,其所述病症如头痛如劈,遍体炎炎,骨节烦痛,腰如被杖,静躁不常,四肢逆冷,胸膈郁遏,红丝绕目,小便短缩如油,衄血、斑疹等,与埃博拉病毒病临床表现极似。本病多由疫毒侵袭、耗伤正气,日久侵犯全身血液、骨髓、淋巴系统以及胃肠道、泌尿及神经系统,最终导致气血阴阳失调、脏腑功能受损而发病。

二、流行病学

(一)传染源

感染埃博拉病毒的患者和非人灵长类动物为本病的传染源。埃博拉病毒的自然宿主尚不清楚,有几项研究表明与蝙蝠有关。在加蓬共和国和刚果民主共和国捕获的三种果蝠中,发现其感染埃博拉病毒而没有明显疾病,且能够从感染果蝠的血清和内脏中培养出埃博拉病毒。一项研究表明,2007年在刚果民主共和国卢埃博,埃博拉病毒感染与果蝠接触有关。

(二)传播途径

1. 接触传播 接触传播是最主要的传播途径。直接接触患者的体液、分泌物和排泄物等后,病毒经眼、鼻、口腔黏膜以及破损的皮肤侵入而感染人体或动物体,经一定潜伏期后发病。此外,病毒还可通过直接接触患者尸体传播。因为埃博拉病毒可以在患者尸体内存活数天,而非洲的一些丧葬习俗(举行葬礼前至亲好友为丧生者洗濯身体)使当地人能够有机

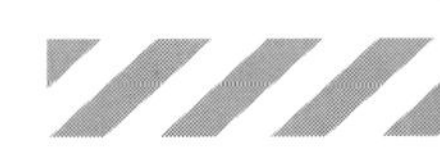

会触碰到尸身或体液，造成了埃博拉病毒病在非洲广泛流行。

2. 气溶胶传播　研究表明，感染猴含病毒的分泌物、排泄物的飞沫可以通过空气传播，再经过咽部或眼结膜而感染正常猴，证实气溶胶在猴埃博拉病毒病传播中有重要作用，提示病毒可经感染动物的分泌物、排泄物的飞沫，再经人的呼吸道和眼结膜传播。

3. 性传播　在埃博拉病毒病恢复期患者的精液中可以检测到该病毒，因此存在性传播的可能。一则报道称，在患者起病后39天、61天的精液中均检测到埃博拉病毒，提示埃博拉病毒在精液中可存活2～3个月。另有报道指出，在疾病痊愈后7周，男性依旧可以通过精液传播病毒。

（三）易感人群

人群普遍易感，医护人员、现场及检测人员等是主要的高危人群，尤其是医务人员感染率很高，据报道，医务人员患病人数占患者总数的25%。

（四）流行特征

1. 地区性分布　埃博拉病毒病于1976年最早在苏丹共和国近赤道西部省和扎伊尔周边地区（现在的刚果民主共和国）被发现。1995年，发生了一次严重的埃博拉病毒病流行。这次流行发生在刚果民主共和国基科维特市，由典型的院内感染造成。2002年12月至2003年4月底，刚果民主共和国埃博拉病毒病患者的病死率为89%。2004年4—5月在苏丹共和国南部的延比奥县，埃博拉病毒的一种可能新变种引发了致命的出血热疫病。西非2014—2016年暴发的疫情是最大、最复杂的埃博拉病毒病暴发疫情。2014年8月8日，世界卫生组织发布通告称，截至2014年8月6日，几内亚、利比里亚、塞拉利昂和尼日利亚共计报告埃博拉病毒病病例数达1779例，其中961例死亡；并宣布埃博拉病毒病疫情为“国际突发公共卫生事件”，将对其他国家造成风险，需要做出“非常规”反应，所有报告埃博拉病毒病疫情的国家都应宣布进入国家紧急状态。

2. 季节性分布　全年均有发病，无明显的季节性。

3. 人群分布　从出生后3天到70岁以上人群均可发病，但以成人为多见。尚无资料表明发病存在性别差异。

三、中医病因病机

（一）病因

埃博拉病毒病“乃天地间别有一种异气所感”，发病没有明确的季节性。本病因为感受埃博拉疫毒之邪，乖戾之气经“皮毛而入”。患者、隐性感染者和感染埃博拉病毒的非人灵长类动物是该病的可能传染源，传播途径包括接触传播、性传播、气溶胶传播。因此，感染戾气的方式“有天受，有传染，所感虽殊，其病则一”。

（二）病机

埃博拉疫毒之邪经“皮毛而入”，来势猛，起病急，初起时卫分证为主或卫气同病，开始发病时以发热、寒战、头痛、肌肉痛、关节痛、咽喉痛和全身倦怠为特征，其后体温升高，病及肺、脾，卫气同病。第5～7天部分患者进入极期，瘟毒迫血妄行，高热持续，由卫气传入营血分，表现为各种体内出血、体外出血等，体格检查见瘀点和瘀斑，以及黏膜出血，病至肝、肾。2周后恢复期病程长，遗留游走性关节痛、发热、肌痛、乏力或各部位慢性炎症等，气阴两虚，余毒未尽（图23-1）。

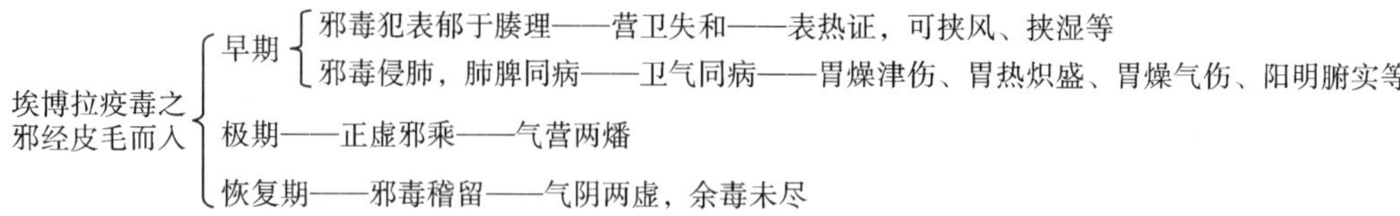

图 23-1 埃博拉病毒病病因病机示意图

四、发病机制及病理

（一）发病机制

病毒进入机体后，从最初的感染部位（小病灶）传播到区域淋巴结、肝和脾。在局部淋巴结首先感染单核细胞、巨噬细胞和单核吞噬系统的其他细胞。当病毒释放到淋巴或血液中，引起肝、脾以及全身固定的或移动的巨噬细胞感染。感染细胞同时被激活，释放大量的细胞因子和趋化因子。血管内皮细胞通透性增加，诱导表达内皮细胞表面黏附因子和促凝因子，组织破坏后血管壁胶原暴露，释放组织因子等，最终导致弥散性血管内凝血（DIC）。

（二）病理

主要病理改变为皮肤、黏膜、脏器的出血，在很多器官可以见到灶性坏死，以肝、淋巴组织较为严重。肝细胞点、灶样坏死是本病的显著特点，可见小包涵体和凋亡小体。皮肤丘疹，胃肠道、呼吸道等瘀血、出血。单核吞噬细胞系统遭受刺激，淋巴系统受抑制以及血管受损，导致血管闭塞，血栓形成和出血。肝、脾、肺、淋巴结和睾丸发生急性坏死，出现弥散性血管内凝血；电解质及酸碱平衡失调；大动脉内皮细胞产生前列环素功能受损，内皮细胞完整性被破坏；大量淋巴母细胞出现，导致白细胞计数增高。

尸检时从血清及组织中查出高滴度病毒。在肝、淋巴组织、肾、卵巢、睾丸中可见局灶性坏死，并有弥漫性出血，肝细胞中有嗜酸性包涵体，肝脏无明显炎症反应。在肝、脾、肺、肾、皮肤和睾丸等不同组织中见到微循环系统损伤及病毒颗粒和包涵体的广泛存在。

五、临床表现

潜伏期 2～21 天，平均为 7 天，一般为 5～12 天。

（一）急性期

急性期的典型经过包括两期，两期之间可有 1～2 天的相对缓解期，病情有所改善。

1. 一期 一般不超过 1 周，发病突然，开始时类似流感，以发热、寒战、头痛、肌肉痛、关节痛、咽喉痛和全身倦怠为特征。其后体温升高（38～39 ℃），随后的症状和体征显示多系统受损，消化道、呼吸道和神经系统均出现异常，发生恶心、呕吐、腹泻、肤色改变、体内出血、体外出血等，出血表现为瘀点和瘀斑，以及黏膜出血和死后内脏的出血性渗出。在发病 5 天左右，有半数左右的患者出现一过性丘疹，始发于躯干两侧、腹股沟、腋窝部位，数天后除颜面外丘疹可波及肩部、手部和足部，无痒感、无感觉迟钝，这是具有鉴别诊断价值的特征。

2. 二期 特征性表现是出血、精神异常和少尿。出血表现为皮肤穿刺点、牙龈和鼻腔渗血，胃肠道、呼吸道等瘀血，有半数患者出现弥散性血管内凝血症候群。严重的神经精神症状不多见，少数病例可有原因不明、反复发作的意识模糊，可出现抽搐或脑膜炎的临床体征，其他神经精神症状包括突然双目失明、发音困难，躯干四肢皮肤有强烈的烧灼痛性感觉

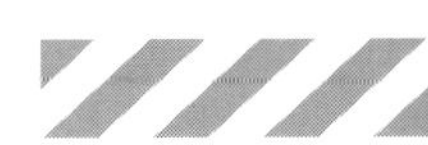

异常，约15%的患者有呃逆。

（二）恢复期

死亡或好转常在发病后7～11天出现，病程约2周，存活者恢复很慢，表现为食欲渐增，但体重显著减轻，多有非对称性关节痛，呈游走性，以累及大关节为主。部分病例仍有发热、肌痛、乏力，以及单侧睾丸炎、化脓性腮腺炎、听力丧失或耳鸣、眼结膜炎、单眼失明、葡萄膜炎等迟发损害。

不同流行期间症状的差异可能与病毒毒力、感染途径，内源性辅助因子以及治疗管理方面的差异有关。

（三）并发症

急性期可并发心肌炎、细菌性肺炎。迟发患者可因病毒持续存在于精液中而发生睾丸炎、睾丸萎缩，还可出现复发性肝炎、横断性脊髓炎及葡萄膜炎。

（四）后遗症

一项针对2014—2016年西非埃博拉病毒病疫情的长期纵向研究表明，埃博拉病毒病幸存者康复后出现尿频、头痛、疲劳、肌肉疼痛、记忆力减退和关节疼痛的症状，其中少部分出现眼部不适，包括畏光、流泪、结膜炎和葡萄膜炎以及白内障。这可能与埃博拉病毒进入并持续存在于免疫豁免部位，如眼睛、胎盘、睾丸和中枢神经系统等有关。

一项对几内亚2014—2016年埃博拉病毒病疫情幸存者的回顾性全国队列研究表明，埃博拉病毒病幸存者的死亡风险比一般人群增加了5倍，续调查表明，他们中的绝大多数死于肾功能衰竭。

六、实验室及其他检查

（一）血常规及生化检查

1. 血常规　早期白细胞减少，第7天后上升，并出现非典型浆细胞样淋巴细胞和中性粒细胞，细胞核呈异常形态，血小板可减少。

2. 尿常规　早期可有蛋白尿。

3. 生化检查　天冬氨酸转氨酶和丙氨酸转氨酶升高，且天冬氨酸转氨酶升高幅度大于丙氨酸转氨酶升高幅度。淀粉酶可升高。

4. 凝血功能　PT延长，一些病例曾证实存在弥散性血管内凝血。

（二）血清学检查

1. 血清特异性抗体　埃博拉病毒病存活的患者最早可在症状出现后7～10天从血清中检出特异性IgM、IgG抗体。一般人感染病毒后，最早可在发病后2天的血清中检出特异性IgM抗体，IgM抗体可维持数月；6～18天可检出IgG抗体，IgG抗体可维持数年。酶联免疫吸附试验（ELISA）是确诊疑似病例的首选方法。多数患者的抗体出现在患病后10～14天，也有重症患者始终未能检出抗体。

2. 细胞因子　患者血清中IL-2、IL-10、TNF-α、IFN-γ和IFN-α水平明显升高。

（三）病原学检查

1. 抗原捕获检测　通常在人体遭到病毒入侵的第3天，会有高滴度病毒血症，在患者的血液中可以检测出病毒抗原的存在，可采用ELISA等方法检测血清中病毒抗原。抗原捕获检测是早期快速特异性检测埃博拉病毒的有效方法。

2. 通过细胞培养分离病毒 采集发病1周内患者血清标本，用Vero细胞进行病毒分离，再用间接免疫荧光试验或其他特异性免疫检测手段进行鉴定，利用细胞培养进行病毒分离优于动物接种分离法。埃博拉病毒高度危险，病毒相关实验必须在BSL-4实验室进行。

3. 核酸检测 采用RT-PCR等核酸扩增方法检测。一般在发病后1周内的患者血清中可检测到病毒核酸。

七、诊断及鉴别诊断

（一）诊断

1. 疑似病例

（1）有流行病学史：病前21天来自疫区或21天内有疫区旅行史，或21天内接触过来自疫区或曾到过疫区的发热者，或21天内接触过患者或其体液、分泌物、排泄物或因该病死亡的尸体，或接触过被感染的动物，或与患者、疑似患者有过直接接触，突发高热、剧烈头痛、背痛、肌肉关节痛，厌食、乏力、眼结膜充血。

（2）以下之一：①发热，体温>38.5 ℃、头痛、肌痛、呕吐、腹痛、腹泻；②发热伴不明原因出血；③不明原因猝死。

2. 临床诊断病例

（1）疑似病例。

（2）以下之一：①核酸检测阳性；②病毒抗原检测阳性；③病毒分离阳性；④早期患者血清IgM抗体阳性或患者双份血清IgG抗体滴度呈4倍以上升高；⑤组织中病原学检查阳性。

（二）鉴别诊断

早期诊断较困难，应与其他疾病如伤寒、恶性疟疾、黄热病、马尔堡病毒病、克里米亚-刚果出血热鉴别，主要根据病原学检查确诊。

八、治疗

（一）中医治疗

本病之病机以淫毒内侵，耗败气血，损伤五脏为关键，其发生有先后，部位有深浅，证候表现不同，但常见之证型有湿热下注、火毒凝结、热入营血、风毒蕴结、痰湿困脾、肝肾亏虚、气血两虚等，可结合各证之特点辨证论治。

（1）卫分阶段。

临床表现：以表热证为主，症见发热、寒战、头痛、肌肉痛、关节痛、咽喉痛和全身倦怠，脉数，苔薄白，舌边尖红，病程短，多为1～3日，可挟风、挟湿等。

治法：清热解毒。

代表方：银翘散加减。

方药：连翘30 g，金银花30 g，桔梗15 g，薄荷15 g，淡竹叶10 g，生甘草15 g，荆芥穗10 g，淡豆豉15 g，牛蒡子15 g，芦根30 g。

本方中金银花、连翘辛凉轻宣，透泄散邪，清热解毒，为君药；薄荷、牛蒡子辛凉散风清热，荆芥穗、淡豆豉辛散透表，解肌散风，为臣药；桔梗、生甘草清热解毒而利咽喉，为佐药；淡

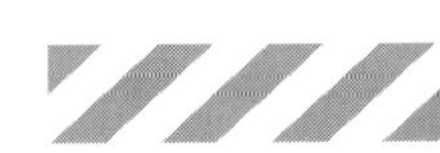

竹叶、芦根清热除烦，生津止渴，为使药。诸药相合，共奏辛凉解肌、宣散风热、除烦利咽之功。伤津者，加麦冬、沙参、玉竹、玄参等轻清之品。祛风加桑叶、菊花、荆芥等辛凉轻剂。祛湿加广藿香、佩兰、防风、羌活等化湿解肌之品。防止逆传心包加用石菖蒲、郁金、竹沥、胆南星、竹叶心等。

(2) 卫气同病阶段。

临床表现：本阶段症见高热、畏寒、面红目赤、头痛、咽痛、肢体疼痛、极度乏力、腹痛、呕吐泄泻、舌红。有不同的兼证，如胃中宿食证、胃燥津伤证、胃热炽盛证、胃燥气伤证、阳明腑实证、邪阻膜原证、痰蒙心包证。

治法：清热、透邪、解毒。

代表方：银翘散合升降散、葛根芩连汤加减。

方药：金银花 30 g，连翘 30 g，牛蒡子 15 g，荆芥 10 g，僵蚕 10 g，姜黄 10 g，蝉蜕 10 g，黄连 6 g，葛根 20 g，黄芩 15 g，生甘草 6 g。

本方中银翘散辛凉解肌，宣散风热，升降散升清降浊，散风清热，加重者，用葛根，既能发表解肌，以解在表之邪，又能升清陌，止泻利，使表解里和。因里热已炽，故用黄芩、黄连以清里热，生甘草调和诸药。共奏表里两解、清热止痢之功。止呕加法半夏、橘皮、竹茹、旋覆花、生姜、广藿香、白头翁、炒槐花。下痢者，加柴胡、白头翁。燥湿加苍术、猪苓、茯苓。消宿食加大黄、枳实、厚朴。气津耗伤者，加麦冬、石斛、天花粉、玉竹。开达膜原加连翘心、竹叶心、石菖蒲、广藿香、厚朴。开窍加犀角(水牛角代)、连翘心、石菖蒲。肝功能损伤者，加用茵陈、败酱草、垂盆草、鸡骨草等。

(3) 气营两燔阶段。

临床表现：高热不退，头痛项强，恶心呕吐，烦躁嗜睡，皮肤黏膜出现皮疹或瘀斑，腹痛、腹泻或伴血便，可伴少尿，谵妄，抽搐等，舌红苔黄，脉弦数。

治法：清气凉营，透热转气。

代表方：清瘟败毒饮合升降散加减。

方药：生石膏 30 g，生地黄 20 g，水牛角 10 g，牡丹皮 10 g，板蓝根 15 g，赤芍 10 g，炒栀子 10 g，白茅根 10 g，白头翁 10 g，玄参 6 g，黄芩 15 g，黄连 6 g，僵蚕 10 g，蝉蜕 10 g，生甘草 6 g，知母 30 g，连翘 30 g，淡竹叶 20 g。

清瘟败毒饮由白虎汤、犀角地黄汤、黄连解毒汤三方加减而成，清热泻火、凉血解毒的作用较强。方中重用生石膏直清胃热，配知母、生甘草，有清热保津之功，加以连翘、淡竹叶，轻清宣透，清透气分表里之热毒；再加黄芩、黄连、炒栀子(即黄连解毒汤法)通泄三焦，可清泻气分上下之火邪。诸药合用，清气分之热。水牛角、生地黄、赤芍、牡丹皮共用，为犀角地黄汤法，专于凉血解毒，养阴化瘀，清血分之热。以上三方合用，气血两清的作用尤强。尿少者，加用麦冬、桃仁、怀牛膝、猪苓、大黄等；谵妄、神志模糊者，可加用安宫牛黄丸。

中成药：片仔癀、清开灵等。

注射剂：血必净、喜炎平、热毒宁、痰热清、醒脑静、清开灵等注射液。

(4) 营血阶段。

临床表现：极期传变迅速，疫毒太盛传入营血分，破血妄行，表现为各种体内出血、体外出血，热势不退，皮肤瘀斑加重，具体表现为结膜充血、鼻衄、吐血、脏器出血、血便和皮下出血等。此时是病情最为严峻的阶段，治疗不及时可出现死亡。

治法：清热解毒，凉血止血。

代表方：凉血地黄汤加减。

方药：水牛角 10 g，牡丹皮 10 g，赤芍 10 g，生地黄 10 g，三七粉 6 g，白茅根 10 g，槐花 10 g，地榆炭 10 g，仙鹤草 12 g，小蓟 10 g，郁金 10 g，当归 10 g，黄连 6 g，栀子 3 g。

本方以生地黄、赤芍、当归凉血活血；黄连清热消肿；地榆炭、栀子清理大肠燥热瘀滞。窍闭者可以选择温病“凉开三宝”。动风者可以选择三甲复脉汤或者大定风珠加减。斑疹不退者可以选用清瘟败毒散、犀角地黄汤、消斑青黛饮、化斑汤之属。发黄者可以大剂量使用赤芍、牡丹皮等凉血活血之品以达到退黄护肝的目的。

(5) 内闭外脱阶段。

临床表现：出血持续不止，并出现谵妄、昏迷、四肢厥冷、面部水肿、尿少等。

治法：清热解毒，开窍固脱。

代表方：生脉饮加减，冲服安宫牛黄丸。

方药：西洋参 100 g，麦冬 200 g，五味子 100 g，青皮 15 g，黄芪 30 g，炮附子 10 g，黄连 6 g，山茱萸 10 g，石菖蒲 10 g，郁金 15 g，玉竹 10 g。

方中西洋参补肺气，益气生津，为君药；麦冬养阴清肺而生津，为臣药；五味子敛肺止咳、止汗，为佐药。三味药合用，共奏补肺益气、养阴生津之功。合用安宫牛黄丸清热解毒，镇惊开窍。

(6) 恢复期：恢复期患者已经基本度过生命危险期，气阴两虚，余毒未尽，常遗留发热，但热势不高，继发头痛和昏睡，精神萎靡，体重减轻。

治法：清热解毒，益气养阴。

代表方：竹叶石膏汤加减。

方药：淡竹叶 15 g，石膏 30 g，半夏 9 g，麦冬 15 g，人参 6 g，甘草 6 g，粳米 15 g，墨旱莲 15 g，女贞子 15 g，白花蛇舌草 30 g，半枝莲 30 g，蒲公英 30 g。

方中淡竹叶、石膏清热除烦，为君药；人参、麦冬益气养阴，为臣药；半夏降逆止呕，为佐药；甘草、粳米调养胃气，为使药。诸药合用，使热祛烦除，气复津生，胃气调和，诸证自愈。

推荐中成药及其作用如下。

(1) 喜炎平、热毒宁、血必净等中成药注射剂发挥抗炎退热作用。

喜炎平注射液来源于单味中药穿心莲。喜炎平注射液通过抑制多种炎症因子释放，诱导线粒体自噬阻断 NLRP3 炎症小体合成等途径，减少炎症细胞的过度激活，促进炎症因子/抗炎介质趋向平衡，显著减轻机体炎性损伤，对脏器起保护作用。还可通过减少内生性致热原细胞的激活，减少内生性致热原 IL-1、TNF-α 的释放，产生退热作用。

热毒宁注射液主要包括青蒿、金银花和栀子 3 味常用中药，具有清热、疏风、解毒的功效。热毒宁注射液通过降低下丘脑中环磷酸腺苷及脑脊液的量，减少血清中 IL-1β、TNF-α 的量来发挥解热作用。

血必净注射液主要含有当归、红花、丹参、川芎、赤芍等药物，具有抗炎、抗内毒素、调节免疫、改善微循环及多脏器保护等多重功能。血必净注射液可通过改善中性粒细胞、单核吞噬细胞等免疫细胞的功能，实现调节机体免疫的作用，还能较快纠正免疫调节紊乱，保持免疫调节功能处于平衡状态。

(2) 生脉、参附、醒脑静注射液发挥改善临床症状作用。

生脉注射液是根据生脉散制成的，具有保护心肌细胞、双向调节血压、提高免疫功能、增强抗氧化功能、抑制病毒复制等多重作用。

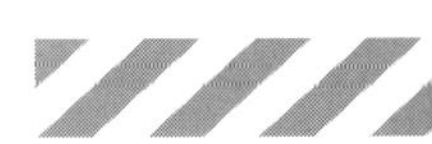

参附注射液根据“参附汤”经过剂型改变而制成，对猝死复苏患者心肌有一定的保护作用，对心肺复苏的心功能障碍起保护作用。

醒脑静注射液是由“安宫牛黄丸”经科学提取精制而成的新型水溶性静脉注射液，能够透过血脑屏障，直接作用于中枢神经系统，能有效降低血脑屏障通透性，起到调节中枢神经、保护大脑、减轻脑水肿和改善微循环等作用。

（二）西医治疗

1. 一般疗法

(1) 口服补液：口服补液能够降低死亡率，并减少埃博拉病毒向卫生工作者的传播。口服补液时，应当确保实际的液体摄入量，足够的口腔液体摄入量可以预防或纠正低血容量性休克，应根据个体情况加以考虑。研究表明，早期支持治疗，如静脉输液，电解质补充和营养支持，可以将死亡率降低到大约40%。年龄太小或无法进行口服补液的患者，需进行胃肠外给药。

(2) 液体的胃肠外给药：对于不能饮水或液体损失量大于经口摄入量的患者，应进行液体胃肠外给药。静脉补液是低血容量性休克的标准治疗，充分补液，维持水、电解质和酸碱平衡，使用平衡盐溶液，维持有效血容量，加强补充胶体液（如白蛋白），预防和治疗低血压休克。

(3) 生命体征和容量状态的系统监测：对于所有埃博拉病毒病患者，监测和记录生命体征以检测血容量不足和得到预后不良的早期预警信号可能会降低死亡率，并减少埃博拉病毒向卫生工作者的传播。生命体征监测是体格检查的组成部分，可以据此判断患者的容量状态（心率、血压、胃肠道液体流失量、尿量，儿童的毛细血管再充盈情况）及精神状态。

(4) 血清生化：监测血清生化指标可以减少因电解质摄入不当（如急性肾功能衰竭时钾摄入不当）而导致的医源性死亡，或快速纠正高钠血症相关的脑水肿，可能在一定程度上降低死亡率，但是这种干预可能会导致埃博拉病毒传播给卫生工作者的风险略增加。

(5) 人员配备比例：埃博拉病毒病治疗单位人员配备比例为4名患者至少配备1名临床医生，每天至少进行3次患者评估和连续（每天24 h）监测患者，以便及时认识到患者病情的急剧变化和快速做出反应。

(6) 加强沟通：鼓励患者与家人和朋友进行交流，包括使用手机和计算机，这样可能在不增加埃博拉病毒传播风险的情况下减少患者心理困扰。

(7) 镇痛治疗：使用镇痛治疗可减轻疼痛，包括给予阿片类药物等。根据现有证据，无法评估是否应避免使用非甾体抗炎药。

(8) 抗生素：对疑似、可能或确诊埃博拉病毒病且病情严重的患者及时给予广谱抗生素。及时使用抗生素可能会降低细菌感染患者的死亡率。在可以进行细菌培养和药敏试验，不延误治疗的情况下应考虑在使用抗生素之前做细菌培养和药敏试验。

2. 病原治疗　抗病毒治疗尚无定论。

3. 并发症的治疗

(1) 补液治疗：充分补液，维持水、电解质和酸碱平衡，使用平衡盐溶液，维持有效血容量，使用胶体液（如白蛋白、右旋糖酐40等），预防和治疗低血压休克。口服或静脉补液辅助治疗特定症状，可提高患者生存率。

(2) 保肝抗炎治疗：应用甘草酸制剂。

(3) 出血治疗：止血和输血，输送新鲜冰冻血浆补充凝血因子，预防DIC。

(4) 控制感染:及时发现感染和继发感染,根据细菌培养和药敏试验结果应用抗生素。

(5) 肾功能衰竭的治疗:及时行血液透析等。

4. 疫苗治疗 世界卫生组织目前强烈推荐采用两种单克隆抗体药物即 mAb114 和 REGN-EB3 进行治疗,不建议使用 ZMapp 和瑞德西韦等药物治疗患者。

目前认为,为患者提供最佳支持性护理和采用单克隆抗体(mAb114 或 REGN-EB3)进行治疗,可使大多数人康复。但是这两种治疗药物仍然存在许多不确定性,还需要进一步研究和评估,并确保在今后研究中继续涵盖脆弱人群(孕妇、儿童和老年人)。

(三) 中西医结合治疗

埃博拉病毒病属于疫源性疾病,病情变化迅速,中西医结合疗法是最有效的治疗方式。在疾病早期,邪毒尚在卫分,症状较轻,此时应及时对症服用银翘散加减,以缓解症状,同时及时接种疫苗。极期用清瘟败毒饮通泄三焦,配合血必净、喜炎平、热毒宁、痰热清、醒脑静、清开灵等注射液退热抗炎,在中医治疗的基础上结合西医广谱抗生素降低细菌感染率,生理盐水补液等对症治疗减轻发热的症状,避免患者进入危重期。进入疾病恢复期,邪毒羁留,气阴两虚,用竹叶石膏汤加减补气滋阴、延时存命,配合西医补液、止血和输血、保肝护肾、控制感染、抗炎治疗,对症处理可挽救患者生命。

九、预防和调护

(一) 预防

1. 管理传染源 提高警惕,密切关注国外疫情变化,做好国境检疫工作,防止埃博拉病毒传入我国。减少与受感染的果蝠或猴、猿等的接触,不食用生肉,以降低野生生物向人类传播病毒的风险。对从埃博拉病毒病流行地区引进的动物进行严格的卫生检疫。

一旦发现首发病例,应立即隔离,收住负压病房,防止扩散流行。

(1) 留观疑似或确诊患者,采取严格的接触隔离措施,实行单间隔离;非定点医院应当及时将患者转至定点医院诊治。对于疑似或确诊患者,有条件的应当安置于负压病房进行诊治。

(2) 患者诊疗与护理尽可能使用一次性用品,使用后均按照医疗废物处置;必须重复使用的诊疗器械、器具等应先采用 1000 mg/L 的含氯消毒液浸泡 30 min,再按照常规程序进行处理。

(3) 隔离病房的消毒工作应遵循《医疗机构消毒技术规范》的基本要求和原则。听诊器、体温计、血压计等医疗器具应专人专用,定期消毒。如遇污染,随时消毒。

(4) 患者的活动应当严格限制在隔离病房内,若确需离开隔离病房或隔离区域,应当采取相应措施,防止造成交叉感染。

(5) 患者出院、转院时应当按《医疗机构消毒技术规范》要求进行严格的终末消毒。

(6) 患者所有的废弃物应当视为医疗废物,严格按照《医疗废物管理条例》的要求,标识清楚后进行处理。相关医疗废物应当及时密闭转运,焚烧处理。

(7) 患者死亡后,应当减少尸体的搬运和转运。尸体应当立即消毒后用密封防渗漏物品双层包裹,及时火化。

2. 切断传播途径 做好医院的消毒和隔离,防止医院内感染,坚持一人一针一管一消毒,使用一次性注射器。医务人员保持基本的手卫生、呼吸道卫生,使用个人防护设备。对

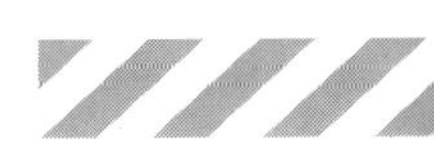

医疗机构内密切接触者立即进行医学隔离观察，医学隔离观察的期限为自最后一次暴露之日起21天。

实验室工作人员应训练有素，实验室检测应在配备适当设备的实验室中进行。标本采集时注意隔离保护，采集后的标本放入密封塑料袋中，再放入标识清楚、耐用、不漏气的容器中，直接送往实验室，防止污染。检测实验室应该有一定程度的安全性。做好检测设备的消毒工作。病毒分离与培养只能在生物安全Ⅳ级(BSL-4)实验室实施。

3. 保护易感人群　医务人员应当在标准预防的基础上，严格采取接触隔离及飞沫隔离的预防措施。具体包括：

(1) 诊疗过程中，应当戴乳胶手套、医用防护口罩、面罩（护目镜），穿防护服、防水靴或者密封的鞋和鞋套等个人防护用品，避免无防护接触患者的体液(含血液)、分泌物、排泄物或受到其体液(含血液)、排泄物污染的物品及环境；尽量减少针头及其他锐器的使用，执行安全注射，正确处理锐器，严格预防锐器伤。

(2) 医务人员进出隔离病房时，应当遵循《医院隔离技术规范》的有关要求，严格按照相应的流程，正确穿脱防护用品，重点注意做好眼睛、鼻腔、口腔黏膜的防护。穿脱个人防护用品时，为减少和避免脱卸过程中可能产生的污染，建议先戴口罩再戴帽子，确保在脱卸时能最后摘除口罩；戴护目镜和防护面罩应在穿防护服前完成，脱卸时要先脱防护服再脱卸脸面部防护用品。使用后的一次性使用防护用品严格按照医疗废物处置，可以复用的防护用品严格遵循消毒与灭菌的流程。

(3) 医务人员暴露于患者的体液(含血液)、分泌物或排泄物时，应当立即用清水或肥皂水彻底清洗皮肤，再用0.5%碘伏消毒液或75%洗必泰醇擦拭消毒；黏膜应用大量生理盐水冲洗或0.05%碘伏冲洗；发生锐器伤时，应当及时按照锐器伤的处理流程进行处理；暴露后的医务人员按照密切接触者进行医学隔离观察。

(4) 采集标本时应当做好个人防护。标本转运应当按照A类感染性物质包装运输要求进行，即应当置于符合规定的具有生物危险标签、标识、运输登记表、警告用语和提示用语的容器内，容器应置于具有防水、防破损、防渗漏、耐高温、耐高压的外包装中，主容器与外包装间填充足够的吸附材料。标本由专人、专车护送至卫生行政部门指定的专门实验室检验，护送过程中应当采取相应的防护措施。

(5) 应当对参与患者诊治的医务人员进行健康监测，一旦出现疑似症状或感染症状，应当立即进行隔离、诊治并报告。

（二）调护

中医可以从未病先防、早期干预、防微杜渐、谨防复发四个方面进行全面防治。

1. 扶正祛邪，未病先防　《黄帝内经·灵枢·天年》指出："五脏坚固，血脉和调，肌肉解利，皮肤致密，营卫之行，不失其常，呼吸微徐，气以度行，六府(腑)化谷，津液布扬，各如其常，故能长久。"养生就是养正气，保持正气充足、气机协调。

2. 早期干预，治其未发　治疗既要强调整体，又要注重个体化辨证施治，应根据患者症状、舌苔、脉象等临床表现及病邪性质给予银翘散、甘露消毒丹、王氏连朴饮、清营汤、清瘟败毒饮、犀角地黄汤、竹叶石膏汤等中医药进行早期干预。

3. 治其未传，防微杜渐　埃博拉病毒病患者自潜伏期出现卫分证和卫气同病的症状后，迅速传变至营血分。"治其未传"就是在熟谙疾病演变基本规律的基础上把握疾病发展方向，阻止其向危重阶段发展，发挥中西医治疗的优势。

4. 治其未复，谨防复发 对热病初愈者切莫过早进补，谨防复发。中医可辅以针灸、导引及药膳，谨防"炉烟虽熄，灰中有火"，发挥中医药治疗慢性病和慢性症状的优势。

（史瑞雯　张新悦　李　昊）

参考文献

[1] 邵一鸣. 常见新发传染病防治手册[M]. 杭州：浙江大学出版社，2005.

[2] 陈素良，朱会宾. 新发传染病学[M]. 石家庄：河北科学技术出版社，2010.

[3] 程颖，刘军，李昱，等. 埃博拉病毒病：病原学、致病机制、治疗与疫苗研究进展[J]. 科学通报，2014，59(30)：2889-2899.

[4] 刘国华，许汴利. 急性与新发传染病[M]. 北京：中国科学技术出版社，2007.

[5] 王晓燕，王猛. 新发传染病的诊断与治疗[M]. 北京：中国科学技术出版社，2007.

[6] 巫善明，张志勇，张占卿. 新发传染病与再发传染病[M]. 上海：上海科技教育出版社，2010.

[7] 张翔，喻嵘，曾婧，等. 基于仲景学术思想对埃博拉出血热的防治反思[J]. 时珍国医国药，2016，27(1)：176-179.

[8] 陈诚，李明，周耀庭. 周耀庭谈埃博拉出血热防治思路[J]. 中医药导报，2017，23(5)：18-20.

[9] 甘肃中医药管理局. 埃博拉出血热中医药防治方案（二）[J]. 西部中医药，2014，27(12)：169-170.

[10] 甘肃中医药管理局. 埃博拉出血热中医药防治方案（一）[J]. 西部中医药，2014，27(11)：162.

[11] TOMORI O，KOLAWOLE M O. Ebola virus disease：current vaccine solutions[J]. Curr Opin Immunol，2021，71：27-33.

[12] FELDMANN H，JONES S M，DADDARIO-D CAPRIO K M，et al. Effective post-exposure treatment of Ebola infection[J]. PLoS Pathog，2007，3(1)：e2.

[13] JACOBS M，AARONS E，BHAGANI S，et al. Post-exposure prophylaxis against Ebola virus disease with experimental antiviral agents：a case-series of health-care workers[J]. Lancet Infect Dis，2015，15(11)：1300-1304.

[14] 张杨玲，汪园，张革. 埃博拉病毒疫苗 rVSV-ZEBOV 的研究进展[J]. 中国生物工程杂志，2018，38(1)：51-56.

第二十四章 伤寒

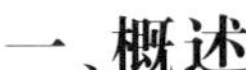

一、概述

伤寒(typhoid fever)是由伤寒沙门菌(*Salmonella typhi*)引起的一种急性肠道传染病。伤寒沙门菌属于沙门菌D组,又称伤寒杆菌,是革兰阴性菌,形态为短杆状,有鞭毛,可移动,无芽胞和荚膜。伤寒沙门菌不会在自然条件下感染动物,只会感染人类。它可以在普通培养基上生长,在含有胆汁的培养基上更容易生长。伤寒沙门菌在自然界中非常活跃,在水中可存活2～3周,在粪便中可存活1～2个月,不仅可以在牛奶中生存,还可以繁殖,且具有耐低温的特性,在冰冻环境中可存活数月,对光、热、干燥和消毒剂敏感,日光直射数小时、加热至60 ℃ 30 min可死亡,煮沸或消毒水余氯达0.2～0.4 mg/L可将其快速杀灭。伤寒患者的临床特征为持续发热、表情淡漠、相对缓脉、玫瑰疹、肝脾大和白细胞减少等,有时会出现严重的并发症,如肠道出血和肠穿孔。伤寒一年四季均可发生,但以夏秋季为发病高峰,多见于儿童及青壮年。伤寒沙门菌感染是一个全球性的公共卫生问题,曾在世界各地普遍流行,由于抗生素的出现和人们生活质量的提高,以及人群对伤寒流行规律的逐渐认识,伤寒的发病率和严重程度已明显下降,但其在发展中国家仍然是一种较常见的传染病。

二、流行病学

(一) 传染源

带菌者或患者是伤寒的传染源。带菌者存在以下的几种情形:①潜伏期带菌者,即伤寒患者在潜伏期就已经从粪便排出细菌;②暂时带菌者,即恢复期仍然排菌但在3个月内停止者,也称病后带菌者;③慢性带菌者,即恢复期排菌超过3个月者。原先有胆石症或慢性胆囊炎等胆道系统疾病的女性或老年患者容易变为慢性带菌者,少数患者可终身排出细菌,这类患者是伤寒持续传播甚至流行的主要传染源。典型伤寒患者在病程第2～4周排出的细菌量最大,每克粪便中细菌量可达数十亿个,传染性极强。由于难以及时诊断和隔离,轻症患者更容易将细菌排向外界环境,这具有重要的流行病学意义。

(二) 传播途径

伤寒沙门菌通过粪-口途径传播。饮用被污染的水源是本病重要的传播途径,通常会引起疾病的暴发流行。而摄入被污染的食物也是传播伤寒的主要途径之一,有时可引起食物性伤寒的暴发流行。日常生活密切接触是伤寒散发流行的传播途径;苍蝇、蟑螂等媒介可机械性携带伤寒沙门菌，引起散发流行。

（三）易感人群

未患过伤寒和未接种过伤寒菌苗的个体，均属易感者。伤寒发作后可获得相对稳定的免疫力，很少有第二次发作。伤寒和副伤寒之间没有交叉免疫。

（四）流行特征

伤寒在世界范围内均有发生，在热带和亚热带地区和发展中国家更为常见。该病一年四季均可发生，夏秋季发病率高。主要患病人群是儿童和青壮年。近年来，伤寒在我国的发病率逐渐下降，但部分地区流行的伤寒耐药菌株增多，耐药谱逐渐扩大。

三、中医病因病机

伤寒属于中医学外感热病中的“湿温”部分。“伤寒”一词，早在2000多年前的医籍中就有记载。《黄帝内经·素问》有“今夫热病者，皆伤寒之类也”的记载。东汉张仲景所著《伤寒论》中也有“伤寒”这一病名，但《伤寒论》中记载的“伤寒”是多种外感热病的总称，与现代传染病中的伤寒和副伤寒不同。《难经·五十八难》道：“伤寒有五，有中风，有伤寒，有湿温，有热病，有温病。”说明湿温是隶属于广义伤寒之中的一种外感热病。历代医家对本病的论述较多，尤其是清代医家在本病的病因病理、诊治方面有更加详细的论述，为中医研究本病提供了基础。薛生白说：“太阴内伤，湿饮停聚，客邪再至，内外相引，故病湿热。”可见，湿温病的发生，多因内外合邪。叶天士在《温热论》中说：“在阳旺之躯，胃湿恒多；在阴盛之体，脾湿亦不少。然其化热则一。”可见本病总以中焦脾胃为病变重心，但因人体体质不同，有两种不同的病机转归：一者湿从热化，归于阳明，病为热重于湿；二者邪从湿化，留恋太阴，而成湿重于热。叶天士总结其治疗原则为“甘淡驱湿”“渗湿于热下”“辛开苦泄”“分消上下之势”“救阴不在补血，而在养津与测汗，通阳不在温，而在利小便”。吴鞠通在其《温病条辨》一书中为湿温病的治疗制定了一系列符合临床的医药处方，如三仁汤、杏仁滑石汤等。

中医学认为本病多出现于湿蒸热盛之季，病邪多从口而入，从而伤及脾胃。在内有脾胃虚弱，或饮食不节，恣食生冷油腻，损伤脾胃，在外有外感时令之邪和湿热疫毒之邪，或者素有脾虚湿盛而复感外邪，内外合邪而导致疾病产生。湿热病邪，常常以脾胃为病变中心。其病变发展不外由表及里的卫气营血的传变过程，病机变化又常因人体体质的差异而有所不同，变化甚多。初起邪郁肌表，卫气不宣，困阻清阳，表现为恶寒发热，身重头痛，胸闷腹胀等卫气同病证候。表证解除，邪阻气分，则见胸腹痞闷，呕恶纳呆，大便溏结不调，面晦神倦，舌红，苔黄腻等脾胃湿热证候，因患者体质的不同，又有湿重于热或热重于湿的区别。湿热郁蒸不解，波及三焦，郁蒸于肌表，则外发白瘩、红疹。湿热酿痰蒙蔽心包，则神识昏蒙。湿热蕴阻下焦，气化不利，则小便短少甚或不通。传导失司，则便溏不爽，色黄如酱。湿热久郁，化燥化火，入营动血，损伤肠道血络而致大便下血。如大便下血不止，气失依附，可致气随血脱的严重变证。热陷厥阴，则见神昏谵语，惊厥抽搐。本病后期往往出现邪去正衰，余邪未净之证。常因病初愈，不慎劳食而复发(图 24-1)。

四、发病机制及病理

（一）发病机制

是否发病取决于患者摄入细菌的总量，菌株的毒性强弱以及宿主自身的防御功能强弱。

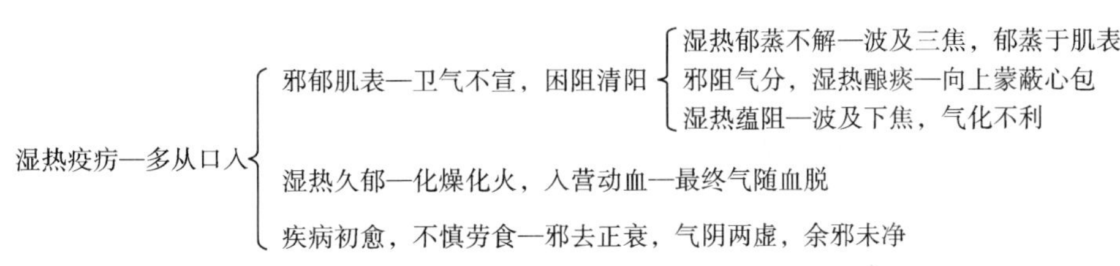

图 24-1 伤寒病因病机示意图

胃酸分泌过少、肠道菌群紊乱等为促发因素。

进入小肠后，未被胃酸杀死的伤寒沙门菌侵入肠黏膜。有的细菌被吞噬细胞吞噬并在细胞质中繁殖，有的进入小肠集合淋巴结和肠系膜淋巴结，经胸导管进入血流，引起一过性的菌血症，即第一次菌血症，患者在此阶段无症状，相当于临床潜伏期。如果机体免疫力低下，细菌会随血流进入肝、胆、脾、肾、骨髓和回肠末端孤立的淋巴结，在单核吞噬细胞系统中继续大量繁殖，再次进入血流，形成第二次严重的菌血症，内毒素释放，患者就会出现发热、不适、皮疹和肝脾大。在胆道系统中繁殖的细菌随胆汁排出肠道，部分排出体外，部分会侵入先前已经致敏的肠壁淋巴组织，引起更严重的炎症反应，导致溃疡形成，甚至引起肠道出血或肠穿孔等并发症。伤寒沙门菌还可随血流扩散至全身各器官组织，引起肾脓肿、胆囊炎、骨髓炎、脑膜炎、心包炎等。

（二）病理

病理特征主要是全身单核吞噬细胞系统的增生反应，以回肠末端的集合淋巴结和孤立性淋巴滤泡最为突出。病程第 1 周，肠壁淋巴组织增生肿胀，呈纽扣状突起，其他部位淋巴结、脾脏、骨髓、肝窦星状细胞也增生；第 2～3 周，通过胆管进入肠道的伤寒沙门菌可以穿过小肠黏膜，再次侵入肠壁淋巴组织，使肠壁淋巴组织中的淋巴细胞和巨噬细胞释放大量炎症介质，引起淋巴组织局部坏死，剥脱形成溃疡。若病变累及血管，可引起出血，若累及肌层和浆膜层，可引起肠穿孔；第 4～5 周，溃疡愈合，不会留下痕迹，亦未引起肠管狭窄。肠道损害不一定与临床表现的严重程度成正比。同时存在重度毒血症的患者，尤其是婴儿，肠道损害可能不明显；相反，轻度或无毒血症症状的患者可能会突然发生肠道疾病，如肠道出血或者肠穿孔。

五、临床表现

潜伏期的长短与伤寒沙门菌的感染量和机体免疫状况有关。潜伏期波动范围为 3～60 日，通常为 7～14 日。食源性暴发的潜伏期可为 48 h，而水源性暴发的潜伏期可长达 30 日。

（一）典型伤寒的临床表现

该病的自然病程约为 4 周，可分为 4 个阶段。

1. 初期 病程的第 1 周。起病缓慢，首发症状为发热，发热前可伴有畏寒，少见寒战；热度逐渐升高，在第 3～7 日逐步达到高峰，体温可达 39～40 ℃。还可伴有全身疲倦、乏力、头痛、干咳、食欲不振、恶心、呕吐胃内容物、腹痛、轻度腹泻或便秘等表现。右下腹可有轻度压痛。部分患者此时已能扪及肿大的肝脾。

2. 极期 病程的第 2～3 周。出现伤寒特征性的临床表现。

(1) 持续发热：体温上升至高热以后，多呈稽留热。如果没有进行有效的抗菌治疗，热程可持续 2 周以上。

(2) 神经系统中毒症状:由于内毒素的致热和毒性作用,患者表现为表情淡漠、呆滞、反应迟钝、耳鸣、听力困难或听力减退,在严重的情况下,患者会出现谵妄、颈部强直(虚性脑膜炎的一种表现)甚至昏迷。癫痫发作可能会出现在儿童身上。

(3) 相对缓脉:成人常见,并发心肌炎时,相对缓脉不明显。

(4) 玫瑰疹:一半以上的患者,在病程第7～14日可出现淡红色的小斑丘疹,称为玫瑰疹。直径2～4 mm,受压褪色,多在10个以下,主要分布在胸、腹及肩背部,四肢罕见,一般在2～4日变暗淡、消失,可分批出现,有时可变成压之不褪色的小出血点。

(5) 消化系统症状:半数患者可出现腹部隐痛,位于右下腹或呈弥漫性。便秘多见。仅有10%左右的患者出现腹泻,多为水样便。右下腹可有深压痛。

(6) 肝脾大:大多数患者有轻度的肝脾大。

3. 缓解期 病程的第4周。体温逐渐下降,神经系统和消化系统症状得到缓解。需要注意的是,由于小肠的病理改变尚处于溃疡期,还可能出现肠出血、肠穿孔等并发症。

4. 恢复期 病程的第5周。体温正常,神经系统、消化系统症状消失,肝脾恢复正常。

(二) 其他临床类型

1. 轻型 全身毒血症症状轻,病程短,2周左右痊愈。主要出现在发病前接种过伤寒菌苗或在发病早期接受过有效抗菌药物治疗的人。由于没有典型的伤寒表现,很容易被误诊和忽视。

2. 迁延型 起病与典型伤寒相似,但热型呈弛张热或间歇热,持续时间达45～60日,肝脾大更为明显。多见于合并乙肝、胆道结石和慢性血吸虫病患者。

3. 逍遥型 全身毒血症症状轻,没有明显的异常体征,患者可照常生活、工作,部分患者因突发肠出血或肠穿孔而就医。

4. 暴发型(重型) 起病急,发展快,毒血症症状严重,病情凶险。出现中毒性脑病、心肌炎、肝炎、肠麻痹及休克等严重并发症。常有显著皮疹,亦可并发DIC。

(三) 特殊伤寒

1. 小儿伤寒 年龄越小,症状越不典型,常伴发支气管炎或肺炎。病情开始时快速而严峻。患儿常有呕吐、腹痛、腹泻、不规则高热伴惊厥,肝脾大明显,相对缓脉和玫瑰疹较少见,白细胞和中性粒细胞计数常无明显降低。肠道病变以及损伤较轻,肠出血和肠穿孔的并发症较少见。

2. 老年伤寒 症状多不典型,低热,虚弱明显。易并发支气管肺炎和心功能不全。病程迁延,恢复慢,病死率高。

3. 再燃 在缓解期,部分患者体温已下降而未降至正常时又突然升高,持续5～7日退热,症状加剧,血培养常可再次呈阳性。再燃的机制与复发相似。

4. 复发 少数患者热退后1～3周再次出现发热、食欲减退等症状,血培养又可转为阳性。症状比初发时轻,病程较短,由潜伏在巨噬细胞内的伤寒沙门菌重新繁殖入血所致。

(四) 并发症

1. 肠出血 较常见,多见于病程第2～3周。少量出血可能无症状;大出血时,会出现体温骤降、脉搏加快、头晕、脸色苍白、烦躁、出冷汗、血压下降等,并可见暗红色血便。肠出血主要是由饮食不足、剧烈活动、强迫排便和腹泻引起的。

2. 肠穿孔 最严重的并发症,多见于病程第2～3周。多发生于回肠末段。患者突然

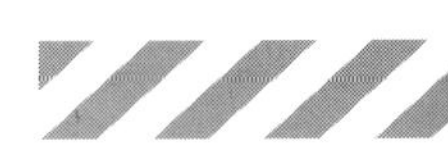

出现右下腹剧痛，伴有恶心、呕吐、出冷汗、脉搏细数、呼吸急促、体温与血压下降等。随后体温又上升，并出现腹胀、腹部压痛和反跳痛、腹壁紧张等腹膜炎体征。腹部X线检查可见横膈下有游离气体，白细胞计数较之前增高，核向左移位。病因与肠出血相同，部分患者可同时出现肠出血和穿孔。

3. 中毒性肝炎 常见于病程第1～3周。表现为肝大和压痛，血清丙氨酸转氨酶(ALT)升高，少数患者出现黄疸。

4. 中毒性心肌炎 多见于病程第2～3周，由严重毒血症引起。可见心率加快、心律不齐、第一心音低钝，血压偏低，心肌酶谱异常等。心电图(ECG)示P-R间期延长、T波改变、S-T段改变等。

5. 其他并发症 包括支气管炎及肺炎、溶血性尿毒综合征、急性胆囊炎、骨髓炎、肾盂肾炎、脑膜炎和血栓性静脉炎等。

六、实验室及其他检查

(一) 常规检查

1. 外周血象 白细胞计数通常为$(3\sim5)\times10^9/L$，中性粒细胞减少，可能与细菌毒素对骨髓粒细胞系统的抑制、粒细胞破坏增加和分布异常有关。嗜酸性粒细胞减少或消失，恢复后逐渐恢复正常，复发时再次减少或消失。嗜酸性粒细胞计数是诊断和评估病情的重要参考指标。如果血小板计数突然下降，应该警惕严重的并发症，溶血性尿毒综合征或DIC。

2. 尿常规 从病程第2周开始可有轻度蛋白尿或少量管型。

3. 大便常规 腹泻患者粪便可见少许白细胞，并发肠出血者可出现潜血试验阳性或肉眼血便。

(二) 血清学检查

1. 肥达试验(Widal test) 即伤寒血清凝集试验，对伤寒和副伤寒有辅助诊断价值。其原理是采用伤寒沙门菌菌体抗原(O)、鞭毛抗原(H)及甲、乙、丙型副伤寒沙门菌鞭毛抗原共五种，采用凝集法分别测定患者血清中相应抗体的凝集效价。多数患者在病程第2周可出现阳性结果，第3周阳性率可达50%，第4周阳性率可达80%，病情恢复后阳性反应可持续数月。分析肥达试验结果时应注意：

(1) 伤寒流行区的正常人群中，部分个体有低效价的凝集抗体存在，故当O抗体效价在1∶80以上，H抗体效价在1∶160以上；或者O抗体效价呈4倍以上升高时，才有辅助诊断意义。

(2) 伤寒沙门菌和甲、乙型副伤寒沙门菌之间部分O抗原相同，能刺激机体产生相同的O抗体，所以O抗体升高只能支持沙门菌感染，不能区分伤寒或副伤寒。

(3) 伤寒沙门菌和甲、乙、丙型副伤寒沙门菌这4种细菌的H抗原不同，产生不同的抗体。在没有接种过伤寒、副伤寒菌苗或未患过伤寒、副伤寒的情况下，当某一种H抗体增高超过阳性效价时，提示可能感染了伤寒或副伤寒中某一类型。

(4) 接种伤寒、副伤寒菌苗之后，O抗体仅有轻度升高，持续3～6个月消失。而H抗体明显升高可持续数年之久；并且可因患其他疾病出现回忆反应而升高，而O抗体不受影响。因此，单独出现H抗体升高，对伤寒的诊断帮助不大。

(5) 试验必须动态观察，一般5～7日复查1次，效价逐渐升高，辅助诊断意义也随着提高。

(6) 伤寒沙门菌及甲、乙、丙型副伤寒沙门菌之外的沙门菌属其他细菌也具有 O 和 H 两种抗原,与伤寒或甲、乙、丙型副伤寒患者的血清可产生交叉反应。

(7) 少数伤寒、副伤寒患者肥达试验效价始终不高或呈阴性,免疫应答能力低下的老弱或婴幼儿患者尤为多见。有些患者早期应用抗菌药物治疗,病原菌清除早,抗体应答率低下,也可出现阴性结果,因此,肥达试验阴性不能排除本病。另外,结核病、结缔组织病等疾病可在发热病程中出现肥达试验阳性,不能因此而误诊为伤寒。

(8) 伤寒、副伤寒患者的 Vi 抗体效价一般不高。但是,带菌者常有高水平的 Vi 抗体,并且持久存在。所以对慢性带菌者的调查有一定意义,效价大于 1∶40 时有诊断参考价值。

2. 其他 酶联免疫吸附试验、被动血凝试验、协同凝集试验等可以检测血清中伤寒抗原或特异性 IgM 抗体,对伤寒的早期诊断有意义。

(三) 细菌学检查

细菌学检查是确诊的依据,应该尽量争取早做。

1. 血培养 病程第 1～2 周阳性率最高,可达 80%～90%,第 2 周后逐步下降,第 3 周末达 50%左右,以后迅速降低。再燃和复发时可出现阳性结果。

2. 骨髓培养 病程中骨髓培养呈阳性的时间与血培养相似。由于骨髓中的单核吞噬细胞多吞噬伤寒沙门菌,且伤寒沙门菌存在时间较长,所以,骨髓培养阳性率略高于血培养,可达 80%～95%。对于疑似血培养阴性或抗菌药物治疗失败的患者,骨髓培养对诊断最有用。

3. 大便培养 病程第 2 周起阳性率逐渐增加,第 3～4 周阳性率最高,可达 75%。

4. 尿培养 初期多为阴性,病程第 3～4 周的阳性率仅为 25%左右。

5. 其他 十二指肠引流液培养有助于带菌者的诊断,但操作不便,一般很少使用。玫瑰疹刮取液培养在必要时亦可进行。

七、诊断与鉴别诊断

(一) 诊断

(1) 大多数发生在夏季和秋季。当地的伤寒流行情况,是否存在伤寒病史,是否有与伤寒患者接触史等流行病学资料对伤寒的诊断有参考价值。

(2) 特征性的临床表现:持续发热 1 周以上,伴有相对缓脉、玫瑰疹和肝脾大等体征。全身中毒症状(如特殊中毒面容、食欲减退、腹胀),胃肠道症状(如腹痛、腹泻或便秘),以及并发症如肠穿孔或肠道出血等的出现对疾病的诊断更有帮助。

(3) 实验室检查:临床疑似伤寒的病例如有以下项目之一可确诊。

①血、骨髓、尿、粪便或玫瑰疹刮取物中任何一种标本分离到伤寒沙门菌。

②血清特异性抗体阳性,肥达试验 O 抗体效价≥1∶80,H 抗体效价≥1∶160,如恢复期效价增高 4 倍以上则更具诊断意义。

(二) 鉴别诊断

伤寒病程第 1 周临床症状缺乏特征性,需与其他急性发热性疾病相鉴别。

1. 病毒性上呼吸道感染 病程多在 2 周以内。相似点为患者均有高热、头痛、白细胞减少等表现。可以通过患者起病急,呼吸道症状明显,如咽痛、鼻塞、咳嗽而无淡漠表情、玫瑰疹、肝脾大等临床特征,与伤寒相鉴别。

2. 细菌性痢疾 相似点为患者均有发热、腹痛、腹泻等表现。可借助患者腹痛(以左下

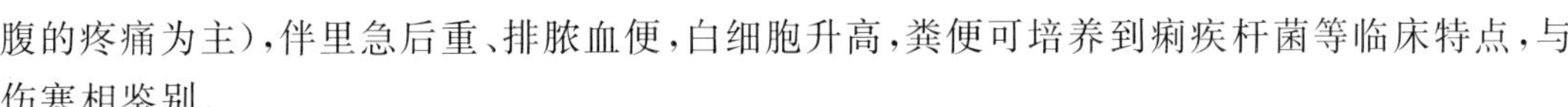

腹的疼痛为主),伴里急后重、排脓血便,白细胞升高,粪便可培养到痢疾杆菌等临床特点,与伤寒相鉴别。

3. 疟疾　相似点为患者的症状均有发热、肝脾大、白细胞减少等。可以通过患者寒战明显、体温每日波动较大,间歇性高热,热退时出汗较多,红细胞和血红蛋白减少,血培养为阴性,外周血或骨髓涂片发现疟原虫等临床特点,与伤寒相鉴别。伤寒病程1周以后,临床特征会逐渐显现,需要与长期发热性疾病进行鉴别。

4. 革兰阴性杆菌败血症　相似表现为发病急,患者高热、肝脾大、白细胞减少等。可通过患者有胆道、泌尿道或呼吸道等原发感染灶,同时伴有明显的寒战、频发弛张热,常有皮肤瘀点、瘀斑,血培养有革兰阴性菌等临床特点,与伤寒相鉴别。

5. 血行播散性结核病　相似点为患者均有长期发热、白细胞降低等表现,但血培养阴性,结核菌素试验阳性。可借助患者有结核病病史或者有与结核病患者接触史,伴不规则的发热、盗汗,胸部X线片或CT检查显示粟粒性结核病灶等临床特点,与伤寒相鉴别。

八、治疗

(一)中医治疗

本病辨证应围绕湿热郁蒸中焦脾胃这一病变重心,并结合临床表现及患者体质特点而进行。治疗以清热除湿,使湿去热除为原则。湿热在卫表者,宜芳化宣表;湿热在气分者,宜清热化湿,根据湿热的偏盛,或清热解毒为主兼化湿,或化湿为主兼清热;上蒙清窍者,兼施开窍;热盛动血者,兼凉血止血;伤阴耗气者,宜益气养阴;气随血脱者,宜益气固脱,摄血止血。

1. 分证论治

(1)邪遏卫气。

临床表现:恶寒,身热不扬,午后热盛,头胀痛,身重肢倦,胸脘痞闷,腹胀满,恶心欲吐,食欲减退,口中黏腻不爽,或有咽痛咳嗽,舌质红,苔白腻,脉濡缓。

治法:当以芳化宣表、化湿解毒为主。

代表方:藿朴夏苓汤加减。

方药:广藿香15 g,茯苓15 g,薏苡仁15 g,淡豆豉15 g,半夏10 g,泽泻10 g,猪苓10 g,厚朴10 g,豆蔻10 g,苦杏仁10 g。

(2)气分湿热。

临床表现:热势较高,稽留不退,汗出热势稍减,继而复热。汗黏,面垢,脘腹痞胀,恶心呕吐,心烦口苦,渴不多饮,大便秘结,小便短黄,舌红,苔黄腻,脉濡数。

治法:当以辛开苦降、清热化湿为主。

代表方:王氏连朴饮加减。

方药:黄连10 g,厚朴12 g,石菖蒲12 g,半夏10 g,栀子15 g,淡豆豉10 g,芦根20 g。若热象较高,可以白虎汤加味。

(3)温热炽盛,气营两燔。

临床表现:壮热持续,思饮而又不欲饮,腹痛便稀,色泽棕褐有血,甚者谵妄,昏睡或昏迷,小便黄赤,舌质红,苔黄腻,脉滑数。

治法:当以清热解毒、清营凉血为主。

代表方:金银花汤加减。

方药：金银花 100 g，连翘 30 g，黄芩 30 g，板蓝根 30 g，灵芝 20 g，黄柏 15 g，生地黄 15 g，地锦草 15 g，牡丹皮 15 g。便血者，可加地榆、槐花。谵妄、神昏者，可配用安宫牛黄丸以清心开窍。

(4) 热盛动血。

临床表现：灼热烦躁，甚至昏谵，大便下血量多，舌绛少津，脉细数。

治法：当以清热解毒、凉血止血为主。

代表方：犀角地黄汤加减。

方药：水牛角 30 g，生地黄 25 g，牡丹皮 12 g，赤芍 12 g。可加金银花、黄连、连翘以增强清热解毒之功效，加地榆炭、槐花、紫草以增强凉血止血之力。

(5) 气随血脱。

临床表现：便血不止，汗出肢冷，身热骤退，面色苍白，舌淡无华，脉微细或者脉微欲绝。

治法：当以益气摄血、固脱救逆为主。

代表方：独参汤。

方药：以独参汤频频送服，以益气摄血固脱，待元气回复，危象解除后，再据具体情况辨证止血。

(6) 余邪未净。

临床表现：身热已退，或见低热，汗出，面色苍白，形体消瘦，口干喜饮，饥不欲食，脘中微闷，食不甘味，口中微黏，头目昏闷不爽，倦怠乏力，舌红，苔少而干，脉细数。

治法：当以益气养阴、化湿祛邪、醒脾开胃为主。

代表方：竹叶石膏汤加味，或青蒿鳖甲汤加味，或薛氏五叶芦根汤加减。

方药：淡竹叶、石膏、半夏、麦冬、人参、甘草；或青蒿、鳖甲、牡丹皮、知母、银柴胡、白薇；或广藿香叶、佩兰叶、枇杷叶、薄荷叶、鲜荷叶、淡竹叶、芦根。脘痞不舒者，加茯苓、薏苡仁；饥不欲食者，加炒山楂、神曲、麦芽、谷芽；虚烦不寐者，加夜交藤、地骨皮；食少便溏者，加山药、白术。

2. 单方、验方

(1) 金银花 30 g，连翘 15 g。水煎服，每日 2 剂。适用于伤寒高热不退者，在伤寒初起时亦可应用。

(2) 白花蛇舌草 50 g。水煎服，每日 1 剂。适用于伤寒、副伤寒气分湿热及抗病能力低下者。

(3) 黄连 12 g，连翘 15 g。水煎服，每日 1 剂，分 2 次服。适用于伤寒、副伤寒的早期及中期湿热并重者。

(4) 地锦草 20 g。水煎服，每日 1 剂。适用于伤寒、副伤寒的早期及中期，尤可用于有肠出血倾向者。

(5) 大黄炭 20 g，牡丹皮炭 20 g，地榆炭 15 g，白及 20 g。水煎服，每日 1 剂，分 2 次服。适用于伤寒肠出血者。

(6) 朱良春所创立的“表里和解丹”适用于伤寒初起兼有表里证者，或者病已三五日，尚有表证存在者，药用：生大黄 135 g，僵蚕 45 g，乌梅炭、广姜黄、皂荚各 15 g，甘草、蝉蜕各 30 g，滑石 180 g，共同研磨成细粉，用鲜广藿香汁、鲜萝卜汁、鲜薄荷汁 240 g，泛丸如绿豆大，成人每次服用 4～6 g，10 岁左右小儿每次服用 2 g，2 岁以下婴幼儿每次服用 0.5～0.75 g。服用“表里和解丹”3 日，热势未挫者，可继续服用“葛苦三黄丹”，此丹是解毒化浊、通利泻热并

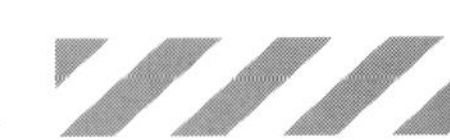

用之剂，药用：飞滑石 600 g，生大黄 90 g，蝉蜕 15 g，以上共研细粉，用葛根 90 g，苦参 150 g，黄芩 90 g，天花粉、茵陈、青蒿各 60 g，黄连、甘草、豆蔻各 30 g，蝉蜕、姜黄、郁金、苍术各 15 g，煎取浓汁泛丸。

3. 针灸治疗

(1) 取穴：天枢、中脘、风池、曲池、梁门、关元、足三里、血海、膈俞、合谷、太阳。针灸并用，实证以针为主，虚证以灸为主，每日 1 次，留针 30～60 min，留针阵动。主治伤寒各证型。

(2) 湿遏卫气证，针刺合谷、内关、列缺、足三里。

(3) 湿热中阻证，针刺中脘、天枢、内关、足三里、阴陵泉。

(4) 湿热酿痰，蒙蔽心包证，针刺人中、涌泉、曲池、内关，十宣、丰隆放血。

(5) 热盛动血证，针灸内关、风池、大陵、人中、曲池、大椎、印堂，均可用泻法。

(6) 耳针：可选择胃、肠、交感压痛点，用毫针浅刺不留针，每日 1 次。

4. 饮食疗法

(1) 饮食宜清淡，食易于消化之品，多食时令新鲜蔬菜，慎食生冷、肥甘、厚腻、辛辣香燥之物。有肠出血者应暂禁饮食。

(2) 食疗方：①薏苡仁粥：取粳米 100 g、薏苡仁 15 g、砂仁 6 g，先将后 2 味加水适量，煎取其汁，去渣，纳入粳米同煮，成粥状即可食用。功用：健脾和胃，祛湿。适用于湿邪偏重的患者。②白茅根粥：取粳米 100 g、白茅根 50 g，将白茅根煎汁 600 mL，纳入粳米同煮成粥。功用：清热利湿。适用于湿热内盛的患者。③车前叶粥：取新鲜车前叶 30～60 g、葱白 3 根、粳米 100 g，将车前叶洗净、切碎，同葱白煮汁后去渣，放入粳米同煮成粥。功用：清热利湿。适用于湿热内盛的患者。

（二）西医治疗

1. 一般治疗

(1) 消毒和隔离：患者入院以后应按照肠道传染病标准进行消毒隔离。临床症状消失后，每隔 5～7 日送粪便进行伤寒沙门菌培养，连续 2 次阴性才可解除隔离。

(2) 休息发热期：患者应卧床休息，退热后 2～3 日可在床上稍坐，退热后 1 周才由轻度活动逐渐过渡至正常活动。

(3) 护理观察：应注意观察体温、脉搏、血压和粪便性状等变化。注意保持口腔和皮肤清洁，定期更换体位，预防压疮和肺部感染。

(4) 饮食：发热期应给予流质或无渣半流质饮食，少食多餐。退热后饮食仍应从稀粥、软质饮食逐渐过渡，退热后 2 周才能恢复正常饮食。饮食中应包括足量的碳水化合物、蛋白质和各种维生素，以补充发热期的消耗，促进恢复。过早进食多渣、坚硬或容易产气的食物有诱发肠出血和肠穿孔的危险。

2. 对症治疗

(1) 降温：高热时可进行物理降温，使用冰袋冷敷和(或)25%～30%乙醇进行四肢擦浴。可使用发汗退热药，但阿司匹林有时可引起低血压，应慎用。

(2) 便秘：可用液体石蜡 100 mL 灌肠，禁用高压灌肠和泻剂。

(3) 腹胀：应减少豆奶、牛奶等容易产气食物的摄入。腹部使用松节油涂擦，或者肛管排气。禁用新斯的明等促进肠蠕动的药物。

(4) 腹泻：应选择低糖低脂肪的食物。酌情给予小檗碱(黄连素)0.3 g，口服，每日 3 次，一般不使用鸦片制剂，以免引起肠蠕动减弱，而使腹中积气。肾上腺皮质激素仅适用于出现谵妄、昏迷或休克等严重毒血症症状的高危患者，应在有效足量的抗菌药物配合下使用，以降低病死率。

3. 病原治疗 许多抗菌药物对伤寒沙门菌有效。自从1948年氯霉素用于治疗伤寒后，患者的预后得到了极大的改善，病死率明显下降。氯霉素曾被普遍用作治疗伤寒的首选药物，但存在复发率增加、骨髓抑制、退热时间较长，以及耐药性等问题。自20世纪80年代中期以来，我国南方的一些省市，陆续出现耐氯霉素伤寒的局部流行，有些地区流行的伤寒沙门菌株为多重耐药菌株，对氯霉素、磺胺类药物、卡那霉素、氨苄西林等多种抗菌药物耐药，而且患者的病情较重、热程长、并发症多、易复发或再燃，病死率也较高。目前推荐使用的抗菌药物主要是第三代喹诺酮类或第三代头孢菌素类。

(1) 第三代喹诺酮类：本类药物抗菌谱广，作用强，耐药少，疗效可靠，复发率较低，病后带菌者少。尤其当治疗多重耐药菌株所致伤寒患者时，该药物为首选药物。常用环丙沙星0.5 g，口服，每日2次；或左氧氟沙星0.1～0.2 g，口服，每日2次。对于重症或存在并发症的患者，可静脉滴注环丙沙星或左氧氟沙星注射液0.2 g，每日2次，症状控制后改为口服给药，疗程10～14日。对喹诺酮类药物过敏者、孕妇及哺乳期妇女禁用，16岁以下儿童和青少年慎用，老年患者酌情减量应用。

(2) 第三代头孢菌素类：本类药物抗菌活性强，体内分布广，胆道内药物浓度高，毒副作用小。可选用以下药物：头孢曲松，成人每12 h静脉滴注1～2 g，儿童50 mg/kg；头孢噻肟，成人2 g，儿童50 mg/kg，分2～3次静脉滴注；头孢他啶，成人2 g，儿童50 mg/kg，分2～3次静脉滴注；头孢哌酮，成人每12 h静脉滴注1～2 g，儿童50 mg/kg。疗程10～14日，多用于喹诺酮类药物禁用者（如孕妇、哺乳期妇女和儿童）和耐喹诺酮类菌株感染的患者，对头孢菌素类抗生素过敏者禁用。

(3) 其他抗生素：阿莫西林/克拉维酸、哌拉西林/他唑巴坦作为酶抑制剂复合药物，对伤寒沙门菌高度敏感。由于这些药物疗效显著，目前常用于耐药伤寒菌株感染的治疗，注意对青霉素类药物过敏者禁用。

4. 带菌者的治疗 根据药敏试验结果选择抗菌药物，一般选择左氧氟沙星或环丙沙星。左氧氟沙星每日0.4 g，分2次口服。环丙沙星每日1 g，分2次口服，疗程4～6日。

5. 复发治疗 根据药敏试验结果选择药物，用足剂量和保证疗程。

6. 并发症的治疗

(1) 肠出血：①绝对卧床休息，密切监测生命体征和大便出血量。②暂禁食、补充血容量，维持水、电解质和酸碱平衡。根据出血情况，必要时给予输血，若内科药物止血治疗无效，应考虑手术治疗。

(2) 肠穿孔：①局限性穿孔者应给予禁食，使用胃管进行胃肠减压。除了对原发病进行有效的抗菌治疗外，还应加强控制腹膜炎症，如联合使用抗菌药物如碳青霉烯类、第三代头孢菌素类、氨基糖苷类等。避免发生感染性休克。②肠穿孔并发腹膜炎的患者，应及时进行手术治疗，同时加用足量有效的抗菌药物控制腹膜炎。

(3) 中毒性心肌炎：①严格卧床，保证充足的休息；②使用保护心肌的药物；③必要时可加用肾上腺皮质激素；④如果出现心力衰竭，应给予洋地黄和利尿剂维持至症状消失。

(4) 溶血性尿毒综合征：①通过足量有效的抗菌药物控制伤寒沙门菌的原发感染；②使用肾上腺皮质激素，如地塞米松或泼尼松龙；③碱化尿液，输血；④小剂量肝素进行抗凝；⑤促进肾功能的恢复，必要时进行血液透析。

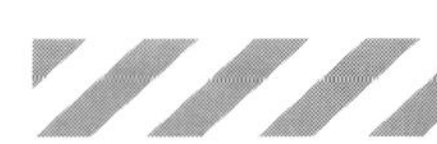

(5) 其他：如并发肺炎、中毒性肝炎、胆囊炎和DIC等，则采取相应的内科治疗措施进行中西医结合治疗。

（三）中西医结合治疗

本病可采取中西医结合治疗，早期以中医药治疗为主，对于处于疾病初期的轻症患者，使用中医药清热、化湿、解毒等治法，可快速退热，缓解消化道以及全身症状。结合西医常规抗感染治疗，能防止疾病进展，缩短病程。

在极期、暴发期、重症及危重症阶段，常采用中西医结合治疗方案，能显著降低患者病死率。使用生脉注射液、血必净注射液等中药，能有效稳定患者血氧饱和度，抑制炎症因子释放，增强患者心功能。西医治疗可在稳定生命体征、控制并发症等方面起到重要作用。针对危重期出现的肠出血、肠穿孔等消化系统并发症，也可配合选用犀角地黄汤等中药清热解毒、凉血止血；在气随血脱时可用独参汤合黄土汤益气固脱止血，必要时可输血治疗。

在缓解期及恢复期，中医药能提高患者生活质量，明显改善预后。这一阶段患者体温逐渐下降，全身症状好转，可选用益气养阴、健脾开胃等中药方剂，起到清除余邪、固本培元的功效，另可采用传统中医疗法（如练八段锦、针灸等）提高机体抵抗力，使患者更快恢复健康。

九、预防与调护

（一）预防

1. 一般预防措施　应做好水源管理、饮食管理、粪便管理和消灭苍蝇等卫生工作。要避免饮用生水，避免进食未煮熟的肉类食品，进食水果前应洗净或削皮，养成良好的卫生习惯。

2. 加强感染控制　应按照肠道传染病隔离原则对患者进行隔离。体温恢复正常后第15日暂停隔离。如果可能，应在症状消失后5日和10日进行尿培养和大便培养，连续2次阴性的可以暂停隔离。慢性携带者必须从日托中心、与婴幼儿相关的其他行业和食品行业转移并接受治疗。接触者需要接受医学观察15日。

3. 接种疫苗　对流行区内的易感人群进行伤寒、副伤寒甲乙三联菌苗预防接种，皮下注射3次，间隔7～10日，各0.5 mL、1.0 mL、1.0 mL；免疫期为1年。每年可加强1次，1.0 mL，皮下注射。还可接种伤寒沙门菌肠Ty21a口服活疫苗，第1、3、5、7日各口服1粒胶囊。以上疫苗仅有部分免疫保护作用。因此，已经进行免疫预防的个体，仍然需要注意饮食卫生，采取其他预防措施。

（二）调护

患者应了解伤寒的基本情况，注意个人卫生和饮食卫生，防止疾病进入消化道。饮食应易于消化且营养丰富。注意劳逸结合，锻炼身体，提高身体的免疫力。定期门诊检查。

1. 一般护理　发热期间一定要卧床休息。一旦发热消退，可以逐渐增加活动量，确保有充足的睡眠。对不能进食的患者可以给予静脉补液。如果出现腹胀、腹泻，应减少糖和牛奶的摄入量。缓解期和恢复期以半流质饮食和软食为宜。观察病情，重点关注生命体征、消化道症状、腹部症状和体征。患者应绝对卧床休息，并在体温正常后1周逐渐增加活动量。

2. 肠穿孔和肠出血的护理　了解引起的腹痛的性质、部位和持续时间，以及是否有腹膜刺激征。采取舒适的姿势以限制感染。按照医生的指示给予抗菌和抗炎药物。禁食，胃肠减压，保持胃管通畅。根据肠出血时大便的性质、颜色和量，遵医嘱给予止血剂和行交叉配血试验，当患者惊恐、不舒服时，按医嘱给予镇静药。治疗发热可用物理降温，注意清洁口腔和皮肤。伤寒患者应确保至少每隔一日排便一次。避免使用泻药，排便时避免过度用力。松节油可用于热敷腹部和肛管排气，并应禁用新斯的明以防止剧烈的肠道蠕动、肠穿孔或肠出血。

3. 饮食护理 发热期间，进清淡、营养丰富的流质饮食，少食多餐，多喝水。退热期间，给予易消化的流质或半流质饮食，且应热量高，无渣或少渣，少纤维，不易产气。恢复期患者食欲好转，可以吃清淡的食物，如软饭、稀饭，避免暴饮暴食，避免吃生冷、刺激性、难消化的食物。

4. 药物和发热的护理 喹诺酮类药物会影响骨骼发育，因此儿童、孕妇和哺乳期妇女应慎用。使用氯霉素时，注意其对骨髓的毒性作用并应监测血细胞计数的变化。患伤寒的小儿一般有发热，特别是在极期，高热持续存在，所以要密切观察体温，每 4 h 测量一次体温和脉搏。体温＞39 ℃时可采用物理降温，如冷敷、乙醇擦浴等。当使用药物降温时，应使用较小的剂量，以防止因过度出汗而导致虚脱。

（胡剑峰　张新悦　李　昊）

参考文献

[1] 李兰娟，任红. 传染病学[M]. 9 版. 北京：人民卫生出版社，2018.

[2] 田维毅，袁端红，王文佳. 现代中医疫病理论与实践[M]. 贵阳：贵州科技出版社，2016.

[3] 黄象安. 传染病学[M]. 2 版. 北京：中国中医药出版社，2017.

[4] 莫翠云. 伤寒传染病预防及护理[J]. 中西医结合心血管病电子杂志，2018，6(18)：122-123.

[5] 邱模炎，刘常嫦，林明欣. 疫病学[M]. 北京：中国中医药出版社，2020.

[6] 孟银平，姜黎黎，周永明，等. 云南省 2010—2020 年伤寒副伤寒流行特征分析[J]. 现代预防医学，2021，48(15)：2689-2691，2715.

[7] SHAKYA M, NEUZIL K M, POLLARD A J. Prospects of future typhoid and paratyphoid vaccines in endemic countries[J]. J Infect Dis, 2021, 224(12 Suppl 2): S770-S774.

[8] 刘宇，李增威，邓志鹏，等. 激光诱导荧光光谱快速检测食源性致病菌[J]. 光谱学与光谱分析，2021，41(9)：2817-2822.

[9] 邱玉锋，陈建辉，黄梦颖，等. 福建地区鼠伤寒沙门菌喹诺酮耐药基因特征及 MLVA 分子分型[J]. 中国病原生物学杂志，2021，16(8)：893-896，901.

[10] 周鹏，安戈，李羿，等. 郑州市腹泻患者 S. 1，4，[5]，12：i：-沙门菌和鼠伤寒沙门菌鉴定与分子分型[J]. 预防医学，2021，33(8)：797-800.

第二十五章
细菌性食物中毒

一、概述

细菌性食物中毒(bacterial food poisoning)是指由进食被细菌或细菌毒素所污染的食物而引起的一种急性感染性中毒性疾病。其根据临床表现的不同,可以分为胃肠型食物中毒和神经型食物中毒。胃肠型食物中毒多见于夏秋季节,以恶心、呕吐、腹泻、腹痛等急性胃肠炎症状为主要特征。神经型食物中毒又称肉毒中毒(botulism),是指因进食含有肉毒杆菌外毒素(即肉毒毒素)的食物而引发的一种中毒性疾病。临床上以中枢神经系统症状(如眼肌及咽肌瘫痪)为主要表现。若抢救不及时,病死率较高。

细菌性食物中毒的特征如下:①在集体用食单位常呈暴发起病,发病者与食入同一污染食物有明显关系;②潜伏期短,突然发病,临床表现以急性胃肠炎为主,肉毒中毒则以眼肌、咽肌瘫痪为主;③病程较短,多数在2～3日自愈;④多发生于夏秋季。

中医古籍中有诸多类似于细菌性食物中毒的记载,对本病的主要症状——呕吐、腹痛、腹泻及病因病机、治法、方药都有较为详细的论述,本病轻症者属于中医学的呕吐、泄泻、腹痛等范畴,严重者可见明显的上吐下泻,又可归属于中医学霍乱范畴。如张仲景《金匮要略》中专门讲述了呕吐,并根据不同病因病机立法遣方,认识到呕吐也是人体排出胃中有害物质的一种保护性反应,还提出此时不可止呕的治疗禁忌。明代张景岳也在《景岳全书》中论述甚详:呕吐或因“暴伤寒凉,或暴伤饮食,或因胃火上冲,或因肝气内逆,或以痰饮水气聚于胸中,或以表邪传里,聚于少阳、阳明之间,皆有呕证。此皆呕之实邪也”。《景岳全书》中指出:“泄泻之本,无不由于脾胃……若饮食失节,起居不时,以致脾胃受伤,则水反为湿,谷反为滞,精华之气,不能输化,乃致合污下降而泻痢作矣。”说明泄泻多因饮食所伤而致,其关键在于脾胃功能障碍。

二、流行病学

(一)传染源

1. 胃肠型食物中毒　该型传染源主要是被致病菌感染的动物如家禽、家畜、鱼类及野生动物和人。

2. 神经型食物中毒　该型传染源主要是含有肉毒杆菌的食物。肉毒杆菌广泛存在于变质的肉类食品、豆制品及动物肠道中,其芽胞能在土壤中存活很长时间,但仅能在缺氧条件下大量繁殖。引起神经型食物中毒的食品在我国多为发酵的豆、麦制品和变质的牛、羊肉类，在国外主要为罐头食品。

（二）传播途径

1. 胃肠型食物中毒 因进食被细菌污染的食物而传播。

2. 神经型食物中毒 主要通过进食被肉毒毒素污染的食物传播，如腌肉、腊肉及制作不良的罐头食品。部分地区曾因食用豆豉、豆瓣酱、臭豆腐及不新鲜的鱼、猪肉、猪肝而发病。肉毒杆菌的繁殖，不一定需要严格的缺氧条件及适当的温度，E 型菌可在 6 ℃低温繁殖并产生毒素；A 型及 B 型菌能产生蛋白水解酶，使食物变质；而 E 型菌不产生此酶，食物可不变质，易疏忽而致病。

（三）易感人群

1. 胃肠型食物中毒 人群普遍易感，病后通常不产生明显的免疫力，而且致病菌血清型多，可反复感染发病。

2. 神经型食物中毒 肉毒毒素有很高致病力，人群普遍易感。患者无传染性，亦不产生病后免疫力。

（四）流行特征

细菌性食物中毒呈现出明显的季节分布特征，本病在 5—10 月较多见，7—9 月尤易发生，而在冬春季节不易发生，究其原因可能为夏季气温高，细菌易于在食物中大量繁殖，为相关病原微生物繁殖创造了有利的条件。常因食用隔夜食物、未熟透的食物及食物保存与烹调不当而引起。病例既可散发，也可集体发病。潜伏期短，有进食可疑食物病史，病情轻重与进食量有关，未食者可不发病，停止食用可疑食物后流行即可迅速停止。且各年龄组均可发病。因此，在日常生活中，应注意卫生，避免食用生冷、剩余食物。

三、中医病因病机

中医学古代文献可见诸多关于此病的描述，根据细菌性食物中毒症状、发病季节、流行特征，本病可以归为具有疫病特点的感染性疾病。古人认为时气病、疟、痢等疾病均可通过饮食传染。如宋代《太平圣惠方·治时气令不相染易诸方》便提出："时气相染易着，即须回避。将息饭食之间，不得传吃。"《儿科要略·疟痢概说》提出："又疟之为病，可藉饮食物及蚊虫为传染，痢之为病，可藉饮食物及粪便为传染。"《临证指南医案·泄泻》曰："泄泻，注下症也。经云，湿多成五泄：曰飧、曰溏、曰骛、曰濡、曰滑。飧泄之完谷不化，湿兼风也。"

（一）病因

1. 感受外邪 秽浊之气侵犯脾胃，使脾胃受损，运化失常，气机不利，升降失常，清气不升，浊气不降，故而发生呕吐、腹泻、腹痛。

2. 饮食不慎 贪凉饮冷，恣食生冷，或饮食不洁，误进腐馊变质之物，或暴饮暴食，损伤脾胃，致脾胃运化失职，水谷精华不能吸收，清浊混淆而成呕吐、腹泻、腹痛。

（二）病机

该病的核心病机可归纳为"疫疠之气暴盛而突发"和"正气虚于一时"。

疫疠之气暴盛而突发：由疫毒之邪侵袭人体而致，当侵袭人体的疫毒之邪较弱时，不一定发病，而侵袭人体的疫毒之邪暴盛时，即使正气充盛者也易发病。

正气虚于一时：传染病流行期间，正气虚弱者较正气充盛者更易感染发病。正气虚弱者

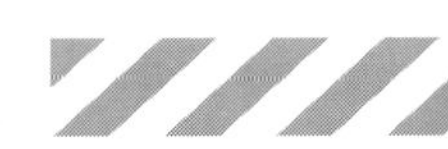

多存在内伤基础，内伤基础的实质为气、血、津、液受损及脏真的慢性损伤。内伤基础可以是现代医学明确诊断的慢性疾病，如高血压、糖尿病、慢性肾病及慢性肺部疾病等，也可以是现代医学无法明确诊断，而从中医角度看存在异常的状态，如湿热内蕴、痰湿中阻等。

根据核心病机、正气与邪气的盛衰，该病病机可分为两个方面。

1. 邪实正盛　主要是指“实”的病机，即邪气亢盛，正气充足，尚未虚衰，邪正之间剧烈抗争而导致的一系列病理变化。邪实正盛是以邪气盛为矛盾主要方面的一种病理反应，即“邪气盛则实”。由于邪气的致病毒力和机体正气的抗病能力都比较强盛，邪正交争十分剧烈，故其临床表现多为一系列有余的证候。在该病初期和中期多见实证。

2. 邪实正虚　主要是后期邪气消退，正气不足，机体的脏腑、经络等组织器官及其生理功能减弱、抗御致病邪气的能力低下，而导致一系列正气虚衰的病理变化。是以正气虚为矛盾主要方面的一种病理性反应，即“精气夺则虚”。由于正气不足，脏腑、经络等组织器官衰退，其生理功能减退或障碍，精、气、血、津液被损耗，故其临床表现多为一系列衰退和不足的证候。多见于素体虚弱或疾病后期，或因大病、久病而精气不足，或因大汗、吐利、大出血等耗伤机体正气，或因致病邪气的久留而伤正等，均可导致正气虚衰而成虚证。如久泄久吐之后津液亏虚、乏力等。

中医学认为本病的发生，是由感受外邪、饮食不慎所致，主要病位在脾、胃、肾及大肠。该病病程一般较短，预后较好(图 25-1)。

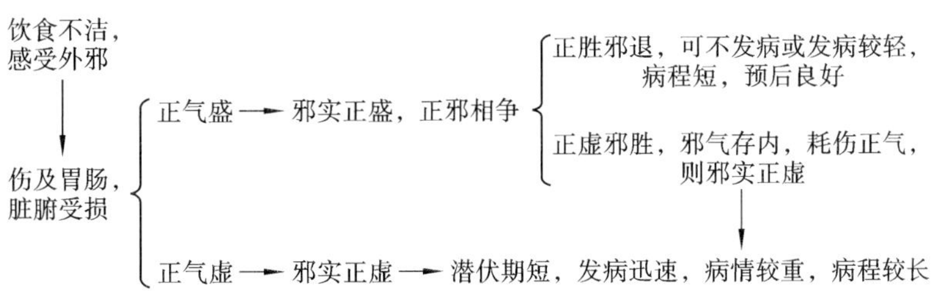

图 25-1　细菌性食物中毒病因病机示意图

四、发病机制及病理

细菌性食物中毒可分为感染型、毒素型和混合型三类。病原菌在污染的食物中繁殖，并产生毒素(肠毒素类物质或菌体裂解释放的内毒素)。发病与否及病情轻重与摄入食物被细菌和毒素污染的程度、进食量的多少及人体抵抗力强弱等有关。致病因素如下。

1. 肠毒素　上述细菌中大多数能产生肠毒素或类似的毒素，尽管其分子量、结构和生物学性状不尽相同，但致病作用基本相似。由于肠毒素刺激肠壁上皮细胞，激活腺苷酸环化酶，在活性腺苷酸环化酶的催化下，细胞质中的三磷酸腺苷脱去两个磷酸分子，而成为环磷酸腺苷(cAMP)，cAMP 浓度增高可促进胞质内蛋白质磷酸化，并激活细胞有关酶系统，促进液体及氯离子的分泌，抑制肠壁上皮细胞对钠和水分的吸收，导致腹泻。耐热肠毒素是通过激活肠黏膜细胞的鸟苷酸环化酶，提高 cGMP 水平，引起肠隐窝细胞分泌能力增强和绒毛顶部细胞吸收能力降低而引起腹泻的。

2. 侵袭性损害　沙门菌、副溶血性弧菌、变形杆菌等，能侵袭肠黏膜上皮细胞，引起黏膜充血、水肿，上皮细胞变性、坏死、脱落并形成溃疡。侵袭性细菌性食物中毒的潜伏期较毒素引起者稍长，粪便可见黏液和脓血。

3. 内毒素 除鼠伤寒沙门菌可产生肠毒素外，沙门菌菌体裂解后释放的内毒素致病性较强，能引起发热、胃肠黏膜炎症、消化道蠕动并产生呕吐、腹泻等症状。

4. 过敏反应 莫根变形杆菌能使蛋白质中的组氨酸脱羧而成组胺，引起过敏反应。其病理改变轻微，由于细菌不侵入组织，故可无炎症改变。

（一）胃肠型食物中毒

引起胃肠型食物中毒的细菌种类很多，主要有以下几种。

(1) 沙门菌属：沙门菌(*Salmonella*)，属革兰阴性杆菌，需氧，不能产生芽胞，无荚膜，绝大多数有鞭毛，可运动。对外界的抵抗力较强，在粪便中能存活 1～2 个月，在水和土壤中能存活数月，在冰冻土壤中可越冬。但其不耐热，55 ℃ 1 h 或 60 ℃ 10～20 min 即被灭活，5%苯酚或 1∶500 氯化汞 5 min 内即可将其杀灭。以鼠伤寒沙门菌、肠炎沙门菌、鸭沙门菌和猪霍乱沙门菌多见。

(2) 副溶血性弧菌：副溶血性弧菌(*Vibrio parahaemolyticus*)，属革兰阴性杆菌，有荚膜，为多形性球杆菌。菌体两端浓染，一端有单根鞭毛，运动活泼。本菌嗜盐生长，广泛存在于海水中，偶尔存在于淡水中。其在海水中能存活 47 日以上，在淡水中能存活 1～2 日。在 37 ℃ pH 7.7 含 3%～4%氯化钠的环境中生长最好。对酸敏感，食醋中 3 min 即死亡。不耐热，56 ℃ 5～10 min、90 ℃ 1 min 灭活。对低温及高浓度氯化钠抵抗力甚强。本菌依菌体抗原(O)和鞭毛抗原(H)的不同，可分为 25 个血清型，其中 B、E、H 型是引起食物中毒的主要血清型。致病性菌株能溶解人及家兔红细胞，称为神奈川试验(Kanagawa test)阳性。带鱼、黄鱼、乌贼、梭子蟹等海产品带菌率极高。

(3) 变形杆菌：变形杆菌(*Bacillus proteus*)为革兰阴性、两端钝圆、无芽胞的多形性小杆菌，有鞭毛，运动活泼。其抗原结构有菌体抗原(O)及鞭毛抗原(H)2 种。依生化反应的不同，可分为普通变形杆菌(*p. vulgaris*)、奇异变形杆菌(*p. mirabilis*)、产黏变形杆菌(*p. myxofaciens*)和潘氏变形杆菌(*p. penneri*)4 种。前 3 种能引起食物中毒。本菌广泛存在于水、土壤、腐败的有机物及人和家禽、家畜的肠道中。变形杆菌在食物中能产生肠毒素，还可产生组氨酸脱羧酶，使蛋白质中的组氨酸脱羧成组胺，从而引起过敏反应。

(4) 葡萄球菌：主要是能产生血浆凝固酶的金黄色葡萄球菌(*Staphylococcus aureus*)，该菌为革兰阳性，不能形成芽胞，无荚膜。在乳类及肉类食物中极易繁殖，在剩饭剩菜中易生长，在 30 ℃ 1 h 即可产生耐热性很强的外毒素(肠毒素，enterotoxin)，此种毒素属于一种低分子量可溶性蛋白质，可分为 8 个血清型(A、B、C1、C2、C3、D、E、F)，其中以 A、D 型引起食物中毒最多见，B、C 型次之。此菌污染食物后，在 37 ℃经 6～12 h 繁殖而产生肠毒素。此毒素对热的抵抗力很强，经加热煮沸 30 min 仍能致病。

(5) 蜡样芽胞杆菌：蜡样芽胞杆菌(*Bacillus cereus*)为厌氧革兰阳性粗大芽胞杆菌，常单独、成双或短链状排列，芽胞常位于次极端；在体内可形成荚膜，无鞭毛，不能活动。芽胞在体外抵抗力极强，能在 110 ℃存活 1～4 日，能分泌外毒素，依毒素性质可分 6 型(A、B、C、D、E、F 型)，引起食物中毒者主要是 A 型和 F 型，其中以 A 型(能产生肠毒素)为多见，C 型和 F 型偶可引起出血性坏死性肠炎。本病在自然界分布较广，在污水、垃圾、土壤、人和动物的粪便、昆虫以及食品等中均可检出。

(6) 大肠埃希菌：为两端钝圆的革兰阴性短杆菌，多数菌株有周鞭毛，能运动，可有荚膜。体外抵抗力较强，在水和土壤中能存活数月，在室内阴凉处可存活 1 个月，在含余氯 0.2 ml/L 的水中不能生存。本菌属以菌体抗原(O)分群，以荚膜抗原(K)和鞭毛抗原(H)分型，

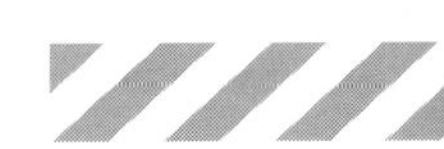

目前已发现170多个血清型。本菌为人和动物肠道正常寄居菌，特殊条件下可致病。在大肠埃希菌中，能引起食物中毒的菌种有16个血清型，亦称为肠致病性大肠埃希菌(enteropathogenic *Escherichia coli*，EPEC)，其中常见的血清型为0111、0114、0128、055、020、0119、086、0125、0127等。

（二）神经型食物中毒

神经型食物中毒又称肉毒中毒(botulism)，是指因进食含有肉毒毒素的食物而引发的一种中毒性疾病。临床上以中枢神经系统症状如眼肌及咽肌瘫痪为主要表现。若抢救不及时，病死率较高。引起神经型食物中毒的细菌为肉毒杆菌，亦称腊肠杆菌，属革兰阳性厌氧梭状芽胞杆菌，次极端有大形芽胞，有周鞭毛，能运动。按抗原性不同，肉毒杆菌分为A、B、C(Ca、Cb)、D、E、F、G共8种血清型，对人致病的主要为A、B、E型，F型极少见，C、D型则主要见于禽畜感染。各型细菌都能产生一种有剧毒的嗜神经外毒素——肉毒毒素，其对人的致死量仅为0.01 mg左右。

肉毒杆菌可广泛存在于自然界中，以芽胞形式广泛存在于土壤及海水中，亦可存在于牛、羊、猪等粪便中，也可附着于蔬菜、水果上，极易污染食物。本菌芽胞体外抵抗力极强，其在干热180 ℃ 15 min、湿热100 ℃ 5 h或高压灭菌120 ℃ 20 min就可被灭活。5%苯酚、20%甲醛24 h才能将其杀灭。肉毒毒素对胃酸有抵抗力，但不耐热。肉毒毒素在干燥、密封和阴暗的条件下，可保存多年。此毒素的毒性较强，且无色、无味、无臭，不易被察觉。

人摄入肉毒毒素后，胃酸及消化酶均不能将其破坏。毒素由上消化道吸收入血后，主要作用于脑神经核、外周神经肌肉接头处及自主神经末梢，抑制胆碱能神经传导介质乙酰胆碱的释放，使肌肉收缩运动障碍，发生弛缓性瘫痪。

脑及脑膜显著充血、水肿，并有广泛的点状出血和血栓形成。显微镜下可见神经节细胞变性。脑神经核及脊髓前角产生退行性变，使其所支配的相应肌群发生瘫痪，脑干神经核也可受损。

五、临床表现

（一）症状及体征

1. 胃肠型食物中毒　潜伏期短，常在进食后数小时发病。引起食物中毒的潜伏期，金黄色葡萄球菌一般为1～5 h，沙门菌为4～24 h，蜡样芽胞杆菌为1～2 h，副溶血性弧菌为6～12 h，变形杆菌为5～18 h。临床症状大致相似，以急性胃肠炎症状为主，起病急，有恶心、呕吐、腹痛、腹泻等。腹痛以上、中腹部持续或阵发性绞痛多见，呕吐物多为进食之食物。常先吐后泻，腹泻轻重不一，每日数次至数十次，多为黄色稀便、水样便或黏液便。葡萄球菌、蜡样芽胞杆菌引起的食物中毒呕吐较剧烈，呕吐物含胆汁，有时带血和黏液。侵袭性细菌引起的食物中毒，可有发热、腹部阵发性绞痛，里急后重和黏液脓血便。鼠伤寒沙门菌引起的食物中毒者的粪便呈水样或糊状，有腥臭味，也可见脓血便。部分副溶血性弧菌引起的食物中毒病例粪便呈血水样。变形杆菌还可引起颜面潮红、头痛、荨麻疹等过敏症状。病程短，多在1～3日恢复，极少数可达1～2周。腹泻严重者可导致脱水、酸中毒甚至休克。

2. 神经型食物中毒　潜伏期为12～36 h，可短至2 h，最长可达8～10日。潜伏期长短与外毒素的量有关，潜伏期越短，病情越重。但也可先起病轻，后发展成重型。

临床症状轻重不一，轻者仅有轻微不适，重者可于24 h内死亡。一般起病突然，以神经系统症状为主。病初可有头痛、头晕、乏力、恶心、呕吐;继而眼内、外肌瘫痪,出现眼部症状,如视物模糊、复视、眼睑下垂、瞳孔散大或两侧瞳孔不等大,对光反射迟钝或对光反射消失。当胆碱能神经的传递作用受损时,可出现便秘、尿潴留及唾液和泪液分泌减少,重症者腭、舌、呼吸肌呈对称性弛缓性轻瘫,出现咀嚼困难、吞咽困难、言语困难、呼吸困难等脑神经损害症状。四肢弛缓性瘫痪表现为腱反射减弱和消失,但不出现病理反射。患者感觉正常,意识清楚。

患者不发热。可于5～9日逐渐恢复,但全身乏力及眼肌瘫痪持续较久,有时视觉恢复需数月之久。重症患者若抢救不及时多数死亡,病死率达30%～60%。4～26周婴儿食入少量肉毒杆菌芽胞后,细菌在肠内繁殖,可产生神经毒素,引起中毒综合征。首发症状为便秘、拒奶、哭声低沉、颈软不能抬头及脑神经损害。病情进展迅速,可因呼吸衰竭而死亡。

(二)并发症和后遗症

1. 胃肠型食物中毒

(1)急性肾功能衰竭:其中大部分为肾前性衰竭,与肾血流急剧灌注障碍有关;小部分为肾性衰竭,是由肾单位损害所致,主要是肾小管上皮损伤。

(2)急性脑部血液循环障碍:表现为不同程度的脱水,多见于老年人,超过50%者有高血压病史。将近50%患者发生出血性脑卒中,缺血性脑卒中占小部分,另有约1/3患者为短暂性脑部血液循环障碍。

(3)肺炎:其中80%以上为坠积性肺炎,75%的肺炎位于肺底后段,75%的并发肺炎的患者为老年人,若延误诊断可导致死亡。

(4)心肌梗死:老年人占大多数,其中85%以上有冠心病病史。发病隐匿。有血流动力学障碍,水、电解质紊乱和酸碱失衡的背景。

(5)肠系膜血管血栓形成:发生肠坏死,病死率高,达90%以上。

(6)休克:感染性休克患者预后差,病死率高;血容量减少性休克患者预后较好。

2. 神经型食物中毒 重症患者死亡原因多为延髓麻痹所致呼吸衰竭,心功能不全及吸入性肺炎所致的继发感染。

六、实验室及其他检查

(一)胃肠型食物中毒

1. 血常规检查 沙门菌感染者血白细胞计数多在正常范围。副溶血性弧菌及金黄色葡萄球菌感染者,白细胞计数可增高达$10\times10^9/L$以上,中性粒细胞比例增高。

2. 粪便检查 粪便呈稀水样,镜检可见少量白细胞,血水样便镜检可见多数红细胞,少量白细胞;血性黏液便则可见到多数红细胞及白细胞,与痢疾样便无异。

3. 血清学检查 患病早期及病后2周的双份血清特异性抗体呈4倍升高者可明确诊断。由于患者病后数日即可痊愈,血清学检查较少应用。但确诊变形杆菌感染应采患者血清,并针对变形杆菌OXK进行凝集试验,效价在1∶80以上有诊断意义,因变形杆菌极易污染食物及患者的吐泻物,细菌培养阳性亦不足以证明变形杆菌为真正的病原菌,患者血清凝集效价增高,则可认为由变形杆菌感染引起。

4. 分子生物学检查 近年有人采用特异性核酸探针进行核酸杂交,利用特异性引物进行聚合酶链反应,以检查病原菌,同时做分型检测。

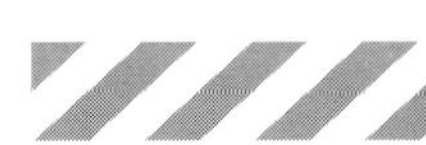

5. 细菌培养　将患者的呕吐物、排泄物以及进食的可疑食物做细菌培养，如能获得相同病原菌则有利于确诊。

（二）神经型食物中毒

1. 细菌培养　将可疑食物、呕吐物或排泄物加热煮沸 20 min 后，接种到血琼脂做厌氧培养，可检出肉毒杆菌。

2. 毒素检查

（1）动物实验：将检查标本浸出液用于饲喂动物，或对豚鼠、小白鼠行腹腔内注射，同时，将 80 ℃ 30 min 处理的标本或加注混合型肉毒抗毒素的标本作为对照组，如实验组动物肢体麻痹死亡，而对照组无此现象，则本病的诊断可成立。

（2）中和试验：将各型抗毒素血清 0.5 mL 注射于小白鼠腹腔内，随后接种检查标本 0.5 mL，同时设对照组，从而判断毒素有无并做型别鉴定。

（3）禽眼睑接种试验：将含有毒素的浸出液，视禽类大小，按 0.1～0.3 mL 不等的剂量注入家禽眼内角下方眼睑皮下，若家禽出现眼睑闭合或出现麻痹性瘫痪和呼吸困难，经数十分钟至数小时家禽死亡，即可快速诊断。

七、诊断及鉴别诊断

（一）诊断

1. 胃肠型食物中毒

（1）流行病学资料：患者有进食变质食物、海产品、腌制食品、未煮熟的肉类、蛋制品等病史。共餐者在短期内集体发病，有重要的参考价值。

（2）临床表现：主要为急性胃肠炎症状，病程较短，恢复较快。

（3）实验室检查：收集吐泻物及可疑的残存食物进行细菌培养，重症患者做血培养，留取早期及病后 2 周的双份血清与培养分离所得可疑细菌进行血清凝集试验，双份血清凝集效价递增者有诊断价值。怀疑细菌毒素中毒者，可做动物实验，以检测细菌毒素的存在。

2. 神经型食物中毒

（1）流行病学资料：有特殊饮食史，进食可疑食物，特别是火腿、腊肠、罐头等食品。共餐者集体发病。

（2）临床表现：有特殊的神经系统症状与体征，如复视、斜视、眼睑下垂、吞咽困难、呼吸困难等。

（3）实验室检查：确诊可用动物实验检查患者血清及可疑食物中的肉毒毒素，亦可用可疑食物进行厌氧培养，分离病原菌。

（4）婴儿肉毒中毒的确诊：主要依据为患儿粪便检测到肉毒杆菌或肉毒毒素，因血中肉毒毒素可能已被结合而不易检出。确诊创伤性肉毒中毒的主要依据为伤口中检测到肉毒杆菌或血清中检测到肉毒毒素。

（二）鉴别诊断

1. 胃肠型食物中毒

（1）非细菌性食物中毒：食用发芽马铃薯、苍耳子、苦杏仁、河豚或毒蕈等中毒者，潜伏期仅数分钟至数小时，一般不发热，以多次呕吐为主，腹痛、腹泻较少见，但神经症状较明显，病死率较高。汞中毒者有咽痛、充血，吐泻物中含血，经化学分析可确定病因。

(2) 霍乱及副霍乱:表现为无痛性泻吐,先泻后吐者多见,且不发热,粪便呈米泔水样,因潜伏期可长达6日,故短期内罕见有大批患者。粪便涂片荧光抗体染色镜检及细菌培养找到霍乱弧菌或爱尔托弧菌,可确定诊断。

(3) 急性细菌性痢疾:偶见食物中毒型暴发。一般呕吐较少,常有发热、里急后重,粪便多混有脓血,下腹部及左下腹部明显压痛,大便镜检有红细胞、脓细胞及巨噬细胞,大便培养约半数有痢疾杆菌生长。

(4) 病毒性胃肠炎:可由多种病毒引起,以急性小肠炎为特征,潜伏期24~72 h,主要表现有发热,恶心、呕吐,腹胀、腹痛及腹泻,排水样便,吐泻严重者可发生水、电解质代谢及酸碱平衡紊乱。

2. 神经型食物中毒 早期由于咽干、红、痛,应与咽炎鉴别;呕吐、腹痛、便秘者,应与肠梗阻、肠麻痹相鉴别;黏膜干燥、瞳孔扩大者应与阿托品或曼陀罗中毒相鉴别;还需与河豚或毒蕈中毒相鉴别,这两种生物性食物中毒亦可产生神经麻痹症状。明显无力及瘫痪者须与多发性神经炎、重症肌无力、白喉后神经麻痹、脊髓灰质炎等相鉴别。

(1) 脊髓灰质炎:多见于夏秋季节,好发于儿童。临床表现以发热、咽痛、肢体疼痛为主,瘫痪为弛缓性,由近心端向远心端发展,或整个肢体瘫痪,脑脊液蛋白量增高,细胞数增多。

(2) 乙脑:常发生于7—9月,多见于儿童。起病急,有高热、头痛、呕吐、项强、惊厥、昏迷等症状;高热与意识障碍平行,体温愈高,昏迷愈重。而神经型食物中毒发病无特定季节,无年龄区别,主要与进食特定食物有关,临床表现无高热,患者神志始终清楚。

(3) 河豚或毒蕈中毒:有进食河豚或误食毒蕈病史,患者虽有神经麻痹症状,但河豚中毒轻者有指端麻木,重者则有四肢瘫痪。而神经型食物中毒出现肢体瘫痪者很少。

八、治疗

(一) 中医治疗

西医对该病病因及病理变化的认识侧重于微观,对感染性疾病的治疗注重于针对病因。中医学认为,疾病的发生、发展,与病邪性质及患病机体的体质均有关,由于邪正相争而出现证候虚实变化。中医诊治细菌性食物中毒的优势主要体现在两个方面:一方面,其诊断方法以辨病与辨证相结合,治疗原则采用整体论治、治病求本,治疗方法上既有针对病邪的专方专药,又有灵活对证的中药、针灸辨方。临床实践表明,中药抗病原菌作用虽然不如抗菌药物强,但无耐药性,毒副作用小,疗效稳定,成本低廉,对西医治疗无效的病原菌感染有明显抑制作用。

1. 辨证论治

(1) 湿热内蕴。

临床表现:起病急骤,吐泻并作,脘腹疼痛,吐下急迫,或泻而不爽,其气臭秽,肛门灼热,烦热口渴,小便短赤,舌质红,苔黄腻,脉多濡数或滑数。

治法:清热利湿。

代表方:葛根芩连汤加减。

方药:葛根15 g,甘草6 g,黄芩9 g,黄连9 g。

湿邪偏重者,可加厚朴、薏苡仁、香薷。夹食滞者,宜加神曲、山楂、麦芽。如有发热、头痛、脉浮等风热表证,可加连翘、薄荷。如在夏季盛暑之时,可酌加广藿香、香薷、扁豆花、荷叶。

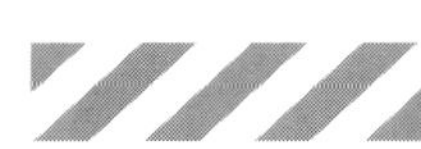

（2）暑热郁蒸。

临床表现：发病急骤，卒然吐泻交作，腹痛，呕吐物酸腐，泻下黄色水样便，或带黏液，气味臭秽，烦热口渴，胸脘痞闷，或伴有发热头重，肢体酸楚，小便短赤，舌红，苔黄腻，脉濡数或滑数。

治法：解暑清热，利湿止泻。

代表方：新加香薷饮合鸡苏散加减。

方药：香薷 6 g，金银花 9 g，鲜扁豆花 9 g，厚朴 6 g，连翘 9 g，炙甘草 10 g，滑石 20 g，薄荷叶 9 g。

表证较重者，可加葛根、柴胡、黄芩。高热、烦躁者，可加黄连、大黄、牡丹皮。夹食滞而见呕吐酸腐、大便奇臭者，可加大黄、神曲、山楂、麦芽、枳实。腹痛肠鸣较重者，可加白芍、槟榔、木香。如在夏季盛暑之时，可酌加广藿香、紫菀、荷叶。

（3）寒湿内困。

临床表现：呕吐清水，泻下清稀，甚至如水样，腹痛肠鸣，脘闷食少，口淡不渴，小便清而量少，或兼有恶寒，头痛，肢体酸痛，舌淡，苔白腻，脉濡缓。

治法：芳香化湿，散寒和中。

代表方：藿香正气散加减。

方药：大腹皮 6 g，白芷 6 g，紫苏 9 g，茯苓 10 g，半夏曲 6 g，白术 10 g，陈皮 6 g，厚朴 10 g，桔梗 6 g，广藿香 9 g，炙甘草 9 g。

表邪较重者，可加荆芥、防风。湿邪较重而见胸闷食少，肢体倦怠，舌苔白腻或白滑者，可加苍术、猪苓、木香。

（4）食滞胃肠。

临床表现：先吐后泻，呕吐物有酸腐气味，泻下酸腐，泻后痛减，伴有不消化之物，脘腹痞满，不思饮食，舌苔垢浊或厚腻，脉滑。

治法：消食导滞，健脾和胃。

代表方：保和丸加减。

方药：山楂 20 g，半夏 15 g，茯苓 15 g，神曲 12 g，陈皮 10 g，连翘 10 g，莱菔子 10 g。

食积较重，脘腹胀满甚者，可加大黄、厚朴、枳实、槟榔。积滞化热者，加黄连、栀子。呕吐甚者，加刀豆、竹茹。

（5）邪盛亡阴。

临床表现：吐泻频繁，发热口渴，烦躁不安，皮肤干燥，眼眶凹陷，唇干齿燥，尿短色浓，甚则昏迷，舌绛而干枯，脉细数无力。

治法：救阴存津。

代表方：生脉散加减。

方药：人参 20 g，麦冬 15 g，五味子 9 g。

烦躁或神昏者，可加紫雪丹；呕恶不止者，可加法半夏、石斛、知母、竹茹，以生津养胃，降逆止呕。以湿热为主者，可加服葛根芩连汤；以暑湿为主者，可加服新加香薷饮；以寒湿为主者，可加服藿香正气散。以食滞为主者，加保和丸，以达祛邪救阴之目的。

（6）阴竭阳脱。

临床表现：吐下无度，口干咽燥，目眶凹陷，神昏，呼吸急促，四肢厥冷，舌光红或淡暗，脉微细欲绝。

治法：回阳固脱，益气救阴。

代表方：参附龙牡汤合生脉散加减。

方药：人参 20 g，熟附子 10 g，干姜 6 g，甘草 9 g，麦冬 15 g，五味子 9 g，龙骨 15 g，牡蛎 15 g。

年老体衰者，可加黄芪、党参、白术之类；肾阳虚衰者，可加肉桂。

2. 外治法

(1) 热泻散：黄连 12 g，滑石 30 g，广木香 15 g，吴茱萸 10 g，诸药混合粉碎为末，过筛，取药末 10～15 g，撒于 2～8 cm 胶布中间，分别贴于神阙、大肠俞，每日 1 次。适用于胃肠型食物中毒中湿热或暑湿泄泻者。

(2) 姜萸散：吴茱萸 15 g，生姜 30 g，大枣 10 枚，诸药混合粉碎为末，加热布包后熨天枢。适用于寒邪内侵的腹痛者。

(3) 针灸治疗：针刺主穴取中脘、天枢、内关、足三里、阴陵泉、气海、里内庭、公孙、神阙、关元等，配穴取合谷、上脘、下脘。耳穴取胃、交感、神门、大肠、小肠、脾、皮质下等，每日 1 次，留针 20～30 min，对于偏寒者可用温针灸。适用于胃肠型食物中毒者。用消毒针点刺舌面中部 3～4 针，1 分(3.3 mm)左右深，使针刺出血少许。适用于呕吐、恶心不止者。

(4) 推拿止泻：①揉神阙、气海，以腹内有温热感为度。②按揉足三里、内关，每穴约 1 min。③左侧背部及骶部用擦法，以透热为度。④摩腹，按顺时针方向进行。适用于湿邪内侵和伤食的泄泻者。

推拿止痛：取中脘、气海、天枢、足三里、大肠俞等穴，采用摩、按、揉、一指禅推法等手法，能理气止痛，适用于胃肠型食物中毒腹痛者。

3. 食疗法 食疗方：①马齿苋绿豆汤：新鲜马齿苋 120 g(干品 60 g)，绿豆 60 g。煎汤服食，每日 1～2 次，连服 3 日，适用于湿热或暑湿泄泻者。②车前子饮：车前子 30 g，纱布包，加水 300 mL，煎取 200 mL，去渣，加粳米煮粥，分两次温服，治泄泻。③姜连散：生姜 120 g(榨汁)，黄连 30 g 磨末，文火烘炒，加姜汁拌匀，以干为度。每次服 6 g，绿茶送服，每日 3 次，适用于湿热泄泻呕吐者。

（二）西医治疗

1. 胃肠型食物中毒 本病病程较短，应以对症治疗为主。即时进行流行病学调查及细菌学检验工作，以明确病因。

(1) 一般治疗：卧床休息，早期宜进易消化的流质或半流质食物，病情好转后可恢复正常饮食。沙门菌引起的食物中毒应床边隔离。

(2) 对症治疗：能进食者应给予口服补液盐口服，剧烈呕吐不能进食或腹泻频繁者，应积极补充液体，保持电解质平衡。

(3) 病原治疗：一般可不用抗菌药物。伴有高热的严重患者，可按不同的病原菌选用抗菌药物。如沙门菌、副溶血性弧菌引起的食物中毒可选用喹诺酮类抗菌药物。

(4) 预后：病程一般较短，预后良好。

2. 神经型食物中毒

(1) 一般及对症治疗：卧床休息，并予适当镇静药，以避免瘫痪加重。外毒素在碱性溶液中易被破坏，在氧化剂作用下毒力减弱。因此应尽早(进食可疑食物 4 h 内)用 5%碳酸氢钠溶液或 1∶4000 高锰酸钾溶液洗胃及灌肠。对无肠麻痹者，可服导泻剂或灌肠以清除未吸收的毒素，但不能用镁剂。对吞咽困难者宜通过鼻饲及输液补充每日所必需的营养及水

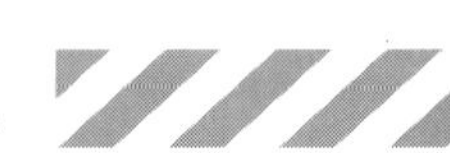

分。对呼吸困难者应予吸氧，及早气管切开，给予人工呼吸器。加强监护、密切观察病情变化，防止肺部感染的发生。继发肺炎时给予抗菌药物治疗。

(2) 抗毒素治疗：早期用多价抗毒素血清(A、B、E型)对本病有特效，在起病后24 h内或瘫痪发生前注射最为有效，剂量每次5万～10万U，静脉或肌内注射(先做过敏试验，过敏者先行脱敏处理)，必要时6 h后重复给予同样剂量1次。如已知毒素型别，可用单价抗毒素血清，每次1万～2万U。

(3) 其他治疗：盐酸胍啶有促进周围神经释放乙酰胆碱的作用，被认为对神经瘫痪和呼吸功能有改善作用，剂量为每日15～50 mg/kg，可鼻饲给予，但可出现胃肠道反应、麻木感、肌痉挛、心律不齐等。为防止肉毒杆菌在肠道内繁殖产生毒素，可用青霉素消灭肠道内肉毒杆菌。

(4) 预后：病死率较高，A型为60%～70%，B型为10%～30%，E型为30%～50%。E型患者死亡较快。近年来由于早期使用抗毒素血清，A型患者病死率已降至10%～25%，B型患者病死率为1.5%左右，多死于发病后10日内。存活者经积极治疗后逐渐恢复健康，一般无后遗症。

(三) 中西医结合治疗

细菌性食物中毒的治疗总则为祛邪扶正，佐以解毒。首先应运用洗胃或灌肠方法，清除胃肠道中被细菌感染的食物，并采用中西医结合治疗，西医补液纠正呕吐、腹泻等导致的水、电解质紊乱，中医论治认为应祛邪扶正，佐以解毒。中西医结合治疗可减轻患者相关症状，缩短病程。

九、预防与调护

(一) 预防

1. 一般预防

(1) 管理传染源：一旦发生可疑食物中毒后，应立即报告当地卫生防疫部门，及时进行调查、分析，制订防疫措施，及早控制疫情。

(2) 切断传播途径：认真贯彻《中华人民共和国食品卫生法》，加强食品卫生管理。对广大群众进行卫生宣传教育，尤应注意对罐头食品、火腿、腌腊食品、发酵豆制品等进行卫生检查。禁止出售变质食品，不吃不洁、腐败、变质食物或未煮熟的肉类食物。

(3) 保护易感人群：若发现细菌性食物中毒，可催吐，尽可能排出被细菌感染的食物，如果进食的食物已证明有肉毒杆菌或其外毒素存在，或一同进食者已发生肉毒中毒时，未发病者应立即注射多价抗毒素血清1000～2000 U，以防止发病。

2. 中医预防　忽思慧《饮膳正要》中指出："无使过之，是以伤其正。虽饮食百味，要其精粹，审其有补益助养之宜，新陈之异，温凉寒热之性，五味偏走之病。若滋味偏嗜，新陈不择，制造失度，俱皆致疾。可者行之，不可者忌之……若贪爽口而忘避忌，则疾病潜生，而中不悟，百年之身，而忘于一时之味，其可惜哉！"

3. 预防接种　生活中必须经常食用罐头食品者，可行肉毒杆菌类毒素预防性注射，每周1次，皮下注射1 mL，共注射3次。如同食者已发生食物中毒，应立即注射多价抗毒素血清进行预防性治疗。

4. 加强环境卫生管理与宣传教育　加强饮食卫生的宣传教育，不要食用病死的牲畜和家禽，不吃腐败变质的食物。各类食物要防止变质和污染，肉、鱼、蛋类等食物尽量做到冷藏保存，食物制作时生熟分开，防止生熟食物交叉感染。肉类、海产品等要充分煮熟。隔夜食物要充分加热煮透。对食具实行“四过关”（一洗、二刷、三冲、四消毒）。消灭苍蝇、蟑螂和老鼠，饭菜要保管好，防止被污染。发现可疑细菌性食物中毒病例，应立即报告卫生防疫部门，以便进行调查和采取防治措施。

（二）调护

呕吐患者可暂禁饮食，止吐后可给予淡糖盐水、茶水；泄泻剧烈者，应多饮药茶、汤液（配有药汁的米汤、面汤）、果汁等。病情稳定者，可给无渣的半流质食物（如药粥、面糊等），待恢复后可改为普通饮食。要注意食品卫生，忌食油腻、生冷、不易消化之物。

（王　腾　孙易娜　李　昊）

参考文献

[1] 李兰娟，任红. 传染病学[M]. 9 版. 北京：人民卫生出版社，2018.
[2] 田维毅，袁端红，王文佳. 现代中医疫病理论与实践[M]. 贵阳：贵州科技出版社，2016.
[3] 姜平，姜丽华. 传染科临床护理[M]. 北京：中国协和医科大学出版社，2016.
[4] 吴勉华，王新月. 中医内科学[M]. 北京：中国中医药出版社，2012.
[5] 李曰庆，何清湖. 中医外科学[M]. 北京：中国中医药出版社，2012.
[6] 罗丽媛. 浅谈细菌性食物中毒的防控措施[J]. 食品安全导刊，2021(27)：51-52.
[7] 斯国静，吴奇志，韦东芳，等. 2001 年—2003 年杭州市细菌性食物中毒病原菌检测和分析[J]. 中国卫生检验杂志，2004，14(3)：320.
[8] 李小春. 浙南部沿海地区细菌性食物中毒病原检测研究分析[J]. 中国预防医学杂志，2004，5(5)：53-56.
[9] 沈志英，高文洁，王恒辉，等. 2001—2009 年细菌性食物中毒病原菌检测结果分析[J]. 现代预防医学，2011，38(1)：30-31，33.
[10] 李灿东，吴承玉. 中医诊断学[M]. 北京：中国中医药出版社，2012.
[11] 李芳. 细菌性食物中毒的病原学情况观察及微生物检验意义[J]. 中国处方药，2020，18(8)：192-193.
[12] 于洁. 细菌性食物中毒病原学检测及临床分析[J]. 实用检验医师杂志，2021，13(1)：22-24.

第二十六章

细菌性痢疾

一、概述

细菌性痢疾(bacillary dysentery)是由志贺菌属引起的肠道传染病,主要通过消化道传播,终年散发,夏秋季流行。尽管细菌性痢疾的发病率在过去几十年里有所下降,但在欠发达地区,细菌性痢疾仍是常见的全球公共卫生问题。在高收入国家,细菌性痢疾通常与前往高危地区旅行有关。任何年龄均可发病,但高危人群如年幼者、老年人和免疫力低下人群,可能会因此出现并发症,甚至死亡。细菌性痢疾的临床表现有腹痛、腹泻、排黏液脓血便以及里急后重等,可伴有发热及全身毒血症症状,严重者可出现感染性休克和(或)中毒性脑病。病情一般为急性,少数迁延成慢性。

该病属中医学“痢疾”范畴,是因外感时行疫毒、内伤饮食而致邪蕴肠腑脂膜,气血凝滞,传导失司的传染性外感疾病。早在《黄帝内经》中便有“肠澼”“赤沃”之称,指出感受外邪和饮食不节是导致该病的两个重要环节。《难经》中提出“小肠泄”“大瘕泄”,指出其具有里急后重的特点。《伤寒论》《金匮要略》中将痢疾与泄泻统称为“下痢”。《诸病源候论·痢病诸候》有赤白痢、脓血痢、休息痢、蛊注痢等。《备急千金要方》称该病为“滞下”。宋代严用和《济生方·痢疾论治》正式启用“痢疾”之病名并沿用至今。《丹溪心法·痢病》中有“时疫作痢,一方一家之内,上下传染相似”,指出该病具有流行性、传染性。

二、流行病学

流感、细菌性痢疾和伤寒曾是第一次世界大战中大规模流行的疾病,战争时恶劣的卫生条件十分有利于细菌性痢疾等传染病的传播。20世纪初,住房、卫生设施和卫生条件的改善大大降低了细菌性痢疾的发病率,抗生素的出现及其在治疗细菌性痢疾中的应用也有助于遏制细菌性痢疾传播。

(一)传染源

传染源包括急、慢性细菌性痢疾患者和带菌者,其中非典型患者、慢性细菌性痢疾患者及无症状带菌者容易被误诊或漏诊。

(二)传播途径

志贺菌随患者或带菌者粪便排出,由于感染量低,细菌性痢疾很容易通过受污染的水、食物、生活用品和人际接触传播,卫生习惯差者极易受到感染。在欠发达地区,基础设施不足，卫生水平低、缺乏足够安全水供应的地区人群感染风险较大。救济幅度大的地区通常伴有基础设施（即安全供水、废物处理和污水处理设施）建设不足，易发生地质灾害，加大了细菌性痢疾传播的风险。在发展中国家，经食物传播及经水传播较常见，而在发达国家，经水传播则不多见。

1. 经食物传播 食物可通过手、水、蝇受到污染。在合适温度下志贺菌可在一些食物上繁殖。特点是常引起暴发流行；发病仅限于进食该食物者；发病菌型一致；潜伏期与流行期均较短。

2. 经水传播 志贺菌能在水中生活繁殖。特点是常引起大规模暴发流行；流行范围限于饮用同一水源的人群；潜伏期较长；当停止使用被污染水源或对其进行消毒后，流行即趋平息。

3. 生活传播 最常见的传播方式，由患儿或带菌者的粪便污染生活用品或通过接触患者被污染的手传播，可发生于任何季节。

4. 昆虫传播 苍蝇是常见的传播媒介，易于污染用具和食物，造成传播。

（三）易感人群

人群普遍易感。病后可获得一定的免疫力，但持续时间短，不同菌群及血清型间无交叉保护性免疫，易发生反复感染。

（四）流行特征

在我国，虽然细菌性痢疾的发病率逐渐下降，但仍高于发达国家。有数据显示，在2005—2014年间，每年报告的细菌性痢疾病例有15万至45万例，是我国第三常见的传染病。有研究在对我国1990—2009年细菌性痢疾的地理分布和季节分布进行了评估后，发现北方和南方地区之间的发病高峰时间不同，西北地区的发病率下降速度慢于其他地区，与相对湿度和细菌性痢疾的地理分布有关。天气变化影响志贺菌在环境中的孵化和存活，高温可能会增加机体接触病原体的机会，促进细菌繁殖，并延长细菌在环境和受污染食物中的存活时间，并且高温也有可能影响人群的行为模式，例如，高温下民众对水的需求增加可能会促进疾病传播。另有研究表明，我国细菌性痢疾发病的空间分布并不均匀，该病高危省份分布在西北地区（新疆、甘肃、宁夏）和华北地区（北京、天津、河北），说明社会经济条件与细菌性痢疾的发生风险也密切相关，经济水平和人口密度是影响细菌性痢疾传播的重要因素。经济落后地区卫生条件较差、基础设施不足和个人卫生意识缺乏，而经济发达地区吸引了其他地区的大量人口流入，导致人口密度较高，都会促进细菌性痢疾的传播。

三、中医病因病机

痢疾的病因有外感湿热、疫毒之邪和饮食不节，病机主要为邪蕴肠腑，气血壅滞，传导失司，脂络受伤而成痢。

（一）病因

1. 外感时邪疫毒 该病多由感受时令之邪而发病，一为疫毒之邪，内侵胃肠，发病骤急，形成疫毒痢。《诸病源候论》曰“毒气乘之，毒气挟热，与血相搏，则成血痢也”，指出时邪疫毒为本病的致病因素。二为湿热之邪，湿郁热蒸肠胃，气机阻滞，郁蒸气血，发生湿热痢，如《诸病源候论》所说“热乘于血，则血流渗入肠，与痢相杂下，故为赤痢”。三为夏暑感寒伤湿，寒湿伤中，中焦气血壅滞，发为寒湿痢。如《景岳全书·痢疾》所说：“痢疾之病，多病于夏

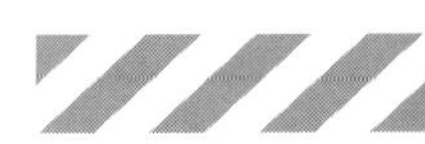

秋之交……皆谓炎暑大行，相火司令，酷热之毒蓄积为痢。”

2. 内伤饮食　进食肥甘厚味，或误食不洁之食物，酿生湿热，或夏月过食生冷，中阳受损，湿热毒邪，直趋中道，蕴结于肠之脂膜，邪毒繁衍与气血搏结，腐败化为脓血，则成湿热痢或疫毒痢。若湿热内郁不清，易伤阴血，形成阴虚痢。若其平素恣食生冷瓜果，伤及脾胃，中阳不足，湿从寒化，寒湿内蕴，再贪凉饮冷或食不洁食物，寒湿食积壅塞肠中，气机不畅，气滞血瘀，气血与肠中腐浊之气搏结于肠之脂膜，化为脓血而成寒湿痢。如《外台秘要》云：“其水痢者，本由脾气热，消谷作水，谷气不得消，便生此痢；谷痢者，由脾气冷，谷气不消，而生此痢；血痢者，由毒热在腹，血流入肠，致有此痢；脓痢者，由积冷所致；脓血相和痢者，由冷热相击，便致此痢；肠澼痢者，由积冷在肠，肠间垢涕不能自固，便有此痢，色数虽多，其源则一，皆缘饮食不节，将息失宜也。”脾胃素弱之人，屡伤寒湿，或湿热痢过服寒凉之品，克伐中阳，每成虚寒痢。

（二）病机

痢疾病位在肠，与脾胃密切相关，可涉及肾。外感暑、湿、寒、热、疫毒之邪，内伤饮食，损及脾胃与肠，尤其是湿热之邪客于大肠，与气血搏结，化为脓血，肠道传导失司而痢下赤白，发为痢疾。气机阻滞，腑气不通，闭塞滞下，故见腹痛、里急后重。本病初期多为实证。疫毒内侵，毒盛于里，熏灼肠道，耗伤气血，下痢鲜紫脓血，壮热口渴，为疫毒痢。如疫毒上冲于胃，可使胃气逆而不降，成为噤口痢。外感湿热或湿热内生，壅滞腑气，则形成肛门灼热之湿热痢。寒湿阴邪，内困脾土，邪留肠中，气机阻滞，则为寒湿痢。病久可由实转虚或虚实夹杂，寒热并见。热盛或湿热蕴久伤阴、伤气，或素体阴虚者，易形成阴虚痢。痢疾失治，日久不愈，或治疗不当，固涩过早而致正虚邪恋，遂可发展为时发时止、迁延不愈的休息痢。久病脾胃受损，胃虚气逆，入口即吐，则称之为噤口痢。下痢兼见发热不休，口渴烦躁，气急息粗，甚或神昏谵语，或虽见下痢次数减少，而反见腹胀如鼓者，常见于疫毒痢。

细菌性痢疾病因病机示意图见图26-1。

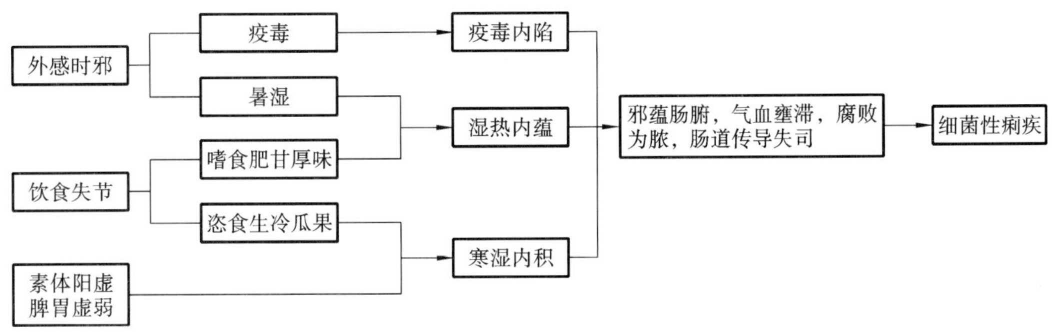

图 26-1　细菌性痢疾病因病机示意图

四、发病机制及病理

（一）病原学

1892年，著名内科医生威廉·奥斯勒将痢疾描述为“世界四大传染病之一”。5年后，细菌学家志贺洁（Kiyoshi Shiga）在日本一场高死亡率的流行病中确定了痢疾的病因，为纪念志贺洁的贡献，将这种细菌称为志贺杆菌，现在被分类为志贺菌（*Shigella*）。

志贺菌是一种人类特有的病原体，志贺菌属俗称痢疾杆菌，属于肠杆菌科，为革兰阴性杆菌，有菌毛，无鞭毛，无荚膜及芽胞，无动力，需氧或兼性厌氧，但最适宜在需氧环境中生长。我国以福氏和宋内志贺菌感染为主，某些地区仍有痢疾志贺菌流行。痢疾志贺菌的毒力最强，10～100 个细菌进入人体即可致病，且痢疾志贺菌具有抗生素耐药性，可引起严重临床症状。

1. 抗原结构 志贺菌血清型繁多，根据生化反应和 O 抗原的不同，志贺菌属可分为 4 个血清群，即痢疾志贺菌（A 群）、福氏志贺菌（B 群）、鲍氏志贺菌（C 群）和宋内志贺菌（D 群），除宋内志贺菌外，每个血清群都由多个血清型组成。这些血清群具有不同的流行病学特征，例如，福氏志贺菌是通过水传播的，并在发展中国家流行，而宋内志贺菌与其他血清群相比多样性较低，在发达国家更典型地通过人与人之间接触传播或摄入受污染的食物而致病。过去几十年来，卫生条件的改善导致发展中国家的福氏志贺菌引起的细菌性痢疾病例减少。宋内志贺菌与其他血清群的区别在于鸟氨酸脱羧酶的表达，宋内志贺菌可能仅引起水样腹泻，而福氏志贺菌和痢疾志贺菌可引起血性腹泻。

2. 抵抗力 志贺菌抵抗力弱，60 ℃加热 10 min 后可被杀死，对酸和一般消毒剂敏感。虽然在粪便中数小时内即死亡，但在被污染的蔬果等物品上可存活数十天。D 群宋内志贺菌抵抗力最强，其次为 B 群福氏志贺菌，A 群痢疾志贺菌抵抗力最弱。

3. 毒素 志贺菌侵入上皮细胞后，可在细胞内繁殖并播散到邻近细胞，由毒素作用引起细胞死亡。志贺菌可以产生内毒素和外毒素，前者是引起全身反应如发热、毒血症及休克的重要因素。后者具有肠毒性、神经毒性和细胞毒性，分别导致相应的临床症状。

（二）发病机制

细菌性痢疾是由摄入志贺菌引起的（通常通过粪-口途径感染）。志贺菌进入消化道后，大部分被胃酸杀死，少数进入下消化道的细菌也可因正常菌群的拮抗作用、肠道分泌型 IgA 的阻断作用无法吸附于肠黏膜上皮被排出体外而不能致病。致病力强的志贺菌即使只有 10～100 个细菌进入人体也可引起疾病。当人体抵抗力下降时，少量细菌也可致病。

志贺菌经口进入，穿过胃酸屏障后，在结肠黏膜上皮细胞侵袭和生长，经基底膜进入固有层，并在其中繁殖，释放毒素，引起炎症反应和小血管循环障碍，炎症介质的释放使志贺菌进一步侵入并加重炎症反应，导致肠黏膜炎症、坏死及溃疡。黏液、细胞碎屑、中性粒细胞、渗出液和血液可形成黏液脓血便。

志贺菌释放的内毒素入血后，可以引起发热和毒血症，并可直接作用于肾上腺髓质、交感神经系统和单核吞噬细胞系统，释放各种血管活性物质，引起急性微循环衰竭，进而引起感染性休克、DIC 及重要脏器功能衰竭，临床表现为中毒性细菌性痢疾。

外毒素是由志贺菌志贺毒素基因编码的蛋白质，能不可逆地抑制蛋白质合成，从而导致上皮细胞损伤，可引起出血性结肠炎和溶血性尿毒综合征（HUS）。

福氏志贺菌通过 M 细胞的跨细胞作用穿过上皮细胞屏障，遇到驻留型巨噬细胞。细菌诱导凋亡样细胞死亡而逃避被巨噬细胞降解，这一过程伴随着促炎症反应信号的释放。其余的细菌从基底外侧侵入上皮细胞，通过载体肌动蛋白的聚合作用进入胞质，播散到邻近细胞。巨噬细胞和上皮细胞等的促炎症反应信号进一步活化 NK 细胞和多形核白细胞（又称为粒细胞）的自然免疫反应。多形核白细胞的内流使上皮细胞内层瓦解，初期会使更多细菌更易侵入，从而加重感染和组织损伤。最终，多形核白细胞吞噬并杀死志贺菌，感染得以控制。

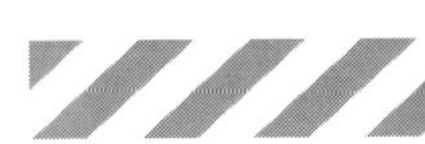

（三）病理

细菌性痢疾的病理变化主要发生于大肠，以乙状结肠与直肠较为显著，严重时可以波及整个结肠及回肠下段。

急性细菌性痢疾的典型病变过程：初期为急性卡他性炎，随后出现特征性假膜性炎和溃疡，最后愈合。肠黏膜的基本病理变化是弥漫性纤维蛋白渗出性炎症。早期可见点状出血，病变进一步发展，肠黏膜上皮发生浅表性坏死，表面有大量的黏液脓性渗出物。渗出物中有大量纤维素，与坏死组织、炎症细胞、红细胞及细菌一起形成特征性的假膜。1 周左右，假膜开始脱落，形成地图状溃疡。肠道严重感染可引起肠系膜淋巴结肿大，肝、肾等实质脏器损伤。中毒性细菌性痢疾患者肠道病变轻微，突出的病理改变为大脑及脑干水肿、神经细胞变性。部分病例肾上腺充血，肾上腺皮质萎缩。

慢性细菌性痢疾患者可出现肠黏膜水肿和肠壁增厚，肠黏膜水肿亦可形成溃疡，溃疡迁延不愈，导致瘢痕和息肉形成，少数病例出现肠腔狭窄。

五、临床表现

细菌性痢疾的潜伏期通常为 1～4 天，短者数小时，长者可达 7 天。

（一）急性细菌性痢疾

1. 普通型（典型）　起病急，患者有畏寒、发热，体温可达 39 ℃以上，伴头痛、乏力、食欲减退，并出现腹痛、腹泻，多先为稀水样便，1～2 天转为黏液脓血便，每天排便 10 余次至数十次，便量少，粪便带有黏液和脓血，有里急后重。常伴肠鸣音亢进，左下腹压痛。自然病程为 1～2 周，多数可自行恢复，少数转为慢性。

2. 轻型（非典型）　全身毒血症症状轻微，可无发热或仅低热。表现为急性腹泻，稀便只有黏液，无脓血，只有大便培养阳性才能确诊。有轻微腹痛及左下腹压痛，里急后重较轻。1 周左右可自愈，少数转为慢性。

3. 重型　多见于年老、体弱、营养不良患者，急起发热，腹泻每天 30 次以上，为稀水脓血便，偶尔排出片状假膜，甚至大便失禁，腹痛、里急后重明显。后期可出现严重腹胀及中毒性肠麻痹，常伴呕吐，严重失水可引起外周循环衰竭。部分以中毒性休克为突出表现者，体温不升，常有酸中毒和水、电解质紊乱，少数患者可出现心、肾功能不全。

（二）中毒性细菌性痢疾

2～7 岁儿童多见，成人偶有发生。起病急骤，病势凶险，全身中毒症状严重，迅速发生循环和呼吸衰竭、感染性休克，甚至合并 DIC。开始时可无腹痛及腹泻症状，但发病后 24 h 内可出现痢疾样粪便。可分为以下三型。

1. 休克型（周围循环衰竭型）　较为常见，以感染性休克为主要表现。表现为面色苍白，四肢厥冷，皮肤出现花斑，发绀，心率加快，脉细速甚至不能触及，血压逐渐下降甚至测不出，并可出现心、肾功能不全及意识障碍等症状。重型病例不易逆转，可致多脏器功能损伤与衰竭，危及生命。

2. 脑型（呼吸衰竭型）　以中枢神经系统症状为主要临床表现。由于脑血管痉挛，脑缺血、缺氧，导致脑水肿、颅内压增高，甚至脑疝。患者可出现剧烈头痛、频繁呕吐、烦躁、惊厥、昏迷，瞳孔不等大、对光反射消失等，严重者可出现中枢性呼吸衰竭等临床表现。此型较为严重，病死率高。

3. 混合型 此型兼有上两型的表现，病情最为凶险，病死率很高。该型实质上包括循环系统、呼吸系统及中枢神经系统等多脏器功能损伤与衰竭。

（三）慢性细菌性痢疾

急性细菌性痢疾反复或迁延不愈 2 个月及以上者，即为慢性细菌性痢疾。慢性细菌性痢疾根据临床表现可以分为以下 3 型。

1. 慢性迁延型 急性细菌性痢疾发作后，病情长期迁延不愈，时轻时重。可导致营养不良、贫血、乏力等症状。大便常间歇排菌。

2. 急性发作型 有慢性细菌性痢疾病史，间隔一段时间因受凉、进生冷食物或其他因素诱发又出现急性细菌性痢疾的表现，但发热等全身毒血症症状不明显。

3. 慢性隐匿型 有急性细菌性痢疾病史，无明显症状，但大便培养阳性或肠镜有病变。

六、实验室及其他检查

（一）血常规

急性细菌性痢疾患者白细胞计数可轻至中度增高，以中性粒细胞为主，可达$(10\sim20)\times10^9/L$。慢性患者可有贫血表现。

（二）大便常规

大便多为黏液便、黏液脓血便、脓血便等，无臭味。镜检可见白细胞、脓细胞和少数红细胞，并有巨噬细胞。

（三）免疫学检查

采用免疫学方法检测抗原对细菌性痢疾的早期诊断有一定帮助，但易出现假阳性结果。

（四）病原学检查

1. 细菌培养 大便培养出志贺菌可以确诊。在抗菌药物使用前采集新鲜标本，取脓血部分，并及时送检。及时送检及早期多次送检都有利于提高细菌培养阳性率。常规细菌培养是诊断志贺菌感染的金标准。利用志贺菌培养可以鉴定志贺菌对抗菌药物的敏感性。在需要治疗的临床情况下，针对多重耐药细菌性痢疾高风险的人群，应进行诊断性检测，以确保在需要时根据药敏试验结果进行治疗。经治疗无效的患者应重复接受细菌培养和药敏试验。

2. 特异性核酸检测 核酸杂交或聚合酶链反应（PCR）敏感性、特异性高，快速、简便，对标本要求低，但临床较少使用。

七、诊断与鉴别诊断

（一）诊断

对出现水样腹泻和发热的患者应怀疑患有细菌性痢疾。食物摄入史有助于诊断食源性疾病，食物摄入后疾病发作的时间可能有助于确定受污染的食物来源。细菌性痢疾多发于夏秋季，患者多有不洁饮食或与细菌性痢疾患者接触史。关于工作、爱好和居住状况的信息采集均十分重要，并应记录并仔细审查药物使用情况。通常根据流行病学史、症状体征及实验室检查进行综合诊断，确诊有赖于病原学检查。急性期临床表现为发热、腹痛、腹泻、里急后重及黏液脓血便，左下腹有明显压痛。慢性细菌性痢疾患者则有急性细菌性痢疾史，病程

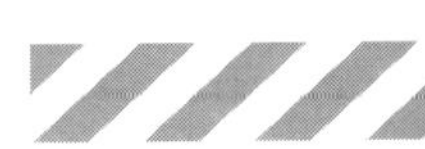

超过 2 个月而病情未愈。中毒性细菌性痢疾以儿童多见，有高热、惊厥、意识障碍及呼吸、循环衰竭，起病时胃肠道症状轻微，甚至无腹痛、腹泻，常需盐水灌肠或肛拭子行大便检查方可诊断。大便镜检有大量白细胞（≥15 个/HP）、脓细胞及红细胞即可诊断。确诊有赖于大便培养出志贺菌。

（二）鉴别诊断

1. 急性细菌性痢疾

（1）急性阿米巴痢疾：阿米巴痢疾是由溶组织内阿米巴感染引起的，患者多不发热，少有毒血症症状，腹痛轻，无里急后重，腹泻每天数次，多为右下腹压痛。大便检查便量多，为暗红色果酱样便，有酸臭，大便中白细胞少、红细胞多，可找到阿米巴滋养体。结肠镜检查显示有散发溃疡，病变主要在盲肠、升结肠，其次为乙状结肠和直肠。

（2）其他细菌性肠道感染：如与大肠埃希菌感染的鉴别有赖于大便培养。空肠弯曲菌感染的发病季节及年龄分布与细菌性痢疾相似，有发热、腹痛、腹泻或有黏液脓血便，少数人可有家禽或家畜接触史，需要用特殊培养基在微需氧环境中分离病原菌。

（3）胃肠型细菌性食物中毒：因进食被沙门菌、金黄色葡萄球菌等病原菌或它们产生的毒素污染的食物引起，特别是副溶血性弧菌肠道感染可引起血水样便。多见于沿海地区，腹痛显著，少数有里急后重，患者恢复快，粪便中细菌转阴快。

（4）其他。

①急性肠套叠：多见于小儿。婴儿肠套叠早期无发热，因腹痛而阵阵啼哭，发病数小时后可排出黏液血便，镜检以红细胞为主，腹部可扪及包块。成人肠套叠大多继发于肠道肿瘤、肉芽肿、多发性息肉、梅克尔憩室等。

②急性出血性坏死性肠炎：多见于青少年，有发热、腹痛、腹泻及血便。毒血症症状重，短期内出现休克。大便镜检以红细胞为主。常有全腹压痛及严重腹胀，大便培养无志贺菌生长。

2. 中毒性细菌性痢疾

（1）休克型：其他细菌也可引起感染性休克。金黄色葡萄球菌败血症或革兰阴性杆菌败血症引起的中毒性休克患者常有原发病灶如疖、痈等，或胆囊、泌尿系统感染。

（2）脑型：流行性乙型脑炎也多发于夏秋季，且有高热、惊厥、昏迷。流行性乙型脑炎起病后进展相对缓慢，循环衰竭少见，意识障碍及脑膜刺激征明显，脑脊液中蛋白质及白细胞计数可增高，乙型脑炎病毒特异性 IgM 抗体阳性可资鉴别。

3. 慢性细菌性痢疾

（1）直肠癌与结肠癌：直肠癌与结肠癌易合并肠道感染，当直肠癌或结肠癌患者有继发感染时可出现腹泻及脓血便。遇到慢性腹泻患者，应先完成常规直肠指检，再行乙状结肠镜检查以明确诊断，疑有高位肿瘤者应行钡剂 X 线检查或纤维结肠镜检查。

（2）慢性血吸虫病：可有腹泻与脓血便，有血吸虫病流行区接触疫水史，常伴有肝大及血中嗜酸性粒细胞增多，大便孵化血吸虫毛蚴呈阳性结果。

（3）非特异性溃疡性结肠炎：一种原因不明的慢性结肠炎，病程长，有脓血便或伴发热，乙状结肠镜检查显示黏膜充血、水肿，血管纹理紊乱，并伴有溃疡形成，黏膜组织变脆，易出血。

八、治疗

（一）中医治疗

对于痢疾患者，应根据其病证的寒热虚实确定治疗原则。热痢清之，寒痢温之，初实则

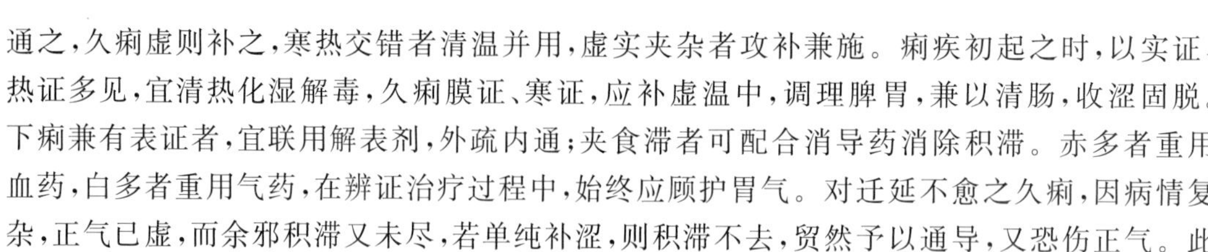

通之，久痢虚则补之，寒热交错者清温并用，虚实夹杂者攻补兼施。痢疾初起之时，以实证、热证多见，宜清热化湿解毒，久痢膜证、寒证，应补虚温中，调理脾胃，兼以清肠，收涩固脱。下痢兼有表证者，宜联用解表剂，外疏内通；夹食滞者可配合消导药消除积滞。赤多者重用血药，白多者重用气药，在辨证治疗过程中，始终应顾护胃气。对迁延不愈之久痢，因病情复杂，正气已虚，而余邪积滞又未尽，若单纯补涩，则积滞不去，贸然予以通导，又恐伤正气。此时治宜兼顾，于补益之中，佐以清肠导下祛积，扶正祛邪，权衡运用。

1. 辨证论治

（1）湿热痢。

临床表现：腹部疼痛，里急后重，痢下赤白脓血，黏稠如胶冻，湿臭，肛门灼热，小便短赤，苔黄腻，脉滑数。

治法：清肠化湿，调气和血。

代表方：芍药汤加减。

方药：白芍 30 g，当归 15 g，黄连 15 g，黄芩 15 g，槟榔 6 g，木香 6 g，大黄 9 g，肉桂 5 g，炙甘草 6 g。本方适用于治疗赤多白少，肛门灼热之下痢。痢下赤多白少，口渴喜冷饮，属热重于湿者，配白头翁、秦皮、黄柏清热解毒；瘀热较重，痢下鲜红者，加地榆、牡丹皮、苦参凉血行瘀；痢下白多赤少，苔白腻，属湿重于热者，可去当归，加茯苓、苍术、厚朴、陈皮等健脾燥湿；兼饮食积滞，嗳腐吞酸，腹部胀满者，加莱菔子、神曲、山楂等消食化滞；食积化热，痢下不爽，腹痛拒按者，可加用枳实导滞丸行气导滞，泻热止痢，乃通因通用之法。

初起，兼见表证，恶寒发热，头身痛者，可用解表法，用荆防败毒散，解表举陷，逆流挽舟；表邪未解，里热已盛，症见身热汗出、脉象急促者，则用葛根芩连汤表里双解。

（2）疫毒痢。

临床表现：起病急骤，壮热口渴，头痛烦躁，恶心呕吐，大便频频，痢下鲜紫脓血，腹痛剧烈，后重感特著，甚者神昏惊厥，舌质绛，苔黄燥，脉滑数或微欲绝。

治法：清热解毒，凉血除积。

代表方：白头翁汤合芍药汤加减。

方药：白头翁 30 g，黄连 10 g，黄柏 10 g，秦皮 20 g，芍药 15 g，金银花 20 g，牡丹皮 15 g。前方以清热凉血解毒为主，后方能增强清热解毒之功，并有调气和血导滞作用，两方合用，对疫毒深重、壮热口渴、腹痛、里急后重、下痢鲜紫脓血者有良效。热毒秽浊壅塞肠道，腹中满痛拒按，大便滞涩、臭秽难闻者，加大黄、枳实、芒硝通腑泄浊；神昏谵语，甚则惊厥，舌质绛，苔黄燥，脉细数，属热毒深入营血，神昏高热者，用犀角地黄汤、紫雪丹以清营凉血开窍；热极风动，惊厥抽搐者，加羚羊角、钩藤、石决明以息风镇痉。暴痢致脱，症见面色苍白、汗出肢冷、唇舌紫暗、尿少、脉微欲绝者，应急服独参汤或参附汤，加用参麦注射液等以益气固脱。

（3）寒湿痢。

临床表现：腹痛拘急，痢下赤白黏冻，白多赤少，或为纯白冻，里急后重，口淡乏味，脘胀腹满，头身困重，舌质或淡，苔白腻，脉濡缓。

治法：温中燥湿，调气和血。

代表方：不换金正气散加减。

方药：苍术 12 g，陈皮 12 g，姜半夏 10 g，厚朴 10 g，广藿香 12 g，甘草 6 g，生姜 10 g，大枣 10 g。本方可用于治疗寒湿内盛白多赤少之下痢。痢下白中兼赤者，加当归、芍药调营和血；脾虚纳呆者，加白术、神曲健脾开胃；寒积内停，腹痛，痢下滞而不爽者，加大黄、槟榔，配

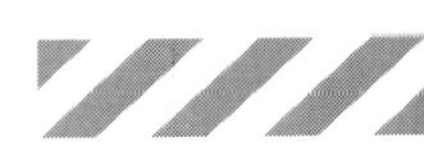

炮姜、肉桂，温通导滞。暑天感寒湿而痢者，可用藿香正气散加减，以祛暑散寒、化湿止痢。

（4）阴虚痢。

临床表现：痢下赤白，日久不愈，脓血黏稠，或下鲜血，脐下灼痛，虚坐努责，食少，心烦口干，至夜转剧，舌绛少津，苔腻或花剥，脉细数。

治法：养阴和营，清肠化湿。

代表方：黄连阿胶汤合驻车丸加减。

方药：黄连 12 g，黄芩 6 g，当归 12 g，白芍 6 g，阿胶 9 g，生地黄 15 g。前方坚阴清热，后方寒热并用，有坚阴养血、清热化湿作用，两方合用，可增强坚阴清热之效，坚阴养血而不腻滞，清热化湿而不伤阴，适用于湿热日久伤阴之证。虚热灼津而见口渴、尿少、舌干者，可加沙参、石斛以养阴生津；痢下血多者，可加牡丹皮、墨旱莲以凉血止血；湿热未清，有口苦、肛门灼热者，可加白头翁、秦皮清解湿热。

（5）虚寒痢。

临床表现：腹部隐痛，缠绵不已，喜按喜温，痢下赤白清稀，无腥臭，或为白冻，甚则滑脱不禁，肛门坠胀，便后更甚，形寒畏冷，四肢不温，食少神疲，腰膝酸软，舌淡，苔薄白，脉沉细而弱。

治法：温补脾肾，收涩固脱。

代表方：桃花汤合真人养脏汤加减。

方药：党参 15 g，白术 15 g，赤石脂 15 g，肉桂 6 g，罂粟壳 6 g，肉豆蔻 6 g，当归 12 g，白芍 12 g，诃子 6 g，干姜 3 g。前方能温中涩肠止痢，后方兼能补虚固脱，两方共用，可治疗脾肾虚寒、形寒肢冷、腰膝酸软、滑脱不禁的久痢。若积滞未尽，应少佐消导积滞之品，如枳壳、山楂、神曲等。若痢久脾虚气陷，导致少气脱肛，可加黄芪、柴胡、升麻、党参以补中益气，升清举陷。

（6）休息痢。

临床表现：下痢时发时止，迁延不愈，常因饮食不当、受凉、劳累而发，发时大便次数增多，夹有赤白黏冻，腹胀食少，倦怠嗜卧，舌质淡，苔腻，脉濡软或虚数。

治法：温中清肠，调气化滞。

代表方：连理汤加减。

方药：党参 10 g，白术 10 g，当归 10 g，干姜 6 g，白芍 12 g，黄连 3 g，木香 3 g，地榆 15 g。本方用于治疗下痢日久，正虚邪恋，倦怠食少，遇劳而发，时发时止之证。脾阳虚极，肠中寒积不化，遇寒即发，症见下痢白冻、倦怠少食、舌淡、苔白、脉沉者，用温脾汤加减以温中散寒，消积导滞；久痢兼见肾阳虚衰、关门不固者，宜加肉桂、熟附子、吴茱萸、五味子、肉豆蔻以温肾暖脾，固肠止痢。

（二）西医治疗

有效的治疗可以将病程缩短 1～2 天。鉴于细菌性痢疾患者对抗菌药物耐药十分常见，应对细菌性痢疾患者进行抗菌药物敏感性测试。喹诺酮类推荐用于无耐药风险的患者，而对喹诺酮类耐药风险较高的患者则推荐使用第三代头孢菌素类。不推荐对细菌性痢疾患者使用洛哌丁胺、地芬诺酯等药物，因其可能会延长肠道中细菌和毒素的存在时间，使病情恶化。

1. 急性细菌性痢疾

（1）一般治疗：消化道隔离至临床症状消失，大便培养连续 2 次阴性。毒血症症状重者必须卧床休息。饮食以流质饮食为主,忌食生冷、油腻及刺激性食物。

(2) 抗菌治疗:轻型细菌性痢疾患者在充分休息、进行对症处理和医学观察的条件下可不用抗菌药物,严重病例则需应用抗菌药物。由于近年来志贺菌对抗菌药物的耐药性逐年增强,因此,应根据当地流行菌株药敏试验或大便培养的结果进行选择。抗菌药物的疗程一般为3～5天。

常用药物包括以下几种。

①喹诺酮类药物:抗菌谱广,口服吸收好,不良反应小,耐药菌株相对较少,可作为首选药物。2017年,世界卫生组织建议环丙沙星作为治疗成人和儿童痢疾的首选药物,其他喹诺酮类药物也可酌情选用,不能口服者可静脉滴注。儿童、孕妇及哺乳期妇女如非必要不宜使用。

②世界卫生组织推荐的其他二线用药:头孢曲松和匹美西林可应用于任何年龄组人群,同时对多重耐药菌株有效。头孢曲松推荐用于病情严重或免疫功能低下的患者,阿奇霉素也可用于成人患者。

③小檗碱(黄连素):因其有减少肠道分泌的作用,故可在使用抗菌药物的同时使用,每次0.1～0.3 g,每天3次,7天为一个疗程。

(3) 对症治疗:世界卫生组织提出的口服补液疗法已被证明可有效且安全地治疗急性腹泻,前提是患者没有呕吐或因严重脱水而发生休克,否则需要静脉补充液体,直到电解质紊乱得到纠正,然后尽快改为口服补液。高热者可以物理降温为主,必要时适当使用退热药;毒血症症状严重者,可给予小剂量糖皮质激素;腹痛剧烈者可用颠茄片或阿托品。

2. 中毒性细菌性痢疾 应采取综合急救措施,尽早治疗。

(1) 对症治疗。

①降温止惊:高热者应给予物理降温,必要时给予退热药;高热伴烦躁、惊厥者,可采用亚冬眠疗法,予氯丙嗪和异丙嗪各1～2 mg/kg肌内注射;反复惊厥者可用地西泮、苯巴比妥肌内注射或水合氯醛灌肠。

②休克型:a. 迅速扩充血容量纠正酸中毒:快速给予葡萄糖盐水、5%碳酸氢钠溶液及低分子右旋糖酐等液体,补液量及成分视脱水情况而定,休克好转后则继续静脉输液维持。b. 改善微循环障碍,改善重要脏器血流灌注。c. 保护重要脏器功能:主要是心、脑、肾等重要脏器的功能。d. 其他:可使用糖皮质激素,有早期DIC表现者可给予肝素抗凝等治疗。

③脑型:可给予20%甘露醇溶液,每次1～2 g/kg,快速静脉滴注,每4～6 h注射一次,以减轻脑水肿。应用血管活性药物以改善脑部微循环,同时给予糖皮质激素,有助于改善病情。防治呼吸衰竭需保持呼吸道通畅、吸氧,如出现呼吸衰竭可使用洛贝林等药物,必要时可应用呼吸机。

(2) 抗菌治疗:药物选择基本与急性细菌性痢疾相同,但应先采用静脉给药,可选用环丙沙星、左氧氟沙星等喹诺酮类或第三代头孢菌素类抗菌药物。病情好转后改为口服,剂量和疗程同急性细菌性痢疾。

3. 慢性细菌性痢疾

(1) 一般治疗:注意生活规律,进易消化、吸收的食物,积极治疗可能并存的慢性消化道疾病或肠道寄生虫病。

(2) 病原治疗:根据病原菌药敏试验结果选用有效抗菌药物,通常联用几种不同类型药物,疗程需适当延长,必要时可给予多个疗程治疗。抗菌药物使用后,对菌群失调引起的慢

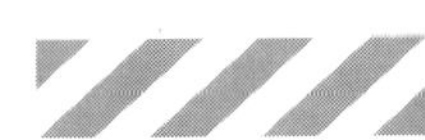

性腹泻可给予微生态制剂。

(3) 对症治疗：有肠道功能紊乱者可采用镇静或解痉药物。

（三）中西医结合治疗

本病可采取中西医结合治疗，急性细菌性痢疾常呈多重耐药，使用一般抗菌药物疗效较差。中西医结合治疗具有明显优势，避免了单独用药的局限性，及时足量足疗程服用西药可有效杀灭病原菌，同时利用中药标本兼顾，以及西药在抗菌消炎（祛邪）方面的优势，彻底清热利湿，可调整患者达到阴阳平衡的状态，取得更好的临床疗效，缩短病程，减轻患者的负担，改善患者的生活质量。

九、预防和调护

（一）预防

教育所有居民积极避免粪便污染食物和水，鼓励排便后洗手；细菌性痢疾患者不应为他人处理食物和水；对于穿着尿布并患有疾病的儿童，在处理尿布时需要采取预防措施；在访问卫生条件不佳的地区时只喝煮沸或处理过的水，避免吃供应商提供的处理不当的生食物；避免与腹泻患者或最近康复的腹泻患者发生性接触；感染细菌性痢疾时应避免去游泳池、澡堂等场所。

1. 管理传染源　采取消化道隔离措施或定期进行访视管理，并给予彻底治疗，直至大便培养阴性。由于志贺菌的感染量极低，因此对重点行业中的大便培养阳性者应进行彻底治疗。低感染量病原菌传播的常见途径是传染源通过手直接在人与人之间传播，或通过污染物间接传播，如盘子、器皿等。手受污染后很容易传播到食物或水上，从而使病原菌繁殖，而简单的洗手程序可显著降低传播率。

2. 切断传播途径　由于细菌性痢疾最终是通过感染者的粪便传播的，因此清洁的水和粪便的安全处理对其发病率有重大影响。应养成良好的卫生习惯，加大对贫困地区安全供水、垃圾处理、污水处理等基础设施建设的投入，还应提高民众的卫生健康意识。

3. 保护易感人群　根据世界卫生组织报告，目前尚无获准生产的可有效预防志贺菌感染的疫苗。我国主要采用口服活菌苗，如 F2a 型依链株。活菌苗对同型志贺菌的交叉免疫率约为 80%，而对其他型别的细菌可能无交叉免疫作用。在细菌性痢疾流行季节，可适当食用生蒜瓣，1～3 瓣/次，2～3 次/天，或将蒜瓣放入菜食之中食用。亦可用马齿苋、绿豆适量，煎汤饮用，或将马齿苋、陈茶叶共研细末，蒜瓣捣泥拌匀成糊为丸（如龙眼大小）而用，1 丸/次，2 次/天，连服 1 周。

（二）调护

细菌性痢疾患者在治疗期间，应禁食生冷和肥甘油腻的食物，清淡饮食，以流质、半流质食物为主，适当禁食。每次排便后均应清洗，洗净肛门周围。患者应保持情绪稳定，心情舒畅，以促进病情好转。

（张涵灵）

参考文献

[1]　李兰娟，任红. 传染病学[M]. 北京：人民卫生出版社，2018.

[2] 张玲霞，周先志. 现代传染病学[M]. 北京：人民军医出版社，2010.
[3] 李兰娟. 传染病学高级教程[M]. 北京：人民军医出版社，2011.
[4] 周仲瑛，薛博瑜. 周仲瑛实用中医内科学[M]. 北京：中国中医药出版社，2013.
[5] 张红专. 浅谈细菌性痢疾辨证施护[J]. 河北中医，2010，32(1)：126-127.
[6] KOTLOFF K L，RIDDLE M S，PLATTS-MILLS J A，et al. Shigellosis[J]. Lancet，2018，391(10122)：801-812.
[7] LAMPEL K A，FORMAL S B，MAURELLI A T. A brief history of *Shigella*[J]. EcoSal Plus，2018，8(1)：10.
[8] LI Z J，WANG L G，SUN W G，et al. Identifying high-risk areas of bacillary dysentery and associated meteorological factors in Wuhan，China[J]. Sci Rep，2013，3：3239.
[9] ZHANG X X，GU X C，WANG L，et al. Spatiotemporal variations in the incidence of bacillary dysentery and long-term effects associated with meteorological and socioeconomic factors in China from 2013 to 2017[J]. Sci Total Environ，2021，755(Pt 2)：142626.
[10] YUM L K，BYNDLOSS M X，FELDMAN S H，et al. Critical role of bacterial dissemination in an infant rabbit model of bacillary dysentery[J]. Nat Commun，2019，10(1)：1826.
[11] 李亚凤，金兆清，李成学. 细菌性痢疾的护理[J]. 中国误诊学杂志，2008，8(5)：1158-1159.
[12] 丁樱，闫永彬，韩姗姗，等. 中医儿科临床诊疗指南·细菌性痢疾(制订)[J]. 中医儿科杂志，2017，13(4)：1-6.
[13] 冯汉财. 痢疾的中医古籍整理及临床诊疗方案的梳理[D]. 广州：广州中医药大学，2011.
[14] 徐光勋. 细菌性痢疾中医内科临床诊疗指南[J]. 北京中医药，2020，39(6)：521-525.

第二十七章
百日咳

一、概述

百日咳(pertussis)是由百日咳鲍特菌导致的急性呼吸道感染性疾病,病程较长,未经治疗,咳嗽症状可持续2～3个月,故名“百日咳”。临床特点为咳嗽逐渐加重,呈现阵发性、痉挛性咳嗽(简称痉咳),咳嗽终末出现深长的鸡鸣样或者吸气性吼声。该疾病可发生在任何年龄段,但以5岁以下的小儿为多见。该疾病全年皆可发生,冬春两季较多,多为散发,也可流行。患病的婴幼儿易发生诸如肺炎、脑病等不良并发症。虽然计划免疫接种早已推广,其发病率也明显下降,但百日咳尚未在全球得到控制,近年来有复燃趋势。

中医学对本病的叙述,在历代儿科著作中颇为多见,如《黄帝内经·素问》中已有对相关症状的描述:“久咳不已,则三焦受之……此皆聚于胃,关于肺,使人多涕唾而面浮肿气逆也。”明代秦景明在《幼科金针》中说:“夫天哮者……盖因时行传染,极难奏效。其症咳起连连,而呕吐涎沫,涕泪交流,眼胞浮肿,吐乳鼻血,呕衄睛红。”该书更确切地描述了本病的表现,并指出本病具有传染性。明代寇平在《全幼心鉴》中正式将该病定名为“百日咳”。因其具有传染性,故称为“疫咳”,又因其呈阵发性、痉咳,也称为“顿咳”“呛咳”“顿嗽”。

二、流行病学

百日咳是全球性疾病,各年龄组均可发病。世界卫生组织(WHO)报告,2012年全球约有200868例百日咳患者,其中95%来自发展中国家,未接种或疫苗接种不全的婴幼儿病死率高达3%。2004—2015年,加拿大一项流行病学调查显示,发病人群多与未接种或未按时接种疫苗有关。据国家疾病预防控制中心多项家庭接触百日咳传播研究,无症状感染在年长儿童和成人中普遍存在,已被证实为儿童感染百日咳的重要传染源。疫苗接种对控制百日咳的暴发和流行起着尤为重要的作用。

(一)传染源

百日咳鲍特菌感染者是本病的主要传染源,包括带菌者、隐性感染者以及百日咳患者。病原体的传播会导致幼儿园等聚集场所发生流行。百日咳自潜伏期末到病后6周均有传染性,尤以潜伏期末到病后卡他期传染性最强。

(二)传播途径

主要通过呼吸道传播。感染者咳嗽、说话、打喷嚏时分泌物散布在空气中形成气溶胶,

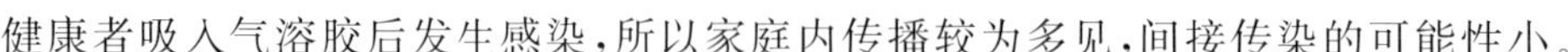

健康者吸入气溶胶后发生感染，所以家庭内传播较为多见，间接传染的可能性小。

（三）易感人群

人群普遍易感，5岁以下小儿易感性最高。由于母体没有足够的保护性抗体传给胎儿，故6月龄以下的婴幼儿患该病较多，新生儿亦可感染发病。儿童接种疫苗若超过12年，体内抗体水平下降，其发病率仍可达50%以上。近年来国外报道了为数不少的成人百日咳患者。由于成人及青少年百日咳症状不典型，常常漏诊，已成为婴幼儿百日咳的重要传染源。研究显示，家庭成员尤其是父母和兄姐应视为婴儿百日咳的重要传染源。

该病保护性抗体为IgA和IgG，患者康复后虽不能获得终身免疫，但其IgA能抑制细菌对上皮细胞表面的黏附，IgG则可以起到长期保护作用，故二次发病者极为罕见。

（四）流行特征

该病广泛发生于世界各地，多见于温带及寒带地区，全年均可发病，以冬春季高发。现一般散发，而在集体机构中可发生流行。

近年来，我国百日咳病例数量呈显著增加趋势，如2014年、2015年全国统计的百日咳病例数为千例，至2018年、2019年便高达万例，但实际发病率仍可能被严重低估。

（五）病原学

病原菌为鲍特菌属的百日咳鲍特菌，又称百日咳杆菌，是革兰染色阴性，两端着色较深的短杆菌，长1.0～1.5 mm，宽0.3～0.5 mm。该菌为需氧菌，最适生长温度为35～37 ℃，最适pH为6.8～7.0。本菌初次分离时，常需用含甘油、马铃薯和新鲜血液的鲍-金(B-G)培养基。

百日咳鲍特菌能够产生以下物质：外膜蛋白中的凝集抗原（丝状血凝素，filamentous hemagglutinin，FHA）、百日咳鲍特菌黏附素（pertactin，PRN，分子量69 kD）。其他毒性物质还包括百日咳外毒素（PT）、内毒素（ET）、不耐热毒素（HLT）、腺苷酸环化酶毒素（ACT）、气管细胞毒素（TCT）和皮肤坏死毒素（DNT）等。目前认为外膜蛋白中的凝集抗原、黏附素与外毒素等具有诱导宿主产生保护性抗体的作用。

百日咳鲍特菌对理化因素抵抗力弱，56 ℃经30 min或干燥3～5 h可死亡，对紫外线和一般消毒剂敏感。

三、中医病因病机

百日咳属中医学“顿咳”“痉咳”等范畴，系因时邪疫毒袭肺，主要病机是邪从口鼻而入，侵袭肺卫，疫毒化热化火，痰热互结，深伏气道，透达不得，肺失清肃，气逆上冲。小儿时期肺常不足，易感时行外邪，年龄愈小，肺愈娇弱，感邪机会愈多。

病之初期，时行邪毒从口鼻而入，侵袭肺卫，肺卫失宣，肺气上逆，而出现类似于普通感冒的症状，且有寒热之不同。继而疫邪化火，痰火交结，气道阻塞，肺失清肃，气逆上冲，而咳嗽加剧，以致痉咳阵作，痰随气升，待痰涎吐出后，气道稍得通畅，咳嗽暂得缓解。

但咳嗽虽然在肺，日久必殃及他脏。犯胃则胃气上逆而致呕吐；犯肝则肝气横逆而见两胁作痛；心火上炎则舌下生疮，咳则引动舌本；肺与大肠相表里，又为水之上源，肺气宣降失司，大肠、膀胱随之失约，故咳而二便失禁；若气火上炎，肺火旺盛，引动心肝之火，损伤经络血脉，则咯血、衄血；肝络损伤，可见目睛出血、眼眶瘀血等。

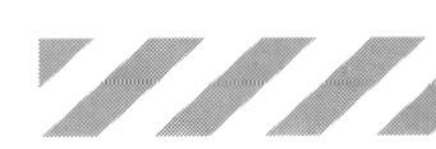

病至后期，邪气渐退，正气耗损，肺脾亏虚，多见气阴不足证候。年幼或体弱小儿体禀不足，正气亏虚，不耐邪毒痰热之侵，在病之极期可导致邪热内陷的变证。若痰热壅盛，闭阻于肺，可并发咳喘气促之肺炎喘嗽；若痰热内陷心肝，则可致昏迷、抽搐之变证（图 27-1）。

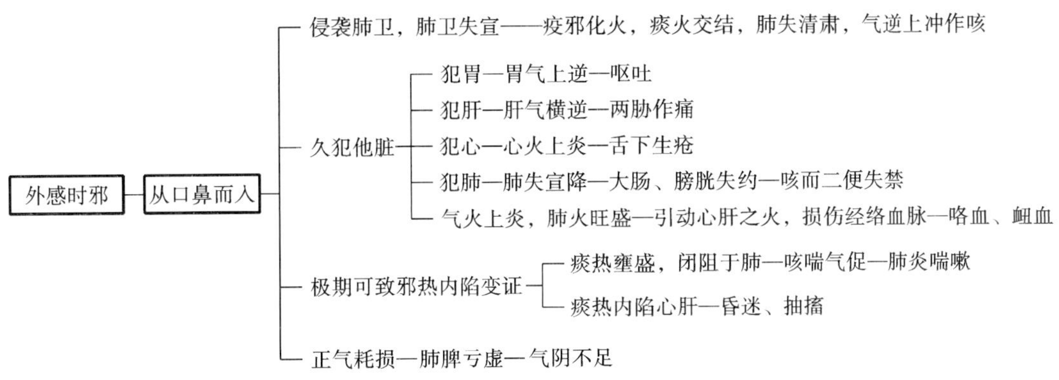

图 27-1　百日咳病因病机示意图

（一）发病机制

1. 诱发因素

（1）易感者与百日咳患者近距离接触后易患该病。

（2）免疫力低下者奔跑、进食、受凉、惊吓后比较容易发生感染。

（3）婴幼儿如果未注射疫苗，若保护不当容易患此疾病。

（4）老年人各个系统功能退化导致免疫力下降，容易患此疾病。

2. 病理过程　该病一般由百日咳鲍特菌感染所引起，导致支气管病变，也可由副百日咳鲍特菌感染引起。百日咳鲍特菌可产生一些致病物质，包括百日咳毒素、气管细胞毒素、腺苷酸环化酶毒素、不耐热毒素以及内毒素等。

具体表现为病原菌进入人体后，即黏附在呼吸道上皮细胞上，并在该处繁殖，产生毒素。病原菌黏着后即抑制上皮细胞纤毛的正常摆动，细菌毒素还可使上皮细胞纤毛麻痹、细胞坏死。支气管黏膜广泛炎症，黏液分泌增多，纤毛损害，影响黏液的排出，黏液持续刺激支气管黏膜感觉神经末梢，反射性地引起剧烈的连续性咳嗽。痉挛时患儿处于呼气状态，痉咳期末，由于吸入的大量空气通过痉挛的声门，患儿发出高音调鸡鸣样的吸气声。长期咳嗽刺激大脑皮质的咳嗽中枢，可形成持久的兴奋灶，即使在恢复期或病初愈时，烟尘、蒸气、冷空气等诱因，均可引起痉咳发作。

也有人认为痉咳是咳嗽中枢对该菌过敏所致。该菌可刺激机体产生多种细胞产物如组胺致敏因子（histamine sensitizing factor，HSF），提高人体对环境和生化刺激物的敏感性，淋巴细胞增多促进因子（lymphocytosis promoting factor，LPF）使淋巴细胞增多；胰岛活性蛋白（islets activating protein，IAP）促使胰岛素分泌增多，可引起低血糖症状。这些物质与百日咳鲍特菌所产生的外毒素有关，可引起细胞坏死和全身症状。

（二）病理

百日咳的病理主要是支气管、细支气管黏膜的损害，鼻咽部、喉、气管也有病变。表现为黏膜上皮细胞的基底部有粒细胞和单核细胞浸润，并可见细胞坏死。尸检常见支气管周围浸润和间质性肺炎。由于黏液团导致小支气管完全或部分阻塞，患者可有局部肺不张和肺气肿。支气管肺炎则多继发于其他细菌性感染。脑部可有充血、点状出血，尤多见于惊厥者。脑实质或蛛网膜下腔大量出血尚不多见，可有脑水肿和神经细胞变性。

五、临床表现

（一）临床特点

百日咳临床特征为咳嗽逐渐加重，渐呈阵发性痉咳，咳毕有鸡啼声，病程延续2～3个月。婴儿及重症者常并发肺炎及百日咳脑病。

（二）临床分期

潜伏期2～20天，一般为7～10天。典型经过分为以下三期。

1. 卡他期（前驱期） 自起病至痉咳出现，7～10天。初起时患者有类似于一般上呼吸道感染的症状，包括低热、咳嗽、流涕、打喷嚏等。3～4天其他症状好转、低热消失，但咳嗽日渐加重，尤以夜晚为甚，逐渐发展至阵发性痉咳期。此期传染性最强，若及时有效治疗，则能够控制病情发展。由于本期缺乏特征性症状，如不询问接触史及做相关检查常易漏诊。

2. 痉咳期 短则1～2周，长者可达2个月。

此期已不发热，但有特征性的阵发性痉咳。发作时频频不间断地短咳十余声或数十声为呼气状态，最后深长吸气，因此时患者喉部仍呈痉挛状态，故伴有高音调的鸡鸣样吼声，接着又发生下一次痉咳，如此反复发作多次，直至咳出黏稠痰液和吐出胃内容物为止。咳嗽剧烈时，可有大、小便失禁，双手握拳屈肘、两眼圆睁、面红耳赤、涕泪交流，头向前倾、张口伸舌、唇色发绀等，表情极其痛苦，呕吐后方告结束。轻者一天数次，重者一天数十次，以夜间为多。奔跑、进食、受凉、烟熏、哭吵等均可诱发。发作前一般无明显预兆。间歇期情况无特殊。痉咳时，上腔静脉压力增高，回心血流受阻而有瘀血现象，常见颜面及眼睑水肿；阵咳剧烈时，可出现鼻衄、咯血及眼结膜下出血等，甚至发生颅内出血。痉咳频繁影响睡眠，致使患儿疲倦、不喜活动、食欲减退，加上呕吐、继发感染，可致营养障碍。痉咳时舌外伸，舌系带与下门齿摩擦引起系带溃疡。如无继发感染，患儿一般体温正常，肺部无阳性体征或有不固定的啰音。

新生儿和婴幼儿百日咳，病情表现多较为严重，由于此类患者声门较小，可无痉咳。声带痉挛可使声门完全关闭，加以黏稠分泌物的堵塞而可发生窒息，出现深度发绀，亦可因脑部缺氧而发生抽搐，称为窒息性发作。呼吸动作可停止在呼气期，心率先增快，继而减慢乃至停止。此发作常在夜晚发生，若不及时行人工呼吸、吸氧等积极抢救，患儿可窒息死亡。

近年来青少年和成人百日咳有增多趋势，可占流行时总病例的10.2%。一组经细菌培养证实的成人百日咳病例，平均年龄为35岁，有典型症状与痉咳后呕吐，但仅有数周干咳，罕有并发症。大多数仍可坚持工作，本人虽无多大痛苦，但可作为传染源威胁小儿，应予重视。

3. 恢复期 阵发性痉咳逐渐减少至停止，鸡鸣样吼声消失。此期一般为2～3周。若有并发症可长达数月。

（三）常见并发症

1. 呼吸系统并发症 肺炎最为常见，多为继发感染所致，可发生在病程中任何时期，以痉咳期多见。发生支气管肺炎时，阵发性痉咳可减轻，甚或消失，患儿继而出现体温突然升高、呼吸浅而快、口唇发绀、肺部啰音，外周血白细胞计数升高，以中性粒细胞升高为主，胸部

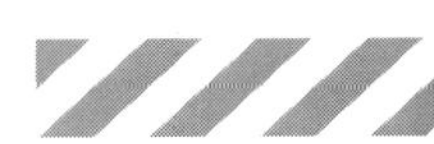

X线检查可见肺炎病变,其他还可出现肺不张、肺气肿和支气管扩张等。原有肺结核患者再患本病可促使结核病灶活动,致使原有肺结核恶化,甚至引起血行播散,进而发生全身粟粒性结核,或结核性脑膜炎。

2. 中枢神经系统并发症　百日咳脑病是本病最严重的并发症。发病率为2%～3%。严重痉咳引起脑缺氧、水肿、血管痉挛或出血。表现为惊厥或反复抽搐、高热、昏迷。恢复后可留有偏瘫等神经系统后遗症。

3. 其他　如结膜下出血、脐疝、代谢性碱中毒和脱肛等。脐疝多由患儿咳嗽、憋气,腹内压增高,腹腔内容物等从腹壁的薄弱区膨出所致。轻症患儿平躺时疝内容物可还纳,重症者需手术还纳。代谢性碱中毒多由患儿呼吸困难,体内酸碱失衡,呼吸浅慢所致。长期代谢性碱中毒可导致患儿大脑缺氧,进而使百日咳脑病的发生率增高。

六、实验室及其他检查

(一) 实验室检查

血常规中白细胞计数及淋巴细胞百分比自发病第1周末开始升高,痉咳期增高最为明显,白细胞计数可达(20～50)×10^9/L或更高。由于淋巴细胞增多促进因子的作用,淋巴细胞百分比一般为60%～95%,多为成熟的小淋巴细胞。严重时甚至出现类白血病反应。淋巴细胞增多为本病特点。

(二) 细菌学检查

百日咳鲍特菌存在于患者呼吸道和鼻咽分泌物中,应尽早取标本,以利于取得阳性结果。

(1) 咳碟法:用B-G(Bordet-Gengou)培养基平碟,置患者口部前5～10 cm,待患者连咳数声后,即将培养皿送入37 ℃温箱中孵育3～4天。第1周阳性率可达59%～98%,痉咳期常低于50%,第4周以后仅为2%。

(2) 鼻咽拭子培养法:在阵咳后,用拭子从鼻咽后壁取黏液培养,阳性检出率优于咳碟法。

(三) 血清学检查

(1) 补体结合试验、凝集试验等主要用于回顾性诊断。

百日咳补体结合试验:在百日咳鲍特菌感染初期呈阴性,病后2周阳性率约为0.25(25%),3周时约达1.0(100%)。若双份血清凝集试验或补体结合试验的抗体效价递增4倍可确诊。本试验对确定非典型患者有重要价值。

(2) 酶联免疫吸附试验:可测定本病特异性IgM抗体,对早期诊断有帮助。

(四) 分子生物学检查

检测患者鼻咽分泌物中的百日咳鲍特菌DNA,敏感性、特异性均较高,具有快速、敏感、特异的诊断价值。

(五) 荧光抗体检查

用鼻咽分泌物涂片,加荧光标记的抗血清,置于荧光显微镜下检查。早期患者75%～80%呈阳性,但存在假阳性。

七、诊断及鉴别诊断

(一) 诊断

1. 流行病学　对仅有卡他症状而无特征性临床表现者应注意询问接触史。部分患者

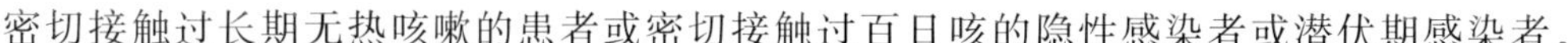

密切接触过长期无热咳嗽的患者或密切接触过百日咳的隐性感染者或潜伏期感染者。

2. 临床表现

(1) 5岁以下小儿无发热或出现低热，伴进行性加重的咳嗽，鸡鸣样吼声、呼吸暂停、咳嗽后呕吐、发绀、抽搐、肺炎等临床表现，尤以夜间为甚。

(2) 抵抗力低下的成人(如大面积烧伤的成年患者)，接触空气中的病原菌后可出现发热、咳嗽、进行性加重的吸气性呼吸困难等临床表现。

(3) 血常规：白细胞明显增多，常达(30～50)×10^9/L，淋巴细胞百分比达50%以上。确诊需要依靠细菌学、分子生物学或血清学检查。

（二）鉴别诊断

1. 气管内异物 起病突然，发生阵发性痉咳，有异物吸入史，常可以通过胸部X线检查观察到异物的位置和大小，常以此来鉴别。

2. 肺门淋巴结结核 肺门淋巴结肿大压迫气管时也可引起阵咳，但缺乏典型的鸡鸣样吼声，可根据结核接触史，结核菌素纯蛋白衍化物(PPD)皮试结果及影像学检查来鉴别。

3. 百日咳综合征 副百日咳鲍特菌及其他病原菌以及一些病毒也可引起类似百日咳的症状，临床症状、血常规、X线表现与百日咳有相似之处，但常可分离出腺病毒、呼吸道病毒、肺炎支原体或副百日咳鲍特菌等，而未分离到百日咳鲍特菌。

4. 儿童支气管炎 患儿因受凉等发生感染，出现咳嗽、咳痰，无明显的呼吸困难，胸部X线片显示沿肺纹理分布的不规则斑片状影，边缘密度浅而模糊，无实变征象，肺下叶常受累，百日咳患者的胸部X线片一般无此表现。

5. 成人肺炎 成人肺炎患者常有发热、头痛、咳嗽、咳痰，无明显的呼吸困难，其胸部X线片显示肺叶或肺段的实变阴影。

八、治疗

（一）中医治疗

顿咳的中医辨证大体上可以按照前驱、痉咳和恢复三期进行。其主要表现是咳嗽、痰阻，性质有寒热之分。前驱期邪在肺卫，属表证，咳嗽痰白者为风寒，咳嗽痰黄者为风热。痉咳期邪郁肺经，属里证，痉咳痰稀为痰湿阻肺，痉咳痰稠为痰火伏肺。恢复期邪去正伤，多虚证，呛咳痰少黏稠为肺阴不足，咳而无力、痰液稀薄为肺脾气虚。本病初期即在西医基础治疗的基础上用中医药干预，预后情况较好。

本病主要病机为痰气交阻，肺气上逆，故其治法重在化痰清火、泻肺降逆。前驱期以辛温散寒宣肺、疏风清热宣肺为治法；痉咳期以化痰降气、泻肺清热为治法；恢复期以养阴润肺、益气健脾为治法。虽本病主证为呛咳不已，但不可妄用止涩之药，以防留邪为患。痉咳期不可早用滋阴润肺之品，以防痰火不清，病程迁延难愈。

1. 辨证论治

(1) 邪犯肺卫证(前驱期)。

临床表现：一般为时1周左右。微热，鼻塞流涕，咳嗽阵作，咳声高亢，2～3天咳嗽日渐加剧，日轻夜重。偏于风寒者，伴恶寒，痰稀白，量不多，苔薄白，脉浮紧；偏于风热者，伴咽红，痰稠不易咳出，苔薄黄，脉浮数。

治法：疏风祛邪，宣肺止咳。

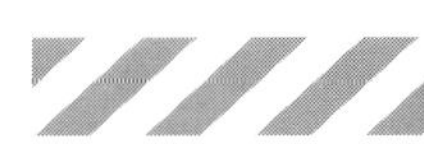

代表方：桑菊饮或杏苏散加减。

偏于风热者，用桑菊饮加减以疏风清热宣肺，常用药：桑叶 7.5 g，菊花 3 g，苦杏仁 6 g，桔梗 6 g，薄荷 2.5 g，连翘 5 g，芦根 6 g，桑白皮 6 g，甘草 2.5 g。

偏于风寒者，用杏苏散加减以辛温散寒宣肺，常用药：苦杏仁 9 g，紫苏叶 9 g，半夏 9 g，橘红 6 g，前胡 9 g，桔梗 6 g，枳壳 6 g，生姜(3 片)，百部 8 g，甘草 2.5 g。

加减：痰多色白者，加胆南星 6 g、瓜蒌 9 g 燥湿化痰，理气宽胸；痰黄而黏稠者，加葶苈子 6 g、鲜竹沥 10 mL 清化痰热。

(2) 痰火阻肺证(痉咳期)。

临床表现：一般从发病第 2 周开始，病程长达 2～6 周。阵发性痉咳持续，日轻夜重，咳后伴有高音调鸡鸣样吼声，吐出痰涎及食物后，痉咳得以暂时缓解。某些外因，如进食、用力活动、情绪激动或闻刺激性气味常易引起发作。轻症昼夜痉咳 5～6 次，重症达 40～50 次，伴有眼睑水肿，面红目赤，白睛出血，两胁作痛，舌系带溃疡。重者可见涕泪交流，大、小便失禁。舌红，苔薄黄，脉数。年幼体虚者可发生痰热闭肺，热陷厥阴的变证。

治法：泻肺清热，涤痰解痉。

代表方：桑白皮汤合葶苈大枣泻肺汤加减。

用药：桑白皮 15 g，半夏 10 g，紫苏子 10 g，苦杏仁 10 g，浙贝母 8 g，黄芩 10 g，黄连 3 g，葶苈子 9 g，大枣 4 枚，甘草 3 g。

加减：痉咳频作者，加僵蚕 6 g、地龙 6 g、蜈蚣 3 g 祛风解痉止咳；呕吐频繁者，加代赭石 9 g、紫石英 6 g 降逆止呕；咯血、衄血者，加白茅根 9 g、仙鹤草 6 g、三七 3 g 凉血止血；面红目赤、白睛出血者，加龙胆草 6 g 清泻肝火；面目水肿者加车前子 9 g、滑石 6 g、赤芍 6 g 清热利湿；胁痛者，加柴胡 6 g、郁金 6 g、桃仁 8 g 疏肝活血；偏于痰浊阻肺者，可用小青龙汤合三子养亲汤加减，以温肺化痰，行气降逆。合并肺炎者，痰热闭肺，症见发热、咳喘、气促、鼻煽、口唇发绀，选用麻杏石甘汤加味以宣肺平喘，清热化痰。合并脑病者，邪陷心肝，症见高热、神昏、抽搐者，选用安宫牛黄丸、羚角钩藤汤以清心开窍，息风止痉。

(3) 肺气虚热证(痉咳期)。

临床表现：咳嗽剧烈，声音重浊，痰稠色黄，或痰中带血，口干欲饮水，倦怠，气短乏力，或面红唇赤，或呕吐，或大便干结，咽干，身热舌红，苔薄黄，脉浮弱或虚数。

治法：清肺降逆，益气解毒。

代表方：麻杏石甘汤、桑菊饮合四君子汤。

用药：麻黄 12 g，苦杏仁 9 g，炙甘草 6 g，石膏 24 g，桑叶 15 g，菊花 6 g，连翘 10 g，薄荷 5 g，桔梗 12 g，芦根 12 g，人参 10 g，白术 10 g，茯苓 10 g。

加减：痰黄稠者，加胆南星 10 g、黄芩 10 g，以清热燥湿化痰；咽干者，加麦冬 10 g、玄参 10 g，以滋阴清热利咽；咳嗽甚者，加桑白皮 10 g、紫菀 10 g、款冬花 10 g，以宣降肺气，清热止咳；痉厥者，加羚羊角 10 g、钩藤 10 g，以凉肝息风止痉。

(4) 寒毒夹热证(痉咳期)。

临床表现：咳嗽剧烈，因寒加剧，或食凉加重，声音嘶哑，或重浊，痰黄黏稠，或痰中带血，口干欲饮水，心烦，咽干鼻燥，或手足不温，或大便溏，舌红，苔黄或苔薄白，脉沉数。

治法：温肺散寒，兼清肺热。

代表方：小青龙汤、紫参汤合白虎汤。

用药：麻黄 9 g，白芍 9 g，细辛 9 g，干姜 9 g，炙甘草 9 g，桂枝 9 g，五味子 12 g，半夏 12

g,紫参 24 g,知母 18 g,石膏 48 g,粳米 18 g。

加减:痰黄稠者,加黄芩、胆南星各 10 g,以清热化痰;痰稀色白者,加天南星、前胡各 10 g,以温化寒痰;大便溏者,加人参、白术各 10 g,以健脾益气;鼻塞者,加冰片、苍耳子、川芎各 10 g,以辛散通窍等。

(5) 肺脾气虚证(恢复期)。

临床表现:痉咳缓解,仍有咳嗽,咳声无力,痰液稀薄,神倦自汗,食少腹胀,大便溏薄,舌淡,苔薄白,脉细弱。

辨证:肺脾气虚证属百日咳恢复期,多见于素体脾虚者。痰浊阻肺之痉咳缓解后,肺脾气虚,痰湿未尽。以咳声无力,神倦自汗,食少便溏,舌淡脉弱为辨证要点。

治法:益气健脾,化痰止咳。

代表方:人参五味子汤加减。

用药:人参 3 g,白术 4.5 g,茯苓 3 g,五味子 1.5 g,甘草 2.5 g,百部 6 g,紫菀 6 g,苦杏仁 6 g。

加减:自汗者,加黄芪、浮小麦、牡蛎各 10 g 益气敛汗;咳甚痰多者,加款冬花、紫苏子、芥子各 6 g 化痰止咳;食少腹胀者,加砂仁 10 g、神曲 10 g、豆蔻 6 g 化湿行气。

(6) 肺阴不足证(恢复期)。

临床表现:干咳无痰或痰少黏稠,咳声嘶哑,面唇潮红,虚烦盗汗,手足心热,口干,舌红,苔少而乏津,脉细数。

辨证:本证为痉咳缓解后,热伤肺阴,余邪留恋所致。辨证上重点抓住阴虚内热的证候,如潮红盗汗、手足心热、舌红少津、脉细数。此外,尚有干咳少痰、痰稠不爽等余邪未清症状。

治法:养阴润肺,清热化痰。

代表方:沙参麦冬汤加减。

用药:沙参 10 g,麦冬 10 g,玉竹 10 g,天花粉 10 g,桑叶 6 g,桑白皮 6 g,枇杷叶 10 g,百部 6 g,地骨皮 9 g,甘草 5 g。

加减:潮热盗汗者,加银柴胡、白薇、浮小麦各 8 g 清热敛汗;口干明显者,加知母 10 g 养阴生津;声音嘶哑者,加木蝴蝶 8 g、胖大海 2 枚、玄参 10 g 清咽开音;大便干结者,加瓜蒌子 9 g、郁李仁 6 g、火麻仁 10 g 润肠通便。

2. 其他疗法

(1) 敷贴法。

①百部、黄连、白及、麻黄、甘草各 50 g,芦根 100 g,用麻油煎枯去渣,加黄丹收膏,制成百部黄连膏。每次取膏适量,敷贴于气户、库房、身柱、风门、肺俞,1～2 天换药 1 次。

②大蒜适量,剥去蒜皮,捣泥备用。先洗净双脚,在脚底抹上油脂或凡士林,将蒜泥敷于双脚涌泉穴部位。每晚睡前敷,晨起除去,连敷 3～5 天。若脚底敷药部位起水疱则停止,起水疱者疗效更佳。

③熟芥子 15 g,生芥子 6 g,延胡索、紫苏子、细辛、甘遂各 12 g 等,分别研成粉末,按照相应的比例将其混合;将新鲜的姜汁与适量药末进行混合,并调成厚糊状,制成药饼,将此药饼整个贴敷穴位(膻中、大椎、肺俞等),用纱布固定,每次可贴敷 2～4 h。

(2) 针灸法:针灸是治疗百日咳非常有效且被广泛应用的疗法之一。

①肺俞(双)、大椎、合谷(双)为主穴,风池(双)为配穴,左右捻转,每穴捻转约 1 min 即起针。对痉咳期疗效显著。

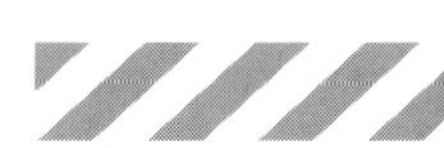

②取华佗夹脊穴胸1～10、肺俞,用三棱针点刺华佗夹脊出血如珠,肺俞点刺拔火罐出血3～5滴。或取天突、少商,用三棱针点刺少商出血3～7滴,天突出血3～5滴。每天1次,5次为1个疗程,可连续治疗2～3个疗程。炎症期加刺大椎出血3～5滴,痉咳期加刺列缺出血3～5滴,恢复期加刺足三里出血3～5滴。

(3) 推拿疗法:以补脾益肺的手法治疗本病。“当补脾而益肺,藉土气以生金,则自愈矣”。治宜推三关、六腑、肺经,痰结壅塞者多运八卦。以此为基础进行加减,干咳者,推六腑;痰咳者,推肺经、推脾、清肾、运八卦;气喘者,掏飞经走气,并四横纹。

运八卦,掐合谷,推肺经,掐揉二扇门,掐揉五指节,推脾胃,揉鱼际,揉太渊,掐尺泽,每天1次。

(4) 外擦疗法:用鲜生姜或大蒜切片,粘上蜗牛液或鸡蛋清,在胸骨部由上而下涂擦,每天2次,每次数分钟。

(5) 食疗法:

①全蝎(炒焦)研末,鸡蛋1枚煮熟,用鸡蛋蘸全蝎末食。1～3岁者每次服全蝎末0.5～1 g,3岁以上者每次服1～1.5 g,适用于痉咳期。

②马齿苋、鹅不食草各30 g,煎汤去渣,用药汤煮粥(加大米50 g),每天2次,连用5天,适用于前驱期和痉咳期。

③四汁饮。雪梨、荸荠、甘蔗、白萝卜各50 g,捣碎挤汁,分2次服,连服5天。适用于百日咳各期。

④白萝卜汁、饴糖同服。《本草汇言》提出:治大人小儿顿咳不止。用白萝卜捣汁一碗,饴糖五钱蒸化,乘热缓缓呷之。

⑤清代王翔《万全备急方》提出:治天哮,用二两姜、二两蜜捣汁冲和,在饭镬上蒸,连露三夜。每日临哮时,即以半匙进,黄昏进一次(如姜老少汁,略加浓茶捣)。

⑥清代谢元庆《良方集腋》亦载有食疗调治顿咳三方:每天用鸡蛋一个,一首开去一孔,纳入川贝母末,洁白三盆糖等分,约共三钱。在饭锅上将蛋孔向上蒸熟食之,吃至七个即愈。又方,建兰叶同冰糖煎服。又方,日久不愈,生西瓜子日日煎服之即愈。

⑦鸡苦胆、陈皮末具有治疗百日咳的功效,用鲜鸡苦胆1～3个,烘干研粉,陈皮0.3 g,研末,二者一起冲服,每天1次即可。

⑧核桃蜂蜜梨:核桃仁、蜂蜜各30 g,雪梨150 g。将雪梨去皮、核,同核桃仁一起捣烂,加蜂蜜和水煮成浓汁,每次1汤匙,每天服3次。可清热止咳,适用于百日咳的治疗。

⑨橄榄煲蜂蜜:鲜橄榄60 g。将橄榄择净,捣烂,加蜂蜜适量,清水2碗煎至1碗,去渣,慢慢咽饮,每天1剂。可清肺和胃,生津化痰,适用于燥热咳嗽、咽喉肿痛、饮食积滞、酒毒积热、鱼骨噎喉、小儿顿咳(百日咳)、肠风便血等。

⑩罗汉果柿饼汤:罗汉果1个,柿饼15 g,蜂蜜适量。将罗汉果和柿饼洗净,切碎,同入锅中,加清水适量,煮沸去渣取汁,纳入蜂蜜烊化饮服,每天数次,每天1剂。可宣肺理气,适用于百日咳的治疗。

(6) 中药雾化疗法:中药雾化治疗百日咳主要是为了退热消炎、止咳化痰及平喘等。可在常规疗法的基础上予以中药水剂雾化治疗,药方涉及川贝母、广地龙、黄芪、鱼腥草、炙麻黄,有助于止咳化痰、退热消炎、平喘等,治疗效果较确切,临床应用价值较高。

(二) 西医治疗

1. 一般和对症治疗　按呼吸道传染病隔离。要注意保持室内的空气新鲜,并且还要特别注意饮食营养和良好的护理。避免由其他刺激以及哭泣等所引起的小儿痉咳。当发现婴幼儿出现剧烈痉咳症状时，可以将患儿置于头低位，同时轻拍其背部。患者在临睡前可使用氯丙嗪或异丙嗪顿服，有利于保证睡眠，减少阵咳的发生。也可以直接使用盐酸普鲁卡因，每次 3～5 mg/kg，并且加入葡萄糖溶液 30～50 mL，进行静脉滴注，每天 1～2 次，连用 3～5 天，有一定的缓解痉挛的作用。补充维生素 K1 也能够减轻痉咳。在发现患者出现严重窒息时还需及时对其进行人工呼吸、吸痰、给氧，严重的情况下可适当加大镇静药用量，如苯巴比妥或者地西泮类药物。痰稠的患者可以及时给予祛痰类药物或者行雾化吸入。重症患者可给予肾上腺皮质激素以减轻炎症反应。

2. 抗生素治疗 百日咳鲍特菌对大环内酯类抗生素较为敏感，治疗目的是清除鼻咽部的病原体，减少传播，通常不能缩短病程。近年来也有研究指出，早期治疗可降低重症患者的病死率。阿奇霉素、罗红霉素和克拉霉素等不良反应较少。此外磺胺甲噁唑-甲氧苄啶(复方新诺明，SMZ-TMP)亦可应用。我国已有对大环内酯类耐药的百日咳鲍特菌的报道。

一般抗生素治疗以 14 天为一个疗程，所有密切接触人员也应该配合用药，以预防感染。卡他期 4 天内应用抗生素可缩短咳嗽时间或阻断痉咳的发生。4 天后或痉咳期应用抗生素可有效缩短排菌期，预防继发感染，但并不能缩短该病的病程。药物首选红霉素，每天 30～50 mg/kg，连用 7～10 天，也可用相同剂量的氯霉素或磺胺甲噁唑-甲氧苄啶、氨苄西林等。

(1) 红霉素：应用于前驱期或痉咳期早期，可降低传染性，减轻症状并缩短病程，如在痉咳期晚期使用则无法明显缩短病程。对该类药物过敏者、孕妇禁用，因该药会导致腹痛、腹泻。尽量饭后半小时服用，用药期间减少辛辣、刺激性食物的摄入。

(2) 阿奇霉素：应用于前驱期或痉咳期早期的患者，可降低患者继发感染的风险、减轻症状、缩短病程，减少患者的并发症。遵医嘱按时服药，长期不规律服用药物会引起耐药。对红霉素过敏者应谨慎使用，孕妇禁用。

(3) 克拉霉素：主要用于前驱期或痉咳期早期的患者，可降低继发感染的风险、缩减病程、减少复发，对该类药物过敏者、孕妇禁用，因该药会导致恶心、呕吐、腹痛、腹泻等消化道症状。尽量饭后半小时服用，用药期间减少辛辣、刺激性食物的摄入。

3. 其他治疗

(1) 对百日咳脑病患者，需要及时降低颅内压，防止患者抽搐。

(2) 对腹股沟疝的患者需及时观察患者生命体征，及时还纳疝内容物。

(三) 中西医结合治疗

临床运用中西医结合疗法治疗百日咳有较好的效果，前驱期新感疫疠，以辛温散寒宣肺或疏风清热宣肺为主；痉咳期痰热壅盛，以泻肺、涤痰为主；缓解期气阴俱虚，以养阴润肺、益气健脾为主；配合抗生素等药物治疗百日咳效果较好，有镇静作用，可以减轻阵咳。

1. 原则 以抗生素治疗为主，同时辅以中医治疗，包括中药注射液、中药汤剂、中医外治法等。接种百日咳疫苗是目前预防百日咳较为有效的措施。

2. 中医优势 中医治疗强调整体观念，治病求本，在缩短治疗时间、加快机体恢复、减少不良反应等多方面有着显著优势。在百日咳的治疗中，采用中西医结合疗法不仅能够缓解支气管平滑肌痉挛，降低呼吸中枢的兴奋性，还能控制咳嗽反射，有效抑制病原菌的侵袭，且能够阻止多种细菌感染呼吸道，从而使病情快速恢复。仅用西药治疗百日咳不足以快速解决病症，不仅见效慢而且费用较高，但采用中西医结合疗法，可在保证治疗效果的基础上进一步加快康复，明显缩短患者痉咳期，能够有效地缓解患者病痛。

九、预防和调护

(一) 预防

1. 隔离传染源 对于本病患者,必须严格实施呼吸道隔离措施,这是重要的预防和控制环节。隔离时间从起病之初计算,为期7周;或以痉咳开始出现计算,为期4周。密切接触的易感儿(特别是在集体机构中)需检疫3周。成年患者还需要特别注意尽量避免与小儿接触。疫源地仅需进行通风和换气。

2. 切断传播途径 室内通风换气,每天用紫外线照射消毒病房。

3. 保护易感者

(1) 主动免疫:目前常用的疫苗是百白破三联疫苗,对3～6月龄的婴儿进行基础免疫,皮下局部注射三次。在流行期,1月龄以内的婴儿就可以接种该疫苗。强调对易感者的全程免疫,以后再按规定加强。百日咳疫苗偶可引起脑病等神经性反应,故原有脑部疾病或惊厥性疾病,或首剂百日咳疫苗注射后曾有惊厥者,一概不应再予注射。乙脑流行季节也不进行百日咳疫苗注射。现用的全细胞百日咳疫苗虽发挥了一定的作用,但效果尚不够理想,免疫后再患百日咳的儿童和成人屡有报道。

无细胞百日咳疫苗:使用百日咳鲍特菌的某些组分,而不是用全部百日咳鲍特菌制成的百日咳疫苗。其保护效果较全细胞百日咳疫苗更好,同时也避免了全细胞百日咳疫苗的不良反应。1981年日本Sato开始用以百日咳毒素(pertussis toxin,PT)和丝状血凝素(filamentous hemagglutinin,FHA)为主要组分的无细胞百日咳疫苗进行接种且获得成功。英国、美国、瑞典等国家随后研制了各种无细胞百日咳疫苗用于人群,取得了较好效果。已证实无论何种无细胞百日咳疫苗,百日咳毒素抗原都是必不可少的成分。进一步研究揭示,百日咳毒素单克隆抗体具有特异性中和体外和体内百日咳毒素的多种生物学活性的作用,同时也能防御百日咳鲍特菌感染。

疫苗接种对象:吸附百白破联合疫苗和吸附无细胞百白破联合疫苗均可用于3月龄至6周岁儿童全程免疫。吸附百白破联合疫苗可用于已接受全程免疫的6周岁以下儿童的加强免疫。但有癫痫、神经系统疾病及惊厥史者禁用,急性传染病(包括恢复期)及发热者暂缓注射。本疫苗为儿童免疫制剂,成人禁用。

不良反应:局部可出现红肿、疼痛、发痒,或有低热、疲倦、头痛等。一般不需特殊处理即自行消退。偶见过敏性皮疹、血管性水肿。注射过浅或疫苗未摇匀,硬结不能吸收可导致注射部位化脓。若全身反应较重,应及时到医院进行诊治。吸附无细胞百白破联合疫苗的全身或局部反应发生率均极低。

(2) 被动免疫:对婴幼儿或体弱者,在其接触患者后可给予百日咳高效价免疫球蛋白,但预防和减轻症状的效果不显著,故应用者少。

(3) 药物预防:婴儿接触患者后,即给予红霉素,每天50 mg/kg,分4次口服,连用10～14天,效果较好。给新生儿注射百白破三联疫苗,可提高免疫力。也可在接触患者或在疾病流行期间注射免疫球蛋白,用大蒜液滴鼻或每天水煎鱼腥草10 g、分3次口服,这些措施均有预防效果。疾病流行期间尽量不要带儿童去公共场所。

(二) 护理

对该疾病的日常护理要注意保持室内空气清洁新鲜,阳光充足,且室内不应有吸烟者。

白天应该多安排室内或户外活动，让患者保持心情舒畅。避免因哭叫、煤烟等不良刺激诱发本病或加重病情，增加痉咳次数。

应给予患者易于消化且富有营养的食物，如面条、蒸蛋、米粥等，品种应当多样化。采用少食多餐的饮食方法，喂食时切勿过急，食后应尽量少动，以免导致呕吐；饮食不可过凉或过热，以免刺激气管而咳嗽。

注意患儿的口腔卫生，应经常刷牙；对年龄小的患儿用淡盐水擦拭口腔，以免发生口腔溃疡。痉咳发作时协助其侧卧，让其坐起或将其抱起，轻拍其背部，助其将痰排出。咳嗽引起呕吐时，要让患儿把头扭向一边，以免呕吐物进入气管，引起窒息；呕吐之后要给患儿漱口。

（刘之义　黄爱华）

参考文献

[1] 张喜凤.小儿百日咳综合征的临床特点及治疗分析[J].中国继续医学教育，2018，10(9)：91-93.

[2] 曹春菊.小儿类百日咳综合征的护理对策[J].中国医药指南，2017，15(16)：267-268.

[3] 宋凯军.济南市2005—2015年百日咳流行病学监测分析[D].济南：山东大学，2016.

[4] 陈慧，程燕.中西医结合治疗百日咳综合征临床研究[J].中国中医急症，2015，24(3)：418-420.

[5] 刘芳，吴晓本，侯婷婷，等.儿童百日咳IgG抗体水平检测结果相关分析[J].国际检验医学杂志，2018，39(3)：319-321.

[6] 韩芳，张复臣，马翠荣.菏泽市2015年百日咳流行特征分析[J].中国医学创新，2017，14(36)：48-51.

[7] 王增国，马超锋，闫永平.全球百日咳重现及中国百日咳相关研究现状[J].中国疫苗和免疫，2016，22(3)：345-349.

[8] 宁桂军，高源，吴丹，等.中国2011—2017年百日咳流行病学特征分析[J].中国疫苗和免疫，2018，24(3)：264-267，273.

[9] 骆鹏，马霄.百日咳和百日咳疫苗的现状与挑战[J].中国疫苗和免疫，2019，25(3)：334-339.

[10] 刘风燕，邵峰.百日咳患儿临床特点及危险因素分析[J].中国当代儿科杂志，2018，20(12)：1034-1039.

[11] 张蔷.WHO关于百日咳疫苗选择的指南(修订版)[J].国际生物制品学杂志，2015，38(1)：46-47.

[12] 姜德友，陈星燃，王远红.百日咳源流考[J].中国中医急症，2020，29(2)：349-351，372.

[13] 胡献国.百日咳蜜疗方[J].蜜蜂杂志，2019，39(6)：32.

[14] 袁海霞，韩新民.中医药治疗百日咳研究近况[J].中国中医基础医学杂志，2014，20(3)：415-416.

[15] 孙婷，沈佳颖，韩海琼.倪菊秀治疗小儿百日咳痉咳经验探析[J].中国中西医结合儿科学，2020，12(6)：559-561.

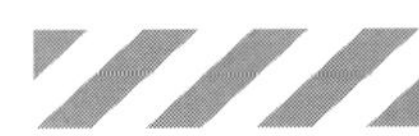

［16］ 王付.怎样分型辨治百日咳[J].中医杂志,2010,51(7):662.
［17］ 展亭.小儿百日咳10例临床特征分析[J].婚育与健康,2023,29(13):129-131.
［18］ 张莹.百日咳疫苗孕期接种的研究进展[J].全科护理,2023,21(21):2938-2940.
［19］ 马富艳.儿童百日咳实验室诊断的研究进展[J].浙江医学,2023,45(9):993-997,1003.
［20］ 夏齐,王昕.百日咳中医治疗述评[J].中国中西医结合儿科学,2023,15(2):170-173.

第二十八章

猩红热

一、概述

猩红热(scarlet fever)属乙类传染病，是A组β型溶血性链球菌(group A β-hemolytic streptococcus，GAS)引起的急性呼吸道传染病，以发热、咽峡炎、全身弥漫性猩红色皮疹和疹后脱屑等为特征。在19世纪和20世纪初是一种常见的传染病，造成了大量患儿死亡。猩红热一直是全球关注的公共卫生问题，给全球带来了沉重的负担。该病四季可发，冬春季多发。虽然目前猩红热被认为是一种相对罕见和症状轻微的疾病，发病率逐年下降，但世界各地仍有一些暴发。本病若治疗及时，一般预后良好。

烂喉丹痧是中医肺系疾病中常见的传染病之一。大多数医家认为烂喉丹痧“古无是证，外来传入”，随着海上贸易的频繁进行，以鼠疫、霍乱、烂喉丹痧等急性传染病为代表的疾病由此传入古代中国。《金匮要略·百合狐惑阴阳毒》记载：“阳毒之为病，面赤斑斑(斑斑)如锦纹，咽喉痛，唾脓血，五日可治，七日不可治，升麻鳖甲汤主之。”烂喉丹痧之名在清代唐大烈的《吴医汇讲》中首次出现，后来高秉钧所著的《疡科心得集·辨烂喉丹痧顺逆论》中继续使用了该命名，且对其临床特征有了一定的认识，如“夫烂喉丹痧者，系天行疫疠之毒，故长幼传染者多，外从口鼻而入，内从肺胃而发。其始起也，脉紧弦数，恶寒头胀，肤红肌热，咽喉结痹肿腐，遍体斑疹隐隐”。而烂喉丹痧作为单独病种，最早则见于清代尤在泾《金匮翼》卷五“烂喉痧方”条目，书中所载锡类散为治疗该病的名方。

二、流行病学

A组β型溶血性链球菌长期以来与高发病率和高死亡率的严重疾病有关。至20世纪中叶，A组β型溶血性链球菌感染有所减少。然而，到20世纪80年代末，严重的A组β型溶血性链球菌感染再次出现。疾病负担的增加可归因于多种因素，包括毒力的变化和对抗生素的耐药性。A组β型溶血性链球菌感染及其并发症在发展中国家和发达国家之间有所不同。在发展中国家，风湿性心脏病(RHD)的患病率和与之相关的死亡率较高。相反，在发达国家，侵袭性A组β型溶血性链球菌感染导致的死亡率较高。

(一) 传染源

猩红热的主要传染源为猩红热患者及咽部A组β型溶血性链球菌携带者。A组β型溶血性链球菌引起的咽峡炎患者在急性期传染性最强，其排菌量大且容易被忽视。猩红热患者从发病前1日到出疹期传染性最强，恢复期传染性消失。其他β型溶血性链球菌感染者

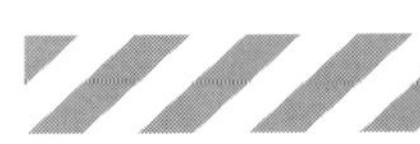

也可成为猩红热的传染源，但传染性不强。

（二）传播途径

猩红热主要通过空气飞沫传播，特别是在人口稠密的场所，患者咽部、鼻部和唾液中的细菌，通过谈话、咳嗽等方式传染易感者。少数患者可通过被污染的水、食物、日用品等经口传染，或通过皮肤伤口及产道发生"外科型"及"产褥型"猩红热。患者后期脱屑时，皮屑不具有传染性。

（三）易感人群

人群普遍易感。感染后可获得抗菌免疫力和抗毒素免疫力。

1. 抗菌免疫力　抗菌免疫力产生缓慢、弱，持续时间短。由于A组β型溶血性链球菌中每种M蛋白的抗原性不同，产生的抗体也不同，因此患者病后只对同一类型菌株具有免疫力。如属其他类型菌株，仍可反复发生感染，致咽峡炎和扁桃体炎。

2. 抗毒素免疫力　抗毒素免疫力产生快速且持久，主要由红疹毒素刺激机体产生抗毒素。引起猩红热症状的红疹毒素有5种不同血清型，不存在交叉免疫，因此，患者病后可能感染不同型红疹毒素的菌株。A组β型溶血性链球菌所产生的其他毒素如溶血素等，也能刺激人体产生抗体。

（四）流行特征

1. 流行地区　以温带、热带地区居多，寒带地区较少见。我国北方地区发病较多，南方地区病例较少。

2. 季节　全年均可发生，冬春季较多，夏秋季较少。

3. 年龄　虽然猩红热可影响任何年龄段，但由于其多见于3～8岁的儿童，因此在诊断这一年龄段的儿童时需要格外注意。

4. 流行菌型和病情变迁　发病趋于减缓，轻型病例增多，中毒型少见，死亡率明显下降。

三、中医病因病机

猩红热的病因是痧毒疫疠病邪，起病急骤，病势较重，常发于冬春季。痧毒疫疠病邪乘人正气不足，寒温失调，从口鼻、皮肤侵袭人体，外束肌表，内蕴肺胃，上蒸咽喉，导致猩红热的发生。本病病位以肺胃为主，具有卫气营血传变的特点。

痧毒疫疠病邪经口鼻侵入人体，直犯肺胃，继而导致毒邪蕴伏肺胃，充斥内外，是本病的病机关键所在。本病初起邪袭肺卫，正邪交争，既可见发热恶寒、头痛等肺卫表证，又有咽喉肿痛和肌肤丹痧等局部临床特征。继则表证消失，热毒蕴阻肺胃，证候随之加重，症见壮热持续、面赤口渴、躁扰不宁、咽喉肿痛、皮疹密布、色红如丹、舌红苔黄、脉洪数有力等。若感邪深重，正气不足，或失治误治，痧毒疫疠病邪深入营血或内陷心包，则见高热昏迷、咽喉肿痛、烦躁谵语或有抽风，皮疹色紫如瘀点，舌面光红起刺，状如杨梅，更甚者正气外脱，发展成危重症。病至后期，邪毒渐解，阴伤未复而见肺胃阴伤证，可见身热渐退，咽部糜烂疼痛减轻、口唇干燥、丹痧布齐后皮肤开始脱屑，舌红少津，脉细数等（图28-1）。

四、发病机制及病理

（一）病原学

A组β型溶血性链球菌，也称为化脓性链球菌（*Streptococcus pyogenes*），直径0.5～2.0

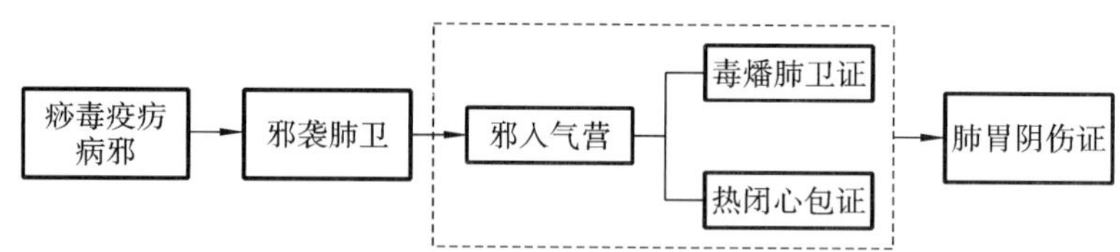

图 28-1 猩红热病因病机示意图

μm，是一种广泛分布于世界各地的病原体，是存在于自然界、人畜粪便及健康人鼻咽部中极具致病性的化脓性革兰阳性球菌，可引起轻度局部感染，以及危及生命的侵入性感染。

由 A 组 β 型溶血性链球菌感染引起的部分并发症，可分为化脓性并发症和非化脓性并发症。化脓性并发症包括扁桃体周围脓肿、扁桃体周围蜂窝织炎、咽后脓肿、中耳炎和鼻窦炎、葡萄膜炎、颈淋巴结炎、脑膜炎和脑脓肿、关节炎、心内膜炎、骨髓炎和肝脓肿。非化脓性并发症有风湿热、链球菌感染后肾小球肾炎、与链球菌感染相关的小儿自身免疫性神经精神障碍(PANDAS)、小舞蹈症(Sydenham chorea)和其他自身免疫性运动障碍。因此，及时有效的治疗对根除化脓性损伤十分必要，能避免引发严重的后遗症。

1. 具有致病性的菌体成分

(1) M 蛋白：A 组 β 型溶血性链球菌的重要致病因子，它位于细胞壁上，具有纤丝状结构，氨基端伸出壁外，羧基端黏附于壁上，具有抗吞噬作用，M 蛋白抗原的变异是 A 组 β 型溶血性链球菌分型的基础，根据 M 蛋白抗原特异性，A 组 β 型溶血性链球菌可分为 100 多种血清型。M 蛋白和链球菌致热原是阻碍吞噬作用的毒力因子，可与血浆蛋白结合并诱导交叉反应性自身免疫抗体的形成。

(2) 黏附素：细胞壁的脂磷壁酸(LTA)和 M 蛋白是两种黏附素，介导自身与细胞外基质(ECM)的黏附，其中 LTA 是 A 组 β 型溶血性链球菌的主要抗原，是带负电荷的多聚体，介导 A 组 β 型溶血性链球菌的黏附。M 蛋白可与血纤维蛋白原中的 D 区结合，每个链球菌有(8～10)×10^3 个血纤维蛋白原结合位点。M 蛋白与 A 组 β 型溶血性链球菌表面的血纤维蛋白原结合后，可抑制补体的结合，赋予 M 蛋白抗吞噬活性。

(3) 胞壁多糖：A 组链球菌胞壁多糖(PS)与牛心瓣膜糖蛋白具有交叉抗原。A 组链球菌胞壁多糖由 4 部分组成，分子量分别为 15000 Da、37000 Da、66000 Da、150000 Da。其中最具抗原性的是分子量为 37000 Da 的部分，分子量为 37000 Da 的多糖部分和牛心瓣膜糖蛋白能同时与风湿性心瓣膜炎患者的血清发生免疫反应。

(4) 透明质酸荚膜(HAC)：在体外能保护 A 组 β 型溶血性链球菌抵抗吞噬细胞吞噬。最近研究证明，HAC 能调节 M 蛋白介导的黏附作用。HAC 通常能增强 A 组 β 型溶血性链球菌的咽部定居力，可与角质形成细胞表面受体 CD44 相互作用。HAC 基因存在于所有的 A 组 β 型溶血性链球菌菌株中。

2. 致病性的胞外分泌物 链球菌还可分泌多种毒素和多种胞外酶，主要包括溶血素 O 和 S、链球菌致热外毒素(streptococcal pyrogenic exotoxin，Spe)、链激酶(streptokinase，SK)、透明质酸酶(hyaluronidase，HAase)等。由链球菌分泌的酶可引起人体产生抗体，而这些抗体的存在是 A 组 β 型溶血性链球菌感染的证据。

(1) 链球菌 DNA 酶(DNase)：又称链道酶(SDB)等，主要由 A、C、G 组链球菌产生，能降解脓液中高度黏稠的 DNA，稀释脓液，促进病原菌扩散。DNase 还可以诱导 TNF-2α 的产生。而在 A 组链球菌中，DNsae B 分布最广，抗原性强，当机体感染 A 组 β 型溶血性链球菌

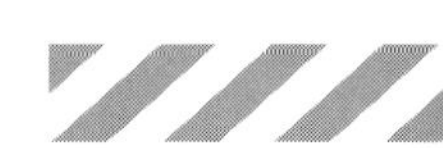

后，会产生大量的 DNase B 抗体。DNase B 基因含 813 个核苷酸，其蛋白质前体包含 271 个氨基酸，含有 43 肽的前导肽；成熟蛋白质含 228 个氨基酸，分子量约为 26000 Da。无论是核苷酸还是氨基酸序列，DNase B 序列等同于 SDBⅡ，与 SDBⅠ相比，DNase B 少一个氨基端 Arg，与链球菌超抗原 Spe2A、Spe2B、Spe2C 无同源性。DNase B 具有耐热的脱氧核糖核酸酶活性。

（2）链球菌溶血素（SL）：A 组 β 型溶血性链球菌分泌的溶血素有两种，溶血素 O（SLO）与溶血素 S（SLS）。SLO 是 A 组 β 型溶血性链球菌产生的一种胆固醇依赖性溶血素，可引起风湿热或急性肾小球肾炎等变态反应性疾病。组织内高浓度 SLO 可破坏吞噬细胞，在感染灶远处，较低浓度 SLO 刺激粒细胞黏附于内皮细胞，有效阻止粒细胞移入并促进血管损伤。抗链球菌溶血素"O"抗体在感染链球菌后的 2～3 周出现，可维持数周。因此，抗链球菌溶血素"O"在临床上用于 A 组 β 型溶血性链球菌感染的实验室诊断。SLS 是一种小分子糖肽，对氧稳定，无抗原性。SLS 具有帮助病原菌渗透上皮屏障、造成组织损伤、抵抗宿主免疫细胞吞噬、与其他毒力因子相互作用的功能；SLS 可作为细胞群体感应的信号分子，参与调节其他毒力因子的表达。

（3）透明质酸酶（HAase）：又称扩散因子，能分解细胞间质的透明质酸，有利于病原菌在组织中的扩散。A 组 β 型溶血性链球菌的 HAase 的分子量为 3915000 Da。在酸性条件下稳定，在碱性条件下易失活，最佳 pH 为酸性，在 3.15～6.15 之间。HAase 的主要作用是水解透明质酸，促进结缔组织分解，增加组织坏死程度，有利于毒素的吸收和扩散。

（4）链激酶（SK）：又称链球菌溶纤维蛋白酶，具有激活纤维蛋白酶原导致血栓溶解的活性，它能将血液中纤维蛋白酶原变成纤维蛋白酶，溶解血块或防止血浆凝固，有利于细菌在组织中扩散。SK 是单链蛋白，由 414 个氨基酸残基组成，分子量约为 47000 Da，等电点为 4.10～6.10。其氨基端 245 个氨基酸残基与丝氨酸蛋白酶具有同源性，但没有丝氨酸蛋白酶活性。只有致病性的 A、C、G 组链球菌染色体上才有 SK 基因。它的存在可能与链球菌的致病性有关。

（5）链球菌致热外毒素（Spe）：是一种致热原，因与猩红热特征性皮疹的形成有关，又称红疹毒素（elythrogenic toxin，ET）。现知这一大类蛋白质属于链球菌超抗原（SAg）。

（二）发病机制

A 组 β 型溶血性链球菌通过其细胞壁的脂壁酸附着到宿主细胞上，其因 M 蛋白的抗吞噬作用而迅速繁殖，并产生溶血素、外毒素，使宿主细胞溶解、死亡。HAase、SK、DNase 可溶解组织间的透明质酸，阻止血液凝固，溶解血块和组织 DNA，破坏机体组织的防护屏障，使感染扩散。同时机体白细胞和其他吞噬性炎症细胞聚集、浸润，引起局部组织充血、水肿，纤维蛋白渗出，导致局部 pH 下降，细菌蛋白酶活性增强，进一步加强组织破坏，引起化脓性变化。另外，因 A 组 β 型溶血性链球菌产生的致热外毒素可使皮肤血管充血、上皮细胞增殖、白细胞浸润，以毛囊周围最明显，形成典型的猩红热皮疹。黏膜充血，还可有点状出血，最后表皮细胞死亡、脱落，形成特征性脱屑。毒素还可引起全身各脏器病变。

（三）病理

病原菌主要通过 M 蛋白、红疹毒素、HAase、SLO、SLS、黏肽等生物致病因子作用于易感者机体，引起化脓性病变、中毒性病变和变态反应性病变。

1. 化脓性病变　A 组 β 型溶血性链球菌在 LTA 的辅助下黏附于黏膜上皮细胞，然后侵入组织引起炎症，通过M蛋白和细菌荚膜抵抗机体吞噬细胞的作用，在SK和HAase等作用下，炎症扩散并引起组织坏死。因而局部可产生化脓性炎症反应，引起化脓性咽峡炎、扁桃体炎及邻近器官并发症，如中耳炎、乳突炎、颈淋巴结炎等，甚至败血症。

2. 中毒性病变 链球菌产生的毒素进入血液循环后，引起全身毒血症表现，如发热、头晕、头痛等。红疹毒素使皮肤血管充血、水肿，上皮细胞增殖，白细胞浸润，以毛囊周围最为明显，形成典型的猩红热样皮疹。最后表皮细胞死亡而脱落，形成“脱屑”。黏膜亦可充血，有时呈点状出血，形成“内疹”。肝、脾、淋巴结等的间质血管周围有单核细胞浸润，并有不同程度的充血及脂肪变性。心肌可有变性，严重者可发生坏死。肾脏呈间质性炎症表现。中毒型猩红热患者的中枢神经系统可见营养不良变化。

3. 变态反应性病变 个别病例在病程第2周或第3周，可出现变态反应性变化，主要表现为心脏、肾脏及关节滑囊浆液性炎症。原因可能是A组链球菌某些型别与感染者心肌、肾小球基底膜或关节滑囊的抗原产生交叉免疫反应，也可能是形成了免疫复合物沉积在上述部位而致免疫损伤。

五、临床表现

A组β型溶血性链球菌引起的坏死性筋膜炎是一种皮下组织的深层感染，导致筋膜和脂肪的快速破坏。全身或局部免疫力低下的人患坏死性筋膜炎的风险增加。其他风险因素包括外科手术、烧伤、钝器伤、轻微撕裂伤和分娩等。局部疼痛，受感染的皮损坏死、肿胀、发红、水肿，心率加快和发热是坏死性筋膜炎的典型表现。在疾病晚期，可出现脓毒症休克的表现。

潜伏期为1～7日，一般为2～3日，最长可达12日。外科型猩红热潜伏期为1～2日。由于细菌毒力强弱不同，侵入部位不同，年龄和机体反应性不同，该病的临床表现也有很大差异，一般可分为以下几种。

（一）普通型

典型临床表现为发热，多为持续性，体温约39 ℃，可伴有头痛、全身不适等全身中毒症状；咽喉疼痛通常是患者主诉，局部充血并可有脓性渗出液，颌下淋巴结及颈淋巴结呈非化脓性炎症改变；发热后24 h内开始出疹，从耳后、颈部及上胸部开始，然后迅速蔓及全身；典型的皮疹为在皮肤上均匀分布的弥漫性充血性针尖大小的丘疹，压之褪色，伴有痒感。部分患者可见带黄白色脓头且不易破溃的皮疹，称为“粟粒疹”。严重的患者出现出血性皮疹。帕氏线（Pastia线）出现在皮肤的褶皱处，如颈部、腋下和腹股沟。如颜面部位仅有充血而无皮疹，口鼻周围充血不明显，相比之下显得发白，称为“口周苍白圈”，腭部可有充血或出血性黏膜内疹。“草莓舌”开始出现时，舌头上有一层白苔，上面有增生的乳头。随着白苔的消退，乳头仍然存在，称为“杨梅舌”。多数情况下，皮疹于48 h达到高峰，然后按出疹顺序开始消退，2～3日退尽，但重者可持续1周左右。在最初的皮疹消退后，会出现一段时间的脱屑，在某些情况下会持续2周，尤以粟粒疹为重，可呈片状脱皮，脱屑现象只能在手掌和脚掌上观察到。

（二）脓毒型

目前少见，多见于营养不良的儿童。主要表现为40 ℃以上的发热，头痛、咽痛、呕吐等中毒症状，化脓性咽峡炎中，渗出物多，常形成脓性假膜，局部黏膜可坏死而形成溃疡。细菌扩散到附近组织，形成化脓性中耳炎、鼻窦炎、乳突炎及颈淋巴结炎，甚至颈部软组织炎，还

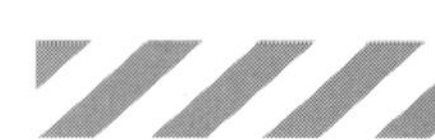

可引起败血症，病死率较高。

（三）中毒型

主要有毒血症表现。患者高热、头痛、剧烈呕吐、烦躁、惊厥，甚至神志不清，有中毒性心肌炎及感染性休克。咽峡炎不严重但皮疹很明显，可为出血性。但若发生休克，则皮疹常隐约可见。病死率高，目前亦很少见。

（四）外科型

此型包括产科型，病原菌从伤口或产道侵入而致病，皮疹首先出现在伤口周围，然后向全身蔓延。一般症状较轻，预后也较好，无须隔离。可从伤口分泌物中培养出病原菌。

六、实验室及其他检查

（一）血常规

周围血白细胞计数增高，可达（10～20）×10^9/L 或更高；中性粒细胞比例增高，在 80%以上，严重者可见中毒颗粒。出疹后嗜酸性粒细胞增多，占 5%～10%。C 反应蛋白（CRP）明显升高，持续时间长。

（二）尿常规

在出疹期或恢复早期，可出现一过性蛋白尿、镜下血尿，此与感染后急性肾小球肾炎出现的尿常规改变不同。

（三）分泌物培养和涂片

咽拭子或伤口细菌培养可分离出 A 组 β 型溶血性链球菌。用免疫荧光试验检查咽拭子涂片可发现 A 组 β 型溶血性链球菌。

（四）抗链球菌溶血素“O”试验

抗链球菌溶血素“O”试验的滴度可以表明以前有无链球菌感染，可用于诊断链球菌感染后的并发症。

七、诊断与鉴别诊断

（一）诊断

有与猩红热患者接触史。具有猩红热特征性表现，如发热、咽痛、典型皮疹和脱皮、“草莓舌”，实验室检查白细胞计数高达（10～20）×10^9/L，中性粒细胞占比达 80%以上，胞质内可见中毒颗粒。出疹后嗜酸性粒细胞增多，可占 5%～10%。咽拭子、脓液培养检出 A 组 β 型溶血性链球菌可作为确诊依据。

与猩红热相关的许多症状与该年龄段其他常见感染引起的症状相似，如 EB 病毒、腺病毒或其他呼吸道病毒感染。因此，准确的病史和适当的临床评估对 A 组 β 型溶血性链球菌感染的临床诊断是必需的。临床医生应利用临床和流行病学研究发现来确定 A 组 β 型溶血性链球菌咽炎的可能性。美国感染病协会（IDSA）建议，应将快速抗原检测（RADT）作为协助临床医生诊断 A 组 β 型溶血性链球菌咽炎的一线措施。建议对 RADT 结果为阴性的儿童进行咽喉部细菌培养，以防止出现并发症。使用有效的临床标准 Centor 评分或 Fever PAIN 评分与 RADT 相结合的方法是一种有效的策略，可以减少不必要的检测和抗生素的使用。

（二）鉴别诊断

1. 其他咽峡炎 在出疹前猩红热咽峡炎与其他一般急性咽峡炎较难鉴别。白喉患者的咽峡炎病情比猩红热患者轻，假膜较坚韧且不易抹掉，猩红热患者咽部脓性分泌物容易被抹掉。但有时猩红热与白喉可合并存在，细菌学检查有助于诊断。

2. 其他发疹性疾病

(1) 麻疹：有明显的上呼吸道卡他症状。皮疹通常出现在第4日，麻疹为较大的斑丘疹，有时融合，大小不一，形状各异，呈暗红色，但其疹间有健康皮肤，面部皮疹特别多，出疹后有色素沉着。前驱期口腔黏膜有麻疹黏膜斑，白细胞计数正常或降低。

(2) 风疹：起病第1日出现皮疹。开始呈麻疹样，第2日躯干部增多且可融合成片，类似于猩红热，但无弥漫性皮肤潮红，此时四肢皮疹仍为麻疹样，面部皮疹与身体其他部位一样多。皮疹于发病3日后消退，无脱屑。咽部无炎症，耳后、颈部及枕部淋巴结肿大，白细胞减少，咽拭子培养阴性等，可以与猩红热进行鉴别。

(3) 药疹：有服药史，皮疹有时呈多样化，既有猩红热样皮疹，同时也有荨麻疹样皮疹。皮疹分布不均匀，出疹无一定顺序，多对称，全身症状轻，不像猩红热那样由上而下，由躯干到四肢。无“杨梅舌”，一般无咽峡炎症状。有用药史，停药后皮疹很快消退。

(4) 金黄色葡萄球菌感染：有些金黄色葡萄球菌能产生红疹毒素，也可以引起猩红热样皮疹，但皮疹多在起病后3～5日出现，持续时间短，无脱屑。鉴别主要靠细菌培养。由于此病进展快，预后差，全身中毒症状重，皮疹消退后全身症状不减轻，且常有局部或迁徙性病灶，故应提高警惕。

(5) 病毒性发疹：某些肠道病毒和腺病毒等的某些血清型也可引起猩红热样皮疹，多在病程第2～6日出现，皮疹基本形态为“风疹样”斑丘疹，周围血白细胞计数偏低，中性粒细胞占比不高，咽拭子培养阴性。必要时做病毒血清学检查和病毒分离以确诊。

(6) 川崎病：好发于4岁以下儿童，主要表现为急性高热，持续1～2周，眼结膜充血，口唇皲裂，猩红热样“草莓舌”，淋巴结肿大，手背及指(趾)头末端对称性水肿，皮疹主要为分布于躯干部的猩红热样皮疹，瘙痒不明显，恢复期指(趾)端片状脱皮。本病常伴有其他系统疾病病变。实验室检查周围血白细胞及中粒细胞增多，有时血小板计数增高，ESR增快。抗生素治疗无效。

八、治疗

（一）中医治疗

本病治疗以清热解毒、清利咽喉为基本法则，结合邪之所在而辨证论治。病初时邪在表，宜辛凉宣透，清热利咽；出疹期毒在气营，宜清气凉营，泻火解毒；恢复期疹后伤阴，宜养阴生津。若发生心悸、痹证、水肿等病证，则参照有关病证辨证治疗。

1. 辨证论治

(1) 邪侵肺卫。

临床表现：发热骤起，头痛畏寒，肌肤灼热无汗，咽喉红肿疼痛，常影响吞咽，或伴呕吐腹痛，皮肤潮红，痧疹隐隐，舌红，苔薄白或薄黄，脉浮有力。

治法：辛凉宣透，清热利咽。

代表方：解肌透痧汤加减。

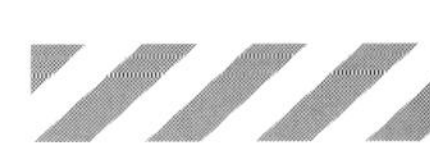

方药：金银花 10 g，连翘 10 g，牛蒡子 10 g，菊花 10 g，薄荷 6 g，荆芥 6 g，射干 6 g，浮萍 5 g，蝉蜕 5 g。咽部红肿疼痛显著者，加土牛膝根、蒲公英、白鲜皮；渴甚者，加天花粉、芦根；烦躁便干者，加郁金、淡竹叶、玄参、生地黄；颈部肿痛者，加夏枯草、紫花地丁、浙贝母；汗出不畅者，加防风、薄荷。

（2）毒炽气营。

临床表现：壮热烦躁，口渴引饮，咽喉肿痛，伴有糜烂白腐，皮疹密布，色红如丹，甚则色紫如瘀点。疹由颈、胸开始，继而弥漫全身，压之褪色，见疹后的 1～2 日苔黄糙、舌起红刺，3～4 日苔剥脱，舌面光红起刺，状如草莓，脉数有力。

治法：清气凉营，泻火解毒。

代表方：凉营清气汤加减。

方药：生石膏 20 g，生地黄 12 g，牡丹皮 12 g，知母 12 g，连翘 10 g，黄芩 10 g，玄参 10 g，黄连 6 g，甘草 6 g。丹痧布而不透，壮热无汗者，去黄连、生石膏，加淡豆豉、浮萍；苔糙便秘，咽喉腐烂者，加生大黄、玄明粉。若有神昏、抽搐等症，选用紫雪丹、安宫牛黄丸。

（3）疹后阴伤。

临床表现：丹痧布齐后 1～2 日，身热渐退，咽部糜烂疼痛减轻，或见低热，唇干口燥，或伴有干咳，食欲不振，舌红少津，苔剥脱，脉细数。2 周后可见皮肤脱屑、脱皮。

治法：养阴生津，清热润喉。

代表方：沙参麦冬汤加减。

方药：沙参 12 g，麦冬 12 g，玉竹 12 g，石斛 10 g，天花粉 10 g，白芍 10 g，甘草 6 g。口干咽痛、舌红少津明显，食欲不振者，加麦芽、玄参、桔梗、芦根；大便秘结难解者，加知母、瓜蒌子、火麻仁；低热不清者，加地骨皮、银柴胡、生地黄。

2. 外治疗法

（1）珠黄散：取药少许，吹于咽喉。用于咽喉肿痛。

（2）锡类散：取药少许，吹于咽喉。用于咽喉肿痛、溃烂。

3. 针刺疗法　取穴风池、天柱、合谷、曲池、少商、膈俞、血海、三阴交。针刺，用泻法，1 日 1 次。

（二）西医治疗

1. 一般治疗　包括急性期卧床休息，呼吸道隔离，进流质或半流质食物，酌情予以静脉补液。

2. 病原治疗　优先使用青霉素治疗，如果患者对青霉素过敏，可以使用大环内酯类和头孢菌素类。由于抗生素和卫生健康宣传的引入，现在猩红热的预后良好，在做出诊断并开始治疗，且患者退热 24 h 后可以恢复正常活动。若经治疗 24 h 后患者仍发热不退，则预后较差，且发生 A 组 β 型溶血性链球菌感染相关并发症的可能性增加。使用青霉素治疗，每次 80 万 U，每日 2～3 次，肌内注射，连用 5～7 日。80%左右的患者 24 h 内即可退热，4 日左右咽炎消失，皮疹消退。脓毒型患者应加大剂量到每日 800 万～2000 万 U，分 2～3 次静脉滴入，儿童 20 万 U/(kg・d)，分 2～3 次静脉滴入，连用 10 日，或用至热退后 3 日。对青霉素过敏者，可用红霉素，剂量：成人每日 1.5～2 g，分 4 次静脉滴入；儿童每日 30～50 mg/kg，分 4 次静脉滴入。也可用磺胺甲噁唑-甲氧苄啶(SMZ-TMP)，成人每日 4 片，分 2 次口服；儿童酌减。

猩红热的早期治疗非常重要，即使患者症状已经消失，仍需继续服用药物，纠正症状、防止感染的进一步蔓延，以降低抗生素耐药的可能性。出现喉咙痛或发热等症状可服用布洛芬或对乙酰氨基酚等药物。

3. 对症治疗 中毒症状重，有脱水症状者应及时补充液体；若发生感染性休克，要积极补充血容量、纠正酸中毒、给予血管活性药等。超高热者亦可静脉滴入少量肾上腺皮质激素。对已化脓的病灶，必要时给予切开引流或手术治疗。

4. 并发症治疗 化脓性并发症常出现在应用青霉素前，可加大青霉素剂量，若发生在青霉素治疗后，则应考虑改用其他抗生素。对化脓性链球菌引起的皮肤或咽部感染治疗不力会导致急性风湿热的发生。为预防急性风湿热（ARF）的反复发作，预防风湿性心脏病（RHD）的发生，需要行青霉素的二级预防，二级预防是降低急性风湿热和风湿性心脏病发生率的最有效方法。

（三）中西医结合治疗

本病可采取中西医结合治疗，早期应用抗生素治疗可缩短病程，避免并发症发生，早期联合使用中药，可明显改善炎性指标。有研究表明，金银花、连翘、黄连、板蓝根、紫草、穿心莲等对溶血性链球菌有较强的抑制作用，在辨病辨证的基础上适当加入 2～3 味，可提高疗效。

此外，临床上有些轻症猩红热患者的症状不典型，如咽喉症状不严重、皮疹不是典型的丹痧、没有典型的“杨梅舌”等。应根据有无接触史，结合实验室检查早期诊断，早期治疗。而重症猩红热患者后期心脏、关节、肾脏等可受累，出现急性肾小球肾炎、风湿性心脏病、风湿性关节炎等变态反应性疾病，应及时采取中西结合治疗等措施。

九、预防和调护

（一）预防

1. 控制传染源 在临床症状消失前居家隔离或住院治疗 6～7 日，咽拭子培养连续 3 次阴性，且无并发症出现，则可解除隔离。与患者有密切接触且咽拭子培养阳性者，可以口服或肌内注射青霉素。对于儿童相关机构，也可以采取相同的措施。在日常管理中需要加强室内通风及日常消毒等，每日应该开窗通风 3 次及以上，每次开窗通风的时间控制在 30 min 以上。

2. 切断传播途径 接触患者要戴口罩，对患者的污染物、分泌物及时消毒处理，目前没有猩红热疫苗，流行期间，易感儿应尽量避免去公共场所，并随时戴口罩。猩红热和大多数通过密切接触传播的疾病都可以通过良好的手部卫生来避免，如咳嗽和打喷嚏时捂住嘴、定期消毒公共场所设施以及在感染时避开他人进行隔离。在公共场所以海报和公益广告等形式进行提醒，也是使公众养成良好卫生习惯的方法。

3. 保护易感者 儿童相关机构有猩红热流行时，可用黄连素（1∶1000）喷咽部。如出现咽炎或扁桃体炎，应该隔离患儿，应用青霉素治疗 3～5 日。

（二）调护

（1）卧床休息，注意室内空气流通，防止继发感染。猩红热患者多为儿童，充分的休息不仅有助于恢复患者的体力，提高免疫力，还可以减轻心脏和肾脏的负担，减少此类并发症如心肌炎、肾炎的发生。

（2）猩红热患者的发热程度有所不同，当患者的体温达到 38.5 ℃时，有必要进行物理

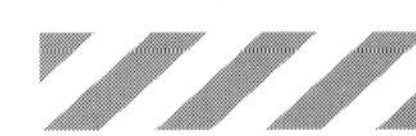

降温，不可用冷水或酒精擦浴。并嘱咐患者多喝水，以加速毒素的排出，减轻中毒症状。

(3) 宜给患者供给充分的营养和水分，多饮开水，而且饮食要清淡，以营养价值高、维生素含量高的流质或半流质、易消化食物为主。并根据患者的各种情况进行相应的膳食指导，如咽痛时患者食欲下降、进食少，可给予蛋汤、粥、面汤、牛奶等食物，减少食物对咽喉的刺激。对合并急性肾小球肾炎的患者给予少盐、低蛋白的半流质食物；皮肤出现豆疹患者的饮食以细、烂、少纤维素为主。为了提高抗病能力，促进患者迅速恢复，要加强对患者营养物质的供应。

(4) 注意皮肤与口腔的清洁卫生。皮肤护理是预防继发感染的重要手段，因为猩红热患者出疹后易脱屑。出现皮疹时，要减少对皮肤的刺激，不要用肥皂擦拭皮肤。瘙痒时不用指甲抓挠，将患者的指甲剪短，防止患者因指甲过长抓伤皮肤导致感染，或将手包起来，可用温水洗或涂抹炉甘石洗剂。同时嘱患者经常更换内衣和内裤，保持皮肤清洁。内衣、内裤应宽松，着纯棉质地衣物，忌穿化纤或绒布质地内衣和内裤，以免加重瘙痒。被褥应保持平整、干燥、清洁、松软。在护理患者时，要保持口腔清洁，注意口腔卫生，嘱其进食前后用生理盐水漱口，同时加强对口腔黏膜的观察，发现溃疡者，在患处涂口腔糊剂，保持患者口腔清洁不仅有利于杀灭咽部细菌，还可以防止患者发生继发感染，也可每日用淡盐水或一枝黄花煎汤2～3次含漱。口唇干裂者涂石蜡油。

(5) 患者要保持健康的心态，避免焦虑和紧张，积极配合治疗，缓解临床症状，早日康复。

(6) 对于病情严重的患者，要注意观察血压、心率、意识等方面的变化，及时发现危急情况并及时进行抢救。

(张涵灵)

参考文献

[1] 李兰娟，任红. 传染病学[M]. 北京：人民卫生出版社，2018.

[2] 张玲霞，周先志. 现代传染病学[M]. 北京：人民军医出版社，2010.

[3] 李兰娟. 传染病学高级教程[M]. 北京：人民军医出版社，2011.

[4] CARAPETIS J R, STEER A C, MULHOLLAND E K, et al. The global burden of group A streptococcal diseases[J]. Lancet Infect Dis, 2005, 5(11): 685-694.

[5] 吴兆利，王庆其. 烂喉丹痧溯源及古代文献梳析[J]. 中华中医药学刊，2012，30(6)：1305-1307.

[6] BASETTI S, HODGSON J, RAWSON T M, et al. Scarlet fever: a guide for general practitioners[J]. London J Prim Care, 2017, 9(5): 77-79.

[7] 韩晓芳. 猩红热患儿的护理对策[J]. 中国药物经济学，2016，11(1)：160-161.

[8] 孙亚梅. 36 例猩红热患儿的护理[J]. 吉林医学，2013，34(11)：2172-2173.

[9] 余永燕. 烂喉痧(猩红热)病史考略[J]. 中华医史杂志，1998，28(3)：31-34.

[10] STEWART E H, DAVIS B, CLEMANS-TAYLOR B L, et al. Rapid antigen group A streptococcus test to diagnose pharyngitis: a systematic review and meta-analysis[J]. PLoS One, 2014, 9(11): e111727.

［11］ 周亚兵，吴敏，虞坚尔．徐小圃诊治小儿丹痧学术思想探析［J］．世界中医药，2017，12(4)：933-935．
［12］ 王菊艳．凉营清气汤加减联合西药干预治疗猩红热临床研究［J］．四川中医，2015，33(6)：119-121．
［13］ 马健，杨宇．温病学［M］．2版．北京：人民卫生出版社，2012．

第二十九章

流行性脑脊髓膜炎

一、概述

流行性脑脊髓膜炎(epidemic cerebrospinal meningitis)简称流脑，是由脑膜炎奈瑟菌(*Neisseria meningitis*,Nm)引起的急性化脓性脑膜炎。其主要临床表现是突发高热、剧烈头痛、频繁呕吐，皮肤黏膜瘀点、瘀斑及脑膜刺激征。严重者可出现休克及脑实质损害，常可危及生命，部分残留有听觉损伤、智力障碍等后遗症。但是人感染脑膜炎奈瑟菌后，发病者仅少数，多数表现为带菌状态或仅出现鼻咽部的轻度炎症。部分患者暴发起病，可迅速死亡。本病经呼吸道传播，冬春季多见，3—4月为发病高峰；全球分布，呈散发或流行，儿童发病率高。

中医学有关本病的记载，较早见于《黄帝内经·素问》，"冬伤于寒，春必温病"。另外，最早记载类似于流脑病证的医学著作，当推唐代的《外台秘要》。《外台秘要·卷第十五·风痫及惊痫方五首》引"崔氏疗暴得惊痫立验方"后，论及"紫石汤方"，说："永嘉二年，大人、小儿频行风痫之病，得发例不能言，或发热半身掣缩，或五六日或七八日死。"姜春华考证，西晋永嘉二年(308年)是现存文献中记载流脑在我国流行的最早时间。《外台秘要》将该病称为"风痫"。本病属中医"温疫"病证范畴。

二、流行病学特点

(一) 传染源

带菌者和流脑患者是本病的传染源。患者从潜伏期末开始至发病10日内具有传染性。病原菌存在于患者或带菌者的鼻咽分泌物中。流脑流行期间，人群鼻咽部带菌率达20%～70%。当人群鼻咽部带菌率超过20%时提示有流脑流行的可能。本病隐性感染率高，无症状带菌者不易被发现，而患者经治疗后病原菌很快消失，因此，带菌者作为传染源的意义更重要。

(二) 传播途径

病原菌主要经咳嗽、打喷嚏借飞沫由呼吸道直接传播，在拥挤环境、通风不良时容易传染。因本菌在外界生存力极弱，故间接传播的机会较少，但密切接触如同睡、拥抱、接吻、喂奶等亦可传播。

(三) 易感人群

人群普遍易感，本病隐性感染率高。成人有较强的免疫力，感染后仅1%～2%发生脑膜炎。新生儿有来自母体的特异性抗体而很少发病,但在6月龄至2岁时抗体降到最低水平,以后因隐性感染而逐渐获得免疫力。因此,以5岁以下儿童尤其是6月龄至2岁的婴幼儿发病率最高。人感染后对同种菌群产生持久免疫力;非同种菌群间有交叉免疫,但不持久。

(四) 流行特征

流脑是一种古老的传染病,也是一种世界性疾病。我国近几十年来经历了数次大流行,如1937—1938年、1948—1949年、1959—1960年、1966—1967年及1977年等,均发生过流脑大流行。从国外流行情况看,一般在交通便利的城镇地区,每3~5年会出现一次小的流行,每8~10年出现一次大的流行。美国1915—1947年流脑发病资料亦表明,每3~5年流脑出现一次小的流行,每8~10年出现一次大的流行。了解此种规律对于预测流脑流行和安排流脑防治工作具有重要意义。

不同地区不同年份流脑发病率差异很大。一般大城市发病较少,中小城市、城镇发病较多,偏僻农村、山区如有传染源介入,则常引起暴发流行。我国自1967年发生流脑较大流行后,一度出现下降趋势,但1974年以后似有上升势头。但总的来看,依然是每3~5年出现一次小的流行,每8~10年出现一次大的流行,而且同一地区各地发病很不平衡,即使为散发,亦可出现局部流行。

本病遍布全球,在温带地区可出现地方性流行。全年散发,但以冬春季高发。我国曾发生多次全国性大流行,流行菌株以A群为主,自1985年开展A群疫苗接种之后,发病率持续下降,未再出现全国性大流行。2009—2010年与2008—2009年相比,发病率降低50.98%。0~14岁病例占病例总数的62.61%,其中小于2岁的婴幼儿发病率最高。

在我国,1982年A群脑膜炎球菌多糖疫苗上市,21世纪后A群C群脑膜炎球菌多糖疫苗和A群C群脑膜炎球菌多糖结合疫苗陆续上市。在扩大免疫规划实施阶段,婴儿接种两剂次A群脑膜炎球菌多糖疫苗,幼儿和学龄儿童接种两剂次A群C群脑膜炎球菌多糖疫苗。2019年数据显示,流脑接近消除状态,其发病数、发病率、死亡数、病死率降到历史较低水平。虽然扩大免疫规划实施阶段死亡数降到历史低点,但是死亡率处于历史较高水平,值得关注。

三、中医病因病机

流脑属于中医学“温疫”“春温”等范畴。中医学认为,本病主要由人体正气内虚,在冬春季感受瘟疫之毒邪而发病。本病初起可兼有表证,若邪伏于里则起病即见里热炽盛诸证,或热入营血,耗血动血,或热入心包,神昏谵语;后期,则多见气阴两虚之证。其病位在脑,与胃、肠、胆、心有关。辨证当辨病在卫气营血和病情虚实。

中医学认为,流脑多为感受冬春季温热病毒所致。温热病毒侵犯人体,由口鼻而入,先犯肺胃,终必入脑。由于感受病毒有轻重、人体正虚的不同,其病机变化又有邪在气分和邪在营分的不同,从而出现胃、肠、胆、心、脑等方面的证候。急性期以祛邪为主,注意并发症;恢复期以益气养阴为主,重症注意后遗症的治疗(图29-1)。

四、发病机制与病理

(一) 发病机制

流脑是由脑膜炎奈瑟菌引起的急性传染病,具有发病急、流行广、病死率高及菌群变迁

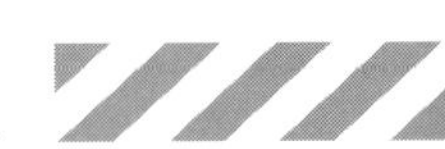

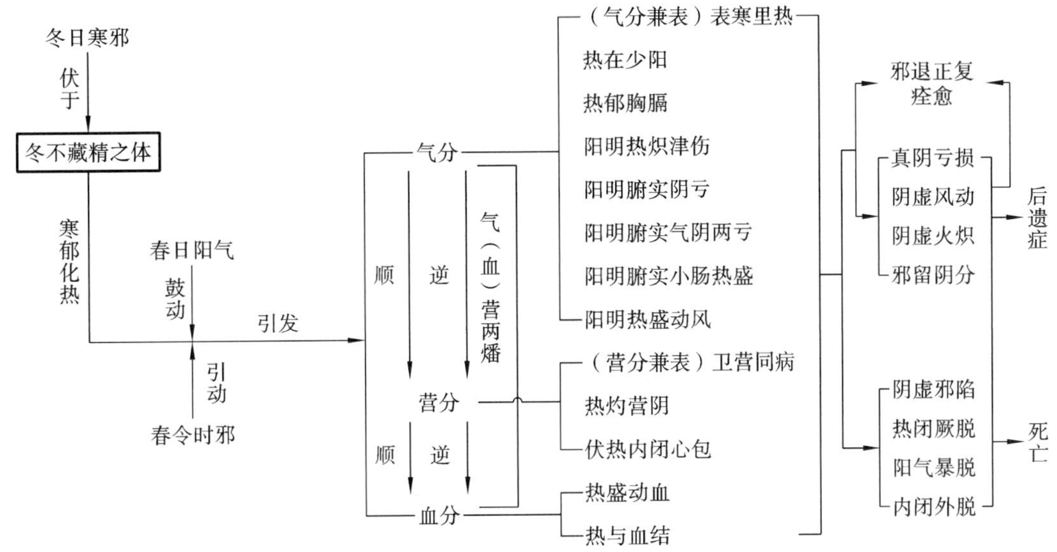

图 29-1　流行性脑脊髓膜炎病因病机示意图

和菌型漂移等特点，在大多数国家已经成为严重的公共卫生问题。

病原菌自鼻部侵入人体，不同菌株的侵袭力不同，最终是否发病以及病情的轻重取决于细菌和宿主间的相互作用。若人体免疫力强，则病原菌可迅速被清除；若人体免疫力弱则成为无症状携带者；若人体免疫力弱且菌株毒力强、数量多，病原菌侵入血管内皮细胞大量繁殖并释放内毒素而发展为败血症。

病原菌释放的内毒素是致病的重要因素。内毒素引起全身的施瓦茨曼反应，激活补体，血清炎症介质明显增加，导致循环障碍和休克。脑膜炎奈瑟菌内毒素较其他内毒素更易激活凝血系统，因此在休克早期便可出现弥散性血管内凝血（DIC）及继发性纤溶亢进，进一步加重微循环障碍、出血和休克，最终造成多器官功能衰竭。

细菌突破血脑屏障，进入脑脊液，释放内毒素等引起脑膜和脊髓膜化脓性炎症及颅内压升高，导致出现惊厥等症状。严重脑水肿时形成脑疝，可迅速致死。

（二）病理

1. 败血症期　主要病变是血管内皮损害，血管壁炎症、坏死和血栓形成及血管周围出血。皮肤黏膜局灶性出血，肺、心、胃肠道及肾上腺皮质亦可广泛出血。也常见心肌炎和肺水肿。

2. 脑膜炎期　主要病变部位在软脑膜和蛛网膜，表现为血管充血、出血、炎症和水肿；大量纤维蛋白、中性粒细胞及血浆外渗，引起脑脊液混浊。颅底部由于化脓性炎症的直接侵袭和炎症后粘连而出现脑神经损害。

暴发型脑膜脑炎病变主要在脑实质，可见脑组织坏死、充血、出血及水肿。

五、临床表现

潜伏期为 1～10 日，一般为 2～3 日。按病情可分为以下四型。

（一）普通型

此型约占全部病例的 90%，按病情发展及临床表现大致可分为三个阶段。

1. 前驱期(上呼吸道感染期) 主要表现为上呼吸道感染症状,如低热、鼻塞、咽痛等,持续1～2日,但因发病急、进展快,此期常被忽视。

2. 败血症期 多数起病后迅速出现此期表现,突发寒战、高热,体温达40 ℃以上,伴明显的全身毒血症症状。头痛及全身痛,精神萎靡。幼儿常表现为哭闹、拒食、烦躁不安、皮肤感觉过敏和惊厥等。70%以上的患者皮肤黏膜出现瘀点,初呈鲜红色,迅速增多、扩大,常见于四肢、软腭、眼结膜及臀部等。本期持续1～2日进入脑膜炎期。

3. 脑膜炎期 除高热及毒血症表现持续存在外,同时伴有剧烈头痛、喷射性呕吐、烦躁不安以及颈项强直、克氏征和布氏征阳性等脑膜刺激征,重者表现出谵妄、抽搐及意识障碍。有些婴儿脑膜刺激征缺如,前囟未闭者可隆起,对诊断有很大意义,但应注意呕吐、失水等可造成前囟下陷。本期持续2～5日。

4. 恢复期 体温逐渐下降至正常,意识及精神状态改善,皮肤瘀点、瘀斑吸收或结痂愈合。神经系统检查均显示恢复正常。病程中约有10%的患者出现口周疱疹。一般1～3周痊愈。由免疫反应引起的表现,多见于病后7～14日,以关节炎较常见。可同时出现发热,伴有心包炎。

(二)暴发型

少数患者起病急骤,病情变化迅速,病势凶险,如不及时治疗则于24 h内死亡,病死率高。儿童多见。此型又可分为以下三型。

1. 休克型 急骤起病,寒战、高热、头痛、呕吐,短时间内出现遍及全身的瘀点、瘀斑,可迅速增多融合成片。随后出现面色苍白、唇指发绀、皮肤花斑、四肢厥冷、脉搏细速、呼吸急促。若抢救不及时,病情可急速恶化,周围循环衰竭表现加重,血压显著下降,尿量减少,昏迷。

2. 脑膜脑炎型 主要表现为脑膜及脑实质损伤,常于1～2日出现严重的神经系统症状,患者高热、剧烈头痛、喷射样呕吐、意识障碍,可迅速出现昏迷。颅内高压症、脑膜刺激征阳性,可有惊厥,病理反射阳性,严重者可发生脑疝。

3. 混合型 可先后或同时出现休克型和脑膜脑炎型的症状,是本病最严重的一型,病死率很高。

(三)轻型

多见于流脑流行后期,病变轻微,临床表现为低热、轻微头痛及咽痛等症状,皮肤黏膜可见少量出血点。脑脊液多无明显变化,咽拭子培养病原菌常呈阳性。

(四)慢性型

不多见,成人患者较多,病程可迁延数周甚至数月。常表现为间歇性寒战、发热,每次发热历时约12 h缓解,相隔1～4日再次发作。每次发作后常成批出现皮疹,皮肤亦可出现瘀点。常伴关节痛、脾大、血白细胞增多。血液培养可呈阳性。

(五)并发症

经早期抗菌药物治疗,并发症已极少见。可并发中耳炎、化脓性关节炎、心内膜炎、心包炎、肺炎、脑积水、硬脑膜下积液、肢端坏死等。

六、实验室检查

(一)血常规

白细胞计数明显增高,一般为$(10\sim20)\times10^9/L$,高者可达$40\times10^9/L$或以上,中性粒细

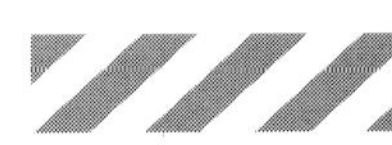

胞比例升高，为80%～90%。并发DIC者血小板计数降低。

（二）脑脊液检查

脑脊液检查是诊断的重要方法。病初或休克型患者，脑脊液多无改变，应等待12～24 h复查。典型的脑膜脑炎期，脑脊液压力增高，外观呈混浊米汤样甚或脓样；白细胞计数明显增高至1000×10^6/L以上，以多核白细胞为主；糖及氯化物明显减少，蛋白含量升高。

（三）细菌学检查

1. 涂片检查 取皮肤瘀点处的组织液或离心沉淀后的脑脊液做涂片染色，阳性率为60%～80%。瘀点涂片简便易行，在应用抗菌药物的早期，亦可获得阳性结果，是早期诊断的重要方法。

2. 细菌培养 取瘀斑组织液、血液或脑脊液进行培养。应在使用抗菌药物前收集标本。如有脑膜炎奈瑟菌生长，应做药物敏感试验。

（四）血清免疫学检查

常用对流免疫电泳、乳胶凝集试验、反向间接血凝试验、ELISA等进行脑膜炎奈瑟菌抗原检测，主要用于早期诊断。阳性率在90%以上。

（五）其他

脑膜炎奈瑟菌的DNA特异性片段检测等，可不受抗菌药物治疗的影响。但对污染、实验条件变化等比较敏感。

七、诊断与鉴别诊断

（一）诊断

1. 疑似病例

(1) 有流脑流行病学史。冬春季发病(2—4月为流行高峰)。7日内有流脑患者密切接触史，或当地有本病发生或流行；既往未接种过流脑疫苗。

(2) 临床表现及脑脊液检查符合化脓性脑膜炎的表现。

2. 临床诊断病例

(1) 有流脑流行病学史。

(2) 临床表现及脑脊液检查符合化脓性脑膜炎表现，伴有皮肤黏膜瘀点、瘀斑。或虽无化脓性脑膜炎表现，但在有感染、中毒性休克表现的同时伴有迅速增多的皮肤黏膜瘀点、瘀斑。

3. 确诊病例 在临床诊断病例的基础上，细菌学或流脑特异性血清免疫学检查阳性。

（二）鉴别诊断

1. 其他细菌引起的化脓性脑膜炎、败血症或感染性休克 常继发于其他细菌感染、颅脑外伤、手术等，如肺炎、中耳炎、皮肤疖肿、颅脑手术等。但上述细菌感染无季节性，以散发为主，无皮肤瘀点、瘀斑。确诊有赖于细菌学检查。

2. 结核性脑膜炎 多有结核病病史或密切接触史，起病缓慢，病程较长。有低热、盗汗、消瘦等症状，神经系统症状出现晚，无瘀点、瘀斑，脑脊液以单核细胞为主；脑脊液涂片可检查出抗酸染色阳性杆菌。

3. 流行性乙型脑炎 有严格季节性，在7—9月流行。突起高热、惊厥、昏迷，无皮肤瘀点、瘀斑。脑脊液澄清，白细胞计数很少超过 1.0×10^9/L，分类以淋巴细胞为主。血补体结合试验有诊断价值，特异性 IgM 抗体阳性亦可诊断。

4. 肠道病毒性脑炎 常见的肠道病毒是脊髓灰质炎病毒、埃可病毒和柯萨奇病毒等，肠道病毒所致的脑膜(脑)炎占无菌性脑膜炎的 40%～80%，多见于儿童及青年人，好发于夏秋季。起病急，常表现为发热、头痛、呕吐、全身不适等。1～2 日出现脑膜刺激征，少部分患者有咽及结膜充血，膝腱反射亢进及病理反射阳性。重者可有嗜睡、躁动不安，甚至意识障碍，柯萨奇病毒感染时伴有肌痛、胸痛和咽峡炎，有的还并发腹痛、腹泻、呕吐等消化道症状，脑脊液外观清亮，白细胞计数增高，以单核细胞为主。蛋白及糖正常。此类病例预后一般良好，且无后遗症。

5. 腮腺炎性脑膜脑炎 病原体为流行性腮腺炎病毒，有明显的流行性腮腺炎接触史，一般发生在腮腺肿大 1 周后，头痛、呕吐较明显。颈项强直、嗜睡，无皮疹及瘀点。脑膜刺激征先于腮腺肿胀消失。少数病例可并发睾丸炎、卵巢炎。脑脊液压力增高，细胞数增多，以淋巴细胞为主。蛋白含量增高，糖和氯化物正常。

6. 散发性脑炎 又称散发性病毒性脑炎。本病无季节性，散在发生，原因不明，可能由病毒引起。多数患者有上呼吸道感染，伴或不伴发热，逐渐出现脑实质广泛受损的表现；少数可出现昏迷。本病诊断依据为急性或亚急性起病的器质性精神失常、不同程度的意识障碍、脑神经损伤症状、四肢无力、病理反射阳性等。脑脊液细胞数及蛋白含量多在正常范围或轻度升高。脑电图呈弥漫性异常或一侧病变较重，颅脑 CT 检查可见脑水肿及坏死液化灶。在排除脑部肿瘤、脑型钩端螺旋体病和其他原因引起的脑炎后可诊断为本病。

7. 肾综合征出血热 本病常年散发，秋冬季多见。表现为发热、“三红”(面、颈、胸皮肤充血潮红)、“三痛”(头痛、腰痛、眼眶痛)，皮肤可见出血点。肾损伤明显，可见血尿、蛋白尿，少数患者尿中有膜状物，血小板计数偏低，可见异型淋巴细胞；临床五期(发热期、低血压休克期、少尿期、多尿期、恢复期)典型；出血热抗体阳性，脑脊液无变化。

8. 化脓性脑膜炎 根据近年来的监测，化脓性脑膜炎的病原体由多见到少见依次为肺炎链球菌、流感杆菌、大肠埃希菌、链球菌、变形杆菌、铜绿假单胞菌等，尤其是大肠埃希菌、变形杆菌脑膜炎有增多趋势，临床以发热、头痛、呕吐、脑膜刺激征、脑脊液化脓性改变为其特点，易误诊为流脑。

化脓性脑膜炎无季节性，婴幼儿多见。多有感染灶，如肺炎、中耳炎、脐带感染、皮肤化脓性感染。皮疹少见。罕见皮肤瘀点。脑脊液混浊，甚至呈脓性，潘氏试验阳性，细胞数在数百$\times10^6$ 以上，蛋白含量高，糖正常或轻度偏低，氯化物正常。脑脊液涂片、培养可检出与原发感染灶相同的病原菌。此类病例预后差，病死率较高。

9. 虚性脑膜炎 伤寒、斑疹伤寒、败血症、恶性疟疾等全身性感染发生脑膜刺激征，系机体对毒素产生过敏反应所致。患者除有高热、头痛、呕吐外，还可出现躁动不安、谵妄、惊厥、昏迷及病理反射阳性。脑脊液压力增高，细胞数基本正常，蛋白含量轻度增加。上述不同的感染性疾病有着不同的临床症状、体征，可与流脑鉴别。

10. 中毒性脑病 食物、药物中毒引起的惊厥、昏迷、脑膜刺激征可误诊为流脑，经询问病史可有不洁饮食史或毒物接触史，细菌性中毒者多有发热及呕吐、腹痛、腹泻等消化道症状，少数可有休克。药物中毒者少有发热，昏迷、惊厥较重。有多形性皮疹，有机磷中毒时可有水疱样、红斑性皮疹；细菌性中毒者皮疹较少。中毒性脑病患者脑脊液无变化。

八、治疗

(一) 中医治疗

本病初期卫气同病证多用银翘散合白虎汤加减;中期气营两燔证用清瘟败毒饮,热入营血证选用犀角地黄汤,内闭外脱证可用生脉散;后期气阴两虚证予青蒿鳖甲汤加减。

1. 辨证论治

(1) 卫气同病证。

临床表现:发热,恶寒或寒战,头痛项强。全身酸痛,恶心呕吐,口微渴,或见咳嗽,嗜睡,或烦躁不安,皮下斑疹隐隐。舌质红,苔薄白或微黄,脉浮数或滑数。

辨证要点:发热,恶寒或寒战,头痛项强,舌质红,苔薄白或微黄,脉浮数或滑数。

治法:清气和卫,泻热解毒。

代表方:银翘散(《温病条辨》)合白虎汤(《伤寒论》)。

常用药:金银花 15 g,连翘 10 g,石膏 30 g,知母 10 g,甘草 5 g,粳米 10 g,薄荷 6 g,荆芥 10 g,淡竹叶 10 g,牛蒡子 10 g,芦根 15 g,桔梗 10 g。

备选方:竹叶石膏汤加减。

常用药:麻黄、苦杏仁、生石膏、金银花、连翘、薄荷、荆芥、芦根、甘草、淡竹叶、法半夏、麦冬、粳米。

(2) 气营两燔证。

临床表现:壮热不安,头痛剧烈如劈,颈项强直。呕吐频繁,或夺口而出,神昏谵语,手足抽搐,全身斑疹,大便秘结,尿黄而少。舌质绛,苔黄燥,脉弦数。

辨证要点:壮热不安,头痛剧烈如劈,颈项强直,舌质绛,苔黄燥,脉弦数。

治法:清气凉营,泻热解毒。

代表方:清瘟败毒饮(《疫疹一得》)。

常用药:石膏 30 g,生地黄 10 g,水牛角 30 g,黄连 10 g,栀子 10 g,桔梗 10 g,黄芩 10 g,知母 10 g,赤芍 10 g,玄参 15 g,牡丹皮 10 g,连翘 10 g,甘草 6 g,淡竹叶 8 g。

备选方:清营汤加减。

常用药:生石膏、知母、粳米、甘草、玄参、水牛角、连翘、淡竹叶、生地黄、金银花、黄连。

(3) 热入营血证。

临床表现:高热不退,神昏谵语,躁扰不宁。肌肤灼热,抽搐频频,角弓反张,皮肤大片瘀斑,色紫暗,或鼻衄吐血,唇燥口干。舌质绛,少苔,脉弦细数。

辨证要点:高热不退,神昏谵语,躁扰不宁,舌质绛,少苔,脉弦细数。

治法:清营泻热,凉血解毒。

代表方:犀角地黄汤(《备急千金要方》)。

常用药:生地黄 10 g,水牛角 30 g,牡丹皮 10 g,赤芍 10 g。

备选方:清营汤加减,化斑汤加减。

常用药:金银花、连翘、蒲公英、生地黄、白茅根、生玳瑁、牡丹皮、赤芍、栀子、龙胆草、木通、甘草、荆芥、防风、丹参、侧柏叶、生石膏。

(4) 内闭外脱证。

临床表现:高热或体温骤降,神昏谵语,面色苍白。皮下瘀斑紫暗,冷汗淋漓,唇甲青紫,四肢厥冷,唇指发绀,气息微弱。舌质淡暗,脉微欲绝。

辨证要点：高热或体温骤降，神昏谵语，面色苍白，冷汗淋漓，四肢厥冷，舌质淡暗，脉微欲绝。

治法：益气固脱，回阳救逆。

代表方：生脉散(《内外伤辨惑论》)。

常用药：人参 10 g，麦冬 15 g，五味子 6 g，炮附子 10 g，生龙骨 30 g，生牡蛎 30 g。

备选方：四逆加人参汤加减。

常用药：人参、炮附子、麦冬、五味子、龙骨、牡蛎、黄芪、干姜、丹参。

(5) 气阴两虚证。

临床表现：热势已退或低热，形体消瘦，神情倦怠。少气懒言，口渴多汗，纳呆食少，大便干结，小便短赤。舌红少津，苔少，脉细数。

辨证要点：热势已退或低热，形体消瘦，神情倦怠，舌红少津，苔少，脉细数。

治法：益气养阴，清透余热。

代表方：青蒿鳖甲汤(《温病条辨》)。

常用药：青蒿 6 g，鳖甲 15 g，生地黄 12 g，知母 6 g，牡丹皮 9 g。

备选方：三甲复脉汤加减，秦艽鳖甲散加减。

常用药：龟板、鳖甲、牡蛎、炙甘草、生地黄、白芍、牡丹皮、黄芪、麦冬、阿胶、五味子、知母、地骨皮。

(二) 西医治疗

1. 普通型流脑的治疗

(1) 一般及对症治疗：强调早期诊断，就地住院隔离治疗，密切监护。做好护理，预防并发症。保证液体量、热量及电解质供应。高热时可用物理降温和药物降温；惊厥时可用地西泮肌内注射，或用 10%水合氯醛灌肠；颅内高压时予 20%甘露醇 1～2 g/kg，快速静脉滴注，根据病情 4～6 h 重复应用 1 次，应用过程中注意对肾脏的损害。

(2) 病原治疗：一旦高度怀疑流脑，应在 30 min 内给予抗菌治疗。尽早、足量应用细菌敏感并能透过血脑屏障的抗菌药物。常选用以下抗菌药物。

①青霉素：目前脑膜炎奈瑟菌对青霉素仍高度敏感，国内偶有耐药报道。青霉素不易透过血脑屏障，但加大剂量能在脑脊液中达到有效治疗浓度。成人剂量为每日 800 万 U，每 8 h 1 次。儿童剂量为每日 20 万～40 万 U/kg，分 3 次加入 5%葡萄糖液内静脉滴注，疗程 5～7 日。

②头孢菌素：第三代头孢菌素类对脑膜炎奈瑟菌抗菌活性强，易透过血脑屏障，且毒性低。头孢噻肟钠，成人每日 2 g，儿童每日 50 mg/kg，每 6 h 静脉滴注 1 次；头孢曲松，成人每日2～4 g，儿童每日 50～100 mg/kg，每 12 h 静脉滴注 1 次，疗程 7 日。

2. 暴发型流脑的治疗

(1) 休克型。

①病原治疗：尽早应用抗菌药物，可联合用药，用法同前。

②抗休克治疗：a. 扩充血容量及纠正酸中毒治疗：最初 1 h 内成人补液 1000 mL，儿童补液 10～20 mL/kg，快速静脉滴注。输注液体为 5%碳酸氢钠和低分子右旋糖酐液。此后酌情使用晶体液和胶体液，24 h 输入量成人为 2000～3000 mL，儿童为 50～80 mL/kg，其中含钠液体应占 1/2 左右，补液量应视具体情况而定。原则为“先盐后糖，先快后慢”。b. 应用血管活性药物：在扩充血容量和纠正酸中毒基础上，使用血管活性药物。

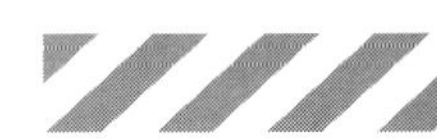

③DIC的治疗：高度怀疑有DIC时宜尽早应用肝素，剂量为0.5～1.0 mg/kg，以后可4～6 h重复应用1次。应用肝素时，应监测凝血时间，以维持在正常值的2.5～3倍为宜。多数应用1～2次见效而停用。高凝状态纠正后，应输入新鲜血液、血浆及维生素K，以补充被消耗的凝血因子。

④糖皮质激素的使用：适用于毒血症症状明显的患者。地塞米松，成人每日10～20 mg，儿童0.2～0.5 mg/kg，分1～2次静脉滴注。疗程一般不超过3日。

⑤保护重要脏器功能：注意心、肾功能，根据情况对症治疗。

(2) 脑膜脑炎型。

①病原治疗：同休克型，用法同前。

②脑水肿治疗：及早发现脑水肿，积极行脱水治疗，预防脑疝。可用甘露醇进行治疗。用法同前，此外还可使用白蛋白、甘油果糖、呋塞米、糖皮质激素等药物。

③防治呼吸衰竭：在积极治疗脑水肿的同时，保持呼吸道通畅，使用呼吸兴奋剂，必要时气管插管，使用呼吸机治疗。

(3) 混合型：此型患者病情复杂严重，应在积极抗感染治疗的同时，兼顾休克和脑水肿的治疗，针对具体病情，有所侧重。

(三) 中西医结合治疗

本病可以采取中西医结合治疗。

中医药可全程参与本病的治疗，因本病为伏邪温病，早期解表清热解毒、通腑攻下、凉肝息风，可多法联用，截断扭转，防止病势发展。中西医结合为本病治疗原则。西医以病原治疗为主，一旦高度怀疑流脑，应在30 min内进行抗菌治疗。尽早、足量应用细菌敏感并能透过血脑屏障的抗菌药物。

(四) 其他治疗

中成药应用和有关用药禁忌及注意事项如下。

(1) 芩翘口服液：疏风清热，解毒利咽，消肿止痛。用于急性咽炎、急性充血性扁桃体炎属内有郁热、外感风邪证者。肝、肾功能不全者禁用；妊娠期妇女慎用。

(2) 黄连上清丸(颗粒、胶囊、片)：清热通便，散风止痛。主治上焦内热，症见头昏脑涨，牙龈肿痛，口舌生疮，咽喉红肿，耳痛耳鸣，暴发火眼，大便干燥，小便黄赤。脾胃虚寒者禁用；妊娠期妇女慎用。服药期间忌辛辣食物。

(3) 清瘟解毒丸(片)：清瘟解毒，用于外感时疫，憎寒壮热，头痛无汗，口渴咽干，痄腮，大头瘟(因感受风热邪毒而引起的以头面焮红肿胀、发热为主要特征的温毒疾病)。本药可嚼服，亦可分份吞服。

(4) 局方至宝丸：化浊开窍，清热解毒，主治痰热内闭心包证。本药含芳香辛燥药物较多，有耗阴劫液之弊，由阳盛阴虚所致神昏谵语者禁用；妊娠期妇女慎用。

(5) 紫雪散：本药为临床常用开窍药，用于治疗热病神昏诸证。本药属急救用药，不宜长期服用；妊娠期妇女及运动员禁用；服药期间忌辛辣、油腻食物。

(6) 牛黄清热胶囊(散)：清热镇惊。用于温邪入里引起的高热惊厥，四肢抽动，烦躁不安，痰浊壅塞。腹泻、腹痛、阳虚体质者禁用。

(7) 牛黄清心丸(片)：清心化痰，镇惊祛风。用于神志昏乱，言语不清，痰涎壅盛，头晕目眩，中风不语，半身不遂。肝、肾功能不全者及妊娠期妇女慎用。本药含朱砂，不宜长期服

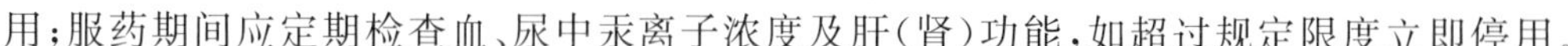

用;服药期间应定期检查血、尿中汞离子浓度及肝(肾)功能,如超过规定限度立即停用。

(8) 醒脑静注射液:清热解毒,凉血活血,开窍醒脑。用于气血逆乱,脑脉瘀阻所致中风昏迷,偏瘫口斜;外伤头痛,神志昏迷;酒毒攻心,头痛呕恶,昏迷抽搐;脑栓塞、脑出血急性期,颅脑外伤。对本药过敏者及妊娠期妇女禁用;临床应用过程中一旦出现变态反应,须立即停药,并及时给予对症处理。

(9) 参附注射液:回阳救逆,益气固脱。主要用于阳气暴脱的厥脱症(感染性、失血性、失液性休克等)。偶见变态反应等不良反应;对本药过敏或有严重变态反应史者禁用;避免与辅酶 A、维生素 K3、氨茶碱等配伍使用;不宜与半夏、瓜蒌、贝母、白蔹、白及、藜芦等中药同时使用;不宜与其他药物在同一容器内混合使用。使用前必须对光检查,发现药液出现混浊、沉淀、变色、漏气等均不能使用。本药含有皂苷,摇动时产生泡沫是正常现象,不影响疗效。

九、预防与调护

(一) 预防

1. 一般预防措施 早期发现患者,就地隔离治疗,隔离至症状消失后 3 日,一般从发病之日起不少于 7 日。密切观察接触者,应医学观察 7 日。

流脑患者应以就地隔离治疗为原则。一般患者临床症状消失后 3 日(但从发病之日起不得少于 7 日)或连续培养脑膜炎奈瑟菌 2 次阴性即可解除隔离。由于患者周围人群中常有不少轻型患者及带菌者,对他们进行及时处理是控制流脑传播及减少死亡的重要环节。特别是对婴幼儿,应密切观察和每日随访,如发现拒奶、嗜睡、哭闹不安或有轻微呕吐等症状,应及时给予磺胺类药物或其他抗菌药物 3~5 日,并密切观察病情变化至少 7 日。

对密切接触者,除医学观察外,可用磺胺甲噁唑进行药物预防,成人剂量为每日 2 g,儿童为每日 50~100 mg/kg,连用 3 日。另外,利福平、头孢曲松、氧氟沙星等也能起到良好的预防作用。

做好环境卫生,保持室内通风。流行期间加强卫生宣教,应避免大型集会或集体活动。不要带婴幼儿到公共场所,外出应戴口罩。由于脑膜炎奈瑟菌在外界环境中抵抗力很弱,因此疫源地一般不需要消毒,只采用通风、洗晒即可。在流脑流行期对公共场所和集体机构疫源地进行消毒时可参考下列方法:①食醋 3~5 mL/m^3。熏蒸消毒。②使用消毒盘香:用于患者家或托幼机构,每盘 15 g,每晚点 1 盘,连点 5~7 晚。③枫球 100 g、艾叶 50 g 烟熏(20~30 m^3),熏时关门窗,注意防火。④还可用乳酸(10~30 mL/100 m^3)、甲醛(20~30 mL/100 m^3)、硫酸(13.5~27 g/100 m^3)、3%~5%漂白粉澄清液(35 mL/m^3)熏蒸或喷洒。

2. 中医药预防 流脑的预防十分重要,若能有效地预防其发病,对降低病残率、病死率等具有重要意义。预防本病的关键在于对易引起本病的原发病进行积极有效的治疗。如外感病初起,宜积极疏散外邪,避免其壅塞经络;热盛于里,应及时清解,并注意护津;见到亡血失津等病证时,应及时养血滋阴以濡筋。本病发作前往往有先兆表现,应密切观察,及时处理。如发现患者双目不瞬、口角肌肉抽动,当立即在辨证论治基础上酌加羚羊角、钩藤、全蝎等解痉药急煎顿服,或用针刺治疗,防止发作。

各地可因地制宜,就地取材,先在流行地区进行试点,再对行之有效的方剂推广应用。如:①青叶饮:大青叶、根各 100 g,水煎,分 2 次服,连用 5~7 日。②三黄合剂:黄芩、黄连、

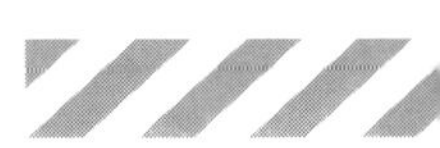

黄柏制 10%溶液喷喉，每日 1 次，连用 5～7 日。③青兰甘草汤：大青叶、板蓝根、生甘草，每日煎服 1 份，分 2 次服，连用 5～7 日。④黄藤 500 g(鲜)加水 2500 g，煮 0.5 h，每次服 1 匙，每日 2 次，也可喷喉、滴鼻，连用 5～7 日。⑤提倡口服生大蒜预防。

3. 接种疫苗　疫苗预防以 15 岁以下儿童为主要对象，入伍新兵及免疫缺陷者均应注射。国内多年来应用 A 群脑膜炎球菌多糖疫苗，保护率达 90%以上。近年由于 C 群流行，我国已开始接种 A 群 C 群脑膜炎球菌多糖疫苗，也有很高的保护率。

（二）调护

调摄方面首先保持患者居室安静，减少噪声刺激，减少探视；避免过凉或过热，以免因冷/热刺激而引起发作；床要平整松软，应设床栏，以免跌落；疾病发作时要保护舌头，避免舌头咬伤和后坠，并去掉活动性义齿，避免痰液和其他异物堵塞气道。在疾病发作阶段宜给高热量流质饮食，必要时采用鼻饲，病情稳定后可给半流质饮食及软食。在疾病发作停止后要保证患者安静休息，护理与治疗的时间要合理，不要随便打扰患者。

（刘海根　闫海琳　孙易娜　吕文亮）

参考文献

[1] 田维毅，袁端红，王文佳. 现代中医疫病理论与实践[M]. 贵阳：贵州科技出版社，2016.

[2] 黄象安. 传染病学[M]. 2 版. 北京：中国中医药出版社，2017.

[3] 蔡光先，陈斌，宁泽璞，等. 流行性脑脊髓膜炎[J]. 湖南中医杂志，2011，27(1)：80-82.

[4] 张俊霞. 流行性脑脊髓膜炎特点、预防和临床治疗[J]. 贵阳中医学院学报，2013，35(1)：245-247.

[5] 韩永波. 浅谈儿童流行性脑脊髓膜炎的诊疗心得[J]. 世界最新医学信息文摘，2016，16(A5)：58，64.

[6] 郭立春. 流行性脑脊髓膜炎流行病学研究进展[J]. 解放军预防医学杂志，2017，35(6)：687-689，693.

[7] 刘建东，张静飞，郑海发. B 群流行性脑脊髓膜炎疫苗的研究进展[J]. 中国生物制品学杂志，2019，32(4)：472-475.

[8] 郭艳丽，徐德宝，包丽涛，等. 流行性脑脊髓膜炎中成药的合理应用[J]. 人民军医，2019，62(5)：471-473.

[9] 高景枝，何飞，吴良侨，等. 十堰市 1971—2018 年流行性脑脊髓膜炎流行特征和脑膜炎奈瑟菌菌群变迁趋势分析[J]. 国际检验医学杂志，2019，40(23)：2858-2863.

[10] 王晓娟，曹琰，赵勇，等. 脑膜炎球菌疫苗及相关问题探讨[J]. 中国生物制品学杂志，2020，33(2)：235-237.

[11] 李军宏，吴丹，温宁，等. 2015—2019 年中国流行性脑脊髓膜炎血清群分布特征[J]. 中国疫苗和免疫，2020，26(3)：241-244.

[12] 骆金俊，吕静，李婷婷，等. 2013—2018 年湖北省健康人群脑膜炎奈瑟菌带菌率监测结果分析[J]. 应用预防医学，2021，27(2)：180-182，184.

[13] 肖耿吉，刘静. 流脑的早期发现和鉴别[J]. 家庭医学，2021(11)：8.

[14] 徐颖华,徐苗,叶强.流行性脑脊髓膜炎的流行趋势变化与其疫苗接种[J].实用预防医学,2022,29(8):1015-1019.

[15] 李文,刘滢.流行性脑脊髓膜炎的诊断与治疗[J].家庭医学,2021(11):6-7.

[16] 肖耿吉,刘静.认识流行性脑脊髓膜炎[J].家庭医学,2021(11):4-5.

[17] 杨奕望,徐超琼.风痫、伏瘟、痉瘟与疫痉——近代江南中医对急性传染病"流脑"的认识[J].中医文献杂志,2022,40(1):69-72.

第三十章
人感染猪链球菌病

一、概述

人感染猪链球菌病是由猪链球菌(*Streptococcus suis*)感染人而引起的人畜共患病，人一般通过与病、死猪等家畜的接触(如宰杀、洗切、销售等)而发病。猪链球菌是一种革兰染色阳性的需氧或兼性厌氧菌，α或β溶血。按兰氏分类法，根据菌体荚膜多糖的抗原特性不同，猪链球菌可以分为35个血清型(1～34型以及同时含有Ⅰ型抗原和Ⅱ型抗原的Ⅰ/Ⅱ型)。引起猪链球菌感染的病原体主要是C群(败血症、关节炎、肺炎)、D群(脑膜炎、败血症、关节炎等)、E群(淋巴结脓肿)以及I、R、S、Q群等，其中以E群最为常见，流行范围最广。但危害最大、致病性最强的是属于R群的猪链球菌2型(SS2)。猪链球菌2型是致病力最强的血清型，在病猪或健康猪样本中常能分离到猪链球菌2型。人感染猪链球菌2型时通常表现为化脓性脑膜炎，伴有耳聋、运动功能紊乱。严重的病例发生中毒性休克综合征，可导致多脏器衰竭及死亡。近年来国外报道了数起猪链球菌2型感染人的事件，但每起事件的病例数不多，一般为12例。患者发病前均有与猪和猪肉密切接触史。人感染猪链球菌病多发生在屠夫、养殖场工人、生肉加工和销售人员中，也有盗猎野猪者发病的报道。国外有学者认为人感染猪链球菌病是人类的动物源性职业病。

人感染猪链球菌病根据临床表现可分为四个类型：普通型、败血症型、脑膜炎型以及淋巴脓肿型，病死率以败血症型最高，脑膜炎型次之。既往文献中通常根据猪链球菌感染的临床表现命名，如猪链球菌感染引起的菌血症(bacteriemia)、败血症(septicemia)、脓毒症(sepsis)、脑膜炎(meningitis)、脓毒症休克(septic shock)和中毒性休克综合征(toxic shock syndrome，TSS)等，也有以猪链球菌感染(*Streptococcus suis* infection)命名的，国内文献曾称为人猪链球菌感染综合征(human *Streptococcus suis* infection syndrome)。2005年四川省发生人感染猪链球菌疫情，经专家组讨论，命名为人感染猪链球菌病。

二、流行病学

(一) 传染源

猪是猪链球菌的主要宿主，病猪和隐性感染的猪是该病的主要传染源。猪链球菌病在世界上大多数的养猪国家呈地方性流行。养猪业发达的国家均报道有猪链球菌引起的猪群严重疾病。而且猪链球菌逐渐从越来越多的哺乳动物中分离出来，如马、牛、犬、猫等。从牛、绵羊、山羊的肺部脓性伤口或乳腺外部位等也分离出猪链球菌2型和5型。

（二）传播途径

猪链球菌自然感染部位是猪的上呼吸道，特别是扁桃体和鼻腔，以及生殖道和消化道。猪扁桃体可以长时间（数周至数月）携带猪链球菌1型和2型，携带状态至少可持续45日，经青霉素治疗的动物体内也可持续带菌。猪间主要通过鼻与鼻之间接触或通过气溶胶近距离传播猪链球菌，健康带菌猪更易通过密切接触将病原菌传播给其他猪。猪链球菌病暴发时猪群的猪链球菌携带率可达50%或更高。

（三）易感人群

人类对本病普遍易感，病后免疫力尚不清楚。感染率的高低取决于接触病原体的机会大小和数量。

（四）流行特征

1968年，丹麦首次报道了3例人感染猪链球菌导致脑膜炎并发败血症病例，1975年荷兰也出现了散发病例的报道，此后英国、加拿大、德国、法国、美国、澳大利亚、比利时、巴西、西班牙、日本、泰国、瑞典、中国等陆续有人感染猪链球菌病散发病例的报道。截至1989年，全世界发生的由人感染猪链球菌引发的脑膜炎病例共108例；随后报道的人感染猪链球菌病病例明显增多，至2002年全世界的人感染猪链球菌病病例上升至约200例，多发生于生猪饲养密度较高（如荷兰、丹麦）或猪肉消费较多（如中国、越南）的地区。

人感染猪链球菌病以散发多见，暴发极为罕见，但我国曾发生了几起暴发疫情。1992年新疆某地因食用猪肉导致集体链球菌性食物中毒。1998年7—8月，江苏海安、如皋、通州、泰兴等部分地区发生人感染猪链球菌病暴发，造成几十人感染发病，十几人死亡。2005年6—8月，四川资阳、内江等地发生一起较大规模的人感染猪链球菌病疫情，疫情分布在12个市的37个县（市、区）、131个乡镇（街道）、195个村（居委会），造成206人感染，38人死亡，引起了世界各国的高度重视。2005年之后，广西、云南、湖南、江苏、浙江等省（自治区）局部地区均有人感染猪链球菌病病例的报道。人感染猪链球菌病发病以夏季为主，各年龄组人群均可发病。

三、中医病因病机

本病以湿热毒邪为病因，在夏秋季、高温高湿气候下发病，符合湿热疫的发病特点；本病的临床表现从“一元论”的角度，完全能用湿热疫一类疾病来解释，而用其他类疾病无法解释其所有证候；本病的发展变化符合湿热疫的传变规律。因此，本病当属于“湿热疫”范畴，但湿热疫是一类疾病的总称而非单个疾病，我们只能从本病的传播途径来理解，并套用现代医学关于人感染猪链球菌病的命名法则，称其为“人猪疫”应该更为确切。

（一）病因

人猪疫之为病，在于夏秋季湿热蒸腾，雨多湿重，气候炎热，易于酿生湿热。但其湿热之所以与湿温病不同，乃由于其在夏季与时令暑热交结，或在秋季与燥火相合，而易化为湿热疫毒，且其较湿温病发病急、传变快、变化多，符合湿热疫类疾病的共同特征。猪感受时令疫毒而发，或病或死，人若触之则湿热疫毒外袭，故其发病具有明显的季节性。

（二）病机

人猪疫以卫气营血变化为主要病理特征，伴有脏腑功能失调或实质性损害。初期湿热疫毒外袭卫表,"直趋中道",以致卫表不和,肠胃失运。因人体体质的差异而有偏于太阴和偏于阳明不同。一般来说,素体中阳不足者,病变偏重于脾,而为湿毒重于热毒;中阳偏旺者,则病变偏重于胃,而为热毒重于湿毒。湿性黏滞,阻遏气机,气郁则化火,若与时令之暑热交结,则疫毒内陷,耗枯阴津,以致气血阴阳严重失调,脏腑经络失于濡养,出现厥脱;或与时令之燥火相合,则易于化燥,燥邪伤阴则津液耗竭而发为尿闭;或化火而动血,出现皮下出血、瘀血;或传入营血而致神昏,或直犯心包而见神昏谵语;或流注关节和经络而为关节肿痛、多处触及痰核。由此可见,人猪疫之发病急、传变快、变化多是其第二个病理特征(图 30-1)。

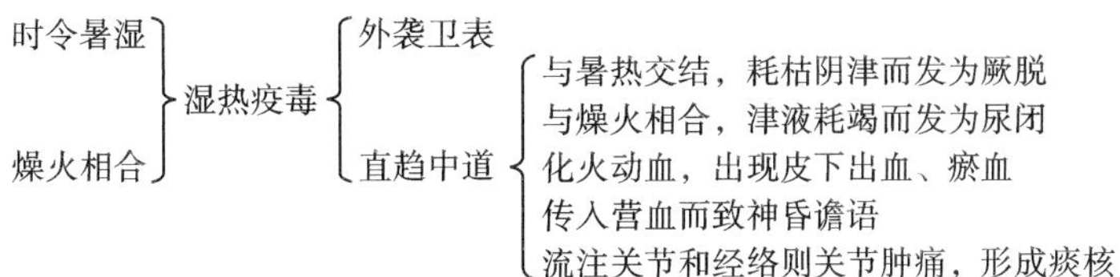

图 30-1　人感染猪链球菌病病因病机示意图

四、发病机制及病理

人感染猪链球菌病的发病机制尚不十分清楚,但普遍认为病原菌一旦侵入机体,首先在入侵处分裂繁殖,并分解机体结缔组织中的透明质酸进入淋巴管和淋巴结。继而冲破淋巴屏障扩散到血液中引起菌血症,同时产生毒素作用以致发生全身性败血症,最终导致各实质器官严重充血或出血,浆液腔出现浆液性纤维蛋白性炎症灶。当机体抵抗力强时,网状内皮细胞系统的吞噬功能活跃,在经过短暂时间的菌血症后,大部分细菌在血液中消失,小部分细菌局限在一定区域内,或定居在关节囊中发生变态反应,严重者出现化脓灶,最后因抵抗力下降,发生心力衰竭而死亡。

人感染猪链球菌病临床上主要有两种严重表现形式,即链球菌脑膜炎综合征和链球菌中毒性休克综合征(STSS)。链球菌脑膜炎综合征的主要病理表现是化脓性脑膜炎,脑膜血管充血明显,并有大量中性粒细胞浸润,而其他脏器的病理改变轻微。

五、临床表现

(一) 脑膜炎

85%的人感染猪链球菌病病例有典型的脑膜炎表现。猪链球菌脑膜炎的突出特点是耳聋的发生率(54%～80%)明显高于其他细菌性脑膜炎。通常出现于发病后的 24 h 内,甚至以耳聋起病。双侧多见于单侧。有些病例可能表现为亚临床的高调听力丧失。其他与第 8 对脑神经功能相关的功能不良也常见,30%～50%的病例出现眩晕和共济失调。患者可出现与第 3 对脑神经相关的麻痹、单侧或双侧面瘫。另外一个明显特征是 20%～53%的病例发生化脓性单关节炎或多关节炎(包括髋关节、肘关节、腕关节、骶髂关节、脊柱和拇指关节),关节痛可能在脑膜炎前 1～2 日出现。患者还可有葡萄膜炎、眼内炎等表现。Arends 等注意到猪链球菌脑膜炎病例没有鼻窦炎或中耳炎发生,而鼻窦炎和中耳炎在肺炎链球菌脑膜炎时经常可以见到。

(二) 链球菌中毒性休克综合征(STSS)

STSS 主要由 A 群链球菌所致,B 群、C 群也偶有报道,猪链球菌是 STSS 的少见病原体。猪链球菌引起的STSS虽然很少见，但常表现为暴发和致死性。STSS潜伏期短，平均潜伏期2～3日，最短可数小时，最长7日。主要临床表现：突发高热（占100%），最高体温达42 ℃，伴有头痛（占56.25%）及腹泻等胃肠道症状（占68.75%），皮肤瘀点、瘀斑（占81.25%）主要分布于四肢及头面部，不高出皮肤、无溃疡等，最终致休克（占100%）、少尿（占81.25%）、死亡（占81.25%）。可表现出凝血功能障碍、肾功能不全、肝功能不全、急性呼吸窘迫综合征、软组织坏死、筋膜炎等。尸检见多部位、多脏器有不同程度和范围的出血及内脏毛细血管弥漫性凝血。这些改变与病死猪的解剖改变相似。

（三）其他临床表现

猪链球菌已经从一些没有脑膜炎和中毒性休克的心内膜炎、败血症患者中分离出。患者可以出现暴发性瘀斑和横纹肌溶解。Robertson等检测养猪人员抗猪链球菌抗体滴度，21%阳性，表明猪链球菌亚临床感染在某些职业人员中经常发生，Robertson等认为某些猪链球菌感染病例可仅表现为中度发热。

六、实验室及其他检查

目前，针对该病原体的常见实验室检测方法包括微生物学检测法、免疫学检测法、分子生物学检测法及动物实验法等。

（一）微生物学检测法

猪链球菌为需氧或兼性厌氧菌，对营养要求较高，在普通培养基上生长不良，在厌氧肉汤中生长良好。在患者应用抗菌药物治疗前，以无菌方法抽取患者血液或脑脊液，接种于增菌培养基中于37 ℃进行增菌。当仪器显示阳性后，立即将培养物转种于血平板并继续培养。典型的猪链球菌在血平板上为α溶血、针尖大小、圆形、露珠状、半透明菌落。革兰染色后多为单个或成双排列，少数为短链状的阳性球菌。该菌触酶试验为阴性，乳糖、蔗糖、甘露醇、纤维二糖、水杨素、七叶素、甘油和山梨醇水解试验均为阳性，6.5%NaCl中生长呈阳性。若采用API 20 Strep进行快速鉴定也可以满足初筛要求，猪链球菌2型的典型生化反应编码为0641453或0641473，鉴定率可达99.9%。由于猪链球菌不同血清型或同一血清型的不同菌株间生化反应有较大差异，故单独依据菌体及菌落形态、培养特性和生化表型等只能做筛查性鉴定，不能很准确地对该菌进行鉴定。

（二）免疫学检测法

目前猪链球菌的免疫学诊断方法较多，多以猪链球菌毒力因子等为靶位，包括溶菌酶释放蛋白、细胞外蛋白因子、溶血素、荚膜多糖、IgG结合蛋白等，采用免疫荧光试验、毛细管沉淀试验、协同凝集试验、ELISA和蛋白质印迹法等对培养物进行检测。国外的标准血清种类较少（仅有A、B、C、D、E、F、G 7种），不能满足对猪链球菌检测的需要。传统免疫学方法中，玻片凝集试验简单、快速，但容易出现假阳性；琼脂扩散试验特异性强，但敏感性稍差，仅适用于大量样品的鉴定；毛细管沉淀试验特异性好，但血清用量较大。ELISA特异性强、敏感性高，结果判读方便等，适用于大规模普查，尤其是间接ELISA，需要的血清量较少，优点尤为突出。但这些方法只能鉴别出致病和非致病菌株，要进一步区分出菌株致病性的强弱还需借助蛋白质印迹法。尽管免疫学方法在猪链球菌的检测中有明显的优势，但仍有相当比例的菌株不能定型，因此上述免疫学检测手段仍有待于进一步完善。

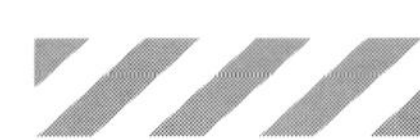

（三）分子生物学检测法

分子生物学方法是进行猪链球菌鉴定及流行病学调查的有效方法，该方法不仅可以高效地检测猪链球菌的存在，还可以特异地鉴定菌株的血清型。目前较为成熟的猪链球菌分子生物学检测方法包括 PCR 技术、脉冲场凝胶电泳法、限制性片段长度多态性(RFLP)分析和随机扩增核酸片段多态性分析技术等。

（四）其他分子生物学检测法

Okwumabua 等采用 RFLP 分析发现了一个长约 1.8 kb 的条带，并认为此条带可以对大多数猪链球菌菌株进行准确鉴定，并证明采用 RFLP 分析能有效区分传统免疫学及生化鉴定手段不能区分的猪链球菌菌株。Forsman 等利用 16S～23S 之间的序列鉴定了由猪链球菌引起的乳腺炎病例。此外，原位分子杂交技术，基于分子伴侣(Cpn60)基因、谷氨酸脱氢酶(GDH)等的检测方法也已逐步应用到对猪链球菌的检测中。

分子生物学检测技术以其特异性强、敏感性高、准确度好的特点，在本病的诊断上有着无可比拟的优势，但由于其敏感性高，存在易污染的风险，故传统的 PCR 技术在临床上较少应用。荧光定量 PCR 及荧光原位杂交技术的应用弥补了这一不足，但此类方法成本较高、需要特殊检测仪器，敏感性也有待于进一步提升。

七、诊断及鉴别诊断

（一）诊断

(1) 病例的潜伏期、主要临床表现和实验室检测结果符合人感染猪链球菌病。

(2) 患者发病前有与病死动物接触史，并有接触部位的皮肤破损等。

(3) 当地猪群中存在猪链球菌感染疫情。

(4) 从患者的血液、脑脊液等标本中分离到猪链球菌，分离菌株经形态学、生化反应、猪链球菌特异性毒力基因等方法鉴定，符合猪链球菌 2 型特征；从当地病死猪中也分离到猪链球菌。

(5) 病例全血或尸检标本等无菌部位的标本纯培养后，经形态学、生化反应和 PCR 法鉴定出猪链球菌特有的毒力基因(cps2A、mrp、gapdh、sly、ef)。

（二）鉴别诊断

应注意与流行性出血热、流行性乙型脑炎、流行性脑脊髓膜炎和钩端螺旋体病等疾病相鉴别。

八、治疗

（一）中医治疗

1. 卫分证

临床表现：畏寒，无汗，身热不扬，头痛头昏而重，四肢酸困，肌肉疼痛，胸痞，腹痛，腹泻，不渴或渴不欲饮，舌苔白腻，脉濡。病机为疫毒外袭，卫表同病。

治法：芳香化湿，疏中解表。

代表方：藿朴夏苓汤加减。

常用药：广藿香 12 g，淡豆豉 10 g，制半夏 10 g，厚朴 10 g，豆蔻 5 g，茯苓 12 g，薏苡仁 15

g,苦杏仁 10 g,苍术 10 g,香薷 10 g,黄芩 15 g,黄连 10 g。

2. 气分证

临床表现:身热壮盛,口渴引饮,面赤大汗,呼吸气粗,脘痞身重,尿短而黄,舌苔黄微腻,脉洪大。

治法:清热为主,兼以化湿。

代表方:白虎加苍术汤合王氏连朴饮。

常用药:知母 10 g,生石膏 20 g,苍术 10 g,黄连 6 g,厚朴 10 g,制半夏 10 g,石菖蒲 6 g,栀子 6 g,淡豆豉 10 g,芦根 12 g,野菊花 12 g,金银花 15 g,连翘 15 g。

胸腹胀闷、呕吐尿赤者可用甘露消毒丹;神志不清者加菖蒲郁金汤,昏迷深者用至宝丹;黄疸者加茵陈蒿汤;入里成实者可用调胃承气汤。

3. 营分证

临床表现:身热夜盛,心烦者不安,时有谵语或神昏不语,或手足抽搐,斑疹隐隐,舌绛少苔。

治法:清营泻热。

代表方:清营汤加减。

常用药:犀角(水牛角代)10 g,金银花 15 g,连翘 15 g,大青叶 15 g,青黛 10 g,板蓝根 15 g,牡丹皮 10 g,赤芍 10 g。

如热动肝风,合用羚角钩藤汤,配合止痉散、紫雪丹。

4. 血分证

临床表现:在热入营分的基础上,见有灼热躁扰,骤然皮下出血、瘀点、瘀斑、衄血,甚则有身热骤降,面色苍白,汗出肢凉,呼吸短促,舌淡无华,脉微细急促等危象。

治法:凉血散血。

代表方:犀角地黄汤合黄连解毒汤。

常用药:犀角(水牛角代)30 g,生地黄 20 g,芍药 12 g,牡丹皮 10 g,黄连 10 g,黄芩 15 g,黄柏 15 g,栀子 6 g。

吐血、咯血、衄血者酌加金银花、连翘、荷叶、苦杏仁、薏苡仁、藕节、滑石、芦根、白茅根等;便血者加地榆、紫草、仙鹤草、槐花;尿血、尿闭者加白茅根、车前草、益母草、六月雪。出血不止,以致气随血脱者,急予独参汤益气固脱。出血不止者,当视其虚实,如发热仍高、呼吸气粗、神烦、口渴、腹痛拒按、脉洪大、舌质红、苔黄腻者仍宜以清热解毒、凉血止血为主,用金银花、连翘、生地黄、地榆、阿胶、三七、黄连、黄芩合西洋参、山茱萸、龙骨、牡蛎益气固脱;如身热骤降、面色苍白、时有虚汗、脉微细、舌淡、苔薄者宜益气固脱、温涩止血,用人参、黄芪、牡蛎、炒艾叶、仙鹤草、三七、阿胶、赤石脂、炙甘草等。

5. 毒陷心包证

临床表现:身热灼手,神昏谵语,或昏聩不语,肢厥,舌謇语涩,或舌绛,脉细滑数。

治法:清解疫毒、醒脑开窍。

代表方:清宫汤送服安宫牛黄丸或至宝丹或紫雪丹。

常用药:犀角(水牛角代)30 g,玄参 20 g,莲子心 15 g,淡竹叶 10 g,连翘 12 g,麦冬 15 g,石菖蒲 20 g。

元气欲脱者,可选用生脉注射液。

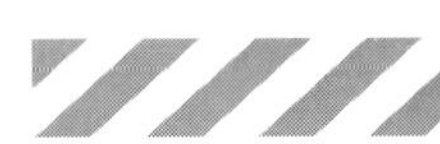

（二）西医治疗

临床治疗包括一般治疗、病原治疗、抗休克治疗、脑膜炎治疗等。抗菌治疗应根据药敏试验结果选用药物，目前，青霉素仍然可作为首选药物，用药应剂量偏大、时间偏长。

1. 一般治疗　隔离，加强护理，吸氧，退热（物理措施为主，化学药物为辅），支持治疗。

2. 病原治疗　即抗菌治疗。原则为早期、足量，必要时联合使用抗菌药物。

3. 抗休克治疗

(1) 扩容治疗：部分患者在发病早期存在严重的有效循环血量不足的问题，积极扩充血容量是纠正休克最重要的手段。即使是没有休克的患者，也应注意其血容量问题。抢救休克，输液以先快后慢、晶体液与胶体液配合使用为原则。同时监测患者的精神状态、肢体温度和色泽、血压、脉搏、尿量、肺部啰音等。

(2) 纠酸治疗：可静脉补充5%碳酸氢钠，但应注意避免碱中毒。最好有血气分析结果，以指导治疗。

(3) 血管活性药物的使用：在积极进行容量复苏治疗的基础上，对血压仍无上升的患者，可以使用血管活性药物。多巴胺 5 μg/(kg・min)，若升压效果不佳，可以继续加量至 10 μg/(kg・min)。多巴胺效果不佳时，可加用去甲肾上腺素。

(4) 强心药物的使用：对心率加快、升压效果不好的患者，可以使用洋地黄类强心药物。毛花苷 C 0.4 mg，加入 20 mL 10%葡萄糖溶液中，缓慢静脉推入。可以重复给药，视病情每次给予 0.2～0.4 mg。

(5) 糖皮质激素的应用：对于休克患者，可使用琥珀酸氢化可的松 100 mg 加入 10%葡萄糖溶液中，静脉滴注，每日 3 次，疗程 3～7 日。

4. 脑膜炎治疗　除使用透过血脑屏障效果好的抗菌药物治疗外，主要是对症治疗：治脱水、抗惊厥、抗昏迷。颅内高压的处理：20%甘露醇注射液 250 mL，快速静脉注射，每 4～8 h 1 次，病情好转后改为每 12 h 1 次。病情严重患者在注射甘露醇的间歇期，可以使用呋塞米 20～100 mg 或 50%葡萄糖注射液 40～60 mL，静脉注射。脱水治疗时应注意患者血容量状态，避免血容量不足引起血压下降和肾功能损害。抽搐惊厥的处理：对抽搐惊厥患者，可以使用苯巴比妥钠 100 mg，肌内注射，每 8～12 h 1 次。也可使用地西泮 10 mg，缓慢静脉注射，注意患者呼吸。必要时用 10%水合氯醛 20～40 mL，口服或灌肠。紧急情况下可以同时使用抗癫痫药物和镇静药。

（三）中西医结合治疗

本病可采取中西医结合治疗，目前西医首选治疗仍是抗菌药物治疗，但是随着抗菌药物的广泛使用，细菌耐药成为治疗失败的关键因素，而中药包含多种成分，抗菌机制复杂，因此不易产生耐药性，一些中药还具有直接的抑菌和杀菌作用，与抗菌药物合用能够增强其杀菌效果，减少不良反应，同时还能提高机体的免疫功能。

九、预防与调护

（一）预防

1. 预防或减少动物感染　一旦牲畜中出现猪链球菌感染，将会维持地方性流行。即使接种疫苗或开展治疗也不能避免动物感染猪链球菌。兽医部门要建立、健全生猪疫情报告制度，对病、死猪进行调查和病原分离与鉴定。实行生猪集中屠宰制度，统一检疫，严禁屠宰病、死猪；同时加强上市猪肉的检疫与管理，禁售病、死猪肉。良好的饲养条件可降低环境的影响和减少发病。不同类型的猪链球菌动物疫苗已经研制成功或正在研制，但效果还未证实。不过，许多兽医和饲养者认为这些疫苗能预防急性猪链球菌病的暴发。

2. 预防或减少人类感染 人感染猪链球菌病的预防措施(不包括暴发流行)通常包括：控制生猪疫情，没有生猪疫情就没有人间感染；加强屠夫、生肉销售人员的个人防护对于预防人感染猪链球菌病非常重要；应该对高危人群(如从事猪或猪副产品工作者，特别是接触病猪或病猪肉者)宣传猪链球菌感染的危害，告知其在接触猪或生猪肉时应采取预防措施，如戴手套，适当处理或包扎伤口等；经常接触猪和生猪肉的人工作中应戴保护性手套，同时使皮肤受伤概率降到最低程度；国外还建议，凡是接触猪或生猪肉的企业不能雇用有脾切除手术史的人；在处理病猪或病猪肉时如果有伤口存在，建议预防性服用青霉素。

3. 综合防控措施 ①严格疫情监测和报告制度，提高疫情预警预报和早期应急反应能力。②防止猪疫情的发生与蔓延。改善猪饲养条件，注意干燥通风，改良卫生条件。必要时接种猪链球菌疫苗。③对病死家畜实行无害化处理：病死家畜应在当地有关部门的指导下，立即进行消毒、焚烧、深埋等无害化处理。④采取多种形式开展健康宣传教育，向群众宣传病死家畜的危害性，告知群众不要宰杀、加工、销售、食用病死家畜。⑤密切接触此病的人员，可以在接触后使用抗菌药物预防。

(二) 调护

加强健康宣传教育，增加群众对本病的认识，养成良好的个人卫生习惯，指导正确处置病、死猪，普及隔离防护知识。人感染猪链球菌病的防大于治，预防原则以控制传染源为主。实行生猪集中屠宰制度，统一检疫，严禁屠宰病、死猪；加强上市猪肉的检疫与管理，禁售病、死猪肉。要求养猪户主动报告病猪疫情，死猪应就地深埋或焚烧，禁止抛入河、沟、塘等水体中。与病猪密切接触者，建议严密观察 7 日等。目前我国研制的猪链球菌病疫苗已经在疫区饲养的猪中试用，但还没有人类可用的猪链球菌病疫苗，猪链球菌病流行期间，与病、死猪密切接触者可预防性服用抗菌药物。

(毛宁锋　张涵灵)

参考文献

[1] 黄革，李建明. 人感染猪链球菌病流行态势[J]. 疾病监测与控制，2013，7(7)：410-413.

[2] 梁家习，吕元聪. 人感染猪链球菌病的流行与防治[J]. 广西预防医学，2006，12(2)：121-123.

[3] 刘海珠，袁晓明. 人猪链球菌感染的临床实验室诊断研究进展[J]. 中国人兽共患病学报，2016，32(5)：490-493.

[4] 吴德彬，傅小鲁，梁娴，等. 成都市人感染猪链球菌病的流行病学调查及防制[J]. 现代预防医学，2006，33(1)：21-22.

[5] 周晓虹，符为民. 对人感染猪链球菌病的中医认识[J]. 中国中医急症，2006，15(1)：62-63.

[6] 张之文. 中医对人感染猪链球菌病认识的探讨[J]. 江苏中医药，2006，27(4)：11-12.

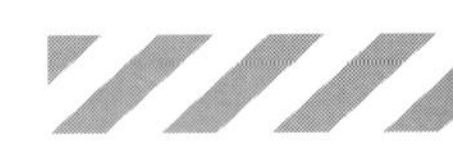

[7] 姚开虎,杨永弘.人感染猪链球菌病[J].中华传染病杂志,2006,24(1):64-66.
[8] 祝小平,唐雪峰,罗再平.人感染猪链球菌病最新进展[J].预防医学情报杂志,2008,24(1):38-40.
[9] 何剑峰,康敏,陈经雕,等.广东省五例人感染猪链球菌病例流行特征分析[J].中华流行病学杂志,2006,27(10):864.
[10] 吕强,吴建林,袁珩,等.四川省人感染猪链球菌病流行病学调查分析[J].预防医学情报杂志,2005,21(4):379-383.

第三十一章 淋病

一、概述

淋病为淋病奈瑟菌(又称淋球菌,*Neisseria gonorrhoeae*,NG)感染泌尿生殖系统、肛门直肠、咽部等,以化脓性炎症为主要特征的一种性传播疾病,好发于青壮年,是我国性传播疾病中发病率较高的疾病。初发者常好发于尿道,即淋球菌性尿道炎,如不及时治疗可向周围组织扩散,损害泌尿生殖系统和全身其他器官,不仅会引起泌尿生殖系统的慢性炎症,导致不孕不育;也可通过血行播散引起脑膜炎、心内膜炎等;还可通过母婴传播引起新生儿眼炎等。

淋病属于中医学"淋浊""毒淋"("花柳毒淋")等范畴,是因宿娼恋色,或误用污染之器具,导致湿热秽浊由下焦前阴窍口入侵,阻滞于膀胱及肝经,导致局部气血运行不畅,湿热熏蒸,精败肉腐,气化失司或湿热秽浊久恋,伤津耗气,阻滞气血,久病及肾,导致肾虚阴亏,肾失温煦,瘀结内阻。日久则本虚标实,虚实夹杂。

二、流行病学

(一)传染源

轻症或无症状淋病患者是重要的传染源,急性淋病患者的内裤、毛巾、浴巾等日常卫生用品亦可引起间接感染。

(二)传播途径

人是淋球菌的唯一天然宿主,性接触是淋病传播的主要途径,淋病患者是淋病的主要传染源。成人淋病几乎都是通过性接触传染的,尤其是急性淋病患者,由于分泌物中含有大量淋球菌,因此传染性很强。与患急性淋病的女性发生一次性接触,男性被感染的概率是20%~30%,而与患急性淋球菌性尿道炎的男性发生一次性接触,女性被感染的概率达到80%以上,这与男性尿道分泌物能潴留在女性阴道内有关。性接触次数越多,感染机会越大。新生儿淋球菌性眼炎多由产道感染导致。妊娠期妇女患淋病,可以引起羊膜腔内感染及胎儿感染。此外还可以通过医务人员的手和器具引起医源性感染。

(三)易感人群

人类对淋球菌无自然免疫力,任何年龄均易感,好发于性活跃者。高危人群包括女性性工作者及其客户、同性恋者、注射吸毒者等。

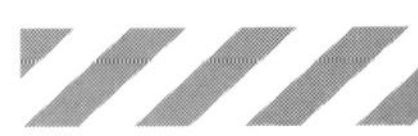

(四) 流行特征

淋病发病有明显的季节性,每年在7—10月发病率较高,12月至次年3月发病率较低。淋病在世界范围内广泛流行,世界卫生组织(WHO)估计,全球每年有1.06亿例淋病患者。欧洲疾病预防控制中心(ECDC)报道,在2013—2014年间淋病病例数增加25%,2013年我国统计淋病患者有10余万例,发病率为(7.07~7.61)/10万。我国疾病预防控制中心(CDC)在2012年全国淋球菌耐药检测工作总结中报道,淋病的高发年龄为20~40岁,该年龄段发病人数占总发病人数的69.3%,2016年我国淋病报告病例数为11.5万余例,较2015年上升14.7%,部分地区的增长率大于50%。在美国15~19岁人群中淋病发病率最高,一项研究筛查了美国1998—1999年12~22岁的5877名学生,结果显示有117名学生感染淋球菌,感染率为2.0%,其中50例合并沙眼衣原体(CT)感染,占淋球菌感染的42.7%。

淋病不仅严重影响患者生活质量和身心健康,还给整个社会带来巨大的健康、医疗和经济负担,已成为越来越严峻的重要公共卫生问题,耐药淋球菌的不断出现及控制传播的困难,致使上述问题变得日益严峻。在我国,随着婚前性行为的不断增加,许多年轻人缺乏性保健知识,成为淋病的潜在易感人群,应重视对该人群淋病的筛查。

三、中医病因病机

淋病属于中医学"膏淋""淋浊""精浊""毒淋"等范畴。近代中医多将其称为"毒淋""花柳病","花柳毒淋"之名来自张锡纯《医学衷中参西录》。据《杂病广要》,在窦汉卿《疮疡经验全书》中,就已经记载了因梅毒导致的疾病,称为"内蛀疳"。二者均有小便涩滞疼痛的症状,病因也皆为不洁性生活,所以二者皆可归于性病范畴。明万历年间王肯堂所著的《证治准绳》,载有男性毒淋的典型病状,以后的《医宗必读》《张氏医通》等书,亦有相似的记载,可以证明这种花柳病是在16世纪中期开始传入我国的。

淋病的主要病因是湿热浊毒疫邪,由房事不节或不洁,湿热浊毒疫邪蕴结阴中所致,日久可致脾肾亏虚。湿热浊毒疫邪从前后二阴侵袭人体,浸淫泌尿生殖器官,毒蚀肌肤,阻塞经络,凝滞气血,蕴结遏郁成火毒,煎灼肉精液,酝酿腐败,液化为脓浊,而出现阴部及少腹疼痛不适,尿液改变,排尿痛苦,脓浊脓带,其色灰黄、腥秽恶臭、淋漓不断等症状。

本病的病变主要表现在下焦,但不是单纯的局部病变,而是与脏腑经络有密切关系的全身病变,病位以肝肾两经为主,亦可进一步波及心脾。足厥阴肝经"入毛中,过阴器","其别者,经胫上睾,结于茎";湿热浊毒疫邪侵及肝经,出现肝经湿热证,表现为尿急尿频,排尿灼热疼痛,妇女脓带,腥秽恶臭,心烦易怒,胁胀口苦等。肝经湿热,郁而化火,乘侮脾土,则肝脾不调;足少阴肾经"贯脊属肾,络膀胱",湿热浊毒疫邪侵及肾经,出现肾经湿热证,表现为尿频数,色深黄或混浊,绵绵不断,身热困倦,四肢乏力等;湿热酿痰,伤津扰神,心火上炎则见心肾不交证。湿热浊毒疫邪蕴久,损伤肝肾,则见肝肾亏虚证(图31-1)。

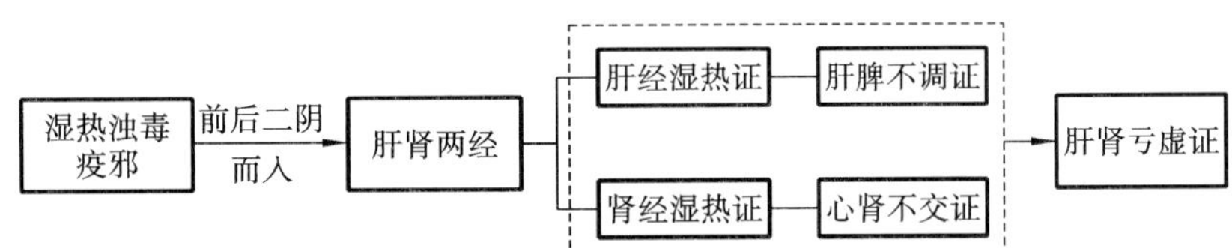

图31-1 淋病病因病机示意图

四、发病机制及病理

（一）发病机制

淋球菌是一种革兰阴性双球菌，呈圆形或肾形，无鞭毛、芽胞，常成对排列，接触面平坦或稍凹陷，直径为0.6～0.8 μm。潮湿、温度35～36 ℃、pH 7.2～7.5、含5%～7%二氧化碳的环境适宜其生长。淋球菌离开人体后不易生长，对外界理化因素的抵抗力差，42 ℃下可存活15 min，52 ℃只能存活5 min，60 ℃ 1 min内死亡，在完全干燥的环境中只能存活1～2 h，但在不完全干燥的环境和脓液中则可保持传染性10 h以上甚至数天，附着于内衣裤能存活10～24 h；在常用消毒剂或肥皂液中数分钟就能被灭活，在1∶4000硝酸银溶液中7 min死亡，1%苯酚中1～3 min死亡，0.1%升汞溶液亦可使其迅速死亡。

淋球菌的主要侵犯对象是黏膜，尤其是对单层柱状上皮和移行上皮所形成的黏膜亲和力很强。感染后，淋球菌侵入男、女性尿道及女性宫颈处，其菌毛所含黏附因子黏附到柱状上皮细胞表面进行大量繁殖，并分泌出IgA1分解酶破坏人体黏膜上IgA1抗体，增强黏附作用，使其沿生殖道上行，且被柱状上皮细胞吞噬至细胞内，繁殖增快，致使细胞溶解破裂；淋球菌还可以从黏膜细胞间隙进入黏膜下层使其坏死。淋球菌通过其内毒素及外膜脂多糖与补体结合产生化学毒素，能诱导中性粒细胞聚集、吞噬，引起局部急性炎症，出现充血、水肿、粘连，并有脓性分泌物，当排尿时，受粘连的尿道黏膜扩张，刺激局部神经引起疼痛。由于炎症刺激，尿道括约肌痉挛收缩，可发生尿频、尿急。若同时有黏膜小血管破裂则出现终末血尿。若不及时治疗，淋球菌可向上蔓延引起泌尿生殖道和附近器官的炎症，如尿道旁腺炎、尿道球腺炎、前列腺炎、精囊炎、附睾炎、子宫内膜炎等。严重时可经血流散播至全身。当淋球菌进入尿道腺体和隐窝后，可长时间潜伏其深部，成为慢性淋病反复发作的原因。在这些被感染器官的炎症消退后，结缔组织纤维化可引起输精管、输卵管狭窄、梗阻，继发宫外孕和男性不育。近年来研究表明淋球菌的菌毛和外膜主要蛋白具有抵抗中性粒细胞、巨噬细胞杀伤作用的能力。

（二）病理

在有尿道炎症状的男性患者中，革兰染色直接镜检敏感性可达95%，特异性可达97%，显微镜下可发现粒细胞内革兰阴性双球菌。

五、临床表现

淋病的临床表现取决于机体的敏感性、细菌的毒力、感染的部位及感染时间长短等。同时与患者的身体状况、性生活是否过度、是否酗酒有关。根据临床表现，淋病可分为无并发症淋病与有并发症淋病、无症状淋病与有症状淋病、播散性淋病及急性淋病与慢性淋病等。

（一）无并发症淋病

1. 男性急性淋病 潜伏期为1～14天，常为2～5天。初起为急性淋球菌性尿道炎，检查时尿道口红肿、发痒及轻微刺痛，继而有稀薄黏液流出，引起排尿不适；24 h后，分泌物变得黏稠，尿道口溢脓，脓液呈深黄色或黄绿色，并有尿道刺激症状，红肿发展到整个阴茎龟头及部分尿道，出现尿频、尿急、尿痛、排尿困难。可有腹股沟淋巴结炎。包皮过长者可出现包皮炎、包皮龟头炎或并发嵌顿性包茎。急性淋病的症状于第1周最严重，若不治疗，持续1个月左右症状逐渐减轻或消失。

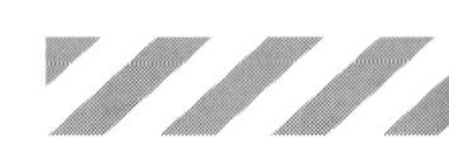

急性前尿道炎发病 2 周后，50%～70%的患者有淋球菌侵犯后尿道，可出现尿意窘迫、尿频，一昼夜可达 10 余次，甚则出现终末血尿、血精、会阴部轻度坠胀等，常有夜间阴茎痛性勃起。排尿开始时尿痛明显，排尿终末时疼痛或疼痛加剧，呈针刺样，经 1～2 周，症状逐渐消失。全身症状一般较轻，少有或可有发热达 38 ℃左右、全身不适、食欲不振等。

2. 男性慢性淋病　若治疗不彻底，淋球菌可隐伏于尿道体、尿道隐窝、尿道旁腺，病程持续 2 个月以上可成为慢性淋球菌性尿道炎。如患者体质虚弱，有贫血、结核病等基础疾病，病情一开始就呈慢性经过，多为前、后尿道炎同时发生，好侵犯尿道球部、膜部及前列腺部。患者症状轻微，尿道常有痒感，排尿时有灼热感或轻度刺痛、尿流细、排尿无力、滴尿。大部分患者于清晨在尿道口可见少量浆液痂，挤压会阴部或阴茎根部常可见稀薄黏液溢出，尿液尚清晰，但有淋丝。

3. 女性淋病

(1) 淋球菌性宫颈炎：患者早期常无明显症状，因而潜伏期难以确定。宫颈是常见的初发病位。表现为阴道分泌物增多或异常，月经期间有不规则出血。有时有外阴刺痒和烧灼感，偶有下腹痛及腰痛。查体可见宫颈有轻重不等充血水肿、触痛，宫颈口有脓性分泌物流出。宫颈感染淋球菌后，40%～60%的患者不表现出任何症状，这种无症状和体征的亚临床感染，可由正常淋球菌或 L 型（菌壁不完整）淋球菌导致，故仍具有传染性。

(2) 淋球菌性尿道炎：常于性交后 2～5 天发生，有轻度尿频、尿急、尿痛、排尿困难、排尿时烧灼感。检查尿道口有充血水肿、溢脓或按压尿道有脓性分泌物流出，症状较男性淋球菌性尿道炎轻，有时可无明显症状。

(3) 淋球菌性前庭大腺炎：急性感染时常为单侧，腺体开口处红肿、剧痛，严重时腺管闭塞可形成脓肿。有时伴有发热等全身症状。

(4) 淋球菌性外阴阴道炎：属于外阴及阴道炎症。阴道脓性分泌物较多，有时阴道及尿道有黄绿色分泌物，排尿疼痛、外阴部红肿。分泌物可流至肛门，引起刺激症状。严重时可感染直肠，引起淋球菌性直肠炎。

(5) 幼女淋病：幼女阴道发育不成熟，同时雌激素水平低，阴道上皮细胞内糖原少，不能产生足够的乳酸，阴道 pH 为 6.5～7.5，局部抵抗力减弱，易感染淋球菌。多为与患淋病的父母密切接触和共用浴室用具而感染，少数因性虐待所致。临床表现为阴道、尿道、会阴部红肿，严重时可出现糜烂和溃疡、疼痛，阴道有脓性分泌物，若淋球菌感染尿道则有排尿困难。

（二）有并发症淋病

1. 男性有并发症淋病　若淋球菌性尿道炎未得到及时控制，炎症从前尿道发展至后尿道，造成上行感染，则可有多种合并症，主要有前列腺炎、精囊炎、输精管炎、附睾炎等。

(1) 淋球菌性前列腺炎：淋球菌侵入前列腺的排泄管、腺体引起的急性前列腺炎。可表现为发热、寒战、会阴部疼痛及尿路感染等症状。肛诊时可有前列腺肿胀、压痛。治疗如不及时可形成脓肿，转为慢性前列腺炎，一般症状轻微，有会阴部不适、阴茎痛。早晨尿道口有“糊口”现象，尿中见到淋丝。肛诊可触及前列腺质地较硬或有小结节、压痛。前列腺液检查可见上皮细胞、少量脓细胞及淋球菌，卵磷脂小体减少。

(2) 淋球菌性精囊炎：本病常与前列腺炎或附睾炎并发，可分急性和慢性两类。急性淋球菌性精囊炎患者可有发热、尿频、尿急、尿痛，终末尿混浊并带血。直肠指检可触及肿大的精囊，同时有剧烈的触痛。慢性淋球菌性精囊炎患者一般无自觉症状，直肠指检可触及发硬的有纤维化的精囊。

(3) 淋球菌性附睾炎：一般发生于急性淋球菌性尿道炎后，多为单侧，可有发热、阴囊红肿、附睾肿大疼痛，同侧腹股沟和下腹部有反射性抽痛。初起与睾丸界限清楚，但渐渐不清，睾丸红肿疼痛、触痛剧烈，尿液常混浊。常伴有前列腺炎和精囊炎。

(4) 淋球菌性尿道球腺炎：发生在会阴或其左右，出现指头大结节，有疼痛。急性者可化脓破溃，压迫尿道致排尿困难。可有发热等全身症状，病程呈慢性迁延性。

(5) 尿道狭窄：未经治疗的慢性淋球菌性尿道炎，数年后可发生为尿道狭窄。尿道狭窄可发生于任何部位，但以尿道海绵体后方及球部多见。可表现为排尿困难，尿流变细，严重时致尿潴留。若继发输精管狭窄、精囊囊肿，可导致不育。

2. 女性有并发症淋病 女性淋病主要的并发症有淋球菌性盆腔炎，如急性淋球菌性输卵管炎、淋球菌性子宫内膜炎、继发性淋球菌性输卵管卵巢脓肿及其破裂所致的盆腔脓肿、淋球菌性腹膜炎等。多在月经期后突然发病，有高热、寒战、头痛、恶心、呕吐、下腹痛、脓性白带增多。双侧附件增厚、压痛，误诊误治者容易出现盆腔及附件感染，反复发作可造成输卵管狭窄或闭塞，引起宫外孕、不孕或慢性下腹痛等。

(三) 其他部位淋病

1. 淋球菌性结膜炎 成人多因自我接种或接触被分泌物污染的物品所感染，多为单侧，常表现为急性化脓性结膜炎，于感染后2～21天出现症状。新生儿淋球菌性结膜炎多为母亲产道传染导致，症状在出生后2～3天出现，常为双侧。表现为眼结膜充血、水肿，有较多脓性分泌物，由于有脓液外溢，俗称"脓漏眼"，体检可见巩膜有片状充血性红斑，角膜混浊，呈雾状，重者可发生角膜溃疡或穿孔，甚至失明。

2. 淋球菌性咽炎 见于有口交行为者。90%以上的感染者无明显症状，少数患者表现为急性咽炎或急性扁桃体炎，可伴有发热和颈淋巴结肿大，有咽干、咽部不适、灼热或疼痛感等。检查可见咽部黏膜充血，咽后壁有黏液或脓性分泌物。

3. 淋球菌性肛门直肠炎 主要见于有肛交行为者，女性可由阴道分泌物污染引起。通常无明显症状，轻者可有肛门瘙痒和烧灼感，肛门有黏液性或黏液脓性分泌物，或直肠有少量出血。重者有明显的直肠炎症状，包括直肠疼痛、里急后重、脓血便。检查可见肛管和直肠黏膜充血、水肿、糜烂。淋球菌培养阳性。

(四) 播散性淋病(临床罕见)

播散性淋病是由于淋球菌通过血流散播全身，出现较严重的全身感染，若不及时治疗可危及生命。其占淋病患者的1%～3%。引起播散性淋病的菌株多为AHU-营养型，该菌株对正常人血清具有稳定的抵抗力。另外，正常人血清中有针对淋球菌脂多糖的IgM抗体，在补体的协助下，对大多数淋球菌有杀伤作用，缺乏C_5、C_6、C_7和C_8等补体成分的患者很容易患淋球菌性败血症或淋球菌性脑膜炎。主要根据临床表现和血液、关节液、皮损等处淋球菌培养阳性结果进行诊断。

1. 成人播散性淋病 患者常有发热、寒战、全身不适。最常见的是关节炎-皮炎综合征，肢端部位有出血性或脓疱性皮疹，手指、腕和踝部小关节常受累，出现关节痛、腱鞘炎或化脓性关节炎。少数患者可发生淋球菌性脑膜炎、心内膜炎、心包炎、心肌炎等。

2. 新生儿播散性淋病 少见，可发生淋球菌性败血症、关节炎、脑膜炎等。

六、实验室及其他检查

淋球菌实验室检查包括涂片检查、培养检查，药敏试验，抗原检测，基因诊断，产青霉素酶淋球菌(PPNG)测定。

(一) 涂片检查

取患者尿道分泌物或宫颈分泌物，做革兰染色，淋球菌培养敏感性可达95%、特异性可达97%，显微镜下发现粒细胞内革兰阴性双球菌，可以初步诊断。女性宫颈分泌物中杂菌多，敏感性和特异性较差，阳性率仅为50%～60%，且有假阳性，因此世界卫生组织(WHO)推荐对女性患者用培养法检查。由于男性慢性淋病患者分泌物中淋球菌较少，阳性率低，因此要取前列腺按摩液进行检查，以提高检出率。

咽部涂片发现革兰阴性双球菌不能诊断淋病，因为除淋球菌外其他有的奈瑟菌属细菌在咽部是正常菌群。另外，对于症状不典型的涂片阳性者，应做进一步检查。

(二) 培养检查

淋球菌培养是淋病实验室检查的“金标准”，淋球菌培养阳性即可确诊。此法适用于宫颈内膜、尿道、直肠、口咽、鼻咽和结膜标本，但不能用于尿液或阴道拭子。由于淋球菌耐药性广泛存在，在开始淋病治疗前，最好对所有怀疑淋病的个体进行淋球菌培养，以进行抗菌药物耐药性测试，如果治疗失败可以指导制订新的治疗方案。

(三) 药敏试验

在淋球菌培养阳性后做药敏试验。用纸片法做药敏试验，或用琼脂平皿稀释法测定最小抑菌浓度(MIC)，用于指导抗菌药物的选用。

(四) 抗原检测

1. 固相酶免疫测定　用来检测临床标本中的淋球菌抗原。可在流行率很高的地区，不能做培养检查或标本需长时间运送时使用。

2. 直接免疫荧光试验　可检测淋球菌外膜蛋白Ⅰ的单克隆抗体。将淋球菌抗血清(抗体)用荧光素标记，当遇到淋球菌(抗原)时，抗体与抗原结合，在荧光显微镜下可见到发苹果绿色荧光的菌体。但目前其在男、女性标本中的敏感性不高，特异性差，临床不推荐用于淋球菌感染的诊断。

3. 金黄色葡萄球菌A蛋白(SPA)协同凝集试验　金黄色葡萄球菌A蛋白具有吸附抗体IgG Fc段的特性，对淋球菌可产生凝聚反应，一般用于可疑菌的鉴定，做进一步确诊用。

(五) 基因诊断

1. 淋球菌的基因探针诊断　淋球菌的基因探针诊断所用的探针有质粒DNA探针、染色体基因探针和rRNA基因探针。

2. 淋球菌的基因扩增检测　利用探针技术检测淋球菌的方法，虽然比培养法在敏感性、特异性上有了很大提高，但仍存在一定的局限性，如多数情况下要求标本具有较高的淋球菌浓度；而PCR和连接酶链反应(LCP)技术的出现进一步提高了淋球菌检测的敏感性，具有快速、灵敏、特异、简便的优点，可以直接检测临床标本中极微量的病原体。

3. 基因诊断淋球菌的注意事项　目前临床上检测淋球菌的基因诊断方法主要为PCR。PCR与LCP比传统的培养法在敏感性和特异性上有了很大的提高，时间也大大缩短。随着基因诊断技术的不断改进，PCR 与 LCP 将成为常规的淋球菌检测方法。

（六）产青霉素酶淋球菌(PPNG)测定

应用β-内酰胺酶，采用纸片酸度定量法，PPNG 菌株能使 Whatman 1 号滤纸颜色由蓝变黄，阳性者为 PPNG，阴性者为 N-PPNG。总之，按照 WHO 的意见，根据涂片（菌体形态）、培养（菌落形态）和氧化酶试验结果，对淋病可做出初步诊断。如某些菌体或菌落形态不符合淋球菌的特点，可再利用糖发酵试验、直接免疫荧光试验、SPA 协同凝聚试验等进一步鉴定。

七、诊断与鉴别诊断

（一）诊断

应根据病史、临床表现及实验室检查做出诊断。

1. 接触史 绝大多数患者在 1 周内有不洁性交史。极少数患者通过非性接触途径而发生感染。

2. 临床表现 患者有尿道炎或宫颈炎症状。前者表现为尿频、尿急、尿痛，尿道口有脓性分泌物。后者表现为阴道有脓性分泌物、宫颈口红肿。一般说来，男性的症状远较女性突出。另外，若性病的高危人群出现除泌尿生殖道以外的部位（如咽喉、直肠、眼结膜等）的急性炎症，也应考虑淋球菌感染的可能。

3. 实验室检查 急性尿道炎男性患者尿道拭子涂片查到白细胞内革兰阴性双球菌可以确诊；对于女性患者，尿道或宫颈拭子涂片有多数白细胞，且胞内有革兰阴性双球菌，可初步诊断，并给予治疗，但确诊需淋球菌培养呈阳性。无论男性还是女性，如果仅仅查到白细胞外革兰阴性双球菌，是不能诊断为淋病的，一定要做培养检查。幼儿淋球菌性阴道炎只有在淋球菌培养呈阳性时才能确诊。

（二）诊断原则

1. 疑似病例 男性淋球菌性尿道炎：流行病学史＋临床表现。其他病例：流行病学史＋临床表现＋涂片革兰染色镜检。

2. 确诊病例 男性淋球菌性尿道炎：流行病学史＋临床表现＋涂片或培养或核酸检查。其他病例：流行病学史＋临床表现＋培养或核酸检查。

（三）鉴别诊断

1. 非淋球菌性尿道炎 潜伏期长，为 1～3 周，尿道刺激症状轻微；有排尿不适、黏封感；尿道口、阴道有轻度充血，水肿不明显；分泌物稀薄，为浆液性、黏液性或黏液脓性，挤压尿道可见，污染内裤时呈黄白色；淋球菌培养呈阴性，沙眼衣原体或解脲支原体培养呈阳性；尿道分泌物革兰染色后高倍镜下粒细胞数大于 5 个。

2. 非特异性尿道炎 常有机械刺激、创伤、泌尿生殖道或盆腔邻近脏器细菌感染，以及炎症等诱因。患者可有尿道刺激症状，无明显分泌物和尿道口炎症，淋球菌、衣原体、支原体培养呈阴性。

3. 念珠菌性阴道炎 外阴瘙痒，白带增多，呈乳酪状；小阴唇、阴道黏膜充血、水肿、有浅表糜烂，表面附有白色伪膜，直接镜检可见真菌菌丝和菌丝分支处簇集成堆的梨形小分生孢子。

4. 龟头包皮炎 包皮过长，卫生不良等致细菌或真菌感染，龟头包皮弥散性充血、水

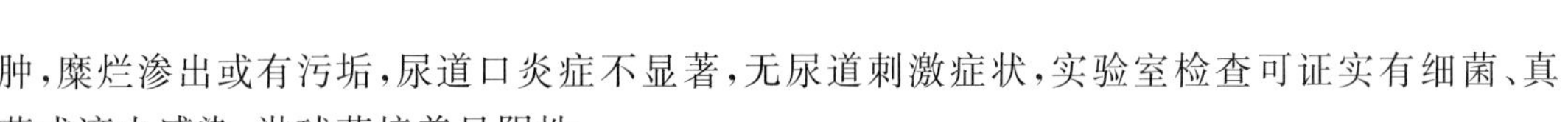

肿，糜烂渗出或有污垢，尿道口炎症不显著，无尿道刺激症状，实验室检查可证实有细菌、真菌或滴虫感染，淋球菌培养呈阴性。

5. 滴虫性阴道炎　外阴瘙痒剧烈，白带增多，稀薄呈泡沫状，阴道、宫颈黏膜充血，点状出血，水肿呈“草莓状”改变，分泌物镜下可见毛滴虫。

八、治疗

本病治疗分急性、慢性两期，急性期治疗原则以清热除湿、解毒化瘀为主，而慢性期则以滋阴补肾、活血利湿、化瘀通络为主。

（一）中医治疗

1. 辨证论治

（1）肝经湿热证。

临床表现：尿急尿频，排尿灼热疼痛，尿液黄赤或混浊，溺孔流脓，妇女脓带，或夹血液，淋漓不断，浊带深黄腥秽恶臭，阴部少腹腰部疼痛，或阳强易举，或月经过多，头晕身热，心烦易怒，胁胀口苦，大便燥结，舌边尖红，苔黄厚腻，脉弦滑。

治法：清泻肝火，解毒除湿。

代表方：龙胆泻肝汤加减。

常用药：龙胆草 10 g，柴胡 10 g，栀子 12 g，黄芩 12 g，黄连 12 g，木通 10 g，泽泻 10 g，大黄 9 g，车前子 12 g，滑石 6 g，甘草 6 g。方中大黄生用，大便溏泻者去之。

（2）肾经湿热证。

临床表现：尿频数，排尿灼痛，尿液深黄或混浊，溺孔流脓，或脓带绵绵不断，色灰黄，腥秽恶臭，阴部及少腹疼痛，身热困倦，四肢乏力，苔白厚黄腻，脉滑数。

治法：清热除湿，通淋化浊。

代表方：萆薢分清饮（《医学心悟》）加减。

常用药：萆薢 15 g，黄柏 10 g，苍术 10 g，苦参 6 g，栀子 10 g，木通 10 g，车前子 10 g，石菖蒲 12 g，海金沙 10 g，淡竹叶 10 g，滑石 6 g，甘草 6 g。

（3）肝脾不调证。

临床表现：情绪抑郁，两胁及少腹胀痛、头晕目眩，或乳房胀痛，月经不调，神疲食少，面色淡黄，大便时溏，尿频数，尿道刺痛，尿后或挤压尿道时流滴脓液，时有脓带，灰黄腥臭，苔白，脉弦。

治法：调理肝脾，清热除湿。

代表方：逍遥散加减。

常用药：柴胡 12 g，白芍 12 g，枳壳 10 g，茯苓 10 g，栀子 10 g，山药 12 g，薏苡仁 9 g，黄柏 9 g，当归 6 g，车前子 10 g，甘草 6 g。

（4）心肾不交证。

临床表现：腰膝疼痛，少腹不适，精神疲乏、心悸不寐，多梦易惊，遗泄时发，月经量少，尿频数，或滞涩不畅，时有浊带，灰黄臭秽，舌尖红，苔白薄，脉细数。

治法：滋养心肾，除湿化浊。

代表方：清心丸（《医学心悟》）加减。

常用药：生地黄 15 g，丹参 12 g，黄柏 10 g，牡蛎 9 g，山药 15 g，酸枣仁 10 g，茯苓 10 g，车前子 10 g，远志 10 g，黄连 9 g，莲子心 10 g，甘草 6 g。

(5) 肝肾亏损证。

临床表现:淋浊日久,形体消瘦、头晕耳鸣、腰膝酸软,或月事不调,或梦遗滑精,浊带黏稠,灰黄臭秽,小便涩痛而黄,舌红,少苔,脉细数。

治法:滋养肝肾,清化湿浊。

代表方:知柏地黄汤。

常用药:熟地黄 15 g,山药 15 g,山茱萸 15 g,牡丹皮 15 g,泽泻 10 g,茯苓 10 g,知母 10 g,黄柏加芡实共 15 g,潼蒺藜 6 g,车前子 10 g,杜仲 10 g,枸杞子 10 g,甘草 6 g。

2. 针灸治疗

主穴:照海(泻),中极(补、温针灸),太冲(泻)。

配穴:①湿热型:配膀胱俞(泻),阴陵泉(泻)。②阴虚型:配肾俞(轻补),阴谷(轻泻)。③阳虚型:配命门(补),三阴交(补、温针灸)。

宗"热则疾之,寒则留之"之旨,可根据不同的病性采取不同的留针时间,如对于湿热型者可留针 30 min,阴虚型者留针 50 min,阳虚型者留针 1 h。以上各穴每 10 min 各施行手法 1 次。每天针灸 1 次,每 10 天为 1 个疗程,每 1 个疗程结束后可做尿道分泌物或前列腺按摩分泌物涂片镜检 1～2 次,并休息 5 天后再进行下一个疗程。本组以 4 个疗程统计疗效。另外,在治疗期间(包括疗程间休息)及疗程结束后 1～2 个月禁止性生活,并注意卧具卫生及内衣消毒。

(二) 西医治疗

足量、及时、规范地应用抗菌药物是主要治疗方法,目前多选用第三代头孢菌素类,合并沙眼衣原体感染的患者,可以同时应用抗衣原体感染药物,其性伴侣也应接受检查和治疗,并在治愈前禁止性交。

(三) 中西医结合治疗

本病可采取中西医结合治疗,原则是早发现、早诊断、早治疗。

在使用西药的同时加服中药。对尿道口红肿、尿液混浊如脂、尿道口溢脓、尿急、尿频、尿痛者,选择头孢曲松钠类药物的同时,中医以清热利湿解毒化浊为主,药方可选用龙胆泻肝汤、四妙散等。

急性淋病有并发症者,特别是合并前列腺炎者,可见尿道不适,有脓液溢出,会阴部疼痛不适,中药以清热利湿、解毒化瘀为主,可选用八正散和桃仁承气汤加减。

小便不畅、短涩,淋漓不净,女性带下多,腰腿软,五心烦热,食少纳差;舌红,苔少,脉细数者,在西医消炎的基础上,中医以滋阴降火、利湿祛浊为主,可选用知柏地黄汤加减。

九、预防与调护

(一) 预防

首先要进行宣传教育,严禁嫖娼卖淫。还要鼓励使用避孕套,这可使淋球菌感染发病率降低,对沙眼衣原体及其他性病病原体感染也有一定预防作用。

其次,性伴侣应同时治疗,与淋病患者有性接触的人预防性使用抗菌药物可减少感染的风险。

再次,要注意个人卫生与消毒隔离,患者不与家人同床、同浴,不共用浴巾、毛巾等。

最后,新生儿应用硝酸银溶液或抗菌药物滴眼液滴眼,防止发生淋球菌性眼炎。

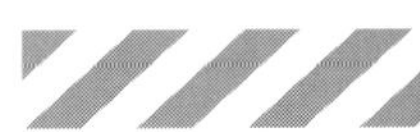

（二）调护

患者按接触性传染病原则隔离，并强制治疗，治愈前严禁发生性行为，其血液及分泌物和排泄物等均应严格消毒，并对供血者进行严格筛选，严禁病原菌携带者献血，医务人员接触患者或其污染物时应戴手套。按医嘱正确使用治疗药物并对症处理，注意观察疗效及不良反应。对淋病患者还必须检测有无沙眼衣原体感染，在 4 个月内应连续多次做梅毒临床或血清学检查，以明确有无联合感染。带宫内节育器者患淋病后容易发生盆腔感染，并造成治疗困难和炎症复发，故在应用抗菌药物的同时应将宫内节育器取出。对有并发症的淋病患者，应注意监测其体温变化，高热患者一般采用物理降温，鼓励其多饮水。

（张容祥　孙玉洁　周　峰　李　昊）

参考文献

［1］ 中国疾病预防控制中心性病控制中心，中华医学会皮肤性病学分会性病学组，中国医师协会皮肤科医师分会性病亚专业委员会.梅毒、淋病、生殖器疱疹、生殖道沙眼衣原体感染诊疗指南(2014)[J].中华皮肤科杂志，2014，47(5)：365-372.

［2］ 刘颖涛.淋证的古代文献研究与学术源流探讨[D].北京：北京中医药大学，2016.

［3］ 李义昌.花柳毒淋的辨析及治疗[J].云南中医中药杂志，1995(6)：18-21.

［4］ 李长如，陈灵敏，曾秋林.中西医结合治疗淋球菌感染性淋病 96 例临床观察[J].检验医学与临床，2011，8(9)：1120-1121.

［5］ 胡献国.淋病的中医治疗[J].家庭医学，2021(1)：54.

［6］ 谭升顺，肖玉芳.淋病的临床表现及其早期诊断和鉴别诊断[J].中国全科医学，2000，3(4)：258-260.

［7］ 郑晓丽，陈绍椿，尹跃平.淋病奈瑟菌实验室检测技术进展[J].临床检验杂志，2020，38(6)：447-449.

［8］ 陈慧姮，梁景耀，梁晓冬，等.淋球菌耐药现况及淋病治疗策略研究进展[J].临床皮肤科杂志，2020，49(1)：58-61.

［9］ 杨晗，徐春琳.淋病生殖道感染现状及规范治疗[J].中国实用妇科与产科杂志，2014，30(9)：662-666.

［10］ 刘晶晶，路莉，陈秀慧，等.盆腔炎性疾病免疫学发病机制的研究进展[J].现代妇产科进展，2014，23(1)：64-66.

［11］ 窦桂红.淋病的诊疗与防治[J].世界最新医学信息文摘，2014，14(1)：64-65.

［12］ 高玉梅，张玉娥.淋病患者的护理体会[J].现代中西医结合杂志，2004，13(8)：1095.

［13］ 王侃.针灸治疗淋病双球菌感染 595 例临床观察[J].中医杂志，1997，38(3)：152-154.

［14］ 蒋法兴，王千秋.淋病的诊疗[J].皮肤科学通报，2021，38(1)：30-34.

第三十二章 破伤风

一、概述

破伤风(tetanus),中医学亦称“破伤风”,是一种由破伤风杆菌侵入人体伤口,并在伤口内繁殖和产生外毒素所引起的急性特异性感染。临床上以患者全身或局部肌肉持续性痉挛和阵发性抽搐为主要症状。

破伤风的潜伏期不定,平均为 6～10 天,亦有可能短于 24 h,长者达 20～30 天,甚至几年,新生儿破伤风通常在断脐后 7 天左右发病,故俗称“七日风”。一般来说,潜伏期或前驱期越短,症状越严重,病死率越高。患者先有前驱症状,如乏力、头晕、头痛、咀嚼肌紧张、烦躁不安,随后出现典型的肌肉强烈收缩,初为咬肌,以后依次为面肌、颈项肌、背腹肌、四肢肌群、膈肌和肋间肌,严重时往往危及生命。本病关键在于预防,正确地处理伤口可避免患病。

关于破伤风的最早记载见于《五十二病方》,“伤痉:痉者,伤,风入伤,身信(伸)而不能诎(屈)”。除《五十二病方》外,唐代蔺道人所撰《仙授理伤续断秘方》一书中指出:“凡脑骨伤碎,轻轻用手撙令平正。若皮不破,用黑龙散敷贴;若破,用风流散填疮口,绢片包之,不可见风着水,恐成破伤风。若水与风入脑,成破伤风,则必发头痛,不复可治。在发内者,须剪去发敷之。”此段记载形象、生动,还可用于判断破伤风的预后。宋代关于破伤风的记载更趋于完善,《普济方》载:“夫刀箭所伤……不能畏慎,触冒风寒,毒气风邪从外所中,始则伤于血脉,又则攻于脏腑,致身体强直,口噤不开,筋脉拘挛,四肢颤掉,骨髓疼痛,面目㖞斜,如此之间,便致难救。此皆损伤之处,中于风邪,故名破伤风。”国外关于破伤风的最早记载可能见于公元前 1500 多年的古埃及文献,当时的人们大致知道这种疾病源自开放伤口感染,直到 1884 年,德国犹太人医生 Arthur Nicolaier 从厌氧土壤中分离出类似于马钱子碱的物质,之后知道它是破伤风毒素。1897 年,法国兽医 Edmond Nocard 证明破伤风抗毒素能诱导人体产生被动免疫,并可用于预防和治疗。第一次世界大战期间,一些发达国家的士兵注射了这种血清,将破伤风的病死率降到了 0.02%。

二、流行病学

(一) 传染源

破伤风的传染源一般不是破伤风患者,而是破伤风杆菌。破伤风杆菌广泛存在于自然界,多出现在土壤表层、污泥、尘埃及人或动物的粪便中。其生存力很强,主要是通过皮肤或者黏膜的伤口侵入人体,最常见于外伤患者,也常见于新生儿不洁接生而致的脐部感染。破

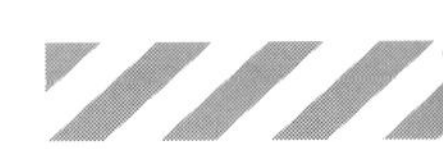

伤风杆菌是一种厌氧菌，只在无氧环境下大量繁殖，因此常见于较深的伤口，如生锈的锐器刺伤的伤口。也可见于有感染的伤口，因为细菌的大量繁殖消耗了氧气，形成了无氧环境，从而有利于破伤风杆菌的大量繁殖。

（二）传播途径

破伤风主要通过伤口感染传播，破伤风杆菌及其毒素都不能侵入正常的皮肤和黏膜，故破伤风都发生在伤后。一切开放性损伤如火器伤、刺伤、弹伤、开放性骨折、烧伤、动物咬伤，甚至细小的伤口如木刺或锈钉刺伤，均有可能发生破伤风。破伤风杆菌感染也常出现在新生儿未经消毒的脐带残端、消毒不严的人工流产后、医源性损伤（如手术摘除异物）后，以及创伤性检查及治疗中。局部伤口缺氧是一个有利于发病的因素，当伤口窄深、缺血、坏死组织多、引流不畅，并混有其他感染时，便容易发生破伤风。此外，泥土内含有的氯化钙能使其他需氧化脓菌感染而造成伤口局部缺氧，促使组织坏死，有利于厌氧菌繁殖，故带有泥土的锈钉或木刺刺伤容易引起破伤风。患者病后无持久免疫力，可再次发生感染。

（三）易感人群

人类对破伤风不产生自然免疫，各年龄段人群对破伤风均易感。一般而言，破伤风高危人群是指那些对破伤风从未获得免疫保护或免疫保护不全的人群。由于儿童（除新生儿外）、青少年普遍接受了计划免疫接种，发病率有所降低，中老年人的发病率相对较高。此外，新生儿也是发病率较高的人群，因为细菌可以通过新生儿脐带横断面造成感染。在一些国家或地区，不正确的局部治疗包括应用家畜粪便、大蒜、咖啡和灰烬等进行脐带残端处理，都可能引起破伤风。药物滥用者破伤风发病率也较高，因为海特洛辛（弱安定药）等药物滥用者通过皮肤、肌内注射等途径用药，可能造成皮下脓肿，形成适宜破伤风杆菌生长的环境，引起破伤风。感染性流产的妇女也是发生破伤风杆菌感染的高危人群。

（四）流行特征

世界各地破伤风发病率存在较大差异，绝大多数发生在发展中国家。文献报道，2010—2014 年，非洲地区全人群破伤风平均发病率相对较高，为(0.3010～0.5490)/10 万；欧洲地区全人群破伤风平均发病率仅为(0.0074～0.0231)/10 万。在发达国家破伤风病例已非常罕见，目前在发达国家和地区破伤风发病以老年人为主。我国主要针对新生儿破伤风进行了系统性监测，除极个别的县以外，新生儿破伤风发病率已经控制在 1‰以下。中国疾病预防控制中心信息系统收集 2010—2017 年新生儿破伤风的流行病学资料，并对其进行了特征分析，认为我国新生儿破伤风发病率呈下降趋势，且发病年龄越小，病死率越高。北京协和医院和中国人民解放军总医院回顾性分析了 2005—2014 年收治的破伤风患者的临床资料，认为男性平均发病年龄大于女性，农民和工人多发，季节分布无明显差异。铁制品割伤为最主要的致病原因，但致病原因呈多元化发展趋势。发病者多为外伤后未正规清创及未注射破伤风抗毒素者，死亡者多有呼吸系统及消化系统并发症。

（五）病原学

破伤风杆菌属于梭状芽胞杆菌，菌体长 4～8 μm、宽 0.3～0.5 μm，有周身鞭毛；芽胞呈圆形，直径比菌体宽大，呈鼓槌状，位于菌体顶端。繁殖体为革兰阳性，带上芽胞的菌体易转为革兰阴性。破伤风杆菌为专性厌氧菌，对营养要求不高，最适生长温度为 37 ℃，适宜 pH 为 7.0～7.5，在普通琼脂平板上培养 24～48 h，可形成直径 1 mm 以上、中心紧密、周边疏松、似羽毛的菌落，易在培养基表面迁徙扩散。在血琼脂平板上可出现明显溶血环，在碎肉培养基中培养，肉渣部分可被消化，不变色，产生少量气体，生成有腐败臭味的甲硫醇及硫化氢。破伤风杆菌的生化反应不活泼，一般不发酵糖类，不能还原硝酸盐为亚硝酸盐，但能液化明胶，产生硫化氢，形成吲哚，对蛋白质也有微弱的消化作用。破伤风杆菌繁殖体的抵抗力极差，但芽胞抵抗力强大，在土壤中可存活数十年，能耐煮沸 40～50 min。破伤风杆菌有菌体抗原和鞭毛抗原两种抗原，根据鞭毛抗原的不同，可分为 10 个血清型，但各血清型产生的毒素在生物学和免疫学活性上无明显差别，可被任何其他型抗体所中和。

破伤风杆菌在生长期可产生两种毒素：破伤风痉挛毒素（tetanospasmin）和破伤风溶血素（tetanolysin），后者在破伤风发病机制中不重要。破伤风痉挛毒素是一种神经毒素（neurotoxin），为高度纯化结晶的蛋白质，由 10 余种氨基酸组成，蛋白质不耐热，可被肠道蛋白酶破坏，故口服毒素不会对人体造成伤害。菌体内的痉挛毒素由两条肽链组成，即重链和轻链，重链分子量为 107 kD，轻链为 53 kD。重链和轻链之间由一肽链和二硫键相连。此肽链易被蛋白酶作用而形成缺口，二硫键则易被还原剂作用而断裂。因此在重链与轻链之间及重链与重链之间可存在非共价键结合。菌体内的毒素（160 kD）经胰酶温和处理后，重链和轻链之间的缺口处发生断裂，两条肽链分开。两条肽链分开后，毒素即失去活性；若重新结合则恢复毒性。破伤风毒素的毒性非常强烈，仅次于肉毒毒素。破伤风毒素经甲醛处理后可脱毒成类毒素，这种类毒素抗原性极强，可免疫动物产生有中和毒素作用的抗毒素。

三、中医病因病机

破伤风，又名“伤痉”“金疮痉”“金疮中风痉”。分娩或流产时，从阴道感染的叫“产后风”；新生儿从脐带感染的叫“脐风”，叫法虽不同，但均属破伤风。《简明医彀》中记载：“如患疮疡日久，外着白痂，闭塞其气，阳热内郁，热极生风为内因。有诸疮不瘥，艾火灸法，热毒内攻，甚而生风，为不内外因。有偶为刀剪等伤，或跌磕破损，或生疮毒，淋洗敷药见风为外因。”

现代中医学认为破伤风的病机是皮肤破损后，气血亏虚，疮口不洁，腠理不固，“金疮风毒”乘机侵入，由表入里，流窜肌肤腠理经脉，渐传入里而郁闭经脉，失于调治，致使营卫不得宣通，郁久化热，耗伤阴液，肝血不足不能滋养筋脉而发病。患者症见初起即感恶寒、全身不适或轻度发热，头痛，两腮酸痛，下颌微感紧张，咀嚼时稍有困难，颈部转动不灵，进而面肌痉挛，呈苦笑面容，牙关紧闭，舌强口噤，流涎，甚至全身肌肉持久性强直痉挛，角弓反张，可频频发作，最后言语、吞咽、呼吸均困难，甚或窒息而死（图 32-1）。

四、发病机制及病理

（一）发病机制

破伤风杆菌没有侵袭力，经伤口入侵人体，一般不侵入血流，但如伤口条件适合，即伤口深而窄，且混有其他需氧菌或兼氧菌，或有异物或大量组织坏死，可导致伤口内氧化还原电势下降，造成厌氧环境，破伤风杆菌得以大量生长、繁殖，在局部产生毒素。毒素在局部产生后，通过运动终板吸收，沿神经纤维间隙至脊髓前角神经细胞，上达脑干，也可经淋巴吸收，通过血流到达中枢神经。毒素能与神经组织中的神经节苷脂结合，封闭脊髓抑制性突触末

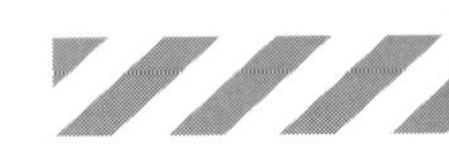

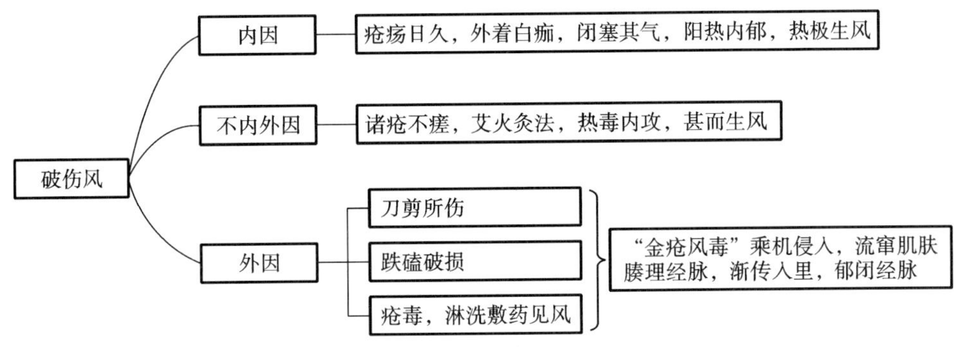

图 32-1　破伤风病因病机示意图

端，阻止其释放传递介质甘氨酸和 γ-氨基丁酸，从而破坏上、下神经细胞之间的正常抑制，导致兴奋性异常增高的超反射反应和横纹肌痉挛，从而导致脊髓运动神经细胞和脑干的广泛脱抑制，因而出现屈肌、伸肌同时强烈收缩，形成牙关紧闭、角弓反张等破伤风特有的症状。破伤风毒素还可影响神经肌肉接头处神经突触的传递活动和交感神经，前者可因乙酰胆碱的聚集，引起局部肌肉收缩和震颤，后者可因功能亢进，导致血压上升、心动过速、发热、出汗以及尿中儿茶酚胺增加、周围血管收缩等。

（二）病理

破伤风的病理变化较少，且缺乏特异性，主要为脑和脊髓充血及出血，重者有脑水肿。运动神经细胞有水肿、核肿大及染色体溶解现象。病程较长者大脑半球可出现散在性脱髓鞘和神经胶质细胞增生，其他脏器如心、肝、肾和胃肠道有不同程度的充血及出血。

五、临床表现

感染破伤风杆菌后，患者先有乏力、头晕、头痛、咬肌紧张酸胀、烦躁不安、打呵欠等前驱症状，一般持续 12～24 h，接着出现典型的肌肉强烈收缩症状，最初是咬肌，以后依次为面肌、颈项肌、背腹肌、四肢肌群、膈肌和肋间肌。患者开始感到咀嚼不便、张口困难，随后牙关紧闭；面部表情肌群呈阵发性痉挛，使患者具有独特的“苦笑”表情。颈项肌痉挛时，出现颈项强直，头略向后仰，不能做点头动作。背腹肌同时收缩，但背肌力量较强，以致腰部前凸，头及足后屈，形成背弓，称为角弓反张。四肢肌群收缩时，因屈肌较伸肌有力，肢体可出现屈膝、弯肘、半握拳等姿态。在持续紧张收缩的基础上，任何轻微刺激，如光线、声响、震动或触碰患者身体，均能诱发全身肌群的痉挛和抽搐。每次发作持续数秒至数分钟，患者面部发绀，呼吸急促，口吐白沫，流涎，磨牙，头频频后仰，四肢抽搐不止，全身大汗淋漓，非常痛苦。发作的间歇期，疼痛稍减，但肌肉仍不能完全松弛。强烈的肌痉挛，有时可使肌断裂，甚至发生骨折。膀胱括约肌痉挛又可引起尿潴留。持续性呼吸肌群和膈肌痉挛，可以造成呼吸停止，以致患者死亡。疾病期间，患者神志始终清楚，一般无高热。高热的出现往往提示有肺炎，高热也可由交感神经亢进导致。病程持续 2 周至 2 个月不等，死亡大多发生在起病 10 天内，如病程延至 10 天以上，则 90％病例可望恢复。自第 2 周后，随病程的延长，症状逐渐减轻。但在痊愈后的较长一段时间内，某些肌群有时仍有紧张和反射亢进的现象。

破伤风临床上分轻、中、重 3 型，分型标准见表 32-1。

表 32-1　破伤风轻、中、重分型标准

分型标准	轻　型	中　型	重　型
潜伏期	10 天以上	7～10 天	7 天以内
痉挛前期	48 h 以上	24 h 以上	24 h 以内
痉挛发作频数	每天 3 次及以下	每天 3 次以上	多次或频发
临床表现	仅有牙关紧闭，无吞咽困难	有吞咽困难，无呼吸困难	有呼吸困难，发绀
对镇静药反应	良好	良好	较差，不易控制

特殊类型的破伤风主要有以下几种。

1. 局限性破伤风(local tetanus)　此型病变与病原菌接触部位有关，多见于有部分免疫力者。临床表现为局部受伤部分肌肉持续强直，肌张力增加，可持续数周至数月，以后逐渐消退。有时也可发展为全身性破伤风。局限性破伤风的预后较佳。

2. 脑型破伤风(cephalic tetanus)　发生于头部、面部创伤之后，主要为眼眶受伤感染导致，表现为牙关紧闭、面肌及咽肌痉挛。

3. 新生儿破伤风(neonatal tetanus)　发病于出生后 1 周内。半数患儿无牙关紧闭，仅有吸乳困难，但下压下颌时有反射性牙关紧闭。

六、实验室及其他检查

破伤风症状典型，一般可根据病史及临床表现做出诊断，必要时可行相关检查排除其他疾病。

七、诊断与鉴别诊断

（一）诊断

诊断破伤风时，详细询问病史极为重要。新生儿采用旧法接生，近期有创伤特别是深刺伤史，有静脉注射吸毒史，曾用柴灰和积尘敷伤口等，均有重要参考价值。如患者出现牙关紧闭、角弓反张、阵发性肌痉挛、吞咽困难等，即可做出临床诊断。破伤风杆菌分布广泛，如患者无临床症状，即使在伤口找到破伤风杆菌也不能作为诊断依据。如果有外伤史和临床症状，组织或其分泌物厌氧培养分离到破伤风杆菌，则可确定诊断。

取创面渗出物或坏死组织镜检，或加热 80 ℃ 20 min 以杀死无芽胞杂菌，接种在血琼脂培养基或碎肉培养基中，在厌氧条件下培养 24～48 h，挑选可疑菌落进行鉴定，也可取培养滤液 0.1 mL 接种于小白鼠，做毒力和毒力保护试验。

（二）鉴别诊断

1. 脑膜炎　脑膜炎虽有角弓反张和颈项强直等症状，但无阵发性肌痉挛。患者有剧烈头痛、高热、喷射性呕吐等，神志有时不清。脑脊液检查有压力增高、白细胞计数增多等。

2. 狂犬病　有被疯犬、猫咬伤史，有咽肌痉挛及吞咽困难，但多无全身肌痉挛和牙关紧闭。咽肌应激性增强，患者听见水声或看见水，咽部立即发生痉挛，剧痛，喝水不能下咽，并流大量口涎。

3. 引起张口困难或疼痛的局部疾病　扁桃体周围脓肿、咽后壁脓肿、颞颌关节炎、腮腺炎等均可引起张口困难，或因疼痛吞咽困难，但这些疾病不伴有颈肌强直及全身肌痉挛，且

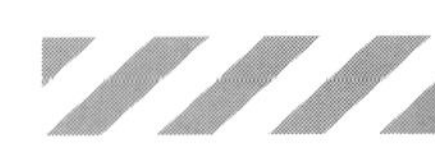

局部可发现炎性病灶。

4. 引起肌肉疼痛强直的局部病变　如颈椎、胸椎和腰椎病变及肢体软组织外伤和炎症可引起肌肉疼痛，但无牙关紧闭，也无阵发性抽搐。

5. 马钱子碱中毒　该病的发病机制和临床表现与破伤风相似，不同之处是该病痉挛间歇期肌肉完全松弛，有服药史，牙关紧闭出现得相对较晚，可据此鉴别。

6. 其他　手足抽搐症患者的强直性痉挛主要发生于手、足等部位，且血钙降低，缺钙试验可见低钙击面征（Chvostek 征）及低钙束臂征（Trousseau 征）阳性。子痫、癔症等也需与破伤风相鉴别。

八、治疗

（一）中医治疗

中医对破伤风的认识和干预较早。古代医家进行了大量的临床观察和实践，部分中药因为其独特的药物偏性和药理作用，被认为对破伤风的发病有一定预防和治疗作用。随着长期医疗实践的积累，目前人们认为破伤风治疗以祛风疏表、平肝息风、解毒镇痉为原则，并配以针灸及外治疗法。

1. 辨证论治

（1）风毒在表。

临床表现：轻度吞咽困难和牙关紧闭，周身拘急，抽搐较轻，痉挛期短，间歇期较长。

治法：祛风疏表，解毒定痉。

代表方：玉真散合五虎追风散加减。

本方由防风 12 g，胆南星 12 g，白附子 7 g，羌活 7 g，白芷 12 g，天麻 12 g，全蝎 3 g，僵蚕 12 g，蝉蜕 7 g，川芎 12 g 组成。新生儿破伤风可用蜈蚣 0.7 g，全蝎尾 0.3 g 共研细末，每次 0.7 g，水调成极稀糊喂服，每天 2 次。

（2）风毒入里。

临床表现：角弓反张，频繁而间歇期短的全身肌痉挛，高热，面色青紫，板硬，时时汗出，大便秘结，小便不通。舌质绛，苔黄糙，脉弦数。

治法：平肝息风，解毒镇痉。

代表方：木萸散加减。

本方由木瓜 12 g，吴茱萸 7 g，全蝎 5 g，蜈蚣 2 条（焙黄，研末吞服），天麻 12 g，僵蚕 12 g，胆南星 12 g，朱砂 0.45 g（分 2 次冲服），郁金 12 g，白芍 25 g，生甘草 6 g 组成。痰涎壅盛者，加鲜竹沥 12 g、天竺黄 12 g；高热口渴者，加生石膏 35 g（打碎先煎）、知母 12 g；大便秘结者加生大黄 12 g（后下）、玄明粉 12 g、枳实 12 g；小便不通者，加车前草 12 g、地龙 12 g；产后或创伤失血过多者，加太子参 25 g、当归 12 g。

2. 针灸疗法　国内早年间有较多关于针灸治疗破伤风的方法，在临床上取得了良好的疗效。

（1）针刺疗法。牙关紧闭者，取颊车、下关，配内庭、合谷；四肢抽搐者，取合谷、曲池、内关透外关，或后溪、太冲、申脉、阳陵泉；角弓反张者，取风池、风府、大椎、长强，配昆仑、承山。均采用泻法，留针 30 min。

（2）艾灸疗法。处方：干艾叶一两，搓成艾蛋三至五个，取大小适宜的鲜槐树皮一块，用刀刮去表皮及内层木质，留中间嫩皮；面粉适量，用水调成硬面块备用。方法：用面块绕伤口一周，将槐树皮盖在上面，然后将艾蛋置于槐树皮上点燃。患者感到局部灼热时，可暂停片刻后再灸，直至伤口周围红润冒汗，全身症状消失为止。

3. 外治疗法 外治宜清创、扩创及敷用玉真散。玉真散由天南星、防风、白芷、天麻、羌活、白附子各等份，研为细末。每服 6 g，用热酒 200 mL 调服，搽伤处。

（二）西医治疗

破伤风是一种极为严重的疾病，致残率约为 10%，要采取积极的综合治疗，包括尽早彻底清创、去除毒素来源，病原治疗，控制和解除痉挛，保持呼吸道通畅和防治并发症等。

1. 彻底清创、去除毒素来源 有伤口者，均需在控制痉挛的前提下，进行彻底的清创，一切坏死组织、异物、碎骨等均需清除，以防破伤风杆菌在腐败的组织中繁殖。清创时，伤口周围宜先用 10000～20000 U 破伤风抗毒素（tetanus antitoxin，TAT）或 3000 U 破伤风免疫球蛋白（tetanus immunoglobulin，TIG）浸润后再行扩创。扩创还应在镇静药、解痉药及抗生素等应用 2 h 后进行。手术后用 3%过氧化氢或 1∶4000 高锰酸钾溶液湿敷，敞开伤口以利于引流，不宜缝合或包扎。如原发伤口在发病时已愈合，则一般不需进行清创。对创面已愈合而抽搐不易控制者应仔细观察伤口内有无感染或残余异物存在。

2. 病原治疗

(1) TAT：可中和游离的毒素和伤口处细菌繁殖所产生的毒素，破伤风毒素一旦与神经受体结合就会产生不可逆的毒性作用，任何抗毒素都无法中和其毒力，对已发生破伤风的患者是否应用 TAT 存在争议。目前多数学者认为，应用利大于弊，且提倡越早应用越好。

TAT 皮试阴性后，成人或年长儿童每次静脉滴注 10000～100000 U，新生儿每次滴注 1500～10000 U；此外也可做脐周注射。也有 TAT 鞘内注射 5000～1000 U 的报道，认为鞘内注射可使抗毒素直接进入脑组织内中和游离的毒素，减轻病情，效果较好，并可不再全身应用抗毒素。如同时加用泼尼松龙 12.5 mg 或地塞米松 5 mg，可减少这种注射所引起的炎症和水肿反应，但确切效果有待进一步研究。

如皮试阳性应做脱敏注射，第 1 次注射 10 倍稀释液 0.2 mL(含 200 U 抗毒素)，如无反应（发绀、气喘或显著呼吸短促、脉搏加速、荨麻疹等）即可注射 0.4 mL，如无反应可注射0.8 mL，如仍无反应，则继续将剩余量注射完毕。每次注射间隔时间为 15～20 min。

(2) TIG：既可用于感染伤口的预防，也可用于治疗破伤风。预防剂量为 250～500 U，治疗剂量为 3000～6000 U。预防为分次肌内注射于伤口近端深部肌肉，治疗多为臀部肌内注射。不良反应有注射部位疼痛、硬结、红斑等，很少有全身反应。静脉注射不良反应严重，不予推荐。

TAT 在治疗破伤风感染中起重要作用，但现用的 TAT 是异源性蛋白（马源性），在使用中容易引起过敏反应，引起过敏反应的概率为 5%～30%，其中致死率约为 1/10 万，目前欧美国家有以 TIG 取代 TAT 的趋势。TIG 属于人源性蛋白，使用安全、方便，不需要做皮试，尤其适用于对 TAT 过敏者。但受血源的限制，且血源也可能染有病原菌，TIG 应用也受到一定的局限。有学者成功建立了 36 株能稳定分泌 TAT 的人源单克隆抗体细胞系，是未来疫苗研究的一个方向。

(3) 抗生素治疗：应用抗生素的主要目的是杀灭伤口内可能存在的破伤风杆菌，减少外毒素的产生，以及杀灭除破伤风杆菌外的杂菌，如金黄色葡萄球菌等。青霉素（80 万～100 万 U，肌内注射，每 4～6 h 1 次）可抑制破伤风杆菌繁殖，并有助于其他细菌感染的预防，可及早使用。也可给甲硝唑 500 mg，口服，每 6 h 1 次；或 1 g，直肠内给药，每 8 h 1 次，持续 7～

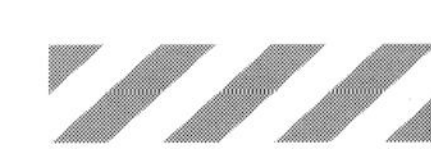

10天。有文献报道，甲硝唑对破伤风的疗效优于青霉素。对青霉素过敏的患者可改用其他抗生素。合并有肺部感染和气管切开者，可选用头孢菌素类联合喹诺酮类行抗感染治疗等。

3. 控制和解除痉挛 患者应住单人病室，环境应尽量安静，防止光、声刺激。注意防止发生坠床或压疮。控制和解除痉挛是治疗过程中很重要的一环，如能做好，在极大限度上可防止窒息和肺部感染的发生，减少死亡。

(1) 病情较轻者，可使用镇静药和催眠药，以降低患者对外来刺激的敏感性。但用药剂量不宜过大，以免造成患者深度昏迷。用地西泮(安定)(5 mg口服，或10 mg肌内注射，每天4～6次)控制和解除痉挛，效果较好。也可用苯巴比妥钠(0.1～0.2 g，肌内注射)或10%水合氯醛(15 mL口服或20～40 mL直肠灌注，每天3次)。

(2) 病情较重者，用地西泮(安定)10 mg静脉注射，每天4～6次，必要时可持续静脉滴注100～400 mg(3～8 mg/kg)，儿童每次用量为0.5～1.0 mg/kg，每天3～4次，也可用氯丙嗪50～100 mg，加入5%葡萄糖溶液250 mL，静脉缓慢滴注，每天4次。

(3) 抽搐严重，甚至不能做治疗和护理者，可用硫喷妥钠0.5 g做肌内注射(要警惕发生喉头痉挛，用于已做气管切开的患者比较安全)，副醛2～4 mL，或肌肉松弛药，如氯化琥珀胆碱、氯化筒箭毒碱、氨酰胆碱等(在气管切开及控制呼吸的条件下使用)。如并发高热、昏迷，可加用肾上腺皮质激素，如泼尼松30 mg口服或氢化可的松200～400 mg静脉滴注，每天1次。

有报道运用肉毒杆菌神经毒素来治疗多种肌痉挛有明显疗效，亦有人用其治疗破伤风，能有效控制痉挛，避免行气管切开。

4. 呼吸障碍的处理

(1) 吸氧：有缺氧、发绀时立即吸氧。

(2) 气管切开：有下列情况的患者应尽早行气管切开，如抽搐频繁，解痉疗效不佳者；窒息性抽搐发作伴有发绀者；并发老年慢性支气管炎、肺气肿及肺部重度感染者；呼吸道分泌物多，不易清除，有呼吸衰竭征兆者；需用麻醉药或肌肉松弛药者等。气管切开可改善通气，便于排痰，防止喉肌痉挛窒息，原则上宜早不宜晚。行气管切开后应加强护理，定时进行雾化吸入和定期滴注抗生素溶液；随时观察病情，及时吸去分泌物，清洁导管，以免因分泌物阻塞呼吸道而引起窒息。

(3) 控制肺部感染：破伤风患者肌痉挛可造成呼吸功能障碍，加之使用大量解痉药，极易发生肺部感染，进而促使或导致呼吸衰竭。控制肺部感染的措施为及时行气管切开和使用有效抗生素，后者使用方式除静脉滴注外，还可有气管内滴注或雾化吸入。

5. 其他并发症的处理 交感神经亢进表现为心动过速、血压不稳定、不能解释的发热等，多数患者在病初出现。治疗原则为对症处理。其可由营养不良(如进食困难)和应用解痉剂引起，轻者给予高热量流质和半流质食物，重者或应用解痉剂患者给予鼻饲或静脉输注营养液。补充水和电解质，以纠正强烈的肌痉挛、出汗及不能进食等引起的水、电解质紊乱，如缺水、酸中毒等。

(三) 中西医结合治疗

本病可采取中西医结合治疗，由于TAT、TIG不能中和已与神经组织结合的毒素，且前者有引起过敏的副作用，青霉素也会引起过敏性休克，故它们的临床应用受到限制。中西医结合治疗对于控制破伤风抽搐痉挛，较单用西药效果好，可降低西药用量、延长给药间隔时间，缩短疗程，达到加强镇静、解痉、定惊的功效，起到互相补充的作用。

九、预防与调护

（一）预防

由于破伤风痉挛毒素能迅速与神经组织发生不可逆结合，一旦发病，治疗困难，所以预防尤为重要。创伤发生后切断传播途径，早期彻底清创，改善局部循环，是预防破伤风的关键；同时应使用大剂量青霉素抑制细菌繁殖；使用破伤风抗毒素对患者进行紧急预防，对已发病的患者进行特异性治疗。易感人群如儿童、军人和其他易受外伤人群应接种破伤风类毒素，儿童应采用百白破三联疫苗进行预防性接种，可通过人工免疫产生较为稳定的免疫力，有效预防破伤风。

1. 切断传播途径　广泛开展预防破伤风的健康教育，去除陋习与不良习惯，如小伤口用柴灰、积尘等涂敷或用不洁布条包扎，旧法接生等。强调有外伤，尤其在不洁环境下受伤时一定要到医疗机构诊治，伤口要做细致处理，表浅伤口经灭菌盐水冲洗后，涂上碘类消毒液或其他消毒杀菌剂。对可能有芽胞感染的伤口应立即做适当的处理，如扩创、去除异物和坏死组织等。接生一定要注意无菌操作，要求在医院生产，避免新生儿破伤风的发生。

2. 人工主动免疫　主动免疫是预防破伤风的最佳和最安全的措施，包括基础免疫和加强免疫。

（1）基础免疫：婴儿用吸附百日咳、白喉及破伤风类毒素混合剂做皮下或肌内注射，于2、3、4月龄各注射0.5 mL，共3次。也可于2、4、6月龄注射。15岁以上成人用霍乱、伤寒和副伤寒菌苗及破伤风类毒素混合制剂做皮下注射3次，各0.5、1.0、1.0 mL，每针间隔2～4周；1年后再注射1 mL。未用上述免疫制剂免疫者，也可用吸附精制破伤风类毒素全程基础免疫，以刺激机体自动产生抗毒素。成人初次接种时，皮下或肌内注射2次，每次注射0.5 mL，2次间隔4～8周。6个月后再加强注射1次。

（2）加强免疫：曾接受基础免疫者，可隔5～10年注射0.5 mL类毒素。目的是使人群中的抗毒素水平达到0.01 U/mL以上。研究结果表明，在此浓度以上，发病极少，且病情较轻，伤后经全程基础免疫或加强免疫者，在末次注射1年半内受伤时，不需要注射类毒素；超过1年半者，可注射精制破伤风类毒素0.5 mL。发热，严重高血压、心脏病和肾脏病者禁忌行加强免疫。接种后若有局部硬块，1～2个月可吸收。应注意过多注射类毒素可引起变态反应。

3. 人工被动免疫　如遇严重污染创伤或受伤前未经主动免疫者，创伤发生后24 h内，皮下或肌内注射TAT(1000～3000 U)，因为破伤风的发病有一个潜伏期，尽早注射有预防作用，但作用短暂，有效期为10天左右，因此，对深部创伤、污染严重的伤员，可在1周后再注射1次。破伤风抗毒血清有两种：①TAT：注射后体内抗体可迅速上升，但仅能维持5～7天，注射前必须常规做过敏试验，以免发生过敏反应。过敏试验结果为阳性者，则应进行脱敏注射，即小剂量分多次注射破伤风抗毒素。1周前用过破伤风抗毒素者，如再使用，还须重做过敏试验。②TIG：由人体血浆中免疫球蛋白提纯而成。因无血清反应，故不需要做过敏试验，是理想的破伤风抗毒素。TIG适用于下列情况：伤口污染严重；严重的开放性损伤，如颅脑、胸部、腹部开放性损伤及开放性骨折、烧伤；伤后未及时清理创口或处理不当。

4. 抗生素替代措施　额外的预防措施是使用含有或不含有抗毒素的抗生素。随着抗毒素的广泛应用，人们近年来认识到抗毒素过敏反应的严重性，且其可能无法保护曾患此病

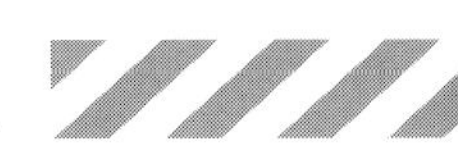

的患者，一些医生在治疗非免疫损伤时，会用抗生素代替抗毒素。抗生素应给予4天，如果伤口看起来干净、愈合良好、没有残留异物的可能，抗生素可停用。否则应继续使用抗生素，直到伤口愈合。抗毒素和抗生素都有可能治疗失败，但随着抗生素的普及，严重的不良反应被认为是不太可能发生的。然而，在对抗毒素和抗生素的相对优点进行有效比较得出结果之前，有必要采取折中的预防方案。如果伤口被认为有很高的破伤风杆菌感染风险，就应该在使用抗生素的基础上使用抗毒素。然而在决定这一点时，应考虑影响毒素产生的主要因素，如伤口污染的程度、外科手术的实用性、保留异物的可能性及患者的年龄等。

5. 中药口服　对于有外伤且TAT过敏试验呈阳性或强阳性反应或过敏体质者，可予中药口服预防。有专利显示，口服解表祛风、平肝止痉、攻毒通络的中药，可通过广谱抗菌和中和毒素作用，达到预防、治疗破伤风杆菌感染，控制抽搐痉挛，恢复健康的效果，其毒副作用小，防治效果好，治愈率高。选择具有清热解毒、祛风化痰作用的中药，如百眼藤、铧头草、虎尾轮、散血藤、雪山林、过山消根、野枇杷、木蝴蝶树皮、玉兰花、梵天花，水煎成汤剂，经临床试验总有效率达100%。

（二）调护

1. 创造良好的休养环境　将患者置于单人隔离病室，保持安静，室内遮光，白天用黑色窗帘遮挡，晚上可开地灯，避免各类干扰，减少探视。医务人员说话要低声、走路要轻，各种治疗及护理操作尽量在使用镇静药后30 min内完成，以免刺激患者引起抽搐。

2. 加强观察　密切观察患者的生命体征、意识、尿量等，加强心肺功能监护，警惕有无并发心力衰竭；同时详细记录患者抽搐发作的症状、持续时间和间隔时间等，注意痉挛发作前的征兆，以及时调整药量，控制痉挛发作。保护患者，防止意外损伤；患者发生剧烈抽搐时，应用合适的牙垫置于患者口中，以防止舌被咬伤，使用带护栏的病床，必要时加用约束带固定患者，防止患者痉挛发作时坠床或自我伤害，同时于患者关节部位放置软垫，以防止其肌腱断裂或发生骨折。

3. 保证营养摄入　对于因病情严重无法经口进食的患者，可予以鼻饲或静脉输液，对能够经口进食的患者可给予高热量、高蛋白以及高维生素的流质或半流质食物，应少食多餐，尽可能避免呛咳与误食。此外，近年来研究表明对重型破伤风患者早期应用肠内营养，可改善患者蛋白质代谢和营养状况，提高机体免疫功能，减少并发症。

4. 严格消毒隔离　破伤风具传染性，应严格执行接触隔离措施，防止播散。护理人员接触患者时应穿隔离衣，戴帽子、口罩以及手套，身体部位有伤口的医务人员不能参与护理。所有器械与敷料均须专用，使用后予以灭菌处理。用后的敷料必须焚烧；器械用碘伏浸泡20 min，清洗后再行高压灭菌，并采取间隙消毒灭菌法，即按常规进行高压灭菌，每天1次，进行3次，可杀死所有芽胞。室内以紫外线照射，每天2次，地面用2%次氯酸钠溶液拖洗，每天1次。

5. 积极宣讲　宣传破伤风的发病与预防知识，提醒患者加强自我保护，避免创伤，按期接受破伤风主动免疫的预防注射，伤后须及时、准确地处理伤口，动物咬伤、烧伤须及时就诊，及时注射TAT。

（张新悦　段妍君）

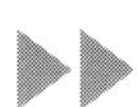

参考文献

[1] 陈孝平,汪建平.外科学[M].8版.北京:人民卫生出版社,2013.

[2] 张玲霞,周先志.现代传染病学[M].2版.北京:人民军医出版社,2010.

[3] 陈双萍.破伤风病人的护理[J].世界最新医学信息文摘,2016,16(61):365,368.

[4] 胡伟红.新生儿破伤风护理体会[J].广东医学,2002(S1):210.

[5] 李时珍.本草纲目:校点本[M].2版.北京:人民卫生出版社,2007.

[6] 史玉虎,焦常新,付耀武,等.中西医结合治疗破伤风验案[J].中国中医急症,2012,21(5):846.

[7] SMITH J W,LAURENCE D R,EVANS D G. Prevention of tetanus in the wounded [J]. Br Med J,1975,23(8):453-455.

[8] 黄彤,林丽华,吴凤,等.肠内营养对重型破伤风患者营养支持的探讨[J].国际护理学杂志,2011,30(5):653-655.

[9] 占建波,霍细香,杨北方,等.2010年湖北省部分地区健康人群百日咳、白喉、破伤风人群免疫水平分析[J].实用预防医学,2011,18(9):1647-1649.

[10] 胡国,王昭.一种防治破伤风的中药配方:CN104127712A[P].2014-11-05.

[11] 成绵广.一种治疗破伤风的中药组合物:CN110960659A[P].2020-04-07.

[12] 陈珊珊,危剑安,黄霞珍.中医药治疗狂犬病文献回顾[J].环球中医药,2012,5(2):114-116.

[13] 艾儒棣,方明,谭强,等.汉唐宋时期中医文献对破伤风的认识及贡献[J].中医杂志,2011,52(16):1437-1438.

[14] 宋欣,李明,王传林,等.中国破伤风免疫预防的现状、问题与展望[J].中国疫苗和免疫,2019,25(6):743-746.

[15] 宁桂军,高源,夏伟,等.中国2010—2017年新生儿破伤风流行病学特征[J].中国疫苗和免疫,2018,24(4):379-382.

[16] 韩建勋,丁守成.中西医结合治疗破伤风97例[J].中国中西医结合外科杂志,2012,18(1):79-80.

第三十三章 耐多药结核病及广泛耐药结核病

一、概述

耐多药结核病(MDR-TB)的定义有两种。有人认为,肺结核患者感染的结核分枝杆菌经体外药物敏感试验证实耐受任何两种以上的抗结核药物,为MDR-TB;另有人认为,MDR-TB指肺结核患者感染的结核分枝杆菌同时对异烟肼和利福平耐药,而不论是否耐其他药。

广泛耐药结核病(XDR-TB)是指结核病患者感染的结核分枝杆菌在体外被证实除了对至少两种主要一线抗结核药物异烟肼、利福平耐药外,还对任何氟喹诺酮类抗生素(如氧氟沙星)耐药,以及对三种二线抗结核注射药物(如卷曲霉素、卡那霉素、丁胺卡那霉素等)中的至少一种耐药。

中医学历代文献中并没有肺结核的病名,根据其发病机制及病理、临床表现、预后、转归等特征,肺结核应归属于"肺痨"范畴。宋代许叔微《普济本事方》提出,本病由"肺虫"引起:"肺虫居肺叶之内,蚀人肺系,故成瘵疾,咯血声嘶。"表明古代中医已认识到本病具有传染性,并且描述了该病的典型症状,与现代所说的结核病的临床特征极为相似。

二、流行病学

(一)传染源

开放性肺结核患者,也就是痰菌阳性的肺结核患者。

(二)传播途径

传播途径为呼吸道飞沫传播。

(三)易感人群

与活动性肺结核确诊者有密切接触者,主要有活动性肺结核患者的家人、朋友,或者专门治疗本病的医务人员;生活或者工作的场所比较拥挤,环境条件差的人群;老年人、儿童,或者患糖尿病、艾滋病、癌症等免疫功能低下的人。

(四)流行特征

近年来,耐药结核分枝杆菌尤其是耐多药结核分枝杆菌和广泛耐药结核分枝杆菌的出现,严重影响人群健康,并成为全球结核病有效控制的巨大障碍。WHO 估计,2019 年中国耐多药结核病(MDR-TB)新发患者数为 6.5 万例,约占全球的 14%,仅次于印度。MDR-TB 治疗成功率低,目前全球利福平耐药结核病(RR-TB)或 MDR-TB 平均治疗成功率为 56%,XDR-TB 治疗成功率仅为 39%。

三、中医病因病机

痨虫传染是本病发病的唯一外因,痨虫具有传染性,最易侵入肺脏,损伤肺阴,故朱丹溪概括痨瘵的病理为"主乎阴虚"。先天禀赋不足,后天失调或病后失养,情志不遂,忧思过度,或劳倦伤脾,均可导致气血不足,正气虚弱,成为痨虫入侵引起发病的主要内因。"正气存内,邪不可干"。正气强弱不仅是发病的关键,也是肺痨传变、转归的决定性因素。如正气较强,则能抗御痨虫,使病变局限于肺部,而逐渐趋于好转。如正气虚弱,则往往由一脏之虚而发展成多脏亏虚,病变由轻转重。

肺痨的病位主要在肺,基本病机为阴虚,与脾肾两脏的关系最为密切,同时也可涉及心肝。初起病变在肺,以阴虚为主(由于痨虫从口鼻吸入,直接侵蚀肺脏,损伤肺阴),继可导致阴虚火旺,肺肾两虚,相火内炽;或阴伤及气,肺脾同病,甚则阴损及阳,故后期多发展为肺脾肾三脏同病;此外,也可涉及心肝,致肝火偏旺,上逆侮肺,甚则肺虚不能佐心治节,血脉不能运行而心肝肺脾肾同病。病程长短不一,轻者及时治疗,很快痊愈,重者失治误治,病程长,可能变生他证(图 33-1)。

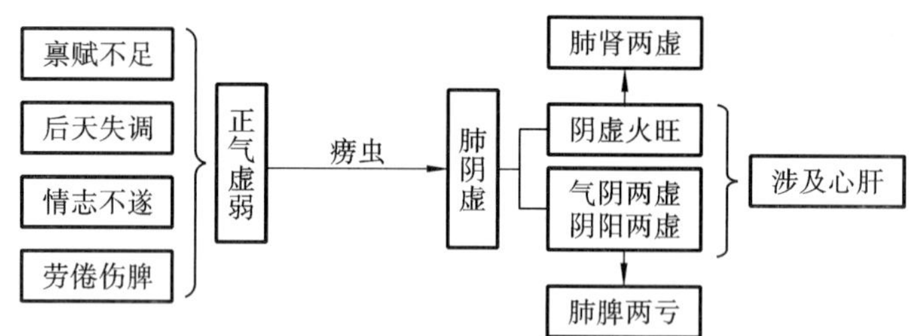

图 33-1 耐多药结核病及广泛耐药结核病病因病机示意图

四、发病机制及病理

结核分枝杆菌不产生内、外毒素,其致病性可能与细菌在组织细胞内大量繁殖引起炎症、菌体成分和代谢物质的毒性以及机体对菌体成分产生免疫损伤有关。

致病物质与荚膜、脂质和蛋白质有关。

1. 荚膜 荚膜的主要成分为多糖,还有脂质和蛋白质等成分。其对结核分枝杆菌的作用如下:①荚膜能与吞噬细胞表面的补体受体 3 结合,有助于结核分枝杆菌对宿主细胞的黏附与入侵;②荚膜中有多种酶,可降解宿主组织中的大分子物质,为入侵的结核分枝杆菌繁殖提供营养;③荚膜能防止宿主的有害物质进入结核分枝杆菌,甚至如小分子 NaOH 也不易进入。故结核标本用 4%NaOH 消化时,一般细菌能很快被杀死,但结核分枝杆菌可耐受数十分钟。结核分枝杆菌入侵后荚膜还可抑制吞噬体与溶酶体的融合。

2. 脂质 据研究,细菌毒力可能与其所含的复杂脂质成分有关,特别是糖脂,更为重要。

(1) 索状因子:与分枝菌酸和海藻糖结合的一种糖脂。能使细菌在液体培养基中呈蜿

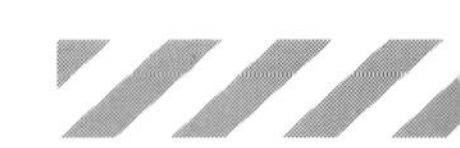

蜓索状排列。此因子与结核分枝杆菌毒力密切相关。它能破坏细胞线粒体膜，影响细胞呼吸，抑制白细胞游走和引起慢性肉芽肿。若将其从细菌中提出，则细菌丧失毒力。

（2）磷脂：能促使单核细胞增生，并使炎症灶中的巨噬细胞转变为类上皮细胞，从而形成结核结节。

（3）硫脑苷脂（sulfatide）：可抑制吞噬细胞中吞噬体与溶酶体的结合，使结核分枝杆菌在吞噬细胞中长期存活。

（4）蜡质 D：一种由肽糖脂和分枝菌酸形成的复合物，可用甲醇从有毒株或卡介苗中提出，具有佐剂作用，可激发机体产生迟发型超敏反应。

3. 蛋白质　有抗原性，与蜡质 D 结合后能使机体发生超敏反应，引起组织坏死和全身中毒症状，并在形成结核结节中发挥一定作用。结核分枝杆菌免疫机制：结核分枝杆菌是胞内感染菌，其刺激机体所产生的免疫反应是以 T 淋巴细胞为主介导的细胞免疫。T 淋巴细胞不能直接与胞内菌作用，必须先与感染细胞反应，导致细胞崩溃，释放出结核分枝杆菌。机体虽能产生针对结核分枝杆菌的抗体，但抗体只能与释出的细菌接触起辅助作用。结核分枝杆菌侵入呼吸道后，由于肺泡中 80%～90% 是巨噬细胞，10% 是淋巴细胞（T 淋巴细胞占多数）；原肺泡中未活化的巨噬细胞抗菌活性弱，不能抑制所吞噬的结核分枝杆菌生长，反而可将结核分枝杆菌带到他处。结核分枝杆菌可提呈抗原，使周围 T 淋巴细胞致敏。而致敏淋巴细胞可产生多种淋巴因子，如 IL-2、IL-6、INF-γ，它们与 TNF-α 共同作用又可杀死病灶中的结核分枝杆菌。淋巴因子中 INF-γ 占多数，有多种细胞能产生 INF-γ，如 NK 细胞、γ/δT 淋巴细胞和 $CD4^{+}$、$CD8^{+}$ α/βT 淋巴细胞。上述细胞有的可直接杀伤靶细胞，有的产生淋巴因子激活巨噬细胞，使吞噬作用加强而引起呼吸爆发，导致活性氧中介物和活性氮中介物产生而将病原菌杀死。在感染早期 α/βT 淋巴细胞尚未升至高峰时，结核分枝杆菌受 γ/δ T 淋巴细胞控制。在与结核分枝杆菌接触后，γ/δT 淋巴细胞即大量增殖。健康人经分枝杆菌提取物刺激 7～10 天，外周血淋巴细胞中 γ/δT 淋巴细胞可有所增加，其作用与 α/βT 淋巴细胞相同，也可杀伤结核分枝杆菌。近年来研究证明小鼠感染牛分枝杆菌后 γ/δT 淋巴细胞迅速汇集到炎症区，增殖的主要是 V9δ2T 淋巴细胞亚群，但人患活动性结核病时此亚群有所下降。

五、临床表现

（一）症状

有较密切的结核病患者接触史，起病可急可缓，多有低热（午后为著）、盗汗、乏力、纳差、消瘦、女性月经失调等；呼吸道症状有咳嗽、咳痰、咯血、胸痛、不同程度的胸闷或呼吸困难。

（二）体征

肺部体征依病情轻重、病变范围不同而异，早期、小范围的结核病不易查到阳性体征，病变范围较广者叩诊呈浊音，语颤增强，肺泡呼吸音低和有湿啰音。晚期结核病灶纤维化，局部收缩，使胸膜塌陷和纵隔移位。在结核性胸膜炎早期，患者有胸膜摩擦音，形成大量胸腔积液时，胸壁饱满，叩诊浊实，语颤和肺泡呼吸音减低或消失。

六、实验室及其他检查

（一）血常规

白细胞计数正常或轻度增高，血沉增快。

（二）痰结核分枝杆菌

采用涂片、集菌方法，抗酸染色呈阳性有诊断意义。也可行结核分枝杆菌培养、动物接种，但时间长。结核分枝杆菌聚合酶链反应（PCR）阳性有辅助诊断价值。

（三）结核菌素试验

旧结核菌素（OT）或纯化蛋白衍生物（PPD）皮试，强阳性者有助于诊断。

（四）特异性抗体测定

酶联免疫吸附试验，血中抗 PPD-IgG 阳性对诊断有参考价值。

（五）胸腔积液检查

腺苷脱氨酶（ADA）含量增高有助于诊断，在与癌性胸腔积液鉴别时有意义。

（六）影像学检查

胸部 X 线检查为诊断肺结核的必备手段，是判断肺结核的部位、范围、病变性质、病变进展、治疗反应、疗效的重要方法。

七、诊断及鉴别诊断

（一）诊断

根据病因、临床表现、实验室检查、影像学检查即可做出诊断。

（二）鉴别诊断

1. 原发综合征 应与淋巴瘤、胸内结节病、中心型肺癌和转移癌相鉴别。

2. 急性血行播散型肺结核 应与伤寒、脑膜炎、败血症、尘肺、肺泡细胞癌、含铁血黄素沉着症相鉴别。

3. 浸润型肺结核 要与各类肺炎、肺脓肿、肺真菌病、肺癌、肺转移癌、肺囊肿和其他肺良性病变相鉴别。

八、治疗

（一）中医治疗

肺结核属于中医学“肺痨”范畴，根据其临床表现，本病可分为四种证型。

辨证论治如下。

(1) 肺阴亏损。

临床表现：干咳，咳声短促，或咳少量黏痰，或痰中带血丝或血点，色鲜红，胸部隐隐闷痛，午后手足心热，皮肤干灼，口干咽燥，或有轻微盗汗；舌边尖红，苔薄，脉细或兼数。

治法：滋阴润肺。

代表方：月华丸。

本方由沙参 30 g、麦冬 30 g、天冬 30 g、生地黄 30 g、熟地黄 30 g、阿胶 30 g、山药 30 g、茯苓 30 g、桑叶 30 g、菊花 30 g、百部 30 g、川贝母 30 g、三七 15 g、獭肝 15 g 组成。咳嗽频而痰少质黏者，可酌加甜杏仁、海蛤壳、竹茹；痰中带血较多者，宜加白及、仙鹤草、白茅根、藕节等；低热不退者，可配银柴胡、地骨皮、功劳叶、胡黄连等；久咳不已、声音嘶哑者，加诃子皮、木蝴蝶、凤凰衣等。

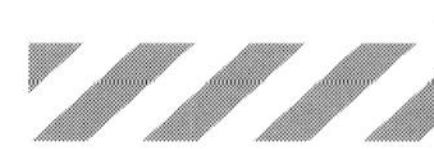

(2) 虚火灼肺。

临床表现:呛咳气急,痰少质黏,或吐稠黄痰,量多,时时咯血,血色鲜红,午后潮热,骨蒸,五心烦热,颧红,盗汗量多,口渴,心烦,失眠,性情急躁易怒,或胸胁掣痛,男子可见遗精,女子月经不调,形体日渐消瘦;舌红而干,苔薄黄或剥,脉细数。

治法:滋阴降火。

代表方:百合固金汤合秦艽鳖甲散。

百合固金汤由生地黄 9 g、熟地黄 9 g、百合 6 g、麦冬 6 g、贝母 6 g、当归 9 g、白芍 3 g、玄参 3 g、桔梗 3 g、甘草 3 g 组成;秦艽鳖甲散由秦艽 15 g、青蒿 15 g、柴胡 30 g、地骨皮 30 g、鳖甲 30 g、知母 15 g、乌梅 15 g、当归 15 g 组成。前方滋养肺肾,后方滋阴清热除蒸。火旺较甚、热象明显者,当增入胡黄连、黄芩;咳痰黄稠量多者,酌加桑白皮、竹茹、海蛤壳、鱼腥草等;咯血较著者,加牡丹皮、藕节、紫珠草、醋制大黄等,或配合十灰散;盗汗较著者,酌加五味子、瘪桃干、糯稻根、浮小麦、煅龙骨、煅牡蛎等;胸胁掣痛者,加川楝子、郁金等;烦躁不寐者,加酸枣仁、夜交藤、龙齿;遗精频繁者,加黄柏、山茱萸、金樱子。服本方碍脾腻胃者可酌加佛手、香橼。

(3) 气阴耗伤。

临床表现:咳嗽无力,气短声低,咳痰清稀色白,偶或夹血,或咯血,血色淡红,午后潮热,伴有畏风、怕冷,自汗与盗汗并见,纳少神疲,便溏,面色白,颧红;舌质光淡、边有齿印,苔薄,脉细弱而数。

治法:益气养阴。

代表方:保真汤。

本方由人参 9 g、黄芪 9 g、白术 9 g、白茯苓 6 g、赤茯苓 6 g、麦冬 6 g、天冬 6 g、生地黄 9 g、五味子 6 g、当归 9 g、白芍 6 g、熟地黄 10 g、陈皮 10 g、知母 15 g、黄柏 10 g、地骨皮 10 g、柴胡 10 g、厚朴 20 g、莲须 6 g、生姜 6 g、甘草 6 g、大枣 6 g 组成,并可加百部、冬虫夏草、白及。咳嗽痰白者,可加姜半夏、橘红等;咳嗽痰稀量多者,可加白前、紫菀、款冬花、紫苏子;咯血色红量多者,加白及、仙鹤草、地榆等;骨蒸盗汗者,酌加鳖甲、牡蛎、银柴胡等;纳少腹胀、大便溏薄者,加白扁豆、薏苡仁、山药、谷芽等。

(4) 阴阳虚损。

临床表现:咳逆喘息少气,咳痰色白,或夹血丝,血色暗淡,潮热,自汗,盗汗,声嘶或失音,面浮肢肿,心慌,唇紫,肢冷,形寒,或见五更泄泻,口舌生糜,大肉尽脱,男子滑精、阳痿,女子经少、经闭;舌质光淡隐紫,少津,脉微细而数,或虚大无力。

治法:滋阴补阳。

代表方:补天大造丸。

本方由人参 60 g、黄芪 90 g、白术 90 g、山药 45 g、茯苓 45 g、枸杞子 120 g、熟地黄 120 g、白芍 120 g、龟甲胶 240 g、鹿角胶 240 g、当归 45 g、酸枣仁 45 g、远志 45 g 组成。另可加百合、麦冬、阿胶、山茱萸。肾虚气逆喘息者,配冬虫夏草、蛤蚧、紫石英、诃子;心悸者加柏子仁、龙齿、丹参;见五更泄泻者,配煨肉豆蔻、补骨脂;阳虚血瘀、唇紫水停肢肿者,加红花、泽兰、益母草、北五加皮。

(二) 西医治疗

抗结核化学药物治疗(简称化疗)对结核病的控制起着决定性的作用,合理的化疗可使病原菌全部杀灭、患者痊愈。传统的休息和营养起辅助作用。WHO 根据药物的疗效、使用经验和药物分类将抗结核药物分为5组。

第1组即一线口服抗结核药物：异烟肼(H或INH)、利福平(R或RIF)、乙胺丁醇(E或EMB)、吡嗪酰胺(Z或PZA)、利福布汀(Rfb)。

第2组即注射用抗结核药物：卡那霉素(Km)、丁胺卡那霉素(Am)、卷曲霉素(Cm)、链霉素(Sm)。

第3组即氟喹诺酮类药物：氧氟沙星(Ofx)、左氧氟沙星(Lfx)、莫西沙星(Mfx)。

第4组即口服抑菌二线抗结核药物：乙硫异烟胺(Eto)、丙硫异烟胺(Pto)、环丝氨酸(Cs)、特立齐酮(Trd)、对氨基水杨酸(PAS)。

第5组即疗效尚不确切的抗结核药物：氯法齐明(Cfz)、利奈唑胺(Lzd)、阿莫西林/克拉维酸(Amx/Clv)、氨硫脲(Thz)、亚胺培南/西司他汀(Ipm/Cln)、大剂量异烟肼(H)、克拉霉素(Clr)。

最新的研究结果显示，利奈唑胺对结核分枝杆菌具有强大的杀伤作用，临床用于治疗MDR-TB也取得了一定效果。二芳基喹啉类药物、硝基咪唑吡喃类药物、二胺类药物、吡咯类化合物以及硫利达嗪等对结核分枝杆菌均显示出了良好的杀伤活性，部分药物正在进行临床试验。

1. 药物治疗

(1) 氟喹诺酮类药物(FQ)：氟喹诺酮类药物是第三、四代喹诺酮类抗菌药物，有明显的抗结核分枝杆菌活性，且与其他抗结核药物之间没有交叉耐药性，已作为抗结核新药在临床应用，氟喹诺酮类药物可以抑制结核分枝杆菌的DNA促旋酶，从而起到抗菌作用。在体外，氟喹诺酮类药物通常表现出浓度依赖性的抑制或杀灭作用。因此，应使用大的间歇剂量使血清峰值浓度(C_{max})和曲线下面积(AUC)最大化。目前明确有抗结核作用的氟喹诺酮类药物主要有左氧氟沙星(Lfx)、加替沙星(Gat)、莫西沙星(Mfx)等。MDR-TB管理指南建议，所有MDR-TB患者晚期都应接受氟喹诺酮类药物治疗，包括左氧氟沙星、莫西沙星和加替沙星。

①左氧氟沙星：左氧氟沙星被越来越多地用于治疗MDR-TB。它是氧氟沙星的一种L型光学异构体，对细胞内、外结核分枝杆菌的杀灭活性可以达到氧氟沙星的2倍以上，其杀菌机制是抑制结核分枝杆菌DNA促旋酶的活性，从而使结核分枝杆菌DNA的复制严重受阻，导致DNA降解，使细菌在短时间内死亡。

左氧氟沙星是杀菌药，药物的峰值浓度必须达到高水平，以确保最佳的杀菌活性。它通常被认为是耐受性较好的氟喹诺酮类药物之一，据估计，与使用该药物相关的不良反应发生率为6%。胃肠道不耐受(如恶心、腹泻)是最常见的不良反应，发生率高达5.1%。不良事件包括影响中枢神经系统、皮肤和肌肉骨骼系统，以及肝酶升高。考虑到可能发生的不良事件的高发生率，医生在开具左氧氟沙星处方时需要极度谨慎。

②莫西沙星：作为第四代的喹诺酮类药物，莫西沙星在MDR-TB治疗中的应用价值引起了临床上的关注。莫西沙星是一种已知可延长QTc的药物，常作为异烟肼或乙胺丁醇的替代品用于单结核病患者，以及耐受或禁忌使用异烟肼和乙胺丁醇的患者。然而，莫西沙星在缩短疗程方面并没有表现出效力。同时利福平还可降低莫西沙星在血液中的浓度。在许多研究中，莫西沙星的最低抑菌浓度低于左氧氟沙星，杀菌活性优于左氧氟沙星。此外，莫西沙星更有效地阻止了耐药突变体的选择，并表现出与异烟肼相当的体外活性和早期杀菌活性。莫西沙星对厌氧菌、革兰阳性菌、革兰阴性菌均具有明显的抗菌作用，属于目前临床

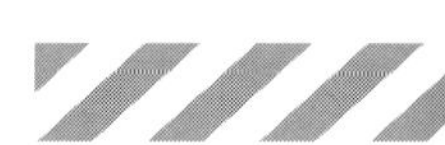

上常用的甲氨基氟喹诺酮类抗菌药物，能够发挥强大的杀菌和抗酸作用，通过口服给药，可减少用药剂量，提高用药安全性和痰菌转阴率，效果显著。

③加替沙星：加替沙星是孟加拉国抗结核药物方案的组成部分，它缩短疗程的效果非常显著，在孟加拉国、喀麦隆和尼日尔的 MDR-TB 患者中有 84%的患者应用该药进行治疗获得成功。但之后由于加替沙星致老年患者血糖异常的风险较高，它已不再列入 WHO 基本药物清单，在抗结核药物方案中已被莫西沙星取代。

(2) 硝基咪唑类药物：硝基咪唑类药物具有良好的抗结核分枝杆菌活性，与传统抗结核药物相比，硝基咪唑类药物具有全新的抗菌机制及结构。具有全新作用机制的硝基咪唑类药物德拉马尼(抑制叶酸的生物合成途径)和普托马尼(抑制细胞壁的合成和细胞呼吸)具有良好的抗药敏型、耐药型潜伏态和抗活动性结核病活性。目前，德拉马尼已被批准用于 MDR-TB 患者的治疗，而普托马尼作为不耐受 MDR-TB、无应答 MDR-TB 和 XDR-TB 患者治疗方案的组成部分已获得美国食品药品监督管理局(FDA)的优先评审。

①普托马尼：普托马尼被视为抗药敏型和 MDR-TB 泛结核治疗方案的潜在组成部分。普托马尼、贝达喹啉和吡嗪酰胺联合治疗比标准四联治疗具有更强的抗菌活性，清除细菌的速度也比标准四联治疗快三倍。贝达喹啉、普托马尼、吡嗪酰胺及莫西沙星一起使用的方案可以减轻药物负担，并可能将总治疗时间缩短至 3 个月。普托马尼与贝达喹啉和利奈唑胺组成的药物方案称为 BPaL 方案，该方案的疗效在名为 Nix-TB 的临床试验中得到了证明。

②德拉马尼：德拉马尼(又称迪拉马尼)是一种特殊的抗结核药物，具有良好的安全性，可与其他抗结核药物一起用于活性 MDR-TB，并有助于延缓耐药性的发展。其作用机制是阻止叶酸的生成，从而破坏细菌细胞壁的稳定性。德拉马尼与药物的相互作用很少，可能对合并感染艾滋病病毒的患者有效，这些患者相对于单结核病患者来说，治疗后不良反应发生的风险更高。有报道表明，德拉马尼和贝达喹啉联合治疗对患者来说是可以耐受的。

(3) 贝达喹啉：贝达喹啉是一种抑制 ATP 合成酶的二芳基喹啉类抗结核药物，WHO 对贝达喹啉的潜在毒性作用持谨慎态度，其原因是在 C208 Ⅱb 期试验的贝达喹啉组中观察到 10 例意外晚期死亡病例。贝达喹啉可加快结核分枝杆菌清除速度，活性高于一线药物利福平(RIF)、异烟肼(INH)和吡嗪酰胺(PZA)的联合用药。利福霉素和贝达喹啉合用，会导致贝达喹啉在血液中的浓度降低。因此，这两种药物的联合使用在治疗药物敏感结核病方面受到限制。

2. 介入治疗　随着医学的进步，采用化疗的方法可使大多数肺结核患者得到治愈，结核病患病率呈逐渐下降趋势，但由于各方面因素的限制，依然有一部分肺结核患者得不到良好的治疗，MDR-TB 的发生率增高。纤维支气管镜介入治疗是目前结核病治疗的主要发展方向，在给予患者全身化疗的同时，进行空洞内局部灌注治疗，两者同时作用可使支气管内分泌物得到彻底清除，与此同时病灶部位的分泌物亦可得到充分清理，达到解除阻塞、清除病灶的目的，从而使洞壁干酪坏死的组织脱落、排出，使肉芽组织生长迅速，修复力增强，空洞得到良好的净化，利于康复。一般情况下，耐多药肺结核伴有空洞的患者，与不伴有空洞的耐多药肺结核患者相比，其病程更长，血管更少，而且会出现病灶纤维组织增生，反复感染现象，由于患者局部血运不畅，药物无法很好地在病变处渗透，因此采用在全身化疗的基础上，增加支气管分泌物及坏死组织清除后注入抗结核药物的方法，可使药物在局部依然具有较高的浓度，发挥药效，同时杀灭空洞内或病灶中的细菌。使用纤维支气管镜介入治疗，还能通过纤维支气管镜吸附病灶部位与支气管腔内分泌物，使病情得到快速改善。值得注意的是，合并心肺功能不全、气胸、咯血以及肺部感染的患者不适合采用此方法。

（三）中西医结合治疗

肺结核可采取中西医结合治疗模式，西医采取抗结核化疗。中医治疗优势在于灵活多变，可以根据患者证候不同而具体用药，且中药避免了峻攻峻补，副作用小。临床实践证明，中西医结合治疗比单纯西药治疗优势更明显。

九、预防与调护

（一）预防

1. 保护易感人群　确诊结核病的患者应自觉隔离，出门最好戴口罩，不到人群集中的公共场所去，不随便对人咳嗽，不随地吐痰等。建议耐药结核病患者尤其是 MDR-TB 患者早期住院治疗，收治耐药结核病患者的医院需做好对其他患者及医务人员的防护，最好设立专门的病房加强管理，减少或杜绝耐药菌在医院内传播。对新生儿应接种卡介苗等。

2. 早发现早诊断　定期的肺部健康检查可以发现早期病例，以便及时治疗，防止播散。健康检查应结合当地的结核病疫情 1～2 年进行一次。在农村还应根据个人病史、痰液检查情况及自觉体征等配合肺部检查，以便及时发现，尽早治疗。

3. 及时治疗，防止恶化　给予规范化治疗，使结核病患者彻底失去传染性。

（二）调护

对结核病患者应给予高蛋白和高热量的食物。结核病的任何症状都会使组织蛋白质和热量严重消耗，因此在食物蛋白质和热量的供应上，结核病患者都要高于正常人，蛋白质每日供给量是1.5～2.0 g/kg，以奶类、蛋类、动物内脏、鱼虾、瘦肉、豆制品等食物作为蛋白质来源。牛奶中酪蛋白及钙质含量较高，是结核病患者较为理想的营养食品。热量供给量应以维持患者正常体重为原则，碳水化合物类主食可按食量供给，不必加以限制，但脂肪不宜多摄入，以免引起消化不良和肥胖。同时多食新鲜蔬菜、水果。维生素和无机盐对结核病患者的康复促进作用很大。其中维生素 A 有增强身体抗病能力的作用；B 族维生素和维生素 C 可提高体内代谢率，增进食欲，健全肺和血管等组织功能；对于反复咯血的患者，还应增加铁质供应，多给予绿叶蔬菜、水果以及杂粮，补充多种维生素和矿物质。

对因抗结核药物副作用致药物性肝病患者，指导其应避免进食过高热量的食物，如煎、炸食物，巧克力等，以防肝脏发生脂肪变性，妨碍肝细胞修复。进食量少的患者则给予静脉补充适量白蛋白、氨基酸、葡萄糖和维生素。因结核病是一种慢性传染病，在药物治疗和饮食调治并用的同时，还应注意充分休息及进行适当的户外活动，注意环境及饮食用具的卫生。

（卢必超　刘之义）

参考文献

［1］ 中国防痨协会. 耐药结核病化学治疗指南（2019 年简版）［J］. 中国防痨杂志，2019，41（10）：1025-1073.

［2］ 王胜芬，赵冰，宋媛媛，等. 我国耐药结核病的危险因素——2007 年全国结核病耐药基线调查资料分析［J］. 中国防痨杂志，2013，35（4）：221-226.

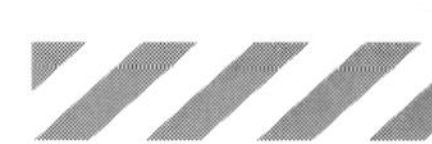

[3] DRLICA K, XU C, WANG J Y, et al. Fluoroquinolone action in mycobacteria: similarity with effects in *Escherichia coli* and detection by cell lysate viscosity[J]. Antimicrob Agents Chemother, 1996, 40(7): 1594-1599.

[4] EBERT S C, CRAIG W A. Pharmacodynamic properties of antibiotics: application to drug monitoring and dosage regimen design[J]. Infect Control Hosp Epidemiol, 1990, 11(6): 319-326.

[5] 罗大林. 急性胰腺炎患者 PCT、D-乳酸及 CRP 与病情严重程度的相关性研究[J]. 当代医学, 2019, 25(4): 93-95.

[6] 王鹏旭, 尚东. 急性胰腺炎的国内外主要指南分析[J]. 肝胆胰外科杂志, 2017, 29(1): 1-5.

[7] 赵正崇, 卢勇, 徐志. 硝基咪唑类化合物的抗菌与抗结核活性[J]. 国外医药(抗生素分册), 2019, 40(6): 544-553.

[8] KWON Y S, KOH W J. Synthetic investigational new drugs for the treatment of tuberculosis[J]. Expert Opin Investig Drugs, 2016, 25(2): 183-193.

[9] MARYANDYSHEV A, PONTALI E, TIBERI S, et al. Bedaquiline and delamanid combination treatment of 5 patients with pulmonary extensively drug-resistant tuberculosis[J]. Emerg Infect Dis, 2017, 23(10): 1718-1721.

[10] TADOLINI M, LINGTSANG R D, TIBERI S, et al. First case of extensively drug-resistant tuberculosis treated with both delamanid and bedaquiline[J]. Eur Respir J, 2016, 48(3): 935-938.

[11] LOUNIS N, GEVERS T, VAN DEN BERG J, et al. Impact of the interaction of R207910 with rifampin on the treatment of tuberculosis studied in the mouse model [J]. Antimicrob Agents Chemother, 2008, 52(10): 3568-3572.

第三十四章

耐甲氧西林金黄色葡萄球菌感染性疾病

一、概述

耐甲氧西林金黄色葡萄球菌(MRSA)是临床上常见的毒性较强的细菌,MRSA感染的临床表现多样,可引起肺炎、败血症、骨髓炎、关节炎等。20世纪60年代英国的Jevons首次发现了MRSA,从发现至今感染几乎遍及全球,MRSA已成为院内和社区感染的重要病原菌之一。MRSA除导致感染外,还可引起抗生素相关性腹泻(AAD)。MRSA可多重耐药,包括对磺胺甲噁唑-甲氧苄啶、利福平、环丙沙星、四环素、庆大霉素、克林霉素、红霉素、青霉素、氯霉素不同程度的耐药,其耐药率均保持在较高水平。

二、流行病学

(一) 传染源

金黄色葡萄球菌常寄生于人和动物的皮肤、鼻腔、咽喉、肠胃、痈、化脓疮口,以及空气、污水等环境中,上呼吸道感染患者鼻腔带菌率为83%,人畜化脓性感染部位常成为传染源。

(二) 传播途径

本病可经食物、口腔传播。引起中毒的食物种类多,如奶、肉、蛋、鱼及其制品。此外,剩饭、油煎蛋、糯米糕及凉粉等引起的中毒事件也有报道。

(三) 易感人群

易感人群为不注重饮食卫生的人群。

(四) 流行特征

1. 地区性分布 1960年,第一种半合成青霉素甲氧西林问世,其应用于临床治疗1年内即在住院患者中分离出MRSA,之后多个国家或地区有MRSA感染的报道。20世纪70—80年代,MRSA已成为美国感染性疾病的重要病原体,MRSA在住院患者中的检出率从1987年的18%增加至1989年的32%。德国的一项监测数据显示,1994—2003年,MRSA感染性疾病新发病例增加了277%。2012—2017年美国感染监测数据显示,每10000例住院病例中,MRSA感染病例从114.18例降到93.68例。Dai等报道上海某三级

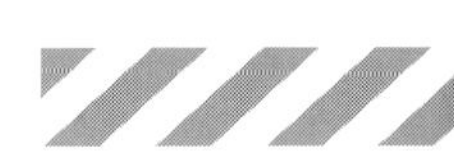

甲等综合医院 MRSA 在 3695 株金黄色葡萄球菌中的检出比例从 2008 年的 83.5%下降至 2017 年的 54.2%。中国细菌耐药监测网(CHINET)监测数据显示，MRSA 占金黄色葡萄球菌的比例由 2005 年的 69%逐年下降至 2014 年的 44.6%。

1982 年，Saravolatz 等首次报道了社区获得性耐甲氧西林金黄色葡萄球菌(CA-MRSA)感染病例，之后 CA-MRSA 感染引起关注，相关病例呈逐年增加趋势。1997—2001 年新英格兰儿童 MRSA 感染流行病学研究显示，CA-MRSA 感染病例占 MRSA 感染病例的 40%。芬兰 2007—2016 年 983 例 MRSA 感染病例的流行病学研究显示，医院获得性耐甲氧西林金黄色葡萄球菌(HA-MRSA)感染病例比例从 2007 年的 87%降至 2016 年的 57%，而 CA-MRSA 感染病例比例从 2007 年的 13%增加到 2016 年的 43%。加拿大重症监护病房 2007—2016 年的监测数据显示，在 361 株 MRSA 中，CA-MRSA 占 32.7%。

2. 人群分布　中国儿童细菌耐药监测组(ISPED)监测数据显示，2016—2018 年儿童 MRSA 感染占金黄色葡萄球菌感染的比例分别为 35.8%、38.2%、34.9%。儿童 MRSA 感染主要见于 3 岁以下婴幼儿，以 CA-MRSA 感染为主。临床疾病以肺炎、皮肤软组织感染、脓毒血症较多见。

3. 季节分布　好发季节为冬春季。

三、中医病因病机

MRSA 感染属中医学“伏邪学说”范畴。因 MRSA 为条件致病菌，其核心病机是正气不足、邪毒内伏，与中医学“伏邪”理论联系紧密。《黄帝内经·素问·阴阳应象大论》提到“冬伤于寒，春必病温”，《黄帝内经·素问·金匮真言论》中有“夫精者，身之本也。故藏于精者，春不病温”等论述。宋代朱肱《伤寒类证活人书》指出：“伏寒化温而发病，实必感受时令之气。”明代吴又可在《温疫论》中，将“伏”与“邪”联用。刘吉人在《伏邪新书》中提出：“感六淫而不即病，过后方发者，总谓之曰伏邪；已发者而治不得法，病情隐伏，亦谓之曰伏邪；有初感治不得法，正气内伤，邪气内陷，暂时假愈，后仍复作者，亦谓之曰伏邪；有已发治愈，而未能尽除病根，遗邪内伏，后又复发，亦谓之曰伏邪。”伏邪发病不论因所匿之邪郁久而暴发，抑或因外邪引动内伏之邪而发，正虚均是必要条件，即正气不足为本，意谓在机体免疫力、抵抗力下降的情况下伏邪易于暴发。MRSA 广泛分布于社区、医院等环境中，易在患者皮肤、结膜、口腔、呼吸道、胃肠道及泌尿生殖道等部位定植。而发病患者多具有危险因素，感染后患者预后不佳，迁延难愈，死亡率高，与伏邪致病特点极为相似。其临床表现虽然多种多样，但主要表现为虚实夹杂，其中以气、血、阴、阳亏虚为本，痰浊、血瘀、湿邪、热毒、气滞、水饮、燥邪为标。MRSA 感染患者多为高龄，体质虚弱，正气亏虚，卫外功能较弱，且常有宿疾，故伏匿积聚已久的邪气侵犯机体而发病，染病后本虚之气阴更易受痰浊、血瘀等邪气的侵袭，表现为正虚邪实，故临床以虚实夹杂证多见。因于正虚，气伤无力氤化津液，聚而成痰、成湿，无力贯脉行血，聚而成瘀；因于邪实，阴伤难于自复，故正虚多见气虚、阴虚之证，邪实多见痰浊、血瘀、湿邪之证。总之，邪实正虚贯穿于 MRSA 感染的整个病程中，临床可考虑以清透法及温阳益气透邪法随证加减治疗(图 34-1)。

四、发病机制及病理

金黄色葡萄球菌形态为球形，在培养基中菌落呈圆形，菌落表面光滑，颜色为无色或者金黄色，无扩展生长特点，将金黄色葡萄球菌培养在哥伦比亚血平板中，在光下观察菌落，会

正气不足为本，机体免疫力、抵抗力下降 邪郁久而暴发，抑或因外邪引动内伏之邪而发	正气不足、邪毒内伏

图 34-1　耐甲氧西林金黄色葡萄球菌感染病因病机示意图

发现菌落周围产生了透明的溶血圈。金黄色葡萄球菌在显微镜下排列成葡萄串状。金黄色葡萄球菌无芽胞、鞭毛，大多数无荚膜，是常见的引起食物中毒的致病菌，常见于皮肤表面及上呼吸道黏膜。

金黄色葡萄球菌对高温有一定的耐受能力，在 80 ℃以上的高温环境下 30 min 才可被彻底杀死。另外，金黄色葡萄球菌可以存活于高盐环境，最高可以耐受 15%的 NaCl 溶液。由于细菌本身的结构特点，70%乙醇可以在几分钟之内将其快速杀死。金黄色葡萄球菌代谢类型为需氧或兼性厌氧，对环境要求不高，37 ℃为最适生长温度，能在各种恶劣环境中存活下来，因此，用一般的营养琼脂即可正常培养细菌。

金黄色葡萄球菌是常见的食源性致病菌，广泛存在于自然环境中。金黄色葡萄球菌在适当的条件下能够产生肠毒素，引起食物中毒。近几年，金黄色葡萄球菌引发的食物中毒报道层出不穷，由金黄色葡萄球菌引起的食物中毒占食源性微生物食物中毒事件的 25%左右，金黄色葡萄球菌成为仅次于沙门菌和副溶血性弧菌的第三大微生物致病菌。

（一）固有耐药

固有耐药指由染色体介导的耐药，细菌耐药性的产生与细菌产生的一种青霉素结合蛋白(PBP)有关。PBP 有五种(1，2，3，3′和 4)，具有合成细菌细胞壁的功能。PBP 与 β-内酰胺类抗生素有很高的亲和力，能共价结合于 β-内酰胺类药物的活动位点上，PBP 失去活性会导致细菌死亡。而 MRSA 产生了一种独特的 PBP，这种分子量增加了 78～1000 Da 的 PBP，因电泳率介于 PBP2 与 PBP3 之间，故称为 PBP2a 或 PBP2′。PBP2a 对 β-内酰胺类抗生素亲和力很低，因而很少或不与 β-内酰胺类抗生素结合。在 β-内酰胺类抗生素存在的情况下，细菌仍能生长，表现出耐药性。PBP2a 的产生是受染色体甲氧西林耐药基因(mecA)调节的。MRSA 与金黄色葡萄球菌的根本区别在于它们的 PBP 不同。

（二）获得性耐药

获得性耐药指由质粒介导的耐药。某些菌株通过耐药因子产生大量 β-内酰胺酶，使耐酶青霉素缓慢失活，表现出耐药性，多为临界耐药。

五、临床表现

侵袭性疾病主要引起化脓性炎症，葡萄球菌可通过多种途径侵入人体，导致皮肤或器官的感染，甚至败血症。其中局部感染主要是皮肤软组织感染，如疖、痈、毛囊炎、蜂窝织炎、伤口化脓等。此外，还可引起气管炎、肺炎、脓胸、中耳炎等，引起的全身感染主要是脓毒血症。

金黄色葡萄球菌是革兰阳性菌，产生外毒素，导致中毒性休克综合征。机体感染金黄色葡萄球菌后，主要表现为急起的高热头痛、神志模糊、猩红热样皮疹。1～2 周出现皮肤脱屑，严重时可出现低血压和直立性晕厥。有多系统受累时，如胃肠道受累时，出现呕吐、腹泻和弥漫性腹痛；肌肉受累时，表现为肌肉痛、血肌酸磷酸激酶(CPK)活性增高；黏膜受累时，表现为结膜、咽部、阴道黏膜充血；中枢神经系统受累时，表现为头痛、眩晕、定向力障碍；肝脏受累时，表现为黄疸、转氨酶活性升高；肾脏受累时，出现少尿、无尿等。

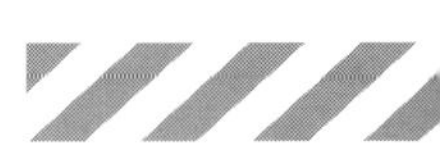

毒素性疾病是由葡萄球菌产生的外毒素引起的疾病，主要包括食物中毒，患者在进食含葡萄球菌肠毒素食物后1～6 h出现症状，先有恶心、呕吐、上腹痛，继而腹泻、呕吐（较为突出），大多数患者于1～2天恢复。还可出现假膜性肠炎，这也是由金黄色葡萄球菌感染引起的，临床表现以腹泻为主。烫伤样皮肤综合征由表皮剥脱毒素引起，中毒性休克综合征的主要表现为急性高热、低血压、鲜红色样皮疹伴脱屑，严重时出现休克，有些患者还出现呕吐、腹泻、肌痛等症状。

六、实验室及其他检查

（一）血常规

常表现为白细胞计数增高，中性粒细胞比例增高、核左移并有中毒颗粒。

（二）纸片法（K-B法）

平皿中MH琼脂厚度为4 mm，菌液调至0.5麦氏浊度，涂抹于上述平板，甲氧西林含量为每片5 μg，35 ℃孵育24 h，抑菌圈直径≤11 mm为耐药，≥17 mm为敏感，由于MRSA通常对其他耐酶半合成青霉素也耐药，因此美国国家临床实验室标准化委员会（NCCLS）推荐用苯唑西林来检测MRSA。苯唑西林在储存过程中药效不易降低，且对不均一耐药性检测效果更好，所以国内多数实验室采用苯唑西林进行检测。苯唑西林含量为每片1 μg，抑菌圈直径≤10 mm为耐药，≥13 mm为敏感，11～12 mm为中介。质控菌株为金黄色葡萄球菌ATCC29213（耐药菌株）、金黄色葡萄球菌ATCC25923（敏感菌株）。纸片法（K-B法）的最大优点是快速、简便、价格便宜，易被检验人员接受。在合适的抗生素及培养温度、菌液浓度、培养基厚度等条件下，检测MRSA是可行的。但Leneastre等对K-B法和特异性mecA基因DNA片段法鉴定MRSA的结果进行了比较，发现在49株用K-B法鉴定为金黄色葡萄球菌的菌株中，利用特异性mecA基因DNA片段法鉴定却有11株含mecA基因；59株用K-B法鉴定为典型MRSA的菌株中，却有10株没有特异性mecA基因，这两种方法有18%～20%的差异。Chipman等的研究也表明，以mecA基因检测法为参考方法时，K-B法的符合率为88.2%。这可能与K-B法中的琼脂中没有NaCl成分，一些菌株的耐药性得不到完全表达有关。因此，为提高K-B法检测MRSA的可靠性，最好在MH琼脂中加入40 g/L NaCl。

（三）琼脂稀释（MIC）法

用含20 g/L NaCl的MH琼脂将苯唑西林倍比稀释为12种不同浓度并浇注平皿。苯唑西林终浓度为0.125～256 μg/mL。再将菌液（0.5麦氏浊度）点种于含药平皿，35 ℃孵育24 h。该法适用于大量菌株的MRSA检测，结果容易判断，重复性好，但耗时、费力。

（四）琼脂筛选法

这是1997年NCCLS推荐应用的MRSA确证试验，即MH培养基中加NaCl（40 g/L）和苯唑西林（6 μg/mL），将菌液（0.5麦氏浊度）点种或画线，35 ℃孵育24 h，只要平皿有菌落生长，即使一个菌落也是MRSA。该法敏感性为100%，常作为校正其他方法的标准，尤其适用于检测抑菌圈直径处于中介范围的金黄色葡萄球菌。

（五）浓度梯度（Etest）法

该法于1988年由AB Biodisk公司推出，在含20 g/L NaCl的MH琼脂平板上，贴上苯唑西林的试条，菌液调至0.5～1麦氏浊度，涂抹于上述平板，35 ℃孵育24 h，直接读取MIC

值。MIC<2 μg/mL 为敏感,MIC>4 μg/mL 为耐药。Etest 法结合了纸片法和肉汤稀释法的优点,长塑料条含有连续的呈指数梯度变化的苯唑西林(0.016~256 μg/mL),故在检测低或中等程度耐药的 MRSA 时结果更为准确。Novak 等报道,用 Alamar 法和 Etest 法对 127 株 MRSA 进行检测并比较发现,两者结果相关度较高,用 Etest 法检测 127 株 MRSA,其中 93 株 MIC>256 μg/mL,28 株 MIC 为 6~256 μg/mL,检出率达 95%。Etest 法具有精确、可靠、稳定性好的特点,但缺点是价格昂贵。

(六)自动化药敏检测

自动化药敏检测系统有 Phoenix 系统、Vitek 系统、ATB 系统、MicroScan 系统、Sensiter ARIS 等。将菌液稀释后注入药敏板或孔内,然后通过检测菌液浊度、荧光指示剂的荧光强度或荧光底物的水解反应来判读结果。其优点是快速,但有时对生长缓慢或延迟表达耐药性的 MRSA,在 3~4 h 难以达到检测水平,容易漏检或误报 MRSA。

(七)传统分离鉴定方法

世界上对食品中金黄色葡萄球菌的检测通常采用生化鉴定方法,并在初期采用平板划线分离。当前我国检测食品中金黄色葡萄球菌依据国家标准《食品微生物学检验　金黄色葡萄球菌检验》(GB4789.10—2016)中的方法进行。国家标准执行内容包括定性检测和定量检测两部分。在无菌条件下接种到肉汤中进行前增菌,最后将培养物划线接种,采用生化鉴定方法进行血清学鉴定。传统生化鉴定方法操作简单、稳定性强、成本低,是目前最常用的鉴定方法。

(八)免疫学检测方法

免疫学检测方法主要是基于免疫学理论研究,通过设计的抗原、抗体和免疫细胞,检测抗原和抗体的结合以及免疫细胞分泌的细胞因子,从而达到检测目的的实验方法。该方法主要包括酶联免疫法、免疫荧光试验、免疫胶体金法等。

1. 酶联免疫法　抗体与抗原在载体表面特异性结合后,加入某种酶,酶与抗体或抗原结合在一起,从而形成可以跟踪抗体或抗原的标志物。由于抗原或抗体与受检样品反应产生抗原或抗体的复合物,此时加入酶反应显色底物,产物的量与检测物质的量呈正相关,分析显色情况即可确定样品中待检测物的含量。目前已经开发了几种基于酶联免疫法检测培养上清液和食物样品(如干酪、土豆沙拉、火腿和牛奶样品)中金黄色葡萄球菌的方法。

2. 免疫荧光试验　该方法利用荧光色素对抗体或抗原进行标记,然后检测目标抗原或抗体。抗原和抗体特异性结合后,通过考察荧光信号的强弱进行定性、定量检测。与酶介导的免疫测定相比,基于荧光的免疫测定具有提供高通量分析的潜力和更高的敏感性。

3. 免疫胶体金法　该方法将硝酸纤维素膜作为固相载体,样品溶液通过毛细作用在试纸条中移动,在试纸条中同时加入了针对待检测物质特异性的抗原或抗体。与酶联免疫法相比,免疫胶体金法操作更为简单,对实验人员没有特别的技术要求,适合基层单位和现场诊断。但是免疫胶体金法相较酶联免疫法而言,敏感性更低,且使用范围不广,需要进一步的研究。总体而言,免疫胶体金法有着强大的发展潜力和广阔的应用前景。

(九)分子生物学检测方法

分子生物学检测方法主要包括聚合酶链反应(polymerase chain reaction,PCR)、核酸探针技术、环介导等温扩增法等。

1. 聚合酶链反应(PCR)　该方法的原理是在 DNA 聚合酶的作用下,游离的脱氧核糖

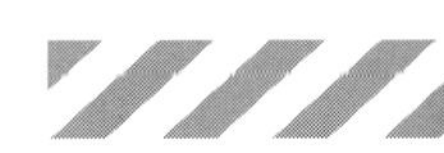

核酸参照碱基互补配对的原则，以模板 DNA 为主链，通过提供的引物迅速地扩增 DNA 的双螺旋结构。PCR 特异性强、敏感性高，已广泛应用于医学、生物学等领域中。PCR 作为致病微生物的检测方法，稳定性强，是目前主流的检测方法。在微生物检测应用中，引物的设计以及靶序列的选择是 PCR 的核心。PCR 同时也有一定的局限性，由于该方法需要对样品进行增菌，而食品成分复杂，会对实验造成干扰。与其他方法相比，PCR 相关仪器设备价格高，检测成本较高，推广普及需要一定的时间和资金支持。

2. 核酸探针技术　使用基因特异性核苷酸序列作为探针与目的 DNA 杂交的一种核酸杂交技术，通过检测该段特异性的标志物，从而判断是否含有目标微生物。核酸探针技术具有敏感性高、特异性强的优点，但是实验周期长，操作烦琐，如果样品中目标微生物含量过低，极易因样品目标微生物未检出而出现假阴性结果。

3. 环介导等温扩增法　该方法基于 DNA 扩增技术，能够在恒温条件下，根据设计的多对引物，利用链置换型 DNA 聚合酶快速进行核酸扩增。与 PCR 比较，环介导等温扩增法操作更加快捷简单，成本较低，且对仪器要求低，能够广泛应用于食源性致病微生物的检测中。

七、诊断及鉴别诊断

（一）诊断

根据全身毒血症症状，白细胞计数增高，中性粒细胞比例增高、核左移并有中毒颗粒，以及 X 线表现，可做出初步诊断。细菌学检查是确诊依据，可行痰培养、胸腔积液培养、血培养等。综合考虑病史、临床表现以及相关的检查，尤其是实验室病原体的检查，是鉴别的主要依据，金黄色葡萄球菌感染所出现的临床症状和其他细菌感染往往具有一定的相似性，从临床症状上往往不能进行有效的区分，但是可以有一定的倾向性。例如，一些特殊类型的金黄色葡萄球菌可导致组织的化脓性病变，尤其是脓液形成以后，对于疾病的诊断有一定的提示作用。不同类型的病原体感染所引起的临床症状，可能会有一定的特异性，如真菌感染、病毒感染所导致的肺部疾病，与金黄色葡萄球菌性肺炎的表现不一样。但是临床症状的不同并不是疾病鉴别的主要依据。相应的辅助检查，包括影像学检查，以及一些常规检查，如血常规、C 反应蛋白检测、降钙素原检测等，有利于疾病的初步诊断。如果能从分泌物或者组织液中分离到病原体，则是诊断的最主要依据，也是金标准。因此对于一些不典型的病例，要通过病原体的鉴别来进行疾病的区分。

（二）鉴别诊断

葡萄球菌根据生化反应和产生的色素不同，可分为金黄色葡萄球菌、表皮葡萄球菌和腐生葡萄球菌三种。①金黄色葡萄球菌：触酶试验阳性、血浆凝固酶试验阳性、甘露醇发酵试验阳性、对新生霉素敏感。②表皮葡萄球菌：触酶试验阳性、血浆凝固酶试验阴性、对新生霉素敏感。③腐生葡萄球菌：触酶试验阳性、血浆凝固酶试验阴性、对新生霉素耐药。

金黄色葡萄球菌多为致病菌，表皮葡萄球菌偶尔致病，腐生葡萄球菌一般不致病。60%～70%的金黄色葡萄球菌可被相应噬菌体裂解，表皮葡萄球菌对噬菌体不敏感。用噬菌体可将金黄色葡萄球菌分为 4 群 23 个型。肠毒素型食物中毒由Ⅲ群和Ⅳ群金黄色葡萄球菌引起，Ⅱ群金黄色葡萄球菌对抗生素产生耐药性的速度比Ⅰ群和Ⅳ群缓慢很多。造成医院感染严重流行的是Ⅰ群中的 52、52A、80 和 81 型菌株。引起疱疹性和剥脱性皮炎的菌株经常是Ⅱ群 71 型。

八、治疗

(一) 中医治疗

本病之病因病机以正气不足、邪毒内伏于肺为关键，主要表现为虚实夹杂，其中以气、血、阴、阳亏虚为本，痰浊、血瘀、湿邪、热毒、气滞、水饮、燥邪为标。其临床常见之证型有风寒闭肺、风热闭肺、痰热闭肺、毒热闭肺、阴虚肺热、肺脾气虚等，可结合各证型之特点辨证论治。

1. 风寒闭肺

临床表现：发热，无汗或少汗，呛咳，痰白质稀，甚则呼吸急促，舌淡红，苔白，指纹青红，显于气关，脉浮紧。年长儿可诉恶寒体痛。

治法：辛温宣肺，化痰止咳。

代表方：三拗汤加减。

本方由麻黄 10 g、苦杏仁 10 g、甘草 10 g 组成。恶寒身重者，加桂枝、白芷以温散表寒。痰多白黏、苔白腻者，加紫苏子、陈皮、半夏、莱菔子以化痰止咳平喘。症见呛咳痰白，发热口渴，面赤心烦，苔白，脉数者，宜用大青龙汤表里双解。

2. 风热闭肺

临床表现：轻证见发热恶风，咳嗽气急，痰黏或黄，口渴咽赤，舌红，苔薄黄，脉浮数。重证见高热烦躁，咳嗽微喘，痰多质黏，气急鼻煽，喉中痰鸣，面赤口渴，大便干结，舌红而干，苔黄，脉数，指纹紫滞。

治法：辛凉宣肺，清热化痰。

代表方：银翘散和麻杏石甘汤加减。

本方由金银花 30 g、连翘 30 g、桔梗 18 g、薄荷 18 g、淡竹叶 12 g、生甘草 15 g、荆芥穗 12 g、淡豆豉 15 g、牛蒡子 18 g、麻黄 9 g、苦杏仁 9 g、炙甘草 6 g、煅石膏 18 g 组成。轻证身热较甚而咳喘不剧者，银翘散主之。重证热邪偏重，伴有频咳，气促或痰多者，以麻杏石甘汤为主。若壮热烦渴，倍用石膏，加知母。若喘息痰鸣，加葶苈子、浙贝母以泻肺涤痰。若咽喉肿痛，加射干、蝉蜕以利咽消肿。若津伤口渴，加天花粉以生津止渴。若发热高，加黄芩、大青叶、柴胡。

3. 痰热闭肺

临床表现：壮热烦躁，咳嗽喘促，气急鼻煽，喉间痰鸣，声如扯锯，痰稠色黄，黏结难咳，舌淡嫩或带紫色，苔黄腻而厚，脉滑数，指纹紫暗，可达气关以上。

治法：清热涤痰，开肺定喘。

代表方：麻杏石甘汤合葶苈大枣泻肺汤。

本方由麻黄 10 g、苦杏仁 10 g、生甘草 6 g、炒细茶 6 g、生石膏 30 g、葶苈子 15 g、大枣 20 枚组成。若热甚，加黄芩、栀子、虎杖以清泻肺热。若痰盛，加天竺黄、竹沥、胆南星以清热化痰。若便秘、腹胀，加生大黄或牛黄夺命散以涤痰降火。若喘促而面唇青紫，加丹参、赤芍以活血化瘀。

4. 毒热闭肺

临床表现：高热持续，咳嗽剧烈，气急鼻煽，甚至喘憋泪涕俱无，鼻孔干燥如烟煤，面赤唇红，烦躁口渴，溲赤便秘，舌红干，苔黄腻，脉浮数滑大，指纹紫滞显于气关。

治法：清热解毒，泻肺开闭。

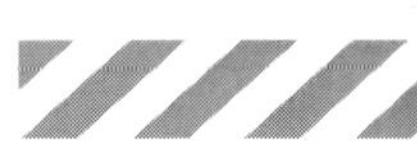

代表方：黄连解毒汤合三拗汤加减。

本方由黄连 9 g、黄芩 6 g、黄柏 6 g、栀子 9 g、麻黄 10 g、苦杏仁 10 g、甘草 10 g 组成。若毒热较重，加虎杖、蒲公英、败酱草以清热解毒。若便秘腹胀，加生大黄、玄明粉以通便泻热。口干鼻燥者加生地黄、玄参、麦冬以润肺生津。

5. 阴虚肺热

临床表现：病程迁延，低热，盗汗，面色潮红，口唇樱红，口燥咽干，干咳无痰，舌红而干，舌剥脱或光剥无苔，脉细数。

治法：养阴清热，润肺止咳。

代表方：沙参麦冬汤加减。

本方由沙参 10 g、玉竹 10 g、生甘草 5 g、桑叶 6 g、生白扁豆 10 g、天花粉 10 g、麦冬 10 g 组成。若余邪留恋，低热起伏，加青蒿、知母、地骨皮、鳖甲以清虚热。若久咳不止，加百部、诃子、枇杷叶、五味子以敛肺止咳。若盗汗，加煅龙骨、煅牡蛎、浮小麦以固涩敛汗。若食欲不振，加甘草以调和胃气。

6. 肺脾气虚

临床表现：病程迁延，低热起伏不定，咳嗽无力，喉中有痰，面白少华，神疲气短，动则出汗，四肢欠温，纳呆便溏，舌淡，苔薄白，脉细无力，指纹色淡，可达气关。

治法：补肺健脾，益气化痰。

代表方：人参五味子汤加减。

本方由党参 9 g、白术 9 g、茯苓 9 g、黄芪 9 g、当归 9 g、熟地黄 9 g、陈皮 9 g、桔梗 9 g、柴胡 6 g、前胡 6 g、五味子 6 g、枳壳 6 g、地骨皮 12 g、桑白皮 12 g、甘草 3 g 组成。若咳嗽不止，加紫菀、百部、款冬花以肃肺止咳。若动则汗出，加煅龙骨、煅牡蛎以益气固表。若食欲不振，加神曲、谷麦芽、山楂以健胃助运。若便溏不止，加怀山、炒白扁豆、煨诃子以健脾止泻。

（二）西医治疗

当前，对 MRSA 感染多采取利福平、万古霉素等药物治疗，但并不适用于全部患者。临床上主要根据患者的感染部位、肾功能是否正常、药敏试验结果等选择治疗方案。

1. 鉴于 MRSA 特殊的耐药机制选择药物

(1) 不应选用β-内酰胺类抗生素：包括青霉素类、头孢菌素类、单环菌素类、碳青霉烯类等药物。

(2) 抗生素轮流使用：这使细菌在一定时间内与一部分抗生素脱离接触，使耐药菌恢复为敏感菌。

(3) 联合用药：万古霉素与利福平或小剂量庆大霉素（2 mg/kg）联用治疗深部组织 MRSA 感染效果良好，但会增加肾毒性；MRSA 感染者联用夫西地酸和利福平与阿米卡星（又称为丁胺卡那霉素）或奈替米星，发生耐药的可能性明显减小。

2. 不同部位 MRSA 感染的治疗

(1) 骨、关节的 MRSA 感染：治疗需较长时间，至少先进行 8 周的治疗，之后再进行 1～3 个月的巩固治疗。抗生素的选用应根据药敏试验结果结合患者病情而定。推荐使用万古霉素或达托霉素，可联用磺胺甲噁唑-甲氧苄啶（SMZ-TMP）或利福平，也可选择利奈唑胺或克林霉素。对于一些与植入物相关的感染应尽量取出植入物，不能取出的需要长期治疗。

(2) 菌血症和感染性心内膜炎：非复杂性菌血症可进行至少 2 周万古霉素或达托霉素治疗，复杂性菌血症依据病情轻重治疗 4～6 周。感染性心内膜炎选择万古霉素或达托霉素治疗6周，自体瓣膜感染性心内膜炎不推荐使用万古霉素联合庆大霉素或利福平的治疗方案。人工瓣膜感染性心内膜炎推荐使用万古霉素联合利福平或庆大霉素。

(3) 肺炎：临床治疗失败率较高，可选择静脉应用万古霉素或利奈唑胺，由于万古霉素的组织渗透浓度局限，有建议联合应用利福平。利奈唑胺在肺泡衬液中浓度高，可作为首选药物。对于呼吸机相关肺炎的治疗尚无明确推荐方案。

(4) 皮肤及软组织感染：脓肿清创切开引流是治疗的关键，门诊可选择口服克林霉素、磺胺甲噁唑-甲氧苄啶或多西环素、米诺环素治疗，也可选择利奈唑胺口服。对于复杂的皮肤及软组织感染，在切开引流的同时应静脉应用万古霉素或利奈唑胺、达托霉素或特拉万星进行治疗。

(5) 中枢神经系统感染：万古霉素对脑脊液的渗透性差，治疗中枢神经系统感染时需要增加使用剂量。其负荷剂量为15 mg/kg，之后以50～60 mg/(kg·d)维持。疗程4～6周，加强病灶引流十分重要，利奈唑胺也可作为选择药物。已有关于达托霉素、磺胺甲噁唑-甲氧苄啶治疗中枢神经系统感染成功的报道。

3. 结合肾功能是否正常选择药物 肾功能正常确诊为严重MRSA感染的患者，应选万古霉素、达托霉素、利奈唑胺等一线药物治疗，必要时还可与其他药物联用。合并肾功能不全的MRSA感染者可选择利奈唑胺或者在严密监测肾功能、血药浓度的情况下应用万古霉素等。

4. 疑似MRSA感染的治疗 对于疑似MRSA感染患者，为避免因等药敏试验结果报告而没有及时用药，加重病情，建议若为MRSA感染高发区域患者或易感人群，早期应经验性试用利福平、磺胺甲噁唑-甲氧苄啶、利奈唑胺等药物。对于疑似MRSA重度感染患者，则建议试用万古霉素、替考拉宁及利奈唑胺。若后续的药敏试验证实不是MRSA感染，再果断停用上述药物。早期经验性应用万古霉素、利奈唑胺等治疗MRSA感染，可避免重度感染所致的长期住院或死亡的严重后果。

附：

万古霉素的正确使用方法：肾功能正常者15 mg/(kg·d)，8～12 h间隔给药，每日剂量需达到3～4 g，不推荐持续给药，明确的MRSA感染重症病例可考虑应用负荷剂量。AUC/MIC≥400时万古霉素疗效会更好，如果MIC=1则谷浓度需要达到20 μg/mL。

（三）中西医结合治疗

本病可以采取中西医结合治疗，早期、极期以西医抗感染治疗为主，恢复期配合中医药对症治疗。两者互补互进，从而提高治疗效果。

九、预防与调护

（一）重视食品安全

(1) 合理选择食品原料和配料，使用安全的水和食品原料，改善加工环境的卫生条件和改变操作者的个人卫生习惯，避免金黄色葡萄球菌污染食品。

(2) 牢记在安全的温度下保存食物，生熟分开，建议食物现做现吃。尽可能采取热处理，以确保杀灭细菌。热处理后应避免二次污染。

(3) 对已感染或携带某种病原体的食品加工人员，应依据有关法律法规，限制其从事食

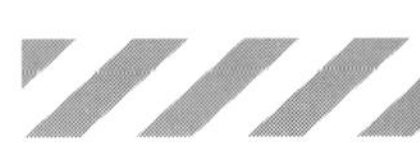

品加工活动。

(4) 生产加工乳制品、肉类等高危食品的企业，应认真、严格地执行食品安全国家标准的相关规定。在加工过程中或在市场流通中发现产品检验的某些指标不符合食品安全国家标准，应以消费者利益为重，自觉把控出厂产品的质量、主动召回不合格产品，防范引起中毒事件。

(5) 政府相关部门要加强我国食品中金黄色葡萄球菌安全的风险识别和风险评估研究工作。重视并持续开展预防和控制食源性疾病的宣传教育，及时提醒消费者一旦发生疑似金黄色葡萄球菌肠毒素中毒，除应立即将患者送往医院进行救治外，还要立即停止食用并封存可疑食品。同时对食品生产、加工、经营人员，普及预防食源性疾病的卫生学知识。

(二) 合理使用抗生素

目前临床上滥用抗生素的现象，对 MRSA 的流行起到了一定的推进作用，因此，在选择抗生素时应慎重，以免产生 MRSA 菌株，如大手术后应预防深部葡萄球菌感染，使用第一代和第二代头孢菌素(如头孢唑啉、头孢呋辛等)，第三代头孢菌素抗葡萄球菌效果反而不如第一代效果好。第三代头孢菌素的长期使用率与 MRSA 的出现率呈平行关系。

(三) 加大筛查力度

医院应加强对新入院及 MRSA 易感者的检查，尤其是对于烧伤病区、ICU、呼吸病房、血液科和儿科的患者。同时细菌实验室应选用准确的检测手段，发现 MRSA 之后，及时向临床报告，以便控制感染和隔离治疗。医务人员检查患者前后要严格洗手消毒，有条件者应用一次性口罩、帽子、手套，以防发生院内交叉感染。

(卢必超 刘之义)

参考文献

[1] 卢宪良，孔晓龙，宋柳全，等. 利奈唑胺与去甲万古霉素治疗耐甲氧西林金黄色葡萄球菌的疗效、安全性及经济性对比分析[J]. 中国医药科学，2021，11(9)：63-66，82.

[2] 田靓，齐真真，张红芝，等. 重症监护病房耐甲氧西林金黄色葡萄球菌感染患者周围环境物体表面污染调查[J]. 中国消毒学杂志，2021，38(5)：358-360.

[3] 鲍桃香，宋皓月，杨涵，等. agr 功能缺陷金黄色葡萄球菌流行及遗传学特征[J]. 检验医学，2021，36(7)：743-748.

[4] 刘泉波，郑锐. 甲氧西林耐药金黄色葡萄球菌血流感染 41 例临床特征及发生危险因素分析[J]. 中国感染与化疗杂志，2021，21(4)：388-393.

[5] 冯春晓，郭海鹏，白光锐，等. 2014—2019 年齐齐哈尔市第一医院老年患者临床分离菌耐药性监测[J]. 国外医药(抗生素分册)，2021，42(4)：235-240.

[6] 陈瑢，许永杰，罗湘蓉，等. 2014—2019 年贵州某医院下呼吸道感染病原菌分布及耐药性[J]. 国外医药(抗生素分册)，2021，42(4)：241-246.

[7] 黄凯，林炳远，任海勇，等. 耐甲氧西林金黄色葡萄球菌感染的四肢创伤性骨髓炎的手术治疗[J]. 中国骨伤，2021，34(6)：550-553.

[8] 李炳霞，张亮. 茶树精油的提取及抗耐甲氧西林金黄色葡萄球菌(MRSA)的活性研究[J]. 山东畜牧兽医，2021，42(6)：11-13.

[9] 孙刚,孙辉,杜彦丹,等.呼伦贝尔地区 MRSA 耐药谱及分子流行病学特征分析[J].检验医学,2021,36(6):600-603.

[10] 韩颖,王艾嘉,田磊,等.环境筛查系列措施对 ICU 物体表面多重耐药菌检出率的影响[J].中国感染控制杂志,2021,20(6):499-504.

[11] 王礼宁,张翀,王宁,等.2020 年沈阳市某三甲医院手外科患者的伤口及脓液标本细菌耐药分析[J].实用手外科杂志,2021,35(2):236-239.

[12] 陈婷婷,达举云,申玉龙,等.甘肃部分地区奶牛乳房炎金黄色葡萄球菌的细菌多位点序列分型与毒力检测[J].动物医学进展,2021,42(6):24-30.

[13] 李儒博,钱素云.耐甲氧西林金黄色葡萄球菌杀白细胞素致病性研究进展[J].中华微生物学和免疫学杂志,2021,41(4):313-317.

[14] 朱逸敏,张倩,钱璟,等.耐甲氧西林金黄色葡萄球菌致血液透析患者化脓性骨髓炎一例[J].中华传染病杂志,2021,39(4):234-235.

第三十五章 军团菌病

一、概述

军团菌病是由军团菌属细菌引起的临床综合征。该病因于1976年美国费城召开退伍军人大会时暴发流行而得名。军团菌是革兰阴性多形性杆菌，宽0.3～0.9 μm、长2～20 μm，普遍存在于各种水环境和潮湿的土壤中。现已发现的军团菌属包括52种，70多种血清型，并不断有新的菌种从环境中分离出。约一半军团菌种与人类疾病有关，其中嗜肺军团菌(LP)发现较早，也较为常见。相关资料表明，90%以上的军团菌感染由LP引起，目前已发现LP有16种血清型，以嗜肺军团菌血清1型(LP1)引发的军团菌肺炎最为常见，占85%。

军团菌经呼吸道侵入人体，人-人之间传播尚无充分证据。军团菌病夏秋季多发，潜伏期一般为2～10天，易感人群为免疫力低下者、器官移植者、慢性肺部疾病者、严重的糖尿病患者、肾癌患者、65岁及以上的老年人、酗酒者、集中空调冷却塔维护人员等。军团菌病死亡率因患者自身状况、医疗条件等变化较大，为1%～80%，尽快确诊和治疗可以大大降低军团菌病的死亡率。军团菌感染人体引起的军团菌病主要有两种表现形式：肺炎和庞蒂亚克热。此外，大部分人群没有明显的临床症状，仅呈现血清学改变。

二、流行病学

（一）传染源

军团菌病的传染源为被军团菌污染的各种水源。

（二）传播途径

含军团菌的气溶胶可通过空气由人直接吸入肺泡。近年来有关生态学研究进一步揭示了军团菌长期存活于自然界水源的奥秘，许多藻类与原虫的存在为军团菌生长繁殖提供了必需的营养元素。在对传染源的调研中，有人甚至提出军团菌病为人畜共患病，因为很多证据表明，牛、羊等牲畜中也广泛存在军团菌感染。

（三）易感人群

慢性支气管炎、肺气肿、白血病、心脏病、慢性肾炎、糖尿病、肿瘤等患者，或接受各种免疫抑制剂治疗、免疫力低下者，以及酗酒者、吸烟者、孕妇等易感染本病。

（四）流行特征

1985—2005年，我国正式报道了13起不同规模的军团菌病暴发事件，其中10起由LP

引起，1起由米克戴德军团菌引起，1起由博杰曼军团菌引起，1起未进行鉴定。马小燕等报道了1997年6月北京暴发的1起由LP9、LP12型引起的上感样军团菌病，上感罹患率为34.62％(108/312)，经证实这是由空调系统冷凝水被军团菌污染造成的，是国内首次报道的因中央空调系统污染所致的军团菌病暴发事件。邓长英等报道了2000年在北京某新兵训练营地发生的1起博杰曼军团菌病暴发事件，感染率为33.00％，患病率为8.87％，18例患者中，肺炎型2例、庞蒂亚克热型16例。近年来，我国开展了许多流行病学调查研究，北京、上海、成都、荆门、莆田、重庆、太原等地的检测结果表明，男性发病人数多于女性，男女比例为1.96∶1。我国暴发病例年龄集中在19～55岁，主要年龄段为19～21岁，暴发地点主要在新兵训练营、学校、工厂等青壮年集中地。此外，我国人群中军团菌感染普遍存在，军团菌抗体阳性率从0.15％至35.80％不等，宾馆、商场等中央空调系统使用单位从业人员的军团菌抗体阳性率较高。

三、中医病因病机

军团菌病属中医学“温病”范畴。究其病因有两个方面：一是正气自虚，卫外不固。二是温热病邪侵袭，温热病邪，外伤肌表，正邪相搏，并由口鼻内舍于肺，致使邪热郁肺、肺失宣降而发病。其病位在肺与胃，可累及肝与心包；病性以风、热、湿、痰所致的实证为主；病势多由表及里、由卫及气，甚则内陷心包(图35-1)。

正气自虚，卫外不固
温热病邪侵袭，正邪相搏 } 由口鼻入肺 { 病位在肺与胃，可累及肝与心包
病性以风、热、湿、痰所致的实证为主
由表及里、由卫及气，甚则内陷心包

图35-1　军团菌病的病因病机示意图

四、发病机制及病理

研究发现，带有LP的直径小于5 μm的巨噬细胞(MΦ)可成功完成免疫逃逸，LP可利用MΦ的营养因素继续生存繁衍，进而裂解，导致肺泡上皮和内皮的急性损害，伴水肿和纤维素性渗出。LP亦可通过诱导细胞凋亡的方式产生损害作用。

LP的直接损害作用则主要与其产生的溶血素、细胞毒素和酶类等作用有关。研究发现，LP外膜蛋白可促进LP进入MΦ，并破坏细胞的杀菌功能；LP外毒素能灭活α-抗糜蛋白酶；LP内毒素脂多糖(LPS)能干扰吞噬体磷脂双层结构，阻止吞噬体与溶酶体融合。LP磷脂酶可影响细胞内第二信使的形成。LP蛋白激酶能催化细胞磷脂酰肌醇和微管蛋白的磷酸化作用，进而影响吞噬细胞的杀菌功能。LP蛋白酶能灭活IL-2和裂解人T淋巴细胞表面CD4，从而干扰T淋巴细胞活化和功能的发挥。此外，MΦ的胞吐作用及MΦ裂解可使一些生物活性因子和氧化代谢产物释放入胞外，引起广泛的损伤；肺外多系统损伤则主要由毒血症引起。

军团菌肺炎的主要病理特征为广泛分布的多灶性纤维素性化脓性炎症，常伴有纤维蛋白性胸膜炎和少量黏液渗出性胸膜炎。镜下可见严重的肺泡和支气管炎症，肺泡内有大量中性粒细胞，偶尔可在肺泡间隔、血管周围淋巴管内、肺门和支气管旁淋巴结内发现细菌。肺部病变部位可逐渐恢复但亦可能因吸收不完全而出现间质性炎症和纤维化。免疫力低下者可发生广泛的肺泡损伤伴透明膜形成，并出现肺外多器官播散性小脓肿。

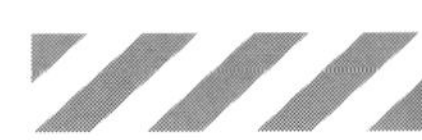

五、临床表现

军团菌病患者一般以基础免疫力低下者，长期在宾馆、医院、大型建筑工地工作者或长期旅行者较为多见，发病初期无上呼吸道症状，无痰或少痰，但后期以肺部病变为主，伴有其他系统异常，尤以中枢神经系统、胃肠道、肝功能异常为多见，持续和进行性高热、干咳、寒战，但相对缓脉，低钠血症，血淋巴细胞减少，胸部X线片显示大多数为单侧肺炎，经青霉素、头孢菌素等抗生素治疗无效。另一个有参考价值的临床特征：军团菌肺炎多发生在夏秋季，这与其他肺炎有着较明显的季节区别。近年来，关于军团菌感染的另一种模式也有报道，它的症状比典型的军团菌病要轻得多，仅见发热、咳嗽、头痛，极似流感，但病程短得多，仅5天便可自愈，无死亡报道，称为庞蒂亚克热(Pontiac fever)。这种感染模式多见于"办公室空调病"，极易与感冒混淆，虽没有军团菌肺炎可怕，但对人的健康仍造成一定影响。

1. 肺炎型　潜伏期一般为2～10天，前驱症状为乏力、头痛、全身肌肉酸痛，于1～2天突然发热，体温可达40 ℃以上，多呈稽留热。病程早期即可出现多系统受累症状。绝大多数患者有咳嗽，起初为干咳，半数患者转成咳非脓性黏稠痰或略带脓性痰，痰中常含少量血丝，个别可咯血。

少数患者有胸痛，呼吸困难较为多见。肺部可闻及细湿啰音。继之可出现明显肺实变体征。约25%有恶心、呕吐及腹泻等消化道症状，有的患者以腹泻为唯一首发症状。神经症状多见于急性期，包括不同程度意识障碍、肌张力增高或震颤、步态不稳等，可有暂时性肢体弛缓性瘫痪，无神经系统定位体征。多数病例体温于8～10天下降，肺炎等全身症状随之好转。但重症病例可发生心、肝、肾功能损害，甚至功能衰竭而死亡，亦可病情迁延并发肺脓肿等。

2. 流感型(非肺炎型，庞蒂亚克热)　此型为军团菌感染的轻型，潜伏期为5～66 h，半数为36 h左右。以发冷、发热起病，体温一般不超过39.5 ℃，伴头痛、肌痛等。呼吸道症状不严重，半数患者仅有轻度干咳及胸痛，部分患者咽喉干痛。个别患者可有腹泻、清水样便或者失眠、眩晕、记忆力减退、意识蒙眬、颈强直、震颤等神经系统表现，均较轻。非肺炎型的病程为3～5天。

六、实验室及其他检查

(一) 分离培养

目前确诊军团菌感染的金标准仍然是军团菌的分离培养，一旦培养出菌株，不仅可用于病原学诊断，而且可以与环境菌株进行同源性分析，追根溯源，有着重要的流行病学意义。军团菌培养所用的标本主要是患者的下呼吸道分泌物如痰、支气管肺泡灌洗液(bronchoalveolar lavage fluid，BALF)等，其中支气管肺泡灌洗液培养的阳性率最高。军团菌的生长要求特殊，需要L-半胱氨酸，在活性炭-酵母浸出液琼脂(BCYE)培养基中培养3～5天。由于培养时间长、易被杂菌污染、生长条件苛刻等，临床培养阳性率并不高，且由于军团菌肺炎患者病程早期通常无痰，只有约50%的患者会产生脓性痰，而支气管肺泡灌洗液需通过支气管镜检查获得等，影响了军团菌的分离培养阳性率。

(二) 抗原检测法

自20世纪90年代中期引入尿抗原检测后，抗原检测法逐渐成为军团菌病的主要诊断

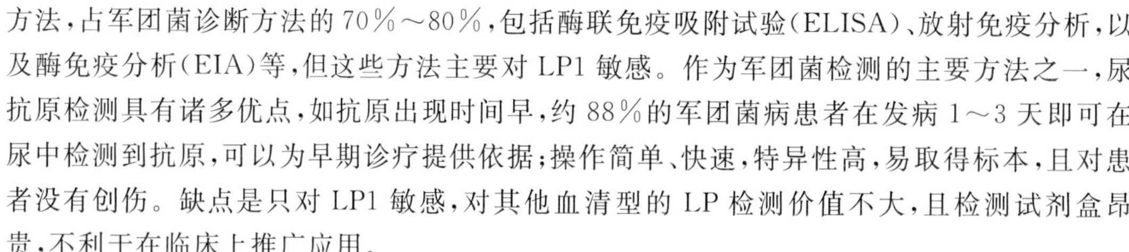

方法，占军团菌诊断方法的70%～80%，包括酶联免疫吸附试验(ELISA)、放射免疫分析，以及酶免疫分析(EIA)等，但这些方法主要对LP1敏感。作为军团菌检测的主要方法之一，尿抗原检测具有诸多优点，如抗原出现时间早，约88%的军团菌病患者在发病1～3天即可在尿中检测到抗原，可以为早期诊疗提供依据；操作简单、快速，特异性高，易取得标本，且对患者没有创伤。缺点是只对LP1敏感，对其他血清型的LP检测价值不大，且检测试剂盒昂贵，不利于在临床上推广应用。

(三) 血清抗体检测

血清抗体检测作为检测军团菌感染的临床常用手段，检出患者血清中抗军团菌IgM及IgG抗体可以做出特异性诊断。IgM抗体出现早，机体感染后约1周可检测出血清中特异性IgM抗体。IgG抗体出现晚，可在体内持续数月，机体感染后约2周可检测出IgG抗体，可供流行病学调查。确诊患者时，采集急性期和恢复期双份血清，恢复期血清抗体滴度升高达急性期4倍或4倍以上，且滴度达1∶128时判为阳性。常采用的方法包括间接免疫荧光试验(IFA)、微量凝集试验(MAA)、试管凝集试验(TAT)、ELISA等。目前临床应用最广泛的是间接免疫荧光试验，可检测患者血清中LP抗体，此方法简便、快捷、敏感性高(70.0%～90.0%)、特异性高(>99.0%)，可以在疾病早期对LP感染进行筛查。

(四) 核酸扩增法

核酸扩增法目前在临床微生物检测方面已经得到广泛应用，其中聚合酶链反应(PCR)与实时PCR(RT-PCR)在检测军团菌方面技术成熟，是诊断军团菌感染的可靠工具。这种检测手段并不局限于LP1军团菌，理论上可检测所有种类的军团菌，这使PCR在澳大利亚、新西兰等非LP型军团菌优势地区成为一线检测方案。PCR对于军团菌病具有重要的早期诊断价值，且患者经过合适的抗菌药物治疗后，PCR扩增强度会明显减弱至转阴，这对临床上观察病程进展及指导治疗具有重要意义。

(五) 染色法

对气道分泌物涂片进行革兰染色，当发现炎症细胞而无病因意义的病原体时，应怀疑可能为军团菌感染。做Gimenez染色，如炎症细胞中染出红色杆菌，便可基本认定为军团菌。但本法存在诸多缺点，如特异性不稳定，且需肺活检，对组织损伤大。另外，某些军团菌也呈抗酸染色阳性。除了上述方法外，还可用镀银染色等检查方法。

七、诊断及鉴别诊断

(一) 诊断

军团菌病的临床诊断比较困难，仅凭其临床表现很难与其他病原体所致的胸部感染鉴别，必须进行血清学或病原学检查方可确诊。

(二) 鉴别诊断

由于军团菌病有流感型(庞蒂亚克热)和肺炎型两种不同表现，故临床上须与流行性感冒(简称流感)、病毒性肺炎、鹦鹉热、Q热、支原体肺炎、细菌性肺炎等相鉴别。

1. 流感 临床特征是突发高热、全身酸痛、软弱无力等显著的全身中毒症状，而呼吸道症状较轻。部分患者可并发肺炎，咳嗽加剧，咳淡绿色黏浆样痰是其特点。流感病毒有高度变异性，可使无免疫人群遭受感染，传播迅速；且流感病毒分离阳性。军团菌病流感型虽可

有人群集中发病,但患者多在同一室工作或生活,其他人群很少发病;且流感病毒分离阴性。

2. 病毒性肺炎　可由多种病毒如流感病毒、副流感病毒、呼吸道合胞病毒、腺病毒等引起,病理特征为原发性支气管肺炎。临床表现一般较轻,起病缓慢,有头痛、发热、干咳、乏力等症状,体征往往不明显。胸部X线片显示斑点状、片状或均匀的阴影。病毒分离阳性。病程一般为1～2周,抗生素治疗无效。军团菌肺炎虽初起有类似感冒症状,但病情进展迅速,早期肺部常有啰音,随即出现肺实变;病毒分离阴性,军团菌培养阳性,红霉素治疗有效。

3. 鹦鹉热　由衣原体引起的急性呼吸道感染。潜伏期7～14天,起病缓慢,以发热、头痛伴明显肌痛为常见症状,以背颈部显著。如同时有相对缓脉,有助于诊断。胸部X线片表现为肺部局限浸润性阴影。主要体征有咽充血和脾大,当脾大和肺炎同时存在时,应疑有本病。患者多有养鸟史,因吸入含有衣原体的鸟粪而感染。衣原体培养阳性。军团菌肺炎的特点则与上述不同,可进行鉴别。

4. Q热　多数患者在起病数日后开始出现干咳及胸痛,可有少量黏液痰,偶或带血。胸痛多呈钝痛。体征不明显。约半数患者胸部X线片可见肺下叶周围均匀的节段性阴影,肺门或支气管周围纹理增粗及浸润,类似支原体肺炎。血清学检查示Q热Ⅰ相抗体效价≥1∶8,Q热立克次体分离阳性。军团菌肺炎有肺实变体征,且病原学检查结果不同,可资鉴别。

5. 支原体肺炎　本病由肺炎支原体引起,过去称为原发性非典型肺炎。起病缓慢,病初有发热、畏寒、咽痛、咳嗽、头痛及乏力症状,2～3天症状加重,有阵发性剧烈干咳,可带少量黏液痰,偶带血丝或咯血。少数患者可有胸骨后疼痛,肺部可听到干、湿啰音,或有胸膜摩擦音伴少量胸腔积液,肺实变多不明显。胸部X线片见小点片状肺部浸润,有时呈模糊羽毛状或均匀一致的阴影,近肺门处较致密,多侵犯一叶。白细胞计数大多正常或稍高,但中性粒细胞增多。血清冷凝集试验阳性(≥1∶40)。支原体分离培养阳性。军团菌肺炎病情进展迅速,有肺实变体征,白细胞计数及中性粒细胞比例虽升高不明显,但冷凝集试验阴性。

6. 细菌性肺炎　主要为肺炎链球菌感染导致。常以畏寒、寒战、高热为首发症状,体温达39～40 ℃,呈稽留热型;呼吸急促,口唇发绀,胸痛,咳铁锈色痰。听诊可有湿啰音及语颤增强。胸部X线片见肺叶大片实变。白细胞计数可达$(20\sim30)\times10^9/L$,中性粒细胞绝对值>$0.80\times10^9/L$,有核左移及中毒颗粒。青霉素G治疗有效。肺炎克雷伯菌肺炎和葡萄球菌肺炎也常见,患者病情往往较重,前者咳红棕色胶冻样痰,后者常伴有败血症。此外,革兰阴性杆菌引起的肺炎常继发于年老或体弱的慢性病患者,表现不一,确诊常有赖于细菌分离。

八、治疗

(一) 中医治疗

军团菌病的病因多为正气自虚,邪热侵袭人体,温邪上受,首先犯肺,病位起初在肺,随病情发展,也可传至脾胃及心包,同时邪热袭肺,日久耗气伤阴,故在治疗上清泻肺热之时加以益气养阴、滋阴润肺之药。

1. 外感风热型

临床表现:发热,微恶风寒,无汗或有汗不畅,咽痛咳嗽,头痛口渴;舌质红,苔薄白或薄黄,脉浮数。

治法:辛凉解表、清热解毒。

代表方:银翘散加减。

方药:金银花10 g,连翘10 g,淡竹叶10 g,牛蒡子10 g,桔梗6 g,薄荷6 g,甘草5 g,荆芥 10 g，板蓝根 15 g。咽痛较甚者，加玄参、牛膝；渴甚者，加天花粉；头痛胀甚者，加桑叶、菊花；咳嗽痰多者，加贝母、前胡、苦杏仁；咳痰稠黄者，加黄芩、知母、瓜蒌皮。

2. 热在气分型

临床表现：起病急骤，身大热，咳嗽胸痛，烦渴欲饮，口干舌燥，面赤恶热，心烦懊恼，大汗出，尿短少或黄或赤；舌质红，苔黄燥，脉洪大或数而有力。

治法：清热生津，宣肺止咳。

代表方：白虎汤加减。

方药：石膏 30 g，知母 10 g，甘草 5 g，黄芩 10 g，桑白皮 10 g，芦根 30 g，鱼腥草 15 g，天花粉 15 g。肌肉关节酸痛者，加桂枝；烦渴不止、汗多、脉浮大无力者，加人参；便秘者，加大黄；热甚动风抽搐者，加钩藤、地龙。

3. 痰热郁肺型

临床表现：咳嗽气促，喉中或有痰声，痰多质黏或稠黄，咳痰不爽，或吐血丝，胸胁胀满，咳时引痛，面赤身热，口干欲饮；舌质红，苔薄黄，脉滑数。

治法：清肺泻热，化痰止咳。

代表方：清金化痰汤加减。

方药：黄芩 10 g，栀子 10 g，瓜蒌子 10 g，麦冬 10 g，桑白皮 10 g，贝母 10 g，知母 10 g，橘红 6 g，茯苓 10 g，芦根 30 g，甘草 5 g。痰黄如脓者，加鱼腥草、薏苡仁、冬瓜子；胸满咳逆、痰涌者，加葶苈子；痰热伤津者，加南沙参、天冬、天花粉；血痰者，加白及、藕节、仙鹤草、白茅根。

4. 痰湿阻肺型

临床表现：咳嗽痰多，色白而黏，伴有喘息，胸满闷窒，脘痞呕恶，食少便溏；舌苔白腻，脉濡滑。

治法：健脾燥湿，化痰止咳。

代表方：二陈汤合三子养亲汤加减。

方药：陈皮 6 g，半夏 6 g，茯苓 10 g，紫苏子 6 g，莱菔子 10 g，苍术 6 g，厚朴 10 g，白术 10 g，葶苈子 10 g，甘草 5 g。痰黏白如沫、形寒肢冷者，加干姜、细辛；泄泻甚者，加党参、薏苡仁。

5. 痰蒙神窍型

临床表现：意识恍惚，谵妄，嗜睡，昏迷，抽搐，咳逆喘促，咳痰不利；舌质暗红或淡紫，苔白腻或淡黄腻，脉细滑数。

治法：涤痰开窍，息风止痉。

代表方：涤痰汤加减。

方药：半夏 6 g，胆南星 10 g，橘红 6 g，枳实 6 g，茯苓 10 g，石菖蒲 10 g，竹茹 10 g，甘草 5 g，生姜 3 片，大枣 10 枚，另服安宫牛黄丸或至宝丹。痰热内盛、身热烦躁、谵语神昏、舌质红、苔黄者，加葶苈子、天竺黄、竹沥；皮肤黏膜出血、咯血、便血色鲜红者，加水牛角、生地黄、牡丹皮、紫草。

6. 肺脾两虚型

临床表现：咳嗽不止，气短而喘，痰白，食少，腹胀便溏，面色㿠白，神疲乏力；舌淡，苔白，脉细弱。

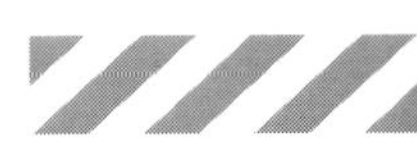

治法：益气和中，培土生金。

代表方：六君子汤加减。

方药：党参 15 g，白术 10 g，茯苓 10 g，陈皮 6 g，甘草 5 g，半夏 6 g，山药 6 g，黄芪 30 g。形寒肢冷者，加干姜、桂枝。

7. 肺阴不足型

临床表现：咳嗽痰少，或有血痰，口干声嘶，潮热颧红，盗汗形瘦；舌质红，苔少，脉细数。

治法：滋阴润肺，化痰止咳。

代表方：沙参麦冬汤加减。

方药：沙参 15 g，麦冬 15 g，玉竹 10 g，天花粉 10 g，百合 20 g，桑叶 10 g，川贝母 10 g，苦杏仁 10 g，甘草 5 g。咳而气促者，加五味子、诃子；潮热甚者，加地骨皮、银柴胡、胡黄连、青蒿、鳖甲；盗汗者，加乌梅、瘪桃干、浮小麦。

8. 气阴不足型

临床表现：干咳痰少或痰中带血，声低语怯，神疲乏力，自汗畏风；舌质红或舌淡，苔少，脉软弱或细数。

治法：益气养阴，润肺止咳。

代表方：生脉散合补肺汤加减。

方药：党参 15 g，麦冬 15 g，黄芪 30 g，五味子 6 g，知母 10 g，贝母 10 g，百部 10 g，紫菀 10 g，桑白皮 10 g，甘草 5 g。呼吸浅短难续，甚至张口抬肩、不能平卧者，加参蛤散、紫石英、核桃仁。

（二）西医治疗

目前国内外对军团菌感染的一线治疗方案为早期应用大环内酯类或喹诺酮类单药治疗，但不同地区对药物的选择方案不同。《中国成人社区获得性肺炎诊断和治疗指南（2016年版）》推荐首选药物为阿奇霉素、红霉素、左氧氟沙星、吉米沙星、莫西沙星；次选药物为多西环素、克拉霉素、米诺环素、磺胺甲噁唑-甲氧苄啶（SMZ-TMP）等。在联合用药方面，我国及英国指南（D 级）推荐危重症军团菌肺炎可应用喹诺酮类联合大环内酯类或利福平进行治疗，但需要警惕喹诺酮类与大环内酯类药物联用时可能出现的心脏电生理异常。美国相关学者则建议在单独应用多西环素或喹诺酮类药物的基础上联合应用磺胺甲噁唑-甲氧苄啶或利福平。

1. 大环内酯类 多年来，红霉素一直是治疗军团菌肺炎的首选药物。但临床应用红霉素有较高的静脉炎和胃肠道不良反应发生率，在使用较高的推荐剂量时可能出现可逆性的耳毒性。阿奇霉素是新一代的大环内酯类药物，有良好的药代学特性：更长的半衰期、更高的肺组织浓度，耐受性也更好，胃肠道不良反应、静脉炎和耳毒性的发生率低。在胞外药敏试验和 HL-60 细胞系胞内药敏试验中阿奇霉素可能是大环内酯类药物中活性最佳的。在一些动物模型中，阿奇霉素疗效优于红霉素，对于非 LP 也有类似的效果。

2. 喹诺酮类 喹诺酮类药物如莫西沙星和左氧氟沙星等，在体外和胞内药敏试验均显示出比大环内酯类更好的抗菌活性。临床研究显示，与大环内酯类（红霉素、克拉霉素）相比，治疗军团菌肺炎时左氧氟沙星组退热时间、临床症状改善的时间更早，所需的住院时间较短。研究证实莫西沙星有优良的药物动力学特性，可以安全地应用于肾功能不全患者。喹诺酮类药物为浓度依赖型抗生素，较高的起始剂量能获得更好的临床疗效。

3. 其他药物 利福平既往常用于联合治疗，临床试验证实其与克拉霉素、左氧氟沙星联用并不能使患者受益。替加环素在体外药敏试验和动物模型中都显示出良好的抗菌活性。Bopp 等研究发现替加环素在体外药敏试验中效果劣于左氧氟沙星和红霉素，但在胞内药敏试验中效果优于红霉素和左氧氟沙星。小规模临床试验证实了其疗效，但目前尚不推荐其作为一线治疗药物。

4. 联合治疗 单药治疗出现临床症状且进一步恶化者常需要联合治疗。已有研究证实联合使用克拉霉素-左氧氟沙星、阿奇霉素-左氧氟沙星具有协同或部分协同作用。

（三）中西医结合治疗

对早期轻型及普通型患者，在西医常规治疗基础上，加入中医药宣肺平喘、清热解毒、发散解表、芳香化湿、通腑泻热等治法，可以快速退热和缓解咳嗽、咽喉痛、食欲不振、乏力等症状，防止由轻症转为重症，缩短病程。在重症及危重症阶段，西医可在患者生命支持、控制并发症等方面发挥强大作用。在此基础上，配合参麦注射液、血必净注射液等中药，有助于稳定患者血氧饱和度，抑制炎症因子释放，增强患者尤其是老年患者的心功能。而针对重症、危重症阶段出现的脏器损伤，可选用安宫牛黄丸等中药，清热解毒、豁痰开窍，主治邪入心包、高热惊厥，保护脏器功能，降低危重症患者的死亡率。在恢复期，患者多有乏力、咳嗽、精神状态差等症状，除给予营养支持外，还可让其选用益气健脾、益气养阴、化痰通络等中药方剂，起到清除余邪、固本培元的功效。也可采用传统中医疗法（如练八段锦、针灸等）提高机体抵抗力，使患者更快恢复健康。

九、预防与调护

（一）预防

1. 主要策略 预防军团菌感染的主要策略是控制军团菌在水体中增殖，减少气溶胶的产生。在社区军团菌肺炎暴发时，应对附近供水管网、环境水源进行军团菌检测以明确感染源，有效控制疫情。对不同环境应考虑选择不同的消毒方法。如供水系统加氯消毒法是目前最普遍使用的方法，但研究显示效果不够理想。模拟试验显示，加热冲洗法除菌效果最佳。本法要求将水加热，至末端出水口温度达 70～80 ℃，并使用热水冲刷 30 min 以上。本法对于去除局部（如花洒等处）的细菌，尤其是军团菌产生的生物膜，是一种较好的方法。铜、银离子对军团菌的影响不明显，也不能清除生物膜；二氧化氯可有效清除盲端管内生物群体，但干预终止后军团菌很快恢复至干预前水平。供水系统末端安装过滤器对于有些部门（如移植病房）而言，是一种简单、有效的预防方法。

2. 预防方式 预防公共场所军团菌污染的策略主要包括以下方面。

（1）强化宣传、提升相关人群风险意识：相关部门应当积极发挥新闻媒体舆论效应，加大宣传力度，提升高危人群对于军团菌病的认识度和防范意识。当地政府也应当通过报纸、网络、电视等媒介，将相关知识告知高危人群，全面营造社会重视的良好氛围。

（2）全面强化卫生学评价体系：相关监管部门与卫生部门一起，要积极落实公共场所中央空调通风体系预防性审核和竣工验收工作。真正做到从源头上把关，防止因为设计、施工缺陷而导致的卫生安全隐患。另外也要对投入运行的中央空调通风体系开展相隔一年检测一次的预防工作。全面开展空气传播性疾病卫生评价工作。

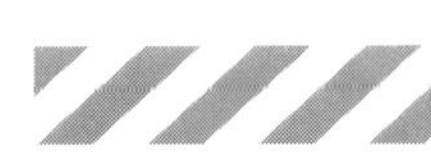

(3) 重视有关人才培训：卫生评价监督者以及相关技术服务者要积极掌握自身专业技术，有效提升服务水平和监督能力；科学完整地记录当前存在的卫生缺陷问题，并第一时间采取有关措施；敦促经营单位做好整改工作。

(4) 取代旧式冷却塔：现如今，相关部门正致力于研制出新一代风冷机组，目的在于全面取代既往水冷式机组。这种方法能够彻底铲除空调系统中 LP 赖以生存的环境——冷却水以及冷却塔。从当前情况来看，这一方案已在国内启用，为目前空调行业发展的最新趋势。

（二）调护

军团菌病是一种病死率高的疾病。研究报道，其暴发流行期病死率高达 30%（15.4%～30.0%），散发病例病死率最高可达 69%；其预后不良的主要原因有低钠血症（≤136 mEq/L）、低血压并需用正性肌力药物、经药物治疗肺炎无吸收、白细胞计数偏低、呼吸衰竭等。通过人们不断的努力，军团菌病已从一种不明原因的疾病发展到现阶段人们对它的认识较为深入的一种疾病。但从疾病预防和控制的总体角度来看，人们目前的防范意识还远远不够，可以说相当一部分人员对军团菌病还不是很了解。因此，进一步提高人们对军团菌病的认识和警惕，以及建立必要的应急预案是非常必要的。

（毛宁锋　张涵灵）

参考文献

[1] 夏兰兰，宿振国，王涛. 军团菌检测方法研究进展[J]. 检验医学与临床，2021，18(4)：555-558.

[2] 王红阳，刘信荣，万超群，等. 唐山地区军团菌病临床流行特征研究[J]. 中国公共卫生，1998，14(3)：16-17.

[3] 江正斌，戴保民. 我国军团菌病流行病学研究近况[J]. 中国人兽共患病杂志，1990，6(4)：50-52.

[4] 张琦，陈晓东. 军团菌与军团菌病研究进展[J]. 江苏预防医学，2012，23(4)：40-43.

[5] 胡大林，廖建坤，杨光，等. 军团菌病[J]. 国外医学卫生学分册，2003，30(4)：193-196.

[6] 王衍富，雷振之. 军团菌病的流行病学[J]. 中国实用内科杂志，1995(4)：198-200.

[7] 阎秋. 预防公共场所军团菌污染策略的研究[J]. 中国医药指南，2019，17(8)：298-299.

[8] 娄永新. 军团菌病诊断与治疗[J]. 中级医刊，1997(5)：9-12.

[9] 张洪春，晁恩祥. 浅谈用中医药治疗军团菌肺炎的体会[J]. 北京中医药大学学报，1996，19(2)：26-27.

[10] 王道成. 军团菌肺炎中医辨证论治[J]. 中西医结合实用临床急救，1998，5(1)：44-45.

[11] 杨军霞，刘贵建. 嗜肺军团菌的检测方法及临床应用评价[J]. 中华医院感染学杂志，2010，20(18)：2898-2900.

[12] 张天嵩，崔秀芹，韩镭. 军团菌肺炎证治探讨[J]. 四川中医，1998，16(6)：12-13.

[13] 梁思聪，陈愉. 军团菌肺炎的诊治策略[J]. 中国实用内科杂志，2020，40(5)：357-361.

[14] 周明行. 军团病的鉴别诊断[J]. 人民军医，1996(5)：17.

[15] 路凤,金银龙,程义斌.军团菌病的流行概况[J].国外医学卫生学分册,2008,35(2):78-83.

[16] 卢锡华,万超群.军团菌毒力因子研究及在分子流行病学的应用[J].中华流行病学杂志,1995,16(6):372-374.

[17] 金建敏,张沪生.军团病实验室诊断方法研究进展[J].国外医学临床生物化学与检验学分册,2001,22(3):138-140.

第三十六章

梅毒

一、概述

梅毒(syphilis),是由梅毒螺旋体,又称苍白密螺旋体(*Treponema pallidum*,TP)引起的生殖器、所属淋巴结及全身病变的慢性传染病。临床侵犯皮肤、黏膜、淋巴结、心血管系统、神经系统、骨骼等组织和器官,产生各种症状,并可通过胎盘传给下一代,危害极大,有时可潜伏多年,甚至终身。

梅毒的疫源地迄今仍存争议。西方学术界多数学者认为梅毒起源于美洲。1493年3月15日,哥伦布自美洲返航回到西班牙帕洛斯港,此后梅毒就在欧洲暴发。根据记载,梅毒在1505年左右经印度传入广东,此后,从沿海至内地在我国广泛传播,发病率居高不下。梅毒严重危害人类健康,所以被我国列为8种重点防治性病之一,是《中华人民共和国传染病防治法》中列为乙类防治管理的病种。

中医学对本病早有认识,称之为“霉疮”“杨梅疮”“广疮”“花柳病”等,《疮疡经验全书》即有关于梅毒的记述。我国第一部有关梅毒的专著《霉疮秘录》指出,本病的传播方式有性交传染、非性交传染及体内传染,提出了解毒、清热、杀虫治法,首创用雄黄、丹砂等含砷药物治疗梅毒。

二、流行病学

(一)传染源

梅毒患者是梅毒的唯一传染源,患者的皮肤、血液、精液、乳汁、唾液中均有梅毒螺旋体存在,尤以硬下疳及扁平湿疣表面较多。

(二)传播途径

1. 性接触传染 性接触是最主要的传播途径,占95%,主要通过性行为由破损处传染,这不仅包括性交,也包括肛交、口交、相互手淫等方式。梅毒螺旋体大量存在于皮肤黏膜损害表面,也见于唾液、乳汁、精液、尿液中。未经治疗的患者在感染后1年内最具传染性,随着时间的延长,传染性越来越小,病期超过4年者,性接触无传染性。

2. 母婴垂直传播 梅毒可通过胎盘经血液传染胎儿。一般认为,孕妇梅毒病期越短,胎儿发生感染的机会越大。感染梅毒2年后的孕妇仍可通过胎盘将梅毒传染给胎儿。妊娠前4个月,由于滋养体的保护作用,梅毒螺旋体不能通过,故妊娠前4个月胎儿不被感染,感染一般发生在妊娠4个月以后，在妊娠6～8个月时达到高峰，可引起流产、早产、死产和先天性梅毒，其传染性随病期延长而逐渐减弱。经胎盘传染主要在孕妇早期梅毒阶段发生，晚期较少见。未经治疗的一期梅毒、早期潜伏梅毒和晚期潜伏梅毒孕妇发生垂直传播的概率分别为70%～100%、40%、10%。胎儿分娩时，经产道也可发生接触性感染而出现硬下疳，这是区别于先天性梅毒的标志。

3. 其他途径 少数患者可因与梅毒患者皮肤黏膜发生非性接触的直接接触而发生感染，如普通的接吻、握手、妇科检查、哺乳等。少数患者可因接触带有梅毒螺旋体的内衣、被褥、毛巾、剃刀、餐具、烟嘴、医疗器械等而发生间接感染，但间接感染发生的概率比直接感染要低得多。冷藏3天以内的梅毒患者血液仍有传染性，输入此种血液可引起感染。输血时如供血者为梅毒患者，受血者也可感染梅毒螺旋体。

（三）易感人群

成年男女普遍易感。卖淫、嫖娼等性乱行为者及吸毒者均为梅毒的高危人群。人类对梅毒无先天或自然免疫。感染梅毒螺旋体后，机体逐渐产生免疫力，在病期内不发生再次感染。但这种免疫力对机体的保护作用很弱，若一、二期梅毒症状突出，机体内亦出现抗体，却不能阻止病程发展。

（四）流行特征

本病遍布全球，人群只要与传染源接触，就会发生感染和流行，无季节、性别及年龄差异。自然因素对本病流行强度无明显影响。

有记载称1498年梅毒传到印度、1510年传入日本，随后蔓延全世界。在1505年左右，梅毒由印度传入我国广东，当时称为"广东疮""杨梅疮"，此后梅毒向内地传播。

我国在1949年前梅毒的流行很严重，在某些少数民族地区梅毒发病率达10%～48%。1949年后性病基本被消灭，包括梅毒在内。20世纪80年代以来，梅毒在我国一些地区再度流行，发病率逐年增高。全国流行病学调查结果显示，1991—2001年全国性病呈增长趋势，梅毒患者年增长率较高。2012年的流行病学调查显示，我国梅毒发病率为33.30/10万，比2011年增长了3.93%。2017年中国内地31个省、自治区、直辖市梅毒总发病数为475860例，年发病率为34.49/10万，其中潜伏梅毒占76.78%(365353/475860)，一期梅毒占12.00%(57123/475860)，二期梅毒占9.75%(46387/475860)，先天性梅毒占0.81%(3846/475860)，三期梅毒占0.66%(3151/475860)。不同梅毒类型聚集区域也不相同。上海市、浙江省、江苏省是二期梅毒和三期梅毒高-高聚集区；福建省是三期梅毒的高-高聚集区；新疆维吾尔自治区和西藏自治区是先天性梅毒的高-高聚集区；而贵州省是先天性梅毒的高-低聚集区，以及二期梅毒的低-低聚集区。梅毒流行规模受到社会环境、道德观念、年龄、性别、职业、文化程度和经济状况等因素的影响。疫情总的地区分布特点是城市高于农村，沿海地区高于内地，经济发达地区高于经济落后地区。

三、中医病因病机

（一）病因

中医学对本病早有认识，我国第一部有关梅毒的专著《霉疮秘录》对梅毒的病因病理有详细论述，肯定了梅毒是由性交传染和非性交传染引起的。如："是证也，不独交媾相传，禀薄之人，或入市登圊，或与患者接谈，偶中毒气，不拘老幼，或即病或不即病。""人禀浸薄，天

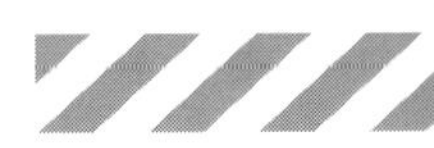

厉时行，交媾斗精，气相传染，一感其毒，酷烈非常，入髓沦肌，流经走络，或中于阴，或中于阳，或伏于内，或见于外，或攻脏腑，或巡孔窍。"本病为感染梅毒疫疠之气，内伤脾肺、肝肾，化火生热、挟湿挟痰，外攻肌肤、孔窍，内渍脏腑骨髓。《外科正宗·小儿遗毒烂斑第一百七》指出："遗毒，乃未生前在于胞胎禀受，因父母杨梅疮后余毒未尽，精血孕成。"其认为先天性梅毒是父母患梅毒，遗毒于胎儿所致。胎儿在母体内感受梅毒疫疠之气，有享受与染受之分。享受者由父母先患本病而后结胎；染受者乃先结胎元，父母后患本病，毒气传于胎中。

综合以上论述，中医学认为本病的发生总由淫秽疫毒与湿、热、风邪杂合所致。梅毒的传染主要有精化传染、气化传染及胎中染毒。精化传染是与患者性接触时，直接受淫邪毒气传染；气化传染是通过接吻、哺乳、接触污染物品等非性接触方式内传而发；胎中染毒是禀受于母体之毒，遗毒于胎儿所致。邪毒渐次，弥漫浸淫，深结于脏腑、骨髓、官窍，腐蚀肌肤，损伤筋脉，耗伐气血，缠绵难愈，变化多端，证候复杂，形成恶疾。

（二）病机

本病邪之初染，梅毒之邪结于阴器及肛门等处，发为疳疮（硬下疳）；继而胯间脊核（腹股沟淋巴结）肿大而为横痃，横痃位于左侧者称鱼口，位于右侧者称便毒（一期梅毒）。随着病程进展，疳疮、横痃虽然消退，但梅毒之邪深伏，每逢摄生不慎或兼感风邪，则可引动疫毒循诸经发于肌肤而成为杨梅疮（二期梅毒）。杨梅疮依其形态之异而有杨梅疹、杨梅斑、杨梅痘、翻花杨梅等多种名称。病至后期，梅毒之邪深陷，沉于骨髓，沦于脏腑，成为杨梅结毒（三期梅毒）。杨梅结毒发无定处，随处可生，在肌肤者，结毒肿起溃破；在骨者，可为头痛如破、鼻梁崩塌、硬腭穿孔、筋骨疼痛等；在脏腑者，危及生命。根据中医病因病机学说，本病的病位主要在肌肤肌表、阴器、眼、骨等，受累脏器主要涉及心、肝、脾、肾等（图 36-1）。

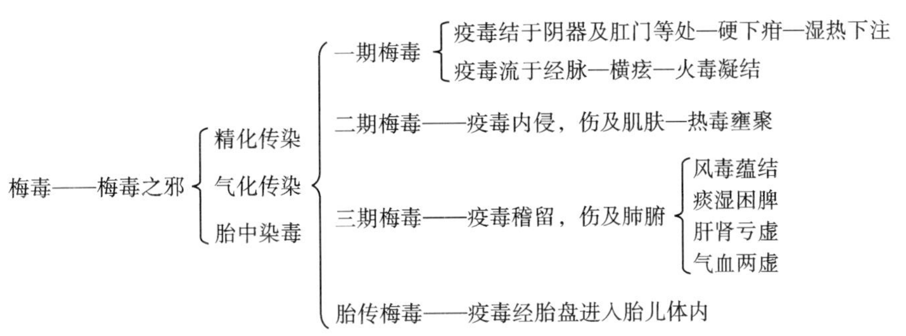

图 36-1　梅毒病因病机示意图

四、发病机制及病理

（一）发病机制

梅毒螺旋体表面的黏多糖酶可能与其致病性有关。皮肤、主动脉、眼、胎盘、脐带等富含黏多糖，而梅毒螺旋体对这些组织有高度的亲和力，说明梅毒螺旋体借助黏多糖酶吸附于上述组织细胞表面的黏多糖受体上，分解宿主细胞的黏多糖。由于黏多糖是宿主组织和血管支架的重要基质成分，黏多糖被梅毒螺旋体分解后，组织受到损伤，从而造成组织血管塌陷、血供受阻，进而导致管腔闭塞性动脉内膜炎、动脉周围炎，出现坏死、溃疡等病变。

近来研究证明，梅毒螺旋体黏附素 Tp0751 与宿主细胞外基质成分——层粘连蛋白(laminin)结合而侵入。然后在侵入部位以分裂方式繁殖，当梅毒螺旋体数量在每克组织内

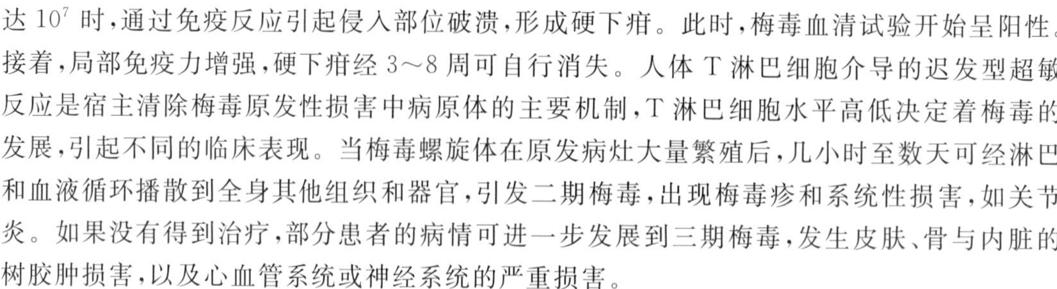

达 10^7 时，通过免疫反应引起侵入部位破溃，形成硬下疳。此时，梅毒血清试验开始呈阳性。接着，局部免疫力增强，硬下疳经 3～8 周可自行消失。人体 T 淋巴细胞介导的迟发型超敏反应是宿主清除梅毒原发性损害中病原体的主要机制，T 淋巴细胞水平高低决定着梅毒的发展，引起不同的临床表现。当梅毒螺旋体在原发病灶大量繁殖后，几小时至数天可经淋巴和血液循环播散到全身其他组织和器官，引发二期梅毒，出现梅毒疹和系统性损害，如关节炎。如果没有得到治疗，部分患者的病情可进一步发展到三期梅毒，发生皮肤、骨与内脏的树胶肿损害，以及心血管系统或神经系统的严重损害。

（二）病理

梅毒螺旋体从黏膜或破损的皮肤进入人体后，感染途径分为淋巴感染与血行感染。梅毒螺旋体沿淋巴管进入引流区淋巴结，并在淋巴结中繁殖，引起淋巴结无痛性肿大，通过淋巴回流播散至各组织器官为淋巴感染。入侵的梅毒螺旋体，进入后尿道、睾丸、附睾及精索蔓状静脉丛，回流至下腔静脉播散到全身为血行感染。

梅毒螺旋体在数小时内侵入附近的淋巴结，2 天后进入血液循环播散至全身。经过 2～3 周潜伏期（称第一潜伏期），发生一期梅毒。一期梅毒主要表现为硬下疳损害，其边缘表皮棘层肥厚，逐渐向中心变薄，有水肿和血管周围炎症细胞浸润，主要为淋巴细胞、浆细胞和组织细胞浸润，伴有毛细血管内皮细胞增生，随后出现小血管闭塞（闭塞性动脉内膜炎）。硬下疳病灶可见血管壁增厚、管腔闭塞、血栓及小灶性坏死，渗出物中可查到梅毒螺旋体。

经 6～8 周，大量梅毒螺旋体进入血液循环，向全身播散，引起二期早发梅毒。二期梅毒时在许多组织中可以见到梅毒螺旋体，如皮疹内、淋巴结、眼球的房水和脑脊液中。随着机体免疫应答的建立，机体产生大量的抗体，绝大部分梅毒螺旋体被杀死，二期早发梅毒自然消失，再进入潜伏状态，称为二期潜伏梅毒。此时患者虽无症状，但残存的梅毒螺旋体有机会可再繁殖，当机体抵抗力下降时，梅毒螺旋体再次进入血液循环，发生二期复发梅毒。二期梅毒的皮损以血管周围大量淋巴细胞和浆细胞浸润、明显的动脉内膜炎及静脉炎为主，特征是表皮角化过度，尤见扁平湿疣，有中性粒细胞侵入真皮乳头，真皮深层血管周围有单核细胞、浆细胞和淋巴细胞浸润。

三期梅毒主要表现为肉芽肿性损害，血管变化较二期轻微，为上皮样细胞及巨噬细胞组成的肉芽肿，中间可有干酪样坏死，周围有大量淋巴细胞与浆细胞浸润，并有一些成纤维细胞和组织细胞。血管内皮细胞常有增生肿胀，甚至堵塞管腔。

先天性梅毒的发病机制一般认为是胎盘感染。妊娠 7 周时梅毒螺旋体即可进入胎儿体内，但因胎儿免疫系统尚未发育成熟，对感染不发生反应。母体血内的梅毒螺旋体通过胎盘屏障直接进入胎儿血液循环，向全身播散，发生先天性梅毒。

五、临床表现

根据传播途径不同，梅毒可分为获得性（后天）梅毒和先天性（胎传）梅毒。根据有无临床表现，可分为显性梅毒和潜伏梅毒。

（一）获得性（后天）梅毒

1. 一期梅毒（primary syphilis） 主要表现为硬下疳（chancre），一般无全身症状。硬下疳出现于不洁性交后 2～4 周。大部分发生于生殖器部位，男性多在阴茎的包皮、冠状沟、系带或龟头上，同性恋男性常见于肛门、肛管或直肠；女性多见于大小阴唇、阴蒂、尿道口、阴

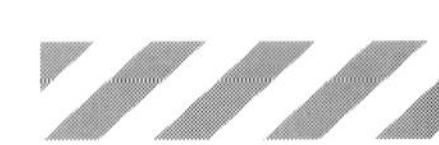

阜,尤多见于宫颈,易于漏诊。阴部外硬下疳多见于口唇、舌、扁桃体、手指(医务人员亦可被传染而发生手指下疳)、乳房、眼睑、外耳。极个别可发生于舌部。硬下疳开始时为一丘疹,很快破溃。典型的硬下疳有以下特点:①直径 1～2 cm,多为圆形,边界整齐,境界明显,疮面稍高出皮面。②疮面呈肉红色糜烂面,呈牛肉色,基底平坦,上有少量渗出物,无脓液,有灰白色纤维性薄膜,不易除去。③大多单发,少有多发,质硬如软骨,不痛。④含有大量梅毒螺旋体,传染性较强。⑤不经治疗可在 3～8 周自然消失,不留痕迹或有轻度萎缩性瘢痕。如接受不足量的抗梅毒治疗或外用药治疗,可见到不典型的硬下疳。硬下疳若不经治疗,经 3～8 周可"自愈",随即进入无症状的潜伏状态,称为一期潜伏梅毒。

2. 二期梅毒(secondary syphilis) 由于梅毒螺旋体从淋巴系统进入血液,在体内播散后出现全身症状,在感染后 7～10 周,患者可有低热、头痛、肌肉痛和关节痛等,也可伴肝脾大及全身淋巴结肿大。

(1) 梅毒疹:主要表现为全身皮肤黏膜出现梅毒疹,皮疹通常缺乏特异性,可为斑疹、丘疹、斑丘疹、斑块、结节、脓疱疹或溃疡等,大多数泛发,不痒或轻微瘙痒。病灶处可查见梅毒螺旋体。血清学试验几乎 100%阳性,血清反应滴度也高。发病期间全身浅表淋巴结肿大,针刺吸出的液体可查见梅毒螺旋体。

①斑疹性梅毒疹:占 25%～50%,数目多,多对称分布,好发于胸腹、双肋部及四肢屈侧。皮损为直径 0.5～1.0 cm 斑疹,初为淡红色,似蔷薇色,又称蔷薇疹,境界不清楚,充血但无浸润感。以后发展为暗红色,部分皮疹压之不完全褪色。皮疹孤立不融合。无自觉症状。如果未经治疗,斑疹性梅毒疹可自行消退,也可发展为丘疹性梅毒疹。短者数小时可消退,长者持续数月始退。消退后不留痕迹或留棕黄色斑,或经轻微脱屑而愈,偶遗有色素减退斑。

②丘疹性梅毒疹:最为常见,多泛发于躯干、四肢,对称分布,散在不融合,无症状。典型损害为直径 1.0 cm 左右的丘疹,铜红色,境界清楚,浸润明显。早期表面光滑,而后出现鳞屑,皮疹消退后可留有色素沉着斑。丘疹性梅毒疹具有多形性,因而常与银屑病、玫瑰糠疹、药疹、扁平苔藓等其他皮肤病相似。但丘疹性梅毒疹掌跖处的皮疹具有特征性,表现为红色斑丘疹或丘疹,境界十分清楚,浸润明显,表面有明显鳞屑,以领口状脱屑更具特点。

③扁平湿疣性梅毒疹:多发于皮肤互相摩擦或潮湿的部位,主要见于肛周、外生殖器等处,偶见于腋、脐、腹股沟等处,女性较男性发生率高。初起为扁平丘疹,或由肥厚性丘疹性梅毒疹演变而来,基底宽广无蒂,稍高出皮面,境界清楚,呈暗红色,柔软光滑,有渗出液或分泌物,内含大量梅毒螺旋体,传染性极强。这常发生在感染梅毒后 1 年左右,自行消退很慢。

④脓疱疹性梅毒疹:临床很少见,主要发生于体弱、营养不良者,常继发于丘疹性梅毒疹。有多种形态,如痤疮样脓疱疹,但无粉刺。初起为丘疱疹或丘疹,顶端很快形成脓疱,其消退缓慢,愈后多留瘢痕。

(2) 复发性梅毒疹:未经治疗或治疗不足,梅毒螺旋体活力增强及机体免疫功能不足时,梅毒疹可再发,约 20%的二期梅毒患者于 1 年内复发,二期梅毒的任何症状均可重新出现,以环状丘疹最为多见。复发性梅毒疹的特征是皮疹数目少,分布不对称,排列形状奇异。好发于后背、腰部及四肢伸侧。皮疹直径更大,浸润更明显,甚至可以融合。皮疹复发得越晚,其表现越接近三期梅毒的皮损。

(3) 黏膜损害:约 50%的患者出现黏膜损害,发生在唇、口腔、扁桃体及喉,表现为黏膜斑或黏膜炎。黏膜斑多发生于口腔黏膜,如颊、舌及牙龈处,亦可出现在女性阴道黏膜。损害初为淡红色，而后表面糜烂，呈乳白色，周围绕以红晕，稍浸润，直径 1～2 cm，圆形或卵圆形，境界清楚，表面分泌物中含有大量梅毒螺旋体，传染性强，损害单发或多发。自愈后亦可复发。黏膜炎多发生于咽喉部，表现为咽红、充血，伴扁桃体肿大，为梅毒性咽峡炎。喉部表现为红斑，累及声带时出现声音嘶哑。

(4) 梅毒性脱发：约占 10%。多发生在感染后 1 年左右。常侵犯头后部或两侧。脱发区呈 0.5～1.0 cm 圆形或不规则形，呈虫蚀状或网状，境界不清，少数为弥漫样，局部无炎性表现，无症状，可自愈。

(5) 骨关节损害：骨膜炎、骨炎、骨髓炎及关节炎，伴有局部疼痛。骨膜炎好发于长骨，以胫骨最多见，其次为尺骨、肱骨及桡骨。关节炎好发于大关节如肩、肘、膝关节等，表现为疼痛，尤以夜间静止时明显。骨膜肥厚有压痛，关节肿大常对称，表面不红或轻度潮红，有触痛，或移动有关肢体时剧痛。

(6) 眼梅毒：主要表现为梅毒性虹膜炎、虹膜睫状体炎、脉络膜炎、视网膜炎等，常累及双侧。其中梅毒性虹膜炎最常见。

(7) 神经梅毒：

①无症状性神经梅毒，10%～20%的患者出现脑脊液异常而无神经系统症状。脑脊液快速血浆反应素环状卡片试验阳性。可有脑膜炎症状。

②10%的患者有脑膜炎或脊髓膜炎、脑血管梅毒，但较晚期患者少见。

(8) 全身浅表淋巴结肿大。

(9) 二期潜伏梅毒：皮疹消退，各种损害“自愈”，再次进入无症状的静止状态，但梅毒血清试验呈阳性。此时大部分梅毒螺旋体可被机体产生的抗体所杀灭，小部分进入潜伏期。当机体抵抗力下降时，梅毒螺旋体又可进入血液循环，再现二期梅毒症状，称二期复发梅毒。

3. 三期梅毒　1/3 的显性梅毒螺旋体感染者发生三期梅毒，感染后 2～4 年发病，损害少，不对称。梅毒螺旋体少而难找到，传染性小或无传染性。其中 15%为良性晚期梅毒，可发生非致命性的组织与器官(如皮肤、软组织、骨骼、睾丸等)损害，10%～25%为心血管梅毒，10%为神经梅毒，严重时可危及生命，即为恶性晚期梅毒。

(1) 皮肤黏膜损害：

①结节性梅毒疹：最为常见，皮肤结节性梅毒疹可发生于任何部位，好发于头皮、肩胛、背部及四肢的伸侧，为一群直径约 0.5 cm 的皮下结节，古铜色，呈环形、弧形排列。初为数个集簇性皮下结节，或先为丘疹，后渐大为结节损害，基底有浸润，表面有鳞屑，或发生坏死、浅在溃疡，愈后留瘢痕，邻近四周皮肤又有新结节发生，而原瘢痕处不新生梅毒结节。本症可自行消退，遗留萎缩斑，自觉症状轻微。黏膜结节性梅毒疹好发于口腔黏膜，症状与皮肤结节性梅毒疹相似，但没有色素沉着，溃烂较为剧烈。

②树胶肿：感染后 2～40 年发生，全身各处都可发生，主要发生于皮肤(占 70%)、黏膜(10.3%)和骨骼(9.6%)，常发生于外伤及化学刺激之后，多见于四肢伸侧、前额、头部、胸骨部及小腿等处。皮肤树胶肿常单发，不对称，初起为皮下小硬结，可移动，不痛不痒，逐渐增大与皮肤粘连，形成浸润性斑块，表皮呈暗红色，中心逐渐软化而形成溃疡，排出少量树胶样灰白脓液。溃疡逐渐变深及扩大，常一边愈合，一边继续发展，形成肾形或马蹄形溃疡。溃疡基底潮红，表面不平，可有黏稠脓液及黄色黏液分泌物、树胶样坏死组织附于创面。经半年或更长时间可自行愈合，愈后留萎缩性瘢痕。树胶肿发生在下肢，表现为深溃疡形成，萎缩样瘢痕；发生在上额部时，常引起组织坏死，穿孔；发生于鼻中隔则引起骨质破坏，形成马

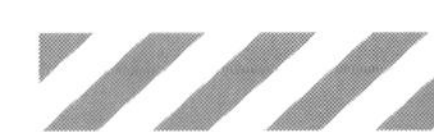

鞍鼻;发生于舌部者表现为穿透性溃疡;阴道损害常形成溃疡,进而形成膀胱阴道瘘或直肠阴道瘘等。

(2) 近关节结节:梅毒性纤维瘤缓慢生长形成的皮下纤维结节,呈对称性分布,大小不等,表皮正常,触之质硬,无痛,不活动,不破溃,无炎症表现,可自行消退。

(3) 心血管梅毒:多见于感染后 10～20 年,10%～30%的患者发生心血管梅毒,多见于早期梅毒未经治疗或治疗不彻底者,严重影响患者健康,甚至导致死亡,约 25%合并神经梅毒。病位主要在升主动脉处,发生主动脉瓣闭锁不全,即梅毒性心脏病。

(4) 神经梅毒:发生率约 10%,多发生于感染后 10～20 年。可无症状,也可发生梅毒性脑膜炎、脑血管梅毒、脑膜树胶肿、麻痹性痴呆等。

(二) 先天性(胎传)梅毒

先天性梅毒是母体内的梅毒螺旋体由血液通过胎盘传入胎儿血液中,导致胎儿感染。多发生在妊娠 4 个月后。发病年龄小于 2 岁者称早期先天性梅毒,大于 2 岁者称晚期先天性梅毒。

(1) 早期先天性梅毒(early congenital syphilis):多在出生后 2 周～3 个月出现症状。患儿全身表现为皮肤松弛、苍白、有皱褶,哭声嘶哑,发育迟缓,低热等。梅毒性鼻炎为最常见的一个特性,鼻黏膜红肿,分泌物呈脓性或血性,常阻塞鼻孔而妨碍吸乳,严重者可形成鼻膜溃疡,累及鼻骨形成梅毒鞍鼻遗留征,抗梅毒治疗迅速好转。33%～58%的患儿有皮肤损害,与获得性二期梅毒皮疹相似,多发生于出生后 6 周,表现为斑疹、斑丘疹、水疱、大疱、脓疱等,浸润性红斑好发于口周、掌跖、肛周、女阴周围、臀部,境界清楚,表面光滑,愈后常留瘢痕。斑丘疹好发于面部、两臂、臀部、两小腿、掌跖。扁平湿疣好发于外阴、肛周、掌跖及臀部。疱疹好发于掌跖。在口角、鼻孔及肛门周围可发生线状糜烂性损害,愈后留有辐射状瘢痕。早期先天性梅毒还可侵犯骨骼,形成梅毒性骨膜炎和骨软骨炎,以及骨髓炎等,长骨可发生骨软骨炎,引起四肢疼痛、肿胀、不能活动。梅毒性指炎多于半岁内发生,手指呈梭形肿胀。10%的患儿可发生活动性神经梅毒,以梅毒性脑膜炎最为多见,引起抽搐、智力障碍、视力受损,以及单瘫、偏瘫,甚至死亡。

(2) 晚期先天性梅毒(late congenital syphilis):多在 2 岁以后发病,与晚期获得性梅毒临床表现相似,以角膜、骨和神经系统损害较为严重。临床上可见活动性损害及标志性损害两种,后者为早期活动性梅毒损害所遗留的永久性标记,终身存在,具有特征性。

①皮肤黏膜损害:可发生树胶肿,可引起上腭、鼻中隔穿孔,鞍鼻(鼻深塌陷,鼻头肥大翘起如同马鞍)。鞍鼻患者同时可见双眼间距增宽,鼻孔外翻。鞍鼻一般在 7～8 岁出现,15～16 岁时明显。

②骨骼损害:骨膜炎、骨炎、骨痛,夜间尤重。骨膜炎常累及腔管,常限于此者,可引起骨前面肥厚隆起呈弓形,故称为佩刀胫(胫骨中部肥厚,向前突出);关节积液,通常为两膝关节积液;轻度强直,不痛,具有特征性。

③眼梅毒:约 90%表现为间质性角膜炎,初期为明显的角膜周围炎,继之出现特征性弥漫性角膜混浊,反复发作可导致永久性病变,引起失明。

④神经梅毒:1/3～1/2 的患者发生无症状神经梅毒,常延至青春期发病,以脑神经损害为主,尤其是听神经、视神经损害,少数出现幼年麻痹性痴呆、幼年脊髓痨等。

⑤标志性损害:a. 哈钦森(Hutchinson)牙:恒齿的两个中门齿游离缘狭小,中央呈半月形缺陷,患齿短小,前后径增大,齿角钝圆,齿列不整。b. 桑葚状磨牙(mulberry molar):第一

臼齿形体较小，齿尖集中于咬合面中部，形如桑葚。c. 胸锁关节增厚：胸骨与锁骨连接处发生骨疣所致。d. 间质性角膜炎。e. 神经性耳聋：多发生于学龄前儿童，先有眩晕，随之丧失听力。哈钦森牙、神经性耳聋、间质性角膜炎合称哈钦森三联征。

(3) 先天性潜伏梅毒：先天性梅毒未经治疗，无临床症状，梅毒血清试验呈阳性。

六、实验室及其他检查

(一) 暗视野显微镜检查

暗视野显微镜检查是一种检查梅毒螺旋体的方法，对早期梅毒的诊断有十分重要的意义。取损害局部的组织及体液，或淋巴穿刺液，涂片后在暗视野显微镜下检查。镜下见以下特征者为梅毒螺旋体阳性：螺旋整齐，固定不变，折光力强，较其他螺旋体亮，行动缓慢而有规律，围绕其长轴中前后旋转移动，伸缩其圈间距离而移动，全身弯曲如蛇行。

(二) 梅毒血清学检查

1. 非梅毒螺旋体血清试验 这类试验的抗原分为心磷脂、卵磷脂和胆固醇的混悬液等，都可用来检测抗心磷脂抗体。可用于临床筛选，并可定量，用于疗效观察。

(1)性病研究室玻片试验(VDRL)：应用最为广泛，以卵磷脂、胆固醇为抗原，可做定性及定量试验，其对照血清已标准化，但对一期梅素敏感性不高。

(2)血清不需加热的反应素玻片试验(USR)：抗原系 VDRL 抗原的改良，敏感性与特异性与 VDRL 相似。

(3)快速血浆反应素环状卡片试验：抗原也是 VDRL 抗原的改良，虽不能用显微镜立即读出结果，但特异性及敏感性不较 VDRL 差。

(4)自动反应素试验(ART)：快速血浆反应素环状卡片试验的一种改良试验。

2. 梅毒螺旋体血清试验 包括特异性试验，常用方法如下。

(1)荧光法梅毒螺旋体抗体吸附试验(FTA-ABS)：用 Nichol 株梅毒螺旋体作抗原，在患者血清中加吸收剂以去除非特异性抗体，用间接免疫荧光试验检测血清中的梅毒螺旋体 IgG 抗体，其特异性及敏感性均较高，临床上较为常用，阳性反应出现早。

(2)梅毒螺旋体血凝试验：以超声波粉碎的 Nichol 株梅毒螺旋体悬液为抗原，以经甲醛处理的羊红细胞为抗原载体，或用经戊二醛处理的火鸡红细胞为抗原载体，敏感性和特异性均较高，操作较 FTA-ABS 简单，费用亦低。

(3)梅毒螺旋体制动试验等：这类试验特异性高，主要用于诊断。

(三) 梅毒螺旋体 IgM 抗体检测

IgM 抗体是一种免疫球蛋白，用它来诊断梅毒具有敏感性高、能早期诊断、能判定胎儿是否感染梅毒螺旋体等优点。特异性 IgM 抗体的产生是感染梅毒螺旋体和其他细菌或病毒后机体首先出现的体液免疫应答，一般在感染的早期呈阳性，IgM 抗体水平随着疾病发展而升高，IgG 抗体水平随后才慢慢上升。经有效治疗后 IgM 抗体消失，IgG 抗体则持续存在，梅毒螺旋体 IgM 抗体阳性的一期梅毒患者经青霉素治疗后，2～4 周梅毒螺旋体 IgM 抗体消失。梅毒螺旋体 IgM 抗体阳性的二期梅毒患者经青霉素治疗后，2～8 个月梅毒螺旋体 IgM 抗体消失。此外，梅毒螺旋体 IgM 抗体的检测对诊断新生儿的先天性梅毒意义很大，因为 IgM 抗体分子较大，其母体 IgM 抗体不能通过胎盘，如果梅毒螺旋体 IgM 抗体阳性则表示婴儿已被感染。

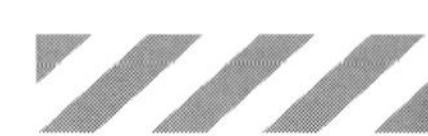

（四）脑脊液检查

晚期梅毒患者，若出现神经症状，经抗梅毒治疗无效，应做脑脊液检查。该检查对神经梅毒的诊断、治疗及预后的判断均有帮助。检查项目应包括细胞计数、总蛋白测定、VDRL及胶体金试验。

七、诊断及鉴别诊断

（一）诊断

1. 病史

(1) 有无不洁性交史，配偶或性伴侣有无梅毒。已婚妇女有无早产、流产、死产史，父母兄弟姐妹有无性病。

(2) 有无性病史，或有无硬下疳、二期或三期梅毒表现的病史。

2. 体格检查　应做全面检查，对感染时间较短的患者应注意检查其皮肤、黏膜、外阴、肛门、口腔等处。对感染时间较长的患者除检查其皮肤、黏膜外，还应注意检查心血管系统、神经系统、眼、骨骼等。

3. 实验室检查

(1) 暗视野显微镜检查：在早期梅毒患者的皮肤黏膜损害病灶可查到梅毒螺旋体。

(2) 梅毒血清试验：用非梅毒螺旋体血清试验做初试，如为阴性，但怀疑为梅毒患者，应进一步检查；如为阳性，且病史及体格检查符合梅毒特征，可以确定诊断。

（二）鉴别诊断

1. 软下疳(chancroid)　亦为性病之一，有性接触史，由杜克雷嗜血杆菌引起。潜伏期短(2～5天)，发病急，炎症显著，局部疼痛，性质柔软，皮损常多发，表面有脓性分泌物，检查可见杜克雷嗜血杆菌，梅毒血清试验呈阴性。

2. 固定性药疹　多有服用磺胺类等药物过敏史，既往可能有生殖器部位局限性溃疡史。固定性药疹可见于阴茎包皮内叶、冠状沟等处，为鲜红色红斑，可形成浅在性糜烂，溃疡边界欠清，附近组织水肿，有渗出，瘙痒，不痛，停药及抗过敏治疗后可迅速痊愈，无硬下疳特征，梅毒血清试验呈阴性。

3. 生殖器疱疹　初起为微凸红斑，1～2天形成簇集性小水疱疹，自觉痒痛，不硬，1～2周可消退，但易复发。组织培养为单纯疱疹病毒，Tzanck涂片检查阳性。PCR检测疱疹病毒DNA为阳性。

4. 白塞综合征　可在外阴部发生溃疡，女性亦可见于阴道、宫颈。溃疡较深，有轻微瘙痒，损害无硬下疳特征，常继发口腔溃疡、眼损害(虹膜睫状体炎、前房积脓等)、小腿结节性红斑及游走性关节炎等，梅毒血清试验呈阴性。

5. 玫瑰糠疹　皮疹呈椭圆形，长轴与皮纹一致。附有糠状鳞屑，边缘不整，常呈锯齿状，全身发疹前常先有较大的前驱斑(母斑)。自觉瘙痒。淋巴结不大，梅毒血清试验呈阴性。

6. 尖锐湿疣　由人乳头状瘤病毒(human papilloma virus，HPV)引起，皮损呈菜花或乳头状隆起，表面凹凸不平、粗糙，部分融合，呈大块状，可有糜烂，溃疡。患者一般无自觉症状，部分患者偶有瘙痒感、压迫感、潮湿感、灼痛感，或性交时疼痛、出血，梅毒血清试验呈阴性。

八、治疗

（一）中医治疗

1. 辨证论治　本病之病因病机以梅毒之邪内侵，湿热下注，耗败气血，损伤五脏为关

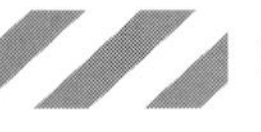

键，其发生有先后，部位有深浅，证名表现不同，但其临床常见之证型有湿热下注、火毒凝结、热毒壅聚、风毒蕴结、痰湿困脾、肝肾亏虚、气血两虚等，可结合各证型之特点辨证论治。

(1) 一期梅毒。

①湿热下注证(硬下疳)。

临床表现：男、女前后二阴疳疮显现，四周焮肿，色紫红，亮如水晶，溃后腐烂，但无脓水，周边坚硬凸起，中间凹陷成窝，小便黄赤或淋涩，舌红，苔黄腻，脉弦数或滑数。

治法：清热解毒泻火。

方药：龙胆泻肝汤加减。

龙胆草 15 g，金银花 15 g，生地黄 15 g，栀子 15 g，黄芩 15 g，土茯苓 30 g，赤芍 15 g，滑石 20 g，泽泻 15 g，甘草 8 g。

②火毒凝结证(横痃)。

临床表现：病发疳疮之后，在胯腹部一侧或两侧，出现如杏核之结节，可渐大如鸡卵，色白坚硬不痛，极少破溃，口干苦，舌红，苔黄腻，脉滑数。

治法：清热解毒，泻火散结。

方药：土茯苓合剂加减。

土茯苓 30 g，金银花 20 g，白鲜皮 15 g，生甘草 10 g，生牡蛎 30 g，山慈菇 9 g，栀子 15 g，浙贝母 12 g，玄参 15 g，当归 6 g。

(2) 二期梅毒(杨梅疮)。

热毒壅聚证。

临床表现：主要表现为杨梅斑，见小片状边缘不清红斑，常融合成块，稍高出皮面，先起红晕后发斑点，丘疹可在斑疹上重叠出现，全身症状可见壮热口渴，腹满便秘，或神昏躁扰，舌绛，苔黄，脉沉数。

治法：解毒祛梅，清热凉血。

方药：仙方活命饮合清热地黄汤加减。

金银花 20 g，生地黄 15 g，牡丹皮 15 g，当归 10 g，赤芍 10 g，贝母 10 g，天花粉 10 g，皂角刺 10 g，陈皮 10 g，白芷 6 g，防风 6 g，乳香 6 g，没药 6 g，甘草 6 g。

(3) 三期梅毒(杨梅结毒)。

①风毒蕴结证。

临床表现：筋骨疼痛，日轻夜重，随处结肿，溃前其色暗红，溃后黄水泛滥而腐臭，口渴，心烦，舌红，苔黄，脉数。

治法：祛风清热解毒。

方药：搜风解毒汤加减。

土茯苓 15 g，薏苡仁 15 g，川木通 15 g，金银花 10 g，防风 10 g，木瓜 10 g，白鲜皮 10 g，皂角刺 10 g，当归 10 g，人参 5 g，甘草 5 g。

②痰湿困脾证。

临床表现：疳疮呈暗红色，四周坚硬突起，或结节破溃，溃后难以收口，疮口凹陷，反复缠绵；兼见食少纳呆，倦息乏力；舌淡胖，苔腻或滑润，脉濡缓。

治法：祛痰解毒，健脾渗湿。

方药：参苓白术散、二陈汤合土茯苓合剂加减。

土茯苓 15 g，金银花 15 g，威灵仙 15 g，白鲜皮 15 g，白术 10 g，陈皮 10 g，淮山药 10 g，

莲子 10 g，砂仁 10 g，桔梗 10 g，苍耳子 6 g，人参 5 g，甘草 5 g。

③肝肾亏虚证。

临床表现：腰膝酸痛，头晕目眩，神疲乏力，耳鸣耳聋，失眠多梦，或五心烦热，潮热盗汗，遗精，舌红，苔少，脉细无力。

治法：解毒祛梅，补益肝肾。

方药：地黄饮子合知柏地黄丸加减。

熟地黄 12 g，山茱萸 12 g，山药 12 g，牡丹皮 10 g，泽泻 10 g，茯苓 10 g，五味子 10 g，麦冬 10 g，巴戟天 6 g，肉苁蓉 6 g。

④气血两虚证。

临床表现：面色苍白，头晕目眩，气短乏力，心悸怔忡，四肢倦息，舌淡，苔白，脉细弱。

治法：解毒祛梅，益气养血。

方药：八珍汤加减。

人参 10 g，白术 10 g，白芍 10 g，云苓 12 g，当归 12 g，川芎 12 g，熟地黄 12 g，黄芪 15 g，甘草 6 g。

(4) 先天性梅毒。

临床表现：婴儿出生时，常表现为营养不良。体小，哭闹不眠，皮肤皱缩，一副老人颜貌。3 周后出现症状，流涕、鼻塞，或流脓浊涕，哭声嘶哑，皮损在出生后 3～6 周出现，表现为深红色或紫红色斑块，周围有疱疹，主要发生在口周、臀部和掌部，严重者可遍布全身。掌跖部多有大疱或大片脱屑，口周或肛周常发生放射状皲裂，毛发枯槁，易成片脱落，爪甲不荣，脆弱易脱等。

治法：清热解毒，扶正托邪。

方药：胎毒方。

金银花 60 g，生甘草 10 g，人参 6 g，天花粉 6 g，黄药子 10 g，锦地罗 10 g。

2. 对症治疗

(1) 一期梅毒硬下疳：黄连粉 3.0 g，儿茶粉 1.5 g，甘草 1.0 g，凤凰衣 1.5 g，共研细末，干撒或以香油调涂患处。

(2) 二期梅毒扁平湿疣：黄连 10 g，黄芩 30 g，马齿苋 30 g，苦参 15 g，败酱草 30 g，甘草 6 g，煎水冷敷患处。

(3) 三期梅毒树胶肿：川连、乳香、没药、贝母、雄黄各 60 g，天花粉、大黄、赤芍各 120 g，甘草 45 g，牛黄 12 g，冰片 15 g，研成细末配成 10%～20%的粉剂或油膏外用。

3. 审因论治　土茯苓合剂以土茯苓 40 g、金银花 15 g、甘草 6 g 为主药，采用渗漉法提取后浓缩制成合剂，每天 1 剂，连服 5～10 天为 1 个疗程。在给足量青霉素治疗的同时可对血清阳性反应者转阴有一定帮助。

4. 其他疗法

(1) 针灸疗法。

①主穴取大椎、肩井、曲池、阳陵泉、气海、八髎，配穴取内关、委中、环跳、昆仑，隔天针治 1 次，12 次为 1 个疗程，适用于梅毒引起的肢节疼痛。

②针刺曲池、足三里、八髎、环跳、委中、大椎等穴，对神经梅毒有一定疗效。

(2) 熏洗疗法。

①杨梅疮熏法：艾叶 500 g(制绒)，雄黄、黄丹各 30 g，松香 120 g，苍术 250 g(米泔制)。

后四味研末入艾拌匀，做成艾药条熏患处。

②煅石膏粉 100 g，硇砂 10 g，大青盐末 2000 g，包心白菜 5000 g。将大青盐末分层撒在切碎的包心白菜上，加盖密封腌 1 周，压榨取汁，再将硇砂、煅石膏粉加入拌匀，外洗患处，每天 2～3 次。

(3) 外治法。

①石珍散：煅石膏、轻粉、青黛、黄柏共研细末，以甘草汤洗净疮面，将细末干撒于疮面上。适用于杨梅疮。

②珍珠散：珍珠、黄连、黄柏、淀粉、轻粉、五倍子、儿茶、没药、乳香等各等份，共研极细末，先以米泔水洗患处，再撒此药。适用于梅毒硬下疳。

③鹅黄散：煅石膏、黄柏、轻粉各等份，共为细末，干撒患处。适用于梅毒硬下疳。

④大枫子：捣烂外敷或研末去油，以麻油调敷，能祛风燥湿、攻毒杀虫。适用于晚期梅毒。

⑤七神散：黄柏、佩蚕、儿茶、乳香、没药、冰片、人中白各等份，共研为末，吹喉内。治三期梅毒结毒在喉有效。

⑥通鼻散：葫芦壳(烧灰)、钟乳石、胆矾、冰片各等份，共研末，吹鼻内。治三期梅毒结毒攻鼻，鼻塞不通。

(二) 西医治疗

自从青霉素用于治疗梅毒有奇效后，中药基本不再作为主要医疗手段，只起辅助作用。

1. 一般原则 及早发现，及时给予正规治疗，剂量足够，疗程规则；治疗后要进行足够时间的追踪观察；所有梅毒患者均应做 HIV 咨询和检测；患者所有性伴侣应同时进行检查和相应治疗。

2. 治疗方案

(1) 早期梅毒(包括一期、二期梅毒及病程在 2 年以内的潜伏梅毒)。

①推荐方案：苄星青霉素 240 万 U，分两侧臀部肌内注射，每周 1 次，共 1～2 次；或普鲁卡因青霉素每天 80 万 U，肌内注射，连续 15 天。

②替代方案：头孢曲松 0.5～1 g，每天 1 次，肌内注射或静脉注射，连续 10 天。

③对青霉素过敏者用多西环素 100 mg，每天 2 次连服 15 天。

(2) 晚期梅毒(三期皮肤、黏膜、骨骼梅毒，晚期潜伏梅毒或不能确定病期的潜伏梅毒)及二期复发梅毒。

①推荐方案：苄星青霉素 240 万 U，分两侧臀部肌内注射，每周 1 次，共 3 次；或普鲁卡因青霉素，每天 80 万 U，肌内注射，连续 20 天为 1 个疗程，也可考虑再行 1 个疗程，疗程间停药 2 周。

②对青霉素过敏者用多西环素 100 mg，每天 2 次，连服 30 天。

(3) 心血管梅毒。

①推荐方案：如有心力衰竭，首先治疗心力衰竭，待心功能可代偿时，可注射青霉素，但应从小剂量开始应用以避免发生吉海反应而造成病情加剧或死亡。青霉素第 1 天 10 万 U 单次肌内注射；第 2 天每次 10 万 U，共 2 次肌内注射；第 3 天每次 20 万 U，共 2 次肌内注射；自第 4 天起按下列方案治疗：普鲁卡因青霉素，每天 80 万 U，肌内注射，连续 20 天为 1 个疗程，共 2 个疗程(或更多)，疗程间停药 2 周；或苄星青霉素 240 万 U，分两侧臀部肌内注射，每周 1 次，共 3 次。

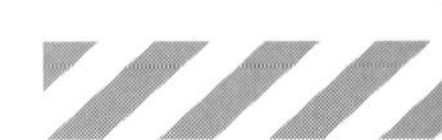

②所有心血管梅毒均需排除神经梅毒，合并神经梅毒的心血管梅毒患者必须按神经梅毒治疗。心血管梅毒也可以采用神经梅毒治疗方案。

③对青霉素过敏者用多西环素 100 mg，每天 2 次，连服 30 天。

(4) 神经梅毒、眼梅毒、耳梅毒。

①推荐方案：青霉素每天 1800 万～2400 万 U，静脉滴注(300 万～400 万 U，每 4 h 1 次)，连续 10～14 天；必要时，继以苄星青霉素每周 240 万 U，肌内注射，共 3 次。或普鲁卡因青霉素每天 240 万 U，单次肌内注射，同时口服丙磺舒，每次 0.5 g，每天 4 次，共 10～14 天；必要时，继以苄星青霉素每周 240 万 U，肌内注射，共 3 次。

②替代方案：头孢曲松 2 g，每天 1 次，静脉给药，连续 10～14 天。对青霉素过敏者用多西环素 100 mg，每天 2 次，连服 30 天。

(5) 先天性梅毒。

①早期先天性梅毒(2 岁以内)：脑脊液异常者，用青霉素每天 10 万～15 万 U/kg 静脉给药；出生后 7 天以内的新生儿，以每次 5 万 U/kg 静脉给药，每 12 h 1 次；出生后 7 天以上的新生儿以青霉素 5 万 U/kg 静脉给药，每 8 h 1 次，总疗程 10～14 天；或普鲁卡因青霉素每天 5 万 U/kg 肌内注射，每天 1 次，疗程 10～14 天。脑脊液正常者，用苄星青霉素 5 万 U/kg，单次注射(分两侧臀部肌内注射)。对无条件检查脑脊液者，可按脑脊液异常者治疗。

②晚期先天性梅毒(2 岁以上)：普鲁卡因青霉素每天 5 万 U/kg，肌内注射，连续 10 天为 1 个疗程(对年长儿童的青霉素用量，不应超过同期成年患者的治疗量)。对青霉素过敏者，目前尚无最佳替代治疗方案，可在无头孢曲松过敏史的情况下选用头孢曲松，如头孢曲松 250 mg，每天 1 次，肌内注射，连续 10～14 天，但要注意可能存在与青霉素相关的交叉过敏反应。

(6) 妊娠期梅毒。

①对妊娠期新诊断梅毒及既往有梅毒感染证据的孕妇，应予苄星青霉素 240 万 U，分两侧臀部肌内注射，每周 1 次，共 3 次。治疗后每个月做 1 次非梅毒螺旋体血清学试验，观察有无复发及再感染。妊娠期梅毒患者只需 1 个疗程的抗梅毒治疗。妊娠的任何时刻只要发现梅毒且未经正规治疗，均需及时治疗。

②孕妇如对青霉素过敏，目前尚无最佳替代治疗方案，在确保无耐药(如对梅毒螺旋体耐药相关基因进行检测为阴性)的情况下，才使用红霉素治疗梅毒，且在治疗后应加强临床和血清学随访，其婴儿出生后也要进行评估和治疗。在停止哺乳后，要用多西环素复治。红霉素不能通过胎盘，因此对胎儿无治疗作用。

(7) 合并 HIV 感染的处理。

①所有 HIV 感染者均应做梅毒血清学筛查。

②常规梅毒血清学检查无法确定诊断时，可取皮损活检，通过免疫荧光染色或银染色找梅毒螺旋体。

③尽管现有理论对 HIV 合并梅毒螺旋体感染是否增加神经梅毒的发生可能性尚有争议，但许多学者还是建议对所有梅毒合并 HIV 感染者行腰椎穿刺检查脑脊液以排除神经梅毒。

④对梅毒合并 HIV 感染患者是否要加大剂量或增加疗程治疗梅毒仍不明确，对于不能排除神经梅毒的一期、二期及潜伏梅毒患者，建议用神经梅毒治疗方案来进行治疗。

⑤对患者进行密切监测及定期随访。

(8) 吉海反应及其处理:梅毒治疗后可发生吉海反应,又称疗后剧增反应,常发生于首剂抗梅毒药物治疗后数小时,并在 24 h 内消退。全身反应似流感,包括发热、畏寒、全身不适、头痛、肌肉及骨骼疼痛、恶心、心悸等。此反应常见于早期梅毒,发生时硬下疳可出现肿胀,二期梅毒疹可加重。因此在抗梅毒治疗前应告知一、二期梅毒患者治疗后可能会出现吉海反应。除非引发其他严重合并症,否则无须特殊处理。

吉海反应在晚期梅毒中发生率虽不高,但反应较严重,特别是在心血管梅毒和神经梅毒患者中,尤其是有症状的神经梅毒患者可出现癫痫持续状态等严重的吉海反应,因此患者必须住院治疗以便及时对出现的各种症状做相应处理。

此反应可致孕妇早产或胎儿宫内窒息,应给予必要的医疗监护和处理,但不应就此不治疗或推迟治疗。建议早期梅毒孕妇的抗梅毒治疗在医生的监护下进行,有条件的情况下治疗当天最好住院,以便及时对症治疗。

为减轻吉海反应,可在治疗前 1 天开始口服泼尼松,每天 20~30 mg,分 2 次给药,2~3 天停用。但尚不确定应用泼尼松能阻止吉海反应的发生。

(三) 中西医结合治疗

本病一般采用青霉素治疗,应及时治疗,剂量足够,疗程规则。中药起辅助作用或用于对症治疗。

九、预防和调护

(一) 预防

(1) 加强社会的健康教育,普及性知识及性病的防治知识。

(2) 净化社会风尚,禁止卖淫、嫖娼行为,加强性病防治。

(3) 早诊断、早治疗,规范用药、坚持疗程,并建立追踪随访制度。

(4) 孕妇胎前检查,必要时避孕或终止妊娠。夫妇双方共同防治。

(5) 患者用过的物品,应严格消毒。其家属及密切接触者,应及早进行检查,必要时做预防性治疗,并做好追踪随访。

(6) 在已知性病发生率高的特殊人群中,进行梅毒血清学检查,以早期发现梅毒患者。

(二) 调护

1. 定期随访观察 梅毒经足量规则治疗后,应定期随访观察,包括全身体检和复查非梅毒螺旋体血清试验滴度。

对于早期梅毒患者,建议随访 2~3 年,第 1 次治疗后隔 3 个月复查,以后每 3 个月复查 1 次,1 年后每半年复查 1 次。早期梅毒治疗有效的评估标准:皮肤损害消失,临床症状得到控制或消失,同时抗梅毒治疗结束后 3~6 个月,患者的非梅毒螺旋体血清试验滴度下降至治疗前的 1/4 或更低(如从 1∶32 下降到 1∶8)。

对于晚期梅毒患者,需随访 3 年或更长时间,第 1 年每 3 个月复查 1 次,以后每半年复查 1 次。对血清反应固定者,如临床上无复发表现,并排除神经、心血管及其他内脏梅毒,可不必再治疗,但要定期复查非梅毒螺旋体血清试验滴度,随访 3 年以上判断是否可终止观察。

神经梅毒治疗后每 3~6 个月做 1 次检查,包括血清学检查及脑脊液检查。脑脊液中细胞计数是判断疗效的敏感指标。如果最初的脑脊液检查细胞计数升高,则应每隔 3 个月复

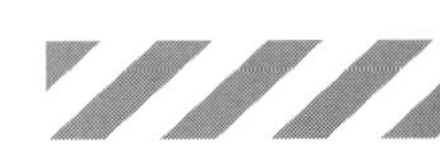

查1次脑脊液细胞计数,直到脑脊液细胞计数正常。

2. 防止传染他人 注意生活细节,防止传染他人。早期梅毒患者有较强的传染性,晚期梅毒患者虽然传染性逐渐减小,但也要小心地进行防护。自己的内裤、毛巾应及时单独清洗,煮沸消毒,不与他人同盆而浴。发生硬下疳或外阴、肛周扁平湿疣时,可以使用清热解毒、除湿杀虫的中草药煎水熏洗坐浴。

3. 禁止房事 早期梅毒患者应禁止性生活。患病2年以上者也应该尽量避免性生活,发生性接触时必须使用避孕套。如果患者未婚,那么待梅毒治愈后方允许结婚。

4. 卧床休息 二期梅毒发生时会出现全身反应,此时需要卧床休息。患病期间应注意营养,增强免疫力。

5. 患病期间不宜妊娠 如果患者妊娠,治疗要尽早开始。是否保留胎儿,应根据患者的意愿执行。

(史瑞雯 张新悦 李 昊)

参考文献

[1] 施诚,倪娜.西方学术界重大传染病起源地研究的歧见和偏见——以黑死病、美洲天花、梅毒和1918年大流感为例[J].清华大学学报(哲学社会科学版),2020,35(6):181-188,203-204.

[2] 李兰娟,任红.传染病学[M].8版.北京:人民卫生出版社,2013.

[3] 刘经纬,徐文绮,尹跃平.梅毒实验室检测技术及策略的进展[J].中国艾滋病性病,2021,27(3):323-326.

[4] 吴子明.中西医结合传染病学[M].北京:中国中医药出版社,2001.

[5] 中国疾病预防控制中心性病控制中心,中华医学会皮肤性病学分会性病学组,中国医师协会皮肤科医师分会性病亚专业委员会.梅毒、淋病和生殖道沙眼衣原体感染诊疗指南(2020年)[J].中华皮肤科杂志,2020,53(3):168-179.

[6] 童曼莉,刘莉莉,林丽蓉,等.梅毒实验诊断程序研究进展[J].中华检验医学杂志,2017,40(11):898-903.

[7] 王明凯,秦雪琴,蔡阳恺,等.基于数据挖掘《中医方剂大辞典》治疗梅毒用药规律探讨[J].中国性科学,2020,29(6):108-112.

[8] 王勤.梅毒血清学方法检测策略探讨[J].检验医学,2018,33(8):749-751.

[9] 陈勇飞,卢万清,黄捷,等.中医辨证治疗梅毒血清抵抗50例分析[J].中医临床研究,2012,4(14):15-16.

第三十七章
回归热

一、概述

回归热(relapsing fever)是由回归热螺旋体引起的一种急性虫媒传染病。其临床特点是阵发性高热伴全身疼痛、肝脾大,重症者可出现黄疸和出血倾向,短期内热退呈无热状态,间歇数日后又反复出现发热,发热期与间歇期反复交替出现,故称为回归热。根据不同的传播媒介,回归热可分为虱传回归热(又称流行性回归热)和蜱传回归热(又称地方性回归热)。

为探索此病的传染途径和治疗方法,医学研究者做了许多艰苦卓绝的工作,不少研究者甚至为此献出了宝贵的生命。早在1873年,德国医生奥勃梅伊尔首次在患者血液中发现了回归热螺旋体,从而找到了病原体。为了证实自己的伟大发现,他多次给动物接种了回归热螺旋体,但是动物并没有发病。于是,他决定改变实验对象,将回归热患者的血液注入自己体内,结果也没有感染回归热。虽然奥勃梅伊尔从回归热自身实验中得出的不全是正确的结论,即只有具有"回归热体质者"才会患回归热,但这种献身精神鼓励人们不懈地探寻真理。在此后仅1年,俄国医学家蒙希也给自己注射了回归热患者的血液,虽然差点因此送命,但令他兴奋的是他"回归"式地先后发病4次。他虽然详细地记录了这项实验的经过,可惜一直未发表,直到许多年后,他的侄子发现了夹在旧报纸中的相关科学记载,这项伟大的实验才为人们所知晓。此后,俄国著名病理学家、诺贝尔生理学或医学奖获得者梅契尼科夫也曾在1881年给自己接种回归热螺旋体,并因此患严重的回归热。

回归热螺旋体属于疏螺旋体属(或称包柔螺旋体属)。一般根据媒介昆虫的种类进行分类。虱传回归热螺旋体仅1种,称回归热螺旋体或欧伯门亚螺旋体。蜱传回归热螺旋体根据媒介昆虫软体蜱的种类命名,可分为10余种,亚洲流行的为波斯包柔螺旋体及拉迪什夫包柔螺旋体等。这两种回归热螺旋体基本相同,从形态上很难区分,都为纤细的疏螺旋体,长10~20 μm、宽0.3~0.5 μm,有4~30个粗大而不规则的螺旋,两端尖锐,运动活泼,以横断分裂方式进行增殖。回归热螺旋体革兰染色呈阴性,瑞氏或吉姆萨染色呈紫红色,较红细胞染色略深。回归热螺旋体培养较为困难,需用加血清、腹腔积液或兔肾脏碎片的培养基在微氧条件下培养才能增殖,接种于幼小白鼠腹腔或鸡胚绒毛尿囊膜容易繁殖。回归热螺旋体壁不含脂多糖,但有内毒素样活性。对热、干燥及多种化学消毒剂均较为敏感,但是具耐寒性,能在0 ℃的凝固血块内存活100天。此类螺旋体既含有特异性抗原,又含有非特异性抗原,可与其他微生物有部分共同抗原,故受染动物血清可有特异性补体结合反应,亦可与变形杆菌OXK株发生阳性凝集反应,但效价较低。回归热螺旋体抗原容易发生变异,不同

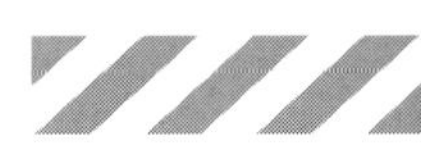

菌株的抗原性不尽相同，在同一患者不同发热期，所分离出的菌株抗原性也可有差异。

中医古籍对回归热没有明确的记载，但是根据此病的发病季节、发病特点可将其归为疫病一类。《黄帝内经》早有“五疫之至，皆相染易，无问大小，病状相似……不相染者，正气存内，邪不可干，避其毒气，天牝从来，复得其往……气出于脑，即不邪干”的记载。疫病传染性的强度与规模由对应种类的杂气盛衰所决定：若当年疫气盛行，患者情况都很严重，传染性也很强，那么连小孩子都知道将之称为疫；而有的疫情就很轻微，仿佛与未患病无甚区别，可能是因为毒气实在太少且弱。若疫气不重，则不会引发大规模疫病；若疫气不盛，即使染上也会被当作普通感冒论处，实则脉证和大疫之时相同。《温疫论》所言“此即当年之杂气，但目今所钟不厚，所患者稀少耳”言明了疫病流传规模的关键在于杂气毒性的强弱。吴有性描述了疫病流行具有地区性，如“或发于城市，或发于村落，他处截然无有，是知气之所著无方也”，时间性如“是以知温疫四时皆有，长年不断，但有多寡轻重耳”，发散性如“其时村落中偶有一、二人所患者，虽不与众人等”。这些观点说明吴有性当时已经具备了流行病学的思维逻辑。此外，吴有性还指出，人体正气强弱可在一定程度上影响到杂气的感染与否与深浅状况。《温疫论》云：“本气充满，邪不易入。”又云：“正气稍衰者，触之即病。”这分别从正邪两个方面阐述了传染源和感染者之间的博弈关系，反映了作者对杂气传染性和流行性的深刻理解和认识。

二、流行病学

（一）传染源

患者是虱传回归热的唯一传染源，以人—体虱—人的方式传播。蜱传回归热是一种自然疫源性传染病，借蜱叮咬人时将回归热螺旋体带入人体而感染致病。鼠类等啮齿动物既是蜱传回归热的主要传染源，又是储存宿主。牛、羊、马、驴等家畜及犬、狼、蝙蝠等亦可成为蜱传回归热的传染源。患者亦可为蜱传回归热的传染源，但作为传染源的意义不大。

（二）传播途径

虱是虱传回归热的主要媒介。虱吸入患者血液后，回归热螺旋体穿过虱的肠壁进入体腔进行繁殖，经过4～5天发育成熟，在虱的体腔中，回归热螺旋体可终身（约30天）存活，但不能进入虱胃肠道及唾液腺，因此虱叮咬及虱粪不是本病的传播途径。人们被虱叮咬后因抓痒将虱压碎，回归热螺旋体自体腔内逸出，随皮肤创面进入人体，也可因污染的手指接触眼结膜或鼻黏膜而感染致病。

蜱传回归热因蜱虫叮咬人时将回归热螺旋体带入人体而感染致病。蜱的体腔、唾液腺和粪便内均含有病原体，当蜱吸血时可直接将病原体从皮肤创口注入人体血液中，其粪便和体腔内（压碎后）的病原体也可经皮肤破损处侵入人体内。还可经眼结膜、鼻黏膜、胎盘或输血感染。

发作间歇期患者的血液中含有病原体，故输注发作间歇期患者的血液亦可传播本病。

（三）易感人群

人群普遍易感，但以青壮年较多。两型回归热（即虱传回归热和蜱传回归热）之间无交叉免疫力，患者病后免疫力均不持久。虱传回归热患者病后免疫力持续2～6个月，最长可持续2年，易再感染发病。蜱传回归热患者发病后第1周即可出现IgM抗体，1个月后IgM抗体水平逐渐下降，然后出现IgG抗体，持续约1年。

（四）流行特征

虱传回归热分布于世界各地，冬春季流行，并且在贫困、灾荒、战争和居住拥挤、卫生环境差的条件下容易流行。蜱传回归热散发于世界各国的局部地区，以热带、亚热带地区为多。发病以春夏季（4—8 月）为多，国内主要见于新疆、山西等地。我国流行的主要是虱传回归热，但在 1949 年后，我国已很少有本病的相关报道。

三、中医病因病机

中医学古代文献未见有关此病的描述，根据回归热发病季节、流行区域的地理环境特征及临床表现特点，本病应归属为具有温病特点的感染性疾病。《温疫论》开篇自叙即言“夫温疫之为病，非风、非寒、非暑、非湿，乃天地间别有一种异气所感”。吴有性将此“异气”统称为“杂气”，亦称之为戾气、疠气或疫气。疫气属于杂气范畴，但性质上比别的杂气要强，致病后状况严重，因而又称作戾气，名称有所差异但本质相同。吴有性在累积多年大量临床实践之后认识到，温疫并不是由“六淫”或者“非时之气”所引起，而是另一种存在于自然环境中的异气，因而提出了“戾气”的概念。《温疫论》有言：“邪之所著，有天受，有传染，所感虽殊，其病则一。”吴有性清晰说明了杂气传染分为空气传播（天受）和接触传染两种情况，还指出了人体正气强弱可在一定程度上影响到杂气的感染与否和深浅状况。

（一）病因

从中医学理论角度阐述回归热的主要成因，不外有外因及内因两个方面：一是从本病发病的自然因素来认识外因，该病发病多有明显的季节性，一般发生在 4—8 月，大致与湿温发病时令相吻合，春夏为湿热之时，其发病地域多为草木茂盛潮湿之处，湿热蒸腾，湿热温毒之邪经疫虫叮咬自皮毛而入而为病，本病可归属于中医学的湿热类温病范畴。二是从患病人群的体质因素分析本病发病的内因，外邪侵入人体能否发病以及发病的轻重缓急、病程的长短，取决于人体正气的强弱与正邪力量的对比，若人体先天禀赋不足或后天失养，特别是在湿盛之季，则易导致湿邪内困，机体阴阳失调，脏腑虚损，营卫失和，温邪乘虚侵入而发病。正如薛生白说：“太阴内伤，湿饮停聚，客邪再至，内外相引，故病湿热。”

回归热患者在发病初期，常出现恶寒、发热等外感症状，同时多见乏力、关节肿痛、头重痛，有的患者还出现出血性皮疹。这些症状多与正邪相争、正不胜邪、外感病邪、湿遏清阳、气机阻滞、热毒蕴结肌肤有关。根据本病发病季节、流行区域情况，以及审证求因、取象比类原则，推断回归热的病因为疫虫叮咬，外感湿热疫毒。

（二）病机

我国回归热多发于春夏季，多为感受湿热之邪为患，湿热阴阳病邪相合，湿遏热伏，蕴郁交结，湿邪不祛，则热难清解，故病变特点为起病急骤，传变迅速。又因热蒸湿动，遂弥漫表里，充斥三焦，则三焦不畅，气机阻滞，气化失常，波及脏腑，诸症皆生。病变初起，邪从外受，营卫失和，正邪相争，而见邪遏卫分之证，若湿重于热，阻滞气机，清阳不升，则见恶寒少汗、身热不扬、头重体倦。湿热的偏重偏轻，除与外感邪气的性质差异有关外，还与患者体质因素密切相关，但凡素体阳气偏旺者，湿热易于化燥而为湿热并重，或热重于湿。湿热毒之邪蕴结肌肤，在早期可见疫虫叮咬皮肤处出现红疹；若热重于湿，热入营血，迫血妄行可致肌肤红疹呈移行性。正气不足，外邪乘虚侵袭面部经络，气血阻滞，肌肉纵缓不收而成面瘫。湿热流注经络关节，留滞于关节，使气血痹阻而成痹证，关节出现肿、热、痛；湿热易伤脾胃，气

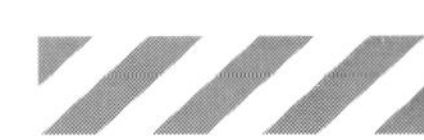

血化源不足，遂有疲劳乏力、心悸头晕、失眠健忘。若病久不愈，气机瘀阻，脾肾已伤，再加之余邪未尽，可致虚实夹杂的晚期复杂证候。

故回归热各期的基本病机概括如下。

潜伏期及前驱期：疫虫叮咬，外感湿热疫毒之邪，邪犯肌表，湿遏热伏，故见发热；湿热阴阳病邪相合，阻滞气机，清阳不升，则见恶寒少汗、头重体倦、精神不振及肌肉酸痛。

发热期：正邪相争，热蒸湿动，遂弥漫表里，充斥三焦，则三焦不畅，气机阻滞，气化失常，波及脏腑，诸症遂生，故可见高热抽搐、恶心、呕吐、全身疼痛等。

间歇期及复发期：邪气收敛，伏于体内，正气虚，卫外能力降低，肌腠不固，可见大汗出，而诸症减轻；然邪气再起，正邪相争，各症状又重复出现（图 37-1）。

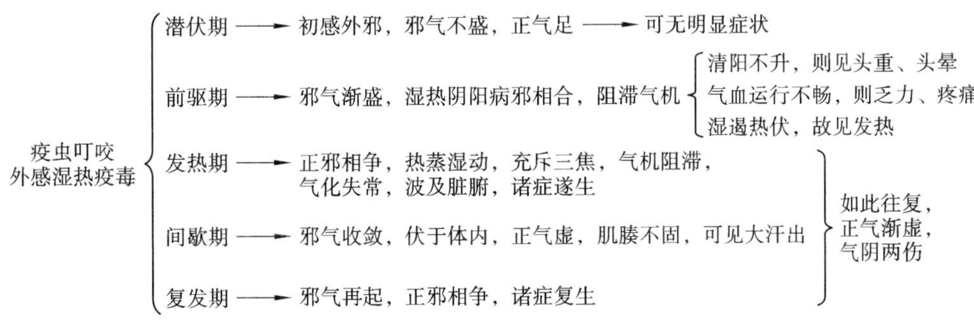

图 37-1　回归热病因病机示意图

晚期：正虚邪恋，正虚为主，由于病情轻重不同，体质强弱有别，而有气血阴阳亏虚、多脏腑功能受损等不同表现。

四、发病机制及病理

（一）发病机制

回归热螺旋体并不直接感染血细胞，回归热的严重程度与血液中的回归热螺旋体数量有关。其发作及间歇之“回归”表现与机体免疫应答和回归热螺旋体体表抗原变异有关。回归热螺旋体侵入人体进入血流繁殖，产生大量代谢产物，导致发热和毒血症症状。机体对侵入的回归热螺旋体产生特异性抗体如溶解素、凝集素、制动素等，单核吞噬细胞系统可吞噬和溶解回归热螺旋体，免疫系统产生的 IgM 可清除其中一种血清型，但血液中往往有多种血清型存在。清除一种血清型的回归热螺旋体后，由于不常见的血清型增殖，可导致典型的回归热。回归热螺旋体可自由通过血管内皮细胞，当回归热螺旋体从周围血流中消失时，高热骤退，则转入间歇期。在无症状的间歇期，回归热螺旋体聚集于肝、脾、骨髓以及中枢神经系统。免疫系统无法清除眼、脑、脑脊液中的回归热螺旋体，导致回归热螺旋体可在这些组织中存在很多年，故此期仍具传染性。少数未被杀灭的回归热螺旋体的表面蛋白抗原结构发生变异，以逃避机体的免疫清除。抗原结构发生变异的回归热螺旋体隐匿于肝、脾、骨髓、脑及肾等中，经繁殖达一定数量再次入血，引起发热等临床症状，但较前次为轻。每次“回归”发作，回归热螺旋体的抗原蛋白发生一次新的变异，导致新的免疫应答，如此反复发生抗原蛋白变异和新的免疫应答，引起有发热间歇表现的回归热。复发次数愈多，产生特异性免疫范围愈广，回归热螺旋体抗原变异范围愈加有限，直至回归热螺旋体抗原变异不能超越特异性免疫的作用范围时，回归热螺旋体终被消灭，疾病不再复发。

回归热螺旋体产生的代谢产物能破坏红细胞和损伤小血管内皮细胞，激活补体、活化凝血因子等，导致溶血性黄疸、贫血、出血性皮疹及严重的腔道出血，甚或发生弥散性血管内凝血。

（二）病理

病变部位主要见于脾、肝、肾、心、脑、骨髓等，以脾的变化最为显著。脾大，质软，有散在的梗死、坏死灶及小脓肿，镜检可见巨噬细胞、浆细胞浸润和单核吞噬细胞系统增生。肝细胞可见变性、坏死、充血等。心脏有时呈弥漫性心肌炎表现。肾肿胀、充血。肺出血。脑充血水肿，有时出血。上述脏器中均可检出回归热螺旋体。

五、临床表现

（一）症状与体征

1. 虱传回归热 潜伏期为7～8天，个别可长达3周。

(1) 前驱期：1～2天，可有畏寒、头痛、关节肌肉疼痛及乏力等前驱症状。

(2) 发热期：多数患者起病急骤，最初有畏寒、寒战，数小时后体温达38 ℃左右，伴有剧烈头痛及四肢、背部肌肉疼痛。1～2天体温迅速升高，达40 ℃左右，多呈稽留热，少数为弛张热或间歇热。剧烈头痛及全身肌肉骨骼疼痛为本病突出症状，尤以腓肠肌为著。部分患者可有鼻出血。高热可伴有抽搐、神志不清等症状。严重者可有呕血、黑便等出血症状。面部及眼结膜充血，呼吸次数增加，肺底闻及啰音，脉快，可有奔马律及室性期前收缩，心脏扩大及心力衰竭也不罕见。半数以上的病例脾明显增大，约2/3的病例肝大伴压痛，重症病例可出现黄疸。淋巴结可肿大。皮肤有时出现一过性点状出血性皮疹。少数病例可发生弥散性血管内凝血。高热一般持续6～7天。

(3) 间歇期：高热后体温骤降，伴大量出汗，呈虚脱状态，随着体温下降，症状逐渐消失，肝、脾大及黄疸随之消退。仍感乏力、食欲及精神差。

(4) 复发期：经7～9天的无热间歇期后，体温再次上升，各种症状又重复出现。如此每次发作，发热期逐渐缩短而间歇期则愈见延长。一般在重复发作前，血中即可查到回归热螺旋体，但数量常较初发期为少。虱传回归热病例发作1～2次的较为多见。

2. 蜱传回归热 潜伏期4～9天。

临床表现与虱传回归热基本相同，但较轻。发病前在蜱叮咬的局部有炎症改变，初为斑丘疹，刺口有出血或小水疱，伴痒感，局部淋巴结可肿大。肝、脾增大较虱传回归热少且缓慢。一般发作2～4次，多者可达10余次。

脉搏加快、血压升高较常见，尤其可见于发热期间。由于第7对或第8对脑神经受累，有时可见单侧或双侧贝尔麻痹或耳聋。脑膜炎或脑膜脑炎是蜱传回归热较为严重的后遗症，可导致偏瘫或失语。由单眼或双眼浆液性虹膜睫状体炎及全眼球炎所致的视力损伤可能是终身的。精神状态的改变和颈项僵硬与其他神经症状无关，通常是螺旋体血症的表现，而不是中枢神经系统受累的结果。

对有反复发热，并且可能有软体蜱接触史的患者，应考虑蜱传回归热的诊断。发热的特点包括突然开始出现高热(≥39.2 ℃)，继之有一段无热期。第一次发热持续3～6天，在出现寒战、持续发热、血压升高、心动过速等一系列症状之后，第一次发热期结束。发热危象持续不超过30 min，之后出现溶血、低血压、体温下降。两次发热期间隔4～14天。第一次发

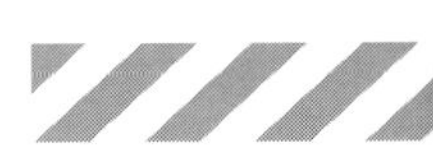

热期常见的症状包括头痛、关节痛、肌肉痛、颈部僵硬以及恶心。神经系统症状包括谵妄、面部麻痹、假性脑膜炎，有时可发生神经根病，且通常于第二次发热期后发生。

心脏听诊可提示心肌受累，在蜱传回归热病例中，心肌炎是主要致死原因。脾大，主要表现为腹痛或左肩放射痛，较为常见。约10%的病例有肝大。妊娠期感染可导致自发流产或早产。回归热螺旋体可通过胎盘，因此新生儿也可有回归热螺旋体感染。儿童和孕妇如患病，病程较长、病情也较严重。

（二）并发症

最常见的并发症为支气管肺炎，可有虹膜睫状体炎、中耳炎、关节炎，偶见脑炎、脑膜炎及脾破裂出血等。

六、实验室及其他检查

（一）血常规

虱传回归热患者白细胞计数多增高，为$(10\sim20)\times10^9$/L，中性粒细胞比例增高，间歇期恢复正常或偏低。蜱传回归热患者白细胞计数多正常，有些病例可出现中度的白细胞计数增高、血沉升高、贫血等。也可能出现血小板减少、血清不结合胆红素水平升高、转氨酶水平升高、凝血酶原时间和活化部分凝血活酶时间延长、蛋白尿、血尿等。发作次数多者贫血常较严重，血小板可减少。

（二）尿和脑脊液

尿中常有少量蛋白质、红细胞、白细胞及管型。少数患者的脑脊液压力可稍增高，蛋白质和淋巴细胞中度增多。

如果有脑膜炎或脑膜脑炎的症状，应检查脑脊液。脑脊液淋巴细胞增多，蛋白质水平呈轻至中度升高，葡萄糖水平正常，支持脑脊液回归热螺旋体感染的诊断。

（三）血生化检查

血清中丙氨酸转氨酶(ALT)水平升高，严重者血清胆红素水平上升，可达170 μmol/L以上。

（四）心电图检查

回归热导致的心肌炎患者心电图可能出现Q-T间期延长。

（五）病原学检查

1. 暗视野显微镜检查　在发热期采血行暗视野显微镜检查可查到螺旋体。在滚动的红细胞附近很容易发现活动的螺旋体。尿和脑脊液中亦可查到螺旋体。

2. 涂片染色检查　血液、骨髓或脑脊液同时涂厚片或薄片，外周血涂片行瑞氏或吉姆萨染色查螺旋体可帮助确诊蜱传回归热，发热开始与达到高峰之间进行螺旋体分离培养也有助于诊断。有些实验室可进行直接或间接免疫荧光试验，或聚合酶链反应，以帮助诊断。

3. 动物接种　取血1～2 mL接种于小鼠腹腔，隔天尾静脉采血，1～3天即可检出螺旋体。

七、诊断及鉴别诊断

（一）诊断

根据典型临床表现，结合有野外作业和虱或蜱叮咬史等流行病学资料，应考虑本病的诊断。凡在流行地区和流行季节，有虱或蜱叮咬，又有不规则间歇发热者，均应考虑有本病的可能。确诊有赖于查获螺旋体。国内已经基本消灭本病，应警惕首发病例。

（二）鉴别诊断

回归热应与布鲁菌病、斑疹伤寒、钩端螺旋体病、疟疾、伤寒、登革热和肾综合征出血热等疾病相鉴别。疾病反复“回归”发作，是本病鉴别诊断的要点，最终鉴别诊断有赖于病原学检查。

八、治疗

（一）中医治疗

大多数回归热患者各期症状在中医治疗后均有改善，该病较常见的一系列症状如发热、乏力、头痛、关节痛、头晕、出汗、皮肤红斑，经治疗后消失概率比较大，提示中医药干预能较好地改善相关症状。

回归热不同阶段的病理演变、临床表现与中医某些疾病证候的病机、症状相类似，如湿温、痹证、丹毒等，临床诊治时可辨证参考，根据证型的不同而采用同病异治之法。例如，对回归热早期最典型的发热、恶寒的治疗，不仅需选用清热解毒的专药，还需配合凉血的化斑汤，针刺大椎、膈俞、委中、曲池、血海等穴。

1. 辨证论治

(1) 邪袭肺卫。

临床表现：发热，恶寒甚或寒战，或咳，头身痛，乏力，咽痛，口微渴，舌质淡红，苔薄白，脉浮数。

治法：辛凉解表，疏泄肺卫。

代表方：银翘散加减。

方药：连翘 20 g，金银花 20 g，桔梗 15 g，薄荷 18 g，淡竹叶 12 g，生甘草 10 g，荆芥穗 12 g，淡豆豉 15 g，牛蒡子 15 g。

火旺较甚、热象明显者，可加桑叶、菊花、胡黄连。咽喉肿痛明显者，加玄参、板蓝根、蒲公英。咳嗽者，加贝母、前胡、苦杏仁、知母、桑白皮。

(2) 湿遏肌表。

临床表现：发热，恶寒，头身疼痛，恶心、呕吐，四肢酸痛、乏力，或有咳嗽，苔薄腻，脉濡。

治法：芳香辛散，益气化湿。

代表方：藿朴夏苓汤加减。

方药：广藿香 8 g，厚朴 10 g，法半夏 10 g，茯苓 10 g，猪苓 10 g，苦杏仁 12 g，豆蔻 3 g，通草 6 g，泽泻 10 g，淡豆豉 10 g，栀子 10 g。

恶心、呕吐者，加竹茹、橘皮、竹沥。四肢关节疼痛为主者，加防己、苍术、薏苡仁、葛根。热重者，加知母、黄芩、金银花、连翘。

(3) 湿热内蕴。

临床表现：身热不退，汗出，恶心欲呕，咽喉红肿而痛，大便溏泄，口渴不多饮，头晕目赤，小便混浊，或有黄疸，苔黄腻，脉滑数。

治法：清热化湿解表。

代表方：甘露消毒丹加减。

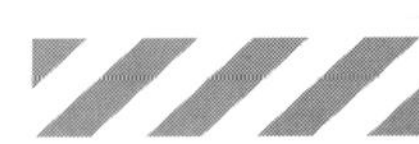

方药：飞滑石 15 g，黄芩 10 g，茵陈 12 g，广藿香 6 g，连翘 10 g，石菖蒲 6 g，豆蔻 4 g，薄荷 9 g，木通 8 g，射干 4 g，川贝母 5 g。

黄疸明显者，加栀子、大黄。咽喉肿大甚者，加山豆根、板蓝根。

(4) 热炽气分。

临床表现：发热、心烦口渴，口苦，面红耳赤，头痛，头晕，小便短赤，舌苔黄，脉数。

治法：清热解毒凉血。

代表方：白虎汤合黄连解毒汤加减。

方药：生石膏 30 g，知母 10 g，粳米 15 g，黄连 10 g，黄芩 10 g，黄柏 6 g，栀子 9 g，炙甘草 6 g。

发热较甚者，加秦艽、白薇、牡丹皮。津液受损者，加芦根、天花粉。腹胀便闭者，加承气汤。

(5) 热结肠腑。

临床表现：潮热，腹满硬痛，便秘，苔黄厚干燥，甚则炭黑起刺，脉沉有力。

治法：通腑泻热。

代表方：调胃承气汤加减。

方药：大黄 12 g，炙甘草 6 g，芒硝 9 g。

腹胀甚者，可加厚朴、枳实等。苔灰黄而燥者，可加玄参、生地黄、麦冬、竹茹等。

(6) 闭窍动风。

临床表现：身热壮盛，头晕、胀痛或头痛剧烈，频频呕吐，躁扰不宁，神昏或狂乱，肢体阵阵抽搐，甚则角弓反张，舌质红，苔黄燥，脉弦数。

治法：清心息风开窍。

代表方：羚角钩藤汤加减。

方药：羚羊角片 6 g，霜桑叶 6 g，川贝母 12 g，鲜生地黄 15 g，双钩藤 9 g，滁菊 9 g，茯神 9 g，生白芍 9 g，甘草 6 g，淡竹茹 15 g。

热邪内闭、神智昏迷者，可加紫雪丹、安宫牛黄丸。

(7) 气血两燔。

临床表现：壮热口渴，头疼剧烈，烦躁不宁，谵语，斑疹，或吐血、衄血、便血、尿血，舌绛，苔黄，脉滑数。

治法：气血两清。

代表方：清瘟败毒饮合犀角地黄汤加减。

方药：石膏 20 g，生地黄 15 g，水牛角 6 g，黄连 6 g，栀子 10 g，桔梗 9 g，知母 10 g，赤芍 9 g，玄参 9 g，连翘 9 g，甘草 6 g，牡丹皮 9 g，鲜淡竹叶 6 g。

见黄疸者，加大黄、茵陈。抽搐昏迷者，加羚羊角、钩藤、紫雪丹。

(8) 气阴两伤。

临床表现：面色苍白，形体消瘦，神疲懒言，口咽干燥，五心烦热，或低热不退，脉细弱，舌嫩红，苔黄而干或光剥无苔。

治法：益气生津，兼清余热。

代表方：竹叶石膏汤合生脉地黄汤加减。

方药：淡竹叶 6 g，石膏 20 g，半夏 9 g，麦冬 20 g，人参 6 g，粳米 10 g，甘草 6 g，熟地黄 15 g，山茱萸 12 g，山药 12 g，牡丹皮 10 g，泽泻 10 g，茯苓 10 g，五味子 10 g。

2. 外治疗法

(1) 擦浴：紫苏叶 20 g，荆芥 15 g。浸渍于白酒 500 mL 中，擦洗四肢、躯干。用于治疗回归热的高热。

(2) 针灸治疗：针灸的针刺作用，不但可以刺激造血器官造血，加强新陈代谢，促进人体抗体大量产生，更大限度地溶解螺旋体，还能通过针灸的反射刺激，调节大脑的活动功能，使神经系统的调节和管制功能活跃起来，加强机体内组织氧化过程。针刺承山、丰隆等穴，适用于治疗回归热肌肉疼痛。

(二) 西医治疗

1. 一般治疗及对症治疗 卧床休息，给予高热量流质饮食，补充足量液体和所需电解质。毒血症症状严重者，可适当应用肾上腺皮质激素。

2. 病原治疗 四环素为首选药物，成人每天 2 g，分 4 次服，热退后减量为每天 1.5 g，疗程 7～10 天。可用多西环素，第 1 天 0.2 g，以后每天 0.1 g，连用 7 天。孕妇及 7 岁以下儿童禁用四环素，可用红霉素或头孢菌素治疗。应用抗生素治疗时，首次剂量不宜过大，以免发生赫氏反应，若发生赫氏反应，需及时应用肾上腺皮质激素。青霉素对治疗本病有效，但只能通过静脉给药，尤其当怀疑脑脊液感染时。目前尚无回归热螺旋体对抗生素耐药的报道。治疗开始后 2 h 内，54%的病例会出现雅里希-赫克斯海默反应。该反应是由大量细胞因子释放引起的，主要表现为发热、溶血和低血压。反应持续时间短于 4 h，但是应用抗生素治疗后应短于 24 h。使用四环素治疗者更易出现赫氏反应。心血管并发症及其导致的死亡较为罕见。对乙酰氨基酚、皮质类固醇、非甾体抗炎药的治疗效果并不显著。如果治疗及时，回归热的病死率低于 1%。预后不佳的指征包括心肌炎、意识不清或昏迷、肝功能下降以及弥漫性出血。

(三) 中西医结合治疗

本病以中西医结合治疗为主，早期使用抗生素能缩短病程及减少相关并发症的发生，辅以中医汤药口服及针灸、中医外治等特色疗法，更有利于疾病的恢复，缩短病程。

九、预防和调护

(一) 预防

1. 一般预防措施

(1) 管理传染源：患者必须住院隔离及彻底灭虱灭蜱。隔离至体温正常后 15 天。接触者灭虱灭蜱后医学观察 14 天。

预防和灭虱的措施：首先是经常换洗衣服、洗头洗澡，如能做到每周至少一次，足以防止染虱。一旦发现有虱寄生，可将衣服、床单、枕巾、被单用开水烫洗，这样可以杀死卵、若虫和成虫，是最彻底的方法。对不宜烫洗的衣物，用浸泡过马拉硫磷的灭虱粉笔，按 10 cm 间距在衣服、被子内面画格，也有很好的效果。其他药物还有 2%倍硫磷粉剂、5%西维因粉剂等，可撒在衣服和被子内面。杀灭头虱和阴虱最简单的方法是将醋加热到 27～30 ℃，洗搽毛发，然后用篦子将虱及其卵梳下。

在住宅中消灭啮齿动物、远离动物巢穴，可明显降低蜱传回归热的患病率。0.5%马拉硫磷即可杀死蜱。应避免居住环境中有松鼠或花狸鼠活动，处理啮齿动物的尸体时应戴手套。

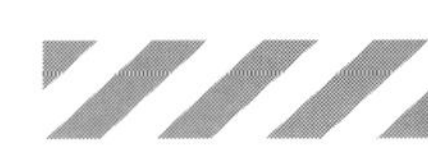

(2) 切断传播途径:灭虱、蜱及鼠等是预防回归热的关键措施。

(3) 保护易感人群:要做好个人防护,防止被虱、蜱叮咬。经常换洗衣服、洗头洗澡,定期对衣服、床上用品进行开水烫洗。在野外作业时必须穿防蜱衣,必要时可口服多西环素或四环素以防发病。

避免蜱的叮咬是减少感染的主要措施。应避免在蜱栖息地,如草地、树林等环境中长时坐卧。本病高发地区的居民及进入有蜱地区者,应做好个人防护,建议穿着长裤和长袖上衣,不穿凉鞋,扎紧裤腿或把裤腿塞进袜子或鞋子里,穿浅色衣服(便于查找有无蜱)。在裸露的皮肤和衣服上涂喷 N,N-二乙基-3-甲基苯甲酰胺(避蚊胺),应 24 h 防护。离开有蜱地区时,注意检查,不要将蜱带出。蜱常附着在人体的头皮、腰部、腋窝、腹股沟及脚踝下方等处,一旦发现被蜱叮咬或蜱钻入皮肤,可将酒精涂在蜱身上,使蜱头部放松或使其死亡,随后用尖头镊子取出蜱,不要生拉硬拽,以免损伤皮肤或将蜱的头部留在皮肤内。取出蜱后,用碘酒或酒精进行局部消毒,并随时观察身体状况,如出现发热,叮咬部位发炎、破溃或出现红斑,要及时就诊,以免错过治疗时机。在有蜱地区登山或野营的人应每天进行身体检查,确保及时清除身体上的蜱,一旦出现蜱传回归热的症状或体征,应立即到正规的医疗机构就诊。发现病例时应向地方病防控中心报告,以防止暴发。

2. 中医药预防　可用艾叶、侧柏叶等煮水洗浴以及用艾叶烟熏,驱除毛发中的虱子,可有效预防回归热。

3. 健康教育　向公众介绍回归热的基本知识、该病传播的方式以及个人防护方法。必须强调及贯彻预防为主的防治方针。《黄帝内经·素问·四气调神大论》有言:“是故圣人不治已病治未病,不治已乱治未乱,此之谓也。夫病已成而后药之,乱已成而后治之,譬犹渴而穿井,斗而铸锥,不亦晚乎。”此句话生动地指出了“治未病”的重要意义。

(二) 调护

(1) 改善个人卫生条件,在流行区野外作业时须穿防护衣。

(2) 加强体育锻炼,增强机体抵抗力及适应外界变化的能力,人体脏腑功能正常,正气旺盛,气血充盈流畅,卫外固密,外邪难以入侵,内邪难以产生,就不会发生疾病。《黄帝内经》指出:“正气存内,邪不可干。”人体脏腑功能失调,正气相对虚弱,卫外不固,或人体阴阳失衡,病邪内生,或外邪乘虚而入,均可使人体脏腑组织、经络、官窍功能紊乱,从而发生疾病。《黄帝内经·素问》又说:“邪之所凑,其气必虚。”

(王　腾　孙易娜　李　昊)

参考文献

[1] 李兰娟,任红. 传染病学[M]. 9 版,北京:人民卫生出版社,2018.
[2] 田维毅,袁端红,王文佳. 现代中医疫病理论与实践[M]. 贵州:贵州科技出版社,2016.
[3] 姜平,姜丽华. 传染科临床护理[M]. 北京:中国协和医科大学出版社,2016.
[4] 吴勉华,王新月. 中医内科学[M]. 北京:中国中医药出版社,2012.
[5] 李曰庆,何清湖. 中医外科学[M]. 北京:中国中医药出版社,2012.
[6] ROSCOE C,EPPERLY T,康素明. 蜱传回归热[J]. 中国实用乡村医生杂志,2006,13

(11):59-61.
[7] 庄璐.蜱传疾病及病原体检测方法研究进展[J].中国国境卫生检疫杂志,2017,40(6):441-445,412.
[8] 李灿东,吴承玉.中医诊断学[M].北京:中国中医药出版社,2012.

第三十八章 莱姆病

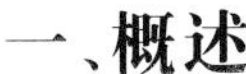

一、概述

莱姆病(Lyme disease),又称莱姆包柔体病、蜱媒螺旋体病,或疏螺旋体病(borrelia disease),是一种自然疫源性疾病,由伯氏疏螺旋体(*Borrelia burgdorferi*,简称 B. b.)通过媒介——感染的硬蜱叮咬所致。螺旋体的保存宿主有 30 多种温血动物,如鹿、犬、野鼠、家禽,以及四五十种鸟类。本病感染多发生于林木丛生区域,主要表现为移行性红斑、流感样症状及神经肌肉关节、心脏等多系统损害。本病常因误诊或漏诊而误治,西医运用抗生素对慢性期患者进行治疗效果差、副作用大,病情可迁延不愈,本病致残率为 60%。据记载,20 世纪瑞典医生 Arvid Afzelius 首次进行与本病急性期特征即扩展性“牛眼”样环形红斑——游走性红斑(erythema migrans,EM)相关的研究。1975 年在美国康涅狄格州莱姆(Lyme)镇,耶鲁大学医学院研究人员 Steere 博士调查发现了一系列新型“少年红斑性关节炎”,莱姆关节炎因此而得名,1977 年美国研究人员从莱姆病患者的血液、皮肤病灶和脑脊髓液中分离出了莱姆病病原体——螺旋体,并首次报道了该病的全部临床表现。1980 年该病被正式命名为莱姆病。1982 年,美国 Burgdorferi 医生首次从达敏硬蜱体内分离出一种特殊螺旋体——伯氏疏螺旋体,并证实是莱姆病的病原体。1992 年世界卫生组织(WHO)将莱姆病列为需要重点进行防治研究的新发传染病。迄今为止,在诸多感染性疾病中,由于病情的复杂性及反复性,莱姆病被认为是缺乏足够认识的疑难病之一。

中国于 1985 年发现首例莱姆病病例。中医学古代文献未见关于此病的描述,目前中医学对莱姆病的研究尚处于探索阶段,近年来有报道认为中医治疗莱姆病具有一定优势。

二、流行病学

(一) 传染源

鼠类自然感染率很高,是本病主要传染源。我国报道的与此病有关的鼠类有黑线姬鼠、黄鼠、大林姬鼠、褐家鼠和白足鼠等。伯氏疏螺旋体仅出现在患者感染早期,故患者作为传染源的意义不大。此外,还发现 30 余种野生哺乳动物(鼠、兔、鹿、狐、狼等)和 19 种鸟类及多种家畜(犬、马、牛等)为本病的保存宿主。

(二) 传播途径

节肢动物蜱是莱姆病的主要传播媒介,通过叮咬,在宿主动物与宿主动物及宿主动物与人之间造成传播，也可因蜱粪中伯氏疏螺旋体污染皮肤伤口而传播。蜱的种类因地区而异，我国北方林区主要是全沟硬蜱，南方林区中二棘血蜱和粒形硬蜱常见。除蜱外，蚊、马蝇和鹿蝇等也可感染而充当本病的传播媒介。早期患者血中存在病原体，需警惕输血传播的可能。

（三）易感人群

人群对本病普遍易感，无年龄及性别差异。人体感染后，可分为有症状的显性感染和无症状的隐性感染，比例约为 1∶1，血清中均可检出高滴度的特异性 IgG 和 IgM 抗体。痊愈后血清抗体可长期存在。特异性 IgG 抗体对人体无保护作用，人体可反复感染。

（四）流行特征

本病呈全球性分布。我国自 1985 年在黑龙江省首次发现本病以来，全国已有 20 多个省、自治区相继有病例报告，并已证实十几个省、自治区存在自然疫源地。主要流行地区是东北、西北和内蒙古林区。全年均可发病，6—10 月呈高峰，以 6 月的高峰最为明显。青壮年居多，与职业关系密切，室外工作人员患病的概率高。

三、中医病因病机

（一）中医学对莱姆病的认识

中医学古代文献未见有关此病的描述，根据莱姆病发病季节、流行区域的地理环境特征及临床表现特点，本病应归属为具有温病特点的感染性疾病，如“湿温”“丹毒”等。

（二）莱姆病的中医病因

从中医学理论上阐述莱姆病的主要成因，包括外因及内因两个方面：本病发病的外因来自自然因素，该病发病多有明显的季节性，一般发生在 6—10 月，大致与湿温发病时令相吻合，夏季至初秋为湿热之时，其发病地域多为草木茂盛潮湿之处，湿热蒸腾，湿热温毒之邪经疫虫叮咬自皮毛而入为病。本病可归属于湿热类温病范畴。患病人群的体质因素为本病发病的内因，外邪侵入人体能否发病以及发病的轻重缓急、病程的长短，取决于人体正气的强弱与正邪力量的对比，若人体先天禀赋不足或后天失养，特别是在湿盛之季，则易导致湿邪内困，机体阴阳失调，脏腑虚损，营卫失和，温邪乘虚侵入而发病。正如薛生白说：“太阴内伤，湿饮停聚，客邪再至，内外相引，故病湿热。”莱姆病患者在发病初期常出现恶寒、发热、汗出等外感症状，同时多见乏力、关节肿痛、头重痛、注意力减退、健忘，有的患者出现皮肤环形红斑。这些症状多与正邪相争、正不胜邪、外感病邪、湿遏清阳、气机阻滞、热毒蕴结肌肤有关。根据本病发病季节、流行区域情况，以及审证求因、取象比类原则，推断莱姆病的病因为疫虫叮咬，外感湿热温毒。

（三）莱姆病的中医病机

莱姆病起于夏秋季，多为感受湿热之邪为患，湿热阴阳病邪相合，湿遏热伏，蕴郁交结，湿邪不祛，则热难清解。故病变特点为起病较其他类温病滞缓，传变亦慢，病势缠绵，病程较长，愈后易出现余邪复发再燃。又因热蒸湿动，遂弥漫表里，充斥三焦，则三焦不畅，气机阻滞，气化失常，波及脏腑，诸症皆生。病变初起，邪从外受，营卫失和，正邪相争，而见邪遏卫分之证，若湿重于热，阻滞气机，清阳不升，则见恶寒少汗、身热不扬、头重体倦。湿热的偏重偏轻，除与外感邪气的性质差异有关外，还与患者体质因素密切相关，但凡素体阳气偏旺者，

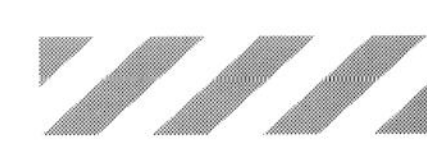

湿热易于化燥而为湿热并重，或热重于湿。湿热毒之邪蕴结肌肤，在早期可见疫虫叮咬皮肤处出现环形红斑；若热重于湿，热入营血，迫血妄行可致肌肤红斑呈移行性。正气不足，外邪乘虚侵袭面部经络，气血阻滞，肌肉纵缓不收而成面瘫。湿热流注经络关节，留滞于关节，使气血痹阻而成痹证，关节出现肿、热、痛；湿热易伤脾胃，气血化源不足，遂有疲劳乏力、心悸头晕、失眠健忘。若病久不愈，气机瘀阻，脾肾已伤，再加之余邪未尽，可致虚实夹杂的晚期复杂证候。

由于本病病邪具有多元性的特点，损伤机体的部位与层次不尽相同，临床症状不能只用一种辨证方法进行概括。根据患者的临床表现，采用卫气营血或脏腑辨证等不同的辨证方法，莱姆病各期的基本病机概括如下(图 38-1)。

早期：初感湿热温毒之邪，邪犯肌表，正邪相争，邪实为主，多见卫分证；若素体正虚，正不胜邪，邪毒直入营分，致卫营同病；若湿热疫毒交织，阻滞经络，则见痛证；若素体多虚，则兼见气虚之证。

中期：正气受损，邪气滞留，虚实夹杂，邪实则仍可见湿热证候，或并见气滞血瘀之象；若脏腑受累，可表现为心脾两虚之证，或见肾阴虚之象。

晚期：正虚邪恋，正虚为主，由于病情轻重不同，体质强弱有别，而有气血阴阳亏虚、多脏腑功能受损等不同表现。

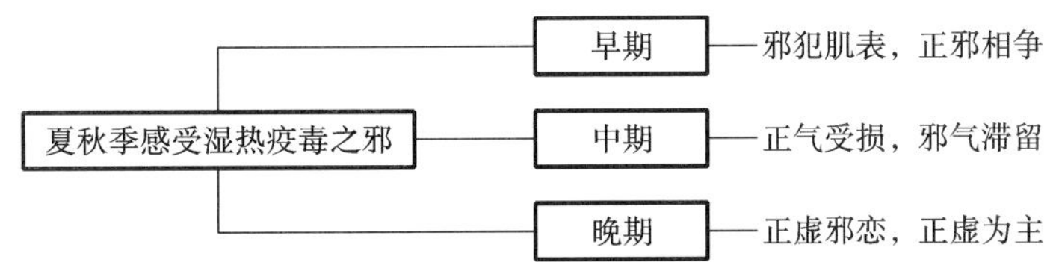

图 38-1 莱姆病病因病机示意图

四、发病机制及病理

(一) 发病机制

莱姆病是由伯氏疏螺旋体经媒介蜱叮咬皮肤后进入血液循环而引起的全身性感染性疾病。本病多发于夏秋季及草木丛林地带，初期引起皮肤原发性损害及螺旋体败血症，出现慢性游走性红斑(EM)和类流感症候群，全身不适、发热怕冷、头痛乏力、关节痛及肌痛等。伯氏疏螺旋体经血液感染全身各组织器官后进入中期，此期由于机体不同系统受损，临床症状可呈现多样化，与许多其他疾病的症状类似，但多见中枢神经系统(特别是脑神经)及心脏受损为主的病变。患者常见头晕、注意力集中困难、记忆力减退、失眠、乏力以及间歇性、游走性关节肿痛；或出现头痛、平衡障碍、面瘫、畏光、视物模糊、耳鸣、听力减退；若心脏受损，可导致心慌、呼吸急促、胸痛；如累及神经根(末梢神经)，则出现四肢根性神经痛、感觉障碍。若感染持续数月以上，则可致免疫病理损伤而发展成晚期，晚期的主要表现为关节(特别是膝关节)与神经受损及一系列慢性退行性变，如大关节肿痛、局部发热、慢性疲劳症，还可见肌萎缩侧索硬化、多发性硬化、阿尔茨海默病、抑郁症、焦虑症等。

(二) 病理

伯氏疏螺旋体经血流至人体各组织，引起皮肤、关节、脏器、眼和神经系统等的病理改变。

1. 皮肤病变 早期为非特异性组织病理改变，可见受损皮肤充血，表皮有密集淋巴细胞浸润，还可见巨噬细胞、浆细胞浸润，偶见嗜酸性粒细胞。生发中心的出现有助于诊断。本病晚期以浆细胞浸润为主，见于表皮、皮下组织。皮肤静脉扩张和内皮增生均较为明显。

2. 神经系统病变 主要表现为进行性脑脊髓炎和轴索性脱髓鞘病变。

3. 关节病变 可见单核细胞浸润、滑膜绒毛肥大、纤维蛋白沉积等。

4. 其他 淋巴结、眼、心、肝、脾均可受累。

五、临床表现

莱姆病的潜伏期为3～20日，平均为9日。本病是多器官、多系统受累的一种炎性综合征，患者可以某一器官或某一系统受累为主。根据典型的临床表现，本病可分为三期，各期可依次或重叠出现，也可直接进入第三期。

（一）第一期——局部皮肤损害期

局部皮肤损害期的三大特征是游走性红斑、慢性萎缩性肢端皮炎和淋巴细胞瘤。60%～80%的患者在蜱虫叮咬处出现慢性游走性红斑或丘疹，数日或数周内向周围扩散形成一个大的圆形或椭圆形充血性皮损，外缘呈鲜红色，中心部渐趋苍白，有的中心部可起水疱或发生坏死，周围皮肤变硬，明显充血，有局部灼热或痒、痛感。游走性红斑或丘疹可发生于身体任何部位，以腋下、腹部、大腿和腹股沟常见，儿童多见于耳后发际。多数患者的红斑随着病程进展逐渐增大，约25%的患者不出现特征性的皮肤表现。红斑一般在4周内消退。淋巴细胞瘤系良性皮肤淋巴组织增生，呈肿瘤样蓝红色结节或斑块，一般直径为1～5 cm，单个多见，有轻度触痛，多见于耳垂、乳头、乳晕、鼻和阴囊处。病程多为数月或1年以上。本期多数患者可伴有疲劳、发热、头痛、淋巴结肿大、颈部轻度强直、关节痛、肌痛等。

（二）第二期——播散感染期

发病2～4周即可出现神经系统和循环系统症状。

1. 神经系统症状 本病在早期即可出现轻微的脑膜刺激征，进入此期则可出现明显的神经系统症状，以脑炎、脑膜炎、局部脑神经炎、神经根炎常见。表现为头痛、呕吐、眼球痛、颈项强直及浆液性脑膜炎等，发生率为15%～20%。1/3的患者可发生脑炎，表现为睡眠障碍、谵妄等，脑电图示尖波。半数患者可发生神经炎，最常见面神经损害，表现为面肌不完全麻痹，病损部位麻木、刺痛，但无明显的感觉障碍，青少年多可完全恢复，中老年人常留后遗症。此外，视神经、动眼神经、听神经及周围神经也可受到损害。

2. 循环系统症状 病后5周或更晚，约80%的患者可出现循环系统症状。起病急，表现为心音低钝、心动过速和房室传导阻滞，严重者可出现完全性房室传导阻滞。通常持续数日至6周，可反复发作。

（三）第三期——持续感染期

持续感染可于病后2个月或更晚时间出现，个别可发生于病后2年。此期主要出现关节损害，通常为大关节（如膝、踝和肘关节）受累，表现为关节肿胀、疼痛、僵硬和活动受限。多数患者表现为反复发作的对称性多关节炎，每次发作可伴有体温升高及中毒症状等。受累关节的滑膜液中，嗜酸性粒细胞及蛋白质均可升高，并可查出病原体。慢性萎缩性肢端皮炎也是莱姆病晚期的主要表现，好发于前臂或小腿，初起皮肤微红，数年后萎缩硬化，主要见于老年妇女。

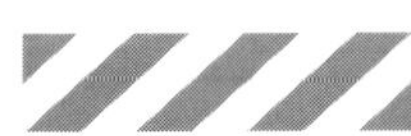

（四）并发症

常见心肌炎、脑膜炎或复发性关节炎等。

六、实验室及其他检查

（一）血液学检查

白细胞计数多在正常范围，偶有白细胞计数升高伴核左移，血沉常增快。

（二）血清学检查

血清中特异性抗体检查易出现假阴性或假阳性结果，目前国内外常用美国疾病控制和预防中心（CDC）提出的两步血清法以提高诊断的特异性：先用间接免疫荧光试验（IFA）或酶联免疫吸附试验（ELISA）检出患者血清中特异性抗体，再经蛋白质印迹法（WB）确定，如为阳性即可确诊。其中，ELISA 法较 IFA 法更为敏感且具有良好的重复性，但此法仅能诊断 40%～60%的早期病例。

（三）病原学检查

1. 分离培养法 从患者血液、关节液、皮肤标本分离培养出病原体伯氏疏螺旋体即可确诊，但分离培养困难，耗时较长，需 1～2 个月，敏感性低。

2. 聚合酶链反应（PCR） 检测患者皮肤、血液、脑脊液（CSF）、尿液及关节液的伯氏疏螺旋体的 DNA，虽然可出现假阴性或假阳性结果，但仍然是目前较敏感、快速的一种诊断方法。脑脊液的检出率低于皮肤和尿液标本。此外，血清中特异性抗体及病原学检查还有助于蜱传其他病原体复合感染的诊断。

（四）基因检测

莱姆病分子水平的检测方法主要集中于以 PCR 技术为基础的方法。鉴于基因检测的敏感性较高，基因检测在莱姆病诊断中的应用越来越广泛。但应该注意伯氏疏螺旋体的 DNA 分子在伯氏疏螺旋体被杀死后依然会残留核酸片段，导致假阳性结果的问题。

七、诊断及鉴别诊断

（一）诊断

莱姆病早期临床诊断主要以流行病学史及临床特点为依据，实验室检查结果并无特异性；除流行病学史及临床特点外，实验室血清中特异性抗体检查也对中、晚期患者的确诊有很大帮助。患者多于夏秋季发病，有蜱叮咬史，流行区生活、工作及旅游史，如有典型的游走性红斑，即可确诊。

诊断标准：国内目前尚无统一规范的诊断标准，美国 CDC 关于莱姆病的诊断标准有下列 5 项。

（1）有慢性游走性红斑。

（2）短暂或反复发作的非对称性关节肿大和关节炎、淋巴细胞性脑膜炎、脑神经炎（特别是面神经麻痹，可为双侧性）、神经根炎、脑脊髓炎（脑脊液中特异性抗体效价大于血清中效价则证实为伯氏疏螺旋体感染），急性起病者有一过性高度房室传导阻滞。

（3）流行病学暴露史，指发病前 30 日内到过树林、灌木丛或草地等潜在性的蜱栖息地。

(4) 去过流行区。流行区指既往该地区至少有2例莱姆病确诊病例,或有蜱叮咬史者显示有伯氏疏螺旋体感染的血清学证据。

(5) 实验室检查:从感染组织或体液中分离到伯氏疏螺旋体,或从血清、脑脊液中检测到高滴度特异性抗体,或双份血清特异性抗体滴度增加,并排除了梅毒和已知可引起假阳性结果的生物学原因。

具备上述5项中3项或3项以上者即可诊断为莱姆病。

莱姆病临床表现复杂多样,唯一具有确诊意义的早期症状游走性红斑见于大约69.2%的患者,实验室检查中的血清学莱姆病特异性抗体检查一般要在感染4～6周才可能出现阳性结果,但其敏感性无法达到100%,假阴性结果常出现在感染数周内,由此可致20%～30%的患者漏诊;假阳性结果可见于其他螺旋体感染,如梅毒、雅司病、品他病和回归热,以及疱疹病毒感染、传染性单核细胞增多症、自身免疫病和其他神经性疾病等。假阳性率在美国为5%～10%,在欧洲则更高。另外感染后产生的IgG抗体可持续存在数年,因此血清特异性抗体阳性并不一定表明莱姆病处于活动期,也不一定代表会产生免疫保护,不宜作为评定治疗效果的指标。由于各种实验室检测方法皆有利弊,因此莱姆病的诊断应注重临床诊断,要根据流行病学史、临床症状、血清学及病原学检查综合判断,有时甚至可采用诊断性治疗。

(二) 鉴别诊断

莱姆病应与鼠咬热、恙虫病、风湿病、病毒性脑炎、脑膜炎、神经炎及皮肤真菌感染等鉴别,确诊有赖于病原学检查。

八、中西医结合治疗

(一) 中医治疗

目前,中医学对莱姆病病因病机的认识及辨证论治尚处于探索阶段。中医现代文献中有关运用中医或中西医结合治疗此病的文献,虽然仅有几篇,但已显示出了中医治疗独特的优势。如梁战芬等运用电针治疗莱姆病神经损害所致瘫痪患者,侯钧等在运用西药抗生素和中药白虎汤的基础上,随证加减,分别配以清热解表化湿、解毒、凉血活血、疏经活络等不同中药,或针灸,治疗不同时期、不同类型的莱姆病,取得了比较满意的疗效。

莱姆病不同阶段的病理演变、临床表现与中医某些疾病证候的病机、症状相似,如丹毒、湿温、痹证等,临床诊治时可辨证施治,根据证型的不同,而采用同病异治的方法。例如,对莱姆病早期最典型的症状游走性红斑的治疗,不仅选用清热化湿解毒的专药,若兼有营血证,还需配合凉血的化斑汤,针刺大椎、膈俞、委中、曲池、血海等穴。又如,治疗中晚期患者常见的关节红、肿、疼痛,方用清热通络的白虎桂枝汤加减,针灸则以经络辨证为指导,局部或远端对侧循经取穴。

(二) 西医治疗

1. 一般治疗 患者应卧床休息,注意补充足够的液体。密切观察病情变化,防止发生并发症。

2. 对症治疗 对于有发热或皮损部位疼痛者,可适当应用解热镇痛剂。高热及全身症状重者,可给予糖皮质激素,但关节损伤者避免关节腔内注射糖皮质激素。患者伴有心肌

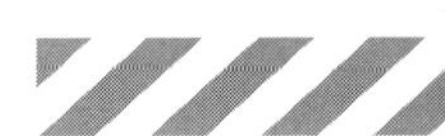

炎，出现完全性房室传导阻滞时，可暂时应用起搏器至症状及心律改善。

3. 病原治疗

(1) 早期莱姆病的治疗：早期莱姆病主要为局部损害，经蜱叮咬后 7～10 日出现莱姆病症状，是本病早期的特征性症状。被蜱叮咬处常出现红色丘疹和斑疹，以平均直径 15 cm 以上的环形红斑多见。典型者中心淡浅，呈绯红色或苍白色硬块；非典型者中心可起水疱或发生坏死。约半数患者可有多处皮肤损害，17%的患者可出现 2～36 个红斑，即呈多斑性。皮肤损害可发生于体表的任何部位，以大腿、腹股沟和腋下常见。一般无痛感，可有灼热或瘙痒感。常伴有发热、头痛、畏寒、乏力，轻度颈项强直，可有咽炎、关节痛、肌痛、腹痛、恶心、呕吐等症状。全身和局部淋巴结肿大常见。单纯莱姆病或伴有流感样症状者可口服多西环素即强力霉素，每次 100 mg，每日 2 次，14 日为一个疗程；或口服阿莫西林，每次 500 mg，每日 3 次，14 日为一个疗程；亦可口服头孢呋辛等药物。多西环素及阿莫西林是治疗莱姆病的推荐疗法，但妊娠期、哺乳期妇女和小于 8 岁的儿童禁用多西环素。口服头孢呋辛的方法为每次 500 mg，每日 2 次，14 日为一个疗程，在治疗莱姆病上与多西环素同样有效，但其成本较高，可用于对多西环素和阿莫西林禁忌的患者。大环内酯类抗生素不被推荐作为早期莱姆病的一线治疗药物，只有当患者对阿莫西林、多西环素和头孢呋辛难以忍受时，才使用大环内酯类抗生素。成人治疗方案如下：口服阿奇霉素，每日 500 mg，持续 6～10 日；口服红霉素，每日 4 次，每次 500 mg，疗程 14～21 日；口服克拉霉素，每日 2 次，每次 500 mg，疗程 14～21 日。

(2) 中期莱姆病的治疗：莱姆病中期为感染播散期，主要表现为循环系统损害和神经系统损害。

①循环系统损害的治疗：莱姆病引起的循环系统损害常为急性心脏损害，常表现为房室传导阻滞、心肌炎、心包炎、心肌肥大以及左心室功能障碍等，最常见的是心律失常。心脏损害表现通常可持续 3～42 日。虽然莱姆病的心脏损害多为自限性，但某些病情严重者需及时进行全身抗生素治疗。无严重房室传导阻滞病史的早期、Ⅰ度或Ⅱ度房室传导阻滞及轻微心肌炎的莱姆病患者可口服抗生素治疗。治疗方案如下：口服多西环素，每次 100 mg，每日 2 次，14 日为一个疗程；或口服阿莫西林，每次 500 mg，每日 3 次，14 日为一个疗程；亦可口服头孢呋辛，每次 500 mg，每日 2 次，14 日为一个疗程。出现Ⅲ度房室传导阻滞及其他严重心脏异常(如心肌炎)，需住院治疗的莱姆病患者，建议静脉滴注头孢曲松，每日 2 g，14 日为一个疗程。

如出现心律不齐，近期头晕、心悸或出现Ⅱ度房室传导阻滞或Ⅰ度房室传导阻滞伴 P-R 间期长于 0.3 s，患者应入院进行心电图监测。若因高度房室传导阻滞出现症状或心功能受损，应使用心脏起搏器。阿托品和异丙肾上腺素仅对部分房室传导阻滞患者有效。应用洋地黄类药物和维拉帕米等治疗房性心律失常时应在心电监护下进行，因为上述药物有诱发房室传导阻滞和心动过缓的危险。心包炎患者应卧床休息，室性心力衰竭患者应用利尿剂、血管扩张剂治疗并吸氧。治疗后少见持续性心功能失常，很少需要永久留置心脏起搏器。

②神经系统莱姆病的治疗：神经系统莱姆病多发生于疾病的中期，早期、晚期也可出现，发生率为 30%～50%，其表现多种多样，如脑膜炎、脑炎、脑神经炎、脊髓炎、神经根炎等，其中脑膜炎、脑神经炎、神经根炎较为常见。脑神经炎中，面神经麻痹最为常见，发生率为 40%～50%。周围神经病变发生率占 30%～50%，常发生于疾病的晚期，可表现为神经根炎、多发性周围神经炎等。最常见的类型为痛性神经根病变，早期常出现感觉异常或减退、根痛。脊

髓炎较少见，可表现为肢体麻木、无力、截瘫、传导束性感觉障碍、腱反射亢进及大小便障碍。

在早期莱姆病中使用头孢曲松(每日 1 次，每次 2 g，静脉滴注，疗程 14～28 日)已被证明是治疗由脑膜炎或颈椎病引起的急性神经系统损害的有效方法。对于莱姆病引起的脑膜炎、脑神经炎或神经根炎，欧洲的治疗方案为口服多西环素，每次 100 mg，每日 2 次，14 日为一个疗程；美国的治疗方案为静脉滴注头孢曲松，每日 2 g，14～28 日为一个疗程。对于晚期或严重的因感染伯氏疏螺旋体而引起的神经系统病变，治疗方案为静脉滴注头孢曲松，每日 2 g，14～28 日为一个疗程；替代方案为静脉滴注头孢噻肟(2 g，每隔 8 h 一次)或静脉滴注青霉素 G(每日 1800 万～2400 万 U，每隔 4 h 一次，用于肾功能正常的患者)，疗程为 14～28 日。由于血中浓度低，不建议使用青霉素中的长效苄星青霉素制剂。

对于因感染伯氏疏螺旋体而引起的面神经麻痹，抗生素治疗的效果不佳，但为防止发生更严重的后遗症，仍应给予抗生素治疗。脑脊液正常的患者应口服抗生素进行治疗，治疗方案如下：口服多西环素，每次 100 mg，每日 2 次，14 日为一个疗程；或口服阿莫西林，每次 500 mg，每日 3 次，14 日为一个疗程；亦可口服头孢呋辛，每次 500 mg，每日 2 次，14 日为一个疗程。对于临床和实验室证明有中枢神经系统受累的患者，治疗方法同脑膜炎，即欧洲的治疗方案为口服多西环素，每次 100 mg，每日 2 次，14 日为一个疗程；美国的治疗方案为每日静脉滴注头孢曲松 2 g，14～28 日为一个疗程。

对于患者来说，与静脉滴注抗生素相比，口服疗法更方便，也较少引起严重的并发症，并且节省费用。但经口服药物治疗的一些患者随后证实有明显的神经性关节炎，这提示可能需要静脉滴注抗生素，口服疗法与静脉滴注法在控制疾病症状的效果方面还须行进一步比较。

(3) 晚期顽固性莱姆病的治疗：晚期莱姆病持续性损害可迁延数月至数年，包括慢性关节炎、亚急性脑病和慢性乏力等。伯氏疏螺旋体趋向影响温度较低的四肢皮肤，造成慢性萎缩性肢端皮炎。晚期莱姆病主要表现为关节炎，约 60%的患者为急性关节炎，一般是突然发作的单侧关节炎，或是游走性的，可波及任何关节，在感染后数周或数年内呈间歇性反复发作。通常多侵犯大关节，特别是膝关节易受损害。

莱姆关节炎通常可以通过口服或静脉滴注抗生素而治疗成功。早期抗菌治疗效果好，晚期治疗常有困难。最佳方案是感染早期给予口服抗生素，晚期则应选用头孢曲松，并应避免使用糖皮质激素，因应用糖皮质激素易导致抗菌治疗失败，详细机制尚不清楚。对于临床上没有明显的神经系统损害的莱姆关节炎患者，建议口服多西环素(每次 100 mg，每日 2 次)或阿莫西林(每次 500 mg，每日 3 次)，或头孢呋辛(每次 500 mg，每日 2 次)，疗程均为 28 日。口服抗生素治疗无效的莱姆关节炎患者应该接受头孢曲松静脉滴注(每次 2 g，每日 1 次，持续 14～28 日)，替代疗法包括头孢噻肟(每次 2 g，静脉滴注，每隔 8 h 一次)或青霉素 G(每日 1800 万～2400 万 U，每隔 4 h 一次，用于肾功能正常的患者)。

抗生素对晚期后遗症疗效不佳，如与 HLA-DR4 及 OspA 抗体有关的慢性关节炎，需用抗炎药和滑膜切除术治疗。若口服抗生素治疗两个疗程或静脉滴注治疗一个疗程之后患者仍有持续关节炎，推荐使用非甾体抗炎药进行对症治疗，关节内激素治疗也可能是有利的。如有持续的滑膜炎伴显著的疼痛或功能受限，可行关节镜滑膜切除术，以缩短关节炎症期。有研究评估了 24 例莱姆关节炎病例的治疗效果，24 例病例均接受抗生素治疗，其中 10 例口服给药、14 例静脉给药，4 例持续性关节炎患者还接受了抗生素二次治疗。结果显示 13 例治疗效果非常显著。此外，其中 9 例接受了关节内糖皮质激素治疗或滑膜切除术治疗。平

均随访 40 个月,所有病例均未出现慢性关节炎,但 2 例有持续性肌肉或关节疼痛。

(4) 儿童莱姆病的治疗:儿童莱姆病的皮肤表现主要为早期游走性红斑,扩散期的淋巴细胞瘤和晚期的慢性萎缩性肢端皮炎。对于表现为慢性游走性红斑或淋巴细胞瘤的儿童,推荐口服阿莫西林 25~50 mg/(kg·d),或口服头孢呋辛 30~40 mg/(kg·d),一个疗程均为 14 日。当儿童患者对阿莫西林和头孢呋辛难以忍受时,可使用大环内酯类抗生素,剂量如下:阿奇霉素,第 1 日口服 20 mg/kg,随后连续 4 日口服 10 mg/kg。对于慢性萎缩性肢端皮炎的儿童,推荐口服阿莫西林 25~50 mg/(kg·d),或静脉滴注头孢呋辛 50~100 mg/(kg·d),一个疗程为 21 日。儿童莱姆病的神经系统损害表现为周围性面瘫和浆液性脑膜炎,建议使用头孢曲松治疗已经证明由脑膜炎或颈椎病引起的急性神经系统损害,日常应静脉滴注头孢曲松,剂量为 75~100 mg/(kg·d),最大剂量为每日 2 g;或者使用头孢他啶,剂量为 150~200 mg/(kg·d),分 3~4 次静脉滴注,最大剂量为每日 6 g,持续 14~28 日。另一个替代方案是静脉滴注青霉素 G 20 万~40 万 U/(kg·d),最大剂量为每日 1800 万~2400 万 U,每隔 4 h 分开静脉滴注,适用于肾功能正常的儿童。对于周围性面瘫的儿童患者,推荐静脉滴注头孢呋辛 50~100 mg/(kg·d),一个疗程为 14 日。神经系统莱姆病早期治疗效果明显,而晚期治疗不起作用。儿童莱姆病的关节病变表现为关节痛、急性关节炎、慢性关节炎,绝大部分受累关节是单侧或双侧膝关节,而肘关节、踝关节、肩关节极少受累,首发症状多为发作性关节炎(65%)。儿童莱姆病少有累及心脏、眼、肌肉的临床表现。对具有关节炎和神经系统损害客观证据的莱姆关节炎儿童患者,建议给予头孢曲松[75~100 mg/(kg·d),最多 2 g]或头孢噻肟[50~200 mg/(kg·d),分 3~4 次静脉注射,最多每日 6 g],疗程 14~28 日。

(5) 妊娠期妇女莱姆病的治疗:多西环素等四环素类抗生素除了可导致恶心、呕吐、腹痛、腹泻等消化系统表现和过敏反应外,还有肝毒性,通常表现为肝脂肪变性,妊娠期妇女、原有肾功能损害的患者易发生肝损伤;还能与新形成的骨、牙齿中所沉淀的钙结合,致牙釉质发育不全,棕色色素永久性沉着,抑制婴儿骨骼发育,故妊娠期、哺乳期妇女和 8 岁以下儿童禁止服用。妊娠期妇女莱姆病的治疗除了禁用多西环素之外,针对其各种临床表现的治疗方案均与一般成年患者相同。

(三) 中西医结合治疗

临床上在疾病早期及时采用中西医结合治疗,可有效缓解患者病情及症状,减轻患者痛苦,获得更好疗效。

九、预防和调护

1. 管理传染源 森林地区住地及工作场所应做好环境卫生工作,加强灭鼠、灭蜱。

2. 切断传播途径 在蜱栖息地的高危地带喷洒低毒性杀虫剂,管理或处理宿主动物。进入疫区的人员可涂抹驱虫剂。

3. 保护易感人群 主要是做好进入森林、草地等疫区人员的个人防护。缩短在有蜱区域的活动时间,局部应使用驱虫剂。预防职业性传染病,除采用预防职业病的常规措施外,还要采用预防传染病的常规措施。为减少蜱的叮咬,需穿覆盖手臂和腿部的浅色衣裤,以便更容易发现黏附在衣裤上的蜱;将长裤的裤脚塞进袜子中,在皮肤上涂抹驱避剂如避蚊胺,或在袖口、裤管上喷洒扑灭司林驱避剂及接触式杀蜱剂。如果在蜱滋生的区域进行工作或活动,每日需对身体进行全面检查,不能忽视对头发的检查,并及时去除身体上的蜱,需注意

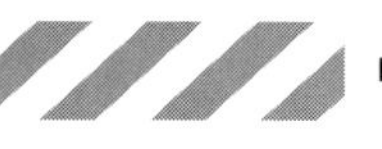

蜱可能非常小。在去除蜱时,为避免将蜱的口器留在皮内,应用镊子贴紧皮肤并夹住蜱轻轻地、稳稳地将其垂直拔出。取出蜱时要戴手套或用布或卫生纸将手包好,取出后要用肥皂和清水清洗蜱附着的部位。

4. 健康教育 向公众介绍莱姆病的基本知识,蜱传播该病的方式以及个人防护方法。

(徐子萱 周姝含)

参考文献

[1] 郝琴. 莱姆病的流行现状及防制措施[J]. 中国媒介生物学及控制杂志,2020,31(6):639-642.

[2] 常华,段纲,花群义,等. 莱姆病的现状及防治[J]. 饲料工业,2006,27(6):58-61.

[3] 田秀君,辛德莉. 莱姆病的诊断与治疗进展[J]. 传染病信息,2020,33(2):109-111.

[4] 张爱勤,沈兆媛,雷韫睿,等. 莱姆病流行病学及其防治研究现状[J]. 中华卫生杀虫药械,2020,26(1):79-83.

[5] 景莉,谢紫阳,何转歌,等. 莱姆病螺旋体感染小白鼠病理变化的初步观察[J]. 医学动物防制,2019,35(7):700-701.

[6] 严干新,郭继鸿. 莱姆病引起的房室阻滞[J]. 临床心电学杂志,2016,25(4):299-300.

[7] 张文香,郑龙,刘增加. 蜱传疾病莱姆病的临床研究进展[J]. 中华卫生杀虫药械,2018,24(6):601-606.

[8] 冯晓妍,吴敏. 我国新发蜱媒莱姆病临床研究概况[J]. 中华卫生杀虫药械,2005,11(1):13-16.

[9] 王萌,刘喜房. 职业性莱姆病的预防[J]. 劳动保护,2019(10):80-81.

[10] 于培发,刘志杰,牛庆丽,等. 莱姆病的研究进展[J]. 安徽农业科学,2015,43(35):160-163.

第三十九章

疟疾

一、概述

疟疾(malaria)是由疟原虫感染引起的寄生虫病,主要由雌性按蚊叮咬传播。疟原虫先侵入肝细胞发育繁殖,再侵入红细胞繁殖,引起红细胞成批破裂而发病。典型的临床表现为周期性的寒战、发热、大汗等,可伴肝脾大和贫血等体征。恶性疟发热不规则,病死率较高,间日疟和卵形疟常有复发。

我国对疟疾的认识久远,殷商时代甲骨文中已有“疟”字记载。《黄帝内经》中有“疟论”“刺疟论”等篇,专论疟疾病因、病机、证候及针刺治疗等。《金匮要略·疟病脉证并治》中阐述了疟疾的辨证论治,有用蜀漆(常山)治疗疟疾的记载。晋代《肘后备急方·治寒热诸疟》记载了用“青蒿一握,以水二升渍,绞取汁,尽服之”治疗疟疾的方法。此后许多医家对疟疾有了更为详细的认识,进行各种分类辨治,至今仍有效地指导临床。中医学认为疟疾为被疟蚊叮咬,疟邪入血,卫气与疟邪交争,以往来寒热、休作有时、头痛、汗出而解、日久左胁下有痞块等为主要表现的疫病类疾病。发无固定时日,有昏迷、黄疸等病情严重表现之疟疾,称为瘴疟(相当于恶性疟)。发作日久不愈之疟疾,为久疟。

二、流行病学

(一)传染源

疟疾患者及无症状带虫者是传染源。恶性疟原虫在人体内存活一般不超过1年,间日疟原虫可在人体内存活约2年,三日疟原虫则可在人体内存活超过10年。

(二)传播途径

本病以经按蚊叮咬传播为主,少数可经输血传播,偶见患病孕妇经胎盘感染胎儿。诺氏疟原虫可通过猴—蚊—人途径传播。尽管实验室发现诺氏疟原虫存在人—蚊—人传播的可能,但目前尚缺乏持续人—蚊—人传播的流行病学证据。

(三)易感人群

除了某些具有遗传特质的人群外,不同种族、性别、年龄和职业的人群对疟原虫普遍易感。

(四)流行特征

疟疾广泛分布于全球北纬60°和南纬45°之间的地域。WHO报道,2020年全球有超过

2亿的疟疾病例，60多万人死于疟疾，其中非洲撒哈拉沙漠以南地区疟疾流行最为严重，每年疟疾发病数和病死数均占全球的90%以上，绝大多数是恶性疟。间日疟是除非洲之外的南美洲、东南亚和东地中海地区分布最广泛的疟疾种类，但在东非的埃塞俄比亚等国亦有分布。三日疟和卵形疟多见于非洲和东南亚地区。诺氏疟主要发现于马来西亚、印度尼西亚。

我国已消除本土疟疾，但每年仍有4000余例境外输入性疟疾病例，数百例重症疟疾病例，数十例因疟疾死亡病例。近些年全国疟疾疫情分析报告显示，目前输入性疟疾病例已成为我国疟疾病例的主要来源，其在流行特点上与本土疟疾病例有很大差别，我国境外输入性疟疾病例以恶性疟、间日疟和卵形疟病例为主。在职业分布中，输入性疟疾病例主要见于赴疟疾流行区务工的劳务人员，且输入性疟疾病例90%以上为男性，并以青壮年为主。我国输入性疟疾的来源地以非洲国家为主，其次为亚洲国家，南美洲、北美洲和大洋洲也占一小部分。

三、中医病因病机

（一）病因

本病的发生，主要是感受"疟邪"（主要指疟原虫），但其发病与正虚抗邪能力下降有关。诱发因素则与外感风寒、暑湿及饮食劳倦有关，其中尤以暑湿诱发为多见。夏秋暑湿当令之际，正是蚊毒疟邪肆虐之时，若人体被疟蚊叮咬，则疟邪入侵致病。因饮食所伤，脾胃受损，痰湿内生，或起居失宜，劳倦太过，元气耗伤，营卫空虚，疟邪乘袭，即可发病。

（二）病机

疟疾的主要病机为疟邪入侵，伏于半表半里之间，内搏五脏，横连募原，出与营卫相搏，正邪相争则疟病发作；至正胜邪退，与营卫相离，疟邪伏藏，则发作停止；当疟邪再次与营卫相搏时，则再次发作。休作时间的长短，与疟邪种类、所伏深浅相关，每日一发或间日一发则邪伏尚浅，间二日一发即三日疟则邪伏较深，临床以间日一发较为常见。

本病的病变部位在少阳，即所谓的"疟不离少阳"。由于感受时邪不一，或体质有所差异，可表现出不同的病理变化。一般寒热休作有时的正疟，临床最为多见。若素体阳盛，复感疟邪，或暑热内蕴，里热炽盛，见热多寒少，汗出不畅，即为温疟。若素体阳虚，复感疟邪，或外感寒湿，郁阻中阳，见寒多热少，即为寒疟。若感受瘴毒，出现神昏谵语、痉厥等危重症状，甚至内闭外脱，即是瘴疟。因疫毒热邪内盛，蒙蔽心神，则为热瘴；因瘴毒湿浊内盛，蒙蔽心神，则为冷瘴。

本病总因感受疟邪所致，故病理性质以邪实为主。但疟邪久留，屡发不已，气血耗伤，不时寒热，可成为遇劳即发的劳疟。或久疟不愈，气血瘀滞，痰浊凝结，壅阻于左胁下而形成疟块。且常兼有气血亏虚之象，表现为邪实正虚（图39-1）。

四、发病机制和病理

（一）病原学

人体疟原虫分为间日疟原虫（*Plasmodium vivax*）、恶性疟原虫（*Plasmodium falciparum*）、三日疟原虫（*Plasmodium malariae*）、卵形疟原虫（*Plasmodium ovale*），以及人猴共患的诺氏疟原虫（*Plasmodium knowlesi*）（诺氏疟原虫主要经猴—蚊—人传播）。几种疟原虫的生活史基本相同，其完整的生活史需要在人体内和蚊体内两个阶段发育才能完成。

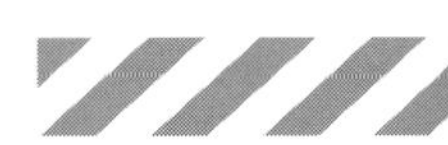

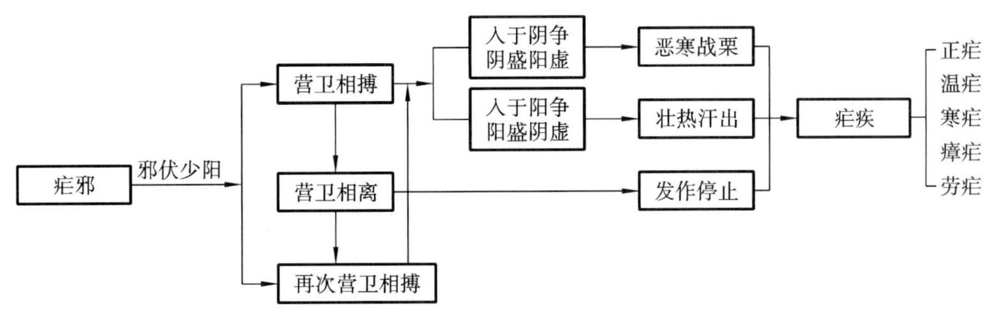

图 39-1　疟疾病因病机示意图

1. 疟原虫在人体内的发育　分为在肝细胞内的红外期和在红细胞内的红内期两个阶段。

(1) 红外期：具有传染性的雌性按蚊叮咬人体时，子孢子随按蚊的唾液进入人体血液。子孢子随血流侵入肝细胞，在肝细胞内进行裂体增殖发育，最终发育成裂殖体。不同疟原虫的裂体增殖时间不等，恶性疟原虫为 5～6 日，间日疟原虫为 8 日，卵形疟原虫为 9 日，三日疟原虫为 11～12 日。裂殖体发育成熟后，从受染肝细胞内释放出裂殖子进入血液，并侵入红细胞。间日疟原虫与卵形疟原虫的子孢子进入肝细胞后，除部分速发型子孢子按上述裂体增殖过程发育成裂殖体并释放裂殖子进入血液外，另有部分子孢子进入休眠状态，被称为休眠子或迟发型子孢子，经一段时间(1 个月～1 年)后被激活并继续发育为成熟裂殖体。间日疟原虫和卵形疟原虫的休眠子或迟发型子孢子与间日疟和卵形疟的复发有关。恶性疟原虫和三日疟原虫无休眠子或迟发型子孢子，因此恶性疟和三日疟不会复发。

(2) 红内期：侵入红细胞的疟原虫裂殖子继续进行红内期裂体增殖，含成熟裂殖体的红细胞崩解，引起临床发作。所释放出的裂殖子则继续侵入其他红细胞并重复红内期增殖过程，使临床症状呈现周期性发作。经过 3～6 代的裂体增殖后，部分疟原虫转而发育为配子体，具有传染性。

2. 疟原虫在蚊体内的发育　当患者及无症状带虫者被雌性按蚊叮咬吸血时，配子体随之进入蚊胃内进行配子发育。雌、雄配子结合形成合子，合子逐渐发育为动合子，动合子穿过胃壁形成卵囊。卵囊成熟破裂后，子孢子进入按蚊涎腺，待其叮咬人体吸血时，子孢子即被输入被叮咬者的体内，开始下一轮的感染。

(二) 发病机制与病理生理

疟原虫侵入血液循环后，除疟原虫本身对机体的损伤外，机体针对疟原虫产生的免疫反应，以及产生的多种细胞因子对机体也产生损害，导致一系列临床症状和体征的出现。

1. 贫血及肝脾大　疟原虫寄生在红细胞内并大量破坏红细胞，使患者迅速出现贫血。贫血的轻重与疟原虫种类和原虫密度有关。间日疟原虫和卵形疟原虫常侵犯幼红细胞，受染红细胞一般不超过 2%，故贫血较轻；三日疟原虫侵犯衰老红细胞，受染红细胞一般不超过 1%，故贫血较不明显。恶性疟原虫能侵犯不同发育阶段的红细胞，且感染密度较高，故贫血出现较早且显著。诺氏疟原虫在红细胞内的裂体增殖周期为 24 h，在短时间内可生成大量的裂殖子，且裂殖子对寄生红细胞的要求不严格，不同发育阶段的红细胞都可受到侵袭，与感染恶性疟原虫相似。为清除疟原虫、代谢排泄物和红细胞碎片，单核吞噬细胞系统增生活跃，故患者常出现脾大和脾功能亢进。

2. 脑水肿　恶性疟原虫可寄生在脑的毛细血管内的红细胞中，感染红细胞的表面有黏性凸起，可黏附于毛细血管的内皮细胞，并通过互相凝集与吸附导致局部毛细血管堵塞及细胞缺氧，可引起严重的水肿及脑细胞损害，伴发弥散性血管内凝血。

3. 溶血性尿毒综合征 又称黑尿热，主要由血红蛋白和免疫复合物等大分子物质堵塞肾小球基底膜并引起急性免疫反应所致，患者常出现酱油样黑尿、少尿/无尿、肌酐和尿素氮水平急剧升高等急性肾功能衰竭表现。

五、临床表现

潜伏期依疟原虫的种类不同而异。一般而言，恶性疟原虫潜伏期为 7～9 日，间日疟原虫为 11～13 日，三日疟原虫为 18～35 日，卵形疟原虫为 11～16 日。但间日疟原虫温带株的潜伏期可长达数月。若系输血感染，各种疟原虫的潜伏期一般在一周左右。

1. 普通型临床表现

(1) 典型临床表现：可分为 3 期。初发者可有低热、乏力、头痛、纳差等前驱症状。首次发作时，发热多不规则，逐渐转为有规律的周期性发作。

①发冷期：骤起畏寒、剧烈寒战、口唇发绀、皮肤苍白或带青紫色，脉搏快而饱满，可有头痛、肌痛、乏力、恶心、呕吐、上腹部不适等。此期持续 10～15 min。反复发作数次后，发冷期可逐渐延长，持续 30～45 min。

②发热期：寒战停止，继而高热，常可达 39～41 ℃。患者颜面潮红、头痛、口渴。严重者可谵妄、抽搐及昏迷。发热期一般持续 2～6 h。

③出汗期：高热后突然大汗，体温骤降，患者感觉明显好转，但困倦思睡。此期历时 2～3 h。

整个典型发作历时 6～10 h，而间歇期一般无症状。间日疟和卵形疟的发作周期为隔日 1 次，常见典型的隔日发作现象。发作多始于中午前后至晚上 9 时以前，偶见于深夜。三日疟隔两日发作 1 次，且较规律。恶性疟发热较不规律，发热常达 39 ℃以上，且无明显的间歇发作现象。

(2) 不典型临床表现：包括热型不典型(发冷—发热—出汗症状不明显)，且发作周期不规律。部分从非洲返回的患者以发热加呼吸系统症状，或发热加消化系统症状，或发热加神经系统症状等为主要表现，易出现误诊。妊娠期疟疾发作可致流产、早产、死产。胎盘屏障受损或分娩过程中母体血污染胎儿伤口可致先天性疟疾，婴儿出生后不久即可有疟疾发作。年龄越小的患儿症状越不典型，疟疾患儿还可出现发育迟缓、营养不良、贫血、巨脾等表现。

2. 重症疟疾临床表现 多见于无免疫力人群，虽然 4 种疟原虫均可引起重症疟疾，但重症疟疾多由恶性疟原虫导致。以脑型疟较多见。

WHO 将疟原虫检测阳性，且出现下列之一临床表现者，判定为重症疟疾。①意识受损：成人格拉斯哥昏迷评分＜11 分，儿童布兰太尔昏迷评分＜3 分。②虚脱：全身无力，无法坐、站或行走。③多次抽搐：24 h 内发作 2 次以上。④酸中毒：碳酸氢盐＜15 mmol/L 或静脉血乳酸≥5 mmol/L。⑤低血糖：血糖＜2.2 mmol/L。⑥严重贫血：12 岁以下儿童血红蛋白≤50 g/L，红细胞压积≤15%；成人血红蛋白＜70 g/L，红细胞压积＜20%。⑦肾功能损害：血浆或血清肌酐＞265 μmol/L 或血尿素氮＞20 mmol/L。⑧黄疸：血浆或血清总胆红素＞50 μmol/L。⑨肺水肿或急性呼吸窘迫综合征：静息状态下脉搏氧饱和度＜92%，呼吸频率＞30 次/分。⑩显著出血：包括鼻衄、牙龈或静脉穿刺部位的反复或长期出血、呕血。⑪休克：代偿性休克定义为毛细血管再充盈时间≥3 s，但无低血压。失代偿性休克定义为儿童收缩压＜70 mmHg(1 mmHg=0.133 kPa)或成人收缩压＜80 mmHg，伴灌注受损表现。⑫高

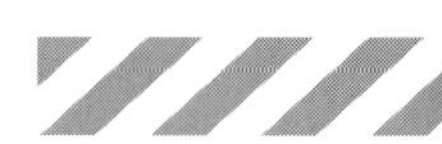

原虫血症：WHO 标准为恶性疟原虫血症占比大于 10%，我国标准为恶性疟原虫血症占比大于 5%。同时，出现急性血小板减少（<50×10^9/L）、血清铁蛋白显著增高者需警惕发展至重症可能。

3. 复发与再燃患者的临床表现

(1) 复发：与肝内疟原虫休眠子或迟发型子孢子有关。间日疟和卵形疟患者如仅采用抗红内期疟原虫药物进行治疗，当血液内疟原虫被清除后患者表现为临床治愈，但肝内疟原虫的休眠子或迟发型子孢子经一段时间休眠后可再次发育，进入血液并再次出现临床症状，因此间日疟和卵形疟患者的临床抗疟治疗除用抗红内期疟原虫药物外，还需要加用抗肝内期疟原虫的药物。一般而言，由间日疟原虫热带株引起的间日疟复发间隔时间较短（常出现在临床治愈后 1～2 个月），由间日疟原虫温带株引起的间日疟复发间隔时间较长（可达 1 年以上）。恶性疟及三日疟没有复发。

(2) 再燃：与血液内残存的疟原虫有关。患者抗红内期疟原虫药物治疗不彻底，血液内残存的疟原虫可重新繁殖而引起再次发作。再燃常出现在临床治愈后 1 个月内，4 种疟原虫均可出现。

六、实验室及其他检查

（一）血常规

外周血白细胞计数及中性粒细胞绝对值在急性发作时可增高，发作后则正常，多次发作后，则白细胞减少而单核细胞增多。有不同程度的血红蛋白水平下降和血小板减少。重症疟疾病例在使用自动血细胞计数出现外周血白细胞计数偏高时，需要人工镜检进行鉴别，以排除仪器将感染红细胞误判为白细胞的可能性。

（二）疟原虫检查

1. 外周血涂片显微镜检测　外周血涂制厚、薄血片，采用吉姆萨或瑞氏染色后，显微镜油镜检测疟原虫。目前，血涂片疟原虫显微镜检测是 WHO 推荐的疟疾诊断“金标准”，不仅能确定疟原虫感染和判别疟原虫株，还能识别疟原虫虫期和原虫密度，协助救治重症疟疾。部分缺乏外周血涂制厚、薄血片镜检能力的医疗机构也可用骨髓片，但首选外周血涂片镜检。

2. 疟原虫抗原快速诊断检测(rapid diagnostic test，RDT)　疟原虫抗原快速诊断试纸条具有检测简便、快速的特点。不同的快速诊断试纸条的敏感性和特异性有很大差异。其中以富组氨酸蛋白Ⅱ/富组氨酸蛋白Ⅲ（HRPⅡ/HRPⅢ）为靶抗原的诊断试纸条对恶性疟原虫检测的敏感性和特异性较高，但不能检测其他疟原虫虫种；以乳酸脱氢酶为靶抗原的诊断试纸条可检测恶性疟原虫或非恶性疟原虫，但不能区别间日疟原虫、卵形疟原虫和三日疟原虫，且对低原虫密度的检测敏感性稍差。RDT 不能用于判定抗疟治疗反应。

3. 疟原虫基因检测　以 PCR 检测技术为主的核酸诊断方法，以及近些年快速发展的宏基因组检测不仅能对虫种进行鉴别，还可用于疟原虫抗药相关基因的检测，具有特异性、敏感性高的特点。

（三）肝功能检查

因红细胞大量破坏，血清胆红素水平可升高，部分血清转氨酶水平升高。恢复期血清白蛋白水平可下降，球蛋白水平增高。

（四）尿液及肾功能检查

部分患者尿液可查见蛋白质、红细胞、白细胞和管型。个别出现肾功能损害。

七、诊断与鉴别诊断

（一）诊断

根据流行病学史（在境外非洲或东南亚疟疾流行区有夜间停留史等）或近 2 周内输血史、临床表现及实验室检查结果等予以诊断。

（1）无症状带虫者：疟疾病原学检查阳性，但无临床表现。

（2）临床诊断病例：有流行病学史和疟疾临床表现，但疟疾病原学检查阴性。

（3）确诊病例：疟疾病原学检查阳性，有临床表现（包括流行病学史）。

（4）重症病例：确诊病例同时出现重症疟疾临床表现。非典型的疟疾病例，临床表现错综复杂，易与其他发热性疾病混淆，应注意鉴别诊断。临床表现酷似疟疾，但反复检查血涂片均系阴性，需按规定以疟疾临床诊断病例进行传染病报告，进行 RDT，并留取抗凝血样本送当地疾病预防控制机构，通过镜检和核酸复核以确认或排除。

（二）鉴别诊断

临床诊断应与以发热为主要症状的其他疾病，如急性上呼吸道感染、登革热、流行性乙型脑炎、流行性脑脊髓膜炎、中毒性细菌性痢疾、败血症、肾综合征出血热、发热伴血小板减少综合征、急性肾盂肾炎、伤寒、钩端螺旋体病、恙虫病、巴贝虫病、内脏利什曼病、急性血吸虫病、旋毛虫病等相鉴别；同时需要与伴有发热、肝脾大等症状的溶血性疾病，淋巴瘤、白血病、噬血细胞性淋巴组织细胞增多症等非感染性疾病相鉴别。

八、治疗

（一）中医治疗

1. 治疗原则　疟疾的治疗以祛邪截疟为基本治则，区别寒与热的偏盛进行辨治。如温疟兼清，寒疟兼温，瘴疟宜解毒除瘴，劳疟则以扶正为主，佐以截疟。如有痞块，又当祛瘀化痰软坚。

2. 辨证论治

（1）正疟。

临床表现：寒战壮热，休作有时，先有打呵欠乏力，继则寒栗鼓颔，寒罢则内外皆热，头痛面赤，口渴引饮，终则遍身汗出，热退身凉，舌红，苔薄白或黄腻，脉弦。

治法：祛邪截疟，和解表里。

代表方：柴胡截疟饮或截疟七宝饮加减。

方药：柴胡 12 g，黄芩 12 g，常山 10 g，草果 8 g，槟榔 15 g，半夏 10 g，生姜 10 g，大枣 6 g。

若口渴甚，加葛根、石斛；若胸脘痞闷，苔腻，去大枣，加苍术、厚朴、青皮；若烦渴，苔黄，脉弦数，去生姜、大枣，加石膏、天花粉。

（2）温疟。

临床表现：热多寒少，汗出不畅，头痛，骨节酸疼，口渴引饮，便秘尿赤，舌红，苔黄，脉弦数。

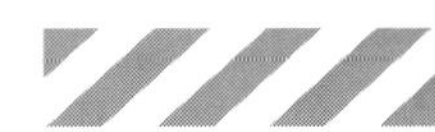

治法:清热解表,和解祛邪。

代表方:白虎加桂枝汤或白虎加人参汤加减。

方药:生石膏(先煎)24 g,知母 12 g,黄芩 12 g,柴胡 12 g,青蒿 15 g,桂枝 12 g,常山 10 g。

若表邪已解,里热较盛,发热,汗多,无骨节酸痛,去桂枝;若热势较盛而气津两伤,去桂枝,加人参、北沙参;若津伤较著,口渴引饮,加生地黄、麦冬、石斛、玉竹。

(3) 寒疟。

临床表现:热少寒多,口不渴,神疲体倦,胸脘痞满,苔白腻,脉弦。

治法:和解表里,温阳达邪。

代表方:柴胡桂枝干姜汤合截疟七宝饮加减。

方药:柴胡 12 g,黄芩 9 g,桂枝 12 g,干姜 6 g,甘草 6 g,常山 9 g,草果 9 g,槟榔 9 g,厚朴 12 g,青皮 6 g,陈皮 6 g。

若但寒不热,去黄芩;若寒郁日久化热,心烦口干,去桂枝、草果,加石膏、知母。

(4) 瘴疟。

①热瘴。

临床表现:热甚寒微,或壮热不寒,头痛,肢体烦疼,面红目赤,胸闷呕吐,烦渴饮冷,大便秘结,小便热赤,甚至神昏谵语,舌质绛,苔黄腻或垢黑,脉洪数或弦数。

治法:解毒除瘴,清热保津。

代表方:清瘴汤。

方药:黄芩 9 g,黄连 4 g,知母 12 g,金银花 12 g,柴胡 12 g,常山 10 g,青蒿 15 g,半夏 12 g,竹茹 6 g,碧玉散 30 g。

若壮热烦渴,去半夏,加生石膏;若热盛津伤,口渴心烦,舌红少津,加生地黄、玄参、石斛、玉竹;若神昏谵语,急用紫雪丹或至宝丹。

②冷瘴。

临床表现:寒甚热微,或但寒不热,或呕吐腹泻,甚则神昏不语,嗜睡昏蒙,苔白厚腻,脉弦。

治法:解毒除瘴,芳化湿浊。

代表方:加味不换金正气散。

方药:苍术 15 g,厚朴 12 g,陈皮 6 g,广藿香 15 g,半夏 12 g,佩兰 15 g,荷叶 30 g,槟榔 12 g,草果 10 g,石菖蒲 8 g。

若嗜睡昏蒙,神昏不语,加苏合香丸;若呕吐较甚,加玉枢丹。

(5) 劳疟。

临床表现:疟疾迁延日久,遇劳则发,寒热时作,倦怠乏力,短气懒言,纳少自汗,面色萎黄,形体消瘦,舌质淡,脉细无力。

治法:益气养血,扶正祛邪。

代表方:何人饮。

方药:何首乌 15 g,人参 10 g,白术 12 g,当归 10 g,白芍 12 g,陈皮 6 g,生姜 6 g,大枣 15 g,青蒿 15 g,常山 10 g。

若气虚,自汗显著,加黄芪、浮小麦;若午后或傍晚低热,偏于阴虚,舌质绛,加生地黄、鳖甲、白薇;若胸闷脘痞,大便溏,苔浊腻,去何首乌,加半夏、草果。

此外,久疟不愈,气机郁滞,血行不畅,痰浊瘀血互结于左胁下,形成痞块。治宜软坚散

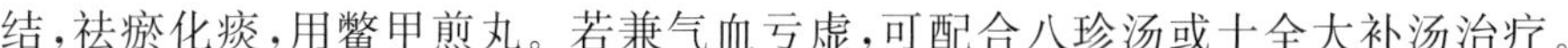

结，祛瘀化痰，用鳖甲煎丸。若兼气血亏虚，可配合八珍汤或十全大补汤治疗。

3. 针灸治疗

（1）取大椎、间使、陶道、后溪为主穴，配足三里、至阳、脾俞、合谷等穴，采用强刺激留针 20～30 min，一般于发病前 2 h 针刺，每日 1 次，5 日为 1 个疗程；或主穴大椎，配间使、后溪，头痛加太阳，进针后施提插手法，要求有强烈得气感，留针 20～30 min，每隔 5 min 运针 1 次，3 次为 1 个疗程。

（2）发病前 2 h 针大椎、后溪，得气后用艾条雀啄法温灸大椎，潮红为度，留针及温灸 30 min，其间不定时采用捻转手法。

4. 外敷疗法

（1）二甘散（生甘草、生甘遂各 10 g，共研成极细粉末，装入小瓶密封用）敷贴，即在疟疾发作前 2～3 h，先将患者肚脐常规消毒，取二甘散 0.5 g，放入神阙穴中，外用 3 cm×3 cm 胶布固定，病愈后 3 日去掉药。

（2）山蒜、番薯叶共捣乱，敷桡动脉。

（3）墨旱莲（鲜）25 g，樟脑 2 g，麝香少许，共捣如泥备用，应用前临时配制，穴位选择：第一组为内关（双）、大椎；第二组为陶道、劳宫，一般情况下仅取第一组穴位即可，不愈者再用第二组穴位。于疟疾发作前 3～4 h，取药量约一小指大一团，放于穴位上，用 3 cm×3 cm 的塑料布盖其上，外面再以胶布固定，5 h 后取下，对发作无规律者，可连贴 2～4 h 再去药，敷贴药物后，局部除有轻度痒感外，无其他不适。对 1 次未愈者，可于下次发病前 6 h 再予贴敷，贴 2 次为 1 个疗程。

（二）西医治疗

1. 对症支持治疗 患者发作期及退热后 24 h 应卧床休息；注意水分的补给，可适当补液；寒战时注意保暖，高热时可物理降温，酌情使用解热药；对发热凶险者应严密观察病情，及时发现其生命体征的变化，详细记录出入量，做好基础护理；按虫媒传染病对患者做好隔离防护，患者血液、分泌物、排泄物及被其污染的环境和物品应经严格消毒处理。

2. 药物治疗 抗疟药的使用应遵循安全、有效、合理、规范的原则。应根据疟原虫虫种及其对抗疟药的敏感性和患者的临床症状与体征合理选择药物，并应严格掌握剂量、疗程和给药途径，以保证治疗和预防效果并延缓抗药性的产生。WHO 2015 年发布了新的疟疾诊疗指南，推荐以青蒿素为基础的联合治疗（artemisinin-based combination therapy，ACT）。该疗法以青蒿素为基础药物，与另一种作用机制不同的抗疟药合用。

（1）用于间日疟和卵形疟的抗疟药：首选磷酸氯喹加磷酸伯氨喹。磷酸氯喹无效时，可选用磷酸哌喹或磷酸咯萘啶或 ACT 加磷酸伯氨喹。

（2）用于三日疟的抗疟药：首选磷酸氯喹。磷酸氯喹无效时，可选用磷酸哌喹、磷酸咯萘啶或 ACT。

（3）用于恶性疟的抗疟药：ACT 或磷酸咯萘啶；妊娠 3 个月内的妇女患恶性疟时选用磷酸哌喹。

（4）用于重症疟疾的抗疟药：青蒿素类注射液或磷酸咯萘啶注射液。

（5）用于多种疟原虫混合感染者的抗疟药：①用于恶性疟原虫与间日疟原虫、恶性疟原虫与卵形疟原虫混合感染者的抗疟药：ACT 或磷酸咯萘啶，加磷酸伯氨喹。②用于恶性疟原虫与三日疟原虫混合感染者的抗疟药：ACT 或磷酸咯萘啶。妊娠 3 个月内的妇女患恶性

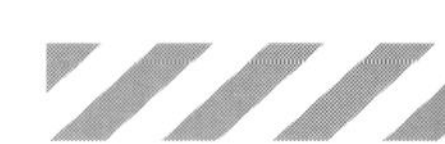

疟时选用磷酸哌喹。

(6) 预防药：磷酸氯喹或磷酸哌喹。

(7) 休止期根治药：磷酸伯氨喹。

3. 治疗方案

(1) 间日疟及卵形疟。

①磷酸氯喹/磷酸伯氨喹8日疗法：该方法使用的是国内生产的磷酸伯氨喹。成人总剂量磷酸氯喹(基质)1.2 g，磷酸伯氨喹(基质)180 mg。磷酸氯喹第1日0.6 g，第2日和第3日每日1次，每次0.3 g；从服磷酸氯喹第1日起，同时服磷酸伯氨喹，每日1次，每次22.5 mg，连服8日。

②磷酸氯喹/磷酸伯氨喹14日疗法：该方法使用的是进口的磷酸伯氨喹。磷酸氯喹剂量和疗程同上，磷酸伯氨喹(基质)210 mg。从服磷酸氯喹第1日起，同时服磷酸伯氨喹，每日1次，每次15 mg，连服14日。

③青蒿素复方＋磷酸伯氨喹方案：A. 双氢青蒿素哌喹片总剂量8片，分2日口服；磷酸伯氨喹(基质)总剂量180 mg，分8日口服。B. 青蒿琥酯阿莫地喹片总剂量6片，分3日口服；磷酸伯氨喹(基质)总剂量180 mg，分8日口服。C. 青蒿素哌喹片总剂量4片，分2日口服；磷酸伯氨喹(基质)总剂量180 mg，分8日口服。

(2) 三日疟和诺氏疟。

①双氢青蒿素哌喹片：成人总剂量8片。首剂2片，口服，8 h、24 h和32 h时各服2片。②青蒿琥酯阿莫地喹片：成人总剂量6片。每日1次，每次2片，口服，连服3日。③青蒿素哌喹片：成人总剂量4片。每日1次，每次2片，口服，连服2日。④蒿甲醚苯芴喹片：成人总剂量8片。顿服。

(3) 重症疟疾：由于重症疟疾病情凶险，病死率高，除抗疟治疗外需应用综合性急救措施。患者应绝对卧床休息，保持全身和口腔清洁。注意水和电解质平衡。出现严重酸中毒、肺水肿或急性呼吸窘迫综合征、肾功能衰竭，且一般治疗无效时应该考虑转入重症监护病房。应坚持病因治疗和对症治疗并重的原则。

①病因治疗：

A. 首选青蒿琥酯注射剂静脉注射。0、12 h、24 h时各静脉注射1次，成人每次120 mg(或2.4 mg/kg)，体重＜20 kg儿童3 mg/kg，之后改为每日1次，至少持续7日；如患者苏醒且能进食，可停用青蒿琥酯注射剂，改服复方青蒿素继续治疗1个疗程，如镜检仍有疟原虫，可延长疗程至疟原虫消失。

B. 如无青蒿琥酯注射剂，可采用蒿甲醚注射剂肌内注射。成人首剂160 mg，以后每日1次，每次80 mg；或首剂3.2 mg/kg，以后1.6 mg/kg；至少连用7日；如患者苏醒且能进食，可停用蒿甲醚注射剂，改服复方青蒿素继续治疗1个疗程，必要时延长疗程至疟原虫转阴。需注意，蒿甲醚注射剂比水溶性青蒿琥酯吸收更慢、更不稳定，尤其是休克患者使用时此特点更为突出。

C. 采用磷酸咯萘啶静脉滴注。成人每日1次，每次160 mg，连用3日。

②对症治疗：

A. 高热的治疗：高热是疟疾最常见的临床症状，可采用物理降温，尽可能使体温降至38 ℃以下。对乙酰氨基酚等解热镇痛药可加快退热速度，对超高热患者可酌情应用糖皮质激素。

B. 脑水肿、抽搐的治疗：如患者处于昏迷状态，多有脑水肿，可用脱水剂，如呋塞米(速尿)、甘露醇等。使用胶体液扩容、改善微循环,增加血容量,降低血液黏度。对抽搐患者可用镇静药,肌内注射或静脉注射地西泮;频繁抽搐者,采用氯丙嗪联合异丙嗪肌内注射,必要时也可应用亚冬眠疗法。但不推荐使用苯巴比妥预防抽搐。

C. 低氧血症或呼吸窘迫的治疗:按呼吸衰竭治疗原则采取适当的氧疗措施或呼吸功能支持措施。

D. 酸中毒的治疗:原虫密度较高的患者较易出现酸中毒,脑型疟患者酸中毒会更严重。常规先给予5%$NaHCO_3$注射液125 mL,以后根据检验结果加以调整。随着抗疟药发挥作用,疟原虫被清除,酸中毒情况会得到改善。

E. 肝、肾功能严重损害的治疗:肝、肾功能严重损害是重症恶性疟的严重并发症之一,可选用甘草酸苷、多烯磷脂酰胆碱、腺苷蛋氨酸等进行护肝治疗,适当扩容、利尿,必要时行血液净化治疗。

F. 低血糖的治疗:疟疾患者需监测血糖水平,及时发现低血糖,低血糖时可用葡萄糖溶液快速补充血糖,维持血糖在正常范围。

G. 贫血的治疗:儿童血红细胞压积<15%,成人血红细胞压积<20%时可输全血或浓缩红细胞。

H. 血小板减少症的治疗:血小板计数<50×10^9/L时,可输注血小板,或应用重组人血小板生成素或血小板生成素受体激动剂(如阿伐曲泊帕)进行治疗。

I. 伴细菌感染的治疗:重症疟疾患者可出现C反应蛋白及降钙素原水平增高,此时不应常规应用抗菌药物,但临床要注意监测,及时发现继发的细菌感染,必要时经验性应用抗菌药物。

③其他治疗:

A. 糖皮质激素治疗:对抑制炎症、改善脑水肿、减少血液有形成分破坏、减轻中毒症状有较好作用。可酌情短期应用中等剂量糖皮质激素。

B. 血液净化治疗:急性肾功能衰竭、高钾血症、代谢性酸中毒、高乳酸血症,以及进展迅速、有高细胞因子炎症反应综合征等表现时需尽快进行血液净化治疗,持续或间歇治疗1周左右。血液净化治疗应选择在抗疟药,特别是青蒿素类药物给药后2 h进行;对于需要持续血液净化治疗的患者,可酌情增加青蒿素类药物给药剂量。

(三) 中西医结合治疗

截疟是制止疟疾发作的根本措施,应尽早足量使用抗疟药,彻底治疗,才能有效杜绝复发,配合应用中药,可杀灭疟原虫,减轻症状。中医治疗疟疾有其特色,特别是在治疗高热、寒热往来、后期体虚而余邪未尽的患者中有一定优势。

九、预防与调护

(一) 预防

1. 管理传染源 健全疫情报告体系,根治疟疾现症患者及带疟原虫者。

2. 切断传播途径 主要是消灭按蚊,防止被按蚊叮咬。清除按蚊幼虫滋生场所及广泛使用杀虫药物。个人可应用蚊虫驱避剂或蚊帐等避免被按蚊叮咬。

3. 保护易感人群

(1) 赴疟疾流行区前:应了解目的地的疟疾流行状况,做好个人防护准备。

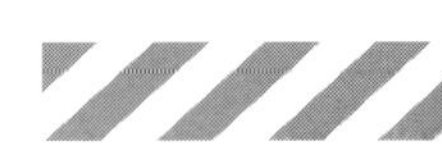

(2) 在疟疾流行区期间：①防蚊措施：提倡使用蚊帐、纱门、纱窗、蚊虫驱避剂，穿长衣长裤等，长期居住者推荐采用长效杀虫剂喷洒等，并加强居住地的环境治理，减少蚊虫滋生。②预防用药：磷酸哌喹每次服 600 mg，每个月 1 次，睡前服(连续服用不超过 3 个月)。

(3) 离开疟疾流行区后：如出现发冷、发热、出汗等不适症状，应及时就医，入境和就医时应主动告知旅居史，确诊疟疾后需按医嘱全程、足量服用抗疟药。

(二) 调护

(1) 疟疾发作期应卧床休息。寒战时加盖衣被，注意保暖，多饮热开水；发热时减去衣被。如高热不退，可予冷敷，或针刺大椎、合谷等穴位泻热降温。

(2) 瘴疟神志昏迷者，应加强护理，注意观察患者体温、脉搏、呼吸、血压和神志变化，予以适当处理。

(3) 汗出较多时，注意擦干，换去湿衣，避免吹风。

(4) 宜在疟疾发作前 2 h 服药，发作时不宜服药或进食。饮食以易于消化、富有营养的流质或半流质食物为宜。

(5) 久疟者要注意休息，加强饮食调补，如多进食瘦肉、猪肝、桂圆、红枣等。劳疟者，可食用甲鱼滋阴软坚，有助于痞块消散。

(田　淼　杨瑞华　李　昊)

参考文献

[1] 李兰娟. 疟疾诊疗指南[J]. 中国热带医学，2022，22(8)：695-702.

[2] 皮良，苏品璨，杨照青. 我国输入性疟疾现状及防控研究进展[J]. 热带医学杂志，2020，20(10)：1386-1389.

[3] 南月敏. 中西医结合传染病学[M]. 9 版. 北京：中国中医药出版社，2012.

[4] 郭会军，杨建宇，刘志斌. 中西医结合传染病学[M]. 北京：中医古籍出版社，2014.

[5] 李仁清，王小梅，孙玉兰，等. 宏基因组学二代测序技术在输入性疟疾诊断中的应用[J]. 中国寄生虫学与寄生虫病杂志，2019，37(6)：727-729.

[6] 吴勉华，石岩. 中医内科学[M]. 5 版. 北京：中国中医药出版社，2021.

[7] 刘金星. 中西医结合传染病学[M]. 北京：中国中医药出版社，2005.

[8] 曹武奎，袁桂玉，范玉强，等. 中西医结合实用传染病学[M]. 天津：天津科学技术出版社，2008.

第四十章
巴贝虫病

一、概述

巴贝虫病(babesiasis)是由红细胞内寄生的巴贝虫属，通过蜱类媒介传播的人畜共患寄生虫病。巴贝虫感染者的症状轻重不一，主要取决于宿主的免疫状态。在年轻的健康人中仅表现为轻度流感样症状，但在脾切除者或免疫缺陷患者以及老年人中则可引起疟疾样表现，以间歇热、脾大、黄疸及溶血等为特征。

我国古代医家对寄生虫病已有一定的认识，认为寄生虫病多因人体正气本虚，偏逢生活起居不洁，致虫毒病邪入体，正气无力抵御而发病，日久可损及肝肾。

二、流行病学

(一) 传染源

本病为典型的动物源性疾病，其传染源为患畜、带虫的啮齿动物以及蜱类媒介。无症状带虫者供血时，会对接受输血者造成感染。

(二) 传播途径

巴贝虫可经蜱叮咬、输血或器官移植等途径传播，主要寄生于人和其他脊柱动物红细胞内。亚洲人群的巴贝虫感染以全沟硬蜱、嗜群血蜱及卵形硬蜱等为主要媒介。输入带虫者的血液亦可引起感染。此外，本病还可通过母婴传播感染婴儿。

(三) 易感人群

人群普遍易感，脾切除者及免疫缺陷者尤为易感。从事畜牧业工作者为有职业倾向的感染对象。

(四) 流行特征

巴贝虫病呈全球性分布，多发于夏秋季，在我国属于新发、罕见寄生虫病。自首次发现巴贝虫以来，累计报道经鉴定的虫种有100多种，但感染人体的主要有田鼠巴贝虫、猎户巴贝虫、邓肯巴贝虫、分歧巴贝虫等。世界各地陆续有巴贝虫病病例报道，其中美洲、欧洲较多，美国是全球报道巴贝虫病病例最多的国家，涉及的虫种主要包括田鼠巴贝虫、邓肯巴贝虫和类分歧巴贝虫。美国CDC公布的数据显示，病例多发于6—8月的美国东北部和中西部地区，其中最常见的虫种为田鼠巴贝虫。欧洲主要报道的有分歧巴贝虫、猎户巴贝虫和田鼠巴贝虫3种虫种。欧洲发生的巴贝虫病的主要传播媒介为蓖子硬蜱。巴贝虫病病例以分

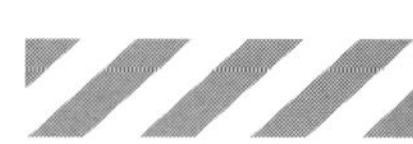

歧巴贝虫感染病例多见。

我国病例广泛分布于14个省，病例数较多的是黑龙江、河南、云南和广西，主要感染虫种为田鼠巴贝虫、猎户巴贝虫、分歧巴贝虫、类可拉萨巴贝虫、类田鼠巴贝虫、巴贝虫新种及巴贝虫未定种等。虽然目前收集和观察到的巴贝虫病病例总数并不多，但其呈现出各地散在分布和感染虫种种类多样的特点。

三、中医病因病机

由于巴贝虫病的临床症状较为复杂，涉及多脏腑，中医界对该病的病因病机有多种不同的阐述及说明。综合各家观点，目前取得共识的中医病因如下：第一，起居不洁，居住环境不清洁，不注意个人卫生，造成毒虫叮咬，虫毒入体。第二，正气不足，抗邪无力。许多老年人及伴有基础疾病的患者由于自身免疫功能低下，外来虫邪更容易侵袭留困人体。患者感染巴贝虫初期，症状似疟疾，出现寒战、发热、出汗、食欲减退、肌肉疼痛、乏力、恶心、关节疼痛、头痛等太阳少阳并病症状，实为虫邪初犯，正邪相争于少阳。若患者正气不足以祛邪，导致虫邪久留人体，患病后期则出现溶血性贫血、黄疸、呼吸窘迫、血小板减少、血红蛋白尿和肝、肾功能衰竭等症状，为正气弱败，邪入血分，耗血动血，肝肾阴伤，元气虚衰之象(图40-1)。

毒虫叮咬
- 太阳少阳并病——正邪相争于少阳
- 正气弱败——邪入血分，耗血动血，肝肾阴伤，元气虚衰

图40-1　巴贝虫病病因病机示意图

四、发病机制及病理

巴贝虫是寄生于脊椎动物红细胞内的蜱媒原生动物，属于梨浆虫目(Piroplasmida)巴贝虫科(Babesiidae)巴贝虫属(*Babesia*)，在红细胞中可呈梨形、卵圆形或圆形。巴贝虫可分为小型及大型两类，通常小型直径为1～3 μm，包括田鼠巴贝虫、分歧巴贝虫、猎户巴贝虫等，可引起人巴贝虫病；大型直径为3～5 μm，包括牛巴贝虫、马巴贝虫等。不同种类巴贝虫可对不同的脊椎动物致病，故有牛、马、犬、羊、猪等各种巴贝虫病。

巴贝虫是机会致病寄生虫，专性寄生于宿主红细胞内，其对宿主红细胞的破坏是导致巴贝虫病的主要机制。与疟原虫不同，巴贝虫的繁殖为非同步性，因此其原虫血症及临床表现无周期性规律。巴贝虫在繁殖过程中产生氧化代谢产物，可导致红细胞膜的破坏，进而产生新抗原，从而形成IgG抗体和补体的结合位点，进一步激活脾巨噬细胞对感染红细胞的吞噬，吞噬细胞的增殖可导致脾大。抗体可以造成红细胞破坏而导致溶血性贫血，血红蛋白释放入血，出现血红蛋白尿。电镜下观察，田鼠巴贝虫的裂殖子首先用其前端贴近红细胞。当迅速侵入红细胞时，部分红细胞膜被带进，使红细胞凹入而形成空泡。红细胞裂解时，空泡随之消失。巴贝虫则分布于胞质中，终致红细胞发生溶解，见于重症者。大量含有巴贝虫的红细胞集聚于小血管和毛细血管壁上，引起血液淤积和毛细血管堵塞，受侵器官出现局部缺血直至发生组织坏死。肝窦状隙血液淤积可导致肝肿胀、细胞变性乃至坏死，以中央静脉周围最为多见。在肝、脾中常可看到红细胞吞噬现象，肝、脾、骨髓等造血组织增生。

现有研究表明，巴贝虫感染与宿主之间的相互作用受免疫应答调控，调控机制极其复杂，细胞因子在巴贝虫感染中发挥重要作用。如细胞因子IL-12、IFN-γ、IL-2、TNF-α等在巴贝虫感染早期和急性期对于控制虫体增长繁殖具有重要意义，IL-10、IL-5、IL-6、IL-4等则在

感染慢性期和恢复期的低原虫血症阶段发挥了一定作用，但促炎性细胞因子的大量产生会对宿主产生不利的影响。研究巴贝虫感染过程中各细胞和细胞因子的变化，以及巴贝虫入侵宿主细胞时所分泌的相关蛋白与宿主细胞相互作用的机制有助于我们更深入地了解宿主感染的免疫机制。

五、临床表现

巴贝虫病临床表现十分复杂，因其涉及临床各科，综合了一系列专家学者的意见后，学界制定了临床标准。该标准对常见巴贝虫病临床表现和重症临床表现进行了概述。

巴贝虫病潜伏期通常为1～6周，输血感染者可长达9周。发病初期症状轻重悬殊。根据病情轻重，可分为轻型、中型和重型。慢性患者的原虫血症可持续数月甚至数年。

1. 轻型 表现为轻型流感样症状，可能仅有低热或体温正常，略有疲惫和不适感、轻微头痛、虚弱乏力以及食欲缺乏等。症状多在2周内消失。

2. 中型 起病急骤，高热，体温可达39～40 ℃，畏寒、寒战，大汗不止。头痛剧烈，肌痛，甚至周身关节疼痛。有时精神抑郁或烦躁不安，神志恍惚。可能出现恶心、呕吐，但无脑膜刺激征。脾有轻度至中度肿大，淋巴结无异常。无发疹现象。

3. 重型 起病时临床表现同中型。病情危重的患者，溶血性贫血发展迅速，伴有黄疸、蛋白尿、血尿及肾功能障碍等。脾已摘除的患者临床表现常较严重。重型患者多于起病后5～8天死亡。

不同种类巴贝虫感染的临床表现有所不同。95%的田鼠巴贝虫感染发生于脾正常者，主要是轻中型病例，潜伏期过后，出现持续几周、类似于疟疾的非周期自限性发热(38～40 ℃)。原虫血症发生率为1%～8%。少数可出现重型表现。83%的分歧巴贝虫感染发生于脾切除者，发病常呈暴发性，在被感染蜱叮咬后1～3周出现症状，常表现为严重的血管内溶血伴血红蛋白尿、黄疸，持续高热(40～41 ℃)，严重者迅速发展至肾功能衰竭，病死率达42%。原虫血症发生率可高达85%。

六、实验室及其他检查

(一) 血涂片染色检查

血涂片染色检查法是诊断人巴贝虫病的主要手段。薄血片吉姆萨染色后巴贝虫形态典型，易于辨别，在镜下巴贝虫为细小圆形或卵圆形的环状体。成熟的巴贝虫呈梨状、马耳他十字状。巴贝虫引起的原虫血症密度一般为1%～10%，在重型患者中可达到80%。因此在诊断巴贝虫病时需多次行血涂片染色检查，每次涂片至少观察300个视野，以提高检出率。血涂片染色检查法由熟练的镜检人员操作时，诊断的敏感性可达到10^5～10^6(即当10^5～10^6的红细胞中存在一个巴贝虫时即可被检出)。

(二) 原虫培养

原虫培养主要用于动物巴贝虫病的诊断。针对人巴贝虫病，原虫培养可用于鉴别不同虫种巴贝虫的系统分化关系、生产抗原以制备疫苗、研究宿主与寄生虫之间相互作用等。培养方法包括动物体内接种和人工培养基体外培养两种，培养周期一般为7～10日。

(三) 免疫学检测

免疫学检测技术血清学试验已被广泛用于流行地区人巴贝虫病的确诊和筛查献血者有

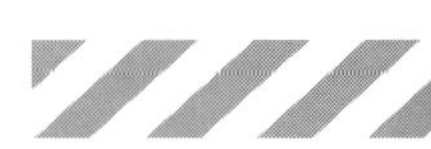

无巴贝虫病。用于抗体检测的常用技术有间接免疫荧光试验(IFA)、酶联免疫吸附试验(ELISA)等。间接免疫荧光试验是诊断田鼠巴贝虫感染通用的血清学试验,但分歧巴贝虫抗体需在血红蛋白尿出现7日后才可检测到,所以血清学试验无法用于快速诊断分歧巴贝虫感染。且仅凭单次血清学试验阳性无法区分是活动性感染还是既往感染,恢复期血清抗体滴度较急性期升高4倍以上有助于诊断活动性感染。ELISA检测巴贝虫病具有高敏感性、高特异性等特点,但易出现非特异性反应。ELISA应尽可能使用纯抗原,去除不同病原体的共同抗原成分。在进行大量血清样品检测时,ELISA更为适用,且表现出了更强的特异性。ELISA要求必须存在特异性抗体,而抗体的产生有一个过程,持续数月会消失,所以该法不适用于感染初期和免疫耐受者。

(四)分子生物学检测

分子生物学诊断技术突出的优点是敏感性和特异性较高,适用于低感染率的虫体检测,在巴贝虫的检测方面应用广泛。聚合酶链反应(PCR)检测巴贝虫18S rRNA基因的敏感性高,可用于快速诊断。18S rRNA基因扩增后在每微升含5～10个巴贝虫的血液中即可检测到巴贝虫。且在血涂片染色检查结果呈阴性时,PCR仍可用来确定有无持续感染。

七、诊断及鉴别诊断

(一)诊断

巴贝虫病应根据流行病学史、临床表现以及实验室检查结果予以诊断。巴贝虫病患者分为无症状感染者、疑似病例、临床诊断病例、确诊病例和重型病例五种类型。

1. 流行病学史 有野外活动、蜱叮咬、输血或器官移植史。

2. 常见临床表现 寒战、发热、出汗、乏力、恶心、食欲减退、肌肉疼痛、关节疼痛、头痛、腹痛、贫血等。

3. 重症临床表现 高热、重度贫血、血红蛋白尿、黄疸、呼吸窘迫、肾功能衰竭、昏迷等。

4. 实验室检查结果 血涂片染色检查可见巴贝虫;巴贝虫核酸检测阳性;巴贝虫抗体检测阳性;动物接种巴贝虫阳性。

无症状感染者即无明显临床症状和体征,但血涂片染色检查可见巴贝虫、巴贝虫核酸检测阳性或动物接种巴贝虫阳性者。

疑似病例指具有野外活动、蜱叮咬、输血或器官移植史,并具有上述常见临床表现或重症临床表现的患者。

临床诊断病例指在疑似病例基础上,巴贝虫抗体检测阳性的患者。

确诊病例指在临床诊断病例或疑似病例基础上,血涂片染色检查可见巴贝虫、巴贝虫核酸检测阳性或动物接种巴贝虫阳性的患者。

重型病例指在确诊病例基础上,具有上述重症临床表现的患者。

(二)鉴别诊断

巴贝虫病应与恶性疟相鉴别:恶性疟和巴贝虫病的生理学、症状和体征相似。首先,两种原虫都可引起红细胞内感染,且都能侵入并破坏红细胞,刺激机体释放细胞因子,因此症状相似,如都有发热、寒战、盗汗、乏力、头痛、恶心、呕吐、全身酸痛等。其次,镜下巴贝虫滋养体的环形结构与恶性疟原虫相似,所以临床上很容易混淆。这两种疾病需要结合患者的病史和实验室检查结果进行鉴别。如果患者曾于疟疾传播季节在疟疾流行区住宿,应高度怀疑疟原虫感染。如果患者有以上症状，怀疑恶性疟而使用氯喹无效，则考虑巴贝虫感染。实验室常规镜检，巴贝虫的环形结构相较疟原虫小，而且红细胞在形态上无变化。此外，机体感染巴贝虫时，被感染的红细胞内无棕色色素沉积，即无疟原虫色素，而疟原虫色素是恶性疟的典型镜下特点。同时还可以运用 PCR 区分不同原虫感染。

八、治疗

（一）中医治疗

巴贝虫病的临床表现十分复杂，但主症与疟疾较为相似，辨证过程中各医家认为太阳少阳二经是其主要病位，常两经同时受病。

1. 辨证论治

（1）虫邪初感，太阳少阳同病。

临床表现：发热，头部疼痛，寒战，全身肌肉、关节疼痛，倦怠乏力，急性发病时颇似疟疾。

治法：和解少阳，调和营卫。

代表方：柴胡桂枝汤加减。

方药：柴胡 20 g，桂枝 7 g，芍药 7 g，黄芩 7 g，人参 7 g，炙甘草 5 g，法半夏 10 g，大枣 6 g，生姜 5 g。

方中重用柴胡，舒畅三焦气机，打通半表半里的通道。黄芩、法半夏降上逆虚火，人参、炙甘草、大枣、生姜建中补津，桂枝、芍药调和营卫。热重者可去生姜、加生石膏，肠道浊毒瘀阻者加广藿香、佩兰。

（2）少阳湿热证。

临床表现：全身特别是面部及目珠皆呈黄色，鲜艳明亮，全身发热，无汗或只有头部汗出，口渴欲饮，恶心呕吐，腹微满，小便短赤，大便不爽或秘结，舌红，苔黄腻，脉沉数或滑数有力。

治法：清热利湿退黄。

代表方：茵陈蒿汤。

方药：茵陈 10 g，栀子 5 g，大黄 10 g。

方中重用茵陈，清利体表湿热，疏肝利胆，降泄浊逆，确为治疗黄疸的要药，为君药。湿热蕴结，故以栀子为臣药，清热降火，通利三焦，助茵陈使湿热从小便而去。佐以大黄逐瘀泻热，通导大便，推陈致新，导湿热从大便而去。诸药配伍，共奏清利湿热、退黄导热下行之效。配伍特点：主以苦寒清利，佐以通腑泻热，分消退黄，药简效宏。加减变化：湿重于热者，可加茯苓、泽泻、猪苓以利水渗湿；热重于湿者，可加龙胆草、黄柏以清热祛湿；胁痛明显者，可加柴胡、川楝子、白芍以疏肝润肝、理气止痛。

（3）湿温浸淫，气机郁滞，湿重于热。

临床表现：头部疼痛，厌恶寒冷，身体沉重疼痛，肢体倦怠乏力，面色淡黄不红润，胸部闷重，不感到饥饿，中午之后身体发热，苔白不渴，脉弦细而濡。

治法：宣达郁滞的气机，清利湿热。

代表方：三仁汤加减。

方药：苦杏仁 10 g，豆蔻 10 g，淡竹叶 20 g，厚朴 10 g，滑石 20 g，通草 101 g，生薏苡仁 20 g，半夏 10 g。

全方以清热利湿的滑石为君药，以生薏苡仁、苦杏仁、豆蔻为臣药，生薏苡仁淡渗通利小

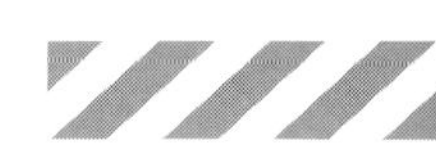

便以健脾，使湿热从小便而去；豆蔻辛香芳燥化湿，理中焦之气以舒畅呼吸，畅中焦之脾气以助祛湿；苦杏仁宣利上焦肺气。半夏、厚朴通降气机，消除胀满，温化湿邪和胃。佐以通草、淡竹叶甘寒淡渗，助君药发挥利湿清热之效。诸药配伍，共奏宣畅气机、清利湿热之效。全方配伍特点：宣上、畅中、渗下，从三焦分消湿热病邪。若以畏寒、发热为主要症状，伴有疲劳、肌痛、纳呆、乏力，苔白腻，脉滑数，以清脾饮加味（白术、云苓、厚朴、青皮、柴胡、知母各 10 g，黄芩、甘草、草果各 6 g），清解湿热疫毒、调和肝脾；若伴有肝功能损害，采用中药护肝治疗为主，投以甘露消毒丹加减（滑石、茵陈各 30～60 g，黄芩、连翘、败酱草、丹参各 15～30 g，大黄、木通、广藿香、薄荷、栀子等适量）。

（二）西医治疗

本病的严重程度可以从无症状或轻度发热到危及生命，所以医护工作者要提高警觉性。与重症相关的危险因素为老年、无脾、脾功能减退、免疫功能低下、感染 HIV 等。巴贝虫病的治疗分一般治疗和抗病原治疗。

1. 一般治疗　巴贝虫病患者，只要没有出现相应的症状，便无须进行过度的治疗。对有发热症状者，可使用物理治疗和药物进行退热处理。对有贫血或溶血症状者，可以行规范的血液输送来维持脉管内正常的红细胞数量。注意休息、饮食。对有肾功能衰竭症状者，可马上施行血液透析疗法，危重患者可施行血液置换疗法，达到清除血液中有害物质的目的。高龄、无脾或免疫缺陷者，以及病情严重者则需要进行长期治疗以根除寄生虫。

2. 抗病原治疗　适用于检测到巴贝虫的有症状患者，治疗用药主要包括两组：阿奇霉素＋阿托伐醌，或克林霉素＋奎宁。

（1）免疫功能正常的轻中型患者，可联合使用阿托伐醌和阿奇霉素 7～10 日。阿托伐醌 750 mg，每 12 h 一次，阿奇霉素第 1 日 500～1000 mg，第 2 日开始每日 250～1000 mg。该方案在清除原虫血症方面与克林霉素＋奎宁相仿，且耐受性更好。一般发热等症状可在用药后 1～2 日消退，3 个月内血液内寄生的虫体可完全被清除。但该治疗方法有一定的副作用，且对于一些病例治疗效果不佳、易导致复发。Lawres 等在结合运用 ELQ 和阿托伐醌治疗免疫缺陷性巴贝虫感染小鼠的药效学研究中，发现 ELQ-334 和阿托伐醌，在低剂量 5.0 mg/kg 时也能完全清除虫体，而且停药后 122 日内无复发。另外，有报道双氢青蒿素哌喹片（每片含双氢青蒿素 40 mg 和磷酸哌喹 320 mg）每次 2 片，每日 2 次，口服 4 日，与克林霉素或阿奇霉素同时应用治疗巴贝虫病，可使患者的血涂片持续恢复正常。其他青蒿素衍生物，如青蒿琥酯、蒿甲醚等亦可用于治疗巴贝虫病。

（2）对重症田鼠巴贝虫病患者，应给予克林霉素＋奎宁联合治疗。克林霉素 300～600 mg，每 6 h 一次，静脉注射 7～10 日；奎宁 650 mg，每 6～8 h 一次，口服 7～10 日。对于该方案治疗失败者，可给予阿奇霉素＋奎宁治疗。治疗期间，应每日监测红细胞压积和原虫血症，直至症状消失且原虫血症密度小于 5%。

（3）因输血感染微小巴贝虫的患者，可在使用克林霉素的基础上，成人加用硫酸奎宁，每次 650 mg，每日 3～4 次；儿童加用硫酸奎宁，每次 25 mg，每日 1 次，口服，7～10 日为 1 个疗程。亦可在克林霉素的基础上合用阿奇霉素，第 1 日 500 mg，以后每日 250 mg，疗程同上。

即便按照标准方案治疗获得了满意效果，巴贝虫病仍可持续或复发，标准治疗 1 个月后的 DNA 阳性率达 36%，多见于年龄＞50 岁、有脾切除史、有恶性肿瘤史、感染 HIV 或接受免疫抑制治疗者。这部分人群的治疗通常需 6 周以上，应在血涂片染色检查阴性后 2 周停药。初始治疗后3个月,而血涂片或DNA检测仍阳性者应考虑再治疗。

3. 红细胞交换(red cell exchange,RCE) 对非田鼠巴贝虫感染以及高密度原虫血症(密度>10%)者,特别是年龄<2岁或年龄>70岁者、免疫缺陷者、脾切除者或由感染导致的器官衰竭者,红细胞交换是抢救治疗的基本措施,已成功用于高水平原虫血症或已发生呼吸衰竭、有显著溶血、肾功能衰竭和DIC的病例。

(三) 中西医结合治疗

巴贝虫病是一种人畜共患病,中医药驱虫和杀虫效果有待提高,目前以西医治疗为主,中药为辅,多用于改善巴贝虫病患者的全身症状和西药的耐药性,以提升治疗效果。

九、预防和调护

(一) 预防

避免在5—9月媒介蜱类活动季节进入疫区,避免输血感染。对家畜要定期灭蜱,加强畜间检疫,早期发现患畜,采取有效隔离措施,并给予积极治疗。消除家栖和野生的啮齿动物,并尽量避免与之接触。集体和个人均应采取防蜱措施,如注意从衣服上检蜱,穿着防护衣袜,使用杀蜱和驱避剂。对疫区的献血者,应做认真的检查,任何有疑似病史及久住疫区者均不宜献血。

(二) 调护

由于巴贝虫病多发于艾滋病、脾切除等免疫功能低下的人群,且往往病情较为严重,故医护工作者应将对巴贝虫病的调护重点放在提高患者免疫力上。医务人员可通过艾灸(足三里)、膈姜灸(选取神阙、足三里、关元)等中医外治方法提高患者免疫力,减轻巴贝虫病相关症状,提高患者生活质量。

(武自伟　孙玉洁)

参考文献

[1] 诸欣平,苏川. 人体寄生虫学[M]. 9版. 北京:人民卫生出版社,2018.

[2] 陈小光,李学荣,吴忠道. 巴贝虫和巴贝虫病的研究进展[J]. 国际医学寄生虫病杂志,2012,39(1):45-49.

[3] HUNFELD K P, BRADE V. Zoonotic Babesia: possibly emerging pathogens to be considered for tick-infested humans in Central Europe[J]. Int J Med Microbiol, 2004, 293(37):93-103.

[4] WHITE D J, TALARIEO J, CHANG H G, et al. Human babesiosis in New York State: review of 139 hospitalized cases and analysis of prognostic factors[J]. Arch Intern Med, 1998, 158(19):2149-2154.

[5] 周霞,王慧,薛靖波,等. 国内外巴贝虫病流行现状与研究进展[J]. 中国血吸虫病防治杂志,2019,31(1):63-70.

[6] 王帆,江佳富,田杰,等. 人巴贝虫病的临床特征及诊疗研究进展[J]. 中国血吸虫病防治杂志,2021,33(2):218-224.

[7] 陈木新,薛靖波,艾琳,等. 我国巴贝虫病流行现状与研究进展[J]. 热带病与寄生虫学,

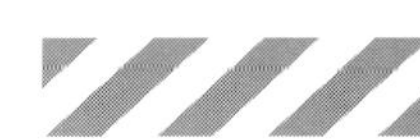

2022,20(3):149-157.

[8] VANNIER E,KRAUSE P J. Human babesiosis[J]. N Engl J Med,2012,366(25):2397-2407.

[9] ORD R L, LOBO C A. Human babesiosis: pathogens, prevalence, diagnosis and treatment[J]. Curr Clin Microbiol Rep,2015,2(4):173-181.

[10] GRAY E B,HERWALDT B L. Babesiosis surveillance—United States,2011—2015[J]. MMWR Surveill Summ,2019,68(6):1-11.

[11] KRAUSE P J. Human babesiosis[J]. Int J Parasitol,2019,49(2):165-174.

[12] HILDEBRANDT A,GRAY J S,HUNFELD K P. Human babesiosis in Europe: what clinicians need to know[J]. Infection,2013,41(6):1057-1072.

[13] CHEN Z T,LI H Q,GAO X G,et al. Human babesiosis in China: a systematic review[J]. Parasitol Res,2019,118(4):1103-1112.

[14] CHEN M X,LIU Q,XUE J B,et al. Spreading of human babesiosis in China:current epidemiological status and future challenges[J]. China CDC Wkly,2020,2(33):634-637.

[15] 艾承绪,申德广.人类巴贝虫病[J].人民军医,1991(10):56-57.

[16] 王吉耀,葛均波,邹和建.实用内科学[M].16版.北京:人民卫生出版社,2022.

第四十一章

滴虫病

一、概述

滴虫病(trichomoniasis)是由毛滴虫引起的寄生性原虫病。毛滴虫常寄生于阴道、肠道和口腔，最常寄生的部位在阴道。阴道毛滴虫病的发病率很高，为 18%～31%，并且与年龄有很大的关系，多发于 21～40 岁的妇女。

阴道毛滴虫病系由阴道毛滴虫感染所致。传统上阴道毛滴虫病被诊断为“滴虫性阴道炎”。阴道毛滴虫可同时感染生殖道及泌尿道，临床主要表现为阴道口瘙痒、阴道分泌物增多等，可引起尿道炎或膀胱炎，而大部分患者无症状，本病现在更多地被称为“阴道毛滴虫病”。阴道毛滴虫病属于性传播疾病，常与细菌性阴道病、沙眼衣原体感染和淋病并存。

近年来研究表明，虽然男性毛滴虫感染率较低，却是导致其配偶阴道毛滴虫病反复发作的重要原因。此外，毛滴虫寄生于男性尿道、膀胱、前列腺、精囊、睾丸、附睾等组织时，滋养体可在下泌尿生殖道进行无性分裂，导致非淋球菌性尿道炎、膀胱炎、前列腺炎和附睾炎等。因此，研究阴道毛滴虫感染对男性泌尿生殖系统的影响有重要意义。

阴道毛滴虫病属中医学“带下病”“阴痒”范畴。

二、流行病学特点

(一) 传染源

阴道毛滴虫病的传染源是患者，部分男性感染者。

(二) 传播途径

阴道毛滴虫病主要经性接触(异性或同性间)或垂直途径(阴道分娩)传播。阴道毛滴虫感染性极强，还可通过使用公共浴池、浴缸、脚盆，共用泳衣、坐式马桶、按摩浴巾等进行传播。潜伏期为 4～28 日。然而，大多数阴道毛滴虫病患者的生殖道症状轻微或甚至没有症状，因此未经治疗的感染可能会持续数月至数年。故临床上不能仅凭患者近期无不洁性生活史来排除阴道毛滴虫感染的可能。目前已从阴道、宫颈、尿道、尿道旁腺、巴氏腺、膀胱和输卵管分离到阴道毛滴虫。

(三) 易感人群

人群普遍易感。免疫力低下、性生活活跃的女性为阴道毛滴虫病高发人群。阴道毛滴虫的感染率因地和因人而异。总的来说，女性的患病率高于男性。感染阴道毛滴虫的其他

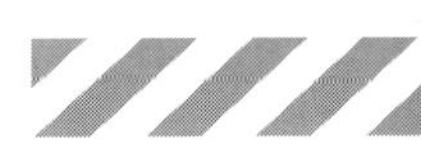

风险因素包括在1年内有两个或更多性伴侣、受教育程度低以及生活在贫困线以下。患有细菌性阴道病的女性患阴道毛滴虫病的风险也更高。

（四）流行病学

阴道毛滴虫病是常见的性传播疾病，在不同国家和地区阴道毛滴虫病的发病率存在较大差异，发病率为0.3%～20%。非妊娠期妇科门诊患者阴道毛滴虫病的发病率为1.7%～4.5%，孕妇的阴道毛滴虫病发病率为1.7%～3.2%。妊娠合并阴道毛滴虫病患者早产、胎膜早破、低体重儿、新生儿滴虫感染和新生儿死亡发生率增高。阴道毛滴虫病对人体危害较大，持续性阴道毛滴虫病是临床治疗的难点。高危性行为、HIV感染、性伴侣数增加、低社会经济地位及阴道灌洗是阴道毛滴虫病的高发因素。我国阴道毛滴虫病的发病率较低。有调查显示，目前我国阴道毛滴虫感染率为2.06%～6.28%。但是由于阴道毛滴虫病不是一种需上报的性传播疾病，并且没有关于阴道毛滴虫病的筛查建议，因此阴道毛滴虫病的实际发病率应该更高。

三、中医病因病机

中医学称本病为阴痒、阴门瘙痒、带下病。早在《神农本草经》中即有"阴蚀"病名。阴蚀即有"虫蚀阴中"之意。据《玉篇·虫部》，阴蚀即肉眼难以识辨的小虫。以后的医书中多称为阴门痒或阴痒。

阴痒是妇科常见病。《肘后备急方·治卒阴肿痛颓卵方》首载了治疗"阴痒汁出""阴痒生疮"的方药。隋代巢元方详细论述了阴痒的病因病机，内为脏气虚，外为风邪虫蚀所为，其在《诸病源候论》中说："妇人阴痒，是虫食所为。三虫九虫，在肠胃之间，因脏虚虫动作，食于阴，其虫作势，微则痒，重者乃痛。"又曰："肾荣于阴器，肾气虚……为风邪所乘，邪客腠理，而正气不泄，邪正相干，在于皮肤，故痒。"薛生白总结妇人阴痒属肝经所化，有肝脾郁怒、肝脾气虚、湿热下注等证候，分别以龙胆泻肝汤、逍遥散、归脾汤、小柴胡汤等加减治疗，外以桃仁膏、雄黄等杀虫。明代张三锡在《医学准绳六要·治法汇》中主张"阴中痒，亦是肝家湿热，泻肝汤妙"，同时又指出"瘦人燥痒属阴虚"，为后人从阴虚血燥生风治疗阴痒提供了依据。

阴痒者，内因脏腑虚损，肝肾功能失常，外因湿、热或湿热生虫，虫毒侵蚀，则致外阴痒痛难忍。如《景岳全书·妇人规》所言："妇人阴痒者，必有阴虫，微则痒，甚则痛。或为脓水淋沥，多由湿热所化。"

1. 肝经湿热 情志伤肝，肝气郁结，郁积化热，肝郁克脾，脾虚湿盛，湿热互结、流注下焦，日久生虫，虫毒侵蚀外阴肌肤，则痒痛不宁。亦有外阴不洁或房事不洁，直接感染湿热或虫邪致阴痒者。

2. 肝肾阴虚 素体肝肾不足，或产育频多，或房事过度，沥枯虚人，或年老体弱，肾气渐乏，天癸竭，阴精耗伤，肝肾阴血亏损，阴虚生风化燥，阴部皮肤失养而瘙痒不宁。

于庆杰等认为，阴道毛滴虫病归属于中医学"带下病"及"阴痒"范畴，带下过多是指女子带下量明显增多，色、质、气味异常，或伴有局部及全身症状。《诸病源候论·妇人杂病诸候·带下候》明确提出了"带下"病之名，该书中并分"带五色俱下候"。金元时期，刘完素在《素问病机气宜保命集》中云："皆湿热结于脉，故津液涌溢，是为赤白带下。"阴痒是指妇女外阴及阴道瘙痒，甚或痒痛难忍，坐卧不宁，或伴有带下增多等。《医宗金鉴》认为，妇人阴痒，多因湿热生虫。中医学认为其病因主要是湿邪为患，病机为肝、脾、肾功能失常及任带二脉失固，加之忽视个人卫生或久居阴湿之地或情志不畅，劳累过度，忧思郁怒等，造成肝脾亏虚，肝失调达，郁久化火，脾失健运，积湿生热，湿热下注，蕴郁生虫而发本病(图41-1)。

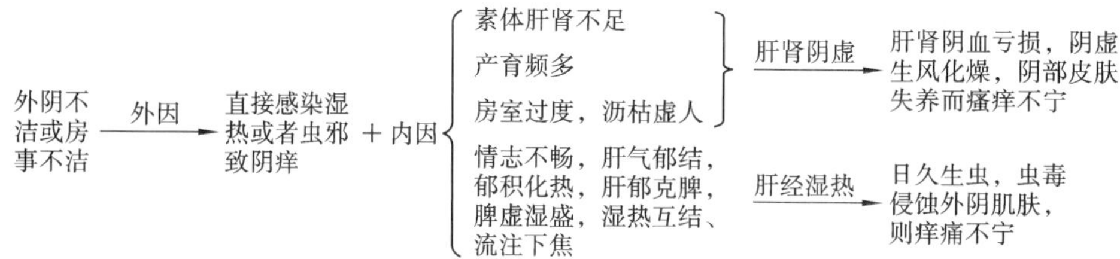

图41-1 阴道毛滴虫病病因病机示意图

四、发病机制与病理

(一) 发病机制

机体发生阴道毛滴虫感染时，阴道毛滴虫隐藏于腺体及阴道皱襞中，并在月经前、后进行繁殖，可直接接触和破坏靶细胞，诱导炎症介质释放，导致上皮细胞溶解、脱落，进而引发局部炎症。

阴道毛滴虫感染所致的男性生育能力降低可发生在生殖系统的某个或多个环节，既包括组织器官损伤，又包括生理功能障碍，是一个复杂的病理过程。目前，相关研究多集中在流行病学、临床症状及病理变化等方面，相关机制尚不清楚。

(二) 病理

毛滴虫适宜在温度25～40 ℃、pH 5.2～6.6的潮湿环境中生长，在pH 5以下或7.5以上环境中则不生长。毛滴虫生活史简单，只有滋养体而无包囊，滋养体生存力较强，能在3～5 ℃生存21日，在46 ℃生存20～60 min，在半干燥环境中生存约10 h；在普通肥皂水中也能生存45～120 min。月经前、后阴道pH发生变化，月经后接近中性，故隐藏在腺体及阴道皱襞中的阴道毛滴虫常于月经前、后繁殖，引起炎症发作。阴道毛滴虫能消耗或吞噬阴道上皮细胞内的糖原，阻碍乳酸生成，使阴道pH升高。阴道毛滴虫病患者的阴道pH为5.0～6.5。阴道毛滴虫不仅寄生于阴道，还常侵入尿道或尿道旁腺，甚至膀胱、肾盂以及男性的包皮皱褶或前列腺中。阴道毛滴虫能消耗氧，使阴道成为厌氧环境，易致厌氧菌繁殖。约60%的阴道毛滴虫病患者合并细菌性阴道病。

五、临床表现

《阴道毛滴虫病诊治指南(2021修订版)》：阴道毛滴虫病有症状者，可表现为阴道分泌物增多伴异味，分泌物黄绿色，伴有外阴瘙痒、灼热感等刺激症状，并可出现性交困难、排尿困难、尿频、下腹痛等；查体可见外阴阴道红斑、水肿、有泡沫的黄灰色或绿色阴道分泌物、pH增高(pH>6)，约2%的患者出现草莓样宫颈。阴道毛滴虫病患者也可无明显症状，在经培养证实的阴道毛滴虫病妇女中，只有11%～17%出现分泌物异常、瘙痒、排尿困难或阴道灼热感等。85%的感染者无症状，1/3的感染者在感染后6个月内出现症状，90%的患者存在尿路感染。

庄雅云等在《阴道滴虫病的诊疗》中指出，阴道毛滴虫病的临床表现为外阴瘙痒、刺痛感、蚁走感、性交痛，累及尿道时可出现尿频、尿急、尿痛、排尿困难及血尿，严重者可出现下腹痛，查体可见阴道和宫颈黏膜充血水肿，少数感染者宫颈上皮广泛糜烂、点状出血，即“草

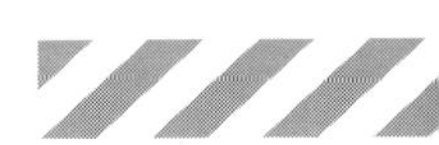

莓状宫颈”，阴道分泌物呈泡沫状、黄绿色且有异味，严重时呈血性。其症状和体征会随着月经周期而反复发作及加重。阴道毛滴虫偶可感染女性前庭大腺、尿道旁腺，可导致盆腔炎性疾病。阴道毛滴虫还能吞噬精子，阻碍乳酸的生成，干扰精子的活动，引起不孕。妊娠期间感染阴道毛滴虫可引起不良妊娠结局，如胎膜早破、早产、低体重儿、新生儿死亡。新生儿生殖器官和鼻咽部感染阴道毛滴虫时，新生儿会出现阴道分泌物增多、尿道滴虫病、呼吸困难。同时，机体感染阴道毛滴虫可增加 HIV 的感染风险，因此，阴道毛滴虫病患者需进行梅毒、艾滋病、生殖器疱疹及其他性传播疾病的筛查。半数患者症状轻微或无症状。

男性感染者一般无临床表现，但可传染给配偶，导致女性反复感染。男性感染者病情加重时，可出现尿急、尿频、尿痛、前列腺肿大等症状，甚至可引起男性不育。

六、实验室及其他检查

(1)《阴道毛滴虫病诊治指南(2021 修订版)》指出，阴道毛滴虫病可根据临床特征和实验室检查进行诊断。常用的实验室检查方法如下。

①显微镜检查阴道分泌物悬液：可见活动的阴道毛滴虫，特异性高，但敏感性仅为 50%～60%。采集阴道分泌物立即进行显微镜检查可获得最佳效果；寒冷环境需要保温，否则不活动的阴道毛滴虫与白细胞很难区分。

②核酸扩增试验(NAAT)：诊断敏感性和特异性均超过 95%。

③阴道毛滴虫培养：诊断敏感性为 75%～96%，特异性高达 100%，但临床应用较少。

④其他诊断方法：阴道毛滴虫抗原检测，其敏感性为 82%～95%，特异性为 97%～100%。

阴道毛滴虫病属性传播疾病，实验室检查在其诊断中起重要作用。推荐对阴道毛滴虫病患者及其性伴同时检查其他性传播疾病。

(2) 马丽等在《毛滴虫病研究进展》中指出，目前实验室检测毛滴虫的方法主要有 5 种，包括镜检法、培养法、染色法、PCR 检测法、原位杂交检测法。

①镜检法：若在低倍镜下观察到快速游动的虫体，则再换至高倍镜下观察。目前，可通过毛滴虫的梨形形态、具有鞭毛以及典型的滚动运动的波动膜进行分辨。但是，用此种方法难以区分毛滴虫的种，需要用培养法或分子方法辅助判断。

②培养法：毛滴虫培养基有肝浸液、克劳森培养基、黛蒙德氏培养基、InPouch TF 系统、蛋黄浸液、TYI-S-33 培养基、鸡蛋白柠檬酸钠培养基、DEME 培养基等，培养毛滴虫的适宜温度为 37～38 ℃，培养 48～72 h，若要传代需培养 3～4 日再移种。研究表明，肝浸液培养基配制较烦琐，培养基中的某些营养成分会沉积于试管底部，导致营养分布不均匀，会影响虫体生长，阴道毛滴虫在 DEME 培养基中培养，增殖率较高；胎儿三毛滴虫在克劳森培养基、黛蒙德氏培养基、InPouch TF 系统中进行培养，能观察到虫体，且效果较好。

③染色法：采用苏木精染色法、碘染法、瑞氏(伊红亚甲蓝)染色法、吉姆萨染色法等进行染色，观察虫体形态结构。a. 伊红亚甲蓝染色：核为紫红色，虫体为淡蓝色。b. 革兰染色：虫体为紫红色。c. 吉姆萨染色：虫体为淡蓝色。d. 1/6000 吖啶橙染色：虫体为橙色，核、中轴及鞭毛为黄绿色，显示荧光结果。e. 5%中性红、0.1%沙黄染色：活虫无颜色，死虫为淡红色。f. 1/5000 吖啶橙染色：虫体为橙色。g. 1/1000 吖啶橙染色：活虫为橙红或橙黄色，细胞的核、中轴及鞭毛则呈现淡绿色。

④PCR 检测法：常用 18S rRNA 或 5.8S rRNA 作为靶基因对毛滴虫进行分类鉴定，由于普通 PCR 的敏感性不够高，目前常用套式 PCR 技术，利用两套引物对目的基因进行不同

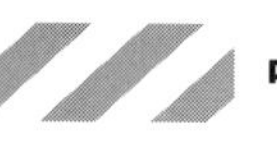

片段的两次扩增，可提高特异性。

⑤原位杂交检测法：原位杂交检测法理论上可检测毛滴虫目的所有成员。

七、诊断及鉴别诊断

（一）诊断

（1）典型病例容易诊断，若在阴道分泌物中找到毛滴虫即可确诊。最简便的方法是0.9%氯化钠溶液湿片法，具体操作如下。取0.9%氯化钠温溶液一滴放于玻片上，在阴道侧壁取典型分泌物放于0.9%氯化钠溶液中，立即在低倍光镜下寻找毛滴虫。显微镜下可见到呈波状运动的毛滴虫以及增多的白细胞被推移。此方法的敏感性为60%～70%。对可疑患者，若多次采用湿片法未能发现毛滴虫，可送培养，准确性达98%左右。取分泌物前24～48 h避免性交、阴道灌洗或局部用药。若分泌物较多，阴道窥器可不涂润滑剂，分泌物取出后应注意保温并及时送检，否则毛滴虫活动力减弱，会造成辨认困难。

（2）中国诊治指南指出，下列检测方法中任意一项阳性即可确诊。①悬滴法：又称湿片法，显微镜下在阴道分泌物中找到梨形外观的阴道毛滴虫，是最常用的诊断方法。此方法简单易行，成本低，但敏感性不高。②培养法：阴道分泌物毛滴虫培养阳性，是诊断阴道毛滴虫感染的“金标准”，是最为敏感及特异的诊断方法，尤其适用于无症状感染者、临床可疑而悬滴法结果阴性者及慢性感染者。③核酸扩增试验：用阴道分泌物做毛滴虫核酸检测。此法有较高的敏感性和特异性。

（3）欧洲国际性病控制联盟（IUSTI）/世界卫生组织（WHO）诊治指南及美国疾病控制和预防中心（CDC）治疗指南还提到OSOM毛滴虫快速试验，这是一种使用有特定抗体的免疫层析试纸条检测毛滴虫抗原的技术，虽然此方法敏感性和特异性较高，但因成本较高，并未在国内推行。

（二）鉴别诊断

1. 西医

（1）霉菌性阴道炎。

①霉菌感染：霉菌性阴道炎由霉菌感染引起。其发病率仅次于阴道毛滴虫病。

②念珠菌感染：常见的症状是白带增多，外阴及阴道灼热瘙痒，外阴性排尿困难，外阴地图样红斑（霉菌性或念珠菌性外阴阴道炎）。典型的白带呈凝乳状或片块状，阴道黏膜高度红肿，可见白色鹅口疮样斑块附着，易剥离，其下为受损黏膜的糜烂基底，或形成浅溃疡，严重者可遗留瘀斑。但并不是所有患者的白带都具有上述典型特征，从水样至凝乳样白带均可出现，有的完全是稀薄清澈的浆液性渗出液，其中常含有白色片状物。妊娠期霉菌性阴道炎的瘙痒症状尤为严重，患者坐卧不宁，痛苦异常，也可有尿频、尿痛及性交痛等症状。另外，尚有10%左右的非妊娠期妇女及30%妊娠期妇女虽为霉菌携带者，却无任何临床表现。

（2）细菌性阴道病：主要是由阴道加特纳菌等引起的一种阴道炎，可通过性接触传播。

此病的典型临床表现为阴道分泌物明显增多，呈稀薄均质状或稀糊状，为灰白色、灰黄色或乳黄色，带有特殊的鱼腥臭味。由于碱性前列腺液可造成胺类释放，故表现为性交时或性交后臭味加重。月经期阴道pH升高，故月经期时或月经期后臭味也可加重。患者外阴有不适感，包括不同程度的外阴瘙痒，一般无明显时间性，但在休息状态及心情紧张状态下痒感更加明显。尚有不同程度的外阴灼热感，有的患者出现性交痛。极少数患者出现下腹

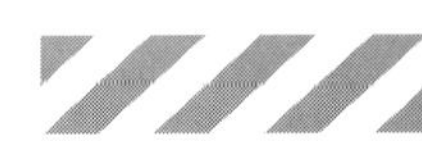

疼痛、性交困难及排尿异常感。阴道黏膜上皮在发病时无明显充血表现。

（3）阿米巴性阴道炎：多由阿米巴病原体随大便排出后直接感染外阴或阴道而导致。

阴道分泌物呈浆液性或黏液性，从中可找到大滋养体。当阴道黏膜形成溃疡、出血时，分泌物可转成脓性或血性。有时质脆的溃疡可出现在宫颈、外阴，融合成大片状而发生坏死。个别病例由于结缔组织反应严重，呈不规则的肿瘤样增生，质硬，溃疡面覆有血性黏性分泌物，易误诊为恶性肿瘤。

（4）蛲虫性阴道炎：由蛲虫寄生于人体而引起的一种传染病。在人群中通过间接接触和肛门—手—口的直接接触而引起感染。

肛门周围和外阴剧烈瘙痒，或伴灼痛感，以夜间为甚。阴道流出大量稀薄的黄脓性分泌物，有臭味。可有轻微的食欲不振、腹胀、腹痛及腹泻，精神不安、失眠、夜惊、夜间磨牙等。

（5）过敏性阴道炎：阴道黏膜出现类似于鼻、眼、肺及皮肤过敏反应的表现。

阴道分泌物增多，为脓血性白带，并有腐烂组织排出，有臭味。合并白念珠菌感染者的分泌物呈脱脂乳粉制奶酪样。可有瘙痒、外阴烧灼感，成年妇女可有性交困难。

（6）结核性阴道炎：由结核分枝杆菌感染引起的阴道炎症性疾病。结核性阴道炎属于生殖器结核的一种表现形式，多为继发感染，由于本病病程缓慢，临床表现不典型，故易被忽视。

①原发症状：部分患者阴道外观正常，无明显不适主诉。一般患者常主诉阴道不适、疼痛、触痛，阴道有白色或棕黑色分泌物。部分病情较重患者可有食欲不佳、低热、消瘦等全身症状。

②继发症状：当同时伴有生殖器或其他脏器（如输卵管、子宫）结核时，可出现不孕、下腹坠痛、月经异常、大量脓性或浆液性白带等。当出现继发于肺、腹膜、肠、关节等脏器的结核病以及泌尿系统结核时，患者可有胸膜痛、腹痛、尿频、血尿、消瘦、低热、乏力、腹泻便秘交替、干咳、咯血等症状。

（7）阴道嗜血杆菌性阴道炎：由阴道嗜血杆菌所引起。

主要症状：白带异常、增多，有鱼腥味或氨臭味。有时白带呈灰色乳状且稠度很高，类似于阴道毛滴虫病。轻者仅白带多、臭，外阴潮湿不适。常伴有阴道灼热感、性交痛及外阴瘙痒。

（8）婴幼儿阴道炎：多发生于2～9岁的幼女，是女性婴幼儿的常见病。

主要表现为外阴、阴道痒，阴道分泌物增多。外阴、尿道口、阴道口黏膜充血、水肿，分泌物增多，甚至有脓性分泌物。大量分泌物刺激引起外阴痛痒，患儿哭闹、烦躁不安，甚至用手搔抓。通过手指及抓伤处，感染进一步扩散。部分可伴有尿急、尿频。急性期后可造成小阴唇粘连，粘连时上方或下方留有小孔，尿由小孔流出。

（9）老年性阴道炎：又称萎缩性阴道炎，是一种非特异性阴道炎。

患者阴道分泌物增多，分泌物稀薄，呈淡黄色，严重者呈脓血性白带，有臭味。分泌物刺激外阴可引起瘙痒、灼热感。阴道黏膜萎缩者可伴有性交痛。有时有小便失禁。尿道受累时可出现尿频、尿急、尿痛等泌尿系统刺激症状。妇科检查可见阴道黏膜呈萎缩性改变，皱襞消失，上皮菲薄并变平滑，阴道黏膜有充血、红肿，也可见黏膜出血点或出血斑，以后穹隆及宫颈明显，严重者可形成溃疡或外阴潮红糜烂。

（10）其他：

①月经性阴道炎：多由月经期不注意卫生，特别是使用不干净的月经用品致使外阴感染

而引起。表现为会阴部下坠感和灼热感,阴道分泌物增多。

②蜜月性阴道炎:多见于新婚妇女。主要是由不注意性器官和性生活卫生引起。表现为白带增多,阴道内外痒痛,黏膜红肿。

③化脓性阴道炎:多见于阴道撕裂或产伤的妇女。表现为白带增多,呈黄脓样,带有腥味,阴道有灼热感和痛感,黏膜红肿。

④单纯性阴道炎:在月经来临前一周加重,在月经过后有一定程度缓解。会阴部皮肤潮红、肿胀,自觉剧烈瘙痒,可伴外阴、阴道烧灼感。有大量白色稠厚呈凝乳状或豆腐渣样白带。可有阴道疼痛、刺激感及性交困难等。

⑤软下疳性阴道炎:大、小阴唇出现一个或数个小红丘疹,很快破溃,扩大成黄豆大或更大的溃疡,基底较软,污秽、脓液多,有明显疼痛,逐渐扩大。

2. 中医

(1) 股癣:皮肤真菌所致的体癣,发生于股内侧及会阴部。病灶边缘呈堤状,清晰可见,表面有鳞屑,有明显的炎症改变。阴痒则无明显的堤状边缘病灶。但股癣为原发病,也可伴阴痒。

(2) 湿疹:皮肤病变分布呈对称性,境界明显,易反复发作,用水洗或食鱼腥虾蟹,往往使病情加重。湿疹可发生于全身任何部位。阴痒者无上述特点。

八、治疗

(一) 中医治疗

1. 辨证论治 阴痒有虚实之分,生育期多实证,多见肝经湿热下注;绝经前后,多虚证,多见肝肾阴虚,血燥生风。实者清热利湿,解毒杀虫;虚者补肝肾,养气血。阴痒者局部痒痛,在内治的同时,应重视局部治疗护理,采用外阴熏洗、阴道纳药等法,有益于早日康复。

(1) 肝经湿热证。

临床表现:阴部瘙痒难忍,坐卧不安,外阴皮肤粗糙增厚,有抓痕,黏膜充血破溃。或白带量多,色黄如脓,或呈泡沫米泔样,或灰白如凝乳,味腥臭;伴心烦易怒,胸胁满痛,口苦口腻,食欲不振,小便黄赤;舌体胖大,色红,苔黄腻,脉弦数。

治法:清热利湿,杀虫止痒。

代表方:龙胆泻肝汤或萆薢渗湿汤,外用蛇床子散。

①龙胆泻肝汤(《医宗金鉴》):龙胆草、黄芩、栀子、泽泻、木通、车前子、当归、柴胡、甘草、生地黄。原方治肝经火盛、湿热下注所致热痒阴肿及筋痿阴湿等症。方中龙胆草泻肝经火热之邪,为君药;柴胡、黄芩、栀子苦寒,助龙胆草清泻肝火,为臣药;泽泻、木通、车前子引湿热之邪从小便而解,当归养血补肝,缓诸药苦寒之弊而共为佐药,甘草调和诸药而为使药。阴虫侵蚀者加鹤虱、川楝子、槟榔;大便干燥者加大黄、枳实;小便短赤者加瞿麦、滑石;外阴皮肤破溃者加蒲公英、野菊花、金银花、冰片(冲);带下色黄呈泡沫状者加茵陈、椿根皮,呈凝乳状者加土茯苓、萆薢。

②萆薢渗湿汤(《疡科心得集》):重在清热利湿,引湿热从小便而解。适用于脾虚生湿,湿郁化热,湿热下注,热邪熏灼,阴部痒痛,小便黄赤者。

③蛇床子散(《中医妇科学》1979 年版):水煎,趁热先熏后坐浴。

(2) 肝肾阴虚证。

临床表现:阴部瘙痒难忍,干涩灼热,夜间加重,或会阴部肤色变浅白,皮肤粗糙,皲裂破

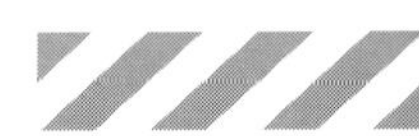

溃；眩晕耳鸣，五心烦热，烘热汗出，腰酸腿软，口干不欲饮；舌红，苔少，脉细数无力。

治法：滋阴补肾，清肝止痒。

代表方：知柏地黄汤加当归、栀子、白鲜皮。

方以六味地黄汤滋补肝肾之阴，知母、黄柏、栀子清泻肝火，当归养血祛风，白鲜皮止痒。全方滋补肝肾阴精，清泻肝火，阴复火去则瘙痒可宁。临床若见赤白带下，加白及、茜草、海螵蛸，白带量多者加马齿苋、土茯苓，烘热汗出者加牡蛎、黄芩，外阴干枯者加何首乌、木瓜、生甘草，瘙痒不止者加防风、徐长卿、薄荷。

2. 局部用药

(1) 阴道冲洗法：由苦参、黄柏、生大黄、生艾叶、蛇床子、木槿皮、龙胆草、生石菖蒲等组成，50 mL，阴道灌洗，早、晚各 1 次，7 日为 1 个疗程。

(2) 阴道熏洗坐浴法：选用由蛇床子、白矾、苦参、百部、鹤虱、黄连、黄柏、甘草组成的基本中药熏洗方，水煎，先熏洗后坐浴，同时给予甲硝唑片，每日 2 次，每次 2 片，口服。

(3) 阴道置药法：①栓剂：临床上较为常用的中药栓剂有苦参栓、鹤草芽栓等。②散剂、粉剂。③油剂及软膏：如苦参软膏。

3. 外治法

(1) 溻痒汤。方药组成：鹤虱 30 g，苦参 15 g，威灵仙 15 g，当归尾 15 g，蛇床子 15 g，狼毒 15 g。水煎熏洗或坐浴，每日 1 次。

(2) 苦参汤。方药组成：苦参 60 g，蛇床子 30 g，金银花 30 g，菊花 60 g，黄柏 15 g，地肤子 15 g，石菖蒲 10 g。水煎去渣，临用前加猪胆汁 4～5 滴，熏洗，每日 1 次。

(3) 冲洗方。方药组成：蛇床子 30 g，地肤子 15 g，苦参 30 g，川椒 9 g，白矾 30 g。水煎后冲洗阴道，每日 1 次。

(4) 蛇床子洗剂。方药组成：蛇床子 30 g，贯众 30 g，秦皮 30 g，乌梅 10 g，白矾 30 g。水煎熏洗，每日 1 次。

(5) 苦参凝胶。每支 5 g，每晚 1 支，放入阴道深处。7 日为 1 个疗程，停药 1 周后复用 1 个疗程，连续应用 3 个疗程。

(6) 苦参膜。本品为棕褐色的膜剂，每片含苦参总碱以氧化苦参碱计为 100 mg。苦参膜 7 张，阴道给药，每次 1 张，每晚 1 次。

(7) 复方莪术油栓。月经干净后 3 日开始每晚临睡前清洗外阴，阴道给药，每次 1 粒(50 mg)，6 日为 1 个疗程，严重者次晨再放置 1 粒，连续用 2～3 个疗程。

4. 其他　曾有选用主要成分为茵陈、栀子、蛇床子、苦参、蒲公英、天花粉等的药膜治疗阴道毛滴虫病的报道，每次取药膜 2 张，放置于阴道深部，早、晚各 1 次，7 日为 1 个疗程。经 1 个疗程治疗后，有效率 100%。刘茂林曾用由狼牙草新根和幼芽制成的“狼牙汤”，采用阴道药液保留法治疗 38 例阴道毛滴虫病病例，治愈 26 例。还有使用苦参、黄连、花椒、蛇床子、土茯苓 5 种中药为基本药物制成的外用中药气雾剂治疗阴道毛滴虫病的报道。

（二）西医治疗

1. 非妊娠期患者的治疗　主要采用硝基咪唑类药物(如甲硝唑或替硝唑)进行治疗。硝基咪唑类药物是唯一可用于滴虫病口服或肠外治疗的药物，大多数毛滴虫对此药物高度敏感。口服用药后可能会有胃肠道反应、头痛、皮疹、白细胞减少等，停药后均可恢复。对硝基咪唑类药物过敏者可采用甲硝唑脱敏治疗，或使用硝基咪唑类以外的药物，但疗效较差。在使用硝基咪唑类药物治疗期间，应避免饮酒，戒酒时间应持续至停用甲硝唑后 24 h(使用替硝唑时戒酒时间至停药后 72 h)，以避免出现双硫仑样反应。由于局部用药难以在尿道及阴道周围腺体内达到有效的治疗水平，不能彻底根治毛滴虫感染，停药后易复发，因此不主张单用局部治疗。对于不能耐受口服用药或不适宜口服用药者，可选择阴道局部用药，但疗效低于口服用药。

中国诊治指南推荐：甲硝唑 2 g，顿服，或替硝唑 2 g，顿服，或奥硝唑 1.5 g，顿服。替代方案：甲硝唑 400 mg，口服，每日 2 次，共 7 日；或奥硝唑 500 mg，口服，每日 2 次，共 5 日。IUSTI/WHO 指南推荐首选甲硝唑 400～500 mg，口服，每日 2 次，治疗 5～7 日；或甲硝唑 2 g，顿服；或替硝唑 2 g，顿服。美国 CDC 指南则推荐首选甲硝唑 2 g，顿服；或替硝唑 2 g，顿服；替代方案为甲硝唑 500 mg，口服，每日 2 次，连用 7 日。

2. 持续性感染或复发患者的治疗 阴道毛滴虫病持续或复发的原因包括未遵医嘱用药、再感染或耐药，应检查患者的依从性，排除药物副作用引起的药物呕吐，降低由未经治疗的性伴侣引起再感染的可能性。

中国诊治指南提出，2%～5%的感染病例出现对甲硝唑的低水平耐药，一般通过加大剂量可解决。对甲硝唑耐药或不耐受的患者可换用替硝唑，因替硝唑血清半衰期长、组织穿透性好，副作用和耐药性较少。IUSTI/WHO 指南推荐标准治疗无效的治疗方案(排除再感染和依从性低者)如下：①重复 7 日标准疗程：甲硝唑 400～500 mg，每日 2 次，连用 7 日，重复 7 日标准疗程对 40%的患者有效。②硝基咪唑高剂量疗程：甲硝唑，每日 2 g，顿服，连用 5～7 日，或甲硝唑 800 mg，每日 3 次，连用 7 日，高剂量甲硝唑对 70%的患者有效。美国 CDC 指南也指出，可使用甲硝唑 500 mg，每日 2 次，连用 7 日；若此治疗方案无效，则可考虑使用甲硝唑，每日 2 g，顿服，连用 7 日。

若上述方案均无效，应进行甲硝唑耐药检测；无条件进行耐药检测的，则按耐药处理，推荐应用大剂量替硝唑治疗方案。IUSTI/WHO 指南推荐口服替硝唑 1 g，每日 2～3 次；或 2 g，每日 2～3 次，连用 14 日；可联用替硝唑阴道给药 500 mg，每日 2 次，连用 14 日。美国 CDC 指南也推荐口服替硝唑 2～3 g，连用 14 日；可联用替硝唑阴道给药。其他治疗方案无效的患者中 90%对大剂量替硝唑方案有反应，但还需临床医生对治疗方案进行评估。

3. 妊娠期或哺乳期妇女的治疗 治疗妊娠期妇女阴道毛滴虫病可减轻患者症状，防止新生儿生殖道和呼吸道感染阴道毛滴虫，阻止阴道毛滴虫病的进一步传播。尽管妊娠期妇女阴道毛滴虫病与不良妊娠结局有关，但尚无足够的证据表明治疗可减少并发症的发生。目前治疗妊娠期妇女阴道毛滴虫感染最好的药物是甲硝唑。甲硝唑是妊娠期 B 类药物，妊娠期前 3 个月慎用，对妊娠 3 个月后有症状的妊娠期妇女建议应用甲硝唑进行治疗。我国诊治指南和美国 CDC 指南推荐使用甲硝唑 2 g，顿服，对无症状的妊娠期妇女应告知其治疗利弊，并建议将治疗延至妊娠 37 周后，强调感染 HIV 的妊娠期妇女首次产检时需筛查阴道毛滴虫，有感染者需及时治疗，且在治疗后 3 个月内进行复查。替硝唑是妊娠期 C 类药物，妊娠早期禁用替硝唑。

IUSTI/WHO 指南和美国 CDC 指南推荐，哺乳期妇女治疗阴道毛滴虫病，可使用甲硝唑 400 mg，口服，每日 3 次，连用 7 日，此方案母乳中药物浓度更低，但服用甲硝唑后仍应停止母乳喂养 12～24 h，以减轻甲硝唑对婴儿的影响；服用替硝唑后应停止母乳喂养 3 日。

4. 阴道毛滴虫病合并 HIV 感染者的治疗 美国 CDC 指南指出，近 50%的 HIV 感染者会合并阴道毛滴虫感染，且极易发生盆腔炎性疾病，因此阴道毛滴虫的常规筛查和及时治疗对所有 HIV 感染者都是必要的。中国诊治指南和美国 CDC 指南推荐使用甲硝唑 500 mg，

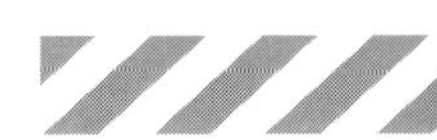

口服，每日2次，连用7日，在治疗完成后3个月内进行复查。

5. 治愈标准　阴道毛滴虫病常于月经期后复发，治疗后3个月内月经期后白带检查阴性为治愈。

（三）中西医结合治疗

本病可以采取中西医结合治疗。研究表明，在治疗阴道毛滴虫病过程中，辅以中药外洗治疗阴道毛滴虫病，优于单一给予硝基咪唑类药物，且临床疗效更好。

九、预防与调护

首先，应严格控制传染源，对感染者进行积极治疗，治疗期间避免性活动或正确使用安全套。其次，切断传播途径，公共场所应严格管理，禁止患者进入公共浴池、游泳池，倡导淋浴，不使用公共洗浴用具。医疗单位应注意严格消毒，防止医疗器械交叉感染。最后，对易感者进行定期筛查，加强对阴道毛滴虫感染的危害、传播途径等相关知识卫生宣传教育，增强高危人群的卫生保健意识，倡导健康的生活方式，注意个人卫生及月经期卫生，注意阴部清洁、勤换内裤并定期煮沸消毒。

在阴道毛滴虫病的防治工作中，若只采用单一的防治措施，往往不能起到较好的防治效果。因此，我们应采取综合措施，控制传染源、切断传播途径，形成良性循环。防治阴道毛滴虫病是一项复杂的工作，与医学科技的进步、人们文化素质的提高、宣传教育的普及以及经济的发展等多方面因素紧密相关。应采取以下防治措施。

(1) 教育人们改变不良的生活习惯和性行为方式，提高自我保护意识和防范能力。

(2) 改进公共卫生设施，废除公共浴池，提倡淋浴，不使用公共洗浴用具。

(3) 加强对游泳池的卫生监督，禁止阴道毛滴虫感染者进入游泳池，废除公用泳衣、泳裤的使用。

(4) 使用公用马桶时，要小心慎用，最好改坐厕为蹲厕，若只有坐式马桶可使用应注意消毒处理。

(5) 注意个人卫生，尤其是月经期卫生和妊娠期卫生。

(6) 发现病情应及时治疗，不要隐瞒，以免病情扩大而耽误治疗的最佳时机。

(7) 普查普治患者，对于无症状的带虫者，也应抓紧治疗，以控制传染源的继续传播。

(8) 阴道毛滴虫病在家庭中有相互传播的可能性，因此，若夫妻中一人得病，则需要双方同时治疗，从根源上治疗此病。月经来潮时，阴道毛滴虫病易复发，因此，在月经期后应重复治疗，而且夫妻双方或性伴侣要同时治疗，方可根治。

(9) 医疗单位对阴道窥器、冲洗用具等要严格消毒，提倡使用一次性手套及其他医疗用具，防止交叉感染。

个人预防阴道毛滴虫病的几种方法如下。

①养成洗手习惯：阴道毛滴虫对周围环境的适应性很强。它们可通过排便这一环节侵入尿道引起感染，所以养成良好的卫生习惯也是至关重要的，特别是饭前与便后要洗手。

②经常清洗外阴和肛门：弱酸性的女性护理液更适合用于日常的清洁保养，清洗时要讲究顺序，先洗外阴再洗肛门，切不可反其道而行之；毛巾及盆要专人专用，否则细菌很容易侵入尿道口。

③选择女性护理液和卫生巾：一定要用弱酸性的产品，以免破坏人体的正常菌群，降低局部的抵抗力。购买卫生巾时要注意产品质量，以免滋生细菌，引发外阴和阴道感染，当出

现外阴瘙痒、白带增多的症状时应及早就医。

④尽量多喝水：临床证明，每日大量饮水，每 2～3 h 排尿一次，能避免阴道毛滴虫在尿路的繁殖，可降低尿路感染的发生率，这是预防尿路感染最实用、有效的方法。该方法在尿道炎发作前期或缓解阶段有着不可替代的作用。

⑤讲究个人卫生：要勤洗澡，不提倡盆浴，衣物要单独存放；要经常换洗内裤，特别是新内裤或长久不穿的内裤，穿之前要清洗晾晒；尽量少穿紧身裤或牛仔裤，多穿透气性好的裙装，这对保护女性身体健康是非常重要的。

⑥选择棉质内裤：选择吸汗舒适的棉质内裤，以保持阴部清洁干爽，减少阴道毛滴虫生长的机会。

⑦保证睡眠充足和性生活规律：睡眠的作用不言而喻，在所有疾病的预防及治疗中，它都起着举足轻重的作用。因此，切记不要熬夜，否则会降低身体对疾病的抵抗能力。还要把握好性生活频度，每周性生活超过 3 次者，尿路感染发生率大为增高，在夏季这一特殊阶段要适当减少次数。

⑧性交后尽快排尿：排尿的目的无非就是冲走细菌，减少细菌积聚。性交后也可用弱酸性的女性护理液清洗阴部。

阴道毛滴虫病是十分常见的性传播疾病，感染率极高，给患者身体、心理带来了不良的影响，临床工作中需重视高危人群的筛查，提高检出率，对确诊患者及其性伴侣及早予以硝基咪唑类药物足疗程规范治疗，提高治愈率，降低复发及传播率，减少并发症及后遗症。

（刘海根　孙易娜　周　峰　李　昊）

参考文献

[1]　田维毅，袁端红，王文佳. 现代中医疫病理论与实践[M]. 贵阳：贵州科技出版社，2016.
[2]　张玉珍. 中医妇科学[M]. 2 版. 北京：中国中医药出版社，2017.
[3]　仇志琴，虞丰，赵呈雷. 中西医结合治疗滴虫性阴道炎的临床疗效分析[J]. 热带病与寄生虫学，2017，15(4)：219-221，230.
[4]　马丽，周璐露，张金凤，等. 毛滴虫病研究进展[J]. 动物医学进展，2020，41(9)：97-101.
[5]　朱荣英，朱艳芳，付蕊宁，等. 中老年阴道炎患者阴道毛滴虫感染状况调查分析[J]. 现代生物医学进展，2020，20(18)：3478-3481，3557.
[6]　袁勇涛，刘晓娜. 不同药物治疗滴虫性阴道炎临床疗效分析[J]. 深圳中西医结合杂志，2020，30(14)：141-142.
[7]　段玉娟，李朋举，桑雨慧，等. 阴道毛滴虫感染对男性生殖系统的影响及其机制[J]. 中国寄生虫学与寄生虫病杂志，2021，39(4)：532-536.
[8]　庄雅云，刘乖丽，李玉叶. 阴道滴虫病的诊疗[J]. 皮肤科学通报，2021，38(1)：70-73.
[9]　中华医学会妇产科学分会感染性疾病协作组. 阴道毛滴虫病诊治指南（2021 修订版）[J]. 中华妇产科杂志，2021，56(1)：7-10.
[10]　陈超群. 中西医结合治疗滴虫性阴道炎临床观察[J]. 实用中医药杂志，2021，37(7)：1203-1204.
[11]　张平玲. 知柏地黄丸对滴虫性阴道炎患者炎症指标及阴道健康水平的影响[J]. 中国校医，2021，35(7)：557-559.

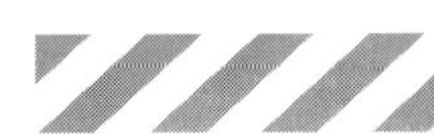

[12] 王晓娟.硝呋太尔制霉菌素阴道软胶囊联合奥硝唑治疗滴虫性阴道炎患者的临床疗效[J].数理医药学杂志,2021,34(9):1358-1361.

[13] 张莉.苦参汤联合奥硝唑治疗滴虫性阴道炎的临床观察[J].内蒙古中医药,2021,40(8):58-60.

[14] 高月倩,白君宜,王辰,等.2021年美国疾病控制和预防中心《性传播感染治疗指南》关于阴道炎症的诊治规范解读[J].中国实用妇科与产科杂志,2021,37(11):1141-1146.

[15] 欧阳振波,万子贤,吴嘉雯,等.2021年中美阴道毛滴虫病诊治指南的解读[J].现代妇产科进展,2022,31(6):462-465.

第四十二章
微孢子虫病

一、概述

微孢子虫病是由微孢子虫(microsporidium)引起的一种新型原虫感染性疾病,是艾滋病的机会性感染性疾病。现在普遍认为微孢子虫属于机会致病原虫,免疫受损及免疫抑制的人群是其主要感染对象。近年来由于对微孢子虫病关注的增多以及诊断技术的明显提高,器官移植受者、儿童、隐形眼镜使用者及老年人等人群中亦出现若干病例。微孢子虫可侵犯人体泌尿系统、消化系统、神经系统、呼吸系统和角膜、结膜、肌肉等组织并引起相关疾病。至今,人们已经发现超过一千种微孢子虫,它们的感染范围极广,几乎囊括从原生生物到智人的所有动物。常见的感染人体的微孢子虫有 4 种:脑炎微孢子虫属的肠脑炎微孢子虫、兔脑炎微孢子虫、海伦脑炎微孢子虫和肠上皮细胞微孢子虫属的毕氏肠微孢子虫。艾滋病患者的慢性腹泻约 30%是由微孢子虫引起的,其中 50%是由毕氏肠微孢子虫引起的。

中医学对该病的认识基于正邪二因理论:饮食无节,风餐露宿,摄入未经充分烹饪的食物饮水,属于由外感染虫邪;素体脾肾阳虚,饮食不加节制,正气不足抵御外邪,亦能感染虫邪,属于内因易感虫邪。

二、流行病学

(一) 传染源

隐性感染而无症状的动物,以及人类患者均可作为传染源而传播微孢子虫病。

(二) 传播途径

微孢子虫病的传播途径尚未完全明了,可能是通过误食微孢子虫孢子或经呼吸道-空气吸入以及手-眼接触等方式传播。同时,毕氏肠微孢子虫还存在性传播的可能。

(三) 易感人群

易感人群主要是艾滋病患者,器官移植受者和老年人。

(四) 流行特征

微孢子虫病广泛分布于亚洲、非洲、欧洲、美洲等地,男性患者明显多于女性患者,各年龄段均可发生感染。1857 年,微孢子虫首次在家蚕中被发现,长期以来被认为主要危害渔

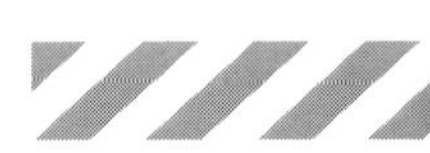

业和养蚕业。Desportes(1985 年)首次在艾滋病患者中发现微孢子虫并将其命名为毕氏肠微孢子虫,至 1993 年这样的患者已超过 500 例。肠脑炎微孢子虫感染情况与之大致相同。Pospusilova 对捷克 HIV 感染者用 ELISA 检测发现,兔脑炎微孢子虫阳性者占 5.3%,而海伦脑炎微孢子虫阳性者占 1.3%。我国也发现了微孢子虫病病例。据报道,1995—1996 年,我国香港共发现 14 例,1997 年在广州发现 1 例。截至目前的报道,世界上患艾滋病伴微孢子虫病的病例最多,其中不明原因的腹泻病例中有 10%~30%由微孢子虫引起。

三、中医病因病机

饮食无节,食用未经充分烹饪的食物,易于由外感染虫邪;素体脾肾阳虚,饮食不加节制,正气不足抵御外邪,亦能感染虫邪(图 42-1)。因微孢子虫病临床症状由患者感染微孢子虫种类而定,而并无特异性症状,故学界尚无统一的病机定论。隋代巢元方在其医著《诸病源候论》中提出各种虫邪侵袭人体发病的主要原因是感染虫邪者自身脏腑正气不足,气血虚弱以至于无力抵抗外来虫邪,并在自己的医著中专列一节“九虫候”。他认为,这些寄生虫平时一般存在于肠胃等消化系统中,如果此人身体强壮,脏腑功能旺盛,那么虫邪便不会发作而伤害人体,相反,如果脏腑功能虚弱,无法有效行使正常功能,那么虫邪也会乘虚而发,危害人体。《诸病源候论》指出:“凡得伤寒、时气、热病,腹内有热,又人食少,肠胃空虚,三虫行作求食,食人五脏及下部。”虫证的产生是一个复杂的过程,并非简单地由单一因素所造成,而是脏腑功能失调后,又感染寄生虫的一种综合的病理反应。这与现代研究得出的微孢子虫在外界环境中发芽的众多复杂因素不谋而合。寄生虫致病的相关论述在中医学文献中早有记载,其中包括寄生的类别、形态学描述,所引发病症的临床表现、诊断与治疗。据考证,中医古籍中记载了寄生线虫、寄生绦虫、寄生吸虫、寄生原虫及医学节肢动物共五大类寄生虫。关于寄生虫致病特点,中医古籍中也有大量文献可以参考,如《诸病源候论》叙述关于姜片虫所致的表现“赤虫状如生肉,动则肠鸣”。

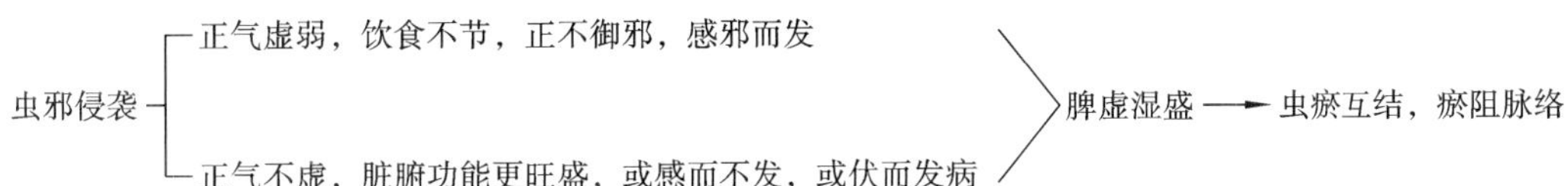

图 42-1　微孢子虫病病因病机示意图

四、发病机制及病理

微孢子虫为原始真核生物,属于微孢子虫科(Nosematidae)微孢子虫属(*Nosema*)。大约有 150 个属,1200 种以上,广泛寄生于原生动物及昆虫等无脊椎动物,以及鱼类、鸟类等脊椎动物体内。作为感染源的孢子(spore)为椭圆形,孢子壁由三层结构组成,由外向内为孢子外壁层(exospore)、孢子内壁层(endospore)和质膜,内含核或双核的感染性内容物——孢原质(sporoplasm)。围绕胞核有一螺旋形的极管(polar tube),极管缠绕 5~7 圈排列成两行。裂殖体(或称分裂体,meront)呈圆形或椭圆形,7 μm×6 μm,成熟裂殖体有 8 个胞核,常含有电子疏松包涵体。目前发现有 7 个属 14 种微孢子虫能感染人类,其中可在艾滋病患者身上发生合并感染的有 2 个属 4 种:肠微孢子虫属的毕氏肠微孢子虫,脑炎微孢子虫属的兔脑炎微孢子虫、海伦脑炎微孢子虫及肠脑炎微孢子虫。虫发育过程包括分裂极体(也称裂殖体）、子体、成孢子细胞和孢子等主要发育阶段。一个细胞内可见不同发育阶段的虫体，在上述四个发育阶段中，只有孢子阶段的微孢子虫具有宿主细胞外生存能力和感染宿主的能力，同时这个时期也是其典型的阶段。成熟的孢子内含有丝，也被称为极管。极管呈螺旋状从孢子前端的固定盘连至虫体末端，并缠绕胞核，后端有一空泡。极管的螺旋数依不同属的微孢子虫而异。

成熟孢子经口摄入感染新宿主。成熟孢子被宿主吞食后，孢子内的极管伸出，刺入宿主细胞膜，然后将感染性的孢原质注入宿主细胞。进入宿主细胞的孢原质在宿主细胞核附近的空泡内形成分裂体，分裂体以二分裂或多分裂方式增殖，再扩散到其他细胞或经血液循环播散到肝、肾、脑、肌等组织器官开始进行繁殖与分裂，并成功地在宿主体内产生新的孢子。微孢子虫引起的炎症反应仅仅局限于肠黏膜上皮细胞表面，却可以引起肠道严重的吸收和分泌功能障碍。这种损伤可能是由微孢子虫对肠黏膜上皮细胞的直接损伤导致的，也可能是感染部位炎症细胞和分泌的细胞因子的间接作用。目前学界普遍认为，微孢子虫病发病基础是毒力作用，这一作用是在微孢子虫感染宿主后所产生的。从微孢子虫感染机体到其被杀灭并排出体外的这段时期内，即在微孢子虫生活周期的任何时间点，毒力因素都可对宿主产生影响。迄今为止，微孢子虫特有的毒力因素，如其对宿主的损伤及其缺失或失活是否可以降低疾病的严重程度等作用尚不清楚。肠道是微孢子虫寄生的最初场所，微孢子虫寄生于肠黏膜上皮细胞，在繁殖过程中破坏肠绒毛组织的正常结构、影响肠绒毛的功能，导致消化、吸收功能障碍，从而引起腹泻。

五、临床表现

不同种类的微孢子虫感染人体后的致病力不尽相同，感染后是否出现临床症状也与宿主的免疫状态有很大关系。健康人感染后大部分出现一过性症状或呈隐性感染。免疫功能缺陷患者容易发病，且有慢性化及重症化趋势，有时甚至死亡。毕氏肠微孢子虫感染的最主要症状是慢性腹泻，常可持续数月，水样便，量多，每日 3～10 次，一般不含血液和黏液。常合并渐进性体重减轻，木糖和脂肪吸收障碍，伴有腹痛、腹胀、恶心、食欲减退和发热等，$CD4^+$ T 淋巴细胞数常小于 100×10^6/L。当 $CD4^+$ T 淋巴细胞数大于 100×10^6/L 时表现为自限性腹泻。

感染脑炎微孢子虫属的虫种后，患者出现头痛、喷射性呕吐，发病者以艾滋病患者多见；微粒子微孢子虫属的虫体寄生在内脏组织，主要累及肝、肾、眼等器官，患者可有肝炎、肾炎等相应临床症状；肠黏膜上皮细胞微孢子虫属的虫体主要累及小肠，主要症状是慢性腹泻、水样便，伴恶心、腹痛等，但无脓血便，亦可累及胆囊、角膜等部位。免疫正常的宿主往往出现慢性或持续性感染，或仅有少量的体征和症状，而免疫功能受累的宿主可发生严重疾病甚至死亡。

六、实验室及其他检查

（一）病原学检查

呼吸道、肾、角膜、结膜等组织学或临床标本中发现病原体或孢子可诊断微孢子虫病。检查方法包括韦伯 chromotrop 染色、免疫荧光染色等。还可用细胞培养进行诊断和鉴定，但费时费力，不适用于常规诊断。

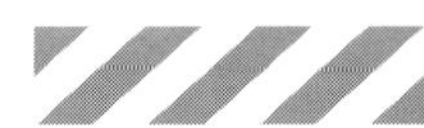

（二）分子生物学检查

针对 rRNA 引物的 PCR 检测、原位杂交是新的诊断方法。具体如下。

(1) 尿液检查：阳性率高，凡可疑病例均需做此检查。

(2) 粪便检查：存在胃肠道表现者，应至少做三次粪便检查。

(3) 结膜细胞刮除病检：对存在角膜结膜炎的患者诊断率高，同时还应做尿液检查，以排除血流播散感染。

(4) 鼻窦细胞刮除病检：存在鼻窦症状的患者应做该项检查，由于鼻窦感染者大多有肾受累，因此尿液检查不可忽略，如两者均为阴性，则应做鼻腔黏膜活检。

（三）血清学检查

间接免疫荧光试验和酶联免疫吸附试验可用于流行病学调查。

七、诊断及鉴别诊断

（一）诊断

若免疫力低下或艾滋病患者具有相应临床表现，应怀疑本病。确诊须依靠呼吸道、肾、角膜、结膜等组织学或临床标本中发现病原体或孢子。绝大多数微孢子虫病患者为 HIV 阳性或艾滋病患者，多同时伴有其他病原体感染，如巨细胞病毒、蓝氏贾第鞭毛虫、鸟型结核分枝杆菌、隐孢子虫等感染。

（二）鉴别诊断

微孢子虫病应与一般具有腹泻症状的消化系统疾病相鉴别，如慢性萎缩性胃炎、肠结核、溃疡性结肠炎、结肠绒毛状腺瘤等。本病腹泻是由微孢子虫破坏肠绒毛组织的正常结构、影响肠绒毛的功能，导致消化、吸收功能障碍所致，与其他消化系统疾病中的腹泻不同。

微孢子虫应与某些球虫相鉴别，某些球虫大小与微孢子虫相仿，但在光镜下这些球虫常位于肠绒毛表面和腺窝腔内，而微孢子虫仅限于肠绒毛的肠细胞内。

八、治疗

（一）中医治疗

中医学对微孢子虫病的治疗以对症治疗为主，用于改善患者的症状，提高人体正气以抗御病邪。

1. 辨证论治

(1) 脾虚湿盛。

临床表现：神疲，倦怠乏力，肠鸣不断，便质清稀似水。次症：对饮食毫无兴趣，腹部胀满不适，腹部疼痛不舒，舌质淡胖，苔白腻，脉濡滑。

治法：健脾运，止泻利。

代表方：健脾止泻颗粒加减。

方药：炮姜 6 g，黄连 6 g，升麻 12 g，(焦)白术 10 g，(焦)山楂 10 g，木香 6 g，葛根 20 g，黄芪 20 g，山药 30 g，补骨脂 10 g，车前草 15 g，炙甘草 6 g。

方中黄芪、(焦)白术、炮姜、炙甘草效仿理中丸，温中祛寒，补气健脾；山药补益脾胃、益肺滋肾；补骨脂补肾助阳、温脾止泻；升麻、葛根升阳举陷；(焦)山楂消食止泻；车前草清热利尿、渗湿止泻;木香行气止痛,调中导滞;黄连燥湿。全方温养脾胃阳气,振奋脾胃功能,充分化生津液,顾培人体正气,实为标本兼顾之方。

(2)脾肾阳虚。

临床表现:腹部疼痛不适,温水袋敷及按摩可得好转,腰部酸痛,拎重物不适,膝盖同。次症:神疲懒言,腹胀,食欲不佳,畏寒怕冷,四肢冰凉。舌质淡胖或有齿痕,苔白润,脉沉细或弱。

治法:温脾固肾。

代表方:胃关煎加减。

方药:熟地黄 15 g,炒山药 6 g,炒白扁豆 6 g,炙甘草 6 g,焦干姜 9 g,吴茱萸 3 g,炒白术 9 g。

(3)虫瘀互结,痹阻脑络。

临床表现:耳鸣,头部眩晕,头痛欲裂,不可忍耐,剧烈呕吐,水饮不能食。

治法:活血化瘀,通络开窍,化痰散结。

代表方:通窍活血汤合天麻钩藤饮加减。

方药:当归尾 10 g,赤芍 10 g,桃仁 10 g,红花 10 g,钩藤 10 g,天麻 10 g,川贝母 10 g,半夏 10 g,全蝎 8 g,僵蚕 8 g,丹参 20 g,鸡血藤 8 g,半枝莲 8 g,白花蛇舌草 8 g。

2. 其他治疗 虽然微孢子虫病相关症状与其他寄生虫病有一定的不同之处,但其总属于中医学"外感虫邪"范畴,故一般驱虫药物的运用亦对治疗本病具有积极作用。治疗寄生虫病的常用中药如使君子、苦楝皮、雷丸、榧子等皆可根据中医四诊得出的信息给予。使君子在驱逐蛔虫、蛲虫方面有显著效果,为历代医家所推崇,现代检测技术表明其有效成分中占很大一部分的是使君子酸钾。"杀虫治小儿疳积,小便白浊"。使君子味甘,驱虫而不克伤脾胃,对于脾胃虚弱的患者,使君子优于大部分驱虫药。故李时珍认为:"此物味甘气温,既能杀虫,又益脾胃,所以能敛虚热而止泻痢,为小儿诸病要药。"苦楝皮具有"治蛔虫,利大肠"的显著功效,最善驱杀蛔虫,亦可驱杀蛲虫、钩虫等肠道寄生虫。经现代药学检测手段证明,中药苦楝皮中的有效成分是一种名为川楝素(苦楝素)的化学物质。川楝子有行气止痛、驱蛔虫的作用,用于蛔虫腹痛时,常与使君子、槟榔等驱虫药配伍。鹤虱善调逆气,治一身痰凝气滞,是杀虫方中要药,可驱蛔虫、绦虫等多种肠道寄生虫,多用于蛔虫病,亦可视情况用于微孢子虫病的治疗。芜荑"主五内邪气,散皮肤骨节中淫温行毒,去三虫……",对蛔虫、绦虫、蛲虫等肠道寄生虫都有一定的杀灭作用。其可单用,亦可配同类驱虫药增强疗效。对微孢子虫病的治疗,可以参考刘约翰的部分观点。刘约翰认为,针对肠道寄生虫可选用苦楝根皮、槟榔、使君子等煎服,也可用大蒜盐水、槟榔煎液做保留灌肠,反复多次使用可有效果。马王堆出土的《五十二病方》中,有用菊科艾属植物治疗疟疾的记载。1971 年我国从艾属植物黄花蒿中提取出抗疟有效成分青蒿素。青蒿素作用为杀灭各种类型疟原虫红细胞内期裂殖体,控制疟疾的临床症状,用于耐多药恶性疟的治疗。青蒿素的衍生物如蒿甲醚、青蒿琥酯,均具有杀灭疟原虫的显著疗效,已在治疗疟疾中广泛应用,亦可酌情应用于微孢子虫病的治疗。鹤草芽、雷丸、大蒜对虫邪均有抑制作用。大蒜对阿米巴痢疾有显著疗效。以上多种中药皆有抑制或杀灭肠道寄生虫的作用,可在中医理论的指导下适当使用。

(二)西医治疗

目前常用的治疗动物或人微孢子虫病的药物包括阿苯达唑和烟曲霉素两种药物。

1. 阿苯达唑 阿苯达唑是一种苯并咪唑,是脑炎微孢子虫病首选用药,成人剂量每次 400 mg 口服,每日 2 次,其作用原理为抑制微孢子虫微管蛋白的聚合,阻止其进行繁殖,常

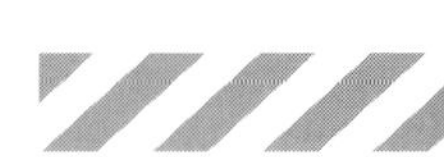

用作驱虫药和抗真菌试剂。但停药后有复发现象,目前认为患者应持续治疗 4 周以上,对于多数患者来说疗程并不确定。

2. 烟曲霉素 烟曲霉素是由烟曲霉产生的抗生素,对于脑炎微孢子虫属引起的结膜炎的局部治疗十分有效。一般剂量为每日 60 mg,口服 2 周,但是当对患者进行全身用药时,出现过中性粒细胞以及血小板减少的情况。TNP-470 是半合成的烟曲霉素类似物,动物实验中可见其与烟曲霉素相比毒副作用小。

3. 抗反转录病毒治疗 20 世纪 90 年代中后期,人们开始对艾滋病患者采取高活性的抗反转录病毒治疗,在减少 HIV 病毒的同时增高 $CD4^+$ T 淋巴细胞的水平,从而减少包括微孢子虫在内的机会致病病原体的感染,一直以来效果都比较理想。

目前,人们还在探索更加有效的抗微孢子虫药物。如烟曲霉素相关复合物甲硫氨酸氨基肽酶 2 是识别微孢子虫更加有效并且毒性较小的药物,另外,多胺类似物在组织培养物及动物模型中都表现出了良好的抗微孢子虫作用,这两者是目前抗微孢子虫药物研究的热点。

(三) 中西医结合治疗

微孢子虫病是一种人畜共患病,中医药驱虫和杀虫效果有待提高,目前以西医治疗为主,中药为辅,多用于改善微孢子虫病患者的全身症状,降低微孢子虫耐药性,提升药物疗效。

九、预防与调护

(一) 预防

目前,由于微孢子虫传播繁殖的相关研究处于初始阶段,学界还无法在现有条件下对影响传播途径的因素进行综合而有效的梳理归纳,有待于进一步研究确认。但大多数的专家认为,减少与患病人群不必要的肢体接触,如减少与有感染症状的艾滋病患者和器官移植受者的肢体亲密接触,可最大限度地降低感染风险。微孢子虫感染缺乏宿主特异性(流行病学),微孢子虫可以轻易通过粪便及尿液排到外界环境中,从而感染动物及污染水源。微孢子虫孢子在水中可存活数月,并且孢子体积较小,很难被现有的普通过滤技术过滤掉,人们通过饮水感染微孢子虫的可能性较大,所以饮用煮沸后的水或瓶装水相对安全。另外,尽量避免食用生肉,勤洗手,确保手部卫生,避免与感染动物接触,仍然是目前降低感染风险的有效手段。

(二) 调护

虽然微孢子虫的传播方式因种类不同而异,但皆易感染免疫缺陷患者。故而医护工作者对微孢子虫病的调护重点应放在提高患者免疫力及防止患者因免疫力低下而患病上。医务人员可通过艾灸(足三里)、隔姜灸(选取神阙、足三里、关元)等中医外治方法提高患者免疫力,减轻微孢子虫病相关症状,提高患者生活质量。有条件的可以定时在患者居所采取中药熏法(使用艾叶、苍术等),达到消毒杀菌的目的。

(武自伟 孙玉洁)

参考文献

[1] 诸欣平,苏川. 人体寄生虫学[M]. 9 版. 北京:人民卫生出版社,2018.

[2] 张旭,郝志全,尹继刚,等. 微孢子虫病研究现状[J]. 国际医学寄生虫病杂志,2010,37

(2):114-119.

[3] 朱艳红,牛安欧. 微孢子虫病研究进展[J]. 国外医学寄生虫病分册,2004,31(1):24-28.

[4] DIDIER E S. Microsporidiosis:an emerging and opportunistic infection in humans and animals[J]. Acta Trop,2005,94(1):61-76.

[5] KEELING P J,MCFADDEN G I. Origins of microsporidia[J]. Trends Microbiol,1998,6(1):19-23.

[6] REETZ J,NÖCKLER K,RECKINGER S,et al. Identification of *Encephalitozoon cuniculi* genotype Ⅲ and two novel genotypes of *Enterocytozoon bieneusi* in swine [J]. Parasitol Int,2009,58(3):285-292.

[7] DASCOMB K,FRAZER T,CLARK R A,et al. Microsporidiosis and HIV[J]. J Acquir Immune Defic Syndr,2000,24(3):290-292.

[8] HUTIN Y J,SOMBARDIER M N,LIQUORY O,et al. Risk factors for intestinal microsporidiosis in patients with human immunodeficiency virus infection:a ease-control study[J]. J Infect Dis,1998,178(3):904-907.

第四十三章
肺炎衣原体病

一、概述

肺炎衣原体(*Chlamydia pneumoniae*,CP)是导致成人上、下呼吸道感染的常见病原体,同时也是社区获得性肺炎(community-acquired pneumonia,CAP)的主要病原体之一。在临床上,肺炎衣原体感染后表现各有不同,一般无明显的特异性症状和体征,其确诊主要依靠实验室病原学检查。肺炎衣原体的生存方式属于细胞内寄生,实验室内分离培养技术复杂,时间长,检出的阳性率低。肺炎衣原体对人体呼吸道上皮层有极高的亲和力,是引起呼吸道感染的一种常见病原体。感染后一般无明显症状,或临床表现轻微。肺炎衣原体可导致多种上、下呼吸道疾病,包括咽炎、气管炎、鼻窦炎、支气管炎、细支气管炎和肺炎等。

肺炎衣原体病是肺炎衣原体感染导致的肺部急性炎症,常表现为发热、咽痛、头痛,症状通常较轻。根据临床表现的不同,肺炎衣原体病可以分为急性呼吸道感染型、伤寒型和其他不典型类。其可导致虹膜炎、肝炎、心内膜炎、脑膜炎及结节性红斑等,是艾滋病、恶性肿瘤或白血病等患者发生继发感染的重要原因。

根据临床症状如发热、咽痛、头痛等,中医学认为肺炎衣原体病可归为“风温”“喘证”“结胸”等范畴。

二、流行病学

(一)传染源

患者及带菌者是传染源,隐性感染者与人群中健康带菌者尤显重要。肺炎衣原体病的潜伏期为3～4周,比大多数呼吸道感染要长。病原体在潮湿环境气溶胶中的生存能力也促进了它的传播。

(二)传播途径

肺炎衣原体可通过飞沫或呼吸道分泌物进行人-人传播,在半封闭环境中可引起小范围流行。

(三)易感人群

几乎所有年龄的人群易感,5岁以下婴幼儿较少发病。在西方国家,5～15岁年龄组人群的新发感染率最高。肺炎衣原体有时会导致免疫功能受损的患者严重感染。患者或带菌者可直接传播给其接触者。再感染也较为多见。

（四）流行特征

肺炎衣原体感染具有散发和流行交替出现的特点。北欧和北美地区的疫情调查表明，肺炎衣原体感染既能造成人群中暴发性大流行，甚至达到席卷全国的程度，也可引起地方性散发流行。丹麦12年间589例急性呼吸道疾病患者中肺炎衣原体感染所致肺炎者占89%，肺炎与支气管炎是肺炎衣原体感染所致的孪生疾病。纽约41名健康人中肺炎衣原体的分离阳性率为4.9%，不同国家和地区的人群抗体阳性率为40%～80%，人群中隐性感染率可高达90%，本感染的流行模式有周期性现象。例如，在美国西雅图地区，似乎每4年出现一次流行，而在斯堪的纳维亚及北欧其他一些国家每4～6年呈现一次周期性的暴发性大流行。一次流行期可持续5～8个月，却未见流行的季节性差异。

肺炎衣原体感染能以地方病或流行病的形式广泛传播。已知高达20%的社区获得性肺炎病例是由肺炎衣原体引起的。肺炎衣原体也与养老院获得性肺炎的暴发相关。研究表明，肺炎衣原体在儿童和成人哮喘的发病机制中起着一定的作用。慢性支气管炎患者对肺炎衣原体产生的免疫反应程度表明慢性支气管炎患者中肺炎衣原体慢性感染的流行率水平。

三、中医病因病机

肺炎衣原体病类似于温病中"风温"。风热病邪为风温的致病因素。春季最易形成风热病邪，因立春以后，阳气渐旺，风木当令，气候转暖，阳气升发，阳动为风，使整个自然界生机盎然，欣欣向荣，即"春三月此谓发陈，天地俱生，万物以荣"(《黄帝内经·素问·四气调神大论》)。在这种温暖多风的季节环境中，易于衍生出一种既带风邪致病特点，又有温热特性的致病病邪，即风热病邪。正如叶天士所说："春月受风，其气已温。"吴瑭所言："风温者，初春阳气始开，厥阴行令，风夹温也。"另外，冬季虽寒气当令，但若气候反常，应寒反暖，或初冬气候多风，也可导致风热病邪形成，使人感之即病，如吴坤安所说，"凡天时晴燥，温风过暖，感其气者，即是风温之邪"。当人体素禀不足，或正气虚弱，或阴分有亏，或卫外不固，或起居不慎，寒温失调之时，风热病邪就会乘虚而入，侵袭人体而导致风温病发生。

（一）病因

1. 外因

(1) 温热类病邪，邪气侵袭力强。肺炎衣原体病多为温病中"风温"的范畴。

(2) 感受寒邪，当时不发病，寒邪伏于体内(内伏肌肤、骨、少阴均是从临床表现而推断出的)，由于人体阳气作用，寒邪郁而化热，到春季阳气升发，腠理开泄，伏热由内向外发(里热证)，或被时令之邪诱发(表里同病证)。

2. 内因

(1) 素体正气不足，营不内守，抗病能力低下。

(2) 素体蕴热(气)或阴虚火旺(营)。

（二）病机

本病是因机体正气不足，营不内守，卫不御外，抗病能力低下，暴感风热之邪而发。其感染途径是从口鼻而入，先犯上焦肺卫，"肺主气属卫"，因此，风热犯肺，外而邪正相争，表现为发热恶寒；内而肺气不清，失于宣肃，则咳嗽咳痰。病势不解，则卫气之邪入里而达气分，肺气壅塞，出现高热烦渴、咳喘胸痛、咳痰带血等痰热壅肺之证，但病变重点始终在肺。

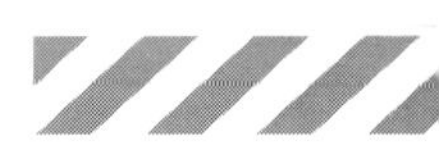

若失治误治或治之不当或正不胜邪，必邪气深入，病情发展。其传变趋势有二，一为顺传于肺胃，而气(痰热壅肺)而营而血；一为逆传心包，而心营，而神明(脑)。所谓逆传心包者，为邪热内炽，上扰神明，神明错乱，而有神昏谵语、舌謇之症。总之，肺卫之邪顺传入气，逆传心营，是风温传变的两种不同趋向。

若邪热深盛，邪正剧争，正气溃败，骤然外脱，则阴津失其内守，阳气不能固托，终则阴阳不能维系，形成阴竭阳脱。后期多肺胃津伤，气阴受损(图 43-1)。

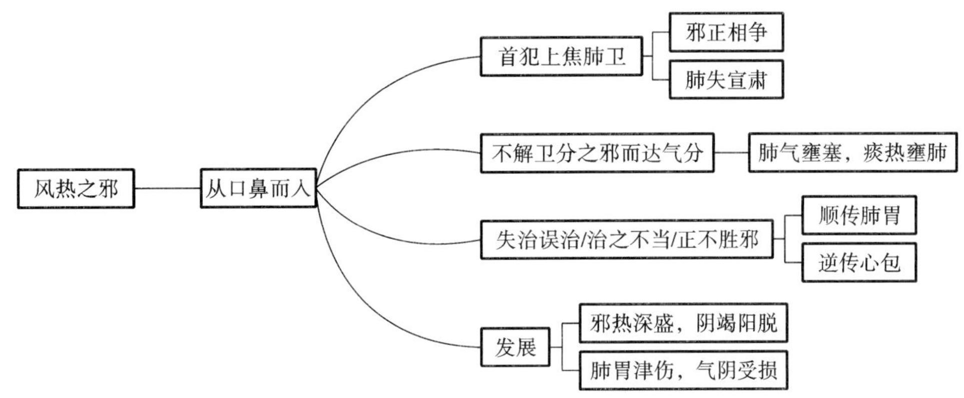

图 43-1　肺炎衣原体病病因病机示意图

四、发病机制及病理

（一）发病机制

肺炎衣原体感染主要引起单核吞噬细胞反应。由于肺泡巨噬细胞是肺的主要炎症反应调节细胞，它可能作为肺炎衣原体储存和传播的载体，在肺炎衣原体感染持续存在中起重要作用。肺炎衣原体可能通过促进细胞因子分泌及其具有的革兰阴性菌内毒素样作用引起机体的炎症反应，其中干扰素可能在导致或延长肺炎衣原体感染中起重要作用。肺炎衣原体感染具有慢性、潜在性、易复发倾向，可导致宿主的免疫超敏感性，从而使机体易于感染其他病原体。由于机体清除肺炎衣原体往往相当困难，故目前认为肺炎衣原体的作用主要与慢性感染有关，涉及的疾病主要包括冠心病、动脉粥样硬化、颈动脉疾病、腹主动脉瘤、结节病、反应性关节炎、哮喘、慢性阻塞性肺疾病(COPD)等。在虚弱的住院患者中，肺内肺炎衣原体再活化的可能性大于再感染的可能性。

（二）病理

当病原体攻克宿主防御屏障(毛发和黏液的机械屏障、分泌蛋白的化学调理作用以及肺泡巨噬细胞的免疫作用等)时，人类呼吸道就容易发生微生物增殖。衣原体的细胞外感染形式，即原生小体(EB)，不具有代谢活性，被人体吸入呼吸道后附着在黏膜表面，通过受体介导的胞吞作用进入细胞，并在包涵体中分化为网状体(RB)。RB 具有代谢活性，能够改变宿主细胞(传导)通路，并在感染后 24 h 内进行复制。经过 48～72 h，RB 最终通过细胞裂解释放到细胞外成为 EB 并感染邻近细胞，从而继续引起感染。该微生物可以避开宿主细胞的内吞溶酶体途径，从而在应激状态下在组织内持续存在，并在有利条件恢复时重新激活。这归因于肺炎衣原体感染中经常存在的、宿主体内的慢性炎症状态。据报道，再次感染肺炎衣原体的患者症状要比初次感染的患者要轻。总的来说，肺炎衣原体可因红细胞、中性粒细胞和纤维蛋白组成的分泌物在感染部位聚集而引起肺实质的局部实变。

五、临床表现

肺炎衣原体感染起病缓慢，最早出现的是上呼吸道感染症状，常表现为伴有咽痛、声嘶、流涕的咽炎、喉炎及鼻窦炎，其中以咽痛最为常见，有发热史。

数天或数周后，患者上呼吸道感染症状逐渐减退，开始出现咳嗽，提示下呼吸道受累，即所谓的双阶段疾病现象，此时临床表现以支气管炎和肺炎为主，患者体温一般不高。鼻窦炎可出现在疾病早期，但更多是出现在下呼吸道受累期。肺部听诊可听到干、湿啰音（即使在轻度感染者）。其他症状有气短以及咳嗽引起的胸部肌肉痛。非特异性症状如食欲不振、恶心、胃肠道紊乱和身体疼痛等通常也会出现。病情严重的患者可能会出现严重的呼吸困难、胸膜炎、嗜睡或感觉改变。偶尔会出现高热、颈部强直、头痛等类似脑膜炎的表现，并伴有其他非典型症状。

肺炎衣原体感染很少累及呼吸系统以外的器官。一般来说，肺炎衣原体感染病程较长，咳嗽和全身不适在其他症状缓解后仍可持续一段时间，有些患者可出现喘鸣和诱发哮喘，病程甚至长达几个月。4.5%～25%的肺炎衣原体感染患者会出现严重的哮喘症状。

老年患者和已有某些慢性疾病的患者，肺炎衣原体感染的临床表现可能较为严重，少数甚至有生命危险，尤其是存在慢性阻塞性肺疾病的老年患者。另外，有研究发现支气管哮喘和慢性支气管炎的复发或病程的延长与肺炎衣原体感染有关。

肺炎衣原体感染者可伴有肺外表现，包括心血管疾病（如冠状动脉疾病、心内膜炎、心肌炎、心包炎）或神经系统疾病（如脑炎、脑膜炎或吉兰-巴雷综合征）。也有研究发现其与甲状腺炎、结节性红斑以及下呼吸道感染和反应性呼吸道疾病相关。

六、实验室及其他检查

（一）实验室检查

1. 病原体的分离和培养 从临床标本中分离培养出肺炎衣原体可获得可靠的诊断。但到目前为止，肺炎衣原体很难通过培养获得，一方面是由于这些患者多为干性咳嗽，痰标本难以获得；另一方面是因为衣原体的培养要求很高，一般实验室难以开展。因此，痰培养方法已逐渐被其他快速检测方法所取代。

2. 血清学检查 传统的血清学检查方法为补体结合试验（CFT），这是一种敏感和常用的检查方法。但此法存在许多缺点，如假阳性结果可以出现在炎症反应过程中；不能用于鉴别肺炎衣原体与鹦鹉热衣原体感染，因为两者有共同抗原。目前CFT已逐渐被病原体血清特异性抗体检测所替代，后者为目前应用最广的诊断方法，诊断标准为急性期和恢复期双份血清抗体滴度呈4倍或4倍以上增高，初期单份血清高效价亦提示存在感染。

肺炎衣原体血清学检查方法有免疫荧光试验、酶联免疫吸附试验（ELISA）、间接血凝试验和被动凝集反应等。早期IgM抗体升高，或恢复期IgG抗体升高4倍或4倍以上有诊断意义。传统的冷凝集试验敏感性和特异性并不高。

微量免疫荧光试验是目前国际上标准且最常用的肺炎衣原体血清学诊断方法。肺炎衣原体血清学检查，除性病门诊患者外可使用肺炎衣原体单一抗原，即不需要同时检测沙眼衣原体和鹦鹉热衣原体抗体。血清学诊断标准如下：IgG≥1∶512和（或）IgM≥1∶32。

3. 抗原检测 病原体抗原检测对早期快速诊断有重要意义。如应用单克隆直接或间

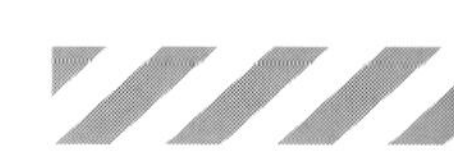

接荧光抗体对标本(体液和组织)进行染色检测病原体抗原,以及采用固相酶免疫技术、ELISA 等直接检测标本中的肺炎衣原体抗原等。这些方法都具有高度特异性,但敏感性都不高,所以临床已很少应用,多应用于科研。

4. 分子生物学检测　应用分子生物学技术对临床标本进行肺炎支原体和肺炎衣原体 DNA 检测,对早期快速诊断有重要意义。如应用 DNA 探针和聚合酶链反应(PCR)技术检测痰、呼吸道分泌物、血清、支气管肺泡灌洗(BAL)液中的肺炎支原体和肺炎衣原体 DNA,敏感性和特异性均很高。但须注意质量控制,否则可能出现较多的假阳性结果。目前基因检测主要用于培养结果的确认和流行病学研究。

(二) 其他辅助检查

在胸部 X 线片上,通常有不典型和非特异性表现,也可见到肺泡浸润。还可见肺部斑片状实变或网状间质浸润。胸腔积液很常见,但很少见到非心源性肺水肿。肺大叶实变并不常见,但可出现在鹦鹉热患者中。

七、诊断及鉴别诊断

(一) 诊断

(1) 社区发病。

(2) 肺炎相关临床表现:①新近出现的咳嗽、咳痰或原有呼吸道症状加重,伴或不伴脓痰、胸痛、呼吸困难及咯血;②发热;③肺实变体征和(或)闻及湿啰音;④外周血白细胞计数大于 10×10^9/L 或小于 4×10^9/L,伴或不伴细胞核左移。

(3) 胸部影像学检查显示新出现的斑片状浸润影、叶或段实变影、磨玻璃影或间质性改变,伴或不伴胸腔积液。

符合(1)(3)及(2)中任何一项,并除外肺结核、肺部肿瘤、非感染性肺间质性疾病、肺水肿、肺不张、肺栓塞、肺嗜酸性粒细胞浸润症及肺血管炎等后,可建立临床诊断。

(二) 鉴别诊断

1. 病因鉴别　在疑诊肺炎衣原体肺炎时,还应考虑到其他非典型肺炎的病因,如肺炎支原体、土拉伦氏杆菌(兔热病的病原体)、贝纳柯克斯体(Q 热的病原体)和军团菌等感染。所以在这种情形下,必须全面采集病史并进行临床体格检查以排除非典型肺炎的其他原因。

2. 疾病鉴别　除了肺炎外,肺炎衣原体感染可以在患者中表现为多种不同的疾病形式,如支气管炎、咽炎、鼻窦炎或喉炎。通常来说,患者会出现非典型和轻度症状,并且根据临床表现,患者可被误诊为上呼吸道炎、胃肠炎或单纯的喉咙痛。

其他鉴别诊断如下。

(1) 细菌性肺炎:细菌性肺炎是由细菌感染引起的肺实质性急性炎症,可由肺炎链球菌、金黄色葡萄球菌、肺炎克雷伯菌、铜绿假单胞菌等致病菌引起。临床表现:①发热,体温一般可达 38～40 ℃,年老体弱的患者可能仅出现低热或不发热;②咳嗽,早期为刺激性干咳,继而咳出白色黏液痰,或带血丝的痰,1～2 天可以咳出黏液血性痰或铁锈色痰等;③胸痛,针刺样的剧烈胸痛,随病情加重可向肩部、腹部放射。还会伴有乏力、肌肉疼痛、食欲不振等。

(2) 真菌性肺炎:真菌性肺炎是由真菌感染引起的肺部感染性疾病。这些真菌包括念珠菌、曲霉、隐球菌等。临床上比较常见的是念珠菌感染引起的肺炎,患者表现为畏寒、高热、咳白色泡沫黏痰，有酵臭味，痰可呈胶冻状，有时咯血，酷似急性细菌性肺炎。胸部X线检查显示双下肺纹理增多，有纤维条索影，伴散在的大小不等、形状不一的结节状阴影，呈支气管肺炎表现，或为均匀大片浸润，从肺门向周边扩展，可形成空洞，多为双肺或多叶病变，但肺间较少受累，偶可并发胸膜炎。

(3) 病毒性肺炎：病毒性肺炎是指由病毒感染呼吸道及肺部引起的炎症，患者有不同程度的缺氧、感染症状，表现为发热、咳嗽、喘息、气促、肺部湿啰音等。患者的临床表现通常较轻，主要有发热、寒战、头痛、全身酸痛、疲劳倦怠等，同时有咳嗽、咳白色黏痰或略带血丝痰、咽痛等呼吸道症状，部分患者仅表现为胃肠道不适。小儿或老年患者容易发展为重症肺炎，表现为呼吸困难、嗜睡、易出汗、精神萎靡、胸痛等。

(4) 结核病：结核病是由结核分枝杆菌感染引起的慢性传染病。结核分枝杆菌主要侵犯肺，称为肺结核；也可侵及肺以外的其他部位如肝、肾、脑、淋巴结等器官，称为肺外结核病。结核病是青年人容易发生的一种慢性传染病。潜伏期4～8周。其中80%发生在肺部，其他部位(颈淋巴结、脑膜、腹膜、肠、皮肤、骨骼)也可继发感染。

八、治疗

(一) 中医治疗

肺炎衣原体病属于“风温”，应从温病学理论出发，采用卫气营血辨证，分为邪犯肺卫证、痰热壅肺证、邪陷心包证、阴竭阳脱证、气阴两伤证。早期温邪在表，邪袭肺卫，肺气失宣，治宜轻清宣透，勿用滋腻药物。重症者邪入营血、热陷心包，治宜凉血解毒、清心开窍。后期气阴两伤，余热未尽，治宜养阴清热。

1. 辨证要点

(1) 观察病位所在：邪在卫分、气分，病位多在上焦肺经。邪在营分、血分，病位多在心包或涉及肝、肾二脏。

(2) 审虚实转化：本病初期，以实证为主，或邪实正虚；后期，以正虚为主，或正虚邪恋，或虚中夹实。

2. 治疗原则 风为阳，温亦为阳，两阳相劫，必伤阴液。而肺为多气少血之脏，故把住气分关是治疗关键。治疗基本原则为宣肺透邪，顾护阴液。

3. 辨证论治

(1) 邪犯肺卫。

临床表现：发热重，恶寒轻，咳嗽痰白，口微渴，头痛，鼻塞，舌边尖红，苔薄白或微黄，脉浮数。

治法：宣肺透表。

代表方：银翘散加减。

组成：连翘10 g，金银花10 g，桔梗6 g，薄荷6 g，淡竹叶4 g，生甘草5 g，荆芥穗4 g，淡豆豉5 g，牛蒡子6 g。

加减：发热者，加柴胡注射液4 mL，肌内注射，每日2次；清温针(柴胡、黄芩、金银花、薄荷)4 mL，肌内注射，每日2次。

(2) 痰热壅肺。

临床表现：高热烦渴，咳喘胸痛，咳黄痰或带血，舌红，苔黄或腻，脉滑数。

治法：清热解毒，宣肺化痰。

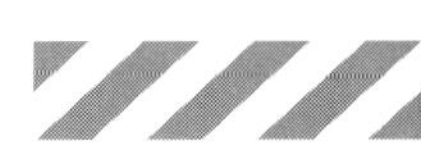

代表方:麻杏石甘汤加减。

组成:麻黄(去节)5 g,苦杏仁(去皮尖)5 g,甘草(炙)3 g,石膏(碎,锦裹)9 g。

加减:

①清肺饮:麻黄、苦杏仁、黄芩、牛蒡子、桔梗、僵蚕各 8 g,石膏 10 g,虎杖、白花蛇舌草各 10 g,甘草 6 g,水煎服,每日 2 剂,分 4 次服。②伴腑实便秘者,用直肠滴入液(大黄 15 g,大青叶 30 g,煎至 200 mL),每日滴 1～2 次,或用芒硝、大黄、甘草、玄参煎服或灌肠,每日 2 次,以便通热退为度。③痰盛者,加鲜竹沥水 20 mL,每日 3 次。

(3) 邪陷心包。

临床表现:灼热夜甚,神昏谵语,咳喘气促,痰气漉漉,舌謇肢厥,舌绛,脉细滑数。

治法:清热解毒,化痰开窍。

代表方:清营汤加减。

组成:水牛角 10 g,生地黄 5 g,玄参 3 g,竹叶心 3 g,麦冬 4 g,丹参 6 g,黄连 5 g,金银花 3 g,连翘 3 g。

加减:

①安宫牛黄丸或至宝丹,每次 1 丸,冲服,每日 2 次。②便秘者,紫雪散 3 g,大黄粉 3 g,冲服。③清开灵 10～15 mL,口服,每日 2 次。④醒脑静注射液 10～20 mL,加入 250～500 mL 液体中,静脉滴注,每日 1 次。

(4) 阴竭阳脱。

临床表现:高热骤降,大汗肢冷,颜面苍白,呼吸急迫,痰热壅盛,唇甲青紫,神志恍惚,舌红少津,脉微欲绝,血压下降。

治法:益气养阴,回阳固脱。

代表方:生脉散合四逆汤加减。

组成:人参 9 g,麦冬 9 g,五味子 6 g,当归 10 g,桂枝 6 g,芍药 6 g,细辛 3 g,通草 5 g,大枣 6 枚,炙甘草 3 g。

阴竭者:①生脉散加味,药用西洋参、麦冬、五味子、山茱萸各 8 g,煅龙骨、煅牡蛎各 10 g,浓煎频服;②生脉注射液或参麦针 20 mL,加入 200 mL 液体中,静脉滴注,每日 1 次。

阳脱者:①参附汤加味,药用人参、附子、麦冬、五味子各 8 g,煅龙骨、煅牡蛎各 10 g,浓煎频服;②参附注射液 20 mL,加入 250 mL 液体中,静脉滴注,每日 2～3 次。

(5) 气阴两伤,余热未尽。

临床表现:低热夜甚,少咳少痰,口燥咽干,五心烦热,神倦纳差,脉细数,舌红,苔少。

治法:养阴清热。

代表方:青蒿鳖甲汤加减。

组成:青蒿 5 g,鳖甲 10 g,细生地黄 10 g,知母 5 g,牡丹皮 6 g。

加减:①保肺饮:沙参、芦根、薏苡仁各 10 g,桑白皮、地骨皮、瓜蒌皮、枇杷叶、桃仁、功劳叶各 6 g,水煎分服,每日 1 剂。②沙麦汤:沙参、桑白皮、百部、芦根各 10 g,麦冬、五味子、枇杷叶、紫菀、淡竹叶、贝母各 8 g,水煎分服,每日 1 剂。③养阴清肺糖浆 20 mL,每日 3 次。

4. 中医外治法

(1) 穴位贴敷疗法:穴位贴敷具有起效迅速、适应证范围广、用药安全等优点。抗生素联合穴位贴敷治疗,敷贴于天突、大椎、膻中、双侧肺俞、涌泉、阿是(肺部啰音明显处)等穴,可明显改善症状,有效缩短病程。

(2) 小儿推拿:小儿推拿是在中医基础理论指导下,结合小儿生理病理特点,辨证施治,于小儿体表穴位及部位施以手法,达到增强免疫力、预防疾病的目的。运用抗生素联合小儿推拿治疗小儿肺炎衣原体肺炎,患儿的 $CD4^+$ 及 $CD8^+$ T 淋巴细胞水平可有效提高。

(3) 中药透皮导入:中药透皮导入是采用经皮给药的治疗方式,通过脉冲电流将药物离子沿患者的经络、穴位渗透到治疗部位。该方法不仅能够避免或减轻血药浓度的峰谷变化,还能够促进患者肺部血液循环,进一步达到消除炎症的目的。

(二) 西医治疗

1. 抗感染治疗

(1) 抗生素治疗:首选红霉素或多西环素。首剂抗感染药物争取在诊断社区获得性肺炎(CAP)后尽早使用,以提高疗效,降低病死率,缩短住院时间。但需要注意的是,正确诊断是前提,不能为了追求"早"而忽略必要的鉴别诊断。

(2) 对于门诊轻症 CAP 患者,尽量使用生物利用度好的口服抗感染药物治疗。建议口服阿莫西林或克拉维酸;无基础疾病的青年患者或考虑支原体、衣原体感染的患者可口服多西环素或米诺环素;我国肺炎衣原体对大环内酯类药物耐药率高,在耐药率较低地区大环内酯类药物可用于经验性抗感染治疗;喹诺酮类药物可用于上述药物耐药率较高地区或药物过敏或不耐受患者的替代治疗。

(3) 对于需要住院的 CAP 患者,推荐单用 β-内酰胺类或联用多西环素、米诺环素、大环内酯类或单用呼吸喹诺酮类。但与联合用药相比,呼吸喹诺酮类单药治疗不良反应少,且不需要做皮试。

(4) 对于需要入住 ICU 的无基础疾病的罹患重症 CAP 的青壮年患者,推荐应用青霉素类/酶抑制剂复合物、第三代头孢菌素、厄他培南联合大环内酯类或单用呼吸喹诺酮类进行静脉治疗,而老年人或有基础疾病患者推荐联合用药。

(5) 对有误吸风险的 CAP 患者,应优先选择氨苄西林/舒巴坦、阿莫西林/克拉维酸钾、莫西沙星、碳青霉烯类等有抗厌氧菌活性的药物,或联合应用甲硝唑、克林霉素等。

(6) 年龄≥65 岁或有基础疾病(如心脑血管疾病、慢性呼吸系统疾病、肾功能衰竭、糖尿病等)的住院 CAP 患者,要考虑肠杆菌科细菌感染的可能。此类患者应进一步评估产超广谱 β-内酰胺酶(ESBL)菌感染风险(有产 ESBL 菌定植或感染史、曾使用第三代头孢菌素、有反复或长期住院史、留置植入物以及行肾脏替代治疗等),高风险患者经验性治疗可选择哌拉西林/他唑巴坦、头孢哌酮/舒巴坦或厄他培南等。

(7) 在流感流行季节,对怀疑流感病毒感染的 CAP 患者,推荐常规进行流感病毒抗原或核酸检查,并应积极应用神经氨酸酶抑制剂进行抗病毒治疗,不必等待流感病原学检查结果,即使发病时间超过 48 h 也推荐应用。流感流行季节需注意流感继发细菌感染的可能,其中继发肺炎链球菌、金黄色葡萄球菌及流感嗜血杆菌感染较为常见。

2. 辅助治疗 除了针对病原体的抗感染治疗外,对中、重症患者补液,保持水、电解质平衡,给予营养支持以及物理治疗等辅助治疗对 CAP 患者也是必要的。对合并低血压的 CAP 患者早期液体复苏是降低严重 CAP 患者病死率的重要措施。低氧血症患者的氧疗和辅助通气也是改善患者预后的重要治疗手段,此外雾化、体位引流、胸部物理治疗等也被用于 CAP 的治疗。重症 CAP 患者的辅助治疗药物还包括糖皮质激素、静脉注射免疫球蛋白(IVIg)、他汀类药物,但到目前为止无确切证据证明其有效性。

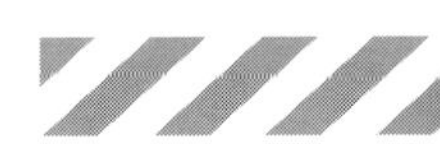

（1）氧疗和辅助呼吸。

①住院 CAP 患者应及时评估血氧水平，对存在低氧血症的患者推荐行鼻导管或面罩氧疗，维持血氧饱和度在 90%以上。但对于有高碳酸血症风险的患者，在获得血气分析结果前，血氧饱和度宜维持在 88%～92%。最近研究结果表明：经鼻导管加温湿化的高流量吸氧（40～60 L/min）也可用于临床。

②与高浓度氧疗相比，无创通气（NIV，包括无创正压通气和无创负压通气）能降低急性呼吸衰竭 CAP 患者的气管插管率和病死率，使氧合指数得到更快、更明显的改善，降低多器官衰竭和感染性休克的发生率，合并慢性阻塞性肺疾病的 CAP 患者获益更明显。但对于并发成人急性呼吸窘迫综合征（ARDS）的 CAP 患者，使用 NIV 的失败率高，且不能改善预后。重度低氧（氧合指数＜150 mmHg）CAP 患者也不适宜采用 NIV。

另外，需要及时识别 NIV 的失败指征。在使用 NIV 的最初 1～2 h 不能改善患者的呼吸频率和氧合状态，或不能降低初始高碳酸血症患者的血二氧化碳水平，均提示 NIV 失败，应立即改为气管插管呼吸机辅助呼吸。

③存在 ARDS 的 CAP 患者气管插管后宜采用小潮气量机械通气[6 mL/kg（理想体重）]。

④重症 CAP 患者如果合并 ARDS 且常规机械通气不能改善，可以使用体外膜肺氧合（ECMO）。ECMO 的适应证包括：a. 可逆性呼吸衰竭伴有严重缺氧（氧合指数＜80 mmHg 或即使用高水平的 PEEP 辅助通气 6 h 也不能纠正缺氧）；b. 酸中毒严重失代偿（pH＜7.15）；c. 过高的平台压（如大于 45 cmH_2O）。

（2）糖皮质激素。

糖皮质激素能降低合并感染性休克 CAP 患者的病死率，推荐使用琥珀酸氢化可的松，每日 200 mg，感染性休克纠正后应及时停药，用药一般不超过 7 日。糖皮质激素对不合并感染性休克的其他重症 CAP 患者的益处并不确定。此外，全身应用糖皮质激素可能导致需要胰岛素干预的高血糖发生。

（三）中西医结合治疗

肺炎衣原体肺炎采用中西医结合治疗的方法可以取得显著效果。西医以抗感染、抗炎及支持治疗为主，辅以中医治疗，邪犯肺卫证治以宣肺透表，方用银翘散加减；痰热壅肺证治以清热解毒、宣肺化痰，方用麻杏石甘汤加减；邪陷心包证治以清热解毒、化痰开窍，方用清营汤加减；阴竭阳脱证治以益气养阴、回阳固脱，方用生脉散合四逆汤加减；气阴两伤、余热未尽证治以养阴清热，方用青蒿鳖甲汤加减。同时辨证选用热毒宁注射液、喜炎平注射液、痰热清注射液、黄芪注射液等静脉滴注，能加强清热化痰、益气养阴的效果。

九、预防与调护

（一）预防

（1）戒烟、避免酗酒、保证充足营养、保持口腔健康有助于预防肺炎的发生。保持良好卫生习惯，有咳嗽、打喷嚏等呼吸道症状时戴口罩或用纸巾、肘部衣物遮挡口鼻，有助于减少呼吸道感染病原体的播散。

（2）接种肺炎链球菌疫苗可降低特定人群罹患肺炎的风险。目前应用的肺炎链球菌疫苗包括肺炎链球菌多糖疫苗（*Streptococcus pneumoniae* polysaccharide vaccine，PPV）和肺炎链球菌结合疫苗（*Streptococcus pneumoniae* conjugate vaccine，PCV）。

我国已上市23价肺炎链球菌多糖疫苗(PPV 23),可有效预防侵袭性肺炎链球菌的感染。PPV 23建议接种人群:①年龄≥65岁者;②年龄<65岁,但伴有慢性肺部疾病、慢性心血管疾病、糖尿病、慢性肾功能衰竭、肾病综合征、慢性肝病(包括肝硬化)、酒精中毒、耳蜗移植、脑脊液漏、免疫功能低下、功能或器质性无脾者;③长期居住养老院或其他医疗机构者;④吸烟者。建议肌内或皮下注射1剂,通常不建议在免疫功能正常者中开展复种,但可在年龄<65岁并伴有慢性肾功能衰竭、肾病综合征、功能或器质性无脾及免疫功能受损者中开展复种,2剂PPV 23接种至少间隔5年,首次接种年龄≥65岁者无须复种。

13价肺炎链球菌结合疫苗(PCV 13)可覆盖我国70%~80%的肺炎链球菌血清型,有良好的免疫原性。PCV 13接种策略:未接种肺炎链球菌疫苗且年龄≥65岁的成人,应接种1剂PCV 13,并在接种后6~12个月接种1剂PPV 23;之前接种过1剂或多剂PPV 23且年龄≥65岁的成人,距最近1剂PPV 23接种1年及1年以后应该接种1剂PCV 13;65岁前曾接种PPV 23的成人,应该在65岁之后(并且距上次接种至少1年)接种PCV 13,在接种后6~12个月可重复接种PPV 23,但2剂PPV 23接种间隔时间应不少于5年。

流感疫苗可预防流感发生或减轻流感相关症状,对流感病毒性肺炎和流感继发细菌性肺炎有一定的预防作用,适用人群较肺炎链球菌疫苗更加广泛。建议每年流感季接种1剂。联合应用肺炎链球菌疫苗和流感疫苗可降低老年患者的病死率。

(3)饮食上应多饮水,多食新鲜水果,如梨、枇杷、苹果等,有清热生津、止咳化痰之功。食物宜细软,以汤、粥、菜泥、肉碎等有营养、易消化食物为宜。忌酸性辛辣、滋腻之品,以免留邪助热。可适当食用一些汤料,如竹叶荷叶粥(鲜竹叶5 g,鲜荷叶1张,加水煎煮取汁,加粳米100 g、白砂糖少许煮粥食用),有清热化湿、开胃益气之功;银耳雪梨羹(银耳10 g、雪梨1个、冰糖30 g,将梨去核切片加水适量与银耳同煮至稠,再加冰糖溶化即成,每日2次,热饮),有清热生津、润肺止咳之功。

(4)在流行期做好卫生宣传,做好公共和个人卫生,儿童要避免出入公共场所。早期发现患者,就地隔离治疗,是阻断传播的重要措施。

(5)经常开窗通风。开窗通风不仅可以把各种致病因子排出室外,减少微生物等对人体的侵袭,还能调节呼吸系统和中枢神经系统的工作状态。研究发现,开窗通风30 min,可使室内空气的细菌数减少70%甚至更多,通风时间越长,室内的细菌数就越少。

(6)对于密切接触者,应服药预防。用大蒜、板蓝根、大青叶、金银花、野菊花、贯众等,熬汤服或滴鼻;西药可服磺胺嘧啶,成人每日2 g,分2次与等量碳酸氢钠同服,连服3日。

(二)调护

(1)对患者的护理:要随时注意观察其精神状态及体温、血压、呼吸、舌象、脉搏等。高热、昏迷、抽搐者要及时按护理常规处理;昏迷患者要随时吸痰,以防呼吸道堵塞。病室要通风、清洁,还要避免冷空气直接进入室内。对于昏迷时间较长或有后遗症的患者,要预防发生压疮,保证营养,保证充分水量供给,对有后遗症的患者,要按科学的方法给予言语、智力、肢体的康复指导。

(2)饮食调理十分必要,应以促进食欲、扶持胃气、顾护津液为原则。发热期多进流质、半流质营养丰富且清淡易消化的食物,少食多餐,避免辛辣刺激、油腻煎炸食物。恢复期注意益气增液,但不宜多进肉食。

(3)食疗方:①黑米肉末粥,适量黑米配少量精瘦肉末煮粥。②黑米银耳羹,黑米、银耳、枸杞子、玉竹、百合,共煮薄羹。③绿豆茶叶冰糖汤,绿豆50 g、绿茶5 g、冰糖15 g。将绿

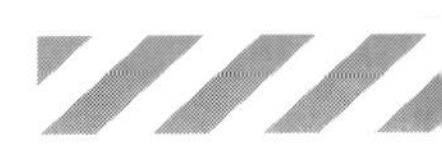

豆洗净、捣碎，同绿茶、冰糖放入杯中，用滚开水冲沏，加盖焖(20 min)，分次饮服。适用于各型患者用作辅助治疗。④莲子地黄藕节粥，莲子 20 g、粳米 40 g，生地黄、鲜藕节各 30 g。洗净后加水慢火煮熟烂，成稀薄粥状，加冰糖适量，待凉饮食。适用于热盛迫血患者用作辅助治疗。

(王　淼　黄超群　高清华)

参考文献

[1] 廖嘉仪，张涛. 13198 例急性呼吸道感染住院患儿肺炎支原体、肺炎衣原体及嗜肺军团菌分布特点分析[J]. 中国当代儿科杂志，2016，18(7)：607-613.

[2] 黄文娣，赵玉娟，陈璐. 新生儿肺炎衣原体肺炎 46 例临床特征[J]. 中华实用儿科临床杂志，2019，34(22)：1740-1742.

[3] 莫雨平，刘亚峰，李晓良，等. "肺系瘟病"的中医病因病机论述[J]. 中国民间疗法，2020，28(10)：9-12.

[4] 马信礼. 肺炎衣原体所致急性呼吸道感染的临床治疗分析[J]. 世界最新医学信息文摘，2019，19(52)：168.

[5] 中华医学会呼吸病学分会. 中国成人社区获得性肺炎诊断和治疗指南(2016 年版)[J]. 中华结核和呼吸杂志，2016，39(4)：253-279.

[6] 解晓霞，马晓娟，许晶晶，等. 黄芩苷对肺炎衣原体诱导的内皮细胞黏附因子表达的影响[J]. 中医药导报，2015，21(18)：27-29.

[7] 罗明，龚成，罗琴，等. 2015—2019 年北京市肺炎衣原体流行特征分析[J]. 中华流行病学杂志，2021，42(8)：1466-1474.

[8] 张宙，赖来清，郭惠娴，等. 21242 例急性呼吸道感染住院患儿肺炎衣原体分析情况探析[J]. 中国卫生标准管理，2021，12(13)：79-82.

[9] 邓坤，赖海艳，龙娟，等. 中医药治疗小儿肺炎支原体肺炎的研究概况[J]. 广西中医药大学学报，2021，24(2)：90-93.

第四十四章 支原体肺炎

一、概述

支原体肺炎，又称肺炎支原体肺炎（*Mycoplasma pneumoniae* pneumonia，MPP），是由肺炎支原体引起的以下呼吸道急性炎症为主要改变的疾病，主要表现为咳嗽、发热，通常同时伴有咽炎、肺炎和支气管炎等。本病全年皆可发生，但好发于秋冬季。本病具有传染性，一般好发于儿童及青年人群，可通过飞沫及直接接触传播，流行特点为持续时间长，流行周期为3～5年，其病程一般为3～4周，有时长达数个月，可反复发作。临床观察发现大部分患者预后良好，少部分患者可出现重症肺炎。根据目前的调查，支原体肺炎的发生率可以占到非细菌性肺炎的1/3以上。

肺炎支原体感染临床大多表现为刺激性咳嗽，呈干咳、痉咳，部分伴有发热、咳痰、气促、喘息。然而中医学典籍无“支原体”之说，根据临床表现，多把本病归属于中医学“咳嗽”“肺炎喘嗽”的范畴。在临床实践中，将肺炎支原体感染的临床表现以咳嗽为主症的支气管炎和部分支原体肺炎，按“咳嗽”辨治；而临床表现以咳嗽、发热、气促为主症的部分支原体肺炎，则按“肺炎喘嗽”辨治。二者病位都在肺，而在病机上略有不同。《黄帝内经·素问》曰：“五脏六腑皆令人咳，非独肺也。”因小儿脏腑娇嫩，形气未充，卫外功能差，在气候多变之时，寒暖不能自调，最易受外邪侵袭；或胃强脾弱，饮食不知自节，多食膏粱厚味而易致食积、内生湿热、痰湿。不论是外感还是内伤，都导致肺气不宣，肺失清肃，气机不利上逆而发为咳嗽。肺炎喘嗽则由外邪闭肺，肺气郁闭导致，在早期风热闭肺，在中期痰热互结，闭阻于肺，致肺气闭塞。痰热既是病理产物同时又是致病因子。

二、流行病学

（一）传染源

支原体肺炎患者是主要的传染源，肺炎支原体感染全年散发，我国北方以冬季、南方以秋季为多，每3～7年有一次流行高峰。在社区、家庭内或聚集人群中可以有流行感染，暴发则往往多在学校、托幼机构、夏令营等较封闭区域的群体中。肺炎支原体感染无显著性别差异。

（二）传播途径

传播途径包括近距离接触传播、空气传播以及飞沫传播。

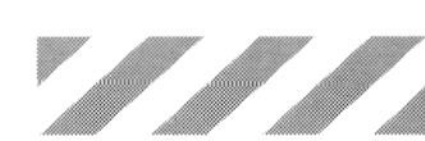

（三）易感人群

各年龄段人群普遍易感，儿童则是最易感的人群。发病高峰人群是学龄前期和学龄期儿童，6 月龄以下的婴儿很少受到感染，可能是由于残留有母体抗体。3～15 岁儿童的社区获得性肺炎(community-acquired pneumonia，CAP)中 8%～40%由肺炎支原体感染引起，但反复感染者少见。婴幼儿常表现为轻症感染。携带者可能不会出现明显的症状，因此肺炎支原体感染的真实患病率可能高于报道。肺炎支原体感染潜伏期为 2～3 周，有学者观察到支原体肺炎患者随着平均温度和相对湿度的增高而增多，温度和湿度对支原体肺炎的影响还存在滞后效应，温度的滞后效应有 0～1 周，湿度的滞后效应则长达 3～8 周。

（四）流行特征

流行病学研究主要体现在血清学方面，研究提示，在全球范围内，肺炎支原体感染率较高。我国的流行病学研究显示：北京地区急性下呼吸道感染的患儿中肺炎支原体的检出概率是 13%。新兵训练营和幼儿园等环境相对封闭区域中的人群，肺炎支原体感染可造成规模比较小的流行，有数据显示，在这样相对封闭的区域中人群感染率为 25%～75%。肺炎支原体感染经常在家庭成员间传播。肺炎支原体所致上呼吸道感染和下呼吸道感染一般与年龄有较为密切的关系，比如：3 岁以下的幼儿以上呼吸道感染为主，5～20 岁的人群感染后主要表现为支气管炎和肺炎，成人则以肺炎多见。

据研究，世界各地都有肺炎支原体感染的记录。国外报道称，支原体肺炎在少年儿童群体中的发生率和患病率一直呈现快速上升的趋势，占因社区获得性肺炎而住院患儿的 10%～40%。感染肺炎支原体患者的鼻、咽、气管、痰液中均可能存在具有活性的肺炎支原体，通过咳嗽而扩散，特别是在人口稠密的地方，如在医院、军事基地、学校等传播得更加迅速。

日本一位学者发表的研究认为，气温升高与肺炎支原体感染的发生率呈现正相关的趋势。流行病通常每隔 3～8 年发生 1 次。肺炎支原体感染是否发生受所处的国家、地区，性别、年龄段，环境中的水和温度等多种因素影响。代雷阳等通过对昆明市儿童支原体肺炎的流行病学调查，认为肺炎支原体感染与气候、地理因素有关。其所在的云南省昆明市属于高原亚热带季风气候，这种独特的气候有别于中国其他地区。昆明地区四季皆春，而全年温差小的地方有利于肺炎支原体的繁殖及传播。昆明地区属云贵高原，海拔相对较高，紫外线强，早晚相对温差较大，容易引起呼吸道感染。另外，代雷阳等认为，肺炎支原体感染可发生在各年龄段，随着年龄的增长，感染率不断增高。

肺炎支原体感染发病高峰人群为学龄前期及学龄期儿童。幼儿的免疫系统结构和功能还在逐步发展和完善。随着幼儿年龄的增长，免疫能力的增强，幼儿所接受的特异性抗原的刺激越多，抗体的产生量也越多。在学校等人群密集的场所，长期与其他人密切接触可大大增加交叉感染的机会。

三、中医病因病机

（一）病因

中医学认为本病属于“喘嗽”的范畴，外因多为机体感受六淫之邪气，内因多为机体正气亏虚，脏腑功能失调，内外相感而发病。

1. 感受外邪　六淫之邪可单独伤肺致病，亦可相和而致本病，且复合性外邪伤肺致病更为常见，如风寒咳嗽、风热咳嗽、风燥咳嗽等。风为百病之长，在外感证中，不论是由于风寒、风热，还是由于燥热，多以风为先导，夹寒、夹热、夹燥等外邪入侵。临床所见以风热为多，即使是风寒入里，亦渐化热，终成痰热壅肺。

2. 素体亏虚 小儿“稚阴未长，稚阳未充”，肺主气而司呼吸，易于受邪。加之小儿腠理疏松，卫外功能未固，冷暖不知自调，外邪每易从表而入，侵袭肺系而引发肺系疾病。小儿体质虚弱，病情常迁延难愈，日久伤阴、耗气，出现肺阴耗伤、肺脾气虚等证。

3. 饮食不节 小儿饮食不知自节，损脾伤肺，使肺主宣发肃降功能失司，脾主运化功能失司，水湿内停，痰邪壅阻呼吸道，出现咳嗽、气促等支原体肺炎症状。

综上所述，支原体肺炎的病因可分为外感与内伤。外感病因主要是感受六淫之邪气，内伤病因主要是饮食不节、素体虚弱等。内伤病因致脏腑功能失调，免疫力低下。不管外感还是内伤，其病机均是病邪引起肺失宣肃，肺气郁闭，肺气上逆，痰瘀为病理产物。

（二）病机

小儿脏腑娇嫩，卫气未充，风寒湿邪等经口鼻侵入肺中；血行不畅、瘀血内停或邪入肺络，致肺失宣肃，肺气闭塞，津液内停，故而本病痰、热、瘀互结，壅阻于肺腑，导致肺炎喘嗽而发病。小儿为纯阳之体，肺失肃降则肝易生风，甚则转化为热毒；若素体阴虚，正气不足则进一步化燥伤阴，耗损营血。

1. 痰 新生儿的肺脏娇嫩，易感外邪，致气机闭塞，肺失宣肃，肺中之气郁则痰阻而化热，肺中之气为火熏蒸，灼津则为热生痰，痰阻侵入肺络而容易引起小儿肺部疾病，其主要病位在肺，病机系湿热之浊邪交结，邪毒炽盛，炼液化热生痰，痰阻侵入肺络，胸部湿热气机闭塞。

2. 瘀 肺朝百脉，百脉通行，皆归于肺。肺主气，气行血，气血关系密切。小儿支原体肺炎病理中可产生瘀血阻络，应采用行气活血化瘀法治疗。总结本病病机为外邪袭肺，肺气郁闭，郁而生热，灼津成痰，痰阻肺络，壅塞气机，血行不畅，瘀血内停。气滞与血瘀、痰浊常相互搏结形成病理机制上的恶性循环，使病情加重或迁延。

3. 肝热生风 小儿为纯阳之体，肺常不足、肝常有余，肺金之肃降有制约肝火上升的作用。肺失肃降，即出现肝气偏旺、木火刑金，外感引动肝风、木叩金鸣，故临床上出现刺激性频繁性痉咳。因此治疗中采用平肝解毒法。

4. 热毒 本病以“毒”为源，以“变”为末，早期从“毒”论治，是为关键。小儿体属纯阳，邪易从火化，化火尤速，火热炽盛则为毒。“火热者，必有毒”。毒寓于热，毒不除则热不解，变由毒起，易生他证。

5. 化燥伤阴、耗营动血、内陷生变 此阶段分为急性期和缓解期，急性期、缓解期病机不同。急性期以风热闭肺和痰热闭肺为主，缓解期以肺阴虚和肺脾气虚为主。在治疗小儿肺炎时，不同时期病机不同，必须随时进行辨证（图 44-1）。

四、发病机制及病理

（一）发病机制

1. 肺炎支原体对宿主细胞的直接接触损害 肺炎支原体是感染呼吸系统的病原体，动物模型、体外细胞培养等研究显示，肺炎支原体在进入呼吸道后，会继续附着于呼吸道上皮细胞，其吸附功能可以破坏呼吸道上皮黏膜的完整性，这是肺炎支原体致病的一个前提条件。肺炎支原体细胞膜表面的黏附蛋白种类及数量较多，不仅使其具有高抗原性，还能发生

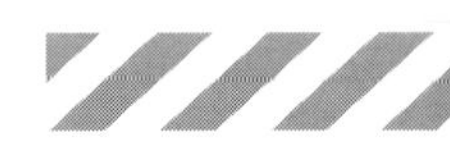

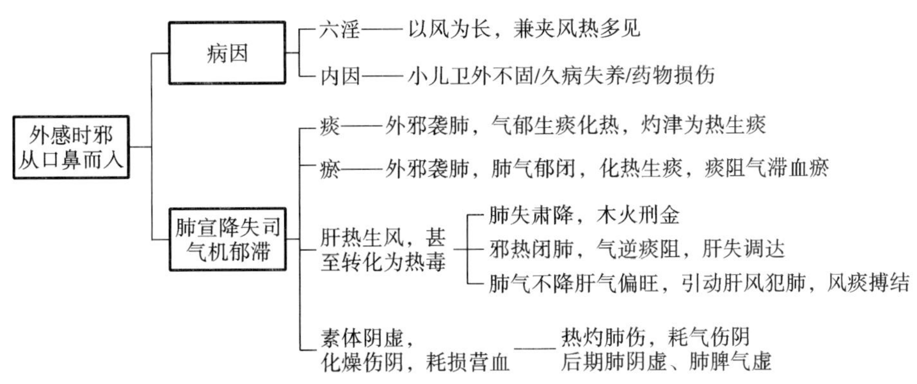

图 44-1　支原体肺炎病因病机示意图

变异，以保证其和宿主细胞的密切联系，且不会被黏液纤毛系统所清除。肺炎支原体与上皮细胞相互结合时，可在附着部位释放多种细胞毒素，破坏呼吸道和黏膜的完整性，并且能通过黏附作用大量地消耗机体上皮细胞内部的营养物质，影响机体细胞的正常新陈代谢。同时肺炎支原体合成的过氧化氢、超氧化物基团堆积于宿主细胞内，成为重要的致病因素，可抑制呼吸道上皮的纤毛运动，使上皮细胞线粒体肿胀，最终致宿主细胞溶解死亡。

2. 肺炎支原体感染引起的免疫损伤

(1) 体液免疫损伤：机体感染肺炎支原体后，会产生免疫球蛋白 M(IgM)抗体、免疫球蛋白 G(IgG)抗体等特殊抗体，这些都是促进机体消除肺炎支原体的重要因素。IgM 出现在机体感染肺炎支原体后 4～5 日，3～4 周达最高滴度后逐渐降低，可持续出现 1～3 个月甚至更长时间。IgG 抗体出现在机体感染肺炎支原体 20 天后，其滴度高于 1∶16 则认为有临床意义，且病情越重，IgG 抗体阳性率越高。体液免疫损伤是肺炎支原体致病的重要原因。

(2) 细胞免疫损伤：细胞免疫主要与 T 淋巴细胞有关，在机体感染肺炎支原体后，T 淋巴细胞将发挥重要作用。动物研究发现，相较于正常动物，切除胸腺后的免疫抑制动物在感染肺炎支原体后肺组织损伤程度更低。

（二）病理

肺炎支原体感染可引起整个呼吸道炎症。肺部病变常仅累及一个肺叶，以下叶多见。病变主要发生于肺间质，病灶呈段性分布，暗红色，切面可有少量红色泡沫状液体溢出。气管或支气管腔内也可见黏液性渗出物。胸膜光滑。镜下病变区域肺泡间隔明显增宽，有大量淋巴细胞、浆细胞和单核细胞浸润，肺泡腔内无渗出液或仅有少量混有单核细胞的浆液性渗出液。小支气管和细支气管壁及其周围组织也常有炎症细胞浸润。重症病例，呼吸道上皮亦可坏死脱落，往往伴有中性粒细胞浸润。支原体肺炎预后良好，死亡率为 0.1%～1%。

肺炎支原体是介于细菌与病毒之间，能独立生活的最小微生物，直径约为 200 nm。无细胞壁，仅有由 3 层膜组成的细胞膜，常与细菌 L 型相混淆，两者的菌落相似，可在无细胞的培养基上生长与分裂繁殖，含有 RNA 和 DNA，经代谢产生能量，对抗菌药物敏感。支原体为动物多种疾病的病原体，目前已发现 8 种类型，其中只有肺炎支原体确定对人致病，主要引起呼吸系统疾病。肺部病变呈片状，或为融合性支气管肺炎或间质性肺炎，伴急性支气管炎。肺泡内可含少量渗出液，并可发生灶性肺不张、肺实变和肺气肿。肺泡壁和间隔有中性粒细胞和大量单核细胞浸润。支气管黏膜细胞可有坏死和脱落，并有中性粒细胞浸润。胸膜可有纤维蛋白渗出和少量渗液。

五、临床表现

肺炎支原体感染临床表现呈多样性，可无症状，也可有鼻咽炎、鼻窦炎、中耳炎、咽扁桃体炎、气管支气管炎、细支气管炎和肺炎等相应表现。

(一) 儿童主要症状

1. 上呼吸道感染 学龄期儿童的上呼吸道疾病中约5%为肺炎支原体感染，儿童和青少年扁桃体炎的肺炎支原体检测阳性率为5%～16%。慢性鼻窦炎及合并腺样体肥大者肺炎支原体检出率也较高。肺炎支原体长期滞留于鼻咽部及腺样体可能会造成腺样体增生。与支气管肺炎有关的头痛者，需考虑伴发鼻窦炎。肺炎支原体中耳炎临床表现缺乏特异性，当急性中耳炎儿童患者应用β-内酰胺类治疗效果不佳时，需警惕肺炎支原体感染的可能性。

2. 下呼吸道感染 肺炎支原体气管支气管炎发生率约是肺炎的20倍，而10%～40%肺炎支原体感染会发展成肺炎。支气管肺炎的主要临床表现是发热、咳嗽，肺部体征与临床症状及影像学所见常不一致。临床表现不具有特征性，胸部影像学改变呈多样性，同样缺乏特异性。所以任何一项临床征象的存在或缺失都不能作为肯定或否定支气管肺炎的依据，确诊支气管肺炎需要综合流行病学史、临床资料和胸部影像学资料，并进行肺炎支原体的病原学检查。肺炎支原体气管支气管炎患者咳嗽时间过长要注意是否合并百日咳。喘息是肺炎支原体致细支气管炎的主要表现，支气管肺炎婴幼儿患者喘息症状较年长儿明显。肺炎支原体感染还与哮喘样急性发作相关，有31%～50%的肺炎支原体感染者会出现哮喘样急性发作。

3. 肺炎支原体感染肺外表现 发生率约25%。肺炎支原体感染可有全身各系统并发症，也可单独以肺外症状起病，容易误诊和漏诊。肺炎支原体感染引起的消化系统表现以肝功能轻中度损害为主；神经系统损害的发生率为10%，最常见的为脑炎；也可引起急性肾小球肾炎、间质性肾炎和IgA肾病，少数可引起急性肾功能衰竭。肺炎支原体感染引起的皮疹呈多样性，极少数可发生渗出性多形性红斑，这是肺炎支原体感染最严重的皮肤损害表现。血液系统表现以溶血性贫血多见，也可发生血小板减少或增多、粒细胞生成减少、再生障碍性贫血、凝血异常、噬血细胞综合征、传染性单核细胞增多症等，已有肺炎支原体感染引起脑、肺、肢体血管栓塞及弥散性血管内凝血的报道。骨关节肌肉异常表现为关节痛、关节炎、非特异性肌痛和横纹肌溶解等。肺炎支原体感染者肺外多系统、多器官受累的特点提示可能与免疫炎症反应及自身免疫反应相关。

4. 重症肺炎支原体肺炎(severe *Mycoplasma pneumoniae* pneumonia，SMPP)和难治性肺炎支原体肺炎(refractory *Mycoplasma pneumoniae* pneumonia，RMPP)

(1) SMPP指病情严重的支气管肺炎，其诊断标准与CAP严重度判定标准相一致。SMPP可表现为一般情况差、拒食或脱水征、意识障碍、肺部浸润(多肺叶或一侧2/3及以上的肺叶受累)、明显气促、发绀或呼吸困难、胸腔积液、气胸、肺不张、肺坏死、肺脓肿以及肺外并发症。具备上述表现之一者可判断为SMPP。SMPP病情严重，SMPP可以是RMPP，但并不等同于RMPP。

(2) RMPP指支气管肺炎患儿使用大环内酯类药物正规治疗7日及以上，临床征象加重，仍持续发热、肺部影像学表现加重、出现肺外并发症。“难治”表明该患儿对支气管肺炎常规治疗反应差，其发生机制包括肺部与全身过强的炎症反应，合并肺外并发症及其他病原

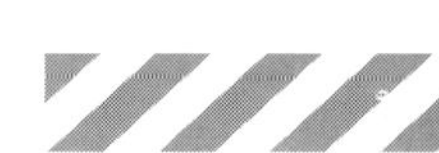

体感染，肺炎支原体的高载量，肺炎支原体对大环内酯类药物耐药，呼吸道黏蛋白高分泌导致塑形性支气管炎，机体高凝状态促使微血栓形成甚至引起肺栓塞、坏死性肺炎，社区获得性呼吸窘迫综合征毒素损伤呼吸道上皮细胞等。要具体分析每例患儿“难治”的原因，可以是多因素的综合作用。

（二）成人主要症状

潜伏期为1～3周。发病形式多样，多数患者仅以低热、疲乏为主，部分患者可突发高热并伴有明显的头痛、肌痛及恶心等全身中毒症状。

呼吸道症状以干咳最为突出，常持续4周以上，多伴有明显的咽痛，偶有胸痛、痰中带血。呼吸道以外的症状中，以耳痛、麻疹样或猩红热样皮疹较多见，极少数患者可伴发胃肠炎、心包炎、心肌炎、脑膜脑炎、脊髓炎、溶血性贫血、弥散性血管内凝血、关节炎及肝炎等。

阳性体征以显著的咽部充血和耳鼓膜充血较多见，少数患者可有颈部淋巴结肿大。肺部常无阳性体征，少数患者可闻及干、湿啰音。

外周血白细胞计数和中性粒细胞比例一般正常，少数患者可升高。

（三）就医指征

(1) 当患者出现持续性干咳、发热、乏力、胸痛时，应及时到医院就医。

(2) 儿童和年老体弱等免疫力低下者，既往有慢性基础疾病者，更应该及早就医。

六、实验室及其他检查

1. 肺炎支原体培养　肺炎支原体生长缓慢，对培养环境要求苛刻，培养时间长，肺炎支原体培养的敏感性低于60%，但肺炎支原体培养阳性可确认肺炎支原体感染的诊断，是判断肺炎支原体感染的“金标准”，并能对分离株进行菌种鉴定、分型及药敏试验，故具有重要的临床意义，建议有条件的医院开展肺炎支原体培养。推荐使用SP4培养基，采用液体-固体法。标本接种至液体培养基后将浓度自1×10^{-1}梯度稀释至1×10^{-3}，以降低某些抑制物的影响，提高肺炎支原体检出率。肺炎支原体培养一般需要4～7日，最佳培养时间需要21日或者更长时间，肺炎支原体分解葡萄糖产酸，使液体培养基中酚红显色剂变为黄色，经多次固体培养基传代培养后，镜下呈现典型的煎蛋状菌落。有一种可在临床应用的肺炎支原体快速培养试剂盒，基于高营养和快速生长因子，肺炎支原体快速生长，可通过培养基颜色变化来判断肺炎支原体的存在。该方法与肺炎支原体生长特性不符，且快速培养法易受其他微生物污染而出现假阳性，因此不予以常规推荐。若确有需要开展的，一般认为培养4日以后培养基出现颜色变化且呈极微弱的混浊状态可以作为肺炎支原体感染的参考依据，有条件的可进一步采用血清学和PCR方法证实。

2. 肺炎支原体核酸检测　包括DNA或者RNA检测，具有高敏感性和高特异性，适用于肺炎支原体感染的快速诊断。

(1) 肺炎支原体DNA的检测方法主要是荧光定量PCR，根据P1蛋白或16S rRNA靶基因设计扩增引物。部分呼吸道病原多重PCR检测试剂盒中也设置了肺炎支原体靶点。特异性和敏感性高，检测时间约3 h，结果稳定，可满足临床早期诊断需求。要注意肺炎支原体感染后在恢复期可持续携带，其DNA的载量呈逐渐下降趋势，因此，应对肺炎支原体DNA进行定量检测，检测结果需要结合临床进行综合分析。定量检测以1×10^{3} copies/L

或 1×10^3 U/L 为单位报告，如果检测结果高于检测方法的上限，则报告≥×××10^3 copies/L 或≥×××10^3 U/L，低于检测下限则报告<×××10^3 copies/L 或<×××10^3 U/L。

(2) 肺炎支原体 RNA 的检测是核酸恒温扩增技术和实时荧光检测技术相结合的一种核酸检测方法，简称为实时荧光核酸恒温扩增检测技术(SAT)。其采用的靶标为 16S rRNA，特异性高，敏感性和扩增效率高于荧光定量 PCR。SAT-RNA 的检测结果可用于现症感染的诊断及评价肺炎支原体感染的治疗效果和预后。RNA 易降解的特点可以有效减少实验室的污染和假阳性结果，但标本采集后应及时进行前处理，以避免假阴性结果。

3. 肺炎支原体抗原直接检测 通过制备 P1 蛋白或者 50S 核糖体 L7/L12 核糖体蛋白特异性单克隆抗体，经抗原抗体反应检测肺炎支原体特定抗原。该方法特异性高，但有缺陷：敏感性较低，最小检测灵敏度一般为 1×10^6 CFU/L，而肺炎支原体阳性患者的咽拭子标本病原体含量一般为 $1\times10^5\sim1\times10^6$ CFU/L，易造成假阴性结果，有研究报道该方法敏感性仅为实时 PCR 的 60%～70%。目前商品化的试剂盒大部分使用的是胶体金法。

4. 肺炎支原体血清抗体检测 机体感染肺炎支原体后，体内可产生特异性的 IgM、IgG、IgA 抗体，IgM 抗体一般在感染后 4～5 日出现，3～4 周达高峰，持续 1～3 个月甚至更长时间，可作为近期感染的诊断指标。IgA 抗体在肺炎支原体感染早期迅速上升，由 IgM 抗体转换产生，7～14 日达峰值水平，其变化与 IgM 抗体基本一致。IgG 抗体出现较迟，其浓度峰值出现在感染后的第 5 周，一般提示有既往感染，单独检测意义不大，但可用于肺炎支原体感染的流行病学调查。

(1) 颗粒凝集法(PA 法)：实验室常用的诊断肺炎支原体感染的血清抗体测定法，无需特殊检测设备，人工操作判读重复性好，非特异性反应小。抗体滴度可检测范围为 1∶(40～10240)，患儿血清抗体滴度≥1∶160 可以作为肺炎支原体近期感染或急性感染的参考标准。数据显示血清肺炎支原体抗体滴度与肺炎支原体感染患儿严重程度呈正相关，故为临床治疗及预后判断提供了依据。但该方法检测的抗体是肺炎支原体总抗体，有极少数感染肺炎支原体的患儿可能出现持续的高滴度，建议再检测肺炎支原体抗体的亚型，必要时可联合检测肺炎支原体的核酸分析其原因。

(2) IgM、IgG、IgA 等亚型抗体测定，通常采用免疫胶体金技术、ELISA 和化学发光法等。免疫胶体金技术可定性检测肺炎支原体 IgM 抗体，该方法检测简便，可用末梢全血，所需血量少、出具结果迅速，阳性提示肺炎支原体感染，适用于疑似肺炎支原体感染的门诊或急诊患儿快速筛查。肺炎支原体 IgM 抗体快速筛查为阴性结果并不能完全排除肺炎支原体感染，临床高度疑似时建议进行肺炎支原体抗体的定量检测或肺炎支原体核酸检测以进一步明确诊断。间接免疫荧光试验也可定性检测 IgM 抗体，但易受人为因素、类风湿因子、多种自身免疫抗体等的影响。而 ELISA 和化学发光法可定性或定量检测，定量结果对诊断和病程的判断更有价值。ELISA 可检测 IgM、IgG、IgA 抗体，化学发光法可检测 IgM、IgG 抗体。化学发光法较 ELISA 具有更高的敏感性且重复性更好。肺炎支原体 IgM 抗体水平检测对 6 月龄以上儿童诊断急性期感染的价值较大，而对于特异性 IgM 抗体产生有缺陷的个体，对 IgG 和 IgA 抗体尤其是对后者的检测更有意义，建议根据不同人群选择检测不同的抗体亚型。

(3) 冷凝集试验：肺炎支原体感染可刺激机体产生非特异性冷凝集素，但冷凝集素效价增高也可见于其他疾病，如流行性感冒、传染性单核细胞增多症、风疹等。该方法特异性低，

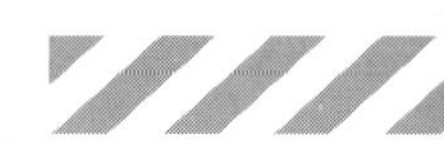

现已被其他检测肺炎支原体的方法所取代。

(4) 肺炎支原体抗体血清学检查:检查结果需要结合患儿的临床病程、基础状况以及年龄等综合评价。测定肺炎支原体 IgM 抗体阳性对诊断肺炎支原体的急性感染有价值,而仅有 IgG 抗体阳性者提示可能为既往感染。反复发生肺炎支原体感染或免疫缺陷的人群,可能不产生或仅产生低水平的抗体而导致假阴性结果。另外,抗体产生后在部分治愈患儿体内会持续存在一段时间,出现抗体持续阳性,必要时建议检测肺炎支原体核酸以明确诊断。

5. 药物敏感试验和耐药基因检测　美国国家临床实验室标准化委员会于 2011 年发布了关于支原体体外药物敏感试验的 M43-A 指南,因肺炎支原体培养要求苛刻、生长缓慢,临床实验室一般无法常规开展体外药物敏感试验,但对肺炎支原体进行耐药状况流行病学调查时可参照执行。大环内酯类药物的结合位点在 23S rRNA 结构域,23S rRNA 结构域Ⅱ区和Ⅴ区基因位点变异会降低抗菌药物和核糖体之间的亲和力,从而使肺炎支原体产生耐药性。已发现的变异位点包括 2063、2064、2067 和 2617。A2063G 阳性表现为对 14-环大环内酯类药物耐药,A2064G 阳性表现为对 14-环和 16-环大环内酯类药物耐药,C2617G 阳性表现为对 14-环和 15-环大环内酯类药物耐药,A2067G 阳性表现为对交沙霉素耐药。临床上可以参考肺炎支原体 23S rRNA 基因变异位点进行耐药分析。现有荧光 PCR 和测序法可检测肺炎支原体的耐药基因变异位点,但体外检测结果和体内治疗效果之间没有必然的联系,临床意义尚需进一步评价。

七、诊断及鉴别诊断

(一) 诊断

本病的主要临床表现包括乏力、咽痛、头痛、咳痰、发热、食欲不振、消化障碍、腹泻。胸部 X 线检查时发现:支原体肺炎易发于双肺中下肺野,以右下为多,肺纹理增粗且模糊,其间有大小不等的斑点状或小片浸润,有时融合呈支气管肺炎阴影,病变多数集中于肺门周围,常形成以肺门为中心向外放射的扇形阴影。如呈大片阴影时可占据一个肺段或大叶,阴影密度较淡薄、均匀、边缘模糊,呈薄云絮状,阴影变化快,呈游走性,一般于 1～2 周吸收、消散。根据典型的临床症状和体征,结合胸部 X 线检查结果,可初步诊断。肺炎支原体培养和(或)血清学试验是确诊本病的依据。

(1) 持续剧烈咳嗽,胸部 X 线片所见远较体征更为显著。如在年长儿中同时发生数例,可疑为流行病例,可早期确诊。

(2) 白细胞计数大多正常或稍增高,血沉多增快,Coombs 试验阳性。

(3) 青霉素、链霉素及磺胺类药对该病无效。

(4) 血清凝集素(属 IgM 型)大多滴度上升至 1∶32 或更高,病情越重,阳性率越高。冷凝集素大多于起病后第 1 周末开始出现,至第 3～4 周达高峰,后渐降低,2～4 个月时消失。

(5) 血清中特异性抗体的结合测定试验具有一定的临床诊断价值,临床上通常采用补体结合试验、间接血凝试验、间接免疫荧光试验和间接酶联免疫吸附试验等。另外,有人考虑通过使用酶联免疫吸附试验来帮助检测其他的受体抗原。近年来国内外应用 DNA 探针、PCR 技术对肺炎支原体细胞 DNA 进行检测,具有迅捷、特异性高的临床优势。

(6) 使用患者痰液或患者咽拭子的清洗液直接进行注射培养。支原体肺炎的治疗时间往往只需要 2～3 周,因而该法对早期临床治疗帮助较小。

（二）鉴别诊断

1. 细菌性肺炎 细菌性肺炎的早期临床表现比支原体肺炎更为严重，胸部X线片上的肺部浸润阴影也较明显，且血液中的白细胞计数明显高于正常值上限。普通细菌性肺炎通常表现为下肺单一的肺实变影或下肺片状浸润影，支原体肺炎较普通细菌性肺炎累及的肺部组织更多。支原体肺炎由肺炎支原体感染引起，细菌性肺炎主要由葡萄球菌、链球菌、大肠埃希菌等多种细菌感染引起。支原体肺炎一般发生于老年人和小儿，而细菌性肺炎的主要发病人群是青壮年、婴儿或者老年人。支原体肺炎以干咳为主，没有明显的胸部体征，发热可持续2～3周，而细菌性肺炎多表现为高热、咳嗽、寒战、咳痰等，通常持续时间为2周左右；支原体肺炎首选大环内酯类药物，细菌性肺炎多选用头孢类药物。

2. 流感病毒性肺炎或流感后并发细菌性肺炎 流感病毒性肺炎或流感后并发细菌性肺炎发生在流行季节，患者起病较急，肌肉酸痛明显，可能伴胃肠道症状。支原体肺炎与病毒性肺炎都由肺部感染导致，只是一种是支原体感染，另一种是病毒感染。另外两者的症状、治疗方式、使用药物都不同。支原体肺炎是支原体感染导致，一般表现为上呼吸道感染症状，患者多有干咳、无力、发热。而病毒性肺炎由病毒感染导致，最常见的病原体是呼吸道合胞病毒，也有麻疹病毒、巨细胞病毒。支原体肺炎属于自限性疾病，如果患者症状比较轻，只有干咳或者只有咽喉不适，可以先观察，注意休息，一般不经治疗是可以自愈的。如果症状比较重，则需要在医生的指导下正确使用药物。而病毒性肺炎的治疗以抗病毒为主，患者也要注意卧床休息。因为这两种肺炎都具有传染性，所以对于患者的生活用品需要注意消毒。

3. 腺病毒肺炎 腺病毒肺炎多见于军营，患者临床表现为发热、咳嗽、咽痛，甚至会出现呼吸系统以外的症状如腹痛、腹泻等。腺病毒肺炎由腺病毒3、7、11型引起，冬春季多见，有明显的局部地区流行特征。患儿以6月龄至2岁之内为主，病变以坏死性支气管炎及坏死性肺炎为特征，可严重影响呼吸功能，甚至可出现支气管腔堵塞，往往病情严重。可同时存在病毒血症，引起全身多系统损害及中毒症状。本病病死率高。高热稽留不退，3～5日出现肺炎，1周左右病情最重，进入极期，中毒症状严重。轻症者7～11日体温骤然降至正常，重症者则需要10～15日。热退后肺部病变恢复较慢。

4. 军团菌肺炎 支气管肺炎与军团菌肺炎的鉴别诊断较为困难，完全依赖实验室检查，包括病原学检查和血清学试验。病原体不相同：军团菌肺炎由军团菌感染引起，支原体肺炎由支原体感染引起。临床表现有所不同：军团菌肺炎患者往往会有高热的表现，并伴有头痛及腹泻等症状，还容易发生低钠血症。支原体肺炎的典型表现是干咳，也可以有头痛、肌肉酸痛等全身症状。支原体肺炎患者可能会出现发热，多以低热为主要表现。另外，需要注意的是，军团菌肺炎和支原体肺炎都归属于非典型肺炎，治疗起来有一定的相似性，如应用青霉素或者头孢菌素类抗菌药物都无效，而是需要选择一些特定的抗菌药物，包括喹诺酮类药物、大环内酯类药物等。

八、治疗

（一）中医治疗

支原体肺炎归属于中医学“喘嗽”范畴。小儿卫气未充，肺腑娇嫩，外邪侵袭，加上卫外不固或气候变化，导致小儿肺失宣降，血运不畅，造成痰、热、瘀互结。其治则为：早期以宣肺

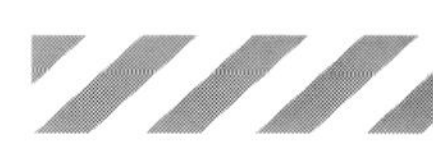

解表、清热解毒、养阴清肺疗法为主；中期以活血化瘀通络，兼以清热化痰为主；后期以扶正补虚、化痰止嗽为主。

1. 辨证论治

（1）风热犯肺。

临床表现：咳嗽阵作，咳而有痰，痰黄稠或白稠，咳声重浊，或有发热，鼻塞流涕，咽红疼痛，舌质红，苔薄白或薄黄，脉浮数或指纹淡紫显于风关。

治法：疏风清热，宣肺止咳。

代表方：桑菊饮加减。

方药：桑叶、菊花、薄荷各 10 g，连翘、桔梗、苦杏仁各 8 g，甘草 6 g。

咽喉疼痛者加玄参 8 g；咳重者加枇杷叶、前胡各 10 g；痰多者加浙贝母、瓜蒌皮各 8 g。

（2）风热闭肺。

临床表现：咳嗽气促，咳而痰多，色黄黏稠，热重寒轻，鼻塞浊涕，咽红喉肿，舌质红，苔薄白或薄黄，脉浮数或指纹浮紫显于风关。

治法：辛凉宣肺，清热化痰。

代表方：麻杏石甘汤加味。

方药：麻黄、苦杏仁各 6 g，石膏(先煎) 15 g，金银花、连翘、淮山药、甘草各 10 g。

此证时麻黄以生用为佳，发汗宣肺为主，痰多者加竹茹、鱼腥草、瓜蒌皮各 8 g；高热者加黄芩、柴胡各 8 g。

（3）痰热壅肺。

临床表现：咳嗽频作，咳声重浊，咳而痰多，痰黄黏稠，便干尿黄，或大便 2～3 日一解，舌质红，苔黄腻，脉滑数或指纹青紫显于风关。

治法：清热化痰，宣肺止咳。

代表方：清金化痰汤加减。

方药：黄芩、浙贝母、百部各 8 g，麻黄、地龙、丹参各 6 g，茯苓 10 g。

痰多者加竹茹、葶苈子各 8 g，大便干结者加枳实、大黄各 10 g。

（4）痰湿蕴肺。

临床表现：咳嗽痰多，色白清稀，咳声重浊，纳谷不馨，舌质淡，苔白腻，脉滑或指纹淡红显于风关。

治法：燥湿化痰，宣肺止咳。

代表方：二陈汤合三子养亲汤加减。

方药：半夏、陈皮、茯苓各 10 g，芥子、莱菔子、紫苏子各 8 g，甘草 6 g。

痰多者加苍术、厚朴各 10 g，咳嗽重者加款冬花、紫菀各 8 g，食少者加焦山楂、焦神曲、炒麦芽各 10 g。

（5）痰热闭肺。

临床表现：咳嗽发热，气促鼻煽，痰多喉响，便干尿黄，舌质红，苔黄腻，脉滑数或指纹青紫显于气关。

治法：清热涤痰，开肺定喘。

代表方：麻杏石甘汤合葶苈大枣泻肺汤加减。

方药：炙麻黄 5 g，石膏(先煎) 15 g，苦杏仁、桑白皮、葶苈子、黄芩、大枣、甘草各 10 g。

痰多者加竹茹、浙贝母各10 g,气急鼻煽者加射干、僵蚕各3 g,大便干结者加枳实、大黄各10 g,口唇发绀者加丹参6 g。

(6) 肝火犯肺。

临床表现:上气咳逆阵作,咳时面赤,咽干口苦,常感痰滞咽喉而咳之难出,量少质黏,症状可随情绪波动而增减,舌质红或舌边红,苔薄黄少津,脉弦数或指纹青紫显于气关。

治法:清肺泻肝,顺气降火。

代表方:黛蛤散合泻白散加减。

方药:桑白皮、地骨皮、知母、生地黄各10 g,黄芩、栀子各6 g,青黛、海蛤壳、龙胆草、桔梗各8 g,甘草3 g。

壮热、便秘、腹胀者加玄明粉、生大黄各10 g;热毒重者加蒲公英、虎杖各10 g;久咳有瘀者加当归、丹参、丝瓜络各8 g。

(7) 痰瘀阻肺。

临床表现:咳嗽气喘,胸闷刺痛,吐痰多或痰中夹血,舌质淡紫,苔腻,脉弦滑或弦涩或指纹青紫显于气关。

治法:益气活血,化痰止咳。

代表方:玉屏风散合二陈汤加减。

方药:黄芪、白术、虎杖、桃仁、茯苓各10 g,半夏、陈皮、防风、苦杏仁、丹参各6 g,炙甘草5 g。

加减:痰多者加葶苈子6 g,浙贝母10 g;汗多者加用黄芪至20 g;大便干结者加瓜蒌10 g;大便溏薄者加车前子、扁豆衣各10 g;纳差者加焦山楂、神曲各10 g。

(8) 肺脾气虚。

临床表现:偶咳,晨起为多,有痰色白,汗多纳少,舌质淡,苔薄白或白厚,脉细无力或指纹淡红显于风关。

治法:健脾益气,培土生金。

代表方:参苓白术散加减。

方药:茯苓10 g,生扁豆、山药各9 g,党参、白术、陈皮、黄芪、沙参、麦冬、生地黄、黄精、石斛、乌梅、生山楂、甘草各6 g。

汗多者加浮小麦、麻黄根各8 g。舌有瘀点、瘀斑等血瘀之状者加郁金10 g;纳少者加炒麦芽10 g。

(9) 肺肾两虚。

临床表现:短气息促,动则为甚,吸气不利,咳痰质黏起沫,脑转耳鸣,腰酸腿软,心慌,不耐劳累。或五心烦热,颧红,口干,舌质红少苔,脉细数;或畏寒肢冷,面色苍白,舌苔淡白,质胖,脉沉细或指纹淡红显于风关。

代表方:百合固金汤加减。

方药:百合12 g,麦冬、熟地黄、生地黄各9 g,桔梗、玄参、贝母各6 g,白芍和甘草各3 g。咳喘痰多者加炒苦杏仁10 g;腹胀、胃脘胀满者加焦槟榔10 g。

2. 对症治疗 小儿支原体肺炎在中医学上属于肺热病和风温病的范畴。《黄帝内经·素问》中有肺热病的记载,临床主要表现为发热、恶寒、气喘。风温病在春季和冬季常见发热、咳嗽、口渴表现。现代医家根据临床特点,将肺热病与风温病合称为风温肺热。银翘散

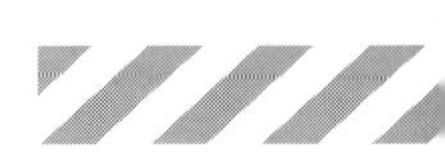

出自《温病条辨》，用于温病风热证。银翘散由金银花、连翘、桔梗、薄荷、牛蒡子、淡豆豉、淡竹叶等组成。其用辛凉性药解表浅证，清热解毒，符合肺炎的病因病机。药理学研究证明，这种组合具有抗病毒、抗菌、抗炎、解热和增强免疫作用。其作用于下丘脑的温敏神经细胞，限制产热，同时抑制冷敏神经细胞，临床证实具有极好的解热作用。研究者通过分子对接和网络药理分析，发现桔梗皂苷和连翘酯苷与血管紧张素转换酶2(ACE2)作为肺炎常见的病毒靶点，具有很强的病毒结合力，可能对肺炎相关病毒有一定的抑制作用。有证据表明，桔梗皂苷和连翘酯苷具有良好的抗呼吸道病毒作用。

穿心莲是常见的中药成分，常被当作解热剂，用于减轻普通感冒症状和缩短病程，或帮助患者康复。它具有抗炎、抗病毒、抗过敏和免疫刺激活性，能够抑制血小板活化因子介导的炎症反应，降低环氧合酶-2等的表达，并具有媲美对乙酰氨基酚的镇痛效果及解热作用。

川贝母属于贝母(百合科)属，为镇咳药，在我国应用已有数千年的历史。药理作用包括镇咳、松弛气管支气管、抗毒蕈碱、祛痰和镇痛。有研究显示，与对照组相比，川贝母显著减少了痰液分泌量。川贝母的细粉和酒精提取物具有祛痰作用，能够减少痰液分泌量。有研究已确定川贝母的镇咳作用，豚鼠、小鼠口服川贝母微粉后，咳嗽频率明显降低，缓解期延长。

3. 审因论治

(1) 清热化痰，宣肺降逆：小儿阳常有余，阴常不足，肺为华盖，位居上焦，外邪侵袭，肺失宣肃。外邪受阻，易入里化热。临床常以风热犯肺、痰热闭肺证显见，而外邪郁闭于肺，郁而化热，凝结为痰，相互搏结而致肺炎喘嗽。可采用五虎汤加味(麻黄、苦杏仁、甘草、石膏等加减)，或麻杏石甘汤加味(麻黄、苦杏仁、甘草、石膏等)，或桑黄泻肺汤(桑白皮、黄芩、鱼腥草等)治疗，疗效明显。

(2) 养阴清热，止咳化痰：小儿为纯阳之体，外邪侵袭易致热灼津伤之症状，故感染患儿易出现持续发热。有学者认为感受外邪后，邪热搏结易致津液亏损，故对感染后持续发热者应以养阴清热为主。可使用桑冬汤(桑白皮、地骨皮、沙参等)或泻白散(地骨皮、桑白皮、甘草等)加减治疗小儿支原体肺炎后久咳以取得显著临床疗效。

(3) 健脾祛湿，化痰降逆：一些幼儿在使用阿奇霉素治疗支原体肺炎的过程中，常出现腹胀及泄泻等症状，可能由脾虚引起。小儿若饮食不洁，兼其脾常不足的生理特性，易形成脾失健运，水湿不能运化，水湿在上则为痰，痰阻肺络而发病。因此本证之标在肺，本在脾。脾为生痰之源，肺为储痰之器，脾复健运之常，而痰自化矣。可予参苓白术散(人参、茯苓、白术等)为主方治疗支原体肺炎，通过健脾化痰，以达到"培土生金"之目的，临床疗效满意。

(4) 活血化瘀，止咳化痰：痰热闭肺、痰瘀互结是支原体肺炎的重要病机，治疗宜清肺化痰，可佐以活血化瘀。治疗时痰瘀共治，活血化瘀使瘀血去，脉络通则气机通利调达，肺气宣畅，水谷津液运行通畅，有利于痰浊的清除。痰瘀并治，邪去正安，则咳喘得平。临床较多支原体肺炎患儿表现为咳嗽经久不愈，其中瘀血阻络是重要病机，治疗可适当配伍活血化瘀之品，如当归、丹参、川芎、地龙等。痰瘀同源，痰化血行，则肺络得通，呼吸道遂顺，宣肃得复，诸症亦可随之而解。治疗小儿支原体肺炎可予木防己汤，佐以川芎、桃仁、地龙、矮地茶等药物，疗效满意。

4. 其他疗法　小儿服药困难，服药后易出现恶心、呕吐，往往影响疗效。因此现代医家把目光投向了中药外治法如中药针剂法、穴位贴敷法、中药透皮导入法、针刺疗法、灸法、耳针疗法、推拿疗法等，经过长期实践发现，中药外治法治疗小儿支原体肺炎优势明显，疗效确切，且无不良反应。患儿及其家长易于接受。

（1）中药针剂法。

①痰热清注射液：痰热清注射液是一种以黄芩为主配方的复合中药制剂，方中以黄芩为君药，具有清热燥湿、泻火解毒之功效；熊胆粉、山羊角为臣药，具有清热解毒、化痰解痉等功效；金银花为佐药，连翘为使药，二者对多种病原微生物有抑制和杀灭作用，可增强中性粒细胞、巨噬细胞的抗炎能力。提高血清溶解酶含量，以提高免疫力。全方5味药相互配合，具有抑菌、抗病毒、解热和抗惊厥之功效。

②热毒宁注射液：热毒宁注射液主要成分为青蒿、金银花、栀子，具有清热、疏风、解毒之功效。

③炎琥宁注射液：炎琥宁注射液主要成分是从天然植物穿心莲叶中提取的穿心莲内酯，经人工半合成制成穿心莲内酯琥珀酸半酯钾钠盐，能明显抑制细菌、病毒等病原微生物的生长及复制，抑制毛细血管通透性增加及炎性渗出和水肿，抑制内毒素所致的发热及炎症反应，是治疗高热不退或反复发热性疾病的有效药物。

（2）穴位贴敷法：其作用机制是使药物与局部皮肤接触，穿过角质层，透过皮肤扩散，然后由毛细血管吸收而进入体循环，从而发挥其药理作用，充分体现了中医学"内病外治"的原则。本法以中医学经络学说为理论依据，在辨证论治的指导下，利用药物对穴位的刺激，起到行气活血、疏通经络、调整脏腑的功效，达到治疗目的。

①用天花粉、大黄、天南星、白芷以清热化痰，黄柏、樟脑以清热、芳香化湿，乳香、没药以活血化瘀。上药等份研成细末加赋形剂，于患儿两侧中府、屋翳等外敷，起活血化瘀、宣肺止咳、化痰之功效，可明显改善患儿症状、体征，缩短患儿住院时间。

②用止咳穴位贴（用吴茱萸、白醋、皮肤渗透剂氮酮调和制成）贴敷于涌泉以治疗支原体肺炎，可显著改善血清总IgE表达。其作用机制可能是影响了感染后组织IgE抗体的释放，从而对支原体感染治疗有效。

辨证取穴：a.风热闭肺证。予清肺开闭，穴位贴敷1号膏方（麻杏石甘汤合银翘散加减）：麻黄0.5 g，苦杏仁0.5 g，黄芩0.5 g，薄荷0.5 g，石膏1 g，金银花0.5 g，连翘0.5 g，桔梗0.5 g。b.痰热壅肺证。予清热涤痰、开肺定喘，穴位贴敷2号膏方（麻杏石甘汤合葶苈大枣泻肺汤加减）：麻黄0.5 g，苦杏仁0.5 g，石膏1 g，地龙0.5 g，葶苈子0.5 g。c.湿热闭肺证。治以清热利湿、开肺定喘，穴位贴敷3号膏方（麻杏石甘汤合三仁汤加减）：麻黄0.5 g，苦杏仁0.5 g，石膏1 g，豆蔻0.5 g，薏苡仁0.5 g，厚朴0.5 g。（以上诸药均按要求制膏）

操作方法：通过中医辨证，选择对应贴敷膏方，取双侧肺俞、膻中、神阙及肺部啰音密集处进行贴敷，每日1次，每次贴敷时间为2～4 h，连续贴敷7日，注意观察患儿局部皮肤情况，必要时调整穴位。

（3）中药透皮导入法：运用中医学经络学说，有效地疏通经络、行气活血。该法将药物制成透皮药剂，再结合脉冲电流导入，药物通过皮肤渗透吸收，使药物有效成分直接进入血液循环，改善肺部微循环，加速消除肺部啰音，促进肺部炎症吸收。

（4）针刺疗法。

①体针疗法：分六组取穴，第一组取背部相关节段内的穴位，如风门、肺俞、厥阴俞、T2～T4夹脊穴等；第二组取胸部相关节段内的穴位，如膻中、紫宫等；第三组取位于上肢相关节段内的穴位，如孔最、列缺、鱼际等；第四组取位于下肢后内侧的特殊穴位，如三阴交、太溪等；第五组取位于下肢前外侧和腹部的特殊穴位，如足三里、关元等；第六组取单侧的少商、商阳。

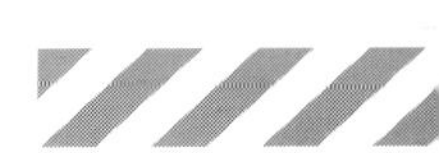

操作方法：常规消毒后，选用28～30号毫针，向脊柱方向以45°角斜刺风门、肺俞、厥阴俞、T2～T4夹脊穴（0.5±0.2）寸（1寸≈3.33 cm）。向下平刺膻中、紫宫（0.8±0.2）寸。斜刺孔最（0.8±0.2）寸，平刺列缺（0.5±0.1）寸，直刺鱼际（0.6±0.2）寸。直刺三阴交（1.2±0.2）寸，直刺太溪（0.5±0.1）寸。直刺足三里（1.5±0.5）寸，直刺关元（0.6±0.2）寸。每日针刺1～2次，每次留针30 min，留针期间行针3～5次。第一组、第二组、第三组穴位用较强刺激手法针刺，捻转的幅度为3～4圈，捻转的频率为每秒3～5个往复，每次行针10～30 s；第四组、第五组穴位用中等强度捻转手法，捻转的幅度为2～3圈，捻转的频率为每秒2～4个往复，每次行针10～30 s。点刺少商、商阳各出血3～5滴。

②电针疗法：与体针疗法的选穴相同。

操作方法：分为两步，第一步进针操作与体针疗法一样，第二步为电针疗法操作方法。第一步操作完毕后，在第一组（背部的穴位）与第四组穴位之间，在第三组（胸部的穴位）与第二组穴位、第五组穴位之间，分别连接电针治疗仪的两极导线，采用疏密波，刺激量的大小以出现明显的局部肌肉颤动或患者能够耐受为宜。每次电针治疗20 min，每日治疗1～2次。每次电针6～10个穴位即可。没有接电疗仪的穴位，按普通体针疗法进行操作。点刺少商、商阳各出血3～5滴。

（5）灸法。

处方：分三组取穴，第一组取位于背部相关节段内的穴位，如风门、厥阴俞、T2～T4夹脊穴等；第二组取位于胸部、上肢相关节段内的穴位，如孔最、列缺、膻中、紫宫等；第三组取位于下肢的穴位，如足三里、三阴交、太溪。三组穴位交替使用。

操作方法：每次选双侧6～10个穴位即可，用艾条温和灸，或用隔姜灸，每穴灸15 min，使局部有明显的温热感为宜。每日治疗1～2次。

（6）耳针疗法。

处方：主穴、配穴同时取用，两侧交替。主穴：取一侧的支气管区、肺区、肾上腺区、耳垂。配穴：取另一侧的缘中、皮质下区。

操作方法：常规消毒后，用28号0.5～1.0寸（1寸≈3.33 cm）毫针斜刺或平刺耳穴。每日针刺1～2次，每次留针30 min，留针期间行针3～5次，每次行针10～30 s。在主穴中的耳垂点刺，各出血3～5滴；其他主穴用较强刺激手法针刺，捻转的幅度为3～4圈，捻转的频率为每秒3～5个往复；配穴用中等强度捻转手法，捻转的幅度为2～3圈，捻转的频率为每秒2～4个往复。咳嗽明显缓解后，主穴、配穴均用中等强度捻转手法行针。咽痛消失后去掉耳垂这一主穴。

（7）中药灌肠法：将中药液从肛门注入肠道，从而治疗疾病的一种方法，药物由肠道直接进入体内，不仅吸收较快，亦可减轻胃部负担。

如痰热清注射液，由黄芩、金银花、连翘、熊胆粉、山羊角配方组成，黄芩具有清热燥湿、泻火解毒的功效。药理实验证明，黄芩有抗炎、抗变态反应作用，可缓解实验动物血管过敏性收缩，有较广的抑菌、抗病毒及解热作用；熊胆粉有解痉、解毒、抑菌、抗炎、镇咳、祛痰、平喘作用；山羊角有较强的解毒、镇静、免疫作用；金银花所含的绿原酸和异绿原酸等对多种病原微生物有抑制作用。痰热清注射液保留灌肠可迅速起到止咳、退热效果，缩短病程，具有高效、安全、无不良反应等特点，是治疗小儿支原体肺炎的有效方法。

（8）推拿疗法：患儿取仰卧位，或由家长置于抱位。操作：取按摩油，开天门，推坎宫，推太阳，掐总筋，分阴阳各36次，揉脾经50次，顺逆运内各50次，清心肝肺经300次，掐二扇门，按揉外劳宫和一窝风各30次，拿合谷30次，推上三关，推六腑，清天河水各60次，用推

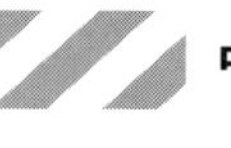

胸法和按弦走搓摩，肃肺各 60 次，捏脊 30 次，按揉定喘、肺底、天突各 50 次，拿肩井 5 下。腹泻者加推七节骨，便秘者加揉龟尾等。

推三关、补脾经、补肺经、运内八卦、揉膻中、摩腹、揉足三里、揉肺俞、揉脾俞、捏脊、抱胸法。此法具有健脾化痰、益气养肺之功效，补脾经、补肺经、揉脾俞、揉肺俞补脾肺之气，止咳化痰；运内八卦、揉膻中、抱胸法宽胸理气；摩腹、揉足三里健脾和胃，消食导滞；推三关、捏脊补益气血，扶助正气。

（9）拔罐疗法：中医学认为拔罐疗法具有活血行气、通经活络、祛散风寒等作用。现代研究表明，拔罐疗法能加速血液循环，促进体内代谢物的排出，加快新陈代谢，调整免疫功能，增强自身抵抗力。研究发现，肺俞、脾俞、肾俞拔罐治疗可改善支原体肺炎患儿免疫功能。

（二）西医治疗

由于个体差异大，用药不存在绝对的最好、最快、最有效，除常用非处方药外，应在医生指导下充分结合个人情况选择合适的药物。

1. 成人支原体肺炎的治疗

（1）抗菌药物：早期使用抗菌药物可减轻症状，缩短病程。大环内酯类、四环素类、喹诺酮类药物均可选择使用。但应注意年龄＜8 岁的儿童患者不宜使用四环素类药物，年龄＜18 岁患者不宜使用喹诺酮类药物。对于合并其他细菌或病毒感染的患者，应根据社区获得性肺炎相关指南选择用药。

目前临床中常见的阿奇霉素治疗模式如下：早期应用阿奇霉素静脉注射治疗后对患者病情改善程度进行观察，若治疗效果较好则改用口服治疗。以往的临床研究已经证实了阿奇霉素在临床中的合理应用可明显提高治疗效果，同时缩短住院时间，降低诸多不良反应发生率。近年来阿奇霉素的序贯治疗模式逐渐受到诸多学者的关注，他们认为使用阿奇霉素进行序贯治疗所获得的效果要明显优于阿奇霉素的单独静脉注射治疗，并推荐临床推广应用。

盐酸氨溴索是目前呼吸科诸多疾病治疗的常用药物。其作为一种黏液溶解剂，进入患者体内后可一定程度上增加黏膜浆液腺的分泌，从而降低痰液的黏稠度。另外有学者指出，盐酸氨溴索的应用可明显增加支气管纤毛的摆动频率，进而使痰液更容易咳出。通常情况下，在静脉注射盐酸氨溴索的基础上加用阿奇霉素进行静脉注射治疗可明显缩短患者在院治疗周期，并降低并发症发生率，临床推广应用价值较高。

（2）糖皮质激素：普通支原体肺炎患者无须使用糖皮质激素。对于起病迅速的患者，或难治性支原体肺炎患者，可考虑使用糖皮质激素，常用的药物是甲泼尼龙。

（3）丙种球蛋白：不常规推荐用于普通支原体肺炎患者的治疗，但如果合并神经系统病变、溶血性贫血、血小板减少性紫癜等，可应用丙种球蛋白进行辅助治疗。

（4）手术及其他治疗：支原体肺炎一般无须手术治疗，可行软式支气管镜术。软式支气管镜可通过局部冲洗呼吸道，结合异物钳等设备，清除呼吸道分泌物。支原体肺炎患者常有呼吸道黏液阻塞，少数患者可因炎症导致支气管狭窄，及时解除呼吸道阻塞症状对减轻发热程度、减少并发症有重要意义。早期行软式支气管镜术对难治性支原体肺炎疗效显著。

2. 小儿支原体肺炎的治疗

（1）一般治疗。

①小儿呼吸道隔离：患儿感染多种支原体、细菌很有可能造成肺部疾病小流行。但因患儿首次发生支原体、细菌感染的持续时间相对较长，可达 1～2 个月，应及时做到呼吸道隔

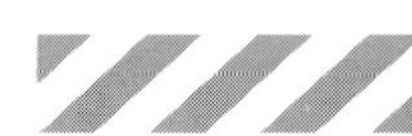

离，以防止其再次受到感染及发生交叉感染。

②保持室内空气新鲜，提供一些易被人体消化、营养丰富的新鲜饮食。保持患儿口腔卫生及呼吸道通畅，经常给患儿翻身、拍背，改变患儿体位，促进分泌物的正常排出，必要时还应适当吸痰，清除黏稠分泌物。

③氧疗：对于病情严重且有可能出现严重缺氧的患者，或出现呼吸道梗阻的患者，应及时给予氧疗。

(2) 对症处理。

①利湿祛痰的主要目的是使痰液变稀薄，容易被人体排出，否则易使各种细菌感染的机会增加。除了进行翻身、拍背、雾化、吸痰外，还可以选择祛痰药物。

②针对长期哮喘或憋气较为严重的患者，应用平喘的方法，可以考虑直接选用支气管扩张药，如氨茶碱口服，抑或是直接使用沙丁胺醇吸入。

(3) 抗菌药物的应用：宜尽量选择一些能够有效抑制细菌蛋白质合成的常用抗菌药物，主要包括大环内酯类、四环素类、氯霉素类。大环内酯类药物是目前治疗支原体肺炎早期患者的首选药物，如阿奇霉素。

此外，还可应用林可霉素、克林霉素、万古霉素、磺胺类药物及糖皮质激素等。对急性期病情发展迅速的严重支原体肺炎或肺部病变迁延而出现肺不张、肺间质纤维化、支气管扩张或有肺外并发症者，可应用糖皮质激素。如氢化可的松或琥珀酸氢化可的松、地塞米松、泼尼松等。应用糖皮质激素时注意排除结核分枝杆菌感染等。

(4) 肺外并发症：给予相应的对症治疗。

(三) 中西医结合疗法

中医治疗方面，早期以宣肺解表、清热解毒、养阴清肺等祛邪疗法为主；中期邪阻于肺，肃降失职，水液输化无权，留滞肺络而聚液为痰，肺主气而朝百脉，肺气闭则血流不畅，脉道壅滞则气滞血凝，此时宜以活血化瘀通络为主，兼以清热化痰为治则；后期多为正虚邪恋，宜以扶正补虚、化痰止嗽为治则。西医治疗方面提倡早期使用抗菌药物以减轻症状，缩短病程。大环内酯类、四环素类、喹诺酮类药物均可选择使用。

中医、西医治疗小儿支原体肺炎，各有优劣。单纯使用西药虽可缓解症状，但不能根治，且费用高昂；中西医结合治疗，可以取长补短，不仅价格低廉且注重个体化差异，在临床中可取得满意的治疗效果。

九、预防和调护

目前尚无预防支原体肺炎的疫苗，可通过定期运动，养成良好卫生习惯，高发季节避免逗留于人口密集区进行预防。

1. 日常生活管理　避免熬夜，保证充足睡眠；避免受凉，注意室内空气流通，室内保持适宜的温度和湿度；避免接触其他感染者，以防引起交叉感染。患者所使用物品应进行消毒处理。患者症状缓解后1～2周仍有传染性，应避免接触免疫力低下人群及婴幼儿。

2. 运动　多开展户外活动，进行身体锻炼，可增强免疫力，抵抗病原体入侵。

3. 养成良好的卫生习惯　当咳嗽或打喷嚏时，用纸巾遮住口鼻；将用过的纸巾放入纸篓；经常用肥皂和水洗手至少20 s，或用酒精消毒液进行手消毒。

4. 出行　秋冬季避免长时间逗留于人口密集区。

5. 禁烟　吸烟会损害肺部，受损的肺部更容易发生感染，尽可能减少吸烟及被动吸烟。

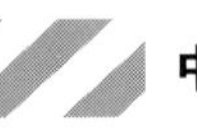

6. 营养均衡 饮食注意加强营养，如茯苓、淮山药、芡实、莲子炖鸭肫或瘦肉，以养护受损之脾肺之气。及早给儿童口服钙剂和维生素A、维生素D等，晒太阳，这样可减少小儿支原体肺炎的易感因素，也有助于预防。按时进行预防接种，还要做到不挑食、不偏食。

（刘之义　黄爱华）

参考文献

[1] 代雷阳，宋顺琪，张红芳，等.昆明市儿童肺炎支原体感染流行特点分析[J].吉林医学，2021，42(6)：1442-1444.

[2] 杨美思，于少飞.肺炎支原体感染及肺外表现的发病机制[J].内蒙古医学杂志，2021，53(4)：446-449.

[3] 林海凤，王明明.小儿支原体肺炎病因病机研究进展[J].吉林中医药，2010，30(8)：735-736.

[4] 刘春燕，罗小燕，刘慧玲.从燥论治肺炎支原体感染的临床探讨[J].四川中医，2020，38(8)：36-38.

[5] 孙美婷.肺炎支原体发病机制及诊治研究进展[J].现代诊断与治疗，2021，32(9)：1370-1372.

[6] 陈海龙，熊凯，陆友金，等.CRP、PCT、CRP/PCT比值在成人肺炎支原体肺炎、细菌性肺炎中的变化及意义[J].牡丹江医学院学报，2021，42(3)：56-60.

[7] 邓坤，赖海艳，龙娟，等.中医药治疗小儿肺炎支原体肺炎的研究概况[J].广西中医药大学学报，2021，24(2)：90-93.

[8] 李珑.小儿支原体肺炎治疗的研究进展[J].中国继续医学教育，2020，12(5)：120-121.

[9] 田维毅，袁端红，王文佳.现代中医疫病理论与实践[M].贵阳：贵州科技出版社，2016.

[10] 中华医学会呼吸病学分会.中国成人社区获得性肺炎诊断和治疗指南(2016年版)[J].中华结核和呼吸杂志，2016，39(4)：253-279.

[11] 梁颜开，石艳红.中西医结合治疗小儿支原体肺炎的护理[J].广州医药，2011，42(1)：76-78.

[12] 国家卫生计生委合理用药专家委员会儿童用药专业组.中国儿童肺炎支原体感染实验室诊断规范和临床实践专家共识(2019年)[J].中华儿科杂志，2020，58(5)：366-373.

[13] 赵久龄，王玉水，郭泽洋.儿童肺炎支原体肺炎的中医药治疗进展[J].中国中医急症，2014，23(8)：1502-1504.

[14] 张晓春，王媛媛.中医辨证治疗下呼吸道肺炎支原体感染体会[J].中国中西医结合儿科学，2014，6(3)：219-220.

[15] 蒙春雪.中药散剂联合推拿治疗小儿支原体肺炎的临床观察[J].心理医生，2018，24(24)：161-163.

[16] 夏玲，蒙春雪，李妙媛.小儿推拿在支原体肺炎后期的治疗[J].特别健康，2019(14)：35.

[17] 高海燕.中西医结合治疗支原体肺炎临床观察[J].实用中医药杂志，2019，35(4)：469-470.

[18]　王琳.儿童肺炎支原体肺炎诊治的研究进展[J].商洛学院学报,2022,36(4):30-35.
[19]　赵晓霞,李歆,殷菊.儿童肺炎支原体肺炎中西医结合治疗研究进展[J].现代中西医结合杂志,2022,31(15):2171-2175.
[20]　李高刚.小儿支原体肺炎感染后慢性咳嗽应用中医药治疗研究进展[J].中外医学研究,2022,20(19):177-180.
[21]　邓坤,赖海艳,龙娟,等.中医药治疗小儿肺炎支原体肺炎的研究概况[J].广西中医药大学学报,2021,24(2):90-93.

附录　中医适宜技术在传染病中的应用

中医适宜技术是以中医外治法为主体，运用药物、手术、物理方法或使用一定的器械，直接作用于患者体表或病变部位而达到治疗目的的一类治法。《理瀹骈文》曰："外治之理，即内治之理。"其旨在阐述相关治疗手段与内治法虽有所不同，然治疗机制相同。以外治法为主体的中医技术手段传承至今，历史悠久，中医古籍中不乏对其的记述。时至今日，相关技术手段已然运用于疾病预防及治疗的方方面面，成为中医学发展过程中不可分割、不容忽视的重要组成部分。随着全球传染病的不断演变，医疗工作者在运用中药汤剂治疗的同时，亦应重视相关疾病的中医外治法。本文以中医适宜技术在传染病中的运用为主，尤其是其在重点传染病中的运用，倡导医务工作者在应对传染病时合理、适当地应用中医适宜技术。

一、古代传染病中的中医适宜技术运用

中国古代传染病的流行与扩散促使古代医学技术不断发展。疫灾是古代中华民族的重大灾难之一。在面对传染病时，除了使用中药汤剂外，中医先贤们也积极使用相应的中医外治技术手段来防治疾病。孙思邈所著的《备急千金要方》中载有近 20 首辟疫方，在这些辟疫方的使用方式上，除了传统的口服方式外，还有佩戴胸口、烟熏、粉身、身挂、纳鼻、浴体等。胡正心在《简易备验方》中提出了蒸汽消毒法；张景岳在《景岳全书》中记载，用"福建茶饼"进行口腔消毒，以防病从口而入。这些外治技术手段的提出，极大地丰富了中医适宜技术在传染病治疗方面的运用。陈修园的《医学三字经》所载的预防温疫方，经后人依其功效拟方名为神圣辟瘟丹，以羌活、独活、白芷、香附、大黄、甘松、山柰、赤箭、雄黄各等份，苍术倍用，制成丹丸，取时焚烧避瘟。刘奎的《松峰说疫》载有避瘟方 65 首，使用方法除内服外，尚有纳鼻、取嚏等外治手段，其中不少预防疫病的方剂为其自创，对现代传染病的预防仍有非常好的借鉴意义。

二、现代传染病的中医适宜技术运用

中医外治技术手段的运用并未随历史沉积而远去。相反，随着现代疾病谱的变化与科学技术的进步，中医外治技术手段也在不断发生变化。在病种方面，中医外治技术手段越来越多地用于艾滋病、SARS、新型冠状病毒感染等新发传染病的调治与预防上。高明明所总结的疫病防治技术中便包含熏蒸法、涂抹法、佩戴法等。在 SARS 的预防上，王灿辉教授建议疫区人员除服用清热解毒汤剂外，也可选用外用的芳香辟秽药，如鼻咽部喷雾或香囊。在预防人禽流感上，张兴彩等建议，除使用传统汤剂外，亦可使用熏药类中医外治技术手段。在预防甲型 H1N1 流感方面，周仲瑛教授认为，大众可将由芳香药物制成的香囊佩戴于胸前或利用芳香药物制成的气雾剂进行空气消毒。在表现形式及使用手段上，中医外治技术手段也出现了诸如喷雾、空气净化器过滤、灸疗、雾化等防治方式。

三、中医适宜技术在传染病中的具体应用

（一）溻渍法

溻指将饱含药液的纱布或棉絮湿敷患处，渍指将患处浸泡在药液中。溻渍法是通过湿

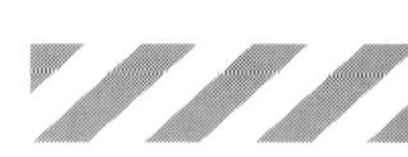

敷、淋洗、浸泡患处，以及不同药物对患处的药效作用而达到治疗目的的一种方法。渍法最早见于南北朝时期龚庆宣《刘涓子鬼遗方》中用“猪蹄汤”治疗痈疽的记述。最早的关于中药药液湿敷(即后世所言“溻法”)的记述亦见于《刘涓子鬼遗方》。可见溻渍法作为中医传统外治技术手段，在我国应用已有悠久的历史。王窕等认为中药溻渍法可使中药的有效成分直接作用于患处，具有直达病所、疗效确切、操作简单等优点。近年来，溻渍法除了治疗疾病外，在用途上有了新的拓展，如浸足保健防病等。程怡等研究认为，中药足浴能改善足部微循环，提高免疫力。以下将介绍溻渍法在传染病中的运用。

1. 乙型病毒性肝炎　刘彦晶等在对照观察中发现，接受西医常规治疗并结合中药“消水饮”溻渍法外疗的乙型病毒性肝炎后肝硬化腹腔积液患者，在临床有效率上高于单纯西医常规治疗，在腹腔积液消失时间上短于单纯西医常规治疗。

薛建华等在比较常规基础治疗与常规基础治疗联合清热化湿方足浴治疗时，发现清热化湿方足浴能有效改善慢性乙型病毒性肝炎患者症状，提高患者近期疗效，改善患者肝功能及生活质量。

2. 手足口病　对手足口病的预防，可在使用内服药的同时配合应用外洗法，如用野菊花、紫草、地肤子、苦参等煎汤外洗手足部或者漱口用。还有学者根据《本草纲目》的相关记载，提出使用红景天煎汤外洗来预防手足口病。

3. 新型冠状病毒感染　在新型冠状病毒感染的日常预防方面，孙燕茹等建议日常通过中医足浴治疗来提高机体免疫力，并通过准确的中医辨证选取适合自身体质的足浴方。

4. 尖锐湿疣　贾健等发现在二氧化碳激光联合干扰素凝胶治疗女性尖锐湿疣的基础上配合应用中药坐浴，可以明显提高患者治愈率和总有效率，降低患者不良反应发生率和复发率，且明显提高患者的生活质量。

付梦珠等发现二氧化碳激光联合中药外敷治疗尖锐湿疣可提高临床效果及患者生活质量，同时可以降低尖锐湿疣复发率。

（二）熏蒸法

熏蒸法是指将中药汤剂借助熏蒸设备加热成蒸气再对患处熏蒸的一种治疗方法。熏蒸法最早见于《五十二病方》，有着悠久的使用历史。此法借助药力和热力，通过皮肤、黏膜作用于机体，促进腠理疏通、脉络调和、气血流畅，从而达到防治疾病的目的。熏蒸法集热疗、中药离子渗透等多种功能于一体，可直接熏蒸病变部位，使药效直达病所，提高治疗针对性，还可降低患者服用一些具有毒副作用的药物后发生中毒的风险。以下是熏蒸法在传染病中的一些应用。

1. 乙型病毒性肝炎　梁芳等发现恩替卡韦联合正肝化瘀方及中药熏洗治疗慢性乙型病毒性肝炎后肝纤维化患者的效果明显高于未行中药熏洗治疗的患者。

2. 流行性腮腺炎　李绍云等采取抗病毒结合中药雾化熏蒸(法半夏、知母、天花粉、白及、金银花、浙贝母等10余味中草药煎汤，倒入雾化吸入器雾化罐中，将喷嘴对准病变部位，距离20～30 cm，熏蒸20 min)治疗流行性腮腺炎患者102例，患者症状得到明显改善，治愈率100%。

3. 新型冠状病毒感染　在新型冠状病毒感染流行期间，王琦等认为应对易感人群进行干预。对有暴露风险的人群，在家、办公室、教室等区域，应以“防疫辟秽方”(广藿香20 g、制苍术20 g、石菖蒲15 g、草果10 g、白芷12 g、艾叶10 g、紫苏叶15 g、贯众20 g)配制成熏蒸液，以此水煎进行室内熏蒸。有报道称，中药香囊佩戴者吸入挥发物质可刺激血清中IgA、

IgG 水平升高，提高机体免疫力，从而起到预防流感的作用。同时挥发物质可以改变局部的空气状态，使病毒的生存环境受到影响，从而起到辟秽的作用。

4. 尖锐湿疣 关健缨等研究发现莲柏外洗液熏洗可抑制阴道菌群数，改善阴道内环境，从而有效抑制基底细胞 Ki-67 过度增殖，有效抑制 HPV 病毒增殖，提高尖锐湿疣患者的治疗效果。

张满刚等用中药熏洗疗法（大黄、黄柏、五倍子、木贼、香附各 30 g，大青叶 20 g，每日 1 剂，水煎后先熏患处，稍温后浸洗 30 min，每日 1 次，7 日为 1 个疗程，连用 2 个疗程）治疗 30 例肛周尖锐湿疣患者，2 个疗程总有效率为 100%。

（三）针灸法

针灸法包括针法和灸法，两者各有其适应证。在外科方面古代多采用灸法，但近年来针法较灸法应用更广泛，很多疾病可配合针刺来提高临床疗效。灸法指用药物在患处燃烧，借助药力、火力，温阳祛寒、活血散瘀、疏通经络、拔引蓄毒。《黄帝内经》首次记载了针刺治疗传染病，并进行了专篇论述。《备急千金要方》中提出用灸法预防疟疾等传染病，其提出的方法亦为后世医家沿用。刘立公等对中医古籍中用针灸治疗时病瘟疫的内容进行总结分析，提出太阳、印堂、委中、曲泽、十宣等末部与大关节部穴，用刺血疗法；关元、阴交、神阙、巨阙等任脉穴，用艾灸疗法；还可根据辨证选取相应的穴位，用刺血或艾灸疗法。明清时期的诸多医家都在治疫的专著中记载了针灸疗法的运用。以下是针灸法在传染病中的一些应用。

1. 艾滋病 张焕霞等研究发现，艾滋病患者使用艾灸辅助艾速康治疗（将樟脑、丁香、白芷、艾叶按照 1∶1∶1∶5 组方，艾叶捣绒，其他药物制成粉末，加工成艾条，将双侧足三里擦干净，以局部温热耐受为度，在距离皮肤 3～5 cm 处施灸，每次 30 min，每日 1～2 次。30 日为 1 个疗程，疗程间隔 10 日）可有效提高血液 $CD4^+$ T 淋巴细胞水平，降低 miR-222 水平，阻碍疾病进展，改善患者临床症状，提高患者免疫功能，疗效显著。

孙丹莉研究发现隔姜灸（选取神阙、足三里、关元，艾灸 10～15 min，每日 2 次，1 周为 1 个疗程）联合辨证施护较常规治疗与护理更能有效提升艾滋病腹泻患者生活质量。

2. 新型冠状病毒感染 孙燕茹等研究表明，可以通过艾灸关元、三阴交、神阙、巨阙等穴，或根据辨证选取相应的穴位，提高机体的抵抗力，起到祛除瘟疫的效果。

3. 乙型病毒性肝炎 周莹荃等研究发现电灸辅助治疗（选取肾俞、膏肓、气海、关元、足三里、三阴交，每周灸治 3 次，每次 30 min，1 个疗程 4 周，共治疗 3 个疗程）能显著降低艾滋病抗病毒治疗（ART）导致的 ALT 水平增高，降低 ART 引起的肝毒性，改善临床症状、体征，有效提高患者生活质量。

（四）香囊

香囊，即香佩。香佩疗法是将芳香药物装入小型布袋或荷包内，佩戴在身上以防治疾病的一种方法。香囊在预防新发传染病的应用中发挥着重要的作用。现代文献中共检索到 23 种防疫香囊处方，其中预防新型冠状病毒感染的有 14 种，预防 SARS 的有 2 种，预防 H7N9 的有 3 种，预防甲型 H1N1 流感的有 4 种。由专家个人提出的预防方案有 17 种，由政府卫生机构提出的有 6 种。付士芳等总结中国古代文献中香佩辟疫方防治瘟疫的用药规律，得出香佩用药以辛、温居多，用药以清热、祛湿、攻毒及安神解毒药为主。现代临床试验也证明了辟秽香囊具有抗甲型、乙型流感病毒，H7N9 型禽流感病毒与冠状病毒感染的作用。可见

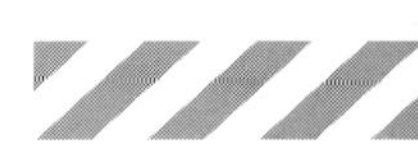

香佩疗法不仅在古代疫病事件中应用颇多，亦得到了现代医学界对其在疫病中预防作用的广泛认可。

1. 新型冠状病毒感染　王琦等认为，应对新型冠状病毒易感人群采取相关中医外治技术手段进行干预，对有暴露风险的人群，应以中药配制成香囊佩带，或制成喷剂外用，从而提高机体免疫力。并予“防疫辟秽方”(广藿香 20 g、制苍术 20 g、石菖蒲 15 g、草果 10 g、白芷 12 g、艾叶 10 g、紫苏叶 15 g、贯众 20 g)研末制成香囊佩戴，或制作成空气清新剂、空气净化器中药防疫过滤包(或滤芯)。利用方中芳香药物通经开窍的特点，经口鼻吸入，疏通脏腑经络，产生整体调节的作用，从而预防疾病。

钟木英等基于古代辟疫香囊用药特点，并结合新型冠状病毒感染疾病病机与岭南地区环境特点，研发出了既适宜应对新型冠状病毒感染又兼具地方特色的防疫香囊方(艾叶、苍术、石菖蒲、白芷、木香、紫苏叶、荆芥、薄荷、桑叶、肉桂、砂仁)。

2. 甲型 H1N1 流感　对于甲型 H1N1 流感，周仲瑛教授提出可佩戴由芳香药物(辟秽、化浊解毒)(如广藿香、苍术、白芷、草果、石菖蒲等)制作的香囊来进行预防。

(五) 熨法

熨法是将药物加酒、醋炒热，布包后熨摩患处，使腠理疏通而达到治疗目的的一种方法。目前常因药物炒煮不便而较少应用，但临床上单纯热敷还在普遍使用。

乙型病毒性肝炎　杜爱萍发现中药热熨联合红外线照射治疗慢性乙型病毒性肝炎腹胀患者(由免煎颗粒剂当归 10 g、川芎 10 g、炒莱菔子 10 g、炒芥子 10 g、大腹皮 10 g、泽兰 10 g、生黄芪 30 g、麝香 0.05 g，与麦麸皮 200 g 翻炒，装入纱布袋敷于脐部，辅助红外线照射，每次 30 min)的总有效率明显高于常规对症治疗。

(六) 贴敷

中药穴位贴敷主要通过使用中药对特定穴位进行刺激，促进药物经皮吸收，激发相应经络经气，使药物经经络传达到五脏六腑，起到祛除病邪的作用。

1. 乙型病毒性肝炎　宗亚力等将巴戟天、金银花、虎杖、露蜂房、蒜泥等鲜品药物捣泥状、拌匀后，装罐密封备用。取用时贴敷于患者前臂内侧，沿手太阴肺经，靠近太渊。经治疗发现以鲜品中药贴敷发泡治疗慢性乙型病毒性肝炎可以取得一定的效果。

2. 艾滋病　张敏等治疗艾滋病合并纳差患者时，将中药磨粉，用黄酒少许调成糊状，置于患者神阙，纱布覆盖，胶布固定。经过 2 个疗程后，患者食欲及食量有明显增加，治疗总有效率达 42.5%。

(七) 中药酊剂涂擦

将各种不同的药物浸泡于酒精溶液内，最后倾取其药液，即为酊剂。酊剂多具有活血、消肿、疏通经络的作用。临床中多应用于跌打损伤及骨关节炎症性疾病。

尖锐湿疣　孙玉峰等用板蓝根、大青叶、虎杖、黄芩、黄柏、五倍子、蛇床子、地肤子、百部各 15 g，苦参 30 g 制成酊剂，每日涂擦患处 3~5 次，治疗 20 例尖锐湿疣患者，3 个疗程总治愈率为 100%。随访半年未复发。

孙建民等将 34 例尖锐湿疣患者随机分为两组，治疗组用鸦胆子酊剂治疗，取适量鸦胆子酊剂外敷于疣体；对照组局部外用疱疹净和 5-氟尿嘧啶。治疗组总有效率为 94.12%，对照组总有效率为 70.98%。

（八）火针刺法

火针刺法是指用火烧红针体后，迅速刺入人体腧穴或病变部位，并快速退出，以达到温经散寒、活血化瘀、软坚散结等治疗作用的一种方法。

尖锐湿疣 朱士涛用焠刺法（患处消毒局部麻醉后，用适宜型号火针在酒精灯上烧红至发白时刺向尖锐湿疣基底部 1～2 mm）治疗尖锐湿疣 40 例，总治愈率 80%。

林宪军等用火针挑灼法（患处消毒局部麻醉后，用 5 mL 注射器 6 号针头针尖前 1/4 部于酒精灯火焰烧至针尖处发白时，刺入疣体根部，在烧灼的同时向外挑动拨起。至疣体完全脱离后再灼烙疣体根基处，使表面微发白为止）治疗尖锐湿疣 36 例，总治愈率 100%。

（九）其他中医适宜技术在传染病中的应用

1. 穴位注射 适用于治疗乏力、纳差、腹胀等。

对中医辨证属肝郁脾虚型同时符合抗病毒指征的 70 例慢性乙型病毒性肝炎患者的临床研究发现，拉米夫定联合黄芪注射液穴位（足三里）注射组较单用拉米夫定抗病毒治疗组更能显著改善患者的睡眠、食欲，并能显著提高患者 HBeAg 转阴率和 HBeAg/抗-HBe 血清转换率，且无明显不良反应。

2. 耳穴贴压 石友纲研究发现，应用王不留行籽耳穴贴压疗法联合安神汤治疗对改善艾滋病患者失眠症状具有积极作用，且安全、可靠。

3. 喷剂、鼻滴 王琦等认为，应对新型冠状病毒易感人群应用防疫喷剂、滴鼻剂涂擦于皮肤或黏膜处，可取得驱疫避瘟的效果。使用方法为将中药抑菌防疫喷剂（鹅不食草 20 g，薄荷 12 g，紫苏叶 15 g，艾叶 15 g）直接喷于局部易感部位（如皮肤、黏膜等），每日 3～5 次，每次适量。或制作成滴鼻液滴鼻，每日 3～5 次，每次 2 或 3 滴。

目前中医适宜技术在传染病防治方面的运用如下：一是急性传染病的预防，二是配合慢性传染病的治疗手段来改善相关症状。就过去中医适宜技术的发展来看，日后中医适宜技术在传染病方面的运用范围将扩大，将更加高效、便捷。

参考文献

[1] 王文远，杨进. 古代中医防疫思想与方法概述[J]. 吉林中医药，2011，31(3)：197-199.

[2] 高明明. 中医古代消毒与防疫方法简述[J]. 安徽中医学院学报，1995，14(3)：8-9.

[3] 刘涛. 王灿辉教授论传染性非典型性肺炎的病变规律和防治要点[J]. 江苏中医药，2003，24(6)：5-7.

[4] 张兴彩，蔡余力. 中医应对人禽流感疫情的思考[J]. 山东中医杂志，2007，26(3)：156-158.

[5] 郭立中，金妙文，周学平，等. 周仲瑛教授对防治甲型 H1N1 流感的思考[J]. 环球中医药，2010，3(1)：23-25.

[6] 鞠上，高瑜，杨博华，等. 中医外科溻渍法的历史源流及现实意义[J]. 北京中医药，2016，35(10)：931-933.

[7] 王窕，杜义斌. 中药溻渍的理论基础及应用现状[J]. 中医外治杂志，2015，24(6)：52-53.

[8] 程怡，范良，黄琼莲，等. 中药足浴配合呼吸功能锻炼操在 COPD 缓解期康复治疗中的应用[J]. 中国中医急症，2015，24(6)：1126-1128.

[9] 刘彦晶，李琳. 中西医结合治疗乙肝后肝硬化腹水 32 例疗效观察[J]. 中国现代药物应用，2012，6(14)：74-75.

[10] 薛建华，吴香香，成扬，等. 清热化湿方足浴治疗慢性乙型肝炎临床研究[J]. 河北中医，2018，40(7)：976-981，986.

[11] 陈洋，王凌云，尤元敏，等. 浅谈手足口病的中医预防[J]. 中国民族民间医药，2016，25(3)：149-150.

[12] 孙燕茹，郭宁，张亚军. 传染性病毒性肺炎的中医四季防护[J]. 口岸卫生控制，2021，26(4)：36-38.

[13] 贾健，杨丹. 二氧化碳激光联合中药坐浴治疗女性尖锐湿疣的疗效观察[J]. 中国性科学，2021，30(6)：131-134.

[14] 付梦珠，胡湛歆，吴水强，等. 中药外敷对尖锐湿疣复发及患者生活质量的影响[J]. 中国中医药科技，2020，27(6)：957-958.

[15] 蒙兴文，张政，舒川. 中药熏蒸疗法治疗类风湿关节炎的研究进展[J]. 当代医药论丛，2022，20(9)：16-19.

[16] 舒春，朱福兵，杨方，等. 中药经皮给药佐治活动期类风湿关节炎疗效观察[J]. 中医临床研究，2019，11(5)：12-15.

[17] 梁芳，张云城，陈文林. 正肝化瘀方联合中药熏洗治疗慢性乙型病毒性肝炎后肝纤维化临床观察[J]. 光明中医，2019，34(13)：2004-2006.

[18] 李绍云，魏雪，王冰. 抗病毒结合中药雾化熏蒸治疗流行性腮腺炎的护理体会[J]. 中国现代药物应用，2011，5(14)：109.

[19] 王琦，王济，李英帅，等. 新型冠状病毒无症状感染者的中医药干预方案[J]. 中医杂志，2021，62(6)：480-484.

[20] 马川，彭成，李馨蕊，等. 广藿香化学成分及其药理活性研究进展[J]. 成都中医药大学学报，2020，43(1)：72-80.

[21] 关健缨，葛炎，郑永平，等. 莲柏外洗液熏洗对尖锐湿疣患者外阴 Ki-67 蛋白表达的影响[J]. 光明中医，2020，35(17)：2701-2703.

[22] 张满刚，任占良. 中药熏洗治疗尖锐湿疣 30 例疗效观察[J]. 吉林医学，2011，32(22)：4650.

[23] 徐一菲，庄宛滢，毛萌，等. 针灸疗法在古代疫病防治中的应用与诊疗思路探讨[J]. 中华中医药杂志，2021，36(5)：2464-2467.

[24] 张焕霞，刘春礼，孙晓明，等. 艾灸辅助艾速康对 HIV/AIDS 患者疗效及 miR-222、血清 $CD4^+$ 的影响[J]. 光明中医，2022，37(5)：840-843.

[25] 刘立公，顾杰，杨韵华. 时病瘟疫的古代针灸治疗特点分析[J]. 上海针灸杂志，2004，23(3)：38-39.

[26] 唐维我，吴佳莹，吴威，等. 古今防疫香囊处方对比及相关活性成分和抑菌抗病毒作用研究进展[J]. 药物评价研究，2021，44(3)：652-666.

[27] 付士芳，任凤蛟，边雷，等. 古代香佩辟疫方防治瘟疫病用药规律研究[J]. 天津中医药，2021，38(3)：295-300.

[28] 王旭东，谢飞，高益明. 辟秽香囊抗流感病毒的实验研究[J]. 中华中医药杂志，2010，25(6)：927-929.

[29] 张专才,宿敏,吴启忠.中医“香包”在非典型肺炎预防中的应用观察[J].内蒙古中医药,2003(4):17-18.

[30] 徐芝兰,郭晟.抗感通鼻香囊在预防H7N9禽流感中的应用[J].中医外治杂志,2013,22(6):21.

[31] 钟木英,刘倩,张丽敏,等.防流感香囊在预防新型冠状病毒肺炎中的应用[J].中国民间疗法,2020,28(11):1-3.

[32] 蒋鹏飞,李书楠,刘培,等.全国各地区新型冠状病毒肺炎中医防治方案分析[J].中医学报,2020,35(4):709-719.

[33] 李芹,陈志斌.福建省新型冠状病毒肺炎中医诊疗专家共识(第三版)[J].福建中医药,2020,51(2):1-3.

[34] 郭立中,金妙文,王志英,等.周仲瑛教授防治病毒感染性疾病学术思想探析(二)[J].南京中医药大学学报,2011,27(1):1-3.

[35] 杜爱萍.中药热熨联合红外线照射对慢乙肝腹胀患者的疗效研究[J].当代护士(下旬刊),2016(5):116-118.

[36] 张艳宏.穴位贴敷疗法的理论基础及目前应用现状[J]甘肃中医,2007,20(2):1-3.

[37] 宗亚力,尹燕耀,李永忠,等.复方新鲜中药贴敷发泡治疗慢性乙型肝炎的临床观察[J].中医外治杂志,2009,18(6):12-13.

[38] 张敏,陈秀敏,田爱玲,等.敷脐在艾滋病治疗中的应用体会[J].中国中医药现代远程教育,2013,11(24):115.

[39] 刘涛,王子静,杨益,等.中医药物外治法的临床应用研究进展[J].世界中医药,2021,16(6):996-999,1003.

[40] 孙玉峰,王美丽.中药制剂治疗尖锐湿疣的临床观察[J].医药世界,2009,11(11):680.

[41] 孙建民,冯士丽,周朴华.中药鸦胆子浸剂治疗外阴尖锐湿疣34例[J].中国实用医药,2010,5(20):156.

[42] 朱勤,杨育林,杨小乐,等.黄芪针穴位注射治疗慢乙肝临床研究与中医外治理论探讨[J].中华中医药学刊,2011,29(12):2695-2697.

[43] 周莹荃,李宗煜,白少丽,等.电灸联合艾滋病抗病毒治疗的不良反应观察[J].中国社区医师,2021,37(9):98-99.

[44] 石友纲.安神汤联合王不留行籽耳穴贴压疗法治疗艾滋病不寐的疗效观察[J].中医外治杂志,2022,31(1):66-67.

中医名词中英文对照

三画

卫气　defense qi

四画

内风　endogenous wind

内湿　endogenous dampness

气血两虚　deficiency of both qi and blood

阴阳两虚　deficiency of both yin and yang

风疹　rubella

六淫　six climatic exopathogens

五画

正气　vital qi

外治法　external treatment method

六画

邪气　pathogenic qi

阴虚火旺　hyperactivity of fire due to yin deficiency

七画

扶正　strengthening vital qi

针灸治疗　acupuncture and moxibustion treatment

体征　sign

肝主疏泄　liver controlling conveyance and dispersion

饮食不节　improper diet

证　syndrome

八画

命门　vital gate

泄泻　diarrhea

治则　principle of treatment

九画

标本　manifestation and root cause

疫病　epidemic disease
养生　health promotion
祛邪　eliminating pathogenic factor

十画

病机　pathogenesis
病因　cause of disease
预防　prevention

十二画

脾气上升　spleen qi ascending
温病　warm disease

十四画

瘟疫　pestilence

十六画

整体观念　holism
辨证论治　treatment based on syndrome differentiation
辨证　syndrome differentiation

西医名词中英文对照

A

A 组 β 型溶血性链球菌　group A β-hemolytic streptococcus,GAS
阿苯达唑　albendazole
阿米巴性阴道炎　amoebic vaginitis
阿奇霉素　azithromycin
阿托伐醌　atovaquone
埃博拉病毒　Ebola virus,EBOV
埃博拉病毒病　Ebola virus disease,EVD
埃博拉出血热　Ebola hemorrhagic fever,EHF
埃可病毒　enterocytopathogenic human orphan virus,ECHO virus
奥司他韦　oseltamivir

B

巴贝虫　babesia
巴贝虫病　babesiasis
百白破　pertussis-diphtheria-tetanus,PDT
白喉　diphtheria
白细胞介素-6　interleukin-6,IL-6
百日咳　whooping cough/pertussis
百日咳鲍特菌　*Bordetella pertussis*
败血症　septicemia
棒状体相关蛋白　rhoptry-associated protein,RAP
孢子母细胞　sporoblast
暴发性大流行　fulminant pandemic
苯巴比妥　phenobarbital
鼻窦炎　sinusitis
扁桃体　tonsil
变形杆菌　*Bacillus proteus*
表皮葡萄球菌　*Staphylococcus epidermidis*
丙氨酸转氨酶　alanine transaminase,ALT
丙型肝炎　hepatitis C
丙型肝炎病毒　hepatitis C virus,HCV
丙种球蛋白　gamma globulin
并发症　complication

病毒分离　virus isolation
病毒性肺炎　viral pneumonia
病毒性肝炎　viral hepatitis
病原学检查　etiologic examination
病原治疗　pathogen treatment
播散性淋病　disseminated gonorrhea
补体结合试验　complement fixation test,CFT

C

C 反应蛋白　C-reactive protein,CRP
层粘连蛋白　laminin
产志贺毒素大肠埃希菌　shiga toxin-producing *Escherichia coli*,STEC
肠道病毒　enterovirus,EV
肠毒素　enterotoxin
虫媒病毒　arbovirus
出血性肠炎　hemorrhagic enteritis
传播途径　route of transmission
传染病　communicable disease
传染性　infectivity
传染性单核细胞增多症　infectious mononucleosis,IM
传染源　source of infection
磁共振弹性成像　magnetic resonance elastography,MRE

D

DNA 聚合酶　DNA polymerase
大观霉素　spectinomycin
大环内酯类　macrolides
带状疱疹　herpes zoster
单核吞噬细胞系统　mononuclear phagocyte system
单核细胞　monocyte
弹状病毒科　Rhabdoviridae
登革热　dengue fever
低钠血症　hyponatremia
滴虫病　trichomoniasis
滴虫性阴道炎　trichomonas vaginitis
地塞米松　dexamethasone
点剪切波弹性成像　point shear wave elastography,p-SWE
丁型肝炎　hepatitis D
丁型肝炎病毒　hepatitis D virus,HDV
顶复门　Apicomplexa

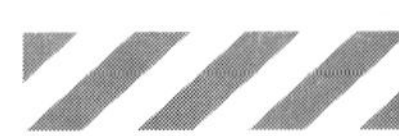

毒血症　toxemia
对症处理　symptomatic treatment
多西环素　doxycycline
多器官功能障碍综合征　multiple organ dysfunction syndrome, MODS

E

EB 病毒　Epstein-Barr virus, EBV
恶性疟　subtertian malaria
二期梅毒　secondary syphilis
二维剪切波弹性成像　2D shear wave elastography, 2D-SWE

F

发热　pyrexia, fever
发疹　eruption
反转录 PCR　reverse transcription PCR, RT-PCR
非典型麻疹综合征　atypical measles syndrome
肥达试验　Widal test
肺炎　pneumonia
肺炎衣原体肺炎　*Chlamydia pneumoniae* pneumonia
肺炎支原体肺炎　*Mycoplasma pneumoniae* pneumonia
分离培养　isolation and cultivation
分子生物学检测　molecular biological detection
酚磺乙胺　etamsylate
风湿性心脏病　rheumatic heart disease, RHD
风疹　rubella
氟喹诺酮类药　fluoroquinolones
腐生葡萄球菌　*Staphylococcus saprophyticus*
附睾炎　epididymitis
复方甘草酸苷　compound glycyrrhizin
副溶血性弧菌　*Vibrio parahaemolyticus*

G

肝炎　hepatitis
肝炎病毒　hepatitis virus
感染性疾病　infectious disease
干血斑　dried blood spot, DBS
感染性休克　infectious shock/septic shock
高效抗反转录病毒治疗　highly active anti-retroviral therapy, HAART
革兰阴性多形性杆菌　Gram negative pleomorphic bacteria
共价闭合环状 DNA　covalently closed circular DNA, cccDNA

钩端螺旋体病　leptospirosis
谷氨酰转肽酶　glutamyl transpeptidase
固定盘　anchoring disc
广泛耐药结核病　extensive drug resistant tuberculosis,XDRTB

H

哈钦森　Hutchinson
汉坦病毒属　*Hantavirus*
核蛋白　nucleoprotein,NP
核苷(酸)类似物　nucleoside analogue,NA
核酸扩增试验　nucleic acid amplification test,NAAT
核酸杂交试验　nucleic acid hybridization test
赫氏反应　Herxheimer reaction
红疹毒素　erythrogenic toxin,ET
虹膜炎　iritis
呼气末正压通气　positive end expiratory pressure,PEEP
化脓性链球菌　*Streptococcus pyogenes*
化学发光免疫测定　chemiluminescent immunoassay,CLIA
环介导等温扩增检测　loop mediated isothermal amplification,LAMP
黄病毒科　Flaviviridae
黄病毒属　*Flavivirus*
黄热病　yellow fever
黄热病毒　yellow fever virus,YFV
恢复期　convalescent period
回归热　relapsing fever
活性氧　reactive oxygen species,ROS
获得性免疫缺陷综合征　acquired immunodeficiency syndrome,AIDS
霍乱　cholera
霍乱弧菌　*Vibrio cholerae*

J

机会性感染　opportunistic infection
肌电图　electromyogram
肌酸激酶　creatine kinase,CK
基因谱　gene profile
基因型　genotype
吉兰-巴雷综合征　Guillain-Barré syndrome
极管　polar tube
急性风湿热　acute rheumatic fever,ARF
急性后尿道炎　acute posterior urethritis

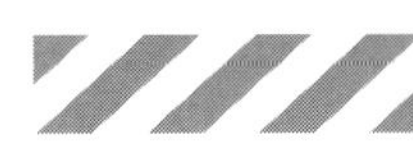

急性呼吸窘迫综合征　acute respiratory distress syndrome,ARDS
急性淋病　acute gonorrhea
急性淋球菌性尿道炎　acute gonococcal urethritis
急性麻痹性脊髓灰质炎　acute paralytic poliomyelitis
急性前尿道炎　acute anterior urethritis
脊髓背根神经节　dorsal root ganglia of spinal cord
脊髓灰质炎　poliomyelitis
脊髓灰质炎病毒　poliovirus,PV
脊髓灰质炎后遗症　poliomyelitis sequelae
脊髓灰质炎后综合征　post-polio syndrome,PPS
家族性周期性瘫痪　familial periodic paralysis
甲胎蛋白　alpha-fetoprotein,AFP
甲硝唑　metronidazole
甲型肝炎　hepatitis A
甲型肝炎病毒　hepatitis A virus,HAV
假性瘫痪　pseudoparalysis
间日疟　tertian malaria
碱性氨基酸　alkaline amino acid,Arg
碱性磷酸酶　alkaline phosphatase,ALP
交叉感染　cross-infection
街毒株　street virus
节段性肌肉萎缩　segmental muscular atrophy
结核病　tuberculosis
结节性红斑　erythema nodosum
金刚烷胺　amantadine
金刚乙胺　rimantadine
金黄色葡萄球菌　*Staphylococcus aureus*,*S. aureus*
精囊炎　seminal vesiculitis
静脉注射免疫球蛋白　intravenous immunoglobulin,IVIg
巨细胞病毒　cytomegalovirus,CMV
聚合酶链反应　polymerase chain reaction,PCR
军团菌病　legionella disease
军团菌肺炎　legionella pneumonia
菌血症　bacteriemia

K

卡波西肉瘤　Kaposi sarcoma,KS
卡波西肉瘤相关疱疹病　Kaposi sarcoma associated herpesis
康复治疗　rehabilitation therapy
抗菌药物　antibacterial agent

抗菌治疗　antibacterial therapy
抗生素　antibiotic
抗休克疗法　anti-shock therapy
抗原检测　antigen detection
柯萨奇病毒　Coxsackie virus,CV
克里米亚-刚果出血热　Crimean-Congo hemorrhagic fever,CCHF
克林霉素　clindamycin
恐水　hydrophobia
口服补液盐　oral rehydration salt,ORS
口腔麻疹黏膜斑(科氏斑)　Koplik spot
快速抗原检测试验　rapid antigen detection test,RADT
快速荧光灶抑制试验　rapid fluorescent focus inhibition test,RFFIT
狂犬病　rabies
狂犬病毒　rabies virus
奎宁　quinine
喹诺酮　quinolone

L

拉米夫定　lamivudine
蜡样芽胞杆菌　*Bacillus cereus*
莱姆病　Lyme disease
莱姆疏螺旋体病　Lyme borreliosis
利巴韦林　ribavirin
利托那韦　ritonavir
粒细胞集落刺激因子　granulocyte colony-stimulating factor,G-CSF
连续性肾脏替代治疗　continuous renal replacement therapy,CRRT
链激酶　streptokinase,SK
链球菌 DNA 酶　streptodornase,SD
链球菌超抗原　streptococcal superantigen
链球菌溶血素　streptolysin,SL
链球菌致热外毒素　streptococcal pyrogenic exotoxin
链置换扩增　strand displacement amplification,SDA
淋病　gonorrhea
淋病奈瑟菌　*Neisseria gonorrhoeae*
淋球菌性前庭大腺炎　gonococcal bartholinitis
磷蛋白　phosphoprotein,P 蛋白
流行性出血热　epidemic hemorrhagic fever
流行性感冒　influenza
流行性脑脊髓膜炎　epidemic cerebrospinal meningitis
流行性腮腺炎　epidemic parotitis/mumps

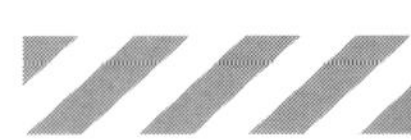

流行性肾病　epidemic nephropathy
流行性乙型脑炎　epidemic encepha litis B
卵形疟　ovale malaria
轮状病毒　rotavirus,RV
轮状病毒胃肠炎　rotavirus gastroenteritis,RVGE
洛匹那韦　lopinavir

M

麻疹　measles
麻疹病毒　measles virus
马尔堡病　Marburg disease
慢性淋病　chronic gonorrhea
慢性淋球菌性尿道炎　chronic gonococcal urethritis
玫瑰疹　rose spot
梅毒　syphilis
梅毒螺旋体　*Microspironema pallidum*
酶联免疫吸附试验　enzyme linked immunosorbent assay,ELISA
酶免疫测定　enzyme immunoassay,EIA
弥散性血管内凝血　disseminated intravascular coagulation,DIC
免疫层析法　immunochromatography
免疫球蛋白　immunoglobulin
免疫损伤　immune injury
膜蛋白　membrane protein,MP

N

耐多药结核病　multidrug-resistant tuberculosis,MDR-TB
耐甲氧西林金黄色葡萄球菌　methicillin resistant *Staphylococcus aureus*,MRSA
脑脊液　cerebrospinal fluid
脑膜　meninge
脑膜脑炎　meningoencephalitis
脑膜炎奈瑟菌　*Neisseria meningitis*,Nm
脑神经损伤　cranial nerve injury
内氏小体　Negri body
念珠菌性阴道炎　candidal vaginitis
尿道球腺炎　cowperitis
尿道狭窄　urethral stricture
凝血酶原时间　prothrombin time,PT
凝血酶原活动度　prothrombin activity,PTA
脓毒症休克　septic shock
脓毒症　sepsis

疟疾　malaria
诺如病毒　norovirus,NV
诺瓦克病毒　norwalk virus,NV

P

庞蒂亚克热　Pontiac fever
疱疹性咽峡炎　herpetic angina
盆腔腹膜炎　pelvic peritonitis
皮疹　exanthem
破伤风　tetanus
破伤风痉挛毒素　tetanospasmin
破伤风抗毒素　tetanus antitoxin,TAT
破伤风免疫球蛋白　tetanus immunoglobulin,TIG
破伤风溶血素　tetanolysin

Q

Q 热　Q fever
气管炎　tracheitis
前列腺炎　prostatitis
前驱期　prodromal period
潜伏期　incubation period
禽流感病毒　avian influenza virus,AIV
青蒿素　artemisinin
青霉素　penicillin
氢化可的松　cortisol
庆大霉素　gentamicin
趋化因子配体　chemokine ligand
全球流感监测网络　global influenza surveillance network,GISN
全身炎症反应综合征　systemic inflammatory response syndrome,SIRS

R

RNA 聚合酶　RNA polymerase
染色法　staining method
热带巨脾综合征　tropical splenomegaly syndrome
人白细胞介素　human interleukin
人感染高致病性禽流感　human infection highly pathogenic avian influenza
人抗狂犬病毒免疫球蛋白　human anti-rabies virus immunoglobulin,HRIG
人类杯状病毒科　human Caliciviridae,HuCV
人类免疫缺陷病毒　human immunodeficiency virus,HIV
人类疱疹病毒 6 型　human herpes virus 6,HHV-6

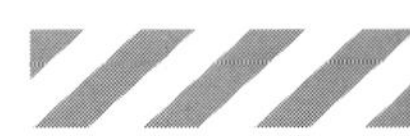

人类清道夫受体 B2　human scavenger receptor B2,SCARB2
人乳头状瘤病毒　human papilloma virus,HPV
人禽流感　human avian influenza
人诺如病毒　human norovirus,HuNV
溶细胞素　cytolysin
溶血性尿毒综合征　hemolytic-uremic syndrome,HUS
溶血性贫血　hemolytic anemia
融合蛋白　fusion protein
肉毒毒素　botulinum toxin
肉毒中毒　botulism
乳酸脱氢酶　lactate dehydrogenase,LDH
软下疳　chancroid
朊病毒　prion
瑞氏综合征　Reye syndrome

S

三日疟　quartan malaria
桑葚状磨牙　mulberry molar
沙门菌　*Salmonella*
沙眼衣原体　*Chlamydia trachomatis*
伤寒　typhoid
伤寒沙门菌　*Salmonella typhi*
社区获得性肺炎　community-acquired pneumonia,CAP
社区获得性感染　community-acquired infection
神经氨酸酶　neuraminidase,NA
神经氨酸酶抑制剂　neuraminidase inhibitor,NAI
神经毒素　neurotoxin
神经源性损伤　neurogenic injury
肾综合征出血热　hemorrhagic fever with renal syndrome
声辐射力脉冲弹性成像　acoustic radiation force impulse elastography
实时荧光定量 PCR　real time fluorogenic quantitative PCR
蚀斑减少中和试验　plaque reduction neutralization test,PRNT
世界狂犬病日　World Rabies Day,WRD
世界卫生组织　World Health Organization,WHO
嗜肺军团菌　*Legionella pneumophila*
手足口病　hand foot mouth disease,HFMD
鼠诺如病毒　murine norovirus,MuNV
树突状细胞　dendritic cell,DC
水、电解质紊乱　water-electrolyte disturbance
水痘　varicella/chickenpox

水平传播　horizontal transmission
瞬时弹性成像　transient elastography,TE
四环素　tetracycline

T

瘫痪性脊髓灰质炎　paralytic poliomyelitis
体外膜肺氧合　extracorporeal membrane oxygenation,ECMO
头孢菌素　cephalosporin
头孢曲松　ceftriaxone
头孢噻肟　cefotaxime
头孢替坦　cefotetan
头孢西丁　cefoxitin
头霉素　cephamycin
透明质酸酶　hyaluronidase,HAase

V

Vero 细胞　Vero cell

W

晚期先天性梅毒　late congenital syphilis
万古霉素　vancomycin
微孢子虫　microsporidia
微生物学检测法　microbiological detection method
维生素 K　vitamin K
无菌性脑膜炎　aseptic meningitis
无症状携带者　asymptomatic carrier
戊型肝炎　hepatitis E
戊型肝炎病毒　hepatitis E virus,HEV

X

细胞凋亡　apoptosis
细胞外基质　extracellular matrix,ECM
细菌性肺炎　bacterial pneumonia
细菌性痢疾　bacillary dysentery
细菌性食物中毒　bacterial food poisoning
细支气管炎　bronchiolitis
先天性风疹综合征　congenital rubella syndrome,CRS
腺病毒肺炎　adenovirus pneumonia
消化道穿孔　gastrointestinal perforation
心内膜炎　endocarditis

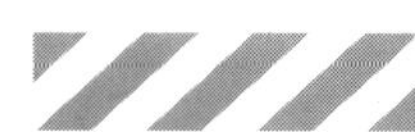

新发感染病　emerging infectious diseases,EID
猩红热　scarlet fever
性病研究室玻片试验　Venereal Disease Research Laboratory slide test
性接触　sexual contact
血凝素　hemagglutinin,HA
血凝抑制　hemagglutination inhibition
血清抗体检测　detection of serum antibody
血清学　serology
血清学检查　serologic test
血吸虫病　schistosomiasis
血小板减少性紫癜　thrombocytopenic purpura

Y

亚急性硬化性全脑炎　subacute sclerosing panencephalitis,SSPE
咽拭子标本　throat swab specimen
咽炎　pharyngitis
烟曲霉　*Aspergillus fumigatus*
烟曲霉素　fumagillin
严重急性呼吸综合征　severe acute respiratory syndrome,SARS
眼结膜炎　conjunctivitis
氧合指数　oxygenation index,OI
药疹　drug eruption
一般治疗　general treatment
一期梅毒　primary syphilis
乙型肝炎　hepatitis B
乙型肝炎病毒　hepatitis B virus,HBV
乙型肝炎病毒核心相关抗原　hepatitis B virus core related antigen,HBcrAg
乙型脑炎减毒活疫苗　Japanese encephalitis vaccine
易感人群　susceptible population
益生菌　probiotic
鹦鹉热　psittacosis
荧光抗体病毒中和试验　fluorescent antibody virus neutralization test,FAVNT
硬下疳　chancre
幼儿急疹　exanthema subitum
瘀血　static blood
原发性病毒血症　primary viremia

Z

早期先天性梅毒　early congenital syphilis
扎那米韦　zanamivir

正黏病毒科　Orthomyxoviridae
支气管肺泡灌洗液　bronchoalveolar lavage fluid,BALF
支气管炎　bronchitis
支原体肺炎　mycoplasmal pneumonia
脂磷壁酸　lipoteichoic acid,LTA
直肠炎　proctitis
直接快速免疫组化法　direct rapid immunohistochemical test,DRIT
直接免疫荧光　direct immunofluorescence
志贺菌　*Shigella*
致细胞病变作用　cytopathic effect,CPE
中毒性休克综合征　toxic shock syndrome,TSS
肿瘤坏死因子-α　tumor necrosis factor-α,TNF-α
重症肌无力　myasthenia gravis
周围神经炎　peripheral neuritis
猪链球菌感染　*Streptococcus suis* infection
转录介导扩增　transcription mediated amplification,TMA
自动反应素试验　automated reagin test,ART
组织血型抗原　histo-blood group antigen,HBGA